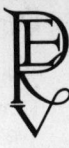

Zu diesem Buch

Älterwerden und Altern hat nur wenig mit dem «Alter» zu tun. Denn Altern ist ein Prozeß, der irgendwann zwischen Geburt und Tod einsetzt und bei jedem Menschen einen meist kontinuierlich langsamen, wenn auch individuell verschiedenen Verlauf nimmt. Anders ausgedrückt: Keine wacht auf und ist plötzlich siebzig. Im Gegenteil, sie hatte viele Jahre Zeit, sich darauf vorzubereiten und innerlich einzustellen.

Das fällt schwer in einer so auf Jugend und Jugendlichkeit fixierten Gesellschaft wie unserer. Doch es ist leichter, zufrieden siebzig zu werden, wenn man sich schon als Dreißigjährige mit dem unausweichlichen Älterwerden beschäftigt hat, dem eigenen und zwangsläufig dem der Mütter und Väter. Denn unser Wohlbefinden hängt weniger von den Jahren ab, die wir schon gelebt haben, als davon, wie wir mit uns selbst umgegangen sind.

Allerdings: Frauen müssen lernen, ihr Leben selbst in die Hand zu nehmen und in wichtigen Aspekten vorauszuplanen, d. h. auch, in manchen Punkten konsequent an sich zu denken. Und das gilt nicht nur für den beruflichen Werdegang und die finanzielle Vorsorge, sondern auch für die eigene Gesundheit, das Zusammenleben mit anderen, die sexuellen Wünsche.

Deshalb richtet sich dieses Buch mit seinem Optimismus und seinem Realitätssinn, mit seinen präzisen sozialen, juristischen und medizinischen Informationen, den vielen hilfreichen Tips und persönlichen Erfahrungsberichten nicht nur an Frauen über 50 oder 60, sondern an alle Älterwerdenden, wo immer in ihrem Leben sie sich auch befinden.

In Zusammenarbeit mit The Boston Women's Health Book Collective entstanden außerdem folgende Bücher – und sind als Rowohlt Taschenbücher lieferbar: «Unsere Kinder – unser Leben. Ein Handbuch von Eltern für Eltern» (rororo sachbuch 7441); «Unser Körper – unser Leben. Ein Handbuch von Frauen für Frauen», in zwei Bänden (rororo sachbuch 8408/8409) und «Wie wir werden – was wir fühlen. Ein Handbuch für Jugendliche über Körper, Sexualität, Beziehungen» (rororo sachbuch 8823).

UNSER KÖRPER – UNSER LEBEN ÜBER DAS ÄLTERWERDEN

Ein Handbuch für Frauen

von Paula Brown Doress, Diana Laskin Siegal
und The Midlife and Older Women Book Project
in Zusammenarbeit mit
The Boston Women's Health Book Collective

Aus dem Amerikanischen übersetzt von
Claudia Preuschoft
Bearbeitet von Angelika Blume

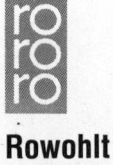

Rowohlt

Deutsche Erstausgabe
Veröffentlicht im Rowohlt Taschenbuch Verlag GmbH,
Reinbek bei Hamburg, Oktober 1991
Copyright © 1991 by Rowohlt Taschenbuch Verlag GmbH,
Reinbek bei Hamburg
«Ourselves, Growing Older» Copyright © 1987 by Paula Brown Doress
und Diana Laskin Siegal
Die Originalausgabe erschien 1987 unter dem Titel
«Ourselves, Growing Older. Women Aging with Knowledge and Power»
im Verlag Simon & Schuster, New York
Redaktion Beate Laura Menzel
Umschlaggestaltung Bernhard Kunkler (Foto Rüdiger Buhl)
Illustrationen im Text, sofern nicht anders angegeben,
von Roselaine Perkis
Satz Times (Linotronic 500)
Gesamtherstellung Clausen & Bosse, Leck
Printed in Germany
1980-ISBN 3 499 18841 4

Inhalt

ALLEIN UND MIT ANDEREN LEBEN

PROBLEME MIT DER GESUNDHEIT

Widmungen

Für meine Mutter, Ethel Brown.
Wie so viele ältere Frauen hätte sie verdient, es im Alter besser zu haben. Trotz Parkinsonscher Krankheit war sie immer gern mit Menschen zusammen und ließ bis zu ihrem Tod im Alter von zweiundachtzig Jahren auch bei Schmerzen oder Beschwerden kein Fest aus. Es war für mich sehr traurig, daß sie starb, gerade als Diana und ich den Vertrag unterzeichnet hatten, und so unsere Feier vor Beginn der Arbeit an diesem Buch nicht mitmachen konnte. Aber die Erinnerung an sie hat wesentlich dazu beigetragen, diese Arbeit bis zu ihrem Abschluß durchzuhalten.
Für meinen Vater, Abraham Brown.
Er hat mit unerschütterlicher Hingabe für meine Mutter gesorgt – auf Kosten seiner eigenen Gesundheit. Trotz der vielen Schwierigkeiten und Belastungen der Pflege war er immer für seine Kinder und Enkelkinder da. Von meinem Vater lernte ich, daß ich, wenn ich nur dabeibleibe, mein Ziel schließlich erreichen werde.
Für Allen Worters, meinen Mann.
Er hat die ersten Entwürfe für die Kapitel gelesen und kritisch kommentiert, hat mir in besonders schweren Zeiten Blumen gebracht und unterstützte uns finanziell, als das Projekt den Vorschuß verbraucht hatte. Und er hat mir jedesmal geglaubt, wenn ich sagte, das Buch sei so gut wie fertig!

Paula Brown Doress

Für meine Eltern, Ann und George Laskin, deren Absichten und Lebensart zwar sehr verschieden voneinander sind, die mich aber beide beeinflußt und in mir den Wunsch geweckt haben, an diesem Buch mitzuarbeiten. Meine Mutter war von jeher Idealistin und glaubt, die Welt müsse besser werden; sie hat mich in diesem Sinn geprägt. So, wie sie sich ständig neuen Herausforderungen stellt, ist sie Vorbild und Beispiel für die Kraft älterer Frauen. Sie gab diesem Projekt ihre volle, auch aktive Unterstützung, etwa, indem sie die einzelnen Kapitel durchsah, ihre Erfahrungen beitrug, Kontakte herstellte und Zeitungsausschnitte beisteuerte. Mein Vater hatte den Mut, in der Mitte seines Lebens ein eigenes Geschäft aufzubauen, und zeigte damit, daß die frühere Arbeit, auch wenn sie scheinbar nichts damit zu tun hatte, notwendig sein kann für das, was man später im Leben erreicht. Sein Sinn für Humor und seine feste Überzeugung, ich könne im Leben alles erreichen, was ich will, haben mir geholfen, das zu Ende zu bringen, was ich mir vorgenommen hatte.

Für meine liebevollen älteren Freundinnen (Ihr wißt schon, wer gemeint ist), die von dem Projekt begeistert waren und mich immer wieder unterstützt und ermuntert haben weiterzumachen.

Für Dick, dessen Erinnerung mich immer begleiten wird.

Diana Laskin Siegal

Wir beide danken Ann und George Laskin, die das Buchprojekt dadurch unterstützten, daß sie uns, unsere Mitarbeiterinnen und Besucher liebevoll aufnahmen. Ann hat häufig für uns gekocht, und George reparierte Lampen, Toaster und verschiedene andere lebensnotwendige Gegenstände. Sie stellten uns ihren wunderschönen Garten zur Verfügung, wo wir unsere Mahlzeiten einnahmen und uns erholen konnten, wann immer wir eine Pause, auch für unsere Computer-müden Augen, brauchten.

Für unsere Kinder und Stiefkinder, Naomie Siegal, John Siegal, Hannah Doress, Benjamin Doress, David Worters und Susan Worters, deren Lebensziele und Lebenswege wir voll unterstützen in der Hoffnung, daß irgendwann in ihrem späteren Leben unsere Bemühungen ihnen von Nutzen sein können.

PBD & DLS

Vorwort

Von Tish Sommers

Wir alle werden älter. Die Begründerinnen der zweiten, der neuen Frauenbewegung kommen ins mittlere Alter oder haben es bereits erreicht. Das gilt gleichermaßen für die ganze Nachkriegs-Babyboom-Generation und bedeutet, daß dies auch rein zahlenmäßig eine Altersgruppe ist, mit der in vieler Hinsicht zu rechnen ist.

Und doch beginnt sich erst jetzt die Öffentlichkeit mit den besonderen Anliegen älterer Frauen zu beschäftigen. Es gab so viele Frauenfragen, die wir zu bewältigen hatten. Und da in den siebziger Jahren die Frauen der neuen Frauenbewegung im allgemeinen jung waren, hatten Themen im Gesundheitsbereich Vorrang wie das Recht auf Verhütung und auf selbstbestimmte Geburtsmethoden. Diese Themen sind zwar nach wie vor für alle Frauen sehr wichtig, aber es gibt darüber hinaus andere Anliegen, die nicht länger ignoriert werden können.

Dieses Buch beschäftigt sich mit Fragen der Gesundheit älterer Frauen, deren Beantwortung zu lange vernachlässigt wurde. Das grundlegende Prinzip – daß wir uns selbst und unseren Körper besser kennenlernen müssen, um uns von falschen Vorstellungen, dem Erbe unserer patriarchalen Gesellschaft, zu befreien – ist nach wie vor gültig, auch wenn unsere fruchtbaren Jahre vorüber sind. Wir bleiben bis ans Ende unseres Lebens Frauen, und unser Status als Frauen hat Auswirkungen auf uns, solange wir leben.

Wie sein Vorgänger, «Unser Körper, unser Leben»* ist dieses Buch ein Gemeinschaftsprojekt und beruht auf gemeinsamen Erfahrungen; viele Frauen haben daran mitgearbeitet. «Über das Älterwerden» zeigt, welchen Einfluß die Diskriminierung älterer Menschen in Verbindung mit sexistischem Denken auf uns alle hat, und eröffnet neue Wege, um uns von beiden zu befreien, nicht nur in unseren eigenen Vorstellungen, sondern auch in unserer gesellschaftlichen Umwelt. Dazu tragen nicht nur die Erkenntnisse von Frauen-Organisationen, sondern auch die der Frauengesundheitsbewegung bei. Für ältere Frauen kann das von großer Bedeutung sein.

* rororo 8408/8409, Reinbek bei Hamburg 1988 (neue Ausgabe)

Frauen, die sich seit langer Zeit für die Anliegen älterer Frauen eingesetzt haben, sind begeistert, diese Verbreitung eines kritischen Bewußtseins beobachten zu können. Das Themenspektrum weitet sich aus; es gibt jetzt viele Ansätze, nicht nur einen, und sowohl bei Organisationen als auch bei einzelnen steigt das Interesse an den Problemen älter werdender Frauen. Dieses Buch sollte dazu beitragen, den aufklärerischen Prozeß zu beschleunigen.

Eine Arbeit wie diese fördert Zuversicht, Kreativität und Selbstwertgefühl in jedem Alter. Sie sollte Frauen helfen, ihre inneren Hemmungen zu verlieren, und uns Mut machen, alle Richtungen einzuschlagen, in die wir gehen wollen. Entscheidend ist, daß wir das Leben in unseren späteren Jahren genießen und das Beste aus diesem sehr kostbaren Lebensabschnitt machen können. Dieses Handbuch für viele Bereiche des Lebens wird Frauen außerdem die Möglichkeit geben, besser auf ihre Gesundheit zu achten, und deshalb das Potential aktiver älterer Frauen wachsen lassen. Viele Frauen werden sich in Organisationen engagieren, um nachfolgenden Generationen den Weg zu ebnen. Denn ältere Frauen *können* die Begleitumstände verändern, denen alle Frauen (und auch Männer) beim Älterwerden unterliegen.

Solche Bemühungen lassen uns die Gemeinsamkeit mit allen Frauen quer durch alle Generationen stärker empfinden, wobei Frauen in der Lebensmitte die entscheidende Brücke bilden. Junge Frauen haben ein ebenso großes Interesse an unserem Einsatz wie ältere Frauen, denn auch sie werden einmal alt.

Wenn wir schließlich die Kluft zwischen den Generationen überbrückt haben, werden Frauen eine große Macht darstellen und positive Veränderungen in der Gesellschaft bewirken können. Denn wir sind die Expertinnen für das menschliche Miteinander – wir wurden dazu erzogen. Die Humanisierung der Gesellschaft ist unsere besondere Domäne. Von jeher wurde uns beigebracht, daß wir zuständig sind, zu ernähren, zu trösten, zu heilen, wenn auch meist im verborgenen – und unbezahlt.

Gegenwärtig sind wir gefangen in einem Gesundheitssystem, das voller Absurditäten steckt und dessen ökonomischer Unterbau groteske Formen annimmt. Aber auf lange Sicht und durch nicht nachlassende Bemühungen wird sich auch das verändern. Erkenntnis ist der erste Schritt auf diesem Weg. Wir werden dann den Mut haben, im Gesundheitsbereich mehr Selbstbestimmung auszuüben, wo immer uns das möglich ist. Wir müssen uns aus der Abhängigkeit von «Experten» lösen, was bedeutet, mehr Verantwortung für unseren eigenen Körper wie auch für unser ganzes Leben zu übernehmen, aber auch für die politischen Entscheidungen, die uns betreffen.

Ich glaube, daß Frauen bei der Neugestaltung des Gesundheitssystems die Führung übernehmen werden, und wir älteren Frauen werden eine wichtige Rolle bei dieser Umwälzung spielen. Warum? Nicht nur weil wir Expertinnen für das menschliche Miteinander sind, sondern auch, weil wir bei dieser Umgestaltung am wenigsten zu verlieren und am meisten zu gewinnen haben. Ich wage zu prophezeien, daß Frauen aller Altersgruppen weit größeren Einfluß haben werden auf die Umwälzung des gesamten Systems, als wir uns das heute vorstellen können. Und zwar allein dadurch, daß sie ihr eigenes Verhalten im Interesse ihrer Gesundheit verändern, daß sie andere in dieser Richtung beeinflussen, daß sie den Mund aufmachen und sich mit allen Aspekten der Gesundheitsfürsorge befassen. Aber zuerst müssen wir bei uns selbst anfangen. Dann können wir dazu übergehen, die gesellschaftlichen Kräfte zu durchschauen, die das gegenwärtige System in Gang halten, die Finanzierung, die Verteilung der Dienste, und herausfinden, was für uns geeignet ist – oder nicht geeignet ist. Dann werden wir uns mit anderen zusammenschließen, um ein Gesundheitssystem zu schaffen, das diesen Namen verdient.

Die Selbstbestimmung über unser eigenes Leben und unsere eigenen Körper ist das grundlegende feministische Prinzip. Dieses Buch läßt uns einen weiteren Schritt in diese Richtung gehen, denn es reißt eine mächtige Barriere in unserem Kopf nieder – die Angst vor dem Altwerden. Es hilft uns zu erkennen, daß die Lebensmitte und das Alter Abschnitte unseres Lebens sind, die ebenso wichtig sind wie alle anderen. Da wir nichts gegen das Altern tun können, sollten wir uns damit anfreunden. Darum geht es in diesem Buch. Ich bin sehr glücklich, daran mitgearbeitet zu haben.

Vorwort

Von Paula Brown Doress
und Diana Laskin Siegal

Die Beiträgerinnen zu diesem Buch repräsentieren ein weites Spektrum von Frauen, deren Lebenserfahrung sich über die Länge des Jahrhunderts erstreckt, deren Herkunft die unterschiedlichsten religiösen, ökonomischen und ethnischen Aspekte aufweist und die viele Wohn- und Lebensformen gefunden haben. Wir hatten uns zusammengefunden, um die besonderen Möglichkeiten und Herausforderungen anzusprechen, die eine Zeit ständig wachsender Lebenserwartung für Frauen mit sich bringen.

Dieses Buch wurde in Zusammenarbeit mit dem Boston Women's Health Book Collective verfaßt und entwickelte sich aus der Arbeit an dem Kapitel «Älterwerden» in der Neuauflage von «Unser Körper – unser Leben». Dieses Kapitel hatte uns vor eine ungeheure Herausforderung gestellt: Das Ziel, vier bis fünf Lebensjahrzehnte in bezug auf Fragen der Gesundheit und des Lebens ganz allgemein in einem Kapitel zusammenzufassen, erschien unerreichbar. Und als bei einem Arbeitstreffen jemand ausrief: «Merkt ihr, daß wir versuchen, eine Miniaturausgabe von ‹Unser Körper – unser Leben› für die zweite Lebenshälfte zu schreiben?», war die Idee für ein neues Buch geboren.

Fünfundvierzig Frauen beteiligten sich als Autorinnen und Herausgeberinnen an diesem Projekt, und über dreihundert weitere steuerten ihre Erfahrungen und Erkenntnisse bei, darunter auch Frauen, die schon bei der Neuauflage von «Unser Körper – unser Leben» mitgearbeitet hatten. Andere, neue Autorinnen waren schon länger in Frauengesundheitsorganisationen und Gruppen für ältere Frauen aktiv. Viele der Beiträgerinnen kommen aus Boston und Neuengland, aber viele leben auch in anderen Teilen der Vereinigten Staaten. Die Frauen, die nach Boston reisen konnten, trafen sich häufiger während der Arbeit an diesem Projekt, um Ideen auszutauschen und sich gegenseitig beim Schreiben der Kapitel zu unterstützen. Die eher entfernt lebenden Autorinnen mußten sich meist damit begnügen, per Post und Telefon zu kommunizieren. Dennoch wurden auch mit ihnen Verbindungen geknüpft und feste Freundschaften geschlossen, die, wie wir wissen, dieses Projekt überdauern werden.

Die meisten Frauen, die am Zusammentragen der Kapitel beteiligt waren, sind zwischen Mitte Vierzig bis Anfang Siebzig. Doch auch Ältere waren an diesem Projekt interessiert, fühlten sich dieser Aufgabe aber nicht mehr gewachsen.

Ich habe viel Freude daran, meine Vorstellungen bei einer Diskussion beitragen zu können, aber ich bin jetzt über achtzig Jahre alt und habe nicht mehr die Energie, ein solches Projekt zu koordinieren. Die Zeit dafür ist vorüber. Und doch steuere ich gern meine Gedanken bei, ich fühle mich noch immer als wertvolles Mitglied vieler Organisationen und Projekte, an denen ich in dieser Form teilhaben kann.

Unser besonderer Dank gilt den alten Frauen, die an diesem Buchprojekt dadurch mitarbeiteten, daß sie uns an ihren Erfahrungen teilhaben ließen, sich an Gruppendiskussionen beteiligten, Freundinnen befragten und einzelne Kapitel begutachteten, und das, obwohl sie selbst zunehmend mit körperlichen Beschwerden zu kämpfen hatten. Wir wollen besonders den folgenden Frauen danken, die viel für dieses Buch getan haben: Lois Harris (zweiundachtzig Jahre), Lucy Mitchell (fünfundachtzig Jahre), Faire Edwards (neunundsiebzig Jahre), Elsie Reethof (neunzig Jahre) und Beth Rosenbaum (achtzig Jahre). Ihr Geist, ihre Weisheit und ihre große Lebenserfahrung bereicherten dieses Buch in vieler Hinsicht. Ihr Mut und ihr Optimismus regen uns an, weiterzumachen.

Wir wissen, daß wir den Autorinnen nicht genug danken können für die harte Arbeit, ihre menschliche Reife und ihre Fähigkeit zur Zusammenarbeit, ohne die wir diese Aufgabe, die wir uns gemeinsam gestellt haben, nicht hätten erfüllen können. Wir hoffen, es wird eine Befriedigung für sie sein, dieses Buch gedruckt zu sehen.

Wir möchten Mary C. Allen besonders danken, der Lektorin unseres Projekts, die sorgfältig und genau jedes Kapitel redigierte und die schwierige Aufgabe meisterte, die einzelnen Texte zu einem zusammenhängenden Ganzen zusammenzufügen. Unser Dank gilt auch Barbara Williams, Henry Ferris und den vielen anderen bei Simon und Schuster, die wesentlich an der Herausgabe, dem Layout und der Produktion des Buchs beteiligt waren.

Besonderer Dank auch an die Frauen vom Boston Women's Health Book Collective für ihre Zusammenarbeit und Unterstützung bei diesem Projekt. Judy Norsigian, Esther Rome, Pamela Morgan, Sally Whelan, Norma Swenson und Jan Brin stellten uns bereitwillig Informationen aus den Unterlagen des Collective Women's Health Information Center zur Verfügung. Jane Pincus und Norma Swenson lasen das gesamte Buch kritisch gegen, Judy und Esther beträchtliche Teile, Wendy Sanford und Nancy Hawley kommentierten wichtige Kapitel. Keinesfalls wollen wir Vilunya Diskins vergessen, deren Unterstützung in einem frühen Stadium entscheidend war.

Viele lesbische Frauen haben von Anfang an aktiv an diesem Buch teilgehabt, als Autorinnen oder indem sie Informationen beisteuerten. Manche beteiligten sich an Diskussionen in kleineren Gruppen, um ihre Anliegen und ihre Erfahrungen zu Gehör zu bringen. Wir möchten besonders ihre Offenheit würdigen, angesichts einer Gesellschaft, in der es für Lesbierinnen immer noch riskant ist, ihre sexuelle Neigung einzugestehen.

Wir sind dankbar für die Sekretärinnen und Büroangestellten, die das Manuskript tippten, unsere Karteien auf dem laufenden hielten und oft unsere ersten Kritiker waren: Mary Ann McCarthy, Carola Cohn, Chris Cranzdall, Barbara Connell, Laura Last, Felice Katz, Jasmine Loisell, Wendy Levine und Bill Russell. Eine Frau hörte auf zu rauchen, während sie unser Manuskript abschrieb, eine andere überprüfte ihre Eßgewohnheiten. Wir hoffen, daß dieses Buch auf unsere Leserinnen ähnliche Auswirkungen haben wird.

Ein Buch wie dieses wäre nicht möglich ohne die Hilfe der vielen Frauen, die ihre Erfahrungen, Informationen, Gedichte, Fotos und Zeichnungen schickten, und der Frauen und Männer, die die Kapitel lasen und sie kommentierten. Die Namen all jener, die uns geholfen haben, sind in den Danksagungen aufgeführt. Viele der Aufgeführten boten konstruktive Kritik, aber ihre Namen zu nennen bedeutet nicht, daß sie mit dem Endprodukt voll übereinstimmen. Dieses Buch ist keine Anthologie von Aussagen einzelner, sondern eine Kompilation der Vorstellungen vieler Frauen aus einer feministischen Perspektive. Dazu nahmen wir in Absprache mit den Verfasserinnen Material heraus, das sich in anderen Kapiteln wiederholte, arbeiteten an Widersprüchen zwischen den einzelnen Kapiteln und verschoben Texte von einem Kapitel in ein anderes, wenn das dem Aufbau und der Lesbarkeit des Buches zugute zu kommen schien. Wir behielten uns die letzte editorische Kontrolle vor und sind deshalb für Auslassungen, Fehler, Irrtümer und Aufnahme von umstrittenem Material verantwortlich. Wir hoffen, daß andere, Frauen und Männer, mehr über ihre Erfahrungen mit dem Älterwerden schreiben werden. Wir möchten, daß dieses Buch irgendwann eines unter vielen zu diesem Thema ist.

Der Tod von Tish Sommers (Autorin des Vorworts und des abschließenden Kapitels) im Oktober 1985 hat uns alle sehr erschüttert. Sie und ihre Kollegin und enge Freundin Laurie Shield, Mitbegründerinnen der Older Women's League, gehörten zu den ersten, die uns drängten, das Kapitel aus «Unser Körper – unser Leben» zu einem eigenständigen Buch zu erweitern, und beide haben dieses Projekt großzügig unterstützt. Wir sind stolz und dankbar, mit Tish gearbeitet und ihre Vision von dem politischen Potential älterer Frauen kennengelernt zu haben, die so viel Kraft ausstrahlt. Tish nahm es auf sich, ein Kapitel und ein Vorwort für dieses Buch zu schreiben, machte aber gleichzeitig klar, daß sie zwar arbeiten würde, solange sie könnte. Sollte ihre Krankheit sich jedoch verschlimmern, würde sie ausscheiden und uns die endgültige Fassung überlassen. So ist es dann auch gekommen. Tish sah ihrem Tod entgegen mit dem ihr eigenen Optimismus, ihrer Direktheit und ihrer starken Ausstrahlung. Als sie nicht mehr arbeiten konnte, ließ sie uns das sofort wissen. Ihre Eindeutigkeit, ihr Mut und ihre Aufrichtigkeit sich selbst und anderen gegenüber werden immer ein Vorbild für uns sein.

Vorwort zur deutschen Ausgabe

Der Unterschied ist klein, aber richtungweisend: Aus der Altersforschung von einst ist die Alternsforschung von heute geworden. An dem kleinen Buchstaben, den sich dieses Wissenschaftsgebiet vor einigen Jahren zugelegt hat, ist ein Umdenken abzulesen. Statt vom Alter als einem scheinbar fest umrissenen Zeitraum bzw. körperlichen, geistigen und seelischen Zustand, etwa jenseits des sechzigsten Lebensjahres, geht man nun vom Altern, also von einem fortschreitenden Prozeß aus, der irgendwann zwischen Geburt und Tod beginnt und bei jedem Menschen sehr individuell verläuft. Dieser Prozeß gestaltet sich meist kontinuierlich und langsam. Anders ausgedrückt: Niemand wacht auf und ist plötzlich siebzig. Wer so alt wird, hatte viele Jahre Zeit, sich darauf vorzubereiten und innerlich einzustellen.

Natürlich ist diese Vorbereitung nicht leicht, denn wer denkt schon gern ans Altern in einer auf Jugend und Jugendlichkeit fixierten Gesellschaft, die es insbesondere Frauen so schwer macht, zu reifen und ihre Falten nicht zu verbergen? Andererseits ist es leichter, siebzig zu werden und dabei zufrieden zu sein, wenn man sich schon als Dreißigjährige mit dem eigenen, unausweichlichen Älterwerden beschäftigt hat. Denn viele mögliche Probleme des Alterns sind keineswegs naturgegeben oder zwangsläufig. Wie wir uns beispielsweise gesundheitlich fühlen, hängt weniger von den Jahren ab, die wir schon gelebt haben, als davon, wie eins wir mit uns selbst sind, wie gut wir uns ernähren und wie fit wir unseren Körper und Geist im Rahmen unserer Möglichkeiten gehalten haben. Und auch materiell können, zumindest die heute noch jüngeren Frauen, besser als ihre Mütter für sich vorsorgen.

Allerdings: Frauen müssen lernen, ihr Leben in wichtigen Aspekten vorauszuplanen, sich nicht allein auf andere zu verlassen und an manchen Punkten, zum Beispiel, wenn es um ihre Rente geht, konsequent auch an sich zu denken. Wie notwendig das künftig sein wird, zeigt die noch immer bedrückende finanzielle Situation älterer Frauen in unserem Land. «Die Armut ist weiblich», dieses gängige Schlagwort trifft vor allem auf die über 60jährigen Frauen zu. Doch trotz objektiv vorhandener Benachteiligungen für älterwerdende Frauen können wir uns wehren, uns zusammenschließen, politischen Druck ausüben, um unsere Lebensbedingungen gerechter zu gestalten, können in Parteien und Gruppen mitarbeiten, uns zu Wort melden – und müssen nicht in der Rolle von Opfern verharren. Insbesondere nicht, wenn wir noch jung genug sind, um unseren nächsten Lebensjahrzehnten eine neue Richtung und eine eigenständige Absicherung zu geben.

Deshalb richtet sich dieses Buch mit seinem Optimismus und seinem Realitätssinn, mit seinen präzisen sozialen, juristischen und medizinischen Informationen, den vielen hilfreichen Tips und persönlichen Erfahrungsberichten nicht nur an Frauen über 50 oder 60, sondern an alle Älterwerdenden, wo immer in ihrem Leben sie sich gerade befinden. Entscheidend ist nur, daß sie sich menschlich und auch ganz pragmatisch mit ihrer weiteren Zukunft auseinandersetzen wollen und nicht die Augen vor dem Altern verschließen.

Viele Hinweise und Tips, die in die deutsche Ausgabe eingearbeitet wurden, können für Frauen in den neuen Bundesländern besonders hilfreich sein. Denn für sie hat sich seit dem 3. Oktober 1990 im Sozial- und Rechtssystem, in den Renten- und Steuergesetzen und auf dem Arbeitsmarkt ja unendlich viel verändert. Dieser Vorgang ist noch lange nicht abgeschlossen, und deshalb werden Sie in diesem Buch auch nur wenige Daten über die östlichen Bundesländer finden können. Denn alles, was man zum jetzigen Zeitpunkt darüber schreiben könnte, ist morgen schon überholt. Gesamtdeutsche Zahlen können erst in spätere Ausgaben aufgenommen werden, wenn sich die Verhältnisse stabilisiert haben und die beiden Teile Deutschlands wirklich zusammengewachsen sind.

Dasselbe gilt auch für ostdeutsches Adressenmaterial. Vorerst wurden nur die Zentraladressen der verschiedenen Verbände, Institutionen und Ministerien in den westlichen Bundesländern aufgenommen. Auch das wird sich in späteren Ausgaben vermutlich ändern, weil sicherlich so manche Organisation ihre bundesweite Zentralstelle in eines der östlichen Länder verlegt bzw. bisher rein ostdeutsche Einrichtungen ihre Tätigkeitsfelder auf die westlichen Länder ausdehnen oder ganz neue Institutionen auf dem Gebiet der ehemaligen DDR gegründet werden.

Auch in anderen Bereichen wird sich dieses Buch mit der Zeit gewiß weiter entwickeln und verändern. Denn unsere individuellen, gesellschaftlichen und wissenschaftlichen Kenntnisse vom Altern wachsen mit jedem Jahr, ein Prozeß, der niemals abgeschlossen sein wird.

Angelika Blume   Hamburg, im Juni 1991

ÄLTER WERDEN UND SICH WOHL FÜHLEN

In meinem Alter

Im vorigen Sommer trug unser Gemüsegarten üppige Frucht: runde, hellrote Tomaten, groß wie Tennisbälle, reiften zwischen Ringelblumen in einer rotglühenden Sonne, ausgeliefert an Tage von 35 Grad, eine unbarmherzige Hitze, dann und wann unterbrochen von Regenschauern, die nicht etwa Kühle brachten, sondern einzelne Wassertropfen fallen ließen, die von den prallen schimmernden Häuten abglitten wie zischende Perlen auf einer glühenden Bratpfanne.
Eines Tages sah ich mich um auf meinem Fleck Erde, und da war eine Tomate, gefurcht und aufgeplatzt, zeigte sie innen ein tieferes, saftigeres Rot, doch sah sie hinfällig aus in ihrer weit klaffenden Offenheit.
Ich wollte sie in meiner Hand bergen und keinen Tropfen verlieren.

Doris Panoff

1 Bewußt älter werden*

Die meisten Menschen wünschen sich ein langes Leben, fürchten aber Schwäche und Gebrechlichkeit, die das fortschreitende Alter mit sich bringt. In diesem Kapitel wollen wir zeigen, daß Gesundheit im Alter mehr bedeutet als nur die Abwesenheit von Krankheiten, nämlich die Harmonie von Geist, Körper und Seele. Jeder Mensch kann, wenn er älter wird, aktiv etwas für das eigene Wohlergehen tun. Voraussetzung ist, daß wir uns als Ganzheit sehen, und das bedeutet unter anderem, daß wir befriedigende Beziehungen zu anderen Menschen haben, versuchen, Stress zu vermeiden und aktiv Anteil an dem nehmen, was um uns herum passiert.

> Gesundheit ist so wichtig für mich, weil es so vieles gibt, was ich tun möchte, und es muß mir gutgehen, damit ich das auch tun kann. Ich möchte nicht achtzig oder neunzig Jahre alt werden, wenn ich nicht mehr aktiv sein kann. Dann möchte ich lieber kein langes Leben – lieber weniger Jahre, dafür aber mehr Lebensqualität.
>
> *Eine 57jährige Frau*

> Ob ich gesund bin, weil ich so viel zu tun habe und glücklich bin, oder ob ich so beschäftigt und glücklich bin, weil ich gesund bin, ist die Frage. Ich kann viele Dinge tun, für die ich früher nie Zeit hatte. Ich bin in mehreren Gruppen aktiv, die sich zum Beispiel mit Literatur, aber auch Finanzplanung beschäftigen, töpfere, gehe zu Konzerten, ins Theater und zu Lesungen, mache meinen Garten mit Hilfe eines jungen Mannes und arbeite als Freiwillige in einem food collection center. Wegen meiner Schmerzen im Bein gehe ich drei- oder viermal in der Woche schwimmen, besuche einen Yogakurs und fahre rad. Mein Leben ist manchmal etwas hektisch, aber ich möchte nichts davon aufgeben, denn ich habe wirklich sehr viel Spaß an den Dingen, die ich tue.
>
> *Eine 74jährige Frau*

* Von Marilyn Bentov, Dori Smith, Diana Laskin Siegal und Paula Brown Doress, mit Unterstützung von Eve Nichols.
Besonderen Dank an Joleen Bachman, Ruth Hubbard, Jane Jewell und Faith Nobuko Barcus.
«Massage» von Sylvia Pigors, Marilyn Bentov und Diana Laskin Siegal

In jedem Alter können Krankheiten oder Behinderungen auftreten, mit denen wir fertig werden müssen, trotzdem können wir dafür sorgen, daß wir so gesund und aktiv bleiben wie möglich.

Ich bin vielfach behindert – ich sehe kaum noch etwas und habe wegen Kopf- und Genickverletzungen ein chronisches Schmerzsyndrom. Ich habe lange Zeit Narkotika genommen, aber nun versuche ich meine Schmerzen statt mit Medikamenten weitgehend mit physikalischer Therapie zu lindern. Jeden Tag mache ich außer Aerobic etwa 45 Minuten Muskelstretching und Isometrie, Liegestütz, Sit-ups usw. Ich habe lernen müssen, daß dieses Körpertraining zum dauernden Bestandteil meines Lebens werden muß, ich muß es in meinen Alltag integrieren und die Übungen mein Leben lang täglich machen.

Eine 41jährige Frau

Um sich wohl zu fühlen, ist es notwendig, gut für sich selbst zu sorgen, und das beginnt mit dem Selbstwertgefühl. Schon an der *Entscheidung*, gesund sein zu wollen, läßt sich ablesen, wieviel wir uns selbst wert sind, und zugleich stützt diese Entscheidung unser Selbstbewußtsein. Die gesunden, aktiven Lebensjahre lassen sich verlängern, wenn man auf gute Ernährung achtet, sich ausreichend viel Bewegung und Aktivitäten verschafft, dann aber auch wieder sich ausruht und zurückzieht, wenn man die Beziehungen zu anderen Menschen pflegt und ein waches Interesse hat an den Gemeinschaften, in denen wir leben und arbeiten.

Ich war depressiv und ängstlich und habe jahrelang Schlaftabletten genommen. Mit der Hilfe einer Freundin, die Therapeutin ist, wurde mir bewußt, wieviel Wut ich auf meine Mutter und meinen Vater hatte – und auf meinen Mann. Ich fing an, ein paar neue Gewohnheiten zu entwickeln – zum Beispiel achtete ich mehr auf meine körperliche Gesundheit. Ich war überhaupt nicht mehr in Form – also fing ich an zu joggen und lernte Yoga, um mich zu entspannen. Als ich mich körperlich besser fühlte, wurde auch mein Selbstwertgefühl besser, und das gab mir den Mut, mit meinem Mann über die Schwierigkeiten in unserer Beziehung zu sprechen und auf Veränderungen zu drängen. *Eine Frau von Mitte 50*

Wie wichtig es ist, den eigenen Wahrnehmungen und Gefühlen zu trauen, konnten wissenschaftliche Studien beweisen. Ältere Menschen, die ihren Gesundheitszustand selbst für besser halten, als er nach Ansicht ihrer Ärzte ist, irren sich meisten nicht. Langfristig zeigte sich in den Untersuchungen, daß ihre eigene intuitive Einschätzung ihrem tatsächlichen Gesundheitszustand viel genauer entsprach als die ärztliche.[1]

> Der beste Weg, den ich kenne, um gesund und am Leben zu bleiben, besteht darin, Pillen und dem Schaukelstuhl fernzubleiben.
>
> *Eine 90jährige Frau*

Um weiter aktiv am Leben teilzuhaben und uns weiter zu entwickeln, müssen wir die Diskriminierung des Alters in all ihren Erscheinungsformen erkennen und bekämpfen. Und mit dieser Diskriminierung läßt sich besser fertig werden, wenn man Energie und Kraft hat.

Es gibt einen Unterschied zwischen «altern» und «älter werden». Mit «Altern» bezeichnen wir alle biologischen Wandlungsprozesse, zu denen es im Laufe eines Lebens kommt – zum Beispiel wachsen oder wieder kleiner werden, Beginn und Ende der Menstruation oder die körperlichen Veränderungen im Laufe des Heranwachsens. Als einer der verschiedenen Indikatoren für den Alterungsprozeß wird zum Beispiel die Thymusdrüse genommen. Sie hat die Form einer Pyramide, liegt unter dem Brustbein und ist an der Regulation des Immunssystems beteiligt. Nach dem zweiten Lebensjahr beginnt sie langsam zu schrumpfen.[2] Wie schnell der biologische Alterungsprozeß fortschreitet, ist individuell verschieden. Bei allen Menschen aber altern manche Organe schneller als andere. Welchen Einfluß genetische und umweltbedingte Faktoren auf den biologischen Alterungsprozeß haben, wird noch erforscht.

«Älterwerden» hingegen ist ein gesellschaftlicher Begriff, und was wir mit dem Älterwerden verbinden, hat manchmal nur wenig mit dem biologischen Alterungsprozeß zu tun.

Es ist kein Wunder, daß besonders Frauen sich getroffen fühlen, wenn sie bereits mit Anfang 40 als «alternd» bezeichnet werden, denn in unserer Kultur herrschen älteren Frauen gegenüber harte Vorurteile. In anderen Gesellschaften werden alte Menschen hoch geachtet, sie werden als Hüter der Weisheit betrachtet, die sie an die nächste Gene-

1 Asenath LaRue u. a.: Health in Old Age: How Do Physicians' Rating and Self-ratings Compare?, in: Journal of Gerontology, Bd. 34, Nr. 5, 1979, S. 687–691
2 Marc E. Weksler: Genetic an Immunologic Determinants of Aging, in: Proceedings of the Second Conference on the Epidemiology of Aging, Bethesda Maryland, U.S. Department of Health and Human Services, National Institutes of Health, 1980, S. 15–22

ration weitergeben, und vor allem ältere Frauen gelten oft als heilkundig. Bei der indischen Rajput-Kaste wächst das gesellschaftliche Ansehen von Frauen mit den Lebensjahren, und die Pueblo-Indianer glauben, daß die Rituale ihrer Alten dazu beitragen, daß jeden Morgen die Sonne aufgeht. Stellen Sie sich vor, was das für ein Gefühl sein muß, wenn man davon ausgehen kann, von so großer Bedeutung für das Leben auf der Erde zu sein!

Es ist sehr wichtig, das physiologische Altern nicht gleichzusetzen mit einer nachlassenden Fähigkeit, aktiv an der Gesellschaft Anteil zu nehmen und geistig weiterzukommen. Selbst sehr kranke oder gebrechliche alte Menschen können noch lernen und sich für ihre Umwelt einsetzen. Wenn unser Ziel darin besteht, in Gesundheit alt zu werden, dann ist es sehr wichtig, Gesundheit so zu definieren, wie die Weltgesundheitsorganisation im Jahr 1946: «Ein Zustand vollständigen körperlichen, seelischen und gesellschaftlichen Wohlergehens, nicht nur die Abwesenheit von Krankheit oder Gebrechen.»[3] Engagement und Aktivität sind das beste Mittel, um Gebrechlichkeit in späten Jahren hinauszuschieben. Robert Butler ist der Ansicht, daß Gesundheit und Aktivität sich gegenseitig bedingen. Das heißt, daß ein nicht mehr aktiver Mensch einem höheren Risiko ausgesetzt ist, krank zu werden und in ökonomische Abhängigkeit zu geraten, ebenso wie eine kranke Person nur begrenzt aktiv sein kann, und damit stärker diesem Risiko ausgesetzt ist.[4]

Es sind viele Untersuchungen über das Altern angestellt worden, über die biologischen Veränderungen, die mit der Zeit in den verschiedenen Zellen und Geweben auftreten, aber immer noch sind grundlegende Fragen offen, wie und warum es zu diesen Veränderungen kommt. Gegenwärtig sind Wissenschaftler der Meinung, daß der Alterungsprozeß weitgehend von Genen gesteuert wird. Zum Beispiel scheinen wichtige Zellen mit der Zeit schlechter versorgt zu werden, weil die Zell-Kraftwerke (die sogenannten Mitochondrien) ihren Energieausstoß mit den Jahren mehr und mehr drosseln. Zerstörerisch wirken außerdem Moleküle, die der Stoffwechsel nicht abbauen kann (Mediziner nennen sie «freie Radikale»). Sie richten sich gegen wichtige Baustoffe in den Zellen. Hinzu kommt, daß der

---

3 Robert N. Butler: Health Productivity and Aging: An Overview, in: Robert N. Butler und Herbert P. Gleason (Hg.): Productive Aging: Enhancing Vitality in Later Life, New York 1985, S. 8
4 Ebd. S. 124

Erbsubstanz DNA im Alter offenbar immer mehr Fehler bei der Produktions-Kontrolle lebenswichtiger, körpereigener Eiweiße unterläuft. Neben den genetischen Faktoren wirken aber auch äußere Einflüsse wie Stress oder mangelhafte Ernährung auf den Alterungsprozeß ein.[5]

Vor kurzem wurde untersucht, welche Faktoren mit Langlebigkeit im Zusammenhang stehen, in der Hoffnung, eine Formel zu finden, um die menschliche Lebenserwartung zu verlängern oder den körperlichen Abbau, der mit dem Altern verbunden ist, so weit wie möglich verlangsamen zu können. Aber wir müssen sorgsam unterscheiden zwischen den Resultaten von Labortests und dem, was wirklich in unserem Körper geschieht. Zum Beispiel lebten im Labor Ratten und Mäuse länger als Vergleichstiere, wenn sie eine kalorienärmere Kost bekamen; sie erhielten 30 bis 50 Prozent weniger Kalorien, als das normale Futter für Labortiere in Käfighaltung vorsieht, aber ausreichend lebenswichtige Vitamine und Mineralstoffe.[6]

Untersuchungen über den Zusammenhang von Langlebigkeit und Körpergewicht bei Menschen hingegen kamen zu widersprüchlichen Resultaten.

Die Wirkung von Vitaminen auf Gesundheit und Lebenserwartung ist in den letzten Jahren sehr intensiv untersucht worden. Die gegenwärtig vorliegenden Ergebnisse sehen kurz gefaßt so aus: Unser Körper muß sich ständig mit sogenannten Freien Radikalen auseinandersetzen. Das sind aggressive Atome und Moleküle, die beispielsweise körpereigenes Eiweiß, Fett, aber auch Zellkerne angreifen. Dadurch verlieren Körperzellen ihre Leistungsfähigkeit, und Zellkerne können sogar entarten. Mit großer Wahrscheinlichkeit spielen Freie Radikale eine Rolle bei der Entstehung von Arthritis, Grauem Star, Parkinsonscher Krankheit, Arteriosklerose, Herzinfarkt, Krebsleiden und dem Nachlassen der Immunabwehr. Sie werden u. a. mit dem Rauch von Zigaretten und verschmutzter Luft aufgenommen und entstehen beispielsweise durch radioaktive und ultraviolette Strahlung. Außerdem bildet der Körper Freie Radikale besonders bei Streß. Unsere Belastung mit Freien Radikalen hat in den letzten Jahren stark zugenommen und wird auch in Zukunft noch ansteigen. Die Vitamine C, E und Beta-Carotin können diese schädlichen Atome

5 Der Spiegel, Ausgabe 29/1990, Seite 158–161
6 Mary Anne Kurz: Theories of Aging and Popular Claims of Extending Life, in: News and Features from NIH, Bd. 85, Nr. 4, 1985, S. 8–10

und Moleküle in Schach halten. Dessen sind sich die Vitaminforscher sehr sicher. Allerdings braucht ein erwachsener Mensch mehr dieser Vitamine, als bisher von Ernährungsexperten empfohlen.[7] Um optimal gegen Freie Radikale geschützt zu sein, müßte man entweder Vitaminpräparate nehmen (Dosierungen siehe unten) oder täglich mindestens fünfmal Obst und Gemüse essen und darüber Lebensmittel zu sich nehmen, die besonders viel nützliche Vitamine enthalten. Ein paar Beispiele:

- Die optimale Menge von 15 Milligramm Beta-Carotin täglich ist in 200 Gramm Löwenzahnblättern, ca. 300 Gramm Möhren oder in ca. 350 Gramm Spinat enthalten.
- Die optimale Menge von 100 Milligramm Vitamin C sind zum Beispiel in ca. 100 Gramm Kartoffeln, 50 Gramm Kiwi oder 50 Gramm roter Paprika enthalten.
- Die optimale Menge von 60 Milligramm Vitamin E täglich ist in ca. 40 Gramm Weizenöl oder 100 Gramm Leinsamen enthalten.

Diese Angaben beziehen sich auf Frischgemüse. Längere Lagerung oder Kochen und Braten zerstört einen Teil der Vitamine. Geschälte Kartoffeln verlieren zum Beispiel beim Garen 30 bis 50 Prozent des Vitamin C. Bei Pellkartoffeln ist dieser Verlust weit geringer. Essen Sie deshalb Obst und Gemüse nach Möglichkeit roh oder kochen und schmoren Sie es nur kurz, z. B. im Dampftopf. Wer keine Möglichkeit sieht, sich nur über die Ernährung optimal mit den drei Schutzvitaminen zu versorgen, kann auch zu Vitaminpräparaten aus der Apotheke oder der Drogerie greifen. Die angegebenen Dosierungen liegen zwar über den Empfehlungen der Deutschen Gesellschaft für Ernährung für eine ausreichende Versorgung, sind aber in keinem Fall zu hoch oder gar schädlich. Vitamine können mit großer Wahrscheinlichkeit dazu beitragen, daß wir im Alter gesund bleiben.

Es ist jedoch unwahrscheinlich, daß die Wissenschaft ein Wundermittel finden wird, das den Alterungsprozeß aufhalten kann. Versprechungen, irgendein Mittel sei außergewöhnlich wirksam, sollte im Gegenteil eher als Zeichen dafür interpretiert werden, daß die Käufer die Finger davon lassen sollten. Wissenschaftliche Fortschritte auf vielerlei Gebieten können in Zukunft möglicherweise bestimmte Alterungsprozesse verzögern, wie zum Beispiel die Abnahme der Immunfunktionen, aber bis dahin sollte man sehr vorsichtig sein bei der Beurteilung von Behauptungen, irgendein Wirkstoff oder eine Kur ge-

7 Die Revolution in der Ernährung, Brigitte Dossier, Heft 24/89

gen das Alter könne das Leben verlängern oder die Jugend zurückbringen.[8]

Der Ausdruck «Lebenserwartung» bezieht sich auf die durchschnittliche Anzahl von Lebensjahren von Mitgliedern einer bestimmten Gruppe. «Lebensspanne» ist die höchste Anzahl von Lebensjahren, die für eine bestimmte Gattung möglich ist. Bei der Erforschung des Alterungsprozesses wurden Möglichkeiten gefunden, bei Labortieren sowohl die Lebenserwartung als auch die Lebensspanne zu erhöhen.[9]

Die durchschnittliche Lebenserwartung in entwickelten Ländern hat in den vergangenen hundert Jahren stetig zugenommen als Resultat verbesserter Wohnbedingungen, besserer Ernährung, Gesundheitsfürsorge und Hygiene. In der Bundesrepublik Deutschland beträgt die durchschnittliche Lebenserwartung bei der Geburt gegenwärtig für ein Mädchen 78,4 für einen Jungen 71,8 Jahre. Heute erreichen mehr Menschen ein hohes Alter als in den vergangenen Jahrhunderten, die menschliche Lebensspanne aber liegt noch immer bei etwa 120 Jahren und hat sich in der gesamten Menschheitsgeschichte nicht verändert.

Die Aussicht, die Lebensspanne könne sich erhöhen, ist zwar sehr aufregend; wir glauben jedoch, die Wissenschaft solle sich gegenwärtig darauf konzentrieren, die Lebensqualität für alle Mitglieder einer Gesellschaft zu verbessern. Eine der Möglichkeiten besteht darin, die Methoden der Vorbeugung und der Behandlung von Krankheiten zu verbessern (einschließlich der Krankheiten, die früher als unvermeidliche Zeichen für das Altern galten). Ebenso wichtig ist es, die Auffassung zu revidieren, Alter sei gleichbedeutend mit geistigem und körperlichem Abbau.

Frauen und Wissenschaft

Das größte Problem bei den meisten klinischen Untersuchungen über den Alterungsprozeß besteht darin, daß bis vor kurzem bei nur sehr wenigen derartigen Untersuchungen Frauen berücksichtigt wurden.

8 Edward L. Schneider and John D. Reed, Jr.: Life Extension, in: New England Journal of Medicine, Bd. 312, Nr. 18, 2. Mai 1985, S. 1165
9 Gene Bylinsky: Science is on the Trail of the Fountain of Youth, in: Fortune, Juli 1974, S. 134

Bei einer Langzeitstudie über das Alter in Baltimore zum Beispiel, die im Jahre 1958 begonnen wurde, wurden erst im Jahr 1978 weibliche Freiwillige zugelassen. Der Ausschluß von Frauen war ein Resultat der herkömmlichen Denkweise, Männer seien die Norm für die Gattung Mensch. Veränderungen, die nur bei Frauen auftreten, stießen ganz allgemein auf weniger Interesse als Veränderungen bei Männern. Außerdem sind Untersuchungen, die sich nur auf ein Geschlecht beziehen, weniger kostenintensiv, und die Datenanalyse ist weniger komplex.

Inzwischen haben die Wissenschaftler aber angefangen zu begreifen, daß Vergleiche von Frauen und Männern wesentlich zu den Erkenntnissen über altersbedingte Krankheiten und den Alterungsprozeß im allgemeinen beitragen können. Zum Beispiel sind Frauen vor dem Wechsel weniger anfällig für Herz- und Kreislauferkrankungen als Männer. Wenn die Gründe für diesen Unterschied und die Veränderungen nach der Menopause noch weiter erforscht sind, kann das zu neuen Erkenntnissen führen, wie sich diese Krankheiten verhüten und behandeln lassen. Und zwar bei Männern wie bei Frauen. Auf ähnliche Weise könnten sich aus Untersuchungen, bei denen der Abbau der Knochenmasse bei Männern und Frauen verglichen würde, neue Methoden entwickeln, wie wir mit zunehmendem Alter unsere Muskeln, Knochen und Sehnen erhalten und Brüche durch Osteoporose vermeiden können.

Statistiken zeigen, daß weibliche Neugeborene in den meisten Teilen der Welt – wenn auch von Land zu Land verschieden – bei ihrer Geburt eine höhere Lebenserwartung haben als männliche Säuglinge. In Schweden zum Beispiel leben Frauen wie auch Männer länger als in den Vereinigten Staaten, der Unterschied in der Lebenserwartung zwischen den Geschlechtern ist in Schweden jedoch viel geringer als in den USA. Die Erforschung der Gründe für diese Unterschiede könnte dazu beitragen, die Lebensqualität für alle Menschen zu verbessern.

Gute und schlechte Angewohnheiten

Die Wissenschaft hat bereits Erkenntnisse über den Alterungsprozeß, die nahelegen, daß unsere Entscheidung, was wir für unsere Gesundheit tun – oder nicht tun –, weitreichende Auswirkungen darauf hat, *wie* wir älter werden. Stärker als je zuvor können wir heute im mittleren und höheren Lebensalter dafür sorgen, daß wir uns im Alter wohl fühlen. Wir können viel dafür tun, unsere körperliche und emotionale Gesundheit zu erhalten oder sogar noch zu verbessern.

Leider gibt es keinen Zauberstab, keinen magischen Trank für die ewige Gesundheit, keinen Jungbrunnen, kein Allheilmittel gegen sämtliche Krankheiten, kein Vitamin zur Vorbeugung gegen jegliche Gebrechen. Die Sorge für das eigene Wohlergehen erfordert Einsatz, Planung und Hartnäckigkeit, aber sie ist eine Investition, die sich mit unglaublich hohen Zinsen auszahlen wird. Wenn wir uns gut fühlen, ist die Wahrscheinlichkeit größer, daß wir Lust haben, Sport zu treiben, uns richtig zu ernähren und gut für uns zu sorgen. Und wahrscheinlich fühlen wir uns dann noch besser. So können wir einen wohltuenden Kreislauf in Gang setzen.

Gewohnheiten sind das Rückgrat unseres Lebens – die feste Struktur, auf die wir uns verlassen können. Es ist sehr hilfreich, wenn man nicht über jeden Schritt nachdenken muß, den man unternimmt – eine gewisse Routine macht das Leben angenehmer. Aber wenn wir älter werden, sind manche Angewohnheiten vielleicht nicht mehr sinnvoll oder nützlich. Die wahnsinnige Hektik am Morgen, bis alle aus dem Haus sind, auf dem Weg zur Arbeit oder zur Schule, ist vielleicht nicht mehr notwendig. Fünfzehn Minuten Meditation können statt dessen dazu beitragen, den Tag glücklicher und ruhiger zu beginnen. Krankheit kann uns dazu zwingen, eine anstrengende Sportart aufzugeben und etwas anderes zu versuchen. Neue Erkenntnisse oder Veränderungen im Alltag regen dazu an, mehr für sich zu tun, auf Gesundheit und Vitalität zu achten und bestimmte Gewohnheiten drastisch zu ändern.

Es ist nicht wahr, daß wir mit den Jahren immer weniger flexibel werden und uns nicht mehr ändern können. Veränderung und Erneuerung sind in jedem Alter möglich.

In meinen späteren Lebensjahren hat sich meine Vorstellung von Zeit verändert, und ich begann auch, anders mit Zeit umzugehen. Mit Ende Sechzig war ich froh, daß ich aktiv war und sich keine Anzeichen zeigten, langsamer treten zu müssen. Ich dachte, ich dürfte auf keinen Fall langsamer werden, denn daran würde sich das Alter zeigen. Auch wenn ich nie den Ehrgeiz hatte, auf Zweitausender zu klettern, so bestieg ich doch mittelhohe Gipfel. Dann, mit über siebzig ging ich mit einem Wanderverein auf eine einwöchige Camping- und Wandertour. In diesem Sommer stellte ich fest, daß die Höhen, die ich schaffte, bescheidener wurden. Aber ich genoß die Wanderungen und die Gesellschaft der anderen. Als ich die Gruppe verließ, um in die Zivilisation zurückzukehren, hörte ich in mir eine Stimme (und zwar sehr deutlich), die sagte: «Heute kannst du aufhören zu rennen und anfangen zu gehen.»

So wurde ich allmählich langsamer. Weil ich über eine beträchtliche Vitalität verfüge, bin ich weit davon entfernt, stehenzubleiben. Tatsächlich renne ich noch manchmal, aber insgesamt ist meine Langsamkeit eher befreiend. Ich muß weniger häufig Fehler ausgleichen oder versuchen, etwas ungeschehen zu machen, was in der Hetzerei schiefging. Weil ich langsamer sein kann, nehme ich die Menschen um mich herum bewußter wahr. Ich begegne Situationen mit größerer Ruhe. Ich fange an, mich mehr für die Qualität von Zeit zu interessieren, anstatt dauernd zu zählen, wieviel Zeit ich habe.

Eine 70jährige Frau

Als ich Kung-Fu lernte, kam es zu einer wirklich umwälzenden Veränderung in meinem Leben. In den zwei Monaten, die ich fort von meinem Zuhause bei diesem Kurs verbrachte, hatte ich einen vollständig anderen Lebensstil – ich aß nur frisches Obst, Gemüse und Getreide – keinen Zucker, keine Milchprodukte oder Fleisch. Ich lief täglich fast sechs Kilometer und verbrachte ein bis zwei Stunden am Tag mit Kung-Fu. Die überflüssigen Pfunde fielen von mir ab, mein Körper wurde geschmeidig, und ich war so gesund wie nie in meinem Leben. Jetzt weiß ich, warum ich mich manchmal nicht gut fühle. Ich habe dann meine Ernährung vernachlässigt oder laufe weniger. Wenn ich körperlich aktiv bleibe und richtig esse, bin ich immer zufrieden, ehrgeizig und voller Energie.

Eine 50jährige Frau

Ich habe mir im Laufe der Jahre angewöhnt, alles mögliche zu schlucken und zu glauben, ich würde es «brauchen»: sechs oder acht Tassen Kaffee am Tag, damit ich auf die Beine kam, vor dem Schlafengehen Alkohol, um mich zu beruhigen, ein paar Aspirin, um sicherzugehen, daß ich nicht mit Kopfschmerzen aufwachen würde, und am Morgen brauchte ich schließlich wirklich Kaffee, um überhaupt wach zu werden. Schließlich war ich nur noch erschöpft und anfällig für Krankheiten. Meine Ärztin war der Ansicht, all diese schlechten Angewohnheiten würden einander bedingen, und sie hatte recht. Als ich in mich gegangen war und mich eingehend befragt hatte, was ich eigentlich wollte, gelang es mir, meine alten Gewohnheiten aufzugeben. Ich machte ein einwöchiges «Reinigungsfasten»*mit Säften und Mineralwasser. Ich ruhte mich aus, ging spazieren und betrachtete die Wolken. Nach zwei Monaten begann ich ein Gefühl für meine eigene Energie zu entwickeln – und das gefiel mir! Es ist ein großartiges Gefühl, sich auf sich selbst verlassen zu können und nicht auf all diese Stimulantien und Beruhigungsmittel.   *Eine 42jährige Frau*

Bei vielen Menschen haben allerdings die schrittweisen Veränderungen mehr Aussicht auf Erfolg. Versuchen Sie erst einmal herauszufinden, wo die Wurzeln des Problems liegen. Stellen Sie sich die folgenden Fragen: Wann habe ich diese Angewohnheit angenommen? Welchem Bedürfnis hat sie damals gedient? Tut sie das noch? Können andere Angewohnheiten mehr Befriedigung bringen?

Werden Sie sich Ihrer *wirklichen* Bedürfnisse bewußt – wenn Sie zum Beispiel nach einer Zigarette oder einer Tasse Kaffee greifen, brauchen Sie vielleicht eine Entspannungspause oder Gesellschaft. Erfüllen Sie sich diese Bedürfnisse direkter und auf gesündere Weise.

Veränderungen sollten in kleinen Schritten vollzogen werden, die sich leichter bewältigen lassen. Viele Angewohnheiten hängen zusammmen, deshalb ist es oft hilfreich, die eine aufzugeben, um so eine andere zu verändern, die nicht so leicht zu überwinden ist. Zum Beispiel sollte man lieber Milch, Frucht- oder Gemüsesäfte oder Kräutertee trinken als Kaffee, wenn man versucht, das Rauchen aufzugeben. Das unterbricht die für viele Raucher automatische Verbindung Kaffee und Zigarette.

Ganz egal, welche Methode Sie wählen, um Ihre Gewohnheiten zu ändern. Tun Sie es in einer Zeit, in der Sie sich stark fühlen und nicht von anderen wichtigen Problemen belastet werden. Aber tun Sie es dann auch. Wenn Sie sich überfordert fühlen, rufen Sie eine Freundin an, verändern Sie etwas an Ihrer Umgebung oder an Ihren Aktivitäten. Bitten Sie andere um Unterstützung. Sie können sich mit Gleichgesinnten zusammentun und sich gegenseitig helfen, neue Gewohnheiten zu entwickeln.

---

* Einige ganzheitlich orientierten Mediziner sind der Ansicht, daß Fasten – das heißt für eine kurze Zeitlang nur Wasser und Säfte zu sich zu nehmen – helfen kann, den Übergang zu einer natürlichen Ernährungsweise besser zu vollziehen. (Mehr dazu: s. Literaturempfehlungen) Eine solche Kur sollte, besonders bei älteren Menschen oder Menschen mit Gesundheitsproblemen, nur unter Aufsicht eines Arztes durchgeführt werden.

Ich verbrachte einen Urlaub mit meiner Kollegin an einem See. Wir schwammen, fuhren Kanu und ernährten uns makrobiotisch. Das heißt, wir aßen bestimmte Lebensmittel in einer bestimmten Kombination und Zubereitung. Sie hatte makrobiotisch kochen gelernt. Ich wußte, daß ich meine Eßgewohnheiten nicht so drastisch verändern wollte, aber ich genoß es zu probieren, was sie gekocht hatte. Ich stellte auch fest, daß ich mich besser fühlte, wenn ich aktiver war. Heute, ein Jahr später, esse ich mehr Vollkorn und weniger Fett als vor diesen Ferien. *Eine 54jährige Frau*

Wenn Sie wollen, können Sie sich einer Gruppe anschließen oder eine Kur beantragen, um neue Einstellungen, Ernährungsweisen und Bewegungsformen kennenzulernen. Die besten Kuren sind die, die alle Aspekte Ihrer Gesundheit berücksichtigen – die körperlichen, emotionalen und geistigen –, um eine weitreichende Veränderung anzuregen.

Auch bestimmte «Hilfsmittel» können Veränderungen unterstützen, etwa ein «Vertrag», den Sie mit sich selbst oder einer Freundin schließen und der genau aufführt, was Sie erreichen wollen. Auch ein Tagebuch kann sehr hilfreich sein, in dem Fortschritte vermerkt werden, Hindernisse und kleine Siege. Aber machen Sie sich keine Vorwürfe, wenn es Rückfälle gibt. Belohnen Sie sich statt dessen für jeden Erfolg.

Wenn wir älter werden, ist es nicht nur notwendig, schädliche Verhaltensweisen aufzugeben, sondern auch neue Aktivitäten und Lebensgewohnheiten zu entwickeln.

Wissenschaftler, die die psychische Gesundheit erforschen, empfehlen älteren Menschen im Interesse ihrer Gesundheit die «geistigen Muskeln» ebenso zu trainieren wie die körperlichen. Sie schlagen zum Beispiel vor, Kreuzworträtsel zu lösen oder Wortspiele zu spielen, um das logische Denken zu trainieren.[10] Manche Frauen setzen sich dagegen lieber mit politischen, religiösen oder philosophischen Fragen auseinander. Andere entdecken künstlerische Neigungen. Was es auch sei: Am wichtigsten ist, daß Sie etwas tun, an dem Sie wirklich Spaß und Interesse haben und das Seele und Geist anregt.

10 K. Warner Schaie und Sherry Willies: Can Decline in Adult Intellectual Functioning Be Reversed?, in: Developmental Psychology, Bd. 22, Nr. 2, 1986, S. 223–232

Mit sechzig sagte ich mir, «du hast bereits alles getan, was auf dieser Welt von dir erwartet wurde. Es bleibt nichts mehr zu tun.» Aber mit achtundsechzig entdeckte ich das Zeichnen, und mir eröffnete sich eine völlig neue Welt. *Eine 75jährige Frau*

Flexibilität ist für mich eine der wichtigsten Eigenschaften, und man muß das ganze Leben über etwas dafür tun. Ich glaube, eine flexible Persönlichkeit zeichnet sich besonders durch die Fähigkeit aus zu lernen, durch Vorstellungskraft und Phantasie und durch eine realistische Lebensphilosophie. Seit meinem achtzigsten Geburtstag kann ich körperlich weniger tun. So habe ich neue Interessen entwickelt und mir für meine alten Liebhabereien mehr Zeit genommen. Ich schreibe mehr Gedichte. Ich lese viele Bücher, manche auch zum zweitenmal. Ich habe zum erstenmal in meinem Leben einen Therapeuten aufgesucht, der mir bei ein paar Übergangsschwierigkeiten helfen sollte. Ich habe Massage ausprobiert und Gefallen daran gefunden. Denn ich habe vor, etwas aus meinem Leben zu machen. *Eine 82jährige Frau*

Dem Streß keine Chance

So muß es sein im Alter

Allein und krank um drei Uhr morgens
erlebt sie jeden Fehler noch einmal,
fragt sich, ob genug Geld auf der Bank ist,
überfällig aber ist ihr Leben,
sie hatte zu viele Pläne –
Wer, glaubte sie, war sie denn
in jenen hektischen Tagen der Gesundheit –
Beine, die wie von selbst von der Spüle zum Herd liefen,
in den Schuppen zu dem Holzstoß
– und das Telefon hob sich so leicht
von der Gabel.
Die Kehle machte all die komplizierten Bewegungen,
um zu sprechen.
Jetzt lassen sich die einfachsten Aufgaben –
Wäsche
Abendessen

die Post holen –
nicht bewältigen.
In der Spüle stapeln sich Teller,
das Holz bleibt im Schuppen.
Sie stellt die elektrische Heizdecke wärmer
und fragt sich, wer wird ihre Vögel füttern –

Marilyn Zuckerman

Was ist Streß?

Die meisten Menschen setzen Streß mit Hetze, Zeitdruck, Anspannung, hoher Arbeitsbelastung gleich und verbinden ausschließlich
negative Vorstellungen damit. Das ist aber nur teilweise richtig. Denn
es gibt durchaus auch positiven Streß. Ursprünglich stammt der Begriff aus der industriellen Materialprüfung und bedeutet «Verzerrung» oder «Verbiegung». Anfang der fünfziger Jahre führte der un-
garisch-kanadische Mediziner Hans Selye das Wort in die medizinische Fachsprache ein und faßte unter diesem Sammelbegriff jede
Art von Anpassungsdruck zusammen, dem Menschen durch Lebensveränderungen und Belastungen im Laufe der Zeit ausgesetzt
sind. Dieser Druck ist für jedes Individuum wichtig und notwendig,
damit es sich entwickeln und entfalten kann und einen Anreiz hat,
innerlich zu wachsen. Diese Art von Streß hat Selye als «Eustreß»
bezeichnet (von griechisch eu = gut). Übersteigt der Streß jedoch
das individuell zuträgliche Maß oder hält zu lange an, verkehrt sich
der zunächst positive Reiz in sein Gegenteil und wird zum «Distreß»
(abgeleitet von der griechischen Vorsilbe di, mit der die Störung
eines Zustandes angezeigt wird).
Wann der Eustreß durch weitere Anpassungsforderungen zum Distreß wird, ist individuell verschieden und hängt unter anderem davon ab:
- wie groß die ererbte Streßtoleranz ist,
- welches Potential an Widerstandskraft gegen Streßbelastungen in
  der Kindheit gesammelt werden konnte,
- wie jemand gelernt hat, mit Streß umzugehen,
- wie hoch das täglich zu verkraftende Streßniveau ohnehin schon
  ist,
- wie viel streßausgleichende menschliche Hilfen aus der näheren
  Umgebung kommen können,
- welche streßreduzierenden Lebensgewohnheiten (genügend Bewegung, Sport, Entspannung und Schlaf) jemand hat,

- wie alt jemand ist (mit dem Alter wirkt sich Streß stärker aus)
- und wie viel von der Widerstandskraft gegen Streß im Laufe des Lebens schon verbraucht wurde.

Die Streß-Reaktion

Streßreize lösen, wie einst schon beim Urmenschen, im Körper eine ganze Kaskade von Veränderungen aus, die überwiegend durch Hormone gesteuert werden:
- Schweiß bricht aus (Fußsohlen und Handflächen sollen tritt- und griffsicherer werden, falls wir flüchten oder kämpfen müssen)
- Die Gerinnbarkeit des Blutes steigt (damit sich bei einem möglichen Kampf Wunden schneller schließen) und die Schmerzschwelle sinkt.
- Die Verdauung verlangsamt sich.
- Die Immunabwehr ist reduziert.
- Das sexuelle Interesse ist eingeschränkt.
- Der Herzschlag beschleunigt sich, und der Blutdruck steigt.
- Zucker- und Fettreserven werden vermehrt ins Blut abgegeben.

Im Normalfall sind dies vorübergehende Erscheinungen, die der Organismus gut tolerieren kann. Doch wenn ein Übermaß an Streß lange Zeit anhält oder wenn jemand keine Möglichkeit findet, sich nach häufigen, starken Streßreizen entweder zu entspannen oder auszuagieren (z. B. beim Sport), können die oben aufgezählten Reaktionen fortbestehen und die Gesundheit schädigen.

Wie wir mit Streß in unserem Leben umgehen, entscheidet weitgehend darüber, wie wir uns gesundheitlich fühlen. Dabei müssen wir bedenken, daß unsere Streßtoleranz im Alter abnimmt. Wenn wir uns einer Gefahr gegenübersehen, geht unser Körper in «Habachtstellung» und ist bereit, sofort zu reagieren – entweder einer Bedrohung kämpfend standzuhalten oder zu fliehen. Dieses Verhalten wird als «Streß-Reaktion» bezeichnet und spielte in der Entwicklungsgeschichte des Menschen eine buchstäblich lebenswichtige Rolle. Die Bedrohungen, mit denen wir es in der modernen Gesellschaft zu tun haben, sind meist keine unmittelbaren physischen Gefahren mehr, sondern sind subtiler und dauerhafter und wirken auf die Psyche. So etwa die Belastungen im Beruf oder durch Arbeitslosigkeit, die Diskriminierungen aufgrund von Geschlecht oder Alter, der Verlust von

Beziehungen sowie die ökologische Bedrohung des Erdballs oder die Gefahr eines Atomkriegs. Manchmal entsteht Streß, wenn wir uns durch eine Situation bedroht fühlen oder eine Gefahr überbewerten. Zwischen unserem Denken, Fühlen und Verhalten und dem, was in unserem Körper vorgeht, besteht eine tiefgehende Verbindung und Wechselwirkung.

Streß wird zum Problem, wenn er in zu kurzen Abständen wiederkehrt oder sich zum Dauerstreß entwickelt. Dann kann der Körper nicht zum normalen Gleichgewicht aller Funktionen zurückkehren. Es hat sich gezeigt, daß es zu einer Vielzahl gesundheitlicher Probleme führen kann, wenn der Impuls zu kämpfen oder zu fliehen chronisch wird. Dazu gehören: Zu hoher Blutdruck[11], erhöhter Blutzucker, Überlastung der endokrinen Funktionen und möglicherweise sogar Schädigung von Gehirnzellen.[12] Mit bestimmten Methoden wie zum Beispiel autogenes Training, Meditation oder Joga, lassen sich Streß verringern und die damit verbundenen schädlichen Auswirkungen ausgleichen.

Anzeichen für Streß

Wie läßt sich feststellen, daß man unter Streß steht? Normalerweise sendet der Körper Warnsignale aus, aber oft ignorieren wir sie, decken sie mit Medikamenten zu oder spielen ihre Bedeutung herunter. Manchmal wissen wir nicht einmal, daß wir unter Streß stehen.

Daß Gefühle meine Gesundheit beeinflussen, bemerkte ich zum erstenmal bei einer Routineuntersuchung beim Arzt. Ich war besorgt, nur ein bißchen, wegen einer Entscheidung, die ich getroffen hatte. Aber mein Blutdruck war angestiegen – er war so viel höher als gewöhnlich, daß ich wußte, ich hatte Angst, und zwar ziemlich viel Angst, mehr als ich mir eingestehen wollte.

Eine 56jährige Frau

11 B. Folkow und E. H. Rubinstein: Cardiovascular Effects of Acute and Chronic Stimulations of the Hypothalmic Defense Area in the Rat, in: Acta Physiologica Scandinavia, Bd. 68, 1966, S. 48–57, Zitiert nach: Herbert Benson: The Relaxation Response, New York 1976, S. 70
12 R. M. Sapolsy u. a.: Hippocampal Neuronal Loss During Aging: Role of Glucocorticoids, Diskussionspapier bei der Conference on Aging and the Dementias, Montefiore Centennial Series, Rockefeller University New York, 24. Oktober 1984

Zu den Anzeichen für Streß gehören Muskelverkrampfung, Fäusteballen, flache Atmung, Kopfschmerzen und Verdauungsbeschwerden. Manchmal entwickeln wir auch Suchtverhalten wie übermäßiges Essen, Trinken, Rauchen oder Reden. Viele Menschen greifen in solchen Situationen auch zu Alkohol und anderen Drogen wie auch Koffein oder Beruhigungsmittel. Depressionen, Schlafstörungen oder ein übersteigertes Schlafbedürfnis, mangelnde Konzentration, Reizbarkeit oder Aggressivität, das alles können Zeichen dafür sein, daß wir nicht gut mit unserem Streß umgehen können.

Besondere Belastungen für ältere Frauen

Als ältere und alte Frauen haben wir mit besonderen Belastungen zu kämpfen, die mit sexistischem Verhalten und der Diskriminierung wegen des Alters in unserer Gesellschaft zu tun haben. Mit den Auswirkungen sexistischer Denk- und Verhaltensweisen müssen wir unser ganzes Leben lang fertig werden. Und die Diskriminierung wegen des Alters trifft uns sehr viel früher als Männer, weil Mann und Frau hier mit zweierlei Maß gemessen werden. Diese gekoppelte Diskriminierung aufgrund von Alter und Geschlecht schafft zusätzliche Streßfaktoren. Vorurteile, Zurückweisungen, Ablehnungen, herablassende Verhaltensweisen – immer wieder empfinden wir das neu und schmerzhaft. Armut oder geringe finanzielle Möglichkeiten verstärken andere Streßfaktoren noch und führen schließlich zu einem Gefühl von Verzweiflung. Jedesmal wird unser Selbstwertgefühl ein bißchen mehr beschnitten. Nicht mehr jung sein in einer Gesellschaft, in der es für ältere Menschen nur wenige allgemein akzeptierte Rollen gibt, kann eine Vielzahl von belastenden Erfahrungen mit sich bringen.
Älteren Frauen fällt häufig die Aufgabe zu, für andere zu sorgen, und das kann außerordentlich erschöpfend, isolierend und belastend sein. Eine der schmerzhaftesten Erfahrungen im Leben ist, beim Tod nahestehender Menschen allein zurückzubleiben, und die Erfahrung wird meist in der zweiten Lebenshälfte gemacht. Und manche von uns müssen auch eine Reihe von Verlusten und schwierigen Veränderungen innerhalb eines kurzen Zeitraums hinnehmen und verarbeiten.

Mir kommt es so vor, als würde plötzlich alles über mir zusammenbrechen. Ich mußte meine Mutter in ein Pflegeheim bringen, wo sie plötzlich starb. Ich hatte gar keine Zeit zu trauern, denn es dauerte

Wochen, bis ich ihre Angelegenheiten in Ordnung gebracht hatte. Etwa zur gleichen Zeit bereitete sich meine siebzehnjährige Tochter darauf vor, zu Hause auszuziehen. Ich hatte nun die Freiheit zu gehen, wohin ich wollte, aber es fiel mir schwer, mein Haus zu verlassen. Auf was konnte ich verzichten? Jedes kleine Ding hatte eine Bedeutung für mich. Ich brauchte sehr viel Zeit zum Packen – fortwährend verletzte ich mich, und alte Wunden brachen auf. Noch heute, Monate später, trauere ich. Ich werde lange brauchen, um über den Tod meiner Mutter hinwegzukommen. *Eine 49jährige Frau*

Belastende Erlebnisse[13]	Streßrate
Tod eines Partners	100
Scheidung	73
Tod eines nahen Familienangehörigen	63
Verletzung oder Krankheit	53
Heirat	50
Ende des Arbeitslebens	45
Veränderung der finanziellen Situation	38
Tod eines nahen Freundes	37
Kinder verlassen das Haus	29
Beginn oder Ende einer Ausbildung	26
Weihnachten	12

Auf dieser Skala bewerteten 394 Testpersonen wichtige Lebensereignisse danach, wieviel «gesellschaftliche Anpassung» sie erforderten. Die Teilnehmer wurden gebeten, jedes Ereignis auf einer Skala von 0 bis 100 einzuordnen, wobei die Eheschließung mit dem Wert 50 vorgegeben wurde. Die Ereignisse, die als besonders belastend eingestuft wurden, betreffen gerade ältere oder alte Frauen (und Männer) und finden manchmal sehr schnell hintereinander statt.

Als Frauen haben wir unser Leben lang gelernt, für andere zu sorgen. Wenn wir aber anderen gegenüber zu großzügig sind und zu bereitwillig immer wieder Zeit und Energie opfern, können wir über unsere Kräfte leben. Wir gehen zu viele Verpflichtungen ein, obwohl manche weder besonders wichtig noch besonders nützlich sind, und schaden damit nur uns selbst.

13 aus: T. H. Holmes und R. H. Rahe: The Social Readjustment Rating Scale, in: Journal of Psychosomatic Research, Bd. 11, 1967, S. 213

Uns wurde von Kindheit an beigebracht, unsere Aggressivität zu beherrschen, also Ärger und Wut zu unterdrücken. Tatsächlich können sich die meisten Frauen nicht einmal eingestehen, überhaupt aggressive Gefühle zu haben. Doch unter einer gelassenen und oberflächlichen Freundlichkeit lauern oft «negative» Gefühle wie Wut, Selbstwertzweifel und Frustration darüber, die eigenen Rechte nicht geltend machen zu können. Wenn wir diese verborgenen Gefühle aus Angst oder Rücksicht auf andere immer wieder unterdrücken, richten wir unseren inneren Zorn gegen uns selbst, was verheerende Folgen für unsere psychische und physische Gesundheit haben kann.

Ich versuchte es mit Meditation, aber meine unterdrückte Wut war zu groß. Als ich siebenundvierzig war, begriff ich eines Morgens, daß ich mich als Fußabtreter behandeln ließ. Ich las, daß Taek Won Do (eine Kampfsportart) Frauen mit geringem Selbstwertgefühl helfen könne, sich zu behaupten. Zu meiner Überraschung tat es mir sehr gut, eine Stunde lang einen imaginären Gegner anzuschreien, ihn zu schlagen und zu treten. Meine gesundheitlichen Probleme, die streßbedingt waren, nahmen ab. Heute brauche ich keine Medikamente mehr. *Eine 59jährige Frau*

Es ist wichtig, in angemessener und konstruktiver Weise mit seiner Wut umgehen zu können, nur so kann man etwas für sein seelisches und körperliches Gleichgewicht tun, kann Streß verhüten und notwendige Veränderungen erreichen. Wenn wir uns zusammenschließen, um gegen diskriminierende Einstellungen und Gesetze zu kämpfen, können wir eine Menge gegen Streß tun, weil wir nicht mehr dem lähmenden Gefühl von Machtlosigkeit und Angst ausgeliefert sind.
Da wir meist ganz unwillkürlich auf Streßsituationen reagieren, sollten wir lernen, diesen Automatismus zu durchbrechen. Dabei können uns zwei Faustregeln helfen: 1. Gerate nicht bei jeder Kleinigkeit ins Schwitzen.
2. Es ist nicht so wichtig, und wenn du nicht kämpfen und nicht fliehen kannst, laß es fließen.[14]
Dabei kann nützlich sein, Streß und seine Auswirkungen schärfer und bewußter wahrzunehmen, um schädliche Reaktionsmuster aufzugeben und konstruktivere Formen zu finden, mit Belastungen umzuge-

14 Robert Eliot, ein Kardiologe aus Nebraska, zitiert in: Claudia Wallis: Stress: Can We Cope? in: Time Magazine, 6. Juni 1983, S. 48

hen. Man kann die eigenen Verhaltensmuster zum Beispiel gut kennenlernen, wenn man ein Tagebuch führt, mit Freunden oder auch einem Psychotherapeuten darüber spricht. Denn nur wenn wir erkennen, was zu Anspannung führt, was wir verändern oder vermeiden können, können wir die Streßsymptome langfristig abbauen. Dazu ein paar grundsätzliche Bemerkungen:

- Wer oder was Streß auslöst, können Sie besser einschätzen, wenn Sie verstärkt auf Ihre Bedürfnisse, Wünsche und Ziele achten.
- Suchen Sie Unterstützung bei Menschen in Ihrer Umgebung. Entwickeln und pflegen Sie Freundschaften. Achten Sie auf unterschiedlich geartete Freundschaften. Denn wenn eine Beziehung problematisch wird, können Sie die Schwierigkeiten besser meistern, wenn Sie wissen, daß Sie nicht von dieser Person abhängig sind.
- Wenn Sie die Ursache für Streß nicht allein ausräumen können, können Sie sich z. B. mit Freunden, Mitarbeitern oder Nachbarn zu Interessengemeinschaften zusammentun, um gemeinsam an Veränderungen zu arbeiten.
- Lachen wirkt tatsächlich streßmindernd. Suchen Sie sich bewußt heiteren Lesestoff aus, oder sehen Sie sich unterhaltsame Fernsehsendungen an.[15]
- Versuchen Sie, sich selbst dabei zu ertappen, negativen oder pessimistischen Gedanken nachzuhängen, ohne gleichzeitig an einer Lösung zu arbeiten. Konzentrieren Sie sich auf Ihre Stärken und Leistungen.
- In vielen Situationen können Sie Ihre eigene Unzufriedenheit klar und deutlich äußern und so andere zu Kooperation und Lösung Ihres Problems auffordern. Wenn Sie dagegen anderen die Schuld in die Schuhe schieben, geben Sie auch den Streß weiter – der an Sie verstärkt zurückgegeben werden kann.
- Wissenschaftler haben nachgewiesen, was Haustierfreunde schon immer wußten – auch tierische Hausgenossen können sich sehr positiv auf Ihre Befindlichkeit auswirken.
- Eine ausgewogene Ernährung mit vitaminreichen Lebensmitteln kann dem Körper helfen, Streßbelastungen besser hinzunehmen. Vermeiden Sie auch Getränke, die Koffein enthalten (Kaffee, Kakao, Tee und Colagetränke). Zuviel Koffein verursacht bei vielen

---

15 Norman Cousins: Der Arzt in uns selbst. Die Geschichte einer erstaunlichen Heilung – gegen alle düsteren Prognosen. Reinbek bei Hamburg 1981/1984

Menschen Nervosität, Reizbarkeit, Verdauungsprobleme und Schlafstörungen.

● Ausreichend Schlaf und körperliche Ruhe sind zwar sehr wichtig. Doch viele Menschen brauchen weniger Schlaf, wenn sie älter werden. Falls auch Sie dazugehören, sollten Sie sich statt des Nachtschlafs tagsüber Zeit zum Ausruhen gönnen. Auf keinen Fall sollten Sie während Ihrer Ruhezeiten versuchen, Probleme zu lösen.

● Suchen Sie sich Hobbies, an denen Sie Spaß haben. Gärtnern, Fotografieren, Theaterspielen, Töpfern – all das kann viel Freude machen. Wenn Sie Hobby-Kurse belegen, können Sie außerdem nette Leute kennenlernen, die Ihre Interessen teilen.

Ich zeichne und male gern. Das gibt mir das Gefühl, wirklich etwas zustande zu bringen. Wenn man wie ich allein ist und nur ein sehr begrenztes Einkommen hat, dann muß man eine Beschäftigung finden, die nicht so viel kostet. Ich gehe gern zu öffentlichen Versteigerungen, zu Messen, in Museen oder mache einen Schaufensterbummel. *Eine 63jährige Frau*

● Körperliche Bewegung hilft, innere Anspannung zu reduzieren und Streßhormone abzubauen. Außerdem wird bei körperlicher Aktivität die Produktion von Endorphinen[16] angeregt, die Schmerz dämpfen, die Stimmung heben und das Gefühl von Wohlbefinden auslösen können. Jede ausdrucksvolle Körperbewegung kann dazu beitragen, kreative Gefühle wie Schmerz, Wut, Angst oder Trauer umzusetzen. Versuchen Sie, zu Ihrer Lieblingsmusik zu tanzen und mit Ihren Bewegungen auszudrücken, was Sie fühlen.

Jede Form von länger andauernder, regelmäßiger Bewegung wird Sie lockerer machen, Spaziergänge in möglichst raschem Tempo, Schwimmen, Seilspringen oder einfach kräftiges Strecken bei rhythmischem Atmen.

---

16 Endogene Opioide, auch Endorphine genannt, sind schmerzdämpfende Substanzen, die der Körper selbst herstellen kann. Chemisch sind sie eng mit dem Betäubungsmittel Opium verwandt. Neben der Dämpfung von Schmerz können sich Endorphine auch auf die seelische Befindlichkeit auswirken. Sie beruhigen, lösen Euphorie aus, können die Stimmung aber auch drücken. Wahrscheinlich spielen Endorphine außerdem eine wichtige Rolle bei der Auslösung des Placebo-Effekts, wenn z. B. ein vermeintlich starkes Medikament gut wirkt, obwohl in Wirklichkeit eine Zuckerpille genommen wurde. Der feste Glaube an Hilfe und Heilung scheint sich auf der biochemischen Ebene des Organismus in der Ausschüttung von Endorphinen niederzuschlagen.

Entspannung finden

Eine wichtige Hilfe beim Abbau von Streßbelastungen sind Entspannungsübungen. Sie sind an sich relativ leicht zu lernen. Trotzdem fällt es vielen Menschen anfangs schwer, innerlich loszulassen. Sie fürchten sich davor, in der Entspannung die Kontrolle über sich selbst zu verlieren. Deshalb ist es wichtig, sich für die ersten Versuche eine gut geschützte Umgebung zu suchen und allmählich vorzugehen. Hilfreich können zum Beispiel Tonkassetten mit Naturgeräuschen sein (Wellenrauschen, Vogelstimmen im Wald), die man über Kopfhörer mit geschlossenen Augen, bequem sitzend oder liegend, auf sich wirken läßt.

Dabei kann es vorkommen, daß sich mit der Anspannung auch ein paar Tränen lösen. Das ist ganz normal nach langen Streßzeiten und ein Zeichen dafür, daß man auf dem richtigen Weg ist. Wer sich allein nicht traut, kann die ersten Entspannungsübungen auch gemeinsam mit dem Partner oder guten Freundinnen machen. Außerdem bieten manche Psychologen Entspannungs-Seminare an. Wer schon ein bißchen weiter fortgeschritten ist, kann sich mit den folgenden Methoden befassen:

Die reaktive Entspannung[17] ist eine Meditationstechnik, in der östliche Lehren mit westlichen Erkenntnissen kombiniert wurden. Dabei sollten Sie folgendes berücksichtigen:

- Suchen Sie sich eine ruhige Umgebung, und nehmen Sie sich ausreichend viel Zeit.
- Wählen Sie sich ein Wort oder einen kurzen Satz, den Sie in Gedanken vor sich hin sagen.[18]
- Finden Sie zu einer inneren Einstellung, die bereit ist, zu empfangen. Machen Sie Ihren Kopf frei, und denken Sie an gar nichts. Halten Sie die Handflächen nach oben als Zeichen dafür, daß Sie bereit und offen für alles sind.

Folgen Sie nun diesen einfachen Schritten:
1. Sitzen oder knien Sie ruhig in einer bequemen Position.
2. Schließen Sie die Augen.
3. Entspannen Sie alle Muskeln, von den Füßen bis zu den Haarwurzeln. Halten Sie diesen Zustand aufrecht.

17 Herbert Benson: The Relaxation Response, New York 1976
18 Herbert Benson: Beyond the Relaxation Response, New York 1984

4. Atmen Sie durch die Nase. Machen Sie sich bewußt, wie Sie atmen. Während Sie ausatmen, wiederholen Sie in Gedanken das Wort oder den Satz Ihrer Wahl. Atmen Sie langsam und natürlich.

5. Nach etwa zehn bis zwanzig Minuten bleiben Sie noch einige Minuten ruhig und mit geschlossenen Augen sitzen, danach noch ein paar Minuten mit offenen Augen.

6. Machen Sie sich keine Gedanken darüber, ob Sie auch wirklich ein tiefes Gefühl der Entspannung erreichen werden. Lassen Sie zu, daß sich die Entspannung ihr eigenes Tempo wählt. Wenn störende Gedanken auftreten, nehmen Sie sie zur Kenntnis und lassen Sie sie wie Wolken am Himmel vorüberziehen. Nehmen Sie danach Ihr Wort oder Ihren Satz wieder auf.

Nehmen Sie sich für diese Meditation ein- oder zweimal am Tag Zeit, aber nicht innerhalb von zwei Stunden nach einer Mahlzeit.[19] Wenn Sie sich erst einmal daran gewöhnt haben, können Sie diese Methode als Kurz-Entspannung an fast jedem Ort ausführen. Sie werden sich innerlich ruhig fühlen, geistig frisch, aufmerksam und bereit.

Die progressive Entspannung

Die zweite Methode für Geübte ist die progressive Entspannung[20]

1. Legen Sie sich an einem ruhigen Ort bequem auf den Rücken. Entspannen Sie sich.

2. Atmen Sie zu Beginn ein paarmal tief durch. Nun entspannen Sie den Atem und lassen ihn in Ihrem natürlichen Rhythmus fließen.

3. Spannen Sie nacheinander einzelne Muskelgruppen an, angefangen bei den Zehen bis hinauf zum Gesicht, zählen Sie bis fünf, und entspannen Sie sie dann.

4. Achten Sie darauf, wie sich die Spannung anfühlt, wenn Sie die Muskeln zusammenziehen. Konzentrieren Sie sich auf das Gefühl, die Spannungen *loszulassen*, wenn Sie nach und nach den ganzen Körper entspannen. Sie können sich das so vorstellen, als würde eine warme Sonne Ihren vereisten Körper auftauen, oder Wasser um den Körperteil fließen, den Sie gerade entspannen. Entlassen Sie die Spannung aus Ihren Muskeln. Werden Sie so schlaff und locker wie möglich. Sie kommen dann allmählich in einen Zustand,

19 Benson, The Relaxation Response, S. 163
20 Steve Kravette: Complete Relaxation, Rockport, Mass. 1979, S. 21–37

der sich nahezu schwerelos anfühlt, bis Sie das Gefühl haben zu schweben. Auch nach dieser Übung sollten Sie sich Zeit lassen, ins Jetzt zurückzukehren: Öffnen Sie die Augen, strecken Sie sich, setzen Sie sich auf und kommen Sie langsam in die Waagerechte. So kann sich Ihr Blutdruck stabilisieren, und es wird Ihnen beim Aufstehen nicht schwindelig.

Musik und Visualisierung

Musik und innere Bilder können dazu beitragen, einen entweder entspannteren oder auch energiegeladeneren Zustand zu erreichen, und sie können sogar durch Streß ausgelöste bzw. verstärkte Krankheiten heilen helfen.[21] Experimentieren Sie mit unterschiedlichen Musikstücken, um herauszufinden, welchen Bewußtseinszustand oder welche Phantasiebilder sie hervorbringen.

Ich lege Beethovens *Pastorale* auf, lege mich hin und stelle mir vor, ich sei an meinem Lieblingsplatz – einer Gebirgswiese auf einem hohen Berg. Ich versuche mir vorzustellen, wie frisch die Luft ist, wie das Licht auf die Gipfel fällt. Manchmal lade ich auch einen imaginären Freund dazu ein. Dann gehe ich mit den Stimmungen der Musik mit. Vögel singen, während ich in einem kühlen See bade und mich dann in der Sonne aufwärme. Ich laufe durch eine Blumenwiese, genieße ein dramatisches Gewitter und ruhe dann aus, wenn ein Regenbogen sich über den Himmel wölbt. Wenn die Musik vorbei ist, fühle ich mich so erfrischt, als hätte ich eine Woche im Gebirge verbracht. *Eine 43jährige Frau*

Selbsthypnose und Selbstgespräch

Wenn Sie mit Tiefenatmung und Entspannung vertraut sind, können Sie lernen, durch Selbsthypnose einen meditativen Zustand zu erreichen. Mit Selbsthypnose können Sie Ihrem Unterbewußten Entspannung (oder einen anderen erwünschten Zustand wie Aufmerksamkeit oder Freude) suggerieren, was dazu führen wird, daß Ihr Körper entsprechend reagiert. Praktizieren können Sie diese Methode in jeder Umgebung – am Schreibtisch, beim Warten an der Haltestelle oder

21 Carolyn Latteier: Music as Medicine, in: Medical Self Care, Nr. 31, November/ Dezember 1985, S. 48–52

beim Einschlafen. Setzen oder legen Sie sich hin. Lockern Sie Ihre Kleidung (Schal, Gürtel), machen Sie es sich bequem. Versuchen Sie, sich zu konzentrieren, aber zwingen Sie sich nicht dazu. Lassen Sie die Ereignisse des Tages an sich vorüberziehen. Konzentrieren Sie sich auf ein bestimmtes Gefühl, wiederholen Sie es mehrmals und führen Sie es in Gedanken zu jedem Teil Ihres Körpers. Fassen Sie das Gefühl in Worte wie z. B.: «Ich bin ganz ruhig.» Stellen Sie sich dabei vor, wie angespannt der jeweilige Körperteil ist, und erfüllen Sie ihn dann mit Ruhe; Ruhe kann sich außer in dem Wort auch in einer Farbe ausdrücken, einem Bild oder etwas, das Ihnen tiefen Frieden vermittelt.

Wenn Sie unter Migräne leiden, können Sie versuchen, den Druck in Ihrem Kopf zu vermindern, indem Sie sich sagen: «Das Blut fließt aus meinem Kopf in meinen Körper.» Lassen Sie zu, daß es geschieht. Denken Sie zum Beispiel an eine kühle Brise, die durch Ihren Kopf geht; stellen Sie sich vor, wie sich die Blutgefäße erweitern und das Blut besser abfließen lassen.

> Ich konnte nicht schlafen wegen des Lärms draußen. Ich mußte schließlich einsehen, daß ich nichts dagegen unternehmen konnte, ich konnte es nur verschlimmern, wenn ich mich weiter aufregte. Solange der Lärm mich wachhielt, ruhte ich mich eben einfach aus. Ich sagte mir Dinge vor, die mich entspannten, wie: «Ich bin ganz entspannt. Morgen wird es mir besser gehen. Diese Ruhepause ist wertvoller als Schlaf.» Ich entspannte jeden Teil meines Körpers und dachte dabei: «Ich versinke in einen tiefen Entspannungszustand, der mir mehr Ruhe gibt als Schlaf.» Ich sagte mir, wenn der Lärm aufhörte, würde ich doch nur für ein paar Minuten eindösen können, bevor ich wieder aufgeweckt würde. Aber ich konnte mehrere Stunden ruhen und würde erfrischt sein. Am nächsten Tag fühlte ich mich wohl, und mein Unterricht war besser als je zuvor.
> *Eine 55jährige Frau*

Gebet und Meditation

Für viele Menschen werden die spirituellen Seiten des Lebens mit den Jahren immer wichtiger. Wenn wir uns unserer Sterblichkeit stärker bewußt werden, rückt die Frage nach dem Sinn unseres Lebens und unserem Platz in der Welt mehr in den Vordergrund. Das gilt besonders für diejenigen, deren Bewegungsfähigkeit eingeschränkt ist.

Manche Menschen reaktivieren dann ihr früheres Interesse an Religion, Philosophie, Wissenschaft oder Literatur und stellen oft fest, daß ihre Lebenserfahrungen die Beschäftigung mit diesen Themen reicher und sinnvoller macht als zuvor.

Meditation und meditative Gebete können eine gute Quelle für seelische Kraft sein und uns in einen Zustand von körperlicher und seelischer Ruhe versetzen.

Manche Frauen stellen mit den Jahren fest, daß sich ihre religiösen Überzeugungen ändern, oder sie (er)leben ihre Religion anders. Manche treten aus ihrer Gemeinde aus, andere finden erneut zum Glauben oder treten einer anderen Glaubensgemeinschaft bei. In Büchereien und Buchhandlungen gibt es immer mehr Arbeiten zum Thema Spiritualität in Verbindung mit körperlichem Wohlergehen, Heilkunde [22] und Feminismus [23].

Gegenseitige Berührung – Massage

Viele Frauen fürchten, daß sie, wenn sie älter werden und keine sexuelle Beziehung mehr haben, vollkommen darauf verzichten müßten, berührt oder gehalten zu werden. Abgesehen von dem erotischen Kontakt ist Berührung für Menschen aber auch eine Möglichkeit, sich ohne Worte gegenseitig Zärtlichkeit und Zuneigung zu zeigen. Die Vorstellung, Berührung habe immer etwas mit Sexualität zu tun und sei nur in diesem Zusammenhang angebracht, ist falsch und führt dazu, daß wir Hemmungen haben, den anderen aus einem Gefühl der Zuneigung zu berühren. So haben viele Frauen keinen Mut, andere anzufassen oder zu umarmen, schon gar nicht andere Frauen. Damit nehmen sie sich selbst eine wichtige Möglichkeit, Freude, Trost und Nähe zu spüren. In vielen Familien beschränkt sich die Berührung auf den rituellen Begrüßungskuß. Tabus zwischen den Geschlechtern und/oder den Generationen machen es schwer, Freunde und Familienangehörige zu umarmen.

Auch Schwerkranke oder Behinderte brauchen Berührung. Familienangehörige, Freunde und Krankenpfleger müssen wissen, daß Krankenhauspatienten und Menschen, die in Pflegeheimen wohnen, täglich eine freundliche Berührung brauchen. Der Wunsch nach emo-

22 Benson, Beyond the Relaxation Response, a. a. O.
23 Ms. Dezember 1985, Sondernummer über Frauen und Spiritualität, s. auch: Literaturhinweise – Feminismus, Religion und Spiritualität

tionaler Nähe und liebevollem körperlichem Kontakt mit einer anderen Person ist nicht von anderen Bedürfnissen zu trennen. Massagen und die gegenseitige Berührung oder liebevolle Umarmung sollte unter den Bewohnern von Pflegeheimen ebenso selbstverständlich sein wie freundliches Streicheln durch das Pflegepersonal. Dabei müssen allerdings die individuellen und kulturellen Unterschiede einfühlsam berücksichtigt werden, die die einzelnen mehr oder weniger empfänglich für Berührungen machen.

Wir verlieren niemals das Bedürfnis nach körperlichem Kontakt. Deshalb können wir einen «Hauthunger»[24] entwickeln, wenn wir nur selten berührt werden oder andere berühren können. Eine Möglichkeit, diesem Bedürfnis entgegenzukommen, ist die Massage.

Massage hat bei manchen Menschen einen schlechten Ruf, weil sie die angenehmen Empfindungen mit sexueller Erregung gleichsetzen und an «Massagesalons» und Prostitution denken. Doch meist hat Massage nichts mit Sexualität zu tun. Als körperliche Therapie hat die Massage eine beachtliche Tradition, sowohl in östlichen als auch in westlichen Gesellschaften. Sie bietet viele gesundheitliche Vorteile, senkt zum Beispiel den Blutdruck und regt die Durchblutung an. Außerdem ist Massage einer der angenehmsten Wege zur Entspannung. Sie vermittelt Energie und ist doch für die Massierende wie für die Massierte sehr beruhigend. Denn sich durch liebevolle Berührung miteinander zu verständigen verschafft eine tiefe Zufriedenheit.

> Massage ist für mich ein Genuß der Sinne. Ich hatte mit ein paar Frauen zusammen Massagetechniken erlernt. Nun treffen wir uns und massieren uns gegenseitig, wobei wir uns nach zwanzig Minuten abwechseln. Und jede freut sich darauf. *Eine 65jährige Frau*

Wärme und Fürsorge zu geben und zu empfangen stärkt die Gesundheit und vermittelt das Gefühl, mit dem eigenen Körper in Kontakt zu sein. Die Botschaft, die durch eine liebevolle Massage vermittelt wird, lautet: «Ich mag dich genau so, wie du bist.»

> Massagen geben mir das Gefühl, wieder neu erschaffen zu werden, sie sind so angenehm. Wenn ich in den Spiegel schaue, bin ich mager und knochig, aber wenn ich massiert werde, fühle ich mich ganz anders. *Eine 77jährige Frau*

24 Flora Davis: Skin Hunger – An American Disease, in: Woman's Day, 27. September 1978, S. 156

Viele Techniken sind auch für die Selbstmassage geeignet, wodurch man dem eigenen Körper vermitteln kann, daß man ihn achtet und für ihn sorgen will.

Während der Massage sollte so wenig wie möglich gesprochen werden. Schweigen vertieft die Erfahrung und erlaubt, daß beide Beteiligten ihre Aufmerksamkeit stärker auf das richten, was zwischen ihnen vorgeht. Wichtig ist, daß die Massierte der Massierenden rückmeldet, was ihr angenehm ist und was nicht. Das läßt sich oft am deutlichsten ohne Worte zum Ausdruck bringen, durch einen wohligen Seufzer oder eine kleine Muskelkontraktion, wenn der Druck der Hände zu hart ist oder zu plötzlich kommt.

Vor einer Massage sollte man darüber sprechen, welche Stellen empfindlich oder krank sind und ausgespart werden müssen. Thrombotische, geschwollene, entzündete oder schmerzende Körperpartien dürfen nicht massiert werden.

Wenn Sie noch keine Erfahrungen haben und etwas gehemmt sind, fangen Sie mit Fuß- oder Handmassagen an und massieren dann Kopf, Nacken und Gesicht. Verteilen Sie mit den Handkanten, Handflächen oder locker geballten Fäusten sanfte Klapse auf Arme, Beine, Rücken und Schultern. Probieren Sie es zuerst an sich selbst aus. Auf Gesicht und Kopf ist ein leichtes Klopfen mit den Fingerspitzen sehr angenehm. Damit Sie leicht mit den Händen über die Haut gleiten können, verwenden Sie Puder, ein leichtes pflanzliches Massageöl, mit oder ohne Duftzusatz, oder Kakaobutter. Mineralische Öle oder Produkte, die mineralische Öle enthalten (z. B. Babyöle), sind nicht geeignet. Handlotionen und Cremes werden zu schnell von der Haut aufgenommen und bieten nicht genug Gleitfähigkeit. Bei einer Gesichtsmassage kann Creme allerdings gut sein.

Auf einer festen, bequemen Unterlage läßt es sich gut entspannen, aber auch im Sitzen kann man die Massage genießen.

Die Massierende sollte immer in einer bequemen Position arbeiten und dabei ruhig und tief atmen. Wenn Sie mit einer Körperpartie fertig sind, «verabschieden» Sie sich von ihr mit langen, streichenden Bewegungen der Fingerspitzen. Zum Abschluß der Massage legen Sie Ihre Hände für eine Weile sanft auf Kopf oder Füße und stellen Sie sich vor, daß die Massierte jetzt geheilt und vollkommen ist.

Wenn Sie sich über die verschiedenen Massagetechniken informieren wollen, schlagen Sie bitte in den Literaturhinweisen nach. Die Technik ist jedoch weniger wichtig als das Gefühl liebevoller Fürsorge, das Sie durch Ihre Hände vermitteln. Denken Sie daran, daß Sie den ganzen Menschen berühren, nicht nur seine Haut. Widmen Sie ihm bei der Berührung Ihre volle Aufmerksamkeit, und seien Sie sich seiner Einzigartigkeit bewußt. Jemanden zu massieren ist eine ebenso befriedigende Erfahrung, wie selbst massiert zu werden.

Ich machte im Alter von sechsundfünfzig Jahren eine Ausbildung als Masseurin. Es wurde mein zweiter Beruf. Ich bin in einer eher puritanischen Umgebung aufgewachsen und extrem vorsichtig und voller Zweifel gegenüber meiner eigenen Sinnlichkeit und Sexualität. Es dauerte sehr lange, bis ich mit einem guten Gefühl sagen konnte, daß ich gern andere Menschen berühre.
Diese Berührungen richten sich ebenso an das Innere wie an das Äußere. Massage vertieft meine Beziehung zu anderen Menschen. Sie gibt mir die Möglichkeit, meine Urteile und Erwartungen aufzugeben und jemanden anzunehmen und zu bestätigen, gerade so wie er oder sie ist – und damit auch mich selbst.

Eine 59jährige Frau

Außer der klassischen Massage gibt es noch eine Reihe verwandter Methoden. Ihre Wirkung ist am größten, wenn sie von Menschen angewendet werden, die gut darin ausgebildet sind und verantwortungsvoll damit umgehen können. Denn diese Techniken greifen zum Teil tief in den ganzen Organismus und in seelische Bereiche ein. Zum Beispiel:

- Akupressur, Fußreflexzonenmassage und Shiatsu, drei Methoden, die auf der klassischen Akupunktur und ihrer Lehre von den Energie-Meridianen im Körper basieren.
- Rolfing, benannt nach Ida Rolf. Eine Methode, bei der nicht die Muskeln, sondern das dazwischenliegende Bindegewebe behandelt wird. Außerdem versucht man beim Rolfing, Menschen zu ihrer individuellen Ideal-Haltung zu verhelfen. Denn nach Ida Rolfs Vorstellungen ist der Mensch nur in dieser optimalen Haltung physisch und psychisch wirklich ausgeglichen.
- Kinesiologie, die heilende Berührung, soll Störungen der Muskelfunktionen durch gezielten, leichten Druck und Berührung beheben. Die Kinesiologie wird auch mit den herkömmlichen Methoden der Chiropraktik kombiniert.

Lymphdrainage ist eine besonders sanfte, aber sehr gezielte Form der Massage. Sie sorgt dafür, daß allzu starke Ansammlungen von Gewebeflüssigkeit (Lymphe) abfließen und Abbauprodukte des Stoffwechsels ausgeschieden werden. Außerdem wirkt Lymphdrainage entspannend, strafft die Haut und stimuliert das körpereigene Abwehrsystem.

Während der Massage kann sich Ihr Bewußtsein für neue Empfindungen öffnen. Sie können dabei selbst entscheiden, ob Sie diese Gefühle mit der Person, die Sie massiert, auch besprechen wollen. Vielleicht wollen Sie sie lieber selbst durchdenken, in ein Tagebuch schreiben, oder mit einer Freundin oder einem Psychotherapeuten darüber reden.

Im Kontakt mit anderen – Freunde und Selbsthilfegruppen

Unsere persönlichen Beziehungen machen unser Leben und das anderer reicher. Es wurde wissenschaftlich nachgewiesen, daß Menschen mit engen Beziehungen zu ihren Familien, Freunden oder Nachbarn länger lebten und gesund blieben, als Menschen mit weniger starken sozialen Bindungen. Wenn man sich isoliert fühlt, braucht man allerdings etwas Mut und Entschlossenheit, um die Initiative zu ergreifen und neue Freunde zu finden. Aber es steht in unserer Macht!

In jüngeren Jahren treffen sich Frauen oft mit Nachbarinnen und Freundinnen, die in der gleichen Situation sind. Sie diskutieren über Kindererziehung, tauschen Haushaltstips aus oder haben einfach Freude am Gespräch. Bei der Arbeit unterstützen sich Kollegen, um mit den Belastungen des Jobs fertig zu werden. Nun, wo wir älter sind, fallen diese natürlich gewachsenen Gruppen oft fort. Und da die Gesellschaft mobiler wird und die Familienangehörigen oft weit voneinander entfernt leben, müssen wir andere soziale Kontakte aufbauen. So werden Freunde zu unseren Wahlverwandten, auf die wir uns verlassen.[25]

Gruppen finden sich meist wegen bestimmter gemeinsamer Interessen zusammen. Freundschaft hingegen ist an sich schon ein ausreichender Grund, sich zu sehen.

25 Karen Lindsey: Friends as Family, Boston 1982

Heutige Selbsthilfegruppen unterscheiden sich stark von den eher autoritär organisierten Gruppen alten Stils, und man braucht eine gewisse Anlaufzeit und viel Geduld, bis sie funktionieren. Hier ein paar Hinweise:

Eine Selbsthilfegruppe setzt sich ihre Ziele selbst. Beginnen Sie also mit einer offenen Diskussion über die jeweiligen Bedürfnisse der einzelnen Gruppenmitglieder. Vermeiden Sie, daß eine Person in der Gruppe die Führung übernimmt; auch wenn ein Mitglied professionelle Erfahrungen mit Gruppen hat, sollte sie versuchen, sich als Gleichgestellte zu betrachten.

Gruppen ohne Gruppenleiter bieten die Chance, Bedürfnisse, Ziele und Erfahrungen jeder einzelnen Frau gleichwertig zu respektieren. Manche Gruppen lassen die Gruppenleitung unter den einzelnen Gruppenmitgliedern rotieren oder bestimmen bei jedem Treffen ein Mitglied, das die Gruppe beim Thema hält. In solchen Gruppen lassen sich Offenheit und Flexibilität entwickeln, Führungseigenschaften werden ebenso trainiert wie Gruppenverhalten.

Ich war in einer Gruppe, die anfangs von einer Frau geleitet wurde. Als wir uns dann von ihr unabhängig machten, war ich manchmal frustriert und sehnte den alten Zustand herbei. Doch nun teilen wir die Verantwortung, und die Gruppe funktioniert auch.

Eine 50jährige Frau

In meiner Frauengruppe haben wir uns die Aufgaben geteilt und wechseln uns mit der Gesprächsführung ab. Bei jedem Treffen ist eine von uns die «Aufpaßhexe». Sie hat die Uhr im Auge und achtet darauf, daß jede Frau zu Wort kommt. Eine andere Frau ist dafür verantwortlich, daß wir beim Thema bleiben.

Eine 47jährige Frau

Spaß am Leben – auch mit weniger Energie*
Wenn wir feststellen, daß unsere körperliche Bewegungsfähigkeit eingeschränkt ist, kann das Frustration, Trauer und ein starkes Gefühl von Verlust mit sich bringen. Wir vermissen die Dinge, die wir nicht mehr tun können.

* Von Paula Brown Doress, Lois Harris, Jane Hyman und Dori Smith. Besonderer Dank an Lucy Mitchell, Beth Rosenbaum und Elsie Reethof

Wenn irgend etwas mit einem nicht stimmt, kommt es einem so vor, als würde sich die ganze Welt verändern. Vor sechs Jahren habe ich eine Reihe von neuen Dingen ausprobiert und hatte das Gefühl, die Welt stünde mir noch offen. Ich hatte Spaß an Musik. Ich hatte Spaß an Malerei, und ich hatte Spaß an Dichtung. Alles schien mir möglich. Dann bekam ich rheumatische Arthritis, und zwar sehr schwer. Ich hatte in fünf Monaten drei große Operationen und fühle mich auch heute die meiste Zeit über lausig. Meine Euphorie ist vorbei.

Eine 79jährige Frau

Wenn gesundheitliche Probleme mit Schmerzen verbunden sind, die uns schwach und müde machen, unsere Bewegungsfreiheit und unser Leben einschränken, werden wir manchmal wütend auf unseren Körper, weil wir alles tun wollen wie früher, es aber nicht mehr können.

Wenn meine Gelenke weh tun, dann berechne ich jeden Schritt. Ich stehe nicht automatisch auf, um mir etwas zu trinken zu holen oder um etwas fortzulegen... Ich warte und verbinde mehrere notwendige Schritte miteinander. Ich tue nichts mehr ohne Überlegung... Wird das Augenlicht schlechter? Läßt das Gehör nach? Wird die Arthritis schwerer unter Kontrolle zu bringen sein? Und so weiter und so weiter... Es ist zwar sinnlos, sich darüber ständig Gedanken zu machen, aber sie gehen unvermeidlich in diese Richtung.[1]

Eine Frau von Ende 80

Bei den ersten Anzeichen körperlicher Einschränkung sollten wir unsere Umgebung neu organisieren und sie so gut wie möglich an unsere Möglichkeiten anpassen. Im Grunde bedeutet das, alle regelmäßig benutzten Dinge immer an die gleiche Stelle zu legen und neue Wege zu finden, die tägliche Hausarbeit zu erledigen.

Ich lege meine Brille und meine Schlüssel immer auf einen sehr hübschen Teller mitten auf dem Tisch, damit ich nicht immerfort danach suchen muß. Das ist eine Möglichkeit, mit meiner Energie hauszuhalten.

Eine 82jährige Frau

---

1 Janet Neuman: Old Age: It's Not Funny, in: Perspective on Aging, November/Dezember 1982, veröffentlicht von dem National Council on Aging, USA

Versuchen Sie herauszufinden, wie Sie Ihre Umgebung besser an Ihre Möglichkeiten anpassen können, um so viel wie möglich aus dem zu machen, was Sie noch tun können, und zusätzliche körperliche Belastungen zu vermeiden (vgl. «Haushalt», Kapitel 12, Seite 303).

Die Unterstützung durch andere Menschen wird zu einer Notwendigkeit. Möglicherweise müssen wir die Hilfe von Freunden oder Verwandten in Anspruch nehmen, weil die täglichen Dinge, die uns selbstverständlich sind wie Essen zubereiten, Wäsche waschen, Einkaufen schwierig werden. Außerdem brauchen wir moralische Unterstützung. Wir brauchen das Gefühl, daß andere an uns glauben, damit wir ebenfalls an uns glauben und gegen Schwäche und Krankheit angehen können.

Die Einstellung ist ungeheuer wichtig. Wenn ich wirklich überzeugt wäre, daß ich neunzig bin, würde ich meinen, daß ich überhaupt nichts mehr kann. Aber ich bin immer noch an so vielen Dingen interessiert und kann andere Menschen glücklich machen.

Eine 90jährige Frau in einem Pflegeheim

Für die meisten Frauen wird die abnehmende Energie früher oder später zum Problem, ganz unabhängig davon, ob sie gesundheitliche Schwierigkeiten haben oder nicht. Mit sechzig oder siebzig kann eine Frau noch als «großartige alte Dame» von enormer Vitalität bewundert werden. Läßt diese Vitalität dann nach, hat sie wahrscheinlich das Gefühl, sie würde andere enttäuschen; außerdem muß sie ihr Selbstbild aufgeben.

Ich habe jetzt ein Stadium meines Lebens erreicht, über das ich früher nicht viel nachgedacht hatte. Irgendwie war ich wohl davon ausgegangen, daß ich immer so aktiv sein könnte wie in der Vergangenheit. Aber das ist nicht der Fall. Ich bin nun einundachtzig und denke, mit mir geschieht etwas, das früher oder später viele Frauen erleben. Es ist ein neues Stadium, das man als negativ betrachten kann. Aber es läßt sich auch einfach als Fortdauer des Lebens beschreiben.

Eine 80jährige Frau

Den ersten Schritt zur Selbsthilfe könnten viele kranke und behinderte Frauen schon viel früher in ihrem Leben tun. Sie sollten aufhören, sich selbst Vorwürfe zu machen, weil sie über weniger Energie verfügen, und statt dessen realistische Pläne entwerfen, wie sie damit umgehen können. Wer früher beruflich und privat sehr aktiv war, muß nun seine Aktivitäten überprüfen und diejenigen aufgeben, die zuviel Kraft kosten oder persönlich nicht mehr befriedigend sind.

Nach meiner Pensionierung wurde ich oft gefragt, ob ich freiwillig in karitativen Organisationen mitarbeiten wollte. Allmählich lernte ich, auch nein zu sagen, und übernahm nur noch Verpflichtungen, für die ich besonders gut geeignet war. Ich habe nicht das Gefühl, mich noch ständig so engagieren zu müssen wie in der Vergangenheit. Es gibt nun andere Aspekte in meinem Leben, denen ich mehr Zeit und Aufmerksamkeit widmen muß. *Eine 82jährige Frau*

Überprüfen Sie, was von den Dingen, die Sie tun wollen, wirklich notwendig ist, und überlegen Sie, was Sie aufgeben wollen. Sie werden sich besser fühlen, wenn Sie weniger Verpflichtungen übernehmen, dafür aber mehr Spaß haben an denen, die Sie beibehalten.

Alles, was ich tue, dauert so viel länger – allein das Anziehen –, daß ich mich entscheiden muß, wie ich meine Zeit einteile. Ich habe beschlossen, nicht mehr zu kochen, weil mein Rücken das nicht mehr mitmacht. Unsere Familienfeiern finden nun alle bei meinen Kindern statt. Meine Enkel müssen akzeptieren, daß sie keine Hühnersuppe und Pfannkuchen mehr bekommen, wenn sie mich besuchen. *Eine 79jährige Frau*

Wenn ich daran denke, meine Sachen zu packen und umzuziehen, fühle ich mich völlig überfordert. Ich kann heute nicht mehr tun, was ich mit zweiundsiebzig noch konnte. Zum erstenmal überlege ich, ob ich meinen Sohn um Hilfe bitten oder ein Umzugsunternehmen bezahlen soll, das die ganze Packerei erledigt. *Eine 78jährige Frau*

Überlegen Sie sich Möglichkeiten, wie Sie auf energiesparende Weise für Ihre Bedürfnisse sorgen können.

Der Lebensmittelladen ist etwa fünfzehn bis zwanzig Minuten entfernt. Ich würde nicht daran denken, ohne meine Karre einkaufen zu gehen. Außerdem probiere ich zur Zeit aus, wie es ist, wenn ich einen kleinen faltbaren Stuhl und ein Buch mitnehme. Wenn ich unterwegs müde werde, kann ich mich hinsetzen, ausruhen und lesen. *Eine 81jährige Frau*

Regelmäßige körperliche Betätigung und Sport können Vitalität und Ausdauer erhöhen. Allerdings dürfen Sie nicht glauben, es gäbe nur die Alternative, Ihre bisherigen Freizeitaktivitäten entweder im gleichen Tempo fortsetzen oder sie vollkommen aufgeben. Reduzieren Sie einfach Ihr gewohntes Pensum, oder probieren Sie Neues und weniger Belastendes wie Wandern im Flachland, Gärtnern, Schwimmen und langsame Sportarten. Oft stellen Frauen fest, daß sie mehr Spaß an Bewegung haben, wenn sie sich von jedem Gefühl der Hast und jedem Erfolgszwang befreien.

Denken, meditieren, beobachten und zuhören sind ebenso wichtig wie körperlich anstrengende Betätigungen. In jüngeren Jahren waren wir oft zu geschäftig und hatten es zu eilig, um zur Besinnung zu kommen. Nun, wo wir nicht mehr eilen können, haben wir die Möglichkeit, zu diesen ruhigeren Beschäftigungen überzugehen.

Lebensrückblick

Es ist ganz natürlich, über die Vergangenheit nachzudenken, es hilft uns, Perspektiven für unser jetziges Leben zu finden und sich zu bestätigen, was wir in unserem Leben geleistet haben. Man kann natürlich auch Fehler und Enttäuschungen betrachten. Aber es ist wichtig, das aus einer positiven Grundstimmung heraus zu tun, ohne Gefühle von Schuld oder Verlust.

Ich hatte ein wunderbares Leben. Was hätte ich anders machen können? Gar nichts. Alles war so, wie es sein sollte.

Eine 98jährige Frau

Dies ist die Zeit, um die Reise des eigenen Lebens zu beschreiben, mit anderen Erfahrungen auszutauschen und daran zu arbeiten, Vergangenheit, Gegenwart und Zukunft zu integrieren. Kinder oder andere liebe Menschen werden es zu schätzen wissen, wenn man eine Autobiographie hinterläßt. Das Schreiben – oder Aufnehmen auf Tonband – kann Anstoß sein, über das eigene Leben und die Ereignisse nachzudenken, deren Zeitgenosse oder Zeuge man war. Versuchen Sie, sich an so viele Details wie möglich zu erinnern: Was hatten Sie an? Wie sahen die Möbel aus? Was für Geräusche und Gerüche gab es? Mit dem Weitergeben der eigenen Lebenserinnerungen kann man eine Verbindung zwischen den Generationen herstellen, die in unserem heutigen Leben von so großer Bedeutung ist.

Im Mittelalter schrieben Eltern ausführliche Briefe an ihre Kinder und

Enkelkinder, in denen sie ihnen Ratschläge gaben und die Moralbe-
griffe und Wertvorstellungen weitervermittelten, die ihrem eigenen
Leben Bedeutung gegeben hatten. Diese Sitte sollte ins 20. Jahrhundert übernommen werden.[2] Sie möchten in Ihrem Lebensrückblick
vielleicht festhalten, was Ihnen wichtig ist und was Freunde und Verwandte in Erinnerung behalten sollen, wenn Sie gegangen sind. In-
wiefern haben Sie in der Welt etwas bewirkt?[3] Was befriedigt Sie am
meisten, auf was sind Sie stolz?

Außerdem können Sie so die Höhepunkte Ihres Lebens noch einmal
nacherleben. Denken Sie zurück an Ihre wichtigsten Erlebnisse —
eine Zeit, in der Sie verliebt waren, einen wunderschönen Sonnenuntergang betrachteten oder etwas Wesentliches erkannten. Erwecken
Sie diese Erfahrungen wieder zum Leben. Fragen Sie sich dann, was
das Wesentliche dieser Erfahrung ausmachte?

Wie können Sie sich das in Ihrem heutigen Leben zugänglich machen?[4]

Es gibt viele Möglichkeiten, die eigenen Erfahrungen festzuhalten.
Bei einer Methode konzentriert man sich auf besonders herausra-
gende Ereignisse.[5] Denken Sie nach, und beschreiben Sie jedes dieser Ereignisse, wobei Sie beispielsweise Wendungen wie diese verwenden können: «Es war eine Zeit, in der …», wenn Sie das, was Sie
geschrieben haben, Freunden oder Verwandten laut vorlesen, fällt
Ihnen vielleicht noch mehr ein. Manchmal werden auch Kurse zum
Verfassen dieser Autobiographien angeboten. Wenn Sie daran interessiert sind, aber in Ihrer Nähe keinen Kurs finden können, tun Sie
sich mit anderen zusammen und bilden Sie selbst eine Schreib-
gruppe.

Darüber hinaus gibt es seit einiger Zeit in der Bundesrepublik einen
neuen Weg, der gezieltes Lesen (gegen verschiedenste seelische
und körperliche Leiden) und therapeutische Gespräche über das
Gelesene und eigene Gedanken oder Probleme miteinander verbindet: die Bibliotherapie. Manche Therapeuten gehen aber noch einen
Schritt weiter, sie leiten ihre Klienten an, selbst zu schreiben und zu
dichten. (Nähere Informationen über das Fritz-Perls-Institut,
Brehmstr. 9, 4000 Düsseldorf, Tel.: 0211/622255, Literatur zum Wei-
terlesen siehe Seite 772)

2 Ethical Wills. Twelfth and Fourteenth Centuries, S. 311–316, in: Jacob R. Mar-
  cus (Hg.): The Jew in the Medieval World, New York 1974
3 Aus: Janette Rainwater: You're in Charge: A Guide To Becoming Your Own
  Therapist, Marina del Rey, CA, 1985. S. 203
4 Ebd. S. 44
5 Ira Progoff: At a Journal Workshop, New York 1975, S. 119–130

2 Schlechte Angewohnheiten*

Wir leben in einer Gesellschaft, in der mit vielem Mißbrauch getrieben wird. Wir sind umgeben von Plakaten, Geschäftsauslagen und Werbung in sämtlichen Medien, die für alkoholische Getränke, frei verkäufliche Medikamente, Zigaretten und koffeinhaltige Getränke auf Kundenfang gehen – sie alle versprechen ein glückliches, glanzvolles Leben. «Greif zu – was immer es ist –, und all deine Probleme lösen sich wie von selbst.» Ärzte werden darüber hinaus von den Vertretern der Pharmaindustrie und medizinischen Zeitschriften überhäuft mit Angeboten für Medikamente gegen jegliches Symptom. Aber all diese Substanzen – Nikotin, Koffein, Alkohol und Medikamente – sind bei übermäßigem Gebrauch so schädlich, daß es gerechtfertigt ist, ihnen besondere Aufmerksamkeit zu widmen. Außerdem stehen sie in einem besonderen Wechselverhältnis zueinander, und das macht sie noch gefährlicher.

Rauchen

Das Rauchen von Zigaretten ist in unserer Gesellschaft von allen vermeidbaren Todesursachen die wichtigste. Rund 30 Prozent aller Krebstodesfälle sind auf das Rauchen zurückzuführen.[1] Rauchen ist damit das größte Gesundheitsproblem unserer Zeit.[2] Und dabei nimmt die Zahl der Raucherinnen sogar noch zu. Bei Männern stehen bösartige Erkrankungen der Atemwege an der Spitze aller Todesfälle

---

* Von Dori Smith, Diana Laskin Siegal und Paula Brown Doress. «Alkohol» von Sandra T. Bierig und Ruth L. Fishel, «Mit Schmerzen leben» mit besonderem Dank an Sylvia Pigors

1 Aus der Resolution zum 15th International Cancer Congress, 16.–22. August 1990 in Hamburg

2 U. S. Office of the Assistant Secretary of Health and Surgeon General, The Health Consequences of Smoking: The Changing Cigarette. A Report of the Surgeon General, Rockville, Md.: U. S. Department of Health and Human Services, Public Health Service, 1981

durch Krebs, bei Frauen nimmt der Lungen- und Bronchialkrebs «nur» die sechste Stelle in der Statistik ein. Das wird sich aber voraussichtlich ändern, wenn der Trend der letzten Jahre anhält. Denn die Zahl der Frauen, die pro Jahr an dieser Krebsart gestorben sind, nimmt kontinuierlich zu.[3] Die Gefahren des «passiven Rauchens» – das Einatmen des Rauchs aus den Zigaretten anderer Leute – sind ebenfalls sehr hoch. Beim «Mitrauchen» werden Tausende von chemischen Stoffen inhaliert, von denen manche langfristig extrem schädlich sein können. Mitraucher atmen beispielsweise fünfzigmal mehr Ammoniak, fünfmal soviel Kohlenmonoxid und *zweimal so viel Teer* ein wie die Raucher selbst.[4] In den vergangenen Jahren hat sich das Bewußtsein der Rechte von Nichtrauchern verstärkt.

In den meisten Nahverkehrsmitteln, auf einigen Fluglinien, in vielen öffentlichen Gebäuden, Büros und manchen Restaurants darf inzwischen nicht mehr geraucht werden. Außerdem forderten Mediziner auf dem 15. Internationalen Krebskongreß 1990 in Hamburg das völlige Werbeverbot für Tabakwaren und die Anerkennung der Nikotin-Sucht als behandlungsbedürftiger Krankheit.

Die Risiken des Rauchens werden mit zunehmendem Alter und mit der Zahl der Jahre, die Sie geraucht haben, immer größer. Zu den Gesundheitsrisiken gehören Osteoporose, Veränderungen des Augeninnendrucks, eine ganze Reihe von Herz- und Gefäßkrankheiten sowie Erkrankungen der Atemwege und, neben dem Lungenkrebs, viele andere Arten von Krebs. Rauchen ist für etwa 25 Prozent aller Krebstode bei Frauen verantwortlich.[5] Bei Frauen, die die Pille nehmen und rauchen, besteht ein zehnfach erhöhtes Risiko für Herzkrankheiten. Außerdem kommen bei Menschen, die rauchen und Alkohol trinken, häufiger Krebstumore im Mund, im Rachen und Kehlkopf vor. Rauchen führt außerdem zu stärkerer Faltenbildung der Haut.

Nikotin ist durchaus nicht das einzig Schädliche in Zigaretten. Wir müssen auch Kohlenmonoxid dazuzählen, Teere und sogar die Hitze selbst. Chemische Zusätze und moderne Behandlungen der Tabakpflanzen tragen ebenso zu den tödlichen Resultaten des Zigarettenrauchens bei.

3 Statistisches Jahrbuch 1990, S. 389, S. 391
4 Broschüre des Massachusetts Department of Public Health: Are You Really a Non-Smoker?
5 Der Spiegel 3. 3. 1986

Das Beste am Rauchen ist, daß man es bleibenlassen kann. Die höchste Sterblichkeitsrate findet man bei denen, die weitermachen, während die Zahl der Todesfälle bei denen, die das Rauchen aufgegeben haben, zurückgeht. Und das *ganz unabhängig vom Alter.* Die Wahrscheinlichkeit, an einer Herzkrankheit zu sterben, nimmt *bei den Nicht-mehr-Rauchern* innerhalb von zwölf Monaten um 50 Prozent ab. Nach einem Jahrzehnt oder mehr nähern sich die Zahlen der Todesfälle durch Herz- und Gefäßkrankheiten bei Ex-Rauchern und Nichtrauchern weitgehend an.[6]

Lassen Sie sich davon ermutigen, daß es vielen gelingt, sich das Rauchen abzugewöhnen, selbst wenn Sie dabei mehrere Anläufe brauchen. Von einem Tag auf den anderen mit dem Rauchen aufzuhören – der abrupte Entzug – kann gelingen. Aber es gibt dabei ein psychologisches Risiko: Wenn Sie es nicht schaffen, wird die Sucht möglicherweise noch mächtiger, und Sie fühlen sich ihr gegenüber dann noch stärker ausgeliefert. Wenn man rückfällig wird und zur Zigarette greift, fühlt man sich leicht wie ein Versager und fällt völlig in das alte Verhalten zurück. Die Methode der Anonymen Alkoholiker, sich immer auf den heutigen Tag zu konzentrieren und in kleinen Schritten zu denken, kann auch für Raucher sinnvoll sein. Vielen gelingt es, allein mit dem Rauchen aufzuhören, manchmal helfen dabei auch Bücher. Da Nikotin die Ausschüttung von Endorphinen (siehe auch Seite 50, Fußnote) anregt, könnte ein regelmäßiges Sport- oder Bewegungsprogramm als Unterstützung zur Rauchentwöhnung hilfreich sein. Denn auch körperliche Aktivität hebt den Endorphinspiegel und steigert das körperliche und seelische Wohlbefinden.

Für andere sind Selbsthilfegruppen oder Kurse richtig. Volkshochschulen und Krankenkassen beispielsweise bieten solche Hilfen an. Außerdem gibt es spezielle Therapien und Behandlungen beim Heilpraktiker für Menschen, die vom blauen Dunst loskommen wollen.

Die Kurse der Kassen können kostenlos in Anspruch genommen werden. Die VHS-Programme sind meist nicht sehr teuer. Und therapeutische oder naturheilkundliche Hilfen werden entweder ganz oder teilweise von den Kassen übernommen, vor allem dann, wenn ein ärztliches Attest vorliegt.

6 a.a.O.

Mein silbernes Nichtraucher-Jubiläum*

Es ist nun fünfundzwanzig Jahre her, daß ich meine letzte Zigarette geraucht habe. Damals war ich fünfundvierzig. Vierunddreißig Jahre lang war die Zigarette meine ständige Begleiterin gewesen, mein Anregungs- und Beruhigungsmittel, mein Sicherheitsnetz. «Ihr müßt mich schon in eine Gummizelle stecken», sagte ich zu meiner Familie, «wenn ihr wollt, daß ich mit dem Rauchen aufhöre.»

In den Goldenen Zwanzigern war die Zigarette für Teenager das Zeichen von Weltgewandtheit. «Cigarette me, big boy», sagte Joan Crawford, und wir kauften alle Zigarettenspitzen aus geschnitztem Elfenbein. Nonchalante, elegante Raucherinnen sprachen uns von den Reklametafeln herab an.

Heute werden Raucher von Regierung, Ärzten und Gesundheitsorganisationen gewarnt, umschmeichelt und aufgeklärt, zu Veränderungen ihres Verhaltens aufgefordert, hypnotisiert, ausgesondert und attackiert – mit fragwürdigem Erfolg.

Aber nach fünfundzwanzig Jahren als Nichtraucherin möchte ich allen Nikotinsüchtigen meine Methode anbieten, kostenlos und unverbindlich. Sie brauchen keinen Gutschein auszuschneiden. Kein Vertreterbesuch. Keine Verpflichtungen.

Erstens: Entwickeln Sie ein starkes Schuldbewußtsein. Schuld kann sehr produktiv sein, wenn sie konstruktiv eingesetzt wird. Welchen Grund gibt es, sich wegen des Rauchens schuldig zu fühlen? Da gibt es viele Möglichkeiten. Sie wollen Ihren Kindern und Enkelkindern doch wohl keine schlechten Angewohnheiten vorleben, oder? Kinder von rauchenden Eltern werden sehr viel häufiger selbst zu Rauchern als der glückliche Nachwuchs von nichtrauchenden Müttern und Vätern. Sie haben keine Kinder? Dann denken Sie daran, wieviel Geld Sie an eine wohltätige Einrichtung spenden könnten bei den heutigen Zigarettenpreisen, viele hundert Mark im Jahr. Außerdem – fühlen Sie sich nicht unwohl bei dem Gedanken, wieviel Luft Sie verpesten? Es ist die Luft, die Ihre Lieben einatmen müssen, ganz zu schweigen von unschuldigen Fremden. Wählen Sie also den Grund, der Ihnen am besten paßt, und beschäftigen Sie sich eine Weile in Gedanken damit.

Zweitens: Wählen Sie einen Tag, der für Sie eine besondere religiöse, mystische oder emotionale Bedeutung hat. Ich wählte Yom Kippur – den jüdischen Tag des Sühneopfers – nachdem ich in der Bibel gelesen hatte: «Leben und Tod habe ich euch vorgelegt, Segen und Fluch, erwähle nun das Leben, auf das du am Leben bleibest, du und

---

* Von Beth Rosenbaum

deine Nachkommen.» (5. Buch Mose, Kapitel 30, Vers 19) Ein guter Rat, fand ich, aus autorisierter Quelle. Sie können natürlich auch Ihren Geburtstag wählen, ganz sicher ein symbolischer Tag.

Sie kamen mit reinen, rosaroten Lungen auf diese Welt. Wollen Sie sie wirklich mit schmutzigen schwarzen Lungen verlassen? Entscheiden Sie sich besser nicht für den Neujahrstag. Seit Jahrzehnten werden dumme Witze über die guten Vorsätze fürs neue Jahr gemacht. Das hat uns dazu gebracht, sie schnell wieder über Bord zu werfen.

Drittens: Machen Sie eine kleine Zeremonie um das Rauchen der letzten Zigarette. Sagen Sie sich dann laut: Dies ist das letzte Mal in meinem Leben, daß ich rauche. Ich gebe nichts auf. Ich fange etwas Neues an. Sie, nur Sie selbst haben sich das Rauchen abgewöhnt. Sie können sich auch etwas Neues angewöhnen. Wenn Sie etwas gegessen haben, und sei es nur eine Kleinigkeit zwischendurch, machen Sie kräftig Gebrauch von einem Zahnstocher. Behalten Sie den Zahnstocher im Mund oder legen Sie ihn in einen Aschenbecher. Sie werden Ihren eigenen Ersatz finden. Süßigkeiten und Kaffee sind dazu allerdings nicht geeignet. Sie führen eher dazu, daß Sie essen und dann wieder rauchen wollen . . . ein nicht endender Teufelskreis. Konzentrieren Sie sich auf irgend etwas anderes – etwas möglichst Angenehmes. Halten Sie Ihren Geist und Ihres Hände beschäftigt. Es funktioniert!

Viertens: Seien Sie stolz auf sich. Das baut Ihr Ego auf. Fühlen Sie sich alle jenen Schwächlingen mit lila Leber und schwarzer Lunge überlegen, die glauben, ihr Leben hänge von einem winzigen, gefährlichen, teuren Papierröhrchen ab, das mit trockenem Kraut gefüllt ist.

Fünftens: Feiern Sie Ihren Sieg. Ein dichtender Soldat beschrieb den Zweiten Weltkrieg als «verdammt schmutzig, verdammt stupide und verdammt gefährlich.» Sie haben gerade einen Krieg gewonnen, der genauso schmutzig, stupide und gefährlich ist. Herzlichen Glückwunsch! Sie haben einen Orden verdient, den Sie sich an Ihre gesündere Brust stecken können.

Der Grund für den Griff zur Zigarette ist oft Langeweile, man raucht, um Zeit auszufüllen oder sich zu beschäftigen und zu beruhigen, wenn man sich angespannt fühlt oder Angst hat. Eine Reaktion auf Stress ist, den Atem anzuhalten, flach oder nur sehr kurz zu atmen. Für viele ist das Inhalieren von Zigarettenrauch manchmal der einzige Weg, einen vollen, tiefen Atemzug zu nehmen. Versuchen Sie statt dessen, mehrmals tief Luft zu holen, wenn Sie Lust auf eine Zigarette verspüren. Vielleicht brauchen Sie einfach nur mehr Sauerstoff.

Zigarettenrauchen ist vielfach die einzig gesellschaftlich akzeptierte Weise, am Arbeitsplatz eine Pause machen zu dürfen. Vielleicht müssen Sie um eine andere, gesündere Alternative zur obligatorischen Zigarettenpause kämpfen, einen kurzen Spaziergang oder nur den Gang zur Tür oder zum Fenster, um frische Luft hereinzulassen, oder einfach aufzustehen und sich zu strecken.

Es ist hart, das Rauchen aufzugeben, und aus verschiedenen Gründen fällt es Frauen besonders schwer. Sie sehen sich oft folgenden Hindernissen gegenüber:

- Die Tabakindustrie investiert von ihren Jahresumsätzen (1989 gaben die Bundesbürger rund 25 Milliarden Mark für Tabakwaren aus.[7]) Millionen in raffinierte Werbekampagnen, um den «weiblichen Markt» zu vergrößern. Früher wurde in der Werbung versucht, Rauchen mit sexueller Attraktivität in Verbindung zu bringen. Heute operieren manche Anzeigen eher mit einer Karikatur des Feminismus, in der Rauchen mit dem Kampf um die Gleichstellung der Frauen in Verbindung gebracht wird und dem Gefühl, «stark» und «cool» zu sein. Aber diese Art der Gleichstellung sieht nur vor, daß wir die Lungenkrebsrate der Männer einholen!

- Nikotin macht körperlich süchtig. Wer raucht, empfindet das als angenehm, als Belohnung, und wer versucht, aufzuhören, hat das Gefühl, er würde sich selbst bestrafen. Dieser Teufelskreis läßt sich umkehren, wenn man ein System entwickelt, sich für jede Zigarette zu belohnen, die man *nicht* raucht. Zum Beispiel, indem man das Geld in die Spardose steckt, das man sonst für Zigaretten ausgeben würde, und sich dann später etwas Schönes kauft. So können Sie Geld für etwas ausgeben, an dem Sie länger Spaß haben als an einer Zigarette.

- Rauchen ist stärker verbreitet in gesellschaftlichen Gruppen, die durch Arbeitsbelastungen und finanzielle Sorgen unter besonderem Druck stehen – Frauen (besonders sehr junge Frauen) und Angehörige der sozialen Unterschicht. Selbst bei denen, die im Gesundheitswesen arbeiten, stellt Rauchen ein Problem dar, wenn etwa zu hohe Belastungen nicht ausgeglichen werden durch ein Mitspracherecht, das Veränderungen am Arbeitsplatz ermöglicht. Sowohl Ärzte als auch Krankenschwestern sind sich der Gesundheitsrisiken des Rauchens bewußt, dennoch rauchen

7 Jahrbuch 90 zur Frage der Suchtgefahren, S. 191

nach holländischen Erhebungen beispielsweise 34 Prozent der Ärzte.[8]

● Frauen lernen, Wut zu unterdrücken, und manche greifen schnell zur Zigarette, wenn sie ärgerlich sind.

Ich brauchte acht Jahre, um völlig mit dem Rauchen aufzuhören. Zuletzt schnorrte ich nur noch Zigaretten, wenn ich das Gefühl hatte, nicht frei meine Meinung sagen zu können. Die Kollegen fragten mich dann nach einer solchen Besprechung, «Was hat dir nicht gepaßt?»   *Eine 54jährige Frau*

● Viele Frauen versuchen, durch Rauchen weniger zu essen. Sie greifen lieber zur Zigarette als zum Nachtisch. Viele haben Angst zuzunehmen, wenn sie das Rauchen aufgeben. Die Zigarettenindustrie spielt in der Werbung mit solchen Ängsten und präsentiert nur schlanke Models. Aber man nimmt nicht zwangsläufig an Gewicht zu, wenn man nicht mehr raucht, wenn auch das Essen besser schmeckt. Durch eine Umstellung Ihrer Ernährung können Sie jedoch ganz einfach den wiedererwachten Appetit befriedigen. Probieren Sie kernige, sättigende Vollkornprodukte, wie braunen Reis, um den durch das Rauchen entstandenen Mangel an B-Vitaminen auszugleichen. Trinken Sie außerdem ungezuckerte Frucht- und Gemüsesäfte, um die Ausscheidung von Nikotin zu beschleunigen. Gehen Sie mehr zu Fuß, oder treiben Sie mehr Sport. Fangen Sie an, regelmäßig zu schwimmen; im Schwimmbad ist Rauchen verboten!

Wenn Sie entschlossen sind, mit dem Rauchen aufzuhören, bereiten Sie sich auf Ihr neues Abenteuer vor. Sie können damit rechnen, daß Sie eine gewisse Zeit lang zu Reizbarkeit neigen werden. Deshalb ist es wichtig, von Angehörigen und Freunden unterstützt zu werden. Bücher und Gruppen zur Selbsthilfe können sehr nützlich sein. Ein gutes Programm zur Entwöhnung wird helfen, sich mit den individuellen Verhaltensweisen auseinanderzusetzen.

Ein positiver Effekt: Der Verzicht wird sofort belohnt. Die körperliche Ausdauer nimmt zu, der Raucherhusten hört auf, und der Geschmacks- und Geruchssinn wird wieder sensibilisiert. Langfristig können Sie mit einer besseren Gesundheit, längerem Leben und dem stolzen Bewußtsein rechnen, es geschafft zu haben und sich auf sich selbst verlassen zu können.

8 Ärzte-Zeitung, 19.9.90, Seite 13

Koffein

Die Lieblingsdroge für Millionen von Bundesbürgern ist Koffein; der Pro-Kopf-Verbrauch liegt bei etwa 4 Tassen pro Tag. Koffein ist das Öl, das offensichtlich unsere Industrie und Geschäftswelt schmiert: Sekretärinnen schreiben schneller, und Manager arbeiten länger in die Nacht hinein.

Koffein und ähnliche Substanzen finden sich in Kaffee, Cola, schwarzem Tee und Schokolade. Den meisten Menschen ist nur die anregende Wirkung des Koffeins bekannt. Doch Wissenschaftler haben inzwischen herausgefunden, daß der Kaffeekonsum teilweise verantwortlich ist für eine Reihe von Gesundheitsstörungen: Panikanfälle [9], chronische Nervosität und Reizbarkeit, Verdauungsprobleme, Magenschmerzen, Magenverstimmung und Magengeschwür, Zysten in der Brust, Migräne und niedriger Blutzucker. Er kann zu einem erhöhten Risiko von Krebs an Bauchspeicheldrüse und Blase führen [10] und ist, als Herzstimulans, in Verbindung gebracht worden mit Blutdruckabnormalitäten und Herzinfarkt. In einer Untersuchung aus dem Jahr 1973 an 440 Patienten mit einem akuten Herzinfarkt wurde festgestellt, daß diese Krankheit bei Kaffeetrinkern 60 bis 120 Prozent häufiger vorkommt als bei Nichtkaffeetrinkern.[11] «Entkoffeinierter» Kaffee ist übrigens nur teil-entkoffeiniert! Er enthält immer noch etwa 3 Prozent Koffein, normaler Kaffee etwa 6 Prozent. Außerdem finden sich andere Substanzen wie Teere, Säuren und Öle, die ebenfalls in diesem Zusammenhang als Krankheitsauslöser eine Rolle spielen könnten.

Was Sie tun können, wenn Sie in Zukunft auf koffeinhaltige Getränke verzichten wollen? Trinken Sie nach und nach immer weniger Kaffee oder Tee. Versuchen Sie, herauszufinden, ob es wirklich das Koffein ist, daß Sie anregt. Oder ob es eher die stimulierende Wärme des Getränks ist. Wenn Sie das Bedürfnis nach einer Tasse Kaffee haben, suchen Sie nach anderen Möglichkeiten, wie Sie Ihren Kreislauf in Schwung bringen und das Hirn mit Sauerstoff versorgen könnten.

---

9 Paul Raeburn: Caffeine Tied to Pancic Attacks in Over 2 Million People, Associated Press, abgedruckt in: The Boston Globe, 19. Oktober 1986, S. 23
10 Frances Sheridan Goulart: The Caffeine Book: A User's and Abuser's Guide, New York 1984
11 Hershel Jick u. a.: Coffee and Myocardial Infarction: A Report from the Boston Collaborative Drug Surveillance Project, in: The New England Journal of Medicine, Bd. 289, Nr. 2, 12. Juli 1973, S. 63–67

Aerobische Gymnastikübungen haben den gleichen Effekt. Wenn man Milch, Gemüsesäfte, ungesüßte Fruchtsäfte, Kräutertees und Getreide«kaffee» trinkt, erlebt man außerdem ganz neue Geschmacksdimensionen. Finden Sie heraus, wie Sie Ihre Prioritäten setzen, und ob Sie sich womöglich härter als notwendig antreiben und dazu den Kaffee als «Peitsche» benutzen.

Alkohol

In den mittleren und späten Jahren machen Frauen entscheidende Veränderungen in ihrem Leben durch und stehen unter einem besonderen gesellschaftlichen Druck. Es ist sehr wichtig, mit diesen Veränderungen und diesem Druck fertig zu werden, und oft versucht man, sich durch Alkohol oder Beruhigungsmittel Erleichterung zu verschaffen. Viele Frauen können die Veränderung ihrer Trinkgewohnheiten zurückverfolgen auf Ereignisse, die sie schwer belastet haben.[12] Aber mit dem Problem-Trinken öffnet man die Tür zu einem realen Alptraum von Alkoholmißbrauch und Abhängigkeit.
Bei Schlafstörungen sind wir leicht versucht, ein Glas Alkohol zu trinken, bevor wir zu Bett gehen. Zusätzlich werden uns möglicherweise vom Arzt Medikamente verschrieben, die eine gefährliche Verbindung mit Alkohol eingehen können.[13]
Wer bereits mehrere Jahrzehnte mäßig Alkohol trinkt, wird sich nur mit Mühe vorstellen können, daß er plötzlich in eine Abhängigkeit geraten kann. Aber genau das kann passieren!

Als ich allein lebte und kein Auto hatte, fühlte ich mich wirklich einsam. Ich hatte oft eine Todesangst, meinen Verstand zu verlieren. In solchen Momenten öffnete ich eine Büchse Bier und machte mir einen Gin Tonic, nahm erst einen Schluck aus dem einen und dann aus dem anderen Glas. Mir wurde ganz warm, und das war tröstlich. Aber es war gefährlich.   *Eine 88jährige Frau*

Ist das übertrieben? Schließlich trinken die meisten Deutschen Alkohol. Alkoholtrinken ist Brauch, Teil unseres geselligen Lebens. In einer Gruppe trinken wir meist eher oder mehr als sonst, schon um

12 Jean Kinner und Gwen Leaton: Loosening the Grip, St. Louis 1978, S. 223
13 Barbara Gordon: Ich tanze so schnell ich kann. Reinbek bei Hamburg 1983

der Geselligkeit willen. Aber wir sollten daran denken, daß wir auch das Recht haben, Alkohol abzulehnen.

Während des Wechsels stellte ich fest, daß Alkohol heftige Wallungen auslöste, und so bat ich meine Gastgeber um Mineralwasser oder Saft. Ich war erstaunt, welchen Druck Leute ausübten (nicht meine engen Freunde), unerbittlich versuchten sie, mich zum Alkoholtrinken zu animieren. Schließlich fing ich an zu lügen und sagte ihnen, ich würde Medikamente nehmen. Erst dann hörten sie auf, mich unter Druck zu setzen – bis zum nächstenmal.

Eine 55jährige Frau

Über die Auswirkungen von Alkohol auf Frauen ist relativ wenig bekannt, und das betrifft Frauen jeden Alters. Denn die meisten Untersuchungen über Alkohol- und Drogenmißbrauch beziehen sich auf Männer. Wir wissen, daß das durchschnittliche Körpergewicht von Frauen niedriger ist als von Männern, deshalb kann bei uns die gleiche Menge Alkohol eine stärkere Wirkung haben. Aber selbst bei gleichem Gewicht gelangt Alkohol bei Frauen schneller in den Blutkreislauf, weil wir einen höheren Anteil an Körperfett haben, der Alkohol absorbiert. Außerdem ist die Alkoholverträglichkeit im Alter geringer als in jungen Jahren. Etwa ein Drittel aller alkoholabhängigen Frauen werden dies erst mit über 40.[14]

Meine Familie und meine Freunde wußten, daß mit mir irgend etwas nicht stimmte, aber sie konnten einfach nicht genau sagen, was. Die Veränderungen waren so subtil vor sich gegangen. Es war offensichtlich, daß ich dann und wann ein bißchen zuviel trank. Was sie nicht wußten, denn ich tat alles Erdenkliche, um es vor ihnen zu verheimlichen: ich trank immer häufiger, und die Abstände wurden immer kürzer.

Eine 55jährige Frau

Viele Frauen fallen dem Problemtrinken zum Opfer, ohne zu erkennen, was mit ihnen geschieht. Können Sie erkennen, wann Alkohol für Sie gefährlich wird? Werden Sie wissen, wie Sie damit umgehen können? Werden Sie etwas dagegen unternehmen *wollen*? Es ist wichtig, daß wir lernen, bestimmte Anzeichen des Problemtrinkens bei uns selbst und anderen zu erkennen.

14 Alter und Sucht, Broschüre der Hamburgischen Landesstelle für Suchtgefahren, November 1989

Niemand kommt mit der Absicht zur Welt, Alkoholiker zu werden. Es gibt keine sicheren Voraussagen, wer zum Alkoholiker wird und wer nicht. Alkoholmißbrauch setzt meist sehr langsam und schleichend ein.

> Ich vertrug immer mehr Alkohol, so daß ich, um den gleichen Effekt zu erreichen, immer mehr trinken mußte. Ich fing allmählich an, es so einzurichten, daß ich Zeit zum Trinken hatte, und immer häufiger wurde Trinken zu meiner wichtigsten Beschäftigung. Ich wurde immer abhängiger vom Alkohol, und schließlich war ich süchtig. Ich konnte alle guten Gründe der Welt vorbringen, wenn es darum ging, mein Recht auf Alkohol zu verteidigen. In diesem Punkt war mein «Recht» natürlich gleichbedeutend mit meiner körperlichen und emotionalen Sucht.
>
> *Eine 51jährige Frau*

Auch wenn es nicht möglich ist, genau vorherzusagen, wer besonders gefährdet ist, alkoholabhängig zu werden, können Ihnen folgende Fragen einige Hinweise geben:

- Trinken Sie schneller oder häufiger als früher? Kippen Sie Ihr Getränk herunter, oder versuchen Sie das Gefühl zu erhalten, das das Trinken Ihnen vermittelt, und suchen nach Gelegenheiten, um mit gutem Gewissen zu trinken?
- Hat sich Ihr alltägliches Verhalten, was Trinken angeht, verändert? Hat der Gutenachttrunk sich immer weiter vorverlegt, und trinken Sie jetzt schon vor dem Abendessen?
- Verbringen Sie Ihre Zeit mit anderen Menschen als früher? Vernachlässigen Sie Verabredungen mit alten Freunden, und versuchen Sie, neue Freunde zu finden, die ebensoviel trinken wie Sie selbst?
- Haben Sie Schwierigkeiten, Ihre üblichen Pflichten zu erfüllen? Nehmen Sie beim Mittagessen bereits alkoholische Getränke zu sich, während früher Tee und Kaffee genügten? Fällt es Ihnen immer schwerer, danach an Ihre Arbeit zurückzukehren? Haben Sie Ihr Interesse an Aktivitäten verloren, die Ihnen früher Zufriedenheit gaben?
- Können Sie nicht widerstehen, zu trinken, selbst zu Zeiten, die Sie sonst für unangemessen hielten? Sorgen Sie vor, damit Sie stets genug Alkohol im Haus haben? Finden Sie Gründe, um zu rechtfertigen, daß Sie trinken? Können Sie fast alles rationalisieren, wenn es bedeutet, daß Sie trinken können, wenn Sie trinken wollen?

- Können Sie zugeben, daß sich etwas verändert hat? Oder machen Sie sich und anderen im Hinblick darauf etwas vor, wie häufig Sie trinken und wie stark Ihr Bedürfnis ist, weiterzutrinken? Finden Ihre Familienangehörigen und Freunde Ausreden für Sie? Verschlechtert sich Ihre Beziehung zu ihnen?
- Haben Sie Gedächtnislücken? Gibt es Zeiten, wo Sie sich einfach nicht erinnern können, was Sie taten, während Sie tranken?

«Das Leben gewinnt wieder an Qualität, jeden Tag, den wir nicht trinken.» Als diese Worte bei einer Sitzung der Anonymen Alkoholiker ausgesprochen wurden, kam mir die Szene in den Sinn – und die Gesichter meines Mannes und meines Sohnes –, als ich am Weihnachtsmorgen vor sieben Jahren zitternd in meinem Wohnzimmer vor ihnen stand, nach einem – wie ich hoffe letzten – alkoholisierten Blackout. *Eine 72jährige Frau*

- Haben Sie häufiger Unfälle? Fallen Sie, schneiden oder verbrennen Sie sich öfter, ohne sagen zu können warum?

Solange ich nicht falle, krank werde oder am nächsten Tag mit einem massiven Kater aufwache, gebe ich nicht wirklich zu, wie betrunken ich bin. *Eine 50jährige Frau*

Problemtrinken

Alkoholtrinken gilt für Frauen als unpassend, insbesondere für ältere Frauen. Frauen, die zuviel trinken, werden scharf verurteilt, ihnen wird ihre Würde als Persönlichkeit und Frau abgesprochen. Wer in einer Zeit und einer Umgebung aufgewachsen ist, in der Frauen mit stärkeren gesellschaftlichen Einschränkungen leben mußten, kennt diese Vorurteile wahrscheinlich noch genauer, aber nur wenige Frauen können sich davon völlig freimachen.

Ich rief wenigstens dreimal in den letzten fünf Jahren, in denen ich schwer trank, bei den Anonymen Alkoholikern an. Jedesmal tischte ich ihnen eine andere Geschichte auf, eine andere Lüge! Einmal sagte ich, ich riefe an, weil mein Sohn zuviel trinke. Ich verstellte sogar meine Stimme, so sehr schämte ich mich. *Eine 49jährige Frau*

Diese Einstellung nimmt Frauen, die zuviel trinken, nicht nur jedes Selbstwertgefühl und jede Zuversicht, sondern hält sie auch davon ab,

Hilfe zu suchen. Für nicht berufstätige Frauen ist es außerdem leichter als für außer Haus tätige, ihre Sucht zu verbergen. Die meisten Frauen lehnen es zunächst ab, sich in Behandlung zu begeben, wegen des Stigmas, das trinkenden Frauen anhaftet, selbst wenn ihr Problem in der Beratungsstelle oder Suchtklinik vertraulich behandelt wird. Amerikanischen Untersuchungen zufolge halten 70 Prozent aller alkoholabhängigen Frauen es so lange wie möglich geheim, daß sie trinken.[15]
Manchen Frauen gelingt es besser als anderen, zu verbergen, wieviel sie trinken oder wie viele Medikamente sie einnehmen. Frauen, die zu Hause arbeiten, die allein oder mit häufig abwesenden Partnern zusammenleben, haben viel bessere Möglichkeiten dazu. Auch Frauen mit höherem Einkommen können ihre Probleme leichter verstecken, weil bei ihnen die Kosten eine geringere Rolle spielen und sie seltener mit Sozialarbeitern oder der Justiz in Berührung kommen.
Niemand ist vollkommen geschützt vor einer Alkoholabhängigkeit. Auch wenn keine zugeben will, daß sie trinkt: jede Frau kann Alkoholikerin oder Problemtrinkerin sein – die Nachbarin von nebenan, eine Kollegin, eine nahe Verwandte. Sie kann lesbisch sein, einer ethnischen Minderheit angehören, regelmäßig in die Kirche gehen, eine Karrierefrau sein, eine fünfundachtzigjährige Urgroßmutter. Und Sie können es selbst sein.

Alkohol und lesbische Liebe

Die meisten Frauen über fünfunddreißig hatten nicht die Freiheit, die unsere jüngeren Schwestern heute haben. Ältere lesbische Frauen mußten die quälende Spannung aushalten zwischen der Angst, entdeckt zu werden, und dem tiefen Bedürfnis, mit anderen zusammenzusein.
Zu viele ältere lesbische Frauen fühlen sich noch immer isoliert, haben Schuldgefühle, schämen sich und haben ein niedriges Selbstwertgefühl. Ein wesentlicher Grund dafür ist die krankhafte Angst unserer Gesellschaft vor Homosexualität. Alkohol, zuerst nur getrunken, um diesen Zwängen vorübergehend zu entkommen, wurde für fast ein Drittel aller lesbischen Frauen in Amerika zu einem ständigen Bedürfnis.[16]

15 Jonica D. Homiller: Women and Alcohol: A Guide for State and Local Decision Makers, The Council of State Authorities, Alcohol and Drug Problems Association of North America, Washington 1977

Für Deutschland liegen solche Zahlen noch nicht vor, aber nach vorsichtiger Einschätzung von Suchtexperten dürften die Probleme lesbischer Frauen auch bei uns, zumindest in weniger liberalen Regionen, ähnlich sein.

Ich habe meine homosexuellen Gefühle stark unterdrückt, so daß ich mir gar nicht bewußt war, daß sie überhaupt existierten. Mit dreiundzwanzig habe ich geheiratet, und lebte in der traditionellen Rolle der Hausfrau und Mutter. Ich hatte immer das Gefühl, anders zu sein als meine Freundinnen, und ich dachte, irgend etwas könne wirklich mit mir nicht stimmen. Für meinen Mann und mich war es ein Ritual, Abend für Abend vor dem Abendessen ein Glas zu trinken. Allmählich jedoch wurden aus diesem einen Glas für mich zwei oder drei. Ich freute mich schon auf das abendliche Glas, denn das war die einzige Zeit, wo ich das Gefühl hatte, mich entspannen zu können. Allmählich verlor ich im Lauf der Jahre die Kontrolle über mein Trinken und wurde Alkoholikerin.

Zum Glück entdeckte ich mit zweiundvierzig Jahren die Anonymen Alkoholiker und versuchte, von meiner Sucht loszukommen. In diesem Prozeß kamen meine alten Gefühle wieder an die Oberfläche. Ich konnte nicht mehr leugnen, daß ich mich sowohl emotional als auch sexuell von anderen Frauen angezogen fühlte. Obwohl diese Gefühle mich ängstigten, konnte ich sie nicht mehr unterdrücken. Statt dessen begann ich, aktiv nach Frauen Ausschau zu halten, die so waren wie ich. Ich fürchtete allerdings, daß ich sie nur in Lokalen treffen könnte. Aber dann fand ich heraus, daß die Anonymen Alkoholiker tatsächlich einige Gruppen für Lesben und Schwule anboten.

Nervös und voller Angst ging ich zu meiner ersten Sitzung. Ich war so paranoid, daß ich glaubte, sämtliche Bewohner der Kleinstadt, in der ich lebte, wären mir auf den Fersen. Ich setzte mich auf einen Stuhl nahe bei der Tür, damit ich, wenn nötig, schnell fliehen könnte. Aber dann hörte ich, wie eine attraktive junge Frau auf dem Podium sagte: «Herzlich willkommen, ich heiße Kathy, bin Alkoholikerin und lesbisch.» Da flossen Tränen der Erleichterung über mein Gesicht.

Eine 49jährige Frau

16 Nancy Taylor: Alcohol Abuse Prevention Among Women: A Community Approach, vorgelegt bei dem National Council on Alcoholism, Washington 1982, S. I

In manchen Großstädten gibt es spezielle AA-Gruppen für Frauen. Außerdem haben sich Homosexuellen-Gruppen gebildet. Reine Lesben-Gruppen sind kaum vorhanden. Deshalb ist es sinnvoll, sich an ein Frauen-Gesundheits-Zentrum zu wenden oder in Frauenbuchläden nachzufragen, ob Gruppen für lesbische Frauen mit Alkohol-Problemen existieren. Weiterhelfen können auch die örtlichen Beratungsstellen für homosexuelle Frauen und Männer. Die Adressen finden Sie auf den gelben Seiten im Telefonbuch unter «Bürgerservice».

In den vierziger und fünfziger Jahren waren Schwulenlokale die einzigen Orte, wo wir uns treffen konnten. Alkohol wurde zu einem integralen Bestandteil meines Lebens. Vielleicht wäre mein Leben anders verlaufen, wenn wir damals andere Möglichkeiten gehabt hätten. Aber es ist wunderbar, besonders auch für die jüngeren Frauen, daß es nun Treffpunkte gibt, wo man nicht in Gefahr ist, zur Alkoholikerin zu werden.

Eine 62jährige Frau

Gesellschaftliche Auswirkungen von Alkoholmißbrauch

Die Liste der gesellschaftlichen Probleme, die die Folge von Problemtrinken und Alkoholismus sein können, ist lang. Wer sich entscheidet, etwas zu sich zu nehmen, das die Stimmung oder die geistige Verfassung ändert, anstatt sich mit den alltäglichen Schwierigkeiten auseinanderzusetzen, kann sich damit noch zusätzliche Probleme schaffen: man kann Freunde und Liebhaber verlieren, muß möglicherweise mit ansehen, wie die Ehe in die Brüche geht, kann arbeitslos werden und Schulden auf Schulden häufen, weil das Geld, anstatt zum Bezahlen der Rechnungen dazu verwendet wird, den Alkoholvorrat abzusichern, und man kann es, etwa wegen Trunkenheit am Steuer, mit der Polizei zu tun bekommen.

Als ich anfing, stärker zu trinken, kam ich zuerst nur ab und zu, dann immer häufiger zu spät zur Arbeit. Schließlich ging ich manchmal überhaupt nicht mehr ins Büro. Meine Leistungen wurden immer ungleichmäßiger. Zuerst deckten mich meine Freunde, aber dann waren sie immer weniger dazu bereit. Schließlich wurde mein Vorgesetzter aufmerksam. Ich wurde ein paarmal verwarnt, und die Kollegen taten alles Erdenkliche, um mir zu helfen. Als ich den Job dann doch verlor, fand ich für mich auch noch die Ausrede, daß es ja ohnehin nicht mein Traumjob gewesen war und ich ohne ihn viel glücklicher wäre.

Eine 51jährige Frau

Gesundheitsrisiken bei Alkoholmißbrauch

Schwerer Alkoholismus über eine Reihe von Jahren beeinträchtigt alle Organe und Körperfunktionen. Manche dieser schädlichen Auswirkungen lassen sich rückgängig machen, andere jedoch nicht.[17] Menschen, die trinken, glauben gern, Langzeitschäden würden nur bei anderen auftreten. Aber sie können jeden betreffen, der regelmäßig viel trinkt. Allerdings gibt es individuelle Unterschiede, in welchem Ausmaß sie auftreten. Zu den möglichen Folgen zählen:

- Gedächtnisverlust durch Schädigung der Gehirnzellen.
- Probleme des Verdauungsapparats, einschließlich Entzündung der Bauchspeicheldrüse, Gastritis, Fettleber und Zirrhose. (Alkohol kann die Aufnahme von Vitamin B_1 [Thiamin] beeinträchtigen, was langfristig zu Hirnschäden und Störungen der Darmfunktion führen kann.)
- Hoher Blutdruck und Herzrhythmusstörungen, Erkrankung der Herzkranzgefäße und alkoholbedingte Herzmuskelschäden.
- Nerven- und Muskelerkrankungen, die ein allgemeines Schwächegefühl, Schmerzen, allmählichen Muskelabbau und sogar Lähmungen zur Folge haben können.
- Erhöhte Anfälligkeit für Infektionskrankheiten. Alkohol unterdrückt die Produktion weißer Blutkörperchen und beeinträchtigt ihre Fähigkeit, Entzündungen abzuwehren.
- Verstärkte Wirkungen von Karzinogenen (krebsverursachenden Substanzen) wie zum Beispiel Tabak. Alkoholiker haben bei einer Krebserkrankung eine geringere Überlebenschance. Bei ihnen ist das Risiko, einen weiteren primären Tumor zu entwickeln, größer als bei Nichtalkoholikern, die an dem gleichen Krebs erkrankt sind.
- Mangelernährung. Alkoholiker vernachlässigen oft ihre Ernährung, was zu Anämie und einer erhöhten Blutungsneigung führt.

Außer den oben genannten Gefahren kann die Verbindung von Alko-

17 C. Samuel Mullin: Medical Consequences of Chronic Alcohol Abuse, Boston, Massachusetts Department of Public Health, Division of Alcoholism, 1983

hol und anderen Substanzen schwere, manchmal tödliche Auswirkungen haben. Das gilt auch für Medikamente, die wegen verschiedener Gesundheitsstörungen eingenommen werden müssen.

Meine Freundin Margo hatte ernste Probleme mit der Schilddrüse und mußte Medikamente nehmen. Außerdem war sie einer der unglücklichen Menschen, bei denen Alkohol zu lang- und kurzfristigem Gedächtnisverlust führt. Mit den Jahren wurde ihre Schilddrüsenschwäche immer schlimmer, denn sie vergaß, ihre Medikamente einzunehmen. Damit belastete sie ihr ohnehin schon überanstrengtes Herz noch mehr. Schließlich machte ihr Herz nicht mehr mit, und Margo starb. Sie war erst einundfünfzig Jahre alt. Auf dem Totenschein stand als Todesursache «Herzversagen», aber der wirkliche Grund war ihr Alkoholismus.

Wo finden Sie Hilfe?

Wenn Sie nicht aufhören können zu trinken, oder wenn Sie mehr Medikamente nehmen, als Sie eigentlich wollen, oder wenn Sie insgeheim spüren, daß Trinken oder Medikamente Ihr Leben auf irgendeine Weise negativ beeinflussen, dann brauchen Sie nur zum Telefon zu greifen, um Hilfe zu finden. Selbst wenn Ihnen nur allmählich der Verdacht kommt, Alkohol könnte möglicherweise ein Problem für Sie sein – es ist nie zu früh (und nie zu spät!), Hilfe zu suchen. (Siehe auch Adressenliste Seite 762)

Schließlich, nach zwanzig Jahren, ging ich zu einem Psychiater. Ich gestand zum erstenmal offen ein, daß ich nicht aufhören konnte zu trinken. Da er wohl nicht wußte, daß Alkoholismus eine Krankheit ist, sagte er: «Ja, ja, Sie sind einfach ein bißchen neurotisch. Ein paar Pillen und ein paarmal wiederkommen, und in ein paar Monaten ist alles wieder in Ordnung.» In meiner eigenen Unwissenheit und Verzweiflung glaubte ich diesem Mann. Er gab mir Librium, und als das nichts nützte, Valium und dann Lithium. Zweieinhalb Jahre später hatte er einunddreißig verschiedene Medikamente an mir ausprobiert. Dieser Arzt wußte, als er es mir verschrieb, daß ich nicht aufgehört hatte zu trinken. Ich war ihm gegenüber immer ehrlich gewesen. Schließlich teilte ich ihm mit, ich hätte das Gefühl, meine Zeit und mein Geld zu verschwenden, und wollte zu den Anonymen Alkoholikern gehen. Obwohl er mir nicht hatte helfen können, riet er mir ab. Er hing dem Vorurteil an, die A. A. seien nur für völlig heruntergekommene Leute da, und er sagte mir, ich würde niemals eine Gruppe finden, in der ich mich wohl fühlen könnte. Aber bereits bei meiner ersten A. A.-Sitzung fand ich Hoffnung und Liebe und Wärme. Nun bin ich seit einigen Jahren trocken, und mein Leben hat sich drastisch verändert – zum Besseren.

Eine 49jährige Frau

Sie müssen nicht alleinbleiben, sich mit Schuldgefühlen herumplagen oder sich verstecken. Überall werden Hilfe und Unterstützung angeboten, in jeder Stadt und jedem Stadtteil. Und Ihre Anonymität wird gewahrt.

Zuerst geht es darum, trocken zu werden und trocken zu bleiben. Vielleicht brauchen Sie nach einer ersten ambulanten Hilfe in einer Beratungsstelle (Adressen in den gelben Telefonbuchseiten) eine Entgiftungskur, um vom Alkohol loszukommen, und dann die A. A., um nicht wieder mit dem Trinken anzufangen. Wenn Sie erst einmal trocken sind, wollen Sie vermutlich die Probleme in Angriff nehmen, die in die Alkoholkrankheit geführt haben. Wenn Sie mit einem Berater oder Therapeuten arbeiten wollen, ist es wichtig, jemanden zu finden, der eine genaue Vorstellung von den A. A. hat und Ihnen so helfen kann, daß Sie von beiden Hilfsangeboten profitieren.[18] Viele Therapeuten und Berater schlagen auch von sich aus die A. A. vor. Da Alkoholismus in der Bundesrepublik als Krankheit anerkannt ist, werden alle therapeutischen Leistungen, einschließlich Klinikaufenthalt, von den Kassen bezahlt.

Hier finden Suchtkranke Hilfe

Seit 1968 sind die sogenannten stoffgebundenen Süchte wie Alkoholismus und Medikamentenabhängigkeit als Krankheit anerkannt. Das bedeutet, die jeweiligen Kostenträger (Rentenversicherungen, Krankenkassen oder Sozialämter) bezahlen eine Behandlung in einer Spezialklinik oder -abteilung. So eine Therapie dauert im allgemeinen mindestens 8 Wochen und höchstens 9 Monate. Vor und nach einer stationären Behandlung haben die Betroffenen in einer der örtlichen Sucht- oder psychosozialen Beratungsstelle (Adressen

---

18 Alvin Rosen: Psychotherapy and Alcoholics Anonymous. Can They Be Coordinated?, Bulletin of the Menninger Clinic, Bd. 45, Nr. 3, 1981, S. 229–246

auf den gelben Telefonbuch-Seiten) Möglichkeiten zu ausführlichen Gesprächen mit Therapeutinnen und Therapeuten. Wenn eine stationäre Behandlung nicht möglich oder nötig ist, kann man sich dort auch ambulant behandeln und betreuen lassen.
Die sogenannten nichtstoffgebundenen Süchte (z. B. Spiel-, Kauf- oder Arbeitssucht) und Eßstörungen (Magersucht, Eßsucht, Eß- und Brechsucht) gelten als Symptome tieferliegender psychischer Störungen und sind nicht als eigenständige Krankheiten anerkannt. Aber auch in diesen Fällen können die psychosozialen Beratungsstellen helfen und behandeln. Außerdem können freipraktizierende Psychotherapeuten, Ärzte mit psychotherapeutischer Zusatzausbildung und Psychiater zu Rate gezogen werden. Wenn eine stationäre Behandlung nötig ist, kann die Betroffene in eine Fachklinik oder -abteilung für psychosomatische Krankheiten oder eine entsprechend kompetente psychiatrische Abteilung/Klinik aufgenommen werden. Die Kosten werden von den entsprechenden Trägern übernommen. Eine große Hilfe vor, während und nach der Behandlung sind Selbsthilfegruppen, denen man sich kostenlos anschließen kann. Die Adressen der Dachverbände und Zusammenschlüsse, über die man regionale Kontaktanschriften bekommt, finden Sie im Anhang auf Seite 762.

Anderen helfen

Wenn jemand, der uns nahesteht, ein Alkohol- oder Drogenproblem hat, ist es nicht einfach, eine geeignete Form der Hilfe zu finden. Aber schon wenn man es der betreffenden Person leichter macht, zuzugeben, daß sie oder er ein Problem hat, kann das etwas verändern.

Meine beste Freundin wurde Alkoholikerin, und es wurde immer schlimmer mit ihr. Sie war in einer Abstinenzlerfamilie aufgewachsen, und ich wußte, wie der Zwiespalt zwischen ihrer Erziehung und ihrem heimlichen Trinken sie innerlich zerriß – ganz abgesehen von der Zerstörung ihres Körpers durch den Alkohol. Ich ging davon aus, sie würde alles abstreiten, und fürchtete sehr, sie könnte wütend werden und unsere Freundschaft beenden. Das wäre für mich unerträglich gewesen. So ging die Zeit dahin, und ich unternahm gar nichts. Nach drei Jahren wurde mir bewußt, daß ich mich nicht länger als ihre Freundin bezeichnen könnte, wenn ich weiterhin die Augen vor ihren Problemen verschloß. Eines Tages arrangierte ich einen gemeinsamen Ausflug und stellte sie zur Rede. Sie war so erleichtert! Niemandem in ihrer Familie hatte sie sich anvertraut, es sogar vor ihrem Therapeuten geheimgehalten. Hätte ich bloß schon früher etwas gesagt. *Eine 57jährige Frau*

Jede enge Beziehung zu einem Alkoholabhängigen – ob es sich um unseren Ehepartner oder Freund handelt, Eltern oder Kinder – bringt uns in Gefahr, ebenfalls in die Krankheit verwickelt zu werden. Viele Menschen verbringen unendlich viel Zeit damit zu versuchen, die geliebte Person zu «retten» und davon zu überzeugen, daß sie sich selbst zerstört, wenn sie weiter trinkt. Aber wir kämpfen um eine verlorene Sache, wenn wir versuchen, den Schein der Normalität aufrechtzuerhalten, oder einfach nicht glauben wollen, daß Alkoholismus zu einem dauernden Bestandteil unseres Lebens geworden ist. Je früher wir selbst Hilfe suchen, zum Beispiel bei einer A. A.-Gruppe für Angehörige von Alkoholikern, desto schneller können wir lernen, unser eigenes Leben zu leben. Wir können der alkoholabhängigen Person die Verantwortung für das eigene Verhalten wieder zurückgeben und müssen nicht die Schuld auf unsere Schultern laden.

Wir Frauen sind so gut im Versorgen anderer, daß wir normalerweise treu zu unseren Nächsten stehen. Alkoholismus ist eine Krankheit, und es ist falsch, Probleme zu beschönigen oder abzuwarten, bis sie sich von allein lösen. Wir können zu einem «Koalkoholiker» werden, für den Verleugnung, Schuldgefühle oder Schuldzuweisungen die gleiche Rolle spielen wie für den Alkoholiker selbst. Die Verantwortung für Alkoholismus sollte ganz und gar bei dem Alkoholiker bleiben – dort gehört sie hin. Viele Frauen von Alkoholikern haben es erst nach vielen Jahren mit Hilfe der A. A. und anderer Organisationen geschafft, ihr eigenes Leben neu zu gestalten.

Medikamente

Unter den gesetzlich Versicherten haben Menschen über fünfundsechzig nur einen Anteil von 16 Prozent, aber es entfallen 45 Prozent der gesamten Arzneikosten und 50 Prozent aller Arzneiverordnungen in der Bundesrepublik auf sie. Auf dem bundesdeutschen Arzneimittelmarkt wurden 1988 über 27 Milliarden Mark umgesetzt. Zu den am häufigsten verkauften Präparaten gehören rezeptfreie Schmerzmittel.[19] Viele dieser Medikamente sind vielleicht notwendig oder sogar lebensrettend, andere allerdings überflüssig. Alte Verschreibungen werden oft nicht daraufhin überprüft, ob sie weiterhin erforderlich sind oder welche Wirkung sie in Verbindung mit neu verschriebenen Medikamenten oder freiverkäuflichen Präparaten haben. Der Begriff «Polypharmacie» bedeutet: es werden zu viele Medikamente gleichzeitig eingenommen. Das kommt bei älteren Frauen besonders häufig vor, die meist wegen verschiedener Beschwerden zu mehreren Ärzten gehen.

In Deutschland müssen Medikamente zwar vom Bundesgesundheitsamt überprüft und zugelassen werden. Aber es kommt trotzdem immer wieder vor, daß sie sich später als schädlich erweisen und zurückgezogen werden müssen. Deshalb sollte man sich nicht ohne zwingenden Grund darauf einlassen, ein Medikament mit einem neuen Wirkstoff zu nehmen, der weniger als vier Jahre auf dem Markt ist.[20]

Die schädlichen Wechselwirkungen von Medikamenten sind zu zahlreich, um hier aufgeführt zu werden. Deshalb sollten Sie Ihrem Arzt stets sagen, welche Medikamente Sie einnehmen (und zwar verschriebene wie freiverkäufliche Medikamente und Vitaminzusätze) und stets auch gemeinsam mit Ihrem Apotheker überprüfen, ob es zu Wechselwirkungen kommen kann. Freiverkäufliche Arzneimittel und Nahrungsmittelzusätze, Kräuter und andere Mittel aus dem Reformhaus können ebenso wirksam und bei Überdosierung gesundheitsschädigend sein wie rezeptpflichtige Medikamente. Nehmen Sie außerdem niemals Medikamente von anderen Menschen, nur weil sie denen so gut geholfen haben.

Meist muß die Dosis eines Medikaments individuell auf die Körpergröße und das Alter eines Menschen zugeschnitten sein. Frauen jeden Alters brauchen in den meisten Fällen eine geringere Dosierung als Männer, weil Frauen durchschnittlich ein niedrigeres Körpergewicht und weniger Körpermasse haben. Mit den Jahren sprechen wir außerdem stärker auf Medikamente an, denn die Medikamente werden mit zunehmendem Alter im Stoffwechsel immer langsamer verarbeitet, Nieren und die Leber bauen sie zögernder ab, und so verbleiben sie länger im Körper. Außerdem verwandelt sich ein Teil unserer Mus-

19 Jahrbuch '90 zur Frage der Suchtgefahren, Hamburg 1989, S. 165 und S. 172
20 Another Dangerous Drug, in: Health Letter Bd. 2 Nr. 1, März–April 1986

kelmasse in Fett, wenn wir älter werden. Deshalb bleiben viele Medikamente, die im Fettgewebe gespeichert werden können (wie z. B. Valium), länger im Körper. Das wiederum erhöht die Wahrscheinlichkeit, abhängig zu werden, selbst bei niedrigen Dosierungen oder seltener Einnahme. Manche Arzneimittelhersteller haben zwar damit angefangen, die Wirkungen von Medikamenten speziell auf ältere Menschen zu testen. Aber viele machen noch immer keinen Unterschied zwischen Fünfzigjährigen und den über Siebzigjährigen. Deshalb ist es so wichtig, daß alle Präparate individuell verschrieben werden und der Arzt die Dosis immer wieder neu überprüft. Eine Untersuchung an älteren Menschen in einem psychiatrischen Krankenhaus in den USA kam zu dem Ergebnis, daß 15 Prozent tatsächlich eher an Medikamentenvergiftungen litten als an Geistesschwäche oder Geisteskrankheiten.[21] Fast zwei Drittel aller Psychopharmaka werden hierzulande Frauen verschrieben. Pro Jahr sind es etwa 9 Millionen Verordnungen. Da diese Medikamente körperlich und seelisch abhängig machen können (die Zahl der Medikamentenabhängigen liegt bei mindestens 500000, ca. 350000 davon sind Frauen)[22], selbst jedoch keine Heilmittel sind, ist es nicht besonders sinnvoll, mit ihnen Stress oder Anspannung zu behandeln. Wenn sie verschrieben werden, ist das der Versuch, etwas medizinisch zu therapieren, was in Wirklichkeit ein gesellschaftliches Problem ist – die Belastung und Isolation im Leben vieler älterer Frauen. Wenn sie in Verbindung mit Alkohol genommen werden, können sie zu bleibenden Schäden führen, sogar zum Tod. Trotzdem werden von den Firmen Millionen ausgegeben, um Beruhigungsmittel als Lösung für Depressionen und Angstzustände bei Frauen anzupreisen. Und zu viele Ärzte, die stressbelasteten Männern zum Beispiel mehr Bewegung empfehlen, verschreiben weiblichen Patienten mit den gleichen Symptomen beruhigende Medikamente.

Manchen Ärzten ist nicht klar, daß sie Drogenprobleme überhaupt erst erzeugen. Viele Mediziner neigen eher dazu, Symptome zu behandeln, als ein bißchen tiefer zu schürfen, um die Quelle der Beschwerden zu finden. Daß sie keine andere Form der Hilfe anbieten, liegt zum Teil an ihrer mangelnden psychologischen Ausbildung, zum Teil aber auch an unserem Gesundheitssystem, daß dieser 5-Minuten-Medizin Vorschub leistet.

21 Report of the Public Health Service Task Force on Women's Health Issues, in: Public Health Reports, Bd. 100 Nr. 1, Januar–Februar 1985, S. 96
22 Jahrbuch '90 zur Frage der Suchtgefahren a. a. O.

Bei meinen häufigen Arztbesuchen wegen wiederkehrender Anfälle von Bronchitis schien er der Tatsache keine Bedeutung beizumessen, daß ich zunahm, daß mein Blutdruck anstieg und ich allgemein schlaff war. Ich sagte ihm, ich hätte ein bißchen Schwierigkeiten zu schlafen, also gab er mir ein Rezept für Schlaftabletten und sagte, ich solle ein bißchen langsamer treten. Er wußte, daß ich Probleme mit dem Alkohol hatte, aber er fragte mich nie, ob ich mehr trinken würde als gewöhnlich. Er bat mich auch nie, wiederzukommen und ihm rückzumelden, wie es mir mit den Pillen gegangen war. *Eine 51jährige Frau*

Diese Frau hätte an der Wechselwirkung von Alkohol und Tabletten sterben können.

Es ist unbedingt notwendig, daß Kurse über Alkohol- und Tablettenmißbrauch und die damit verbundenen Gesundheitsschäden zum Pflichtfach für Medizinstudenten werden. Bislang ist dies nur ein Randthema. Pharma-Firmen müssen stärker dazu verpflichtet werden, Packungen mit deutlich sichtbaren Warnungen zu versehen, und Apotheker müßten ihre Kunden zu mehr Vorsicht und Skepsis auffordern. Viele Ärzte gehen davon aus, wir würden ohne ein Rezept mit ihrer Behandlung nicht zufrieden sein. Eine amerikanische Untersuchung zeigte jedoch, daß 72 Prozent der untersuchten Patienten eine nichtmedikamentöse Behandlung bevorzugten, wenn sie ihnen als Alternative zu einem Medikament angeboten und ausführlich erklärt wurde.[23] Diese Ergebnisse gelten sicher auch für die Bundesrepublik Deutschland. Wir haben mehr von unserem Besuch beim Arzt, wenn wir Fragen auf unsere Antworten bekommen, unterstützt werden und begründete praktische Ratschläge erhalten und nicht nur Tabletten.

Es ist wichtig zu wissen, was die Medikamente für uns tun können und wie sie uns möglicherweise schaden. Antihistamine gegen Allergien verursachen zum Beispiel oft Benommenheit. Einige Erkältungsmedikamente enthalten nicht nur abschwellende Substanzen, die Nervosität verursachen können, sondern auch Koffein, das aufputscht, wenn man eigentlich besser ins Bett gehen und sich ausruhen sollte. Die meisten flüssigen Erkältungsmittel und Gurgelwasser enthalten Alkohol, vielen Präparaten und Vitaminen ist Zucker beigemischt. Seien Sie also gewarnt. In der Werbung für die meisten Produkte wird

---

23 Gail Povar u. a.: Patient's Therapeutic Preferences in an Ambulatory Care Setting, in: American Journal of Public Health, Bd. 74 Nr. 12, Dezember 1984, S. 1395–1397

niemals wirklich deutlich gemacht, daß die Inhaltsstoffe zu Abhängigkeit führen oder unerwünschte Wechselwirkungen mit anderen Medikamenten haben können. Und die vorgeschriebenen Warnhinweise auf Nebenwirkungen sind so klein, daß man sie leicht übersieht oder kaum lesen kann.

Bei jeder Einnahme eines Medikaments sollte man zuerst den Arzt und den Apotheker um Rat fragen. Bringen Sie eine Liste aller verschreibungspflichtigen und freiverkäuflichen Arzneimittel mit, die Sie einnehmen. Nennen Sie sämtliche Allergien oder Reaktionen auf Medikamente, die in der Vergangenheit aufgetreten sind. Versuchen Sie auf folgende Fragen eine Antwort zu bekommen:[24]

1. Wie lautet der Handelsname und wie heißt der chemische Inhaltsstoff des jeweiligen Mittels? Bei Medikamenten, die Sie selbst bezahlen müssen, lohnt sich diese Nachfrage. Denn vielfach gibt es Präparate mit dem gleichen Wirkstoff auch noch unter einem anderen Namen und zu einem günstigeren Preis.

2. Was soll es bewirken?

3. Wie soll das Medikament aufbewahrt, zu welchen Tageszeiten in welcher Weise und wie lange soll es eingenommen werden? Was soll ich tun, wenn ich es einmal vergesse?

4. Welche Getränke, Nahrungsmittel, andere Medikamente und welche Tätigkeiten soll ich vermeiden, wenn ich diese Medizin nehme (z. B. keine Sonnenbäder während der Einnahme bestimmter Antibiotika)? Gibt es etwas, das ich besonders brauche (z. B. Calciumreiche Nahrung während einer Behandlung mit Kortison)?

5. Welche Nebenwirkungen können auftreten, wenn ich dieses Medikament nehme, und was soll ich tun, wenn ich sie spüre?

6. Gibt es außer dem Beipackzettel irgendwelche weitergehenden schriftlichen Informationen über dieses Medikament?

7. Was sollte ich besser nicht mit dem Medikament tun? Ein Beispiel: Zerstampfen Sie keine Tabletten, die mit einer Zucker- oder Gelatineschicht umgeben sind, denn die Hülle ist dazu da, den Inhalt zu schützen oder dafür zu sorgen, daß das Medikament besser aufgenommen wird.

24 Nach dem National Council on Patient Information and Education

Schlaflosigkeit

Wenn wir älter werden, kann es zu einer Veränderung des Schlafrhythmus kommen. In jedem Alter aber brauchen wir ausreichend viel Tiefschlaf, um gesund zu bleiben. Fürchten Sie jedoch nicht, Sie würden bereits an Schlaflosigkeit leiden, wenn Sie weniger Schlaf bekommen als früher. Gehen Sie danach, wie Sie sich fühlen, nicht danach, wie viele Stunden Sie geschlafen haben. Manche Frauen haben Schwierigkeiten einzuschlafen, anderen gelingt es schneller, aber Sie wachen nach nur ein paar Stunden wieder auf und liegen wach. Es läßt sich eine ganze Menge tun, um besser zu schlafen.

Schlaflosigkeit wird unter anderem durch Sorgen und Depressionen verursacht. Viele Frauen beschäftigen sich mehr mit der Schlaflosigkeit als mit den Ursachen ihrer Sorgen oder Depressionen. Wenn Sie aber die tieferen Gründe dafür herausfinden und die richtige Hilfe finden, können Sie wahrscheinlich auch wieder besser schlafen. Ein inneres oder äußeres Problem mit dem Begriff «Schlaflosigkeit» zu etikettieren, ändert nichts an den eigentlichen Schwierigkeiten. Man macht damit alles nur noch schlimmer, denn wenn man jeden Abend schon mit der Angst ins Bett geht, ob die «Schlaflosigkeit» einen wach halten wird, setzt man einen Teufelskreis in Gang.

Schlafstörer sind zum Beispiel: spätes Abendessen (besonders Zukker), koffeinhaltige Getränke, Vitamin B oder C, ungenügende Proteinversorgung. Tryptophan ist eine Aminosäure, die schläfrig macht. Viele Nahrungsmittel, die besonders viel Tryptophan enthalten, sind auch reich an Protein (Milch, Puter, Fisch, Fleisch), deshalb haben viele Menschen, die diese Nahrungsmittel vermeiden, Schlafschwierigkeiten.

Auch Medikamente sind häufig die Ursache für Schlafschwierigkeiten. Koffein ist nicht die einzige Substanz, die wach hält. Die vollständige Liste von rezeptpflichtigen und freiverkäuflichen Medikamenten, die zu Schlafstörungen führen können, ist zu lang, um hier abgedruckt zu werden. Deshalb nur ein paar der wichtigsten: Nikotin in Zigaretten, Schmerzmittel und Erkältungsmittel, die Koffein oder Antihistamine enthalten, Appetithemmer, Abführmittel, Medikamente gegen Asthma, hohen Blutdruck, Herzrhythmusstörungen oder Schilddrüsenprobleme. Antihistamine (die in Erkältungsmitteln und freiverkäuflichen Schlafmitteln enthalten sind) und Alkohol verursachen zwar zunächst Schläfrigkeit, hindern aber später am Schlaf und können dazu führen, daß man zu früh aufwacht. Die Schlaflosigkeit, die von bestimmten Erkrankungen hervorgerufen wird, einer Überfunktion der Schilddrüse etwa, läßt sich lindern, wenn die Krankheiten entsprechend behandelt werden – nicht durch Schlaftabletten.

Medikamente, die den Schlaf fördern sollen – Schlaftabletten, Beruhigungsmittel und Mittel gegen Angstzustände –, können außerdem selbst zu Schlaflosigkeit führen, wenn sie abgesetzt werden. Außerdem können sie süchtig machen. Darüber hinaus können Schlaftabletten gerade bei älteren Menschen die geistige Wachheit trüben, sie verschlimmern Gedächtnisverlust und haben weitere negative Wirkungen, die alle mit geistiger Schwäche verwechselt werden können. Wenn man Schlafmittel nimmt, wird zudem die Gefahr größer, hinzufallen. Oft werden barbituratfreie Schlafmittel wie der Wirkstoff Chloralhydrat verschrieben. Aber diese Substanz macht nicht nur abhängig und kann Halluzinationen auslösen, sie behindert auch den sogenannten REM-Schlaf (REM = rapid eye movement), während dem es zu raschen Augenbewegungen kommt. Daran läßt sich die Traumphase des Schlafes erkennen, die für unsere geistige Gesundheit unbedingt notwendig ist. Ältere Menschen sollten mit Schlaftabletten besonders vorsichtig sein. Bei den meisten reichen schon weit geringere Dosierungen als für Jüngere aus.

Schlaftabletten können außerdem die Atmungsfunktion verlangsamen. Das ist besonders gefährlich für Menschen mit Schlaf-Apnoe (plötzlichem kurzen Aussetzen der Atmung während des Schlafs, häufig gekoppelt mit heftigem Schnarchen). Denn damit verstärkt sich ihr nächtlicher Sauerstoffmangel noch.

Tips gegen Schlaflosigkeit:
- Versuchen Sie, regelmäßig zu bestimmten Zeiten ins Bett zu gehen und wieder aufzustehen, nach einem Rhythmus, der Ihnen zusagt. Vielleicht wollen Sie lieber darauf verzichten, sich am Tag hinzulegen, damit Sie nachts länger schlafen können. Vielleicht fühlen Sie sich aber auch besser, wenn Sie nachts weniger schlafen und dafür tagsüber ruhen.
- Vermeiden Sie anstrengende körperliche Bewegung kurz vor dem Schlafengehen.
- Nehmen Sie zur Nacht ein heißes Bad, sofern Sie nicht Diabetes haben.
- Gehen sie nicht hungrig zu Bett, aber vermeiden Sie, kurz vor dem Schlafengehen ein großes Mahl zu sich zu nehmen. Übersättigung

hindert am Schlafen. Probieren Sie, vor dem Schlafengehen Milch mit etwas Honig zu trinken, warm, wenn Sie es mögen. Das Tryptophan in der Milch ist schlaffördernd und kann mit Hilfe des Honigs gut aufgenommen werden.

- Versuchen Sie Entspannungsübungen. Wenn etwas Sie bedrückt, stehen Sie auf und schreiben Sie es nieder, um das Problem am nächsten Tag in Angriff zu nehmen. Und versuchen Sie, es dann für den Augenblick zu vergessen.
- Machen Sie es sich so bequem wie möglich im Bett, achten Sie auf die richtige Raumtemperatur und Raumfeuchtigkeit, Geräusche und Licht.
- Entwickeln Sie eine direkte Verbindung zwischen Bett und Schlaf. Halten Sie sich jeden Abend vor dem Schlafengehen an die gleichen Rituale. Lesen oder schreiben Sie nicht im Bett. Wenn Sie nicht schlafen können, stehen Sie auf und legen Sie sich später wieder hin.
- Führen Sie Tagebuch über Ihr Schlafverhalten, damit Sie Probleme und den Erfolg von Veränderungen, die Sie ausprobieren, erkennen könnnen.

Ich habe eine Kassette mit dem Geräusch von Meeresbrandung. Wenn ich mitten in der Nacht aufwache, stelle ich den Kassettenrecorder neben meinem Bett an. Das Meeresrauschen verscheucht ablenkende Gedanken und wiegt mich wieder in den Schlaf.

Eine 55jährige Frau

Verstopfung

Eine weitere Gruppe von Medikamenten, die häufig im Übermaß eingenommen werden, sind Abführmittel. Vielfach wird behauptet, wir müßten jeden Tag Stuhlgang haben. Tatsächlich aber gilt zwischen dreimal am Tag und zweimal in der Woche als normal, auch wenn zwei Drittel aller Frauen in einer Untersuchung angaben, sie würden einmal am Tag Stuhlgang haben.[25] Nur wenn Ihr normaler Rhythmus sich ändert oder Sie harten, schwer auszuscheidenden Stuhl haben, ist möglicherweise eine Verstopfung der Grund.

Eine Umstellung der Ernährung kann Verstopfung beseitigen. In den

25 Marie Feltin: A Woman's Guide to Good Health after 50, ein AARP-Buch, Glenview, Illinois, 1987, S. 174

meisten Fällen sind zuviel Weißmehlprodukte mit oder ohne Zucker der eigentliche Sündenbock. Nehmen Sie mehr Ballaststoffe auf, indem Sie reichlich Gemüse, Obst und Vollkorn essen, außerdem Brot und Müsli, das Kleie enthält. Trinken Sie jeden Tag etwa zwei Liter Flüssigkeit. An heißen Tagen, und wenn Sie bei der Arbeit oder beim Sport heftig schwitzen, darf es auch mehr sein. Frisches Obst und Obstsäfte, besonders Pflaumensaft, können eine abführende Wirkung haben.

Wenn Sie Kleie in Ihre Ernährung aufnehmen, ist es wichtig, gleichzeitig viel zu trinken, damit der Stuhl nicht zu hart wird.

Große Mengen Koffein verursachen im allgemeinen Durchfall, manchmal auch Verstopfung. Wer an Koffein gewöhnt war und nun darauf verzichtet, muß ebenfalls mit Verstopfung rechnen.

Um den Darm aktiv zu halten, ist körperliche Aktivität wichtig. Ein bißchen Bewegung jeden Tag, insbesondere Gehen, wirkt Wunder und baut außerdem Stress, Angstzustände und Depressionen ab, lauter mögliche Ursachen von Verstopfung. Leichte Gymnastik zur Stärkung schwacher Unterleibs- und Beckenmuskeln wird auch die Darmtätigkeit unterstützen. Es ist besonders wichtig, darauf zu achten, daß der Stuhl weich bleibt, wenn Sie eine Ausstülpung in der Wand des Rektum haben (eine Rektozele), in der sich die Ausscheidungen sammeln können.

Viele Frauen leiden unter Verstopfung, weil sie zu beschäftigt sind und sich keine Zeit nehmen, auf die Toilette zu gehen. Sie halten den Drang zu lange zurück, so wie sie auch Urin zu lange halten, und verlieren das Gefühl dafür. (Vgl. das Kapitel über Inkontinenz, Seite 498) Gehen Sie regelmäßig zur Toilette, aber versuchen Sie nichts zu erzwingen. Wenn man die Luft anhält beim Pressen, kann das den Blutdruck stark erhöhen. Wenn Sie Ihren Darm nicht entleeren können, entspannen Sie sich, und versuchen Sie es später wieder.

Häufig beeinflußt auch die Einnahme von Medikamenten und Vitaminzusätzen die Darmtätigkeit. Zum Beispiel löst Magnesium in Milch gegen Übersäuerung des Magens bei manchen Menschen Durchfall aus. Deshalb wird Aluminium hinzugefügt.[26] Aluminium beeinträchtigt aber wiederum die Aufnahme von knochenstärkendem Kalzium. Vielleicht probieren Sie beim nächsten Sodbrennen

26 Gas, Heartburn and Antacids, in: Living Healthy, Bd. 3 Nr. 3, August 1980, S. 1–12

eine Handvoll Mandeln oder Haselnüsse. Das hilft auch. Eisenpräparate verursachen dagegen häufig Verstopfung. Die Einnahme von Vitamin C erhöht die Absorption von Eisen und hilft außerdem gegen Verstopfung.

Viele andere Medikamente, besonders Schmerzmittel, verlangsamen die Darmtätigkeit. So paradox es klingt: Einer der häufigsten Auslöser für chronische Verstopfung sind Abführmittel. Der Darm kann sich so an die Laxative gewöhnen, daß er ohne sie nicht mehr normal funktioniert. Abführmittel verringern außerdem die Aufnahme von Vitaminen und Mineralien aus dem Darm und schwächen die Wirkung von vielen Medikamenten. Wenn Sie an Abführmittel gewöhnt sind, versuchen Sie, die Medikamente nach und nach abzusetzen. Sorgen Sie gleichzeitig für eine bessere Ernährung und für ausreichende, regelmäßige Bewegung.

Um sich aus der Gewöhnung an Abführmittel «auszuschleichen», nehmen Sie am besten zunächst nur die Art von Abführmitteln, die auch wirklich für Ihre speziellen Schwierigkeiten geeignet sind. Lesen Sie die Beipackzettel, um herauszufinden, was Sie nehmen. Manche Abführmittel (wie Leinsamen) fügen dem Stuhl Ballaststoffe zu. Andere wie zum Beispiel Bitter- oder Glaubersalzlösungen machen ihn flüssiger, voluminöser und weicher. Solche Abführmittel auf Salzbasis sind aber nicht zu empfehlen, wenn in der Kost auf einen niedrigen Salzgehalt geachtet werden muß. Reizmittel, wie Rhizinusöl oder Sennesschoten, reizen die Darmnerven und erhöhen so die Peristaltik. Glyzerinzäpfchen stimulieren die Darmmuskeln und machen den Stuhl bereits im Rektum weicher.

Schmerzen

Etwa neun Millionen Bundesbürger leiden unter regelmäßig wiederkehrenden Schmerzattacken. Und fast jeder zweite greift häufig zu Schmerzmitteln. Über 600 verschiedene Präparate sind im Handel.[27] Viele Menschen nehmen zu viele Schmerzmittel oder mißbrauchen sie. Sie werden süchtig nach Medikamenten gegen Schmerzen und nehmen sie auch dann noch, wenn sie gar keine Schmerzen mehr haben. Andere leiden unnötig an Schmerzen, weil sie fürchten, von Medikamenten abhängig oder süchtig zu werden. Unser Instinkt, uns von Schmerzauslösern fernzuhalten, hat eine große Bedeutung für das

27 S. auch Natur: 8/88

Überleben. Schmerzen können ein Signal sein, das uns schützt oder zur Vorsicht mahnt. Sie werden deshalb auch als «Wachhund der Gesundheit» bezeichnet. Schmerzen zu ignorieren kann gefährlich oder sogar tödlich sein. Menschen sind sehr unterschiedlich in ihrer Interpretation und ihrer Toleranz gegenüber Schmerzsignalen, und bisher gibt es nur wenige Möglichkeiten zu messen, wieviel Schmerz Menschen wirklich empfinden. Deshalb ist es wichtig, den eigenen Körper besser kennenzulernen. Mit der Zeit kann man immer sicherer entscheiden, ob und wann man Hilfe suchen sollte.

Wir müssen nicht nur mit Schmerz fertig werden, sondern auch mit dem, was der Schmerz in uns auslöst: Angst vor der möglichen Ursache des Schmerzes und Furcht, der Schmerz könne nicht mehr aufhören. Manchmal ignorieren wir Schmerzen aus Angst davor, daß sie einen ernsthafteren Grund haben. Streß und Schmerz stehen in enger Beziehung zueinander. Es ist sofort einzusehen, daß Schmerzen Streß verursachen. Aber Streß kann umgekehrt auch Schmerzen hervorrufen oder verschlimmern, weil er die Grundspannung im Körper erhöht. Es entwickelt sich ein Kreislauf aus Schmerz, Anspannung und dadurch noch weiter verstärktem Leiden. Wenn Schmerz keine erkennbare Ursache hat, oder schlimmer noch, als Signal für eine gefährliche Krankheit gedeutet wird, empfindet man ihn oft viel stärker. Faktoren wie Nervosität oder Anspannung, Angst, Depression und Erschöpfung können die Schmerzschwelle beeinflussen.

Es gibt viele Schmerzen, für die sich keine spezifische Ursache finden läßt oder für die es keine wirksame Heilung gibt. Das bedeutet nicht, daß Schmerzen nur eingebildet sind oder ignoriert werden sollten. Leider glauben viele Ärzte, Frauen würden sich Schmerzen oft nur einbilden oder als Mittel benutzen, um sich Aufmerksamkeit zu verschaffen. Doch jeder Schmerz ist real. Es ist wenig hilfreich, uns zu sagen, wir müßten einfach lernen, mit Schmerzen zu leben. Man muß uns auch Ratschläge geben, wie wir das tun können.

Vielen traditionellen Heilmethoden, die sich aus der östlichen Medizin und Philosophie entwickelt haben, liegt die Vorstellung zugrunde, daß Schmerzen blockierte Energie sind. Wenn wir jemanden finden, der diese Methoden praktiziert, sollten wir mit ihm gemeinsam erforschen, ob es möglicherweise Beziehungen zwischen unseren gegenwärtigen Schmerzen und unserem gesamten Lebensstil gibt – unserem Eßverhalten, unserer körperlichen Bewegung, der Art, wie wir mit Gefühlen umgehen, unseren Beziehungen, unserem Beruf, unserer Kreativität und Spiritualität. Darin können wir ebenso eine Ursache für Schmerzen finden wie in einer körperlichen Krankheit. Wir können Tiefenatmung und Entspannungsübungen lernen, um Schmerzen unter Kontrolle zu halten und besser mit ihnen umzugehen. Manche Frauen praktizieren die Übungen, die sie zur Geburtsvorbereitung lernten, ihr ganzes Leben lang. Techniken wie Entspannung, Meditation, Massage, Yoga und Akupressur sind hilfreich und helfen offenbar bei chronischen Schmerzen besonders gut (Schmerzen, die länger anhalten als sechs Monate). Aber man kann sie auch bei akuten Schmerzen einsetzen. In einer akuten oder sogar lebensbedrohlichen Situation wie zum Beispiel einem Herzinfarkt können uns Entspannungstechniken, Meditation und Selbsthypnose helfen, Panik zu vermeiden und die Schmerzen besser auszuhalten.

In der westlichen Medizin gelten Schmerzen als Feind, der so schnell wie möglich vertrieben werden muß. Die Aufmerksamkeit richtet sich dabei nur auf den schmerzenden Teil des Körpers, nicht auf den ganzen Menschen. Und der Arzt – nicht wir selbst – gilt als Fachmann und muß ein Heilmittel finden. Doch auch in die westliche Medizin finden allmählich östliche Vorstellungen von der Einheit von Körper und Seele Eingang. In Verbindung mit moderner Technologie können daraus neue Methoden entwickelt werden – wie zum Beispiel das Biofeedback –, Schmerzen unter Kontrolle zu halten. Dazu zählten zum Beispiel TNS. Bei TNS (Transcutane Nervenstimulation) werden genau bemessene Stromimpulse über Elektroden auf der Haut an die Schmerzstellen geschickt. Bis zu 70 Prozent der Anwender verspüren deutliche, aber leider nur vorübergehende Besserung. Manche Wissenschaftler glauben, daß TNS den Körper dazu veranlaßt, natürliche Opiate freizusetzen, die als Endorphine bezeichnet werden (siehe Seite 50). Andere Forscher sind der Ansicht, damit würde die Übermittlung der Schmerzsignale unterbrochen. TNS-Geräte gibt es in guten Bandagen- und Sanitätsfachgeschäften. Sie kosten ca. 600 Mark, können aber auch leihweise zur Probe abgegeben werden. Die Monatsmiete liegt bei 80 Mark. Wenn ein Arzt die Notwendigkeit eines TNS-Gerätes bestätigt, übernehmen die meisten Kassen die Kosten ganz oder teilweise. Menschen mit Herzschrittmachern dürfen keine TNS-Geräte benutzen.

In der Bundesrepublik gibt es zur Zeit neun Schmerzkliniken, rund sechzig Schmerzambulanzen an Krankenhäusern und etwa zwanzig Praxen, die auf Schmerztherapie spezialisiert sind. Dort werden zum Teil sowohl westliche als auch traditionelle östliche Techniken verwendet, abgestimmt jeweils auf das einzelne Individuum.

Ich habe meine Einstellung zu Schmerzen verändert, ich sehe meinen Fuß nicht mehr als etwas, das weh tut, ein abgespaltener, schlechter Teil von mir, etwas, das mich wütend macht. Ich versuche nun, besser auf mich zu achten, um herauszufinden, was er an besonderer Aufmerksamkeit verlangt. Ich massiere jeden Abend meine Füße und Unterschenkel. Betrachtet man den Arzt als die einzige Person, die einen wieder in Ordnung bringen kann, gilt man schnell als hoffnungsloser Fall, wenn der Arzt mit seiner Kunst am Ende ist. Wie gut, daß ich herausgefunden habe, was ich selbst tun kann, damit es mir besser geht.   *Eine 35jährige Frau*

Wer den eigenen Körper als Freund betrachten kann, wird lernen, besser mit Schmerzen umzugehen und sich selber zu helfen. Schmerzen lassen sich zum Beispiel dadurch erleichtern, daß man bei körperlicher Anstrengung kräftig ausatmet oder stöhnt, anstatt die Luft anzuhalten und still zu sein. Es hilft auch, wenn man beim Zahnarzt an etwas Angenehmes denkt. Außerdem kann man sich auch selbst die tröstende Hand auflegen oder jemand anders darum bitten. Es gibt eine ganze Reihe von altbekannten schmerzlindernden Methoden: Ein heißes Bad oder eine kalte Dusche, ein Spaziergang, Ablenkung, etwas tun, was uns Spaß macht. Es ist nicht einfach, deprimiert zu sein, wenn man singt, oder Angst zu haben, wenn man ein paarmal langsam und tief Atem holt.

Es gibt viele verschiedene Substanzen, die Schmerzen beseitigen. Zum Beispiel Azetylsalizylsäure, Carbasalat, Ibuprofen, Parazetamol, Phenazon und Propyphenazon, um nur die gängigsten rezeptfreien zu nennen. Alle Schmerzmittel können unerwünschte und potentiell schädliche Nebenwirkungen haben, etwa das Bewußtsein trüben.

Andererseits haben viele Menschen zu große Angst vor Wirkungen und Nebenwirkungen von Schmerzmitteln und verzichten deshalb auf Linderung und Hilfe, auch wenn sie sie dringend brauchen. Schmerzen sind erschöpfend, und Schmerzen können gerade die Energie verbrauchen, die notwendig ist, um mit der Krankheit umzugehen, die die Schmerzen verursacht. In vielen Fällen kann eine moderate und vorsichtige Verwendung von Schmerzmedikamenten dabei helfen. Mit den oben beschriebenen schmerzlindernden, nicht-medikamentösen Methoden läßt sich auch das Bedürfnis nach Medikamenten verringern. Kleinere, häufigere Dosierungen von Schmerzmitteln können oft dafür sorgen, daß es uns gut geht und wir insgesamt weniger Medikamente brauchen. Deshalb sollten wir nicht warten, bis die Schmerzen so übermächtig werden, daß wir große Dosierungen brauchen, um überhaupt Erleichterung zu verspüren. Vermeiden Sie Medikamente oder eine Kombination von Schmerzmitteln, die lange schläfrig oder benommen machen, aber den Schmerz nur kurz lindern.[28]

Wer an starken Schmerzen leidet, sollte selbst wählen können, wieviel Schmerzmittel sie braucht. Jede Frau hat ihre eigene Schmerztoleranz. Bei Krankheiten, die zum Tod führen, braucht man sich nicht vor Abhängigkeit zu fürchten. Dann ist Schmerzlinderung das Allerwichtigste. Und man sollte selbst darüber bestimmen können, wieviel Schmerz man noch ertragen will. (Siehe auch Seite 743)

28 Kathleen M. Foley: The Treatment of Cancer Pain, in: The New England Journal of Medicine, Bd. 313 Nr. 2, 11. Juli 1985, S. 84–95

3 Wer braucht Schönheitsoperationen? Eine Neubewertung unseres Aussehens*

Wenn wir älter werden, müssen wir uns damit auseinandersetzen, daß sich unser Aussehen verändert und andere auf diese Veränderungen reagieren. Wir bekommen Falten, unser Haar wird grau, wir werden dünner oder dicker, oder unser Körpergewicht verteilt sich anders. Unsere Körperwahrnehmung kann außerdem durch chronische Krankheiten oder Behinderungen beeinflußt werden. All dies erfordert von uns, neue Kraftquellen zu erschließen und unsere Interessen, Fähigkeiten und Bedürfnisse zu überprüfen.

Was bedeuten für uns die äußeren Zeichen des Alters?

Wer schon als Kind seine Großeltern oder andere alte Menschen kannte und mochte, wird sich vielleicht daran erinnern, wie lieb einem ihre runzligen Gesichter waren. Bevor wir lernten, die Zeichen des Alters für «unattraktiv» zu halten, war es oft ein faltiges Gesicht, das wir besonders liebten oder als besonders liebevoll in Erinnerung haben. Als Erwachsene leben wir jedoch in einer Umwelt, in der Schönheit mit engen, auf Jugendlichkeit begrenzten Maßstäben gemessen wird.

Daß man uns unser Alter ansieht, kann uns Frauen sehr hart ankommen. Denn wir wurden dazu erzogen, unseren Wert danach zu bemessen, wie sehr wir anderen gefallen. Das macht uns für die Vorstellung besonders anfällig, mit Make-up, Haarfärben, Gesichtslifting, Diät und modischen Kleidern könnten – und müßten – wir uns an ein be-

* Von Jane Hyman

99

stimmtes Schönheitsideal anpassen. Viele Frauen haben sich diesem Schönheitsideal gnadenlos unterworfen und haben bis Ende Dreißig oder Anfang Vierzig nicht gelernt, ihr Gesicht oder ihren Körper positiv anzunehmen. Manchmal hat man gerade erst die eigenen Vorurteile gegen sich selbst abgebaut – zu breite Hüften, zu kleine Nase –, wenn man mit neuen Vorurteilen konfrontiert wird: der Diskriminierung des Alters.

> Als ich achtunddreißig war und meinen Körper nackt im Spiegel betrachtete, dachte ich zum erstenmal in meinem Leben: «Oh, ganz hübsch!» Und dann fing ich an zu altern. *Eine 52jährige Frau*

Das Streben nach körperlicher Vollkommenheit wird offenbar von Frauen in Industrieländern wichtiger genommen als in anderen Kulturen. Wo Jugend und Macht bewundert werden, zählen wir gesellschaftlich nur, wenn wir weiß sind, schlank, attraktiv, nicht-behindert – und jung. Dieser enge Maßstab läßt viele Frauen in den mittleren Lebensjahren eine Phase durchmachen, in der sie den Verlust jener Zeit betrauern, in der sie sich auf dem «Höhepunkt» befanden. Die amerikanische Autorin Barbara Mac Donald (69 Jahre) beschrieb in einem Buch-Beitrag über das Alter ihre eigene Erfahrung:

> Manchmal in letzter Zeit... wenn ich meine Arme betrachte, und von meinem Unterarm hängt die Haut lose herab, kann ich nicht glauben, daß er wirklich zu mir gehört. Er scheint losgelöst zu sein von mir; es ist der Arm einer anderen. Es ist der Arm einer alten Frau, wie ich sie auf Bänken in der Sonne sitzen gesehen habe, mit im Schoß gefalteten Händen, alte Frauen, von denen ich mich abgewendet habe. Ich frage mich jetzt, wie und wann diese Arme vor meinen Augen zu meinen Armen wurden – Armen, von denen ich mich nicht abwenden kann.[1]

Männer in mittleren Jahren sind augenscheinlich ausgenommen von dem generell sehr engen Maßstab für Attraktivität. Einer Untersuchung zufolge gelten sie sogar als attraktiver als junge Männer. Dieselbc Untersuchung zeigte, daß Frauen in mittlerem Alter als weniger attraktiv gelten als junge Frauen, und sowohl alte Männer wie alte Frauen gelten als weniger attraktiv als junge oder mittelalte. Manche

---

1 Barbara Mac Donald, Cynthia Rich: Look Me in the Eye, San Francisco 1983, S. 14

Wissenschaftler sind der Ansicht, Männer im mittleren Alter würden als attraktiver gesehen, weil sie auf dem Höhepunkt ihres gesellschaftlichen Erfolges stehen. Im Gegensatz dazu sind Frauen in mittlerem Alter, da sie vor allem als Mütter betrachtet werden, der allgemeinen Anschauung zufolge jenseits ihrer gesellschaftlichen Nützlichkeit, weil sie keine Kinder mehr bekommen.[2] Wenn das Aussehen mit Nützlichkeit und gesellschaftlicher Macht in Verbindung gebracht wird, ist es wahrscheinlich, daß die äußeren Spuren des Alters als unattraktiv gesehen werden, weil ältere Menschen als nutzlos und machtlos gelten. Wenn Frauen in mittlerem Alter und ältere Frauen mehr Macht gewinnen, werden andere sie möglicherweise auch als attraktiver wahrnehmen. Und sie sich selbst attraktiver fühlen.

> Manchmal denke ich daran, welche Alternativen es zum äußeren Älterwerden gibt. Wie es wohl wäre, wenn ich mein Gesicht eingefroren hätte, so wie es mit dreißig war? Dann denke ich – das wäre lächerlich! Das bin nicht ich, das spiegelt nicht die Jahre, die ich gelebt und all die Erfahrungen, die ich gemacht habe. Ich will meine Erfahrungen nicht verleugnen, aber ich habe das Gefühl, wenn es mir nicht gefällt, daß ich älter aussehe, dann verleugne ich viele wunderbare Dinge, die zu meinem Leben gehören. Und das will ich nicht. *Eine 48jährige Frau*

Wie Frauen darauf reagieren, wenn ihr Alter im Aussehen abzulesen ist, ist sehr verschieden. Frauen, die in liebevollen Familien aufwuchsen, wo sie umarmt und geküßt wurden, können ihren Körper oft eher so annehmen, wie er ist. Es gibt Hinweise darauf, daß Frauen, die in der Familie Gelegenheit hatten, körperlich aktiv zu sein oder in der Schule Sport trieben, mit ihrem Aussehen zufriedener sind als Frauen, denen solche Erfahrungen fehlen.[3] Im allgemeinen fördern liebevolle, enge Familienbeziehungen oder andere tiefe Bindungen und darüber hinaus körperliche Aktivität unser Selbstvertrauen und Selbstwertgefühl. Wer ein gutes Selbstwertgefühl hat, hat oft auch ein positives Körperbild. Bedenkt man, welche Bedeutung Sport für das

2 Gwendolyn T. Sorell, Carol A. Nowak. The Role of Physical Attractiveness as a Contributor to Individual Development, in: Richard M. Lerner, Nancy A. Busch Rossnagel (Hg.): Individuals as Producers of Their Own Development: A Live-Span Perspective, New York 1981, S. 389–446
3 Jan Benowitz Eigner: Interaction and Building of Body Concept and Self Concept Over the Lifespan: A Study of 20 Women Age 40 to 60, unveröffentlichte Dissertation, Saint Louis-Universität, 1984

Selbstbewußtsein hat, ist es kein Wunder, daß Männer (die stets ermutigt werden, Sport zu treiben) Untersuchungen zufolge ihre äußere Erscheinung eher überbewerten. Frauen hingegen neigen dazu, ihr Aussehen zu *unter*bewerten.[4]

Wenn eine Frau in jüngeren Jahren allgemein als attraktiv galt, fällt es ihr möglicherweise schwerer, älter zu werden, als einer Frau, für die das Aussehen nie eine große Rolle gespielt hat. Wer fortwährend zu hören bekommt, wie hübsch sie doch ist, kann schließlich glauben, ihr Wert als Person würde von ihrem Aussehen abhängen. Eine Frau, die sich nie für besonders hübsch gehalten hat, mußte sich dagegen schon viel früher mit diesem Problem auseinandersetzen und hat es längst überwunden.

Frauen, denen es viel ausmacht, älter auszusehen, machen diese Erfahrung offenbar besonders in der Mitte ihres Lebens und bis hinein in die mittleren oder späten Sechziger.

Tatsächlich gefällt es vielen Frauen mittleren Alters, älter zu *werden*, sie fühlen sich freier und selbstbewußter. Was ihnen nicht gefällt, ist, älter *auszusehen*.[5]

> Das ganze vergangene Jahr über habe ich gespürt, wie ich älter werde. Das habe ich vorher nie empfunden. Wenn ich in den Spiegel sehe, gefällt mir nicht, was ich sehe, deshalb sehe ich mich lieber gar nicht mehr an. Wenn ich irgendwo hingehe, versuche ich zu vergessen, wie ich aussehe, und das ist etwas ganz Neues für mich. Früher dachte ich immer: «Heute sehe ich gut aus!»   *Eine 43jährige Frau*

Später verschwindet diese Sorge zumeist. Offenbar ist die Befürchtung, älter auszusehen, niederdrückender, als wenn man es tatsächlich erlebt. Vielleicht lernen wir mit den Jahren, unsere inneren Werte besser zu schätzen. Außerdem werden unsere Gesundheit und Energie oder die unseres Partners wichtiger, und Verluste oder andere Sorgen können überragende Bedeutung gewinnen.[6]

Auch körperliche Veränderungen aufgrund von Gesundheitsstörungen können vorübergehend oder dauerhaft Einfluß darauf nehmen, wie wir uns selbst wahrnehmen. Sichtbare Veränderungen sind zum

4 Daniel Coleman: Dislike of Own Body Found Common Among Women, in: The New York Times, 19. März 1985, S. C 1, C 5
5 Diane White: An Age Old Problem, in: The Boston Globe, 26. Oktober 1983
6 Carol A. Nowak: Does Youthful Equal Attractiveness?, in: Lillian E. Troll, Joan Israel, Kenneth Israel (Hg.): Looking Ahead: A Woman's Guide to the Problems and Joys of Growing Older, New York 1977

Beispiel Hautkrankheiten, schuppige oder trockene Haut, ein durch Osteoporose hervorgerufener Rundrücken oder durch Arthritis geschwollene Gelenke.

> Ich versuche, meine Hände als einen Teil von mir anzunehmen und als Teil von mir, den ich liebe. Ich gebrauche meine Hände natürlich für sehr viele Dinge, und sie sind sehr geschickt, trotz der arthritischen Schwellungen. Ich hatte tatsächlich verinnerlicht, wie die Hände einer Frau auszusehen haben – meist ganz schön nutzlos. Meine Hände sehen überhaupt nicht nutzlos aus. Tatsächlich sieht man ihnen an, daß sie viel gebraucht worden sind.
>
> *Eine 64jährige Frau*

Brillen, Hörhilfen, Herzschrittmacher, Stock oder Gehhilfen können unser Körperbild verändern, besonders am Anfang, wenn wir uns erst an sie gewöhnen müssen. Oft kommen sie uns selbst viel größer und auffälliger vor als anderen. Die Auswirkung von Medikamenten, Narben oder Lähmungen durch Operationen oder Unfälle, ein amputiertes Glied oder Organ kann unser Körperbild zutiefst beeinflussen. Derartige Veränderungen ins Selbstbild aufzunehmen ist sehr wichtig, um sich, trotz des Verlustes, wieder heil und ganz zu fühlen.

Mit zunehmendem Alter wird man oft auch ein bißchen kleiner, weil die Bandscheiben zwischen den Wirbeln allmählich austrocknen, oder Osteoporose einzelne Wirbelkörper zusammensinken läßt. Am ehesten läßt sich unser Alter jedoch an der Haut, dem Haar und dem Muskel- und Fettgewebe ablesen.

Da die Haut auf Einflüsse von innen und von außen reagiert, ist es schwierig, «normale» Zeichen des Älterwerdens von Veränderungen durch Umwelteinflüsse, wie übermäßige Sonnenbestrahlung, zu unterscheiden. Hautveränderungen, die im Lauf der Zeit ganz normal wären, können sich dadurch beschleunigen. Das gilt besonders für die Sonnenstrahlung. Bei dunkelhäutigen Frauen verändert sich die Haut mit dem Alter weniger, weil sie mehr Melanin (Pigmente) bilden. Manche Frauen stellen fest, daß sie mit zunehmendem Alter schneller Sonnenbrand bekommen. Doch gegen Hautschäden und Hautkrebs kann man sich schützen, wenn man lange Sonnenbäder vermeidet (s. Seite 114 über den Zusammenhang von Vitamin D und Sonnenlicht).

Die Hautzellen wachsen mit zunehmendem Alter immer langsamer, und die äußere Schicht der Haut wird nicht mehr so schnell abgestoßen und ersetzt wie in jüngeren Jahren. Auch die Produktion eines Proteins, das als «Collagen» bezeichnet wird, nimmt ab. Dadurch wird die

Haut härter und weniger elastisch, und die Aktivität der Talgdrüsen, die Haar und Haut mit Fett versorgen, nimmt ab. Mit zunehmendem Alter verlieren Zellen ihre Fähigkeit, Wasser zu speichern, und die Haut fühlt sich trocken an. Die meisten Frauen tragen deshalb Öl oder Creme gegen Trockenheit und Jucken auf, wenn die Haut noch feucht ist. Und sie tupfen sich nach dem Waschen nur ab. Außerdem kann es helfen, weniger häufig zu baden oder zu duschen und eine milde oder cremige Seife nur dort zu benutzen, wo man besonders schwitzt.

Wenn die Haut an Elastizität verliert, wird sie schlaff und faltig, besonders an Stellen, wo sie häufig bewegt wird, wie im Gesicht, am Hals und an den Gelenken. Die Muskeln und das Fettgewebe unter der Haut machen ähnliche Veränderungen durch. Die Wandungen der kleinen Blutgefäße werden immer dünner, blaue Flecken entstehen leichter. Auch «Altersflecken» können auftreten. Sie sollten jedoch besser als «Sonnenflecken» bezeichnet werden, denn sie sind Folge jahrelanger Sonnenbestrahlung. Das Haar wird dünner, wenn die Haarfollikel ihre Tätigkeit reduzieren, und grauer, wenn die Zellen aufhören, das Pigment zu produzieren, das die Haarfarbe bestimmt. Diese allmählichen Veränderungen gehören zum Lebenszyklus, und jeder, der lange genug lebt, wird sie erfahren.

Der Einfluß des Körpergewichts auf unser Selbstbild

Viele Frauen nehmen zu, wenn sie älter werden. Da der Stoffwechsel sich verlangsamt, braucht der Körper weniger Kalorien, trotzdem essen wir meist so viel wie in jüngeren Jahren. (Vgl. Kapitel «Gewichtige Fragen», S. 116.) Viele Frauen treiben weniger Sport oder haben Behinderungen, die ihre Bewegungsmöglichkeiten einschränken. Gewichtszunahme im Alter ist besonders schwer hinzunehmen, weil wir außerdem mit anderen körperlichen Veränderungen fertig werden müssen.

Ich ging zu den Weight Watchers und verlor acht Pfund. Aber gleich darauf nahm ich sie wieder zu. Dann brach ich mir im letzten Sommer die Schulter. Ich war viel zu Hause. Es war ein schrecklich heißer Sommer. Meine einzige Bewegung bestand darin, jeden Tag einen kleinen Spaziergang zu machen. Zu diesem Spaziergang gehörte, daß ich an einem Eisladen haltmachte. Jetzt sehe ich in den Spiegel und sage mir: «Du bist fett!» Und das gefällt mir überhaupt nicht. *Eine 73jährige Frau*

In Untersuchungen hat sich gezeigt, daß der hohe Stellenwert von Schlanksein in Werbung und Medien eine starke Wirkung auf uns hat. Viele Frauen leben fortwährend in der Furcht, wieder ein Pfund zuzunehmen. Frauen neigen dazu, sich als übergewichtig wahrzunehmen, selbst wenn sie ein Idealgewicht haben. Frauen wollen sogar noch dünner sein, als Männer es sich wünschen.[7] Welchen Einfluß die Werbung hat, wird außerdem deutlich in der wachsenden Häufigkeit von Eßstörungen wie Anorexia nervosa und Bulimie bei Frauen in mittleren Jahren.[8]

Es ist nicht einfach, sich den Einflüssen der Medien zu entziehen. Workshops, in denen mit Gesprächen, ermutigenden Büchern und Gymnastik am Körperbild gearbeitet wird, können viel dazu beitragen, unser Selbstbild positiver zu gestalten. Versuchen wir doch, den eigenen Körper zu akzeptieren, anstatt so viel Energie darauf zu verschwenden, ihn abzulehnen und unnötigen Diäten zu unterwerfen.

> Wenn ich schwimmen gehe oder regelmäßig laufe, fühle ich mich stärker und habe mehr Energie, und mein Körper ist geschmeidiger. Auch wenn mein Gewicht gleichbleibt, sagen mir manche Leute: «Du hast abgenommen!», als ob es nur auf die Pfunde ankäme.
>
> *Eine 53jährige Frau*

Manche Frauen meinen, wenn sie ihren Körper annehmen und lieben, würden sie mehr essen und noch mehr zunehmen. Sie glauben, sie müßten ihn sich mit einer Diät unterwerfen. Tatsächlich aber haben die meisten Frauen herausgefunden, daß sie ihren Körper nicht positiv sehen, gesund erhalten und in Form bringen können, wenn sie ihn bestrafen. «Du mußt deinen Körper lieben, *bevor* du ihn verändern kannst – und vielleicht willst du ihn dann gar nicht mehr verändern.»[9]

Ein gutes Beispiel für eine Bewegungsart, die eine gewisse Körperfülle erfordert, ist der Bauchtanz. Die Bewegungen vermitteln das Gefühl, sinnlich zu sein, aber nicht dick. Alle Bauchtänzerinnen lieben ihren Bauch und zeigen ihn gern!

---

7 Jennifer Robinson: Body Image in Women over Forty, in: The Melpomene Report, Melpomene Institute for Women's Health Research, Oktober 1983
8 Eßstörungen kommen zwar überwiegend bei jungen Frauen und Heranwachsenden vor, aber es ist alarmierend, daß sie – wenn auch in geringer Zahl – bei Frauen in mittleren Jahren und bei alten Frauen auftreten.
9 Marcia Germaine Hutchinson, Autorin von «Transforming Body Image», zitiert in: Body Hatred, McCalls April 1985, S. 136

Geschäfte mit der Schönheit

Viele Frauen versuchen, ihre äußerliche Erscheinung hinter einer Maske zu verstecken oder ganz zu verändern. Einer Untersuchung zufolge färben die meisten Frauen ihr Haar, um das Grau zu übertönen, am häufigsten Frauen zwischen 40 und 50, nämlich 29 Prozent.[10] Bei den 60- bis 70jährigen sind es noch 17 Prozent.

Es ist gar nicht so einfach, dieser Versuchung zu widerstehen. Denn in jedem Geschäft sehen wir Flaschen, Tuben und Tiegel mit Kosmetika, die uns – laut Werbung – attraktiver machen und jünger aussehen lassen. Die Kosmetikindustrie verdient Milliarden, indem sie uns vermittelt, daß wir nicht älter auszusehen brauchen – nicht älter aussehen dürfen – als wir sind. Da die Gesellschaft insgesamt älter wird, florieren Werbung und Umsatz von Produkten, die angeblich Falten verbergen oder verhindern können.

Die Werbung für Hautpflegeprodukte und die Ratschläge in vielen Frauenzeitschriften stellen unrealistische Vorschriften auf: klare, frische, feste und jugendliche (Haut)... kurz, eine Haut, die keine Zeichen von körperlicher Reife zeigt, von harter Arbeit, Sorgen, Erschöpfung, hormonellen Veränderungen, den Folgen von Schwangerschaft oder den normalen Verschleißerscheinungen des alltäglichen Lebens.[11]

Die Hersteller von Kosmetika brauchen keine Zulassung vom Bundesgesundheitsamt, bevor sie ihre Produkte auf den Markt bringen können. Verantwortungsbewußte Firmen testen ihre Produkte auf Verträglichkeit, bevor sie sie verkaufen. Dennoch enthalten viele Kosmetika gesundheitsbelastende Substanzen, wie zum Beispiel Allergieauslöser. Dem amerikanischen National Institute of Occupational Safety and Health zufolge stehen etwa hundert kosmetische Zutaten im Verdacht, Gesundheitsschäden hervorzurufen.[12] Viele dieser Substanzen können durch die Haut aufgenommen werden, auch durch die Kopfhaut. Seien Sie vorsichtig mit Kosmetika, denen Hormone zugesetzt sind. Normalerweise enthalten sie Östrogen, das das Hormongleichgewicht des Körpers stören kann. Bei Kosmetika mit Hormonzusätzen wird von Nebenwirkungen berichtet, zu denen zum

10 Mündliche Mitteilung der Firma Schwarzkopf
11 Susan Brownmiller: Weiblichkeit, Frankfurt 1984
12 Jane E. Brody: Personal Health, in: the New York Times, 19. September 1984

Beispiel auch vaginale Blutungen bei Frauen über fünfundsechzig gehören.[13]

Für eine kleine, aber wachsende Anzahl von Frauen ist das Bedürfnis, jünger oder schlanker auszusehen, so stark, daß sie sich zu kosmetischen Operationen entschließen, zu Gesichtslifting oder Lifting der Augenlider, zu Operationen, die den Bauch, die Hüften und Oberschenkel oder den Po flacher machen oder Falten an den Händen entfernen. (Falten, Erschlaffungen und Fettdepots werden übrigens in der medizinischen Literatur zur kosmetischen Chirurgie als «Deformationen» bezeichnet.) Frauen scheinen sich immer früher zu solchen Operationen zu entschließen, zwischen vierzig und fünfzig – und sogar schon in den Dreißigern. Manche Frauen hoffen, mit Hilfe der plastischen Chirurgie eine einschneidende Veränderung in ihrem Leben herbeizuführen, aber eine solche Operation ist keine Garantie, daß eine Frau einen Partner oder Job bekommt oder halten kann, noch verändert sich dadurch automatisch ein geringes Selbstwertgefühl.

In den westlichen Bundesländern lassen sich jährlich rund 10 000 Bundesbürger die Nase operativ verändern, davon etwa 8000 Frauen.[14] Die sogenannte Nasenplastik ist nach dem Gesichts-Lifting der zweithäufigste schönheitschirurgische Eingriff. Bei einem entsprechenden ärztlichen Attest sind die Krankenkassen bereit, diese Eingriffe ganz oder teilweise zu zahlen.

Zu den Risiken einer kosmetischen Operation gehören beispielsweise Narbenbildungen, Lähmungserscheinungen an Gesichtsnerven, die sich zurückbilden können oder auch nicht, Wundinfektionen, Blutungen und Blutgerinnsel in der Lunge oder im Hirn.

Die drei letztgenannten Komplikationen können zu schwerwiegenden Körperschäden führen, etwa Erblindung und, in seltenen Fällen, sogar zum Tod.[15]

Hoher Blutdruck kann übermäßigen Blutverlust während einer Operation zur Folge haben. Eine amerikanische Untersuchung zeigte, daß nach 10 Prozent der Lifting-Operationen Hautdefekte auftraten, weil die Blutversorgung nicht mehr richtig funktionierte und die Haut stellenweise abstarb. Die meisten der von solchen Folgeschäden Be-

13 The Medical Letter on Drugs and Therapeutics, 21. Juni 1985
14 Renate Scholz: Körperkorrekturen. München 1990, Seite 24
15 Robin Marantz Henig und die Herausgeber von *Esquire*: How a Woman Ages – Growing Older: What to Expect and What You Can Do About It, New York 1985

troffenen rauchten allerdings mehr als eine Packung Zigaretten am Tag.

Wieso sollten wir uns also gerade in einer Phase des Lebens, in der die Risiken bei medizinischen Eingriffen größer werden, den zusätzlichen Gefahren unnötiger Operationen aussetzen?

Der gesellschaftliche Druck

Beziehungen zu Männern

Viele Frauen befürchten, daß sie mit zunehmendem Alter für Männer nicht mehr anziehend sind. Und das kann bedeuten, auf Sexualität, Erotik und die warme körperliche Intimität verzichten zu müssen. Im Leben der meisten Frauen spielten Männer die Rolle des großen Kritikers. Was Männer von unserer äußeren Erscheinung halten, ob sie uns akzeptieren oder ablehnen, hat starken Einfluß darauf, wie wir uns selbst sehen.

> Im letzten Jahr sagte mir ein sehr viel jüngerer Mann, zu dem ich mich hingezogen fühlte, er suche eigentlich nur eine Freundschaft – ich war am Boden zerstört. Ich nahm an, daß er mich wegen meines Alters sexuell zurückwies, und das zog eine ganze Kette von negativen Gefühlen mir selbst gegenüber nach sich. Ich fand es furchtbar, älter zu werden, und fürchtete, niemand würde mich noch lieben – insbesondere kein Mann. Dieser Schlag wurde dann ausgeglichen durch die Liebe und Aufmerksamkeit eines anderen Mannes. Und doch beschäftigt es mich, daß ich offenbar so sehr abhängig bin von männlicher Meinung, als könne ich mich nicht einfach aus mir selbst heraus gernhaben. Es ist erstaunlich – seit ich diesem anderen Mann begegnet bin, fühle ich mich viel, viel wohler in meiner Haut. Es ist, als ob ich in den Spiegel schaute und eine ganz andere Person sehen würde – als ob meine gesamte äußere Erscheinung je nach Meinung der Männer sich auch tatsächlich verändert. *Eine 45jährige Frau*

Frauen, die nach einem Liebespartner suchen, sorgen sich meist mehr um die Zeichen des Alterns als Frauen, die sich in einer Ehe oder Beziehung aufgehoben fühlen.[16] Eine Scheidung in der Lebensmitte

16 Cleo S. Berkun: Changing Appearance for Women in the Middle Years of Life, in: Elizabeth W. Markson (Hg.): Older Women, Lexington 1983

kann einer Frau das Gefühl vermitteln, wieder in die Zeiten des früheren Konkurrenzkampfes zurückgeworfen zu sein.

Aber auch Frauen in lang bestehenden Ehen oder Beziehungen sind vielleicht frustriert, weil sie sich sexuell unbefriedigt fühlen und glauben, in ihrem Alter sei es unmöglich, neue sexuelle Erfahrungen zu machen.

> Ich habe versucht, mit meinem Mann über unsere Sexualität zu sprechen, aber wir sind schon lange verheiratet, und so ist es sehr schwierig, etwas zu verändern. Dann, als ich den «Hite-Report» las, fühlte ich mich plötzlich bestätigt. Ich hatte nicht gewußt, daß ich ebenfalls ein Recht auf Sexualität hatte und daß das Verlangen, daß ich empfand, das ganz normale Verlangen einer ganz normalen Frau war. Ich fühlte mich daraufhin sehr viel besser, aber ich hatte auch das Gefühl, betrogen worden zu sein. Ich war um die fünfzig und hatte das Gefühl, daß es zu spät war und ich nicht noch einmal von vorn beginnen könnte, weil ich sexuell nicht mehr attraktiv genug war. Ich dachte, dies sei ein Privileg junger Menschen. Man muß einen glatten Körper haben, keine Falten – «knackig» sein, wie ich es nenne. In mir sagte eine innere Stimme immerfort, «Du bist zu alt dafür, wer will dich schon?» Und ich war wütend, weil ich «zu alt» war.
>
> *Eine 61 jährige Frau*

Manche Frauen erhalten dennoch unbefriedigende Ehen oder Beziehungen aufrecht aus Angst, sie seien zu alt, um einen anderen Partner zu finden.[17]

Negative Gefühle dem eigenen Aussehen gegenüber können auch hervorgerufen oder verstärkt werden, wenn eine Frau das Gefühl hat, ihr Partner hätte sich im Lauf der Jahre von ihr abgewandt. In diesem Fall sollte man sich klarmachen, daß ein geringes Selbstwertgefühl dazu führen kann, etwas als Zurückweisung zu empfinden, das gar nicht so gemeint war.[18] Um die negativen Gefühle zu überwinden, muß man manchmal eine neue Beziehung eingehen, aber oft hilft es auch, andere Möglichkeiten zu finden, das Selbstwertgefühl stärken.

17 Berkun, a. a. O., S. 28
18 Troll, Israel und Israel, a. a. O., S. 51

Es ist sehr schön, gemocht zu werden. Ich kann an der Art, wie er mich anschaut, erkennen, daß er mein Gesicht und meinen Körper trotz des Alters liebt, so wie er ist.

Eine 68jährige Frau
seit fünf Jahren wiederverheiratet

Jetzt habe ich das Gefühl, aus einem inneren Selbstwertgefühl heraus in der Welt vorankommen zu wollen, und nicht mit Hilfe meines Aussehens. Und das ist aufregend, denn es macht mich viel abenteuerlustiger. Als jüngere Frau hätte ich nicht den Mut gehabt, eine Universitätskarriere anzustreben.

Eine 43jährige Frau

Ich bin nicht mehr der einsame Mensch wie früher, weil ich innere Stärke entwickelt habe. Ich kann anderen gegenüber mehr Geduld und Mitgefühl aufbringen. Ich hatte immer geglaubt, die Leere in mir könne nur durch jemand anderen ausgefüllt werden. Jetzt endlich entdecke ich, daß ich ganz aus mir selbst heraus eine vollständige und glückliche Person sein kann.

Eine 68jährige Frau

Manche Frauen empfanden ihre Beziehungen zu Männern jedoch als unbefriedigend und belastend und machen sich deshalb keinerlei Gedanken darüber, ob sie für Männer jung genug aussehen.

Wer braucht eigentlich einen alten Mann? Er wird doch nur demnächst in Rente gehen und den ganzen Tag herumsitzen. Es ist anders, wenn eine Frau aufhört zu arbeiten, denn Frauen haben Freundinnen und gehen mit anderen Frauen los. Aber wenn ein Mann aufhört zu arbeiten, muß man immer noch für ihn kochen und waschen. Er hat überhaupt keine Freunde – er sitzt einfach herum und ist im Weg.

Eine 52jährige Frau

Beziehungen zu Frauen

Lesbische Frauen machen sich manchmal weniger Sorgen als heterosexuelle Frauen, ob sie an Gewicht zunehmen oder älter werden. Die Liebe zu einer anderen Frau kann die Wahrnehmung des eigenen Körpers völlig verändern.

110

Als ich mit siebenunddreißig endlich herausfand, daß ich lesbisch bin, veränderte sich mein Körperbild. Der Körper meiner Freundin sah ähnlich aus wie meiner, er hatte Brüste und Kurven und war doch anders. Unsere Liebe basierte auf gegenseitigem Respekt und Zuneigung, der Körper kam an zweiter Stelle. Ich erinnere mich, daß ich ein paar Jahre, nachdem wir uns begegnet waren, in den Spiegel schaute und bemerkte, daß mein Körper sich verändert hatte. Meine Brüste hingen tiefer, sie fielen nicht mehr so auf. Aber vor allem war es das Gefühl in mir, das sich verändert hatte. Meine Brüste waren Teil eines Ganzen, nicht etwas, das angestarrt oder mit kritischem Blick taxiert wurde. Ich stellte fest, daß ich meine Brüste und meinen Körper voll Freude ansah. Ich mochte, was ich sah. Mein Körper gehörte mir.   *Eine 42jährige Frau*

Obwohl ich Schwierigkeiten mit dem Älterwerden habe, glaube ich, daß es als Lesbe leichter ist. Ich fühlte mich weniger bedrückt von dem Anspruch auf ästhetische Vollkommenheit, es macht mir weniger aus, dicker zu werden und Falten zu bekommen. Ich denke, daß ich mehr sexuelle und erotische Möglichkeiten habe als heterosexuelle Frauen in meinem Alter. Ich kann nicht sagen, daß es mir gefällt, älter zu werden. Aber ich fühle mich wohler in meiner Haut als je zuvor. Ich lebe in Frieden mit meinem Körper. Ich bin – meistens – optimistisch, fühle mich attraktiv und selbstbewußt. Mein Leben ist reich, voll, aufregend und wirklich wunderbar.

Eine 50jährige

Viele ältere lesbische Frauen empfinden ebenso wie heterosexuelle Frauen einen starken Druck, jung zu wirken und auszusehen.

Ich kann nicht behaupten, daß ich mir niemals Sorgen machen oder mir nicht bewußt würde, daß ich älter werde. Als ich jung war, beruhte mein Selbstwertgefühl weitgehend auf meinem Aussehen, und es war ein Schock, als ich Falten bekam und älter aussah, vor allem, wo ich mich innerlich so jung fühlte. Ich habe Hemmungen, jüngere Frauen anzusprechen, mache mir Sorgen, ob ich zu ihnen passe, und frage mich, was junge Frauen in mir sehen, wie sie mein Aussehen finden. Meine Liebhaberinnen waren alle viel jünger als ich, und das ist ein Problem. Ich habe Angst, daß ich nicht attraktiv bleibe für sie, und davor, wie sie auf mein Älterwerden und möglicherweise auf meine abnehmende Gesundheit reagieren werden.

Eine 50jährige Frau

Arbeit

Viele Frauen machen sich, wenn sie sichtbar älter werden, Gedanken darum, ob sie wohl ihren Arbeitsplatz verlieren oder ob sie auch weiterhin als Mitarbeiterin geschätzt werden. Wenn wir Arbeit suchen oder einen unbefriedigenden Job gern aufgeben würden, kann uns nur zu deutlich bewußt werden, daß unsere Chancen auf dem Arbeitsmarkt deutlich gefallen sind.

> Ich arbeite freiberuflich in einem jungen Unternehmen. Die Leute, mit denen ich zu tun habe, sind alle so alt wie ich oder jünger, und jedesmal, wenn ich mich um ein neues Projekt bewerbe, gehe ich hin mit dem Gedanken: «Sehe ich noch jung aus, sehe ich jung genug aus?» Ich habe Angst, daß sie mich nicht mehr beschäftigen werden, denn für diese Art von Arbeit stellt man keine fünfzigjährige Frau an. Ich habe Angst davor, was das beruflich für mich bedeuten kann.
> *Eine 39jährige Frau*

Manchmal gelingt es uns, die auf unser Alter anspielenden Attacken von Arbeitgebern oder Kollegen abzuwehren, dank eines starken Selbstbewußtseins und/oder der Unterstützung anderer älterer Kolleginnen.

> Zuerst erschien es mir seltsam, daß in der Abteilung alle etwa fünfunddreißig Jahre jünger sind als ich. Aber dann dachte ich, wenn sie Schwierigkeiten haben, mit einer Kollegin auszukommen, die dem Alter nach ihre Mutter sein könnte, dann ist das ihr Problem!
> *Eine 69jährige Frau*

Manche Frauen stellen auch fest, daß Älterwerden ihnen im Beruf mehr Respekt und mehr Macht einbringt. Älter auszusehen verleiht mehr Glaubwürdigkeit und Autorität. Älter zu sein geht oft einher mit besserer Urteilsfähigkeit, mehr Erfahrung und mehr Gelassenheit. Wir können freier unsere Meinung sagen, und es wird eher auf uns gehört. Das ist natürlich abhängig von der Art der Arbeit; die Vorzüge des Alters werden aber offenbar in höheren Positionen mehr geschätzt.[19]

19 Berkun, a. a. O., S. 24

Als Therapeutin ist mein Alter wirklich von Vorteil. Ich habe viel mehr Erfahrungen und mehr Verständnis für das, was andere Menschen erleben, weil ich so viel länger gelebt habe.

Eine 69jährige Frau

Älter zu werden hat mir in meinem Beruf geholfen. Ich habe so viel mehr Autorität: Die Tatsache, daß ich bekannt bin, daß ich veröffentlicht habe, meine Erfahrungen mit der Leitung einer Abteilung. Meinen Studenten muß ich nicht beweisen, daß ich etwas weiß, für sie ist das selbstverständlich. Natürlich ist es mit fünfundzwanzig viel schwieriger, die Autorität zu haben, die ich jetzt habe. Es wäre einfach unmöglich! Welche Ängste, welche privaten Probleme ich auch haben mag, meine Studenten sehen in mir eine Frau mit Macht.

Eine 56jährige Frau

Alter und Identität

Wir leben in einer Kultur, in der wir aufgrund unseres Aussehens Zurückweisung erfahren, gerade wenn wir als Persönlichkeit am meisten anzubieten haben. Viele Frauen fühlen sich von dieser Gesellschaft betrogen. Andere bemitleiden diejenigen, die hinter unseren Falten und unserem grauen Haar nicht unsere Begabungen und Fähigkeiten erkennen können.

Als ich jünger war, galt ich als attraktiv. Heute habe ich nicht mehr das Gefühl, daß mich Leute ansehen und sagen, «Oh, was für eine attraktive Frau». Und sie tun mir leid, denn ich bin jetzt wirklich ein viel interessanterer Mensch als damals. Aber das ist ihr Problem.

Eine 65jährige Frau

Die gesellschaftlich vorherrschenden Ansichten, wie ältere Frauen auszusehen hätten und wie sie sich verhalten sollten, sind einschränkend und für die Gesellschaft als ganze schädlich. Viele Frauen weigern sich, sich Stereotypen zu unterwerfen, die vorschreiben, wie sie aussehen, sein und sich benehmen sollten. Sie kleiden und bewegen sich, wie sie wollen, richten sich nach ihrem eigenen Geschmack und der eigenen Persönlichkeit. Wir haben voll am Leben teil, soweit unsere Gesundheit es zuläßt und wir es wünschen. Älter werden ist für uns eine neue Erfahrung, und wir geben das Tempo selbst vor, in dem wir diese Erfahrung machen.

Älter zu werden kann wunderbar sein, wenn nicht andere Leute versuchen, einem ihre Regeln aufzuzwingen und Vorschriften zu machen, wie man zu sein hat, wenn man älter wird. Ich breche bewußt so viele Regeln wie ich kann, denn damit kämpfe ich gegen Unterdrückung.

Eine 65jährige Frau

Das Leben ist jetzt für mich weniger verwirrend, alles rückt sich zurecht. In gewisser Weise bin ich glücklicher als mit dreißig – ich mag mich selbst viel lieber. Und ich glaube, das ist der Schlüssel – sich selbst zu mögen, sich selbst die beste Freundin zu sein.

Eine 57jährige Frau

Wir können selbst bestimmen, ob wir von den Möglichkeiten Gebrauch machen wollen – den Kosmetika, der plastischen Chirurgie – die uns angeboten werden, damit wir jünger aussehen. Und viele Frauen erkennen tatsächlich in sich und anderen älteren Frauen eine innere und äußere Schönheit, die sie vorher nicht wahrgenommen haben. Manche Frauen mögen die Zeichen des Älterwerdens und der Lebenserfahrung, die sich in ihrem Gesicht ausprägen und es so viel interessanter machen als die Glätte der Jugend. Wir reagieren jetzt auf andere, bleibende Merkmale in der äußeren Erscheinung, auf eine selbstbewußte Haltung etwa oder einen wachen, lebendigen Gesichtsausdruck.

Ich kenne eine Menge attraktiver alter Frauen. Sie haben Charakter! Sie sind Persönlickheiten! Sie haben gelebt! Eine Freundin in meinem Alter hat ein überaus bewegtes, humorvolles und bezauberndes Gesicht. Sie verführt wirklich jeden!

Eine 79jährige Frau

Selbstvertrauen vermittelt eine Freiheit, die viele Frauen in jüngeren Jahren nie empfanden; sie fühlen sich nicht mehr gezwungen, der Norm des «weiblichen» Sexobjekts zu entsprechen. Sie fühlen sich frei, sie selbst zu sein, ehrlich und offen, und sind erleichtert und entspannt in dieser Freiheit.

Wir alle können bewußt an den eigenen Schönheitsvorstellungen und denen anderer arbeiten. Ältere Frauen können aus anderen Emanzipationsbewegungen lernen, wie man ein besseres Selbstwertgefühl entwickeln kann. So sollten Sie Ihren älteren Freundinnen immer mal sagen, wie gut sie aussehen, wie lebendig und interessant. Wie anziehend die sichtbaren Spuren ihrer Jahre sind, ihrer Erfahrungen, ihres Charakters. Wenn wir einander unterstützen, ist das ein erster Schritt auf dem Weg, die negative Einstellung unserer Kultur gegenüber dem Alter zu verändern.

4 «Gewichtige» Fragen*

Wir alle denken viel zuviel über unser Gewicht nach. In jeder Frauenzeitschrift finden sich Artikel über Diäten und «Fitness». Dem allgemeinen Schlankheitswahn verfallen auch viele Frauen, die keineswegs übergewichtig sind.

Viele Frauen vermeiden gesunde Nahrungsmittel, wie zum Beispiel Milchprodukte, weil sie sie für «Dickmacher» halten, und lassen Mahlzeiten aus, um abzunehmen. Die krankhafte Angst vor dem Dicksein kann eine Ursache dafür sein, daß man sich falsch ernährt. Aber man kann sich auch wohl fühlen und voll Energie sein, ohne sich von den Diät- und Fitnessindustrien mit Millionenumsätzen ausbeuten zu lassen. Unser Geld ist besser angelegt, wenn wir es in gesunde Nahrungsmittel investieren und für Aktivitäten ausgeben, die Spaß machen, uns mit anderen zusammenbringen und dazu unschädlich sind.

Ernährung und Gewicht – kritisch betrachtet

Jede Frau ist einzigartig in Figur, Größe und Körperchemie; diese Faktoren sind weitgehend erblich bedingt.[1] Unser Gewicht ist abhängig davon, wieviel Energie wir unserem Körper zuführen (Nahrung), wieviel Energie wir verbrauchen (Bewegung) und wie schnell unser Körper Energie verbraucht (Stoffwechsel), sowie von weiteren Faktoren, die noch nicht völlig erforscht sind. Die Energiemenge, die wir

---

* Von Jane Hyman, Diana Laskin Siegal und Elizabeth Volz mit besonderem Dank an Esther Rome, Robin Cohen und Mary P. Clarke

1 Albert J. Stunkard u. a.: An Adoption Study of Human Obesity, in : The New England Journal of Medicine, Bd. 314 Nr. 4, 23. Januar 1986, S. 193–198. Obwohl im Titel nur von Fettsucht die Rede ist, war die Untersuchung der Beziehung zwischen biologischen Eltern und adoptierten Kindern nicht auf die übergewichtige Gruppe beschränkt, sondern umfaßte die gesamte Bandbreite: Von sehr dünn bis sehr dick. Die Schlußfolgerung der Untersuchung lautet, daß die Familienbedingung allein offenbar keine sichtbaren Auswirkungen hat. Als «Fettsucht» wird normalerweise definiert, wenn jemand wenigstens 20 Prozent über dem «Idealgewicht» liegt

verbrauchen, um bestimmte Aufgaben erledigen zu können, dazu gehören auch sitzende Tätigkeiten wie Büroarbeit und Lesen,[2] ist von Frau zu Frau unterschiedlich. Untersuchungen zeigen, daß dicke Frauen im allgemeinen weder mehr essen noch sich weniger bewegen als schlanke Frauen.[3] Der Unterschied liegt darin, daß dicke Frauen von Natur aus anders gebaut sind und ein anderes Stoffwechseltempo haben.

Unter dem ständigen Druck, schlank sein zu müssen, versuchen viele Frauen abzunehmen, indem sie die Kalorienzufuhr reduzieren. Das ist so weit verbreitet, daß die meisten von uns unter dem Begriff «Diät», der in seiner ursprünglichen Bedeutung einfach Lebensweise bedeutet (von dem griechischen Wort diaita abgeleitet), etwas ganz anderes verstehen, nämlich einen Ernährungsplan zum Abnehmen. Diät halten um abzunehmen kann zu einer Lebensform werden. Die meisten Menschen, die Diät halten, entwickeln niemals ein gesundes Eßverhalten. Wenn man eine Diät anfängt mit wenig Kalorien, reagiert der Körper, als ob er hungerte, und versucht, so viel Energie wie möglich zu speichern, indem er den Stoffwechsel verlangsamt. Die Stoffwechselgeschwindigkeit kann mit jeder Diät weiter gesenkt werden und bleibt möglicherweise auch dann noch sehr gering, wenn man erst einmal wieder zu den normalen Eßgewohnheiten zurückgekehrt ist. Das bedeutet ironischerweise, daß man nach jeder Diät noch leichter zunimmt. Der Körper nimmt mehr Fett auf, um sich für den Fall zu schützen, daß man ihm wieder Nahrung vorenthält. Dies erklärt teilweise, warum 90 bis 99 Prozent all derer, die eine Diät machen, spätestens innerhalb von fünf Jahren ihr altes Gewicht wieder erreicht haben oder sogar noch mehr wiegen als zuvor.[4] Es erklärt außerdem, warum manche Wissenschaftler die Ansicht vertreten, eine mehrfach wiederholte niedrigkalorische Diät könne einer der Hauptgründe für die Gewichtszunahme sein.[5]

Frauen fühlen sich aber nicht nur gezwungen abzunehmen, weil

2 Susan C. Wooley, O. W. Wooley, Susan R. Dyrenforth: Theoretical, Practical and Social Issues in Behavioral Treatment of Obesity, in: Journal of Applied Behavior Analysis, Bd. 1, Frühjahr 1979, S. 8
3 Susan C. Wooley, O. W. Wooley: Obesity and Women – I. A Closer Look at the Facts, in: Women's Studies International Quarterly, Bd. 2, 1979, S. 69–79
4 W. Bennett, J. Gurin: Do Diets Really Work?, in: Science, Bd. 82, März 1983, S. 43
5 Wooley und Wooley, a. a. O.

Schlanksein «in» ist, sondern weil Mediziner meinen, «Übergewicht» sei ein Risikofaktor für eine Vielzahl von z. T. schwerwiegenden Krankheiten. Die vorliegenden Untersuchungen über den Zusammenhang von Gewicht und Gesundheit widersprechen einander jedoch, und viele sind fehlerhaft. In vielen Untersuchungen wurde eine Relation zwischen hohem Gewicht und frühem Tod festgestellt, aber längst nicht in allen. Viele Untersuchungen ziehen andere bekannte Risikofaktoren, wie Zigarettenrauchen, wiederholtes Diäthalten oder erbliche Faktoren nicht in Betracht, und die meisten Arbeiten fußen nicht auf Untersuchungen, die durchgeführt wurden. Eine Untersuchung, bei der auch Frauen berücksichtigt (aber nicht nach mehrfach wiederholten Diäten befragt) wurden, kam zu folgendem Ergebnis: Die Todesrate bei Frauen, deren Gewicht viele Jahre lang 55 bis 65 Prozent über dem lang, was laut Tabellen als Durchschnitt gilt, lag höher als bei «Normalgewichtigen».[6] Das bedeutet, daß man, je nach Größe und Körperbau, über viele Jahre etwa 65 bis 110 Pfund «Übergewicht» haben muß, bis sich das schädlich auswirkt.

Das Problem bei der Interpretation von Untersuchungen zum Körpergewicht liegt schon darin, was unter dem Begriff «Übergewicht» zu verstehen ist. Wir lesen Gewichtstabellen oft in der Annahme, jede Form von «Übergewicht» sei grundsätzlich schlecht, ganz unabhängig vom Alter, von der Art des Körpergewebes und der Verteilung des Fettgewebes. Aber «Gewicht» kann vielerlei bedeuten. Denn wir wiegen ja nicht nur das Körperfett; ein besserer Indikator ist zum Beispiel die Dicke von Hautfalten, etwa am Bauch oder am Po. Wenn man durch sportliche Aktivitäten und Körpertraining an Gewicht zunimmt, bedeutet das alles andere als ein Risiko für die Gesundheit. Denn ein höheres Gewicht durch die Zunahme von Muskelmasse stärkt die Knochen und hilft Osteoporose vorzubeugen.

Außerdem zeigen neuere Forschungsarbeiten, daß bei Untersuchungen über die Verbindung von Gewicht und Krankheit nicht nur die Menge von Fettgewebe, sondern die Verteilung von Fett am Körper berücksichtigt werden muß. Fettgewebe galt einst als inaktive Körpermasse, ist aber offensichtlich an einer ganzen Reihe von Stoffwechselvorgängen beteiligt, die in den verschieden Körperpar-

6 Artemis Simopoulos, T. Van Itallie: BodyWeight, Health and Longevity, in: Annals of Internal Medicine, Bd. 100, Nr. 2, Februar 1984, S. 285–295

tien unterschiedlich ablaufen. Frauen zwischen vierzig und neunundfünfzig, bei denen sich das Fettgewebe ähnlich wie bei Männern hauptsächlich an der Taille und dem Oberkörper anlagert, haben signifikant häufiger hohen Blutdruck, Diabetes und Gallenleiden als Frauen, bei denen sich das Fett vorwiegend auf die untere Körperhälfte verteilt. Arthritis hingegen steht offenbar eher im Zusammenhang mit einer Fettanlagerung auf den Hüften. In diesem Fall scheinen Faktoren wie die Ansammlung von Fett an den Gelenken oder die Wirkung von Fettgewebe auf die Haltung und Bewegung wichtiger zu sein als der Stoffwechsel des Fettgewebes.[7]

Außerdem verändern sich mit zunehmendem Alter die Bedürfnisse des Körpers. Manche Untersuchungen zeigen zwar, daß die Bedeutung des Verhältnisses von Gewicht und Größe für die Langlebigkeit mit dem Alter zunimmt. Dennoch sollten sich gesunde Leute keine Gedanken machen, wenn sie beim Übergang von den frühen Erwachsenenjahren in die späten mittleren Jahre etwas zunehmen. Das Gewicht, das die Versicherungen für ihre Berechnungen zugrunde legen, ist für Frauen in ihren Fünfzigern und Sechzigern zu niedrig angesetzt. Frauen, die ein bißchen zunehmen, haben offenbar im Gegensatz zu früheren Theorien sogar gesundheitliche Vorteile.[8] Einer davon: Im Fettgewebe wird nach dem Wechsel auch weiterhin Östrogen gebildet. Dieses Hormon schützt Frauen u. a. vor Knochenschwund (Osteoporose, siehe auch Seite 459).

Wenn wir älter werden, wird ein Teil des Muskelgewebes durch Fettgewebe ersetzt. Selbst bei gleichbleibendem Gewicht haben wir im Verhältnis mit achtzig mehr Fettgewebe als mit vierzig. Da die Erhaltung von Fettgewebe weniger Energie verbraucht als die Erhaltung von Muskelgewebe, müßten wir zwischen zwanzig und sechzig unsere Kalorienzufuhr um 10 bis 15 Prozent einschränken, nur um das gleiche Gewicht zu halten.[9] Aber bei einer solchen langfristigen Einschränkung der Nahrungsaufnahme ist möglicherweise keine ausgewogene Ernährung mehr möglich.

7 Arthur J. Hartz, David C. Rupley, Alfred A. Rimm: The Association of Girth Measurements with Disease in 32 856 Women, in: American Journal of Epidemiology, Bd. 119, Nr. 1, 1984, S. 71–80
8 Reubin Andres: Impact of Age on Weight Goals, in: Health Implications of Obesity, Program and Abstracts, National Institutes of Health Consensus Development Conference, 11.–23. Februar 1985, S. 77–80. Vollständigere Informationen in: Reubin Andres u. a. (Hg.): Principles of Geriatric Medicine, New York, 1985, S. 311–318
9 Daphne A. Roe: Geriatric Nutrition, Englewood Cliff, New Jersey 1983, S. 64

Die große Rolle, die in unserer Gesellschaft das «Ideal»gewicht spielt, verstellt den Blick darauf, welche Schäden das fortwährende Schlankheitsdiktat verursacht. Dicke Frauen leiden mehr unter der Diskriminierung als an irgendwelchen Gesundheitsproblemen, die mit dem Gewicht zusammenhängen. Viele Menschen, die Diät halten, haben emotionale Schwierigkeiten, die etwas mit den Auswirkungen des Hungers auf den Körper zu tun haben. Studien zeigen, daß gewichtsbedingte emotionale Störungen im Zusammenhang stehen mit einer Neigung zum Übereessen, der Abwertung des eigenen Körperbildes und den Komplikationen des Diäthaltens. Es gibt eine Verbindung zwischen nächtlichen Freßanfällen, Schlaflosigkeit sowie dem Auslassen des Frühstücks und belastenden Lebensumständen, die oft mit Depressionen verbunden sind[10] und durch sinnlose Diätversuche noch verschlimmert werden können.

Bei den folgenden «Diäten» bestehen zusätzlich zu den allgemeinen Risiken, von denen oben die Rede war, noch weitere Gefahren:

● *Die Einnahme von «Diätpillen»* (Appetitzügler). Nur weil ein Medikament von einem Arzt verschrieben wurde, heißt es noch nicht, daß es wirksam oder unschädlich ist. Viele der verschriebenen «Diätpillen» enthalten aufputschende Substanzen, die die Körperfunktionen beschleunigen, Schlaflosigkeit, Durchfall, schwere Kreislaufprobleme, Depressionen und Psychosen verursachen können. Appetitzügler können abhängig machen, zu gewalttätigem Verhalten führen und sogar tödlich sein. Wegen dieser großen Gesundheitsrisiken sind die meisten «Schlankmacher» rezeptpflichtig und sollen nie länger als drei bis vier Wochen genommen werden. Verschiedene freiverkäufliche Diätpillen enthalten DL-Norephedrin, auch Phenylpropanolamin (PPA) genannt, das chemisch den Amphetaminen ähnelt. PPA erhöht den Blutdruck (insbesondere in Kombination mit Koffein) und verändert die Gehirnfunktion. Ob es überhaupt helfen kann, das Gewicht zu reduzieren, ist nicht erwiesen. PPA findet sich auch in Medikamenten gegen Schnupfen und Erkältungskrankheiten. Viele Erkältungsmittel enthalten außerdem Koffein, was die Wirkung von PPA noch verstärkt. So können selbst empfohlene Dosierungen zum Herzinfarkt oder zu Hirn-

10 Albert Stunkard, Thomas A. Wadden: The Adverse Psychological Effects of Obesity, in: Health Implications of Obesity, NIH Consensus Development Conference, 11.–13. Februar 1985, S. 59–62

blutungen führen und sogar tödlich sein. *Es kann leicht zu einer gefährlichen Überdosierung kommen, wenn man gleichzeitig Diätpillen und Erkältungsmittel einnimmt, die PPA enthalten.*

- *Diäten, die viel Eiweiß und manchmal auch viel Fett und wenig Kohlehydrate enthalten.* Sie erhöhen die Blutfettwerte und damit das Risiko für Herz-Kreislauf-Krankheiten, verstärken den im Alter ohnehin erhöhten Kalziumverlust aus den Knochen und führen zur Unterzuckerung, was wiederum «Heißhunger» auf kohlehydratreiche Nahrungsmittel auslöst. Die möglichen Folgen: Kreislaufzusammenbrüche und Depressionen.

- *Grapefruit-, Bananen-, Eier- oder andere Diäten, die sich nur auf ein Nahrungsmittel beschränken.* Kein Nahrungsmittel ist für sich allein ein «Wundermittel» zum Abnehmen. Kein in ihnen enthaltenes Enzym kann Fett wegschmelzen oder sonstwie aus dem Körper entfernen. Diäten mit vielen Eiern führen dem Körper viel zuviel Cholesterin zu und gefährden Herz und Kreislauf. Außerdem fehlen diesen Diäten die lebenswichtigen Nährstoffe einer vollwertigen, ausgewogenen Ernährungsweise.

- *Eiweißprodukte in Pulver- oder flüssiger Form.* Diese Produkte, die auch als Protein-sparings bezeichnet werden, sollen nicht nur schlank machen, sondern auch den Muskelaufbau unterstützen. Sie können schädliche Wirkungen haben, wie zum Beispiel Herzrhythmusstörungen. Auch Todesfälle sind im Zusammenhang mit diesen Produkten bekanntgeworden.[11] Sie sollten deshalb auch nur unter Aufsicht eines Arztes verwendet werden, der Spezialkenntnisse zu Ernährungs- und Gewichtsfragen hat.

Zwei schwere Eßstörungen, Magersucht (Anorexia nervosa) und Bulimie, von denen in erster Linie Frauen, zunehmend aber auch jüngere Männer, betroffen sind, treten immer häufiger auf. Darin spiegelt sich die allgemeine Tendenz unserer Gesellschaft, Schlanksein um jeden Preis zu belohnen. Bei der Magersucht hungert sich die Betroffene, zunächst freiwillig, selbst aus. Bei der Bulimie manipulieren die Betroffenen gezielt ihren Körper: Nachdem sie sich erst überessen, sorgen sie dafür, daß die Nahrung schnell wieder ausgeschieden wird. Sie bringen sich entweder zum Erbrechen oder nehmen übermäßig viele Abführmittel. Magersucht ist eher unter jungen Frauen verbrei-

11 Rafael A. Lantigua u. a.: Cardiac Arrhythmias Associated with a Liquid Protein Diet for the Treatment of Obesity, in: The New England Journal of Medicine, Bd. 303 Nr. 13, 25. September 1980, S. 735–738

tet, aber die Zahl der Betroffenen unter den älteren Frauen steigt. Bulimie kommt offenbar in allen Altersgruppen vor. Magersucht und Bulimie können das *Ergebnis* schwerer Depressionen, sie können aber auch die *Ursache* dafür sein. Mit beiden gehen eine Reihe körperlicher Probleme einher, zum Beispiel Zahnschmelzabbau (durch die hochgewürgte Magensäure), Verminderung der Resorption von Nährstoffen aus dem Darm, Verlust des Würgereflexes und massive Störungen im Wasser- und Mineralhaushalt des Körpers, die sogar zum Tod führen können. In einigen älteren amerikanischen Diät-Bestsellern wurden diese gefährlichen Manipulationen des eigenen Körpers sogar noch als «Methoden» zum Abnehmen empfohlen.[12]

Therapeuten, die Menschen mit Eßstörungen behandeln, schließen sich inzwischen der feministischen Sichtweise dieses Problems an. Frauen sind häufiger als Männer von Magersucht und Bulimie betroffen, weil sie keine gesellschaftliche Macht haben und ihnen statt dessen fortwährend die Botschaft vermittelt wird, sie hätten vor allem schlank zu sein, dann würden sie auch gesellschaftlich akzeptiert.

> Ich hatte das Gefühl, nicht über mein Leben bestimmen zu können. Es gab nur einen Bereich, wo ich Kontrolle ausüben konnte – mein Essen –, und das tat ich. Letztlich jedoch hatte ich es nicht in der Hand – es hatte mich in der Hand. Ich konnte nicht aufhören, als ich aufhören wollte.
>
> *Eine 45jährige Frau*

Schlankheit wird derart überbewertet, daß manche Frauen vor lauter Stolz auf ihr niedriges Gewicht gar nicht erkennen, daß sie unterernährt sind. Dünne Leute sind jedoch anfälliger für bestimmte Krankheiten, zum Beispiel Lungenleiden, lebensbedrohliche Infektionen, Magengeschwüre und Anämie.[13] Untersuchungen zeigen, daß ältere Menschen, die «signifikant untergewichtig» sind, früher sterben als solche, die kein Untergewicht haben.[14] Aber der Begriff «Untergewicht» ist ebenso umstritten wie der Begriff «Übergewicht». Als untergewichtig gilt im allgemeinen, wer 10 bis 15 Prozent unter dem Wert liegt, den die Normtabelle vorgibt. Viele Untersuchungen über das

12 O. Wayne Wooley, Susan Wooley: The Beverley Hills Eating Disorders: The Mass Marketing of Anorexia Nervosa, in: International Journal of Eating Disorders, Bd. 1 Nr. 3, 1982, S. 57–69
13 Paul Ensberger: Fat and Thin – Not Black and White, in: Radiance, Bd. III, Frühjahr 1986, S. 21–22
14 Simopoulos und Van Itallie, a. a. O.

Gewicht berücksichtigen jedoch nicht, ob die Untersuchten rauchten oder früher bereits Krankheiten hatten, was beides sowohl zu Untergewicht als auch zu einem frühen Tod geführt haben kann.

Für manche Frauen ist es völlig normal und in Ordnung, dünn zu sein, für andere dagegen, dick zu sein. Wenn wir älter werden, verlieren wir allerdings häufig an Gewicht, einfach weil wir nicht mehr genug essen. Ursache können Depressionen oder Einsamkeit sein oder auch mangelndes Interesse, Essen zuzubereiten oder zu sich zu nehmen, körperliche Störungen, die die Zubereitung oder das Kauen schwierig machen, mangelnde finanzielle Mittel und Veränderungen in der Geschmackswahrnehmung. Gewichtsverlust kann außerdem hervorgerufen werden durch die Einnahme bestimmter Medikamente, durch bestimmte Krankheiten, wie jugendlicher Diabetes, eine überaktive Schilddrüse oder Krebs. Wenn Sie abnehmen, aber nicht genau wissen, warum, oder wenn Sie längere Zeit keinen Appetit haben, sollten Sie zum Arzt gehen, um sich zu vergewissern, daß sich keine schwerwiegendere Ursache dahinter verbirgt.

Gesundes Gleichgewicht: Essen und Bewegung

Die Vorstellung, es gäbe ein «Idealgewicht», das für alle Frauen oder Gruppen von Frauen gleichermaßen Geltung hat, sollte samt und sonders aufgegeben werden.[15] Statt dessen sollten wir darauf achten, uns ausreichend und gesund zu ernähren und uns genug zu bewegen. Wir müssen umdenken und ein neues Eßverhalten und neue Bewegungsformen entwickeln, wenn wir mit den alten Mustern nicht mehr zurechtkommen. Hier einige Vorschläge:

- *Achten Sie darauf, ob Ihr Körper Hunger oder Sättigung signalisiert.* Jahrelanges Diäthalten und häufiges Erbrechen kann dazu führen, daß man die Wahrnehmungsfähigkeit für die Signale des eigenen Körpers verliert. Essen Sie, wenn Sie Hunger verspüren, und hören Sie auf, wenn Sie satt sind.
- *Lernen Sie, sich gesund zu ernähren.* Im Grunde genommen bedeutet das, weniger süße und fetthaltige Nahrungsmittel zu sich zu neh-

15 T. R. Knapp: A Methodological Critique of the «Ideal Weight» Concept, in: Journal of the American Medical Association, Bd. 250, 1983, S. 505–510

men und sie zu ersetzen durch Vollwertgetreide, Vollkornprodukte, Gemüse, Obst und Hülsenfrüchte. Wenn Sie beispielsweise am Tag vier Schokoriegel essen, nehmen Sie etwa 1600 Kalorien zu sich, aber Ihr Körper bekommt trotzdem nicht, was er braucht.

- *Bewegung.* Fangen Sie langsam an. Übertreiben Sie nicht. Wenn Sie sich zwingen, mehr zu tun, als Ihnen angenehm ist, werden Sie nicht dabeibleiben. Viele Untersuchungen zeigen auf, daß Menschen, die 300 bis 350 Kalorien am Tag durch Bewegung verbrennen (2100 bis 2500 in der Woche), sich besser und fitter fühlen und mehr Energie haben. Manche Leute brauchen zwei Jahre oder länger, um dahin zu kommen. In 20 Minuten verbrauchen Sie mit leichter Hausarbeit etwa 90 Kalorien, 100 Kalorien mit raschem Gehen und 240 Kalorien mit Schwimmen. Außerdem bleibt der Energieverbrauch nach einer größeren Anstrengung noch für Stunden erhöht. Einer Untersuchung zufolge verloren Frauen mit «Übergewicht» bis zu zwanzig Pfund in einem Jahr, ohne die Kalorienzufuhr zu verändern, einfach dadurch, daß sie jeden Tag eine halbe Stunde spazierengingen.[16]

Monate der Unbeweglichkeit und Schmerzen hatten meine Bewegungsfähigkeit erheblich eingeschränkt. Ich schwimme sehr gern, aber zuerst konnte ich nur eine Länge im Schwimmbecken gehen. Das Gehen wurde durch das Wasser erleichtert. Als ich mich wohl genug fühlte, eine Bahn zu schwimmen, mußte ich ausruhen, bis mein Puls sich wieder normalisiert hatte. Ich brauchte zwanzig Monate, bis ich dreißig Bahnen in einer Stunde schwimmen konnte. Immer wieder wurde ich durch Krankheiten zurückgeworfen, was bedeutete, daß ich wieder langsam von vorn anfangen mußte. Jetzt habe ich durch Schwimmen, Gehen und Treppensteigen mein Ziel erreicht, mit sportlicher Betätigung 2000 Kalorien in der Woche zu verbrennen. *Eine 61 jährige Frau*

- *Wenn Sie unterernährt sind, versuchen Sie, mehr zu essen.* Das geht am besten, wenn man häufiger kleine Mahlzeiten zu sich nimmt, die reich an Nährstoffen und Kalorien sind, wie Eis, Pudding, Milchshakes, Käse, Nüsse, Nußmus, Vollkornkekse, Cracker und Kuchen. Wählen Sie die Gemüse- und Obstsorten mit den meisten Kalorien. Nehmen Sie zusätzlich zu Ihren regulären Mahlzeiten

16 G. Gwinup: Effects of Exercise Alone on the Weight of Obese Women, in: Archives of International Medicine, Bd. 135, 1975, S. 676–680

angereicherte Instant-Getränke zu sich. Schmecken Sie Ihr Essen mit Kräutern und Gewürzen kräftig ab, um den Appetit anzuregen. Wenn Ihnen das Essen keinen Spaß macht, richten Sie es so ein, daß Sie möglichst mit anderen gemeinsam essen können.

- *Führen Sie Buch.* Schreiben Sie jeden Tag auf, wieviel Sie trainiert haben, was und wieviel Sie gegessen haben (schreiben Sie es in den ersten fünfzehn Minuten nach dem Essen auf). Wenn Sie feststellen, daß Sie mehr abnehmen oder zunehmen, als Sie wollen, kann eine Überprüfung anhand eines genau geführten Tagebuchs sehr aufschlußreich sein. Betrachten Sie die Berichte über den Zeitraum von einer Woche, nicht jeden Tag. Auf diese Weise bekommen Sie einen Überblick, was Sie durchschnittlich zu sich nehmen.

- *Setzen Sie sich Ziele.* Unrealistische Ziele können nur zu Mißerfolgen führen. Manchmal scheint ein erreichbares Ziel nur sehr klein zu sein («einen Tag in der Woche nehme ich ein Stück Obst mit zur Arbeit anstatt Kekse»), aber die Tatsache, daß Sie es erreichen, hilft, den nächsten Schritt in Angriff zu nehmen.

- *Überprüfen Sie Ihre Umgebung.* Gestalten Sie Ihre Mahlzeiten so attraktiv, schmackhaft und vergnüglich wie möglich. Lassen Sie keine Parties oder Feiern aus, nur weil Sie Angst vor dem üppigen Buffet haben. Amüsieren Sie sich, und wählen Sie von den angebotenen Speisen die hochwertigsten (mageres Fleisch, Gemüse, Früchte) aus – oder bringen Sie Ihr eigenes Essen mit.

- *Genießen Sie das, was Sie essen oder tun.* Wenn Sie zum Beispiel unter mehreren Plätzchensorten wählen, denken Sie daran, daß ein Keks aus Hafermehl und Rosinen Ihnen mehr Nährstoffe gibt als ein Schokoladenkeks. Ein Glas entrahmter Milch und eine Kartoffel haben ungefähr die gleiche Kalorienmenge wie die gleiche Menge Cola und zehn bis fünfzehn Pommes frites. Aber die Milch und die Kartoffel liefern Protein, Kalzium, Vitamin A und D und andere Nährstoffe, wähend Cola und Pommes frites nur Kalorien und sonst so gut wie gar nichts enthalten. Wenn Sie sich jedoch für den Schokoladenkeks oder die Pommes frites entscheiden, essen Sie mit Genuß. Was es auch sein mag, wenn Sie Ihre Lieblingsspeise wählen, um sich zu verwöhnen, dann ist das eine bewußte Entscheidung und kein «Versagen».

Gestern abend bestellte ich in einem Restaurant fritierte Krabben und Pommes frites, denn genau das wollte ich. Ich machte mir nicht selbst etwas vor, indem ich gedünsteten Fisch und eine gebackene

Kartoffel nahm, obwohl ich darauf gar keinen Appetit hatte. Ich war zufrieden mit meiner Entscheidung, und ich weiß, ich werde mich nicht mehr überessen wie zu der Zeit, als ich das Gefühl hatte, daß mir etwas fehlt.

Eine 58jährige Frau

Ich bin in meinen alten Jahren ein solches Schleckermaul geworden; ich kann, wenn ich Bonbons oder Süßigkeiten im Haus habe, einfach nicht widerstehen. Meine Nachbarin gab mir den Tip für einen wunderbaren Ersatz: gefrorene Bananenscheiben. Man friert eine geschälte, in Folie eingewickelte Banane ein, dann schneidet man mit einem scharfen Messer so viele Scheiben ab, wie man will und wickelt den Rest wieder ein. Es ist erstaunlich, wie sehr eine Banane nach Bonbons schmeckt, wenn sie gefroren ist.

Eine 75Jährige Frau

Ich sorge dafür, daß meine Lieblingsspeisen im Kühlschrank sind – Salat, gekochte Kartoffeln und gedämpfter Brokkoli – um den Sirenenklängen im Fernsehen, den Zeitschriften und Zeitungen zu widerstehen. Manchmal habe ich das Gefühl, die ganze Welt ist darauf aus, mir das Geld mit ungesunder Nahrung aus der Tasche zu locken.

Eine 61jährige Frau

5 Gesunde Ernährung*

Nahrung ist in vieler Hinsicht für uns von großer Bedeutung: Was wir essen, steht in einem tiefen Zusammenhang mit unserer Gesundheit, unseren Gefühlen uns selbst gegenüber, unseren Beziehungen zu anderen Menschen und unseren Familien, unserer ethnischen Herkunft und unserer Rolle als Frau.

> Wenn ich als kleines Mädchen Grippe hatte, kochte meine Mutter mir Hühnersuppe. Bis heute denke ich, wann immer ich Hühnersuppe rieche, daran, wieviel besser es mir danach ging. Auch heute noch will ich die Suppe, wie meine Mutter sie für mich machte, wenn ich mich schlecht fühle. Dieses Zeug in Dosen ist kein wirklicher Ersatz
> *Eine 68jährige Frau*

Die meisten Frauen sind sehr erfahren in der Planung und Zubereitung von Essen. Sie haben viele Stunden damit zugebracht, neue Rezepte zu sammeln und auszuprobieren oder immer und immer wieder die Lieblingsspeisen ihrer Kinder zuzubereiten. Für ein bis drei Mahlzeiten am Tag sorgen zu müssen, siebenmal in der Woche, kann die Kochbegeisterung allerdings manchmal ganz schön dämpfen. Für viele Frauen ist es selbstverständlicher, für andere zu sorgen, als für sich selbst. Und wenn man sich einsam fühlt, ist es gar nicht so einfach, sich ein schönes Mahl zuzubereiten. Viele Frauen genießen es auch, von den festgelegten Zeitplänen und komplizierten Mahlzeiten befreit zu sein, vergessen dabei aber, auf die eigenen Bedürfnisse zu achten.

> Seit mein Mann tot ist und meine jüngste Tochter das Haus verlassen hat, fällt es mir schwer, richtig zu kochen – nur für mich selbst. Wenn ich nicht vorausplanen würde, stünde ich am Kühlschrank und würde alles essen, was gerade da ist – sauer Eingelegtes, Eis, kalte Würstchen, was auch immer.
>
> *Eine 55jährige Frau*

* Von Elizabeth Volz und Diana Laskin Siegal mit Hilfe von Mary P. Clarke
Besonderer Dank an Kathleen I. Mac Pherson

Ich habe nach dem Tod meines Mannes zehn Pfund zugenommen. Ich esse gern Süßes, aber er durfte, weil er krank war, nur bestimmte Nahrungsmittel essen, und ich aß, was ich für ihn zubereitete. Als es vorüber war, empfand ich eine gewisse Befreiung, und verwöhnte mich mit all den «verbotenen» guten Sachen. Jetzt versuche ich, stärker zu planen, was ich essen will. Ich koche vor und friere kleine Portionen ein, die ich, wenn ich sie brauche, einfach in kochendes Wasser legen kann. Ich backe eine große Schichttorte, friere die Hälfte ein und stelle den Rest in den Kühlschrank, damit etwas da ist, wenn ich Appetit darauf habe. Aber ich bin dann nicht versucht, alles auf einmal zu essen.

Eine über 80jährige Frau

In besonderem Maße wird für bearbeitete Lebensmittel geworben, die viel Profit einbringen: Für süße Getränke, die Spaß und ewige Jugend versprechen, aber nur leere Kalorien spenden. Auf Wochenmärkten, in Gesundheitsläden und spezialisierten Gemüse- und Lebensmittelgeschäften kann man Nahrungsmittel kaufen, die es in Supermärkten nicht ohne weiteres gibt. Aber zunehmend reagieren die Geschäftsführer von Supermärkten auch auf das wachsende Ernährungsbewußtsein der Konsumenten und bieten Vollkornbrot und -kekse an, Tofu und ein reichhaltigeres Angebot an Obst und Gemüsen. Heute gibt es jede Menge exotische Produkte und neue Nahrungsmittel zu kaufen, was bedeutet, daß wir unter einem noch größeren Angebot wählen können und neue Geschmackserlebnisse vermittelt bekommen.

Gesünder essen bedeutet im allgemeinen, die Ernährung umzustellen und diese Umstellung dann allmählich anzugehen. Ein erster Schritt: herausfinden, worin eine gesunde Ernährung besteht. Gesunde, unbearbeitete Lebensmittel können durchaus gut und interessant schmecken, wenn man sie richtig zusammenstellt und zubereitet (siehe Literaturliste Seite 772). Eine Frau, die an Gastritis, Kopfschmerzen und Verstopfung litt, berichtete:

Ich entschloß mich, einige der Ernährungsratschläge in die Praxis umzusetzen. Ich hörte auf, weißen Zucker zu essen, in jeder Form. Keine bearbeiteten Lebensmittel mehr, kein Weißbrot, keine Nudeln, dafür mehr frisches Gemüse und Vollkornprodukte. Das war vor fünf Jahren, und jetzt sind alle meine Beschwerden verschwunden.

Achtung, Bio-Schwindel

Nicht alles, worauf «Bio» steht, ist auch wirklich aus kontrolliert biologischem Anbau und wird ohne chemische Dünger und Schädlingsvernichtungsmittel hergestellt. Noch gibt es keine gesetzlichen Regelungen, die es verbieten, Bio-Produkte auf den Markt zu bringen, die diesen Namen nicht verdienen. Doch die wenigen verläßlichen Anbieter haben sich eigene Bezeichnungen und Firmenzeichen gegeben, an denen ihre Waren erkannt und von anderen unterschieden werden können:

WARE AUS KONTROLLIERTEM ANBAU

Zur Zeit gibt es in der Bundesrepublik fünf Anbauorganisationen, die sich den strengen Richtlinien und den Kontrollen der ‹Stiftung Ökologischer Landbau› verpflichtet haben.

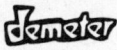 Biologisch-dynamischer Anbau nach der anthroposophischen Lehre Dr. Rudolf Steiners.

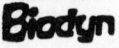 Warenzeichen eines Demeter-Umstellungsbetriebes.

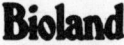 Organisch-biologischer Anbau.

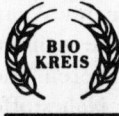 Ware aus ‹überwachtem biologischen Anbau›.

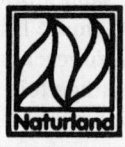 Anbau gemäß den Rahmenrichtlinien der ‹Stiftung Ökologischer Landbau›.

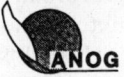 Arbeitsgemeinschaft für ‹naturnahen Obst-, Gemüse- und Feldfruchtanbau e. V.›.

Finden können Sie die Erzeugnisse vor allem in Naturkostläden und in Reformhäusern.

Quelle: Sonderheft Umweltschutz, Stiftung Warentest 1990

Keine Freude am Essen

Die Gesellschaft anderer kann beim Essen besonders wichtig sein. Versuchen Sie, es zu einem vergnüglichen, geselligen Ereignis zu machen. Machen Sie einen Plan, wie Sie ein oder zwei Mahlzeiten in der Woche mit Freundinnen einnehmen können. Überlegen Sie, ob Sie auswärts essen gehen wollen – Essen ist in bestimmten Einrichtungen im allgemeinen billiger, und es ist einfacher, sich mit Freunden mittags dort zu treffen. Für Menschen über fünfundsechzig werden in den meisten Altentagesstätten einmal am Tag heiße Mahlzeiten angeboten. Manche großen Firmen und Verwaltungen geben Gastausweise für ihre Kantinen aus.

Manche Frauen meiden solche Mittagstische, weil sie fälschlich der Ansicht sind, sie seien nur für Bedürftige da, oder weil sie mit den «Alten» nichts zu tun haben wollen. Viele aber von denen, die Gebrauch von dieser Möglichkeit machen, haben viel Spaß daran und gehen immer wieder hin.

Nicht jede kann das Haus verlassen, um anderswo zu essen, und nicht jede lebt in einer Gemeinschaft, aber für die meisten Frauen ist es durchaus möglich, ihr Heim zu einem Ort machen, wo Menschen sich gern aufhalten – und dann andere zu sich bitten. Sich gegenseitig abwechselnd zu bekochen macht Spaß und ist wirtschaftlich.

Es ist leichter, sich gesund zu ernähren, wenn man die Vorratshaltung und die Zubereitung von Nahrungsmitteln vereinfacht. Wenn Sie zum Beispiel einen Gefrierschrank haben, können Sie größere Mengen vorkochen, in Einzelportionen teilen und einfrieren. Sie müssen kein kompliziertes Menu zubereiten, um genug Nährstoffe aus der Nahrung zu bekommen. Frische oder gefrorene Gemüse lassen sich in einem Dampfkochtopf in fünf bis zehn Minuten zubereiten (Dampfeinsätze kosten etwa 11 bis 13 Mark). Auch Geflügelteile, Fisch oder Fleisch ist in kurzer Zeit gar. Fettarme Milchprodukte wie entrahmte Milch, Hüttenkäse und Joghurt können nahrhafte, bequeme Zwischenmahlzeiten sein. Getreide, zum Beispiel braunen Reis, kann man als eigenes Gericht essen, Getreideprodukte können Sie aber auch als Müsli zu sich nehmen (Weizenschrot, Haferflocken, Weizenkeime, Kleie) oder als Vollkornbrot, Vollkornkekse und -nudeln.

Aber noch andere Umstände beeinflussen unsere Eßgewohnheiten. Wer zum Beispiel zu weit von Geschäften entfernt wohnt oder zu viele Stufen steigen muß, wird möglicherweise immer nur kleine Mengen einkaufen. In manchen Wohnungen gibt es auch zu wenig Platz, um Nahrungsmittel aufzubewahren, oder der Kühlschrank oder der Herd funktioniert nicht richtig. Auch ein schlecht sitzendes Gebiß kann ein Hindernis für eine gesunde Ernährung sein. Manchmal hilft da eine Freundin oder Nachbarin, mit der man einkaufen oder essen gehen kann, eine Altentagesstätte in der Nähe, wo Mahlzeiten angeboten werden, oder Essen auf Rädern.

Gesünder essen für weniger Geld

Viele, insbesondere ältere Frauen, müssen sich bei ihrer Ernährung sehr nach ihrem Geldbeutel richten. Rentner und Sozialhilfeempfänger geben fast 30 Prozent ihres knappen Einkommens für Lebensmittel aus. Im Vier-Personen-Normalhaushalt sind es dagegen nur rund 20 Prozent.[1]

Bei begrenztem Haushaltsgeld können folgende Tips hilfreich sein:
1. Kaufen Sie nur so viel ein, wie Sie verbrauchen oder lagern können. Teilen Sie sich billigere Großpackungen mit einer Freundin.
2. Kaufen Sie Nahrungsmittel, die viele Nährstoffe enthalten. In anderen Worten: unbearbeitete Lebensmittel, die die meisten Nährstoffe fürs Geld liefern. Zum Beispiel: Eier, Kartoffeln, fettarmer Hüttenkäse oder Quark, getrocknete Bohnen oder Linsen, ganze Hähnchen, Teigwaren, Erdnußmus, Haferflocken, fettarme Milch, Vollkornmüsli und in kleineren Mengen auch frischen Fisch und Fleisch.
3. Vermeiden Sie, wenn möglich, stark bearbeitete Nahrungsmittel. Sie mögen wirtschaftlich erscheinen, sind es aber nicht. Zum Beispiel ist eine große Dose Ravioli etwa ebenso teuer wie eine 400-Gramm-Packung Hüttenkäse. Sie enthalten aber weit weniger Eiweiß.
4. Frisches Gemüse und Obst sind in der Saison am billigsten. Gefrorenes Gemüse ist außerhalb der Saison dagegen oft weniger teuer als frisches und hat etwa den gleichen Nährwert. Meiden Sie gefrorene Gemüse, die mit Soße angerichtet sind, denn sie kosten mehr und enthalten mehr Salz und Fett. Gemüse in der Dose können

1 Budgets je Haushalt und Monat, Statistisches Bundesamt, 1989, S. 2

recht billig sein, aber ihr Nährwert geht durch die Bearbeitung zum Teil verloren. Zum Beispiel enthalten grüne Bohnen in der Dose nur etwa ein Drittel der Menge an Vitamin C wie die gleiche Menge in frischer oder gefrorener Form.

5. Mahlzeiten in Altentagesstätten sind nicht teuer. Sie können außerdem Zeit sparen, weil Sie nicht kochen müssen und können neue Freundschaften knüpfen.

6. Zögern Sie nicht, Angebote in Anspruch zu nehmen, die Ihnen das Essen erleichtern können wie zum Beispiel «Essen auf Rädern». Solche Mahlzeitendienste werden meist von den Gemeinden oder den Verbänden der Freien Wohlfahrtspflege angeboten (siehe auch Seite 381).

Menschen in Pflegeheimen und Krankenhäusern haben oft nicht die Wahl beim Essen. Großküchenessen ist häufig reich an raffinierten Kohlehydraten und Fetten und arm an frischem Obst und Gemüse. Daran etwas zu ändern, ist meist sehr schwierig. In diesem Fall, wenn Sie selbst, eine Freundin oder ein Angehöriger der Meinung sind, daß die Nahrung weder schmeckt noch besonders bekömmlich und nährstoffreich ist, können Sie kleine Mengen Essen mitbringen oder sich mitbringen lassen. Das ist die pragmatische Lösung. Eine andere Möglichkeit ist, Druck auf die Institution auszuüben, damit sich das Angebot verbessert. Oft ist es sinnvoll, mit dem behandelnden Arzt oder der Diätassistentin darüber zu sprechen. Wenn sich die Situation dadurch nicht ändert, sprechen Sie mit anderen Patienten, und bringen Sie es dann vor die Heimversammlung, wenn es eine gibt, bzw. wenden Sie sich an die Pflegedienstleitung der Klinik. Oder informieren Sie die zuständigen Behörden, wenn die Verpflegung Ihrer Meinung nach unzureichend ist.

Was versteht man unter einer guten Ernährung?

Nicht jede Ernährung ist für jeden gleich gut. Wir haben alle unterschiedliche Ernährungsbedürfnisse, und außerdem gibt es Unterschiede, was die körperlichen oder wirtschaftlichen Gegebenheiten betrifft. Die Informationen, die wir aus Anzeigen, Büchern, Zeitschriften und Fernsehsendungen ziehen könnten, widersprechen sich oft.

Mit diesem Kapitel wollen wir Ihnen bei der Bewertung dessen helfen, was Sie lesen und hören.

Zu dem Thema Ernährung für ältere Frauen wurde nur sehr wenig Grundlagenforschung betrieben. Erwiesen ist inzwischen, daß gesunde ältere Frauen mehr als Männer darauf achten müssen, genügend Kalzium mit der Nahrung aufzunehmen. (Siehe auch Seite 144.)

Wasser und Nährstoffe – Kohlenhydrate, Fette, Eiweiße, Vitamine und Mineralstoffe – arbeiten in unserem Körper zusammen, um Wärme und Energie zu erzeugen und damit reguläre Körperfunktionen zu ermöglichen und das Material bereitzustellen, das der Körper zur Gesunderhaltung braucht. Jeder Nährstoff hat seine eigenen Aufgaben, deshalb muß unsere Nahrung all diese Nährstoffe enthalten, damit unser Körper wirklich gut arbeiten kann.

Wie viele und welche Nährstoffe in den einzelnen Nahrungsmitteln enthalten sind, wird heute auf vielen Nahrungsmittelverpackungen angegeben. Wieviel wir von den einzelnen Bestandteilen im einzelnen brauchen, hat die Deutsche Gesellschaft für Ernährung (DGE) ermittelt. Seit Jahren gibt sie Empfehlungen heraus, die Mindestmengen und Überversorgung benennen.

Die Mindestmenge ist das, was der Körper braucht, damit es nicht zu Mangelerscheinungen kommt. Überversorgung entsteht, wenn der Organismus zuviel des Guten aufnehmen muß. Die von der DGE empfohlenen Mengen liegen etwa 20 bis 40 Prozent über den Mindestmengen, «um allen physiologischen individuellen Schwankungen gerecht (zu) werden und einen ausreichenden Vorrat an Nährstoffen (zu) gewährleisten».[2] Ob und wie wir uns an diese Empfehlungen halten, untersucht die DGE seit Jahren und veröffentlicht ihre Ergebnisse in den Ernährungsberichten. Ihr Resümee in den letzten Veröffentlichung: Wir essen zu viel, zu fett, zu süß und zu salzig. Allein der Pro-Kopf-Verbrauch an Zucker ist in den letzten hundert Jahren von etwa sieben Kilo pro Jahr auf fast 40 Kilo jährlich angestiegen. Beim Fleisch verhält es sich ähnlich. Während der Pro-Kopf-Verbrauch 1850 noch bei rund 20 Kilo jährlich lag, läßt sich der Durchschnittsbürger heute etwa 90 Kilo Fleisch schmecken. Bei Getreide und Kartoffeln war die Verbrauchsentwicklung dagegen rückläufig: Der Getreideverzehr hat sich seit der Jahrhundertwende mehr als halbiert, und von nahrhaf-

2 Ernährungsbericht 1988, Deutsche Gesellschaft für Ernährung, Frankfurt a. M.

ten Knollen werden inzwischen nur noch 80 statt 300 Kilo pro Mensch und Jahr gegessen.[3] Kein Wunder, daß die DGE auf einen zu niedrigen Anteil an Ballaststoffen in unserer Nahrung aufmerksam macht.

Darüber hinaus hat die DGE verschiedene Risikogruppen ausfindig gemacht, die von Mangelerscheinungen betroffen sind. Dazu zählen auch ältere Menschen. So wurde bei Männern über 65 ein Defizit an Vitamin A, B_2 und C festgestellt, u. a. weil sie durchschnittlich zu wenig Obst und Gemüse essen. Frauen dieser Altersgruppe fehlt dagegen eher das Vitamin B. Eine mögliche Erklärung: die langfristige Einnahme von Östrogenpräparaten, Schmerz-, Schlaf- und Beruhigungsmitteln erhöht den B_6-Bedarf. Frauen sind die Hauptkonsumentinnen dieser Mittel.

Da Vitaminmangel bei älteren Menschen psychische Störungen (emotionale Labilität, Depressionen), Müdigkeit und ein vermindertes Kurzzeitgedächtnis zur Folge haben kann, sollten wir auf eine ausreichende Vitaminzufuhr achten.

Die folgenden Vorschläge orientieren sich an den Empfehlungen der DGE:

1. Nehmen Sie mehr komplexe Kohlenhydrate zu sich. In diese Kategorie fallen Obst und Gemüse, Nüsse, Hülsenfrüchte wie Bohnen, Linsen und Kichererbsen, Vollkorn wie brauner Reis, Grünkern, Roggen, Weizengrütze und Buchweizen sowie Vollkornprodukte wie Vollkornbrot, Vollkornkekse, Müsli, Haferflocken oder Weizenschrot.
2. Senken Sie den Verzehr von raffiniertem Zucker. In diese Kategorie fallen alle bearbeiteten Lebensmittel, in denen Zucker als erste, zweite oder dritte Zutat genannt wird. Zucker verbirgt sich hinter einer ganzen Reihe von Namen wie Sirup, Getreidesüßstoff, Succose, Dextrose, Maltose, Laktose, Fruktose oder Levulose. «Natürlicher» Zucker, wie in Honig, Malz, Ahornsirup, Apfelkonzentrat und Melasse ist nur geringfügig wertvoller und sollte ebenfalls nur in kleinen Mengen gegessen werden.
3. Reduzieren Sie den Fettverzehr auf maximal ein Drittel Ihrer Nahrungsenergie (zur Zeit liegt der Fettanteil in der Nahrung bei uns

---

3 Werner Kübler: Das Ernährungsverhalten der Bundesbürger.
  In: Spiegel der Forschung 4/87
  Für das Gebiet der ehemaligen DDR lagen bei Redaktionsschluß noch keine gesicherten Daten vor (Anm. d. Bearb.)

noch bei über 40 Prozent.[4] Zu den Nahrungsmitteln, die Sie einschränken sollten, gehören fettes Fleisch, verarbeitete Fleischprodukte (Aufschnitt, Wurst), tiefgefrorene Fertiggerichte, Butter, Margarine, Mayonnaise, Käse mit hohem Fettgehalt, Kuchen, Pommes frites u. ä. Vieles hiervon läßt sich ersetzen durch Nahrungsmittel mit geringerem Fettanteil wie Fisch, Geflügel ohne Haut, fettarme Milchprodukte und Gemüseeiweiß, besonders in Getreide und Bohnen.

4. Verändern Sie das Verhältnis von gesättigten und ungesättigten Fetten in Ihrer Kost. Versuchen Sie weniger gesättigte Fette zu verwenden. Gesättigte Fette werden im allgemeinen bei Raumtemperatur fest, zu ihnen gehören tierische Fette, gehärtete pflanzliche Fette, Kokos- oder Palmöl. Ungesättigte Fette, deren Anteil am gesamten Fettverzehr mindestens 30 Prozent betragen sollte, sind bei Raumtemperatur flüssig, meist sind es Gemüse- oder Nußöle, wie Sonnenblumen-, Distel-, Soya-, Mais-, Leinsamen- und Walnußöl. Gesättigte Fette erhöhen den Cholesterinspiegel, ungesättigte Fette senken ihn. Einfach ungesättigte Fette, wie Erdnuß- oder Olivenöl, sind bei Raumtemperatur flüssig, werden aber bei Kühlung leicht fest. Einfach ungesättigte Fette haben keine Auswirkungen auf das Cholesterin. Man kann sie unbedenklich zum Kochen verwenden, weil durch das Erhitzen keine wertvollen Bestandteile zerstört werden. Die Fette im Fisch (einschließlich Schellfisch, dessen Cholesteringehalt früher überschätzt wurde) enthalten Omega-3-Fettsäuren, die tatsächlich das Cholesterin und den Blutfettspiegel senken (vgl. Kapitel über Arthritis, Blutdruck und Herzkrankheiten, siehe S. 568).

5. Nehmen Sie weniger Salz zu sich. Salzen Sie Gemüse, Reis, Nudeln und Kartoffeln erst nach dem Kochen. Und versuchen Sie Salz durch Gewürze, frische Kräuter und Knoblauch weitgehend zu ersetzen. Essen Sie nur geringe Mengen von Nahrungsmitteln, die mit Salz behandelt wurden, wie beispielsweise Gepökeltes und Geräuchertes. Die meisten Würzmischungen, salzigen Snacks und Chips, Soyasaoße, Nahrungsmittel, die den Geschmacksverstärker Glutamat enthalten, die meisten Büchsengemüse und -suppen sowie alle prozessierten Nahrungsmittel, bei denen der Salz- oder Natriumgehalt in der Liste der Zutaten weit oben steht, sollten so selten wie möglich gegessen werden. Achten Sie darauf, wieviel

4 Ernährungsbericht 1988 der Deutschen Gesellschaft für Ernährung

Salz Sie beim Kochen und am Tisch zu sich nehmen, und kaufen Sie möglichst nur Mineralwässer mit einem Natrium-Anteil unter 10 mg pro Liter. Seien Sie sich bewußt, daß manche Wasserenthärter mit Salz arbeiten. Vermeiden Sie freiverkäufliche Magenmittel mit hohem Gehalt an Natrium-Bikarbonat wie in vielen Präparaten gegen Übersäuerung und Sodbrennen. Eine geringe Menge Natrium, ca. 3 Gramm pro Tag, ist allerdings wichtig für unser Wohlergehen vor allem für diejenigen, die viel Sport treiben. Natrium-Mangel führt zu tiefen Erschöpfungszuständen, Übelkeit und einem Absinken des Blutdrucks. Nach sportlicher Aktivität, Saunabesuchen oder in heißen Klimaten brauchen wir deshalb etwas mehr als 3 Gramm Salz pro Tag.

Was sollen wir essen?

Welche Nährstoffe sollten wir täglich zu uns nehmen? An dieser Frage arbeiten Ernährungsspezialisten von jeher. Sie unterteilen Nahrungsmittel in vier Gruppen: 1) Obst und Gemüse, 2) Milchprodukte, 3) Brot und andere Getreideprodukte und 4) Fleisch und andere Eiweißträger. Da diese Gruppen bestimmte Faktoren nicht berücksichtigen, wie zum Beispiel die Menge von gesättigtem Fett oder die Eßgewohnheiten unterschiedlicher ethnischer Gruppen, haben wir diese Unterteilung etwas verändert, um die Empfehlungen etwas flexibler zu gestalten. Als Faustregel gilt: wenn Sie von jeder Gruppe die Mindestmenge zu sich nehmen, essen Sie zu wenig; wenn Sie von allem die Höchstmenge verzehren, würden sie insgesamt zu viele Kalorien zu sich nehmen.

Kohlehydrate

Kohlehydrate sollten unseren Energiebedarf zu mindestens 50 Prozent decken und das Hirn ausreichend mit Glukose versorgen. Eine ausreichende Kohlehydrataufnahme verhindert, daß der Körper Energie aus Eiweiß bezieht, so daß das Eiweiß den Körperaufbaufunktionen vorbehalten bleibt.
Kohlehydrate werden im allgemeinen in zwei Kategorien unterteilt – einfache und komplexe Kohlehydrate. Einfache Kohlehydrate sind alle Arten von Zucker, wie weißer Zucker, Honig oder Fruchtzucker (Glukose und Fruktose). Komplexe Kohlehydrate sind

Stärke wie Vollkorn, stärkehaltige Gemüse, Früchte und Bohnen. Alle Zucker- und Stärkearten werden durch die Verdauung in einen einfachen Zucker (Glukose) umgewandelt und in den Blutkreislauf weitergeleitet. Die Glukose aus Stärke wird jedoch langsamer verdaut und absorbiert als die aus Zucker. So vermeidet der Körper, daß der Blutzucker schnell und steil ansteigt und dann ebenso schnell wieder abfällt und Heißhunger hervorruft. Zu dieser Reaktion kann es kommen, wenn man zuviel einfachen Zucker in Form von Süßigkeiten oder Kuchen zu sich nimmt. Vollwertprodukte mit komplexen Kohlehydraten enthalten darüber hinaus essentielle Nähr- und Faserstoffe, während einfache Kohlehydrate wie Zucker und raffiniertes Mehl eher «leere Kalorien» sind – das heißt, sie liefern zu viele Kalorien im Verhältnis zu den Nährstoffen, die sie enthalten. Weißes Mehl verliert beim Raffinieren die meisten seiner dreiundzwanzig Vitamine und Mineralstoffe und wird dann als «angereichert» angepriesen, wenn nur vier davon nachträglich wieder ersetzt wurden.

Hier die Tagesmengen-Empfehlungen:

- *Gemüse* – 2–5 Einheiten (eine Einheit ist ½ Tasse, gekocht.). Dazu gehören alle frischen, gefrorenen oder eingemachten Gemüse. Im allgemeinen gilt, je intensiver die Farbe eines Gemüses, desto mehr Vitamin A ist darin enthalten. Bevorzugen Sie also dunkelgrünes, gelbes, orange oder rotes Gemüse. Nehmen Sie auch stärkehaltige Gemüse wie Mais (möglichst nur aus biologischem Anbau), Erbsen und Kartoffeln zu sich.

- *Obst* – 1–4 Einheiten (eine Einheit ist eine mittelgroße Frucht oder etwa ½ Tasse.). Dazu gehören alle ungesüßten Früchte – frische, gefrorene, eingemachte, getrocknete oder versaftete. Ganze, rohe Früchte sind im allgemeinen am nährstoffreichsten. Essen Sie jeden Tag eine Frucht oder ein Gemüse, das Vitamin C enthält, zum Beispiel: Kiwi oder Paprika.

- *Milchprodukte* – 1–3 Einheiten (eine Einheit ist etwa eine Tasse Flüssigkeit wie Milch oder Joghurt oder rund 30 bis 45 Gramm Käse). Dazu gehören Milch, Quark, Hüttenkäse, Schmand, Sahne, Joghurt, alle Käsesorten und Eis. Wählen Sie fettarme Milchprodukte wie entrahmte Milch, fettarmen Joghurt, Diät-Sahne und fettarmen Hüttenkäse.

- *Vollkorn, einschließlich Brot und Müsli* – 3–6 Einheiten (eine Einheit ist ½ Tasse Getreide oder eine Scheibe Brot.). Dazu gehören alle Vollkornprodukte – Reis, Gerste, Hirse, geschroteter Weizen, Mais, Vollkornbrot und Getreidegerichte – Hafer, Kleie, Weizenschrot sowie Vollkornkekse, -nudeln und Pizza oder Quiche aus Vollkornmehl. Wenn Sie nicht daran gewöhnt sind, Vollkornprodukte zu essen, fangen Sie allmählich an, Weißmehlprodukte durch Vollkornprodukte zu ersetzen, und essen Sie nur so viel, wie Ihr Verdauungstrakt leicht bewältigen kann. Zum Beispiel können Sie eine Mischung von braunem Reis und weißem Reis kochen, und dann von Mal zu Mal den Vollkornanteil erhöhen.

- *Eiweiß* – 2–3 Einheiten (eine Einheit ist in etwa 80 Gramm gekochtes mageres Fleisch, Hühnchen oder Fisch, 150 Gramm Tofu, 1 Tasse gekochte Bohnen oder Kombinationen aus ⅓ Tasse Bohnen und Reis enthalten). Viele Frauen über siebzig nehmen nicht genug Eiweiß zu sich.

Eiweiß ist die Substanz, die am zweithäufigsten im Körper vorkommt. Eiweiß ist wichtig für das Wachstum, den Muskelaufbau, die Entwicklung und Heilung aller Körpergewebe. Eiweiße setzen sich aus Aminosäuren zusammen. Der Körper braucht etwa 22 Aminosäuren, um menschliches Eiweiß herstellen zu können. Bis auf neun dieser Aminosäuren kann der Körper sie alle selbst bilden. Diese neun werden als «essentielle Aminosäuren» bezeichnet und müssen aus der Nahrung bezogen werden. Tierische Eiweiße aus Fleisch, Geflügel, Fisch, Milchprodukten und Eiern enthalten alle Aminosäuren in ausreichender Menge und werden deshalb «vollständige Eiweiße» genannt. Viele Gemüse, Getreidesorten, Bohnen, Nüsse, Samen und andere komplexe Kohlehydrate enthalten Eiweiße, sind aber allein «unvollständig» und müssen mit anderen kombiniert werden, um ausreichende Mengen aller Aminosäuren zu liefern. Eine Kombination von Gemüseeiweißen hat den Vorteil, daß Gemüse weniger Fett, mehr Faserstoffe und mehr Mineralstoffe enthält und im allgemeinen auch preiswerter ist als die Lieferanten der vollständigen Eiweiße.

Viele herkömmliche Nahrungsmittelzusammensetzungen bieten vollständiges Eiweiß – wie Getreide und Bohnen, Bohnen und Nüsse oder Samen, Getreide und Nüsse oder Samen sowie jedes Gemüseeiweiß in Verbindung mit tierischem Eiweiß oder Kartoffeln in Verbindung mit Milchprodukten.

- *Essentielle Fettsäuren* (ungesättigte Fettsäuren, die der Körper nicht selbst herstellen kann, die aber lebenswichtig sind) – etwa

1–2 Teelöffel Öl (z.B. Weizenkeimöl) pro Tag in Salatsoßen oder zum Kochen. Diese Gruppe gehört nicht eigentlich in die Nährstoffgruppen, aber für unsere Gesundheit sind kleine Mengen von Öl und Fett in der Nahrung notwendig. Fette gehören zu den Grundbausteinen jeder Zelle. Sie liefern im Vergleich zu Kohlenhydraten und Eiweiß mehr als zweimal soviel Kalorien pro Gramm, bieten aber die konzentrierteste Form von Energie in der Nahrung. Fett ist Träger für fettlösliche Vitamine (A, D, E und K) und schützt unsere Organe und Knochen. Einen hohen Anteil an essentiellen Fettsäuren enthalten (in absteigender Reihenfolge): Fischöle, Leinsamenöl, Walnußöl, Soyaöl, Distelöl, Sonnenblumenöl und Maisöl. Wenn Sie viel fetten Fisch, Vollkorn, Samen und Nüsse essen, brauchen Sie nicht noch zusätzliche Öle, um Ihren Bedarf an essentiellen Fettsäuren zu decken.

- *Wasser* ist eigentlich kein Nährstoff. Aber es ist das wichtigste Lebenselement und wird beim Thema Ernährung häufig übersehen. Unser Körper besteht je nach Alter zu 40 bis 70 Prozent aus Wasser. Wasser ist lebenswichtig, damit Nieren und Darm richtig arbeiten können, außerdem ist es ein wichtiger Träger für die Ausscheidung giftiger Substanzen. Wasser ist das Transportsystem des Körpers. Es bewegt alle Nährstoffe, Hormone, Blutzellen, Abfallprodukte und Sauerstoff durch den Körper. Achtzig Prozent unseres Blutes bestehen aus Wasser.

Wenn wir älter werden, arbeitet der Mechanismus, der für ein Gleichgewicht des Flüssigkeitshaushalts sorgt, nicht mehr so effektiv, und die Gesamtflüssigkeitsmenge nimmt ab. Gesunde Menschen brauchen zweieinhalb Liter Wasser am Tag und unter besonderen Bedingungen, bei viel Bewegung oder großer Hitze, noch mehr. Etwa 700 ml der täglichen Wassermenge sind in der festen Nahrung enthalten. Den Rest müssen wir trinken. Alkohol und Koffein drängen Flüssigkeiten und Mineralien aus dem Körper und sollten deshalb nach Möglichkeit gerade von älteren Menschen gemieden werden. Wer das nicht ganz schafft, sollte zumindest dafür sorgen, daß die täglich benötigte Flüssigkeitsmenge nicht unterschritten wird. Sie sollte jedoch gleichmäßig über den Tag verteilt getrunken werden.

- *Ballaststoffe* sind an sich keine Nahrungsmittel, gehören aber als notwendiger Bestandteil in eine ausgewogene Ernährung. Sie dienen in erster Linie als Transportmittel, binden Wasser und Giftstoffe, sorgen dafür, daß wichtige Nährstoffe gleichmäßig ins Blut abgegeben werden und bilden eine weiche Masse, die Ausscheidungsprodukte absorbiert. Wegen dieser Eigenschaften unterstützen Ballaststoffe unsere Verdauungsorgane. Das ist besonders wichtig, wenn wir älter werden, da unsere Verdauungsorgane dann an Elastizität und Beweglichkeit verlieren und die Neigung zu Verstopfung zunimmt. Eine ballaststoffreiche Ernährung kann außerdem Divertikulose, Gallenerkrankungen, Kolitis, Darmkrebs und einen zu hohen Cholesterinspiegel verhindern helfen.[5]

Verschiedene Formen von Ballaststoffen haben unterschiedliche Funktionen. Haferkleie senkt zum Beispiel den Cholesterinspiegel, Weizenkleie hingegen nicht. Pektine aus Äpfeln oder Bohnen verhindern Durchfall und unterstützen die Cholesterinausscheidung. Zellulose und andere Faserstoffe aus Vollgetreide beugen Verstopfung und Darmkrebs vor. Es ist deshalb wichtig, viele verschiedene ballaststoffreiche Nahrungsmittel zu sich zu nehmen, einschließlich Vollkorn, Bohnen, Obst, Gemüse, Nüsse und Samen. Ballaststoffe haben allerdings auch ihre negativen Seiten. Sie können Blähungen verursachen und sich im Darm zusammenklumpen, wenn nicht genug getrunken wird. Schwerwiegender noch ist die Tatsache, daß Ballaststoffe die Aufnahme von Kalzium, Eisen und Zink beeinträchtigen können; Mineralien, die ohnehin zu den «kritischen» Nahrungsbestandteilen gehören. Denn laut DGE-Bericht ist die Bevölkerung der ehemaligen Bundesrepublik (für die ehemalige DDR liegen noch keine gesicherten Daten vor) im Durchschnitt nur gerade eben ausreichend mit diesen wichtigen Mineralien versorgt. Das gilt für alle Altersgruppen.[6] Bisher gibt es noch keine abgesicherten Empfehlungen für die Aufnahme von Ballaststoffen für ältere Frauen. Aber auf alle Fälle ist es von Vorteil, genug Ballaststoffe (und ausreichend Flüssigkeit) zu sich zu nehmen, um den Stuhlgang weich zu machen.

- *Vitamine* sind organische Bausteine in lebenden Organismen und Pflanzen. Sie wirken als Katalysatoren für chemische Reaktionen. Bei manchen chemischen Prozessen sind gleichzeitig mehrere Vitamine beteiligt. Vitamine selbst spenden keine Energie, da sie keine Kalorien enthalten, sind aber notwendig für den Stoffwechsel.

---

5 C. W. Suitor, M. F. Crowley: Nutrition: Principles and Applications in Health Promotion, Philadelphia 1984, S. 152
6 Ballantine, a. a. O.

Vitamine sind entweder in Fett oder in Wasser löslich. Die fettlöslichen Vitamine – A, D, E und K – brauchen Fett, damit der Körper sie im Verdauungstrakt absorbieren kann. Außerdem können sie im Körper leicht gespeichert werden und bei hohen Dosierungen schädlich sein. Das gilt insbesondere für die Vitamine A, D und E, wenn Tagesdosierungen von 300 mg überschritten werden. Wasserlösliche Vitamine sind die Vitamine der B-Gruppe sowie Vitamin C. Weil sie wasserlöslich sind, können unnötige Mengen leicht im Urin ausgeschieden werden. Und weil sie nicht im Körper gespeichert werden können, müssen wir darauf achten, täglich genug von diesen Vitaminen zu uns zu nehmen. Sie sind im allgemeinen nicht schädlich, außer bei sehr hohen Dosierungen. B_6 kann zum Beispiel die Hirnfunktionen negativ beeinflussen und Lähmungserscheinungen hervorrufen. Langfristig mehr als 100 mg pro Tag zu nehmen ist deshalb nicht sinnvoll.

- *Mineralstoffe* sind anorganische Komponenten: Etwa siebzehn Mineralstoffe sind für die menschliche Gesundheit notwendig, bei einigen anderen wird angenommen, daß sie zumindest eine untergeordnete Rolle bei den Körperfunktionen spielen.

Wie die Vitamine agieren die Mineralien als Katalysator für viele chemische Reaktionen im Körper. Dazu gehören die Regulation der Muskelkontraktionen, die Übermittlung von Botschaften durch das Nervensystem und die Unterstützung der Verdauung und des Stoffwechsels. Bestimmte Mineralstoffe sorgen außerdem für ein Gleichgewicht unseres Wasserhaushalts und regulieren die Zufuhr und den Abtransport von Substanzen in und aus den Zellen. Mineralstoffe kontrollieren auch das Säuregleichgewicht in unserem Blut und Gewebe. Die essentiellen «Makromineralstoffe», die in relativ hohen Mengen im Körper vorkommen, sind Natrium, Kalium, Kalzium, Magnesium und Phosphor. Die essentiellen «Spurenelemente», die nur in sehr kleinen Mengen im Körper vorkommen, sind Eisen, Kupfer, Zink, Mangan, Chrom, Selen, Vanadium und Molybdän.

Brauchen wir Nahrungsmittelzusätze?

Leider gibt es kein Mittel, das uns ohne Schwierigkeiten herausfinden läßt, wie gut wir uns ernähren. Mit Hilfe einer Haaranalyse lassen sich zwar bestimmte Vergiftungserscheinungen durch Mineralien feststellen, zum Beispiel durch Blei, Arsen oder Quecksilber. Diese Technik liefert jedoch keine genauen Informationen über den Ernährungszustand der verschiedenen Körpergewebe. Sie kann sogar zu falschen Aussagen führen, wenn zum Beispiel vor dem Test bestimmte Shampoos benutzt wurden. Außerdem: Zink etwa kommt bei einer mangelhaften Ernährung im Haar nur in geringer Menge vor, es kann sich aber auch eine normale Konzentration nachweisen lassen, wenn das Haar wegen der Mangelernährung nur langsam wächst.[7]

Es gibt einige Bedingungen, unter denen es sinnvoll sein kann, Nahrungsmittelzusätze zu sich zu nehmen: Wenn man selbst keinen Einfluß auf die eigene Ernährung hat (zum Beispiel in einem Pflegeheim), wenn man Medikamente nimmt, die die Absorption eines Nährstoffes beeinträchtigen (Waschzettel überprüfen, Arzt oder Apotheke fragen), wenn man viel raucht, Alkohol oder koffeinhaltige Getränke trinkt, wenn man sich noch nicht auf eine gesundere Ernährung umgestellt hat.

Faktoren, die die Kalziumverwertung behindern

- Nahrungsmittel, in denen neben Kalzium Oxalsäure enthalten ist, behindern die Aufnahme von Kalzium im Körper. Das sind Spinat, Rhabarber, Mangold, Sauerampfer, Petersilie, Rübenkraut und ungeschälte Sesamsamen. Keines dieser Nahrungsmittel sollte allein als Kalziumquelle dienen, aber sie können und sollten Bestandteil einer reichhaltigen Nahrung sein.
- Nahrungsmittel, die Phytin enthalten (eine Substanz, die in der äußeren Schicht von Samenkörnern gespeichert ist, also auch in Weizenkleie), können ebenfalls die Verwertung von Kalzium beeinträchtigen. Brote aus gekeimtem Korn enthalten kein Phytin, wohl aber unbearbeitete Kleie. Phytin in Broten, die mit Hefe gebacken werden, kann vom Körper eher aufgespalten werden als

---

7 K. M. Hambidge: Hair Analysis: Worthless for Vitamins, Limited for Minerals, American Journal of Clinical Nutrition, Bd. 36, November 1982, S. 943–949

Phytin aus gesäuerten Broten und Backwaren. Wenn Sie viele unterschiedliche Nahrungsmittel zu sich nehmen, die Kalzium enthalten, brauchen Sie sich jedoch keine Gedanken um Phytin zu machen.

- Die Aufnahme von Kalzium und die Fettverdauung hängen miteinander zusammen. Kleine Mengen Fett fördern die Kalziumabsorption, übermäßiger Fettverzehr behindert sie.
- Bei zuviel Streß nimmt der Körper weniger Kalzium auf.
- Die Kalziumabsorption nimmt sowohl bei Frauen wie bei Männern mit zunehmendem Alter ab.
- Koffein und Alkohol wirken harntreibend und können bewirken, daß es zu einem Kalziumverlust kommt, da Kalzium durch den Urin ausgeschieden wird. Alkohol beeinträchtigt außerdem die Kalziumverwertung unmittelbar.
- Medikamente, die die Kalziumaufnahme beeinträchtigen, sind unter anderen Tetracycline, Abführmittel, Corticosteroide, Mittel gegen Herzrhythmusstörungen, die Phenytoin enthalten, Diuretika, Heparin, Koffein, Magensäurebinder mit Aluminium und Nikotin.
- Es gibt einen direkten Zusammenhang zwischen dem Verzehr von viel Salz und dem Verlust von Kalzium durch den Urin.
- Nahrungsmittel, die viel Phosphor enthalten (rotes Fleisch, Colagetränke und bearbeitete Nahrungsmittel, denen Phosphor zugesetzt wurde), verhindern ebenfalls, daß der Körper Kalzium verwerten kann.

Denken Sie daran, daß Nahrungsmittelzusätze, wie der Name schon sagt, eine *Ergänzung* zu Ihrer Ernährung sein sollen. Sie können keine ausgewogenen Mahlzeiten ersetzen oder eine unausgewogene Ernährung ausgleichen. Die meisten Vitamin- und Mineralstoffpräparate enthalten nur eine geringe Menge der fettlöslichen Vitamine A und D (A – 3000 internationale Einheiten [i. E.] oder weniger, D [Calciterol] – 200 i.E. oder weniger), den vollständigen Vitamin B-Komplex (B_1, B_2, B_6, B_{12}, Biotin, Folsäure, Niacin, Pantothensäure, PABA), Vitamin C, Vitamin E und Mineralstoffe wie Kalzium, Magnesium, Eisen, Selen, Chrom, Mangan und Zink. Wenn Sie meinen, daß Sie eine stärkere Dosis brauchen, als in einem normalen Vitaminpräparat angeboten wird, oder Ihnen nicht ganz klar ist, was Sie nehmen sollen, sollten Sie einen Ernährungsberater fragen oder einen Arzt, der Erfahrung in Ernährungsfragen hat.

Gute Kalziumquellen

Nahrungsmittel	Portionsgröße	Kalziumgehalt in mg
Vollmilch	1 Tasse	290
fettarme (2 %) oder entrahmte Milch	1 Tasse	300
Buttermilch	1 Tasse	285
fettarme Trockenmilch	¼ Tasse Pulver	377
Hartkäse	ca. 30 Gramm	205
Hüttenkäse	½ Tasse	77
Parmesankäse	ca. 30 Gramm	320
fettarmer Joghurt	1 Tasse	290
Eis	½ Tasse	90
Brunnenkresse	ca. 100 Gramm	180
Petersilie	ca. 100 Gramm	203
Grünkohl, gekocht	1 Tasse	200
Spinat, gekocht	1 Tasse	150
Brokkoli, gekocht	1 Tasse	130
Sardinen mit Gräten	125 Gramm	300
Lachs in der Dose, mit Gräten	125 Gramm	225
Austern, frisch	125 Gramm	210
Krabben	1 Tasse	147
Paranüsse	¼ Tasse	140
Mandeln	¼ Tasse	80
Tofu*, hergestellt mit Kalziumsulfat	125 Gramm	145
Seetang	15 Gramm	150
Melasse	1 Teelöffel	135

* Tofu ist ein Nahrungsmittel aus Ostasien, das aus Sojabohnen hergestellt wird. Es schmeckt sehr mild und ähnelt etwas unserem Schichtkäse. Es ist reich an Eiweiß und Kalzium, hat nur wenige Kalorien und Kohlehydrate und enthält kein Cholesterin. Tofu wird in Reformhäusern, Gesundheitsläden und gut sortierten Lebensmittelabteilungen von Kaufhäusern und Supermärkten angeboten

Was Frauen über 40 brauchen

Täglich eine ausreichende Menge Kalzium zu sich zu nehmen, ist das ganze Leben lang notwendig. Die DGE-Empfehlung für erwachsene Frauen liegt bei 800 mg am Tag, aber Untersuchungen zeigen, daß

Frauen durchschnittlich nur zwei Drittel dieser Menge zu sich nehmen.[8] Empfehlungen aus den USA geben höhere Kalziumdosierungen an für Frauen, die Östrogene zu sich nehmen sowie für Frauen nach dem Wechsel. Die folgende Tabelle, die aus mehreren Quellen zusammengestellt wurde, listet die Empfehlungen auf, die über 800 mg am Tag liegen:[9]

Kalziumbedarf von Frauen	
Alter	Milligramm pro Tag[9]
9–19	800–1 000
in der Schwangerschaft	1 200
beim Stillen	1 200
nach dem Wechsel (auch bei verfrühter natürlicher oder durch Operation herbeigeführter Menopause)	1 200

Etwa tausend Milligramm Kalzium kann man beim Essen aufnehmen, wenn man folgende Nahrungsmittel zu sich nimmt: eine Tasse gekochten grünen Gemüses, ca. 30 Gramm Käse, zwei Tassen entrahmter Milch, eine Portion Sardinen oder Joghurt.

Sämtliche Milchprodukte sind reich an Kalzium. Im allgemeinen wird entrahmte oder fettfreie Milch empfohlen.[10] Es hat sich herausgestellt, daß kleine Mengen von Fett die Aufnahme von Kalzium fördern, weil die Absorption von Kalzium und Fett miteinander zusammenhängen.[11] Vollmilch enthält nur 3 Prozent Fett. Auch wenn Sie ein oder sogar drei Gläser Vollmilch am Tag trinken, brauchen Sie sich nicht zu fürchten, einen zu hohen Cholesterinspiegel zu bekommen. Sie können Gebäck und Pfannkuchen, Suppen, Puddings und andere Milchspeisen mit fettarmem Milchpulver zubereiten.

Sie können Ihrem Körper auch dann ausreichend viel Kalzium zuführen, wenn Sie keine Laktose vertragen. Probieren Sie aus, wie Sie sich

8 DGE-Ernährungsbericht 1988
9 Empfehlungen der DGE
10 Jane Fonda: Mein Ernährungs- und Fitnessprogramm für die besten Jahre./ Meine Erfahrungen mit der Lebensmitte, München 1990)
11 Betty Kamen, Si Kamen: Osteoporosis: What it is, How to Prevent It, How to Stop It, New York 1984

fühlen, wenn Sie nur geringe Mengen von Milchprodukten essen. Die meisten Menschen können ohne Problem Jogurt, Käse und Buttermilch zu sich nehmen.[12]

Die Werbung für Kalziumzusätze zielt auf unsere Ängste ab, uns die Knochen zu brechen. Deswegen nehmen manche Frauen jetzt neben ihrer Nahrung möglicherweise *zu viel* Kalzium zu sich. Das kann jedoch die Aufnahme von Eisen und anderen Nährstoffen behindern, zu einem Ungleichgewicht des Kalziumstoffwechsels führen und die Bildung von Nierensteinen fördern. Wen Sie einen Kalziumzusatz nehmen, um die tägliche Kalziumgesamtmenge auf 800 mg zu bringen, ist das an Tagen, an denen Sie weniger als 800 mg Kalzium durch Nahrung aufnehmen, sicherlich unproblematisch. Aber hochdosierte Zusätze sollten Frauen vorbehalten sein, die bereits an Osteoporose leiden. Wenn Sie Nierensteine hatten, sollten Sie Ihren Arzt fragen, wieviel Kalzium Sie unbedenklich nehmen können. Für die meisten Frauen gilt eine Höchstmenge von 2000 mg Kalzium am Tag durch Nahrung und Zusätze für unbedenklich. Versuchen sie, Ihre Kalziumaufnahme über den Tag zu verteilen, und nehmen Sie die letzte Kalziumdosis kurz vor dem Schlafengehen, denn der Körper scheidet über Nacht Kalzium aus. Kalzium vor dem Schlafengehen kann helfen, nächtliche Wadenkrämpfe zu verhüten. Ein Glas Milch vor dem Schlafengehen enthält außerdem Eiweiß, Vitamine und Tryptophan, was den Schlaf fördert.

Wenn Kalziumzusätze wirklich wesentlich für die öffentliche Gesundheit sind, dann sollten sie auch zu vernünftigen Preisen verkauft werden. Statt dessen klettern die Preise in die Höhe. Auf manchen Pakkungen wird angegeben, wieviel Prozent elementares Kalzium in dem betreffenden Zusatz enthalten ist, wobei eine empfohlene Menge von 1000 mg am Tag vorausgesetzt wird. Wenn auf dem Etikett 200 mg elementares Kalzium angegeben ist, dann ist das die Menge, die der Zusatz tatsächlich enthält.

Aber Sie sollten nicht nur bedenken, in welcher Menge Sie Kalzium zu sich nehmen, sondern auch, wie der Körper es verarbeitet. Es ist zweifelhaft, ob Kalzium aus Kalziumzusätzen ebenso gut aufgenommen wird wie das Kalzium aus der Nahrung. Kalziumkarbonat ist nicht wasserlöslich und wird nicht gut absorbiert, besonders bei älteren Menschen. Viele Frauen bevorzugen dennoch Kalziumkarbonat,

12 Jeanne Goldberg, Jean Mayer: Milk isn't Natural for Everybody, in: The Boston Globe, 2. Mai 1984

weil es das als preiswertes Pulver in Apotheken zu kaufen gibt. Kalziumkarbonat ist außerdem in Tabletten gegen Magenübersäuerung enthalten, die jedoch ebenfalls Zucker und damit unnötige Kalorien enthalten. Seien Sie vorsichtig mit der Verwendung von Magensäuremitteln, die Aluminium enthalten, denn das kann den Knochen Kalzium entziehen. Wasserlösliches Kalzium in Kalziumcitrat und Kalzium-Gluconat wird leichter vom Körper aufgenommen. Nehmen Sie kein Kalziumlaktat, wenn Sie eine Laktoseunverträglichkeit haben. Generell gilt, daß alle Kalziumzusätze für den Magen schlechter verträglich sind als Kalzium aus der Nahrung. Bei manchen Frauen kommt es durch die Einnahme von Kalzium zu Verstopfung, Blähungen oder saurem Aufstoßen mit Sodbrennen. Wenn Sie nicht genug Salzsäure im Magen haben, was bei älteren Menschen oft vorkommt, können diese Produkte die Verdauung erschweren und die Aufnahme anderer Nährstoffe behindern.

Für die Aufnahme und Verwertung von Kalzium sind u. a. die beiden Nährstoffe Vitamin D und Magnesium notwendig. Da Vitamin D unter Lichteinwirkung in der Haut gebildet wird, kann es, wenn man nicht oft genug ins Sonnenlicht kommt, zu einem Vitamin-D-Mangel kommen. Bei älteren Menschen ist das erfahrungsgemäß besonders am Ende des Winters der Fall. Wir brauchen zwar nur eine halbe Stunde Sonnenlicht täglich, das 20 bis 30 Prozent der Haut bestrahlt, aber für Frauen, die ans Haus gebunden sind, in einem Pflegeheim leben oder die Wintermonate in einem kalten Klima zubringen und sich wegen Eis und Schnee nicht hinaustrauen, ist das möglicherweise auch ein Problem.[13] Vitamin D ist vor allem in Fisch und Fleisch vorhanden. Lebertran und andere Fischöle enthalten Vitamin D in höchster Konzentration. Zu Vitamin-D-Mangel kann es auch kommen, wenn man den Verzehr von Eigelb, Butter und Leber wegen der ungesättigten Fettsäuren einstellt.[14] In Fällen, wo es ratsam ist, die Nahrung mit Vitamin D anzureichern, sollte der Hausarzt die individuelle Dosierung festlegen. Weil Vitamin D bei Überdosierung schwere Vergiftungserscheinungen hervorruft, sollte man nicht selbst damit herumexperimentieren. Magnesium ist reichlich in grünblättrigen Gemüsen, Vollkorn, Nüssen, Samen und Früchten enthalten.

13 M. L. Freedman, Judith C. Ahronheim: Nutritional Needs of the Elderly: Debate and Recommendations, in: Geriatrics, Bd. 40 Nr. 8, August 1985, S. 45–62
14 Daphne A. Roe: Geriatric Nutrition, Engelwood Cliffs 1983, S. 127

Mögliche Wirkungen von Medikamenten auf die Nährstoffaufnahme

Medikament	Wirkung
freiverkäufliche Arzneimittel	
Aspirin	Eisenverlust
Magensäuremittel	Verlust von Phosphat, Thiaminmangel
Abführmittel	Mangel an Kalium, Kalzium, Magnesium, Zink, Vitamin A, D und E
Verschreibungspflichtige Arzneimittel	
Antibiotika	kann die Aufnahme von Riboflavin, Vitamin C und Kalzium beeinträchtigen und die Bakterien im Verdauungstrakt zerstören, die Vitamin K bilden
Phenytoin (gegen Herzrhythmusstörungen)	zerstört Vitamin D, K und Folsäure
Phenobarbital gegen Anfallsleiden	zerstört Vitamin D
Indomethacin, enthalten in entzündungshemmenden Medikamenten	Eisenmangel
Neuroleptika wie Chlorpromazin und Thioridazin	Verlust von Riboflavin
Dreiphasische Antidepressiva	Gewichtszunahme oder -verlust

Und viele andere. Fragen Sie Ihren Apotheker!

Chronische Krankheiten sowie Veränderungen der Herz-, Lungen-, Leber- und Nierenfunktionen können Ihre Ernährungsbedürfnisse verändern. Außerdem beeinträchtigen viele Medikamente die Aufnahme oder Verwertung von Nährstoffen. Eine gute Ernährung aber hilft, gesund zu bleiben.

6 Bewegung hält gesund[*]

Viele Frauen laufen, heben, bücken und strecken sich täglich bei ihrer Arbeit. Zunehmend jedoch gewöhnen wir uns an eine sitzende Lebensweise. Schreibtischberufe bieten wenig Ausgleich für die Anspannung und Inaktivität, die unseren Körpern auferlegt werden. Die Waschmaschine und das Auto haben die Kraft der Arme und Beine ersetzt. Außerdem können die abnehmende Energie, Krankheit, altersbedingte Probleme und eine eingeschränkte Bewegungsfähigkeit zu einer fast totalen Unbeweglichkeit führen.

Nachweislich schützt ausreichend körperliche Aktivität aber nicht nur die körperliche und seelische Gesundheit, sondern verbessert sie sogar, und zwar in jedem Alter, selbst bei Behinderungen.

> Ich hatte Rückenschmerzen, deshalb fing ich an, regelmäßig schwimmen zu gehen. Damals war ich sechsundvierzig. Ich fand, daß fünfundzwanzig Längen am Tag in meinem Alter eine tolle Leistung waren. Jetzt bin ich acht Jahre älter und schwimme etwa einen Kilometer (zweiundsiebzig Längen). Meine Herzfrequenz beträgt in Ruhestellung dreiundfünfzig. Das ist die Herzfrequenz eines jungen Sportlers. *Eine 54jährige Frau*

> Nachdem ich aus persönlichen Gründen ein Jahr lang mit Sport aufgehört hatte, wurde ich steif, schlaff, wabbelig und hatte hier und da Schmerzen. Ich fühlte mich alt und war ständig müde. Meine Lebensgeister waren auf dem Tiefpunkt. Als ich wieder regelmäßig anfing zu trainieren, dreimal in der Woche, wurde es innerhalb von drei Monaten besser. Ich fühlte mich wieder lebendig, bekam mehr Ausdauer und war wieder guten Muts.
>
> *Eine 75jährige Frau*

Leute, die aktiv sind und Sport treiben, neigen im allgemeinen weniger zu Kopfschmerzen, chronischen Rückenschmerzen, Steifheit, schmerzenden Gelenken, Depressionen und Schlaflosigkeit. Ältere

[*] Von Elizabeth Du Bois, Marilyn Bentov, Diana Laskin Siegal und Dori Smith

Frauen berichten oft, daß sie neue sexuelle Energie empfinden und mehr Lust haben, und daß Hitzewallungen schwächer werden. Bewegungslosigkeit begünstigt Depression, mangelnde Durchblutung, schwache Muskeln, steife Gelenke, Kurzatmigkeit, Knochenschwund und ein Gefühl allgemeiner Müdigkeit.[1] Und wenn man ständig müde ist, ist es schwer, etwas zu verändern.

Aber wo soll man anfangen? Zuerst gilt es, die gesellschaftlichen Vorurteile gegen Frauen zu überwinden, die auch im Alter körperlich aktiv sind.

> Mein Sohn sagte mir, es sei ihm peinlich, eine Mutter zu haben, die in meinem Alter noch tanzt. Er findet, ich sollte im Schaukelstuhl sitzen und stricken.
>
> *Eine 75jährige Frau*

Wenn wir so hart Sport treiben, wie unser Körper es uns erlaubt, tun wir uns jedoch wirklich etwas Gutes. Die Gelenke können wieder beweglicher werden, die Muskeln kräftigen sich, der Blutdruck wird gesenkt, die Knochendichte verbessert, das Herz- und Kreislaufsystem arbeitet wirksamer und die Nahrung wird besser verdaut. Sportliche Betätigung führt dazu, daß wir für unser alltägliches Leben mehr und nicht weniger Energie haben. Das Gefühl, wach und voll Energie zu sein und sich wohl zu fühlen, ist eine gute Motivation, aktiv zu bleiben.[2]

> Ich laufe mehrere Kilometer pro Woche und versuche, zweimal in der Woche zu einem Krafttraining zu gehen. Wenn ich mich depressiv oder müde fühle, hilft es mir, wenn ich nur eine halbe Stunde trainiere. Ich habe danach mehr Energie.
>
> *Eine 43jährige Frau*

Das Alter ist nicht der entscheidende Faktor, ob und wie fit man ist oder werden kann. Wichtiger ist der allgemeine Gesundheitszustand und in gewisser Weise auch unser genetisches Erbteil. Die körperliche Aktivität, zu der Sie sich heute entschließen, wird morgen und in den kommenden Jahren darüber bestimmen, wie stark und beweglich Ihr Körper sein wird. Ganz unabhängig davon, was Sie in der Vergangenheit taten, heute ist der Zeitpunkt, an dem Sie anfangen sollten, gesünder und aktiver zu leben.

1 James Blumenthal, R. Sanders Williams, Duke University Center for the Study of Aging, Center Reports, Bd. 6 Nr. 3, Dezember 1982, S. 4
2 Robert S. Brown u. a.: The Prescription of Exercise for Depression, in: The Physician and Sports Medicine, Bd. 6 Nr. 12, Dezember 1978, S. 52–58

Aller Anfang ist schwer

Wenn Sie nicht Ihr ganzes Leben lang Sport getrieben haben, fangen Sie langsam an. Sie können zum Beispiel Möglichkeiten suchen, jeden Tag etwas weiter zu gehen. Versuchen Sie, einen oder zwei Blocks weiter zu parken oder ein paar Busstationen früher auszusteigen, und gehen Sie den Rest des Weges zu Fuß. Steigen Sie Treppen, wann immer es Ihnen möglich ist. Finden Sie Gründe, zu gehen, anstatt Auto oder Bus zu benutzen.

Ganz egal, wo Sie gerade sind, Sie können sofort anfangen, sich mehr zu bewegen, indem Sie Finger und Zehen strecken, die Knöchel, Handgelenke und Schultern kreisen lassen, Arme und Beine ausstrecken und dabei tief durchatmen.

Es gibt täglich Hunderte von Gelegenheiten, sich zu bewegen – suchen Sie diese Möglichkeiten! Versuchen Sie, die Bauch- und Pomuskeln zusammenzuziehen, wenn Sie auf einen Bus warten oder Arme und Beine schwingen zu lassen, während Sie fernsehen.

Unsere alltäglichen Tätigkeiten halten uns zwar in Bewegung, sind aber im allgemeinen nicht ausreichend, um so fit zu werden, wie es einer stabilen Gesundheit förderlich ist. Viele Bewegungen wie Staubsaugen, Bettenmachen und Heben belasten insbesondere den Rücken noch zusätzlich, wenn Sie nicht korrekt ausgeführt werden.

Um Inaktivität entgegenzuwirken oder Bewegungen, die ermüden und den Körper belasten, ist ein umfassendes, ausgearbeitetes Körpertrainingsprogramm erforderlich. Dazu gehören Dehnübungen, Krafttraining, Haltungskorrektur sowie ein Herz- und Kreislauftraining. Tanzen in jeder Form, zum Beispiel Folkloretanz und Bauchtanz, ist sehr zu empfehlen, außerdem Gehen, Radfahren, Wandern, Yoga, Tai Chi, Laufen, Schwimmen, Eislaufen, Skifahren, Tennis, Bowling, Golf, Squash, Volleyball – suchen Sie aus!

Bei manchen Sportarten kommen Sie mit anderen Menschen in Kontakt. Sie können bei Ihrem Fitnesstraining neue Freundschaften knüpfen, in öffentlichen Sportstätten und Altentagesstätten, Parks, öffentlichen Schulen, Bildungsstätten oder Sportvereinen. Volkstanzgruppen oder Folkloregruppen ziehen Menschen aller Altersstufen an. Für ältere Menschen und Menschen im mittleren Alter, die gern schwimmen, wandern, kegeln, Golf spielen, radfahren oder skilaufen gibt es Hunderte von Clubs. Wenn Sie nicht die geeignete Sportart oder die entsprechenden Menschen finden, können Sie immer selbst eine Gruppe gründen.

Unser Bewegungsprogramm sollte vielfältig sein und sich in Übereinstimmung bringen lassen mit unseren Vorlieben und körperlichen Möglichkeiten.

Als meine Mutter über siebzig war und wegen der Parkinsonschen Krankheit im Rollstuhl saß, fand sie es sehr aufregend, zu lernen, «Basketball» zu spielen – mit dem Ball auf einen Eimer zu zielen, der in der Mitte eines Kreises von Mitspielern stand, die alle in Rollstühlen saßen. Meine Mutter kam aus einer sehr traditionellen Gemeinde in Polen, wo es für Mädchen so gut wie überhaupt keine Möglichkeit gab, Sport zu treiben. So erlernte sie zum erstenmal in ihrem Leben eine Sportart, und sie war sehr stolz auf ihre Fähigkeiten. *Eine 48jährige Frau*

Ausreichend Zeit für eine sportliche Betätigung zu finden, kann bei all den Anforderungen eines Berufes und einem lebhaften Haushalt sehr schwierig sein, aber Sie sollten es versuchen.

Ein gutes Sportprogramm führt zu Gelenkigkeit, einer hohen Ausdauer d.h. einer besseren Leistung des Herz-Kreislauf-Systems –, Muskelkraft und weniger Körperfett. Diese Ziele sind durchaus realistisch und erreichbar.

Flexibilität der Gelenke

Die Fähigkeit eines Gelenks, sich frei um die eigene Achse bewegen zu können, kann durch Krankheit und Alter abnehmen. Chronische Steifheit der Gelenke führt zu einer schmerzhaften, «eingefrorenen» Haltung, die kaum noch eine Bewegung zuläßt. Sanfte Bewegung erwärmt die Gleitschicht in den Gelenken dort, wo die jeweiligen Knochen sich berühren. Es ist ratsam, morgens zu trainieren, damit diese Gleitschicht geschmeidig wird und die Gelenke «schmiert». Machen Sie vor jeder körperlichen Anstrengung immer erst einmal etwa fünf Minuten lang Übungen zum Aufwärmen. Geeignet sind Gehen, leichtes Laufen auf der Stelle, Radfahren auf dem Heim-Trainer und jede Bewegungsform, bei der die Herzfrequenz, die Atmung und Durchblutung sanft beschleunigt werden. Versuchen Sie mit sanft schwingenden Bewegungen, Arme und Beine, Handgelenke, Knöchel und Schultern zu lockern.

Wenn der Körper aufgewärmt ist, strecken Sie sich, und halten Sie jede Streckbewegung zehn oder zwanzig Sekunden, wobei die Schwerkraft den Zug sanft verstärkt. Die Atmung sollte normal und regelmäßig sein. Diese Übungen werden als «statisches» Stretching bezeichnet und helfen, den Zwischenraum zwischen den Gelenken zu weiten und sie damit zu entlasten und die Wirbelsäule beweglich zu halten. Versuchen Sie nicht die wippenden, rhythmischen Streck-übungen (die als «ballistisches» Stretching bezeichnet werden), bei denen die Gefahr besteht, daß das Bindegewebe gezerrt wird, und strecken Sie keine «kalten» Muskeln, ohne sich vorher genügend auf-gewärmt zu haben.

Seien Sie *besonders sanft*, wenn Sie folgende Übungen machen:

1. Beugen oder Kreisen des Kopfes (am besten ist es, ihn sanft vor und zu beiden Seiten fallen zu lassen, nicht nach hinten,
2. im Stehen den Rumpf beugen (drücken Sie dabei nicht die Knie durch),
3 die Beine strecken (heben Sie die Beine nacheinander langsam an, werfen Sie sie nicht hoch),
4 Kniebeugen (halten Sie die Knie immer auf der gedachten Senk-rechtlinie über den Zehen, und beugen Sie sie nicht mehr als 90 Grad),
5. machen Sie keine Übungen zu zweit, die eine Streckung erzwin-gen, und vermeiden Sie wippende Streckübungen.

Mit ganzem Herzen: Aerobic

Lungen, Herz und Blutgefäße bilden das Herz-Kreislauf-System, das den Sauerstoff in jede Körperzelle transportiert. «Aerobic» bedeutet «mit Sauerstoff». Aerobicübungen sind alle Bewegungen, bei denen die wichtigsten Muskelgruppen des Körpers rhythmisch bewegt wer-den, und zwar mit einer Intensität, die die Herzfrequenz zwischen 60 Prozent und 85 Prozent zur maximalen Leistung anhebt, über eine Dauer von mindestens zwölf Minuten. Bei dieser Herzfrequenz kön-nen Herz und Lungen den Sauerstoffbedarf des Körpers voll erfüllen, und das wirkt sich steigernd auf die Leistung dieser Organe aus.

Die «Kondition», die man mit einem solchen Training erzielt, zeigt sich an einer geringeren Pulsfrequenz während des Trainings und im Ruhezustand, dank größerer und stärkerer Herzmuskeln, die mit je-dem Schlag mehr Blut pumpen. Außerdem normalisiert sich der Blut-druck, weil die Blutgefäße elastischer und stärker werden. Schließlich verbessert sich die Ausscheidung von Kohlendioxid, dem End- oder Abfallprodukt der Atmung. Eine solche Kondition kann in der Tat das Leben verlängern.

Unter «anaerobischen» Übungen versteht man alle Bewegungen, die mit so viel Kraftaufwand durchgeführt werden, daß Herz und Lungen den Sauerstoffbedarf des Körpers nicht decken können und die chemischen Abfallprodukte, die beim Training ins Blut gelangen, nicht abtransportiert werden können. Anaerobische Übungen wie zum Beispiel Sprinten oder Gewichtheben, können nicht über eine längere Zeit hin ausgeführt werden.

Natürlich müssen Sie sich auch mit den aerobischen Übungen Zeit lassen. Beginnen Sie mit drei oder fünf Minuten auf einem Heimfahrrad, Gehen oder einfachen Tanzschritten. Zählen Sie zehn Sekunden lang Ihren Pulsschlag im Ruhestand, dann mehrere Minuten nach Ihren täglichen Übungen. Den Puls zu messen ist die einzige Möglichkeit, Fortschritte der Herztätigkeit zu überprüfen. Mit der Zeit kann der aerobische Teil Ihres Übungsprogramms dreißig Minuten oder länger dauern, dreimal in der Woche – oder mehr. Die beste Übungsfolge ist sich aufzuwärmen, zu dehnen, Aerobicübungen zu machen und sich dann abzukühlen mit langsamem Gehen oder anderen ausschwingenden Bewegungen.

Ein weiterer Vorteil der aerobischen Übungen besteht darin, daß überflüssiges Fett besser verbrannt wird als durch andere Methoden. Ein gut geplantes Aerobicprogramm kann in Kombination mit gesunder Ernährung möglicherweise dazu führen, daß Sie an *Gewicht zunehmen*, denn die Muskel- und Knochenmasse wird verstärkt, das Fettgewebe aber abgebaut.

Krafttraining

Viele Aktivitäten und aerobische Übungen erfordern Kraft. Hier sind die Muskeln gefragt. Wenn Muskeln allmählich steigenden Forderungen ausgesetzt werden, werden sie – wenn ihnen zwischen den Trainingsstunden ausreichend Ruhe gegönnt wird (wenigstens achtundvierzig Stunden) – größer und stärker. Außerdem wirkt sich ein solches Training vorteilhaft auf die Knochen aus, denn die Muskelbewegungen während des Trainings aktivieren die Knochen und sorgen dafür, daß Kalzium abgelagert und die Knochenmasse dichter und fester wird.[3] Dadurch verringert sich das Risiko der Osteoporose.

3 A. Chamay, P. T. Schantz: Mechanical Influences in Bone Remodeling: Experimental Research on Wolff's Law, in Journal of Biochemistry, Bd. 5, 1972, S. 173–180; E. L. Smith, Jr. u. a.: Bone Involution Decrease in Exercising

Frauen und Mädchen wurden in der Vergangenheit nicht gerade ermutigt, körperliche Kraft zu entwickeln. Noch vor ein paar Jahren galt das echte Krafttraining als Männerdomäne. Schließlich haben Männer die muskulöseren Körper. Aber daß Männer im allgemeinen mehr Muskelmasse haben als Frauen, bedeutet nicht, daß Frauen ihr Muskelpotential nicht soweit wie möglich entwickeln sollten oder könnten. Das gesellschaftliche Stereotyp, Frauen sollten sanft, rund, schwach und unterwürfig sein, müssen wir endlich durchbrechen. Unsere Gesundheit und unser Überleben hängen davon ab.

Muskelkraft zu entwickeln muß nicht schwierig sein. Sie können jeden Tag Möglichkeiten finden, Ihre Arm-, Bein-, Brust-, Rücken- und Pomuskeln zu benutzen. Wenn Sie etwas anheben, beugen Sie immer ihre Knie, nutzen Sie Ihre Bein- und nicht Ihre Rückenmuskeln, und halten Sie den Gegenstand nah am Körper. Sie können in Ihr Bewegungsprogramm ein Krafttraining einbauen, indem Sie schwere Gegenstände wie volle Konservendosen heben oder sich ein Set mit leichten Hand- und Fußgewichten kaufen. Manche Frauen machen sich selber Gewichte aus Matratzenstoff, den sie mit Sand füllen.

Wenn Sie Knochenbrüche hatten wegen Osteoporose, fragen Sie Ihren Arzt, bevor Sie mit Gewichten arbeiten. Sie sollten dann zuerst die Muskeln und Knochen mit anderen Übungen stärken.[4]

Der aufrechte Gang

Wir hätten alle gern eine gute Haltung, aber spielt Haltung, außer für das Aussehen, wirklich eine wichtige Rolle? Ja, das tut sie, denn unsere Haltung hat einen tiefen Einfluß auf unsere körperliche und seelische Gesundheit.

Stundenlanges Sitzen bei der Arbeit, womöglich auch noch leicht nach vorn geneigt, kann zu Angstzuständen führen. Grund dafür ist, daß sich in dieser Position die Lungen nicht ausdehnen können, sie nicht mehr genug Sauerstoff aufnehmen und so das Zentralnervensystem nicht optimal versorgt wird. Vornübergebeugt zu sitzen kann einen Rundrücken zur Folge haben, was die Atmungskapazität senkt, den Blutdruck erhöht und zur Bildung eines Buckels führen kann.

Middle-Aged Women, in: California Tissue International, Bd. 36, Supplement 1, 1984, S. 129–138

4 Joseph Lane: Post Menopausal Osteoporosis: The Orthopedic Approach, in: The Female Patient, Bd. 6, November 1981, S. 54

Eine schlechte Haltung kann die Verdauung und die Ausscheidungsprozesse des Körpers beeinflussen und zu einem Bruch führen, zu Hämorrhoiden, Darmdiverticuli[5] und zu Schwierigkeiten bei der Kontrolle der Blase. Bei andauernder schlechter Haltung werden bestimmte Muskeln kürzer, andere hingegen ständig leicht überdehnt und schwächer. So wird eine Kettenreaktion ausgelöst: Eine geschädigte Muskelgruppe, besonders um ein Gelenk herum, beeinträchtigt eine andere, die dann ihrerseits weitere beeinflußt. So wird die Haltung allmählich immer schlechter und gesundheitsschädigender.[6]

Eine gute Haltung erlaubt, sich frei zu bewegen, und bietet den besten Ausgangspunkt für jede Form körperlicher Betätigung. Da die Haltung uns beständig beeinflußt, sollten Sie darauf achten, den Körper locker geradezuhalten und die Bewegungen zu koordinieren, beim Gehen, Stehen, Sitzen, Bücken, Heben oder komplizierteren Bewegungen. Sie können anfangen, Ihre schlechte Haltung zu verbessern, indem Sie durch verschiedene Übungen die Bauch-, Rücken- und Brustmuskeln stärken.

Ich hatte mein ganzes Leben lang eine schlechte Haltung, insofern spreche ich aus Erfahrung. Wie sehr ich auch von meiner Mutter gedrängt wurde oder mich selber bemühte, mich «gerade» zu halten, meine Haltung wurde nicht besser. Heute stehe ich aufrechter, gerader und stolzer da als je zuvor in meinem Leben. Das verdanke ich dem Krafttraining. Man muß sich klarmachen, was den Körper aufrecht hält. Nicht die Knochen. Nicht das Fettgewebe. Nicht Wasser oder Blut. Sondern die Muskeln – das aktive Zusammenspiel beweglichen Muskelgewebes, das der Schwerkraft entgegenwirkt. *Eine über 50jährige Frau*

Entwerfen Sie Ihr eigenes Fitnessprogramm

Die wichtigsten Muskeln des Körpers sind die Bauchmuskeln, die Brust- und Rückenmuskeln und die Muskeln der Arme und Beine. Auch ohne raffinierte Geräte und teure Clubs kann man die Muskeln

5 Gerda Hinrichsen: Body Shop: Scandinavian Exercises for Relaxation, New York 1976, S. 46
6 Joseph T. Freeman: Posture of the Aging and Aged Body, in: Health Aspects of Aging, American Medical Association Committee of Aging, Chicago 1965, S. 49–55

stärken, indem man die wirksamste Methode des Muskeltrainings nutzt, nämlich sich gegen die Schwerkraft zu stemmen. Gehen, Schwimmen, Radfahren und Tanzen stärken die Muskeln und kräftigen das Herz-Kreislauf-System. In jedem Alter sind das die besten, umfassendsten, am leichtesten zugänglichen und preiswertesten Arten körperlicher Aktivität.

Wenn Sie einen Plan für Ihre sportliche Betätigung aufstellen, achten Sie auf Sicherheit. Kleiden Sie sich bequem, tragen Sie die richtigen Schuhe und, wenn Sie im Freien radeln, einen Helm. Kämpfen Sie in Ihrer Umgebung gemeinsam mit anderen um Radwege, sichere Straßen, Schneeräumung und Schwimmunterricht für behinderte oder ältere Menschen.

Gehen

Kräftiges Gehen hilft, den Blutkreislauf zu beschleunigen. Die Beinvenen werden mit jedem Schritt zusammengezogen und schicken das Blut zurück zum Herzen. Rasches Gehen, einschließlich ein paar Steigungen, kann ein wirksames Aerobictraining sein. Behalten Sie Ihr Ziel im Kopf, und berechnen Sie Ihre Geschwindigkeit. Sie können mit einem viertel oder einem halben Kilometer am Tag oder noch weniger anfangen. Wenn Ihnen diese Distanz leichtfällt, weiten Sie sie nach und nach aus. Wenn Sie, ohne müde zu werden, einen Kilometer gehen können, versuchen Sie, die gleiche Distanz ein bißchen schneller zu gehen. Gehen Sie dann wieder ein bißchen weiter, dann wieder etwas schneller usw. Gehen bietet die gleichen Vorteile wie Laufen, ohne zusätzlich die Gelenke zu belasten.

Schwimmen

Schwimmen löst einen Reflex aus, bei dem sich das Herz vergrößert und mehr Blut pumpt als bei anderen Sportarten, außerdem fördert es die Beweglichkeit. Schwimmen aktiviert Muskeln und Knochenaufbau. Und es entlastet die Gelenke, weil das Wasser uns trägt.

Wenn Sie erst einmal Ihr eigenes Tempo entwickelt haben, wird beim Schwimmen Ihr Kopf frei für die Konzentration auf das, was Sie gerade tun, und Sie können planen, Probleme lösen und phantasieren.

Radfahren

Radfahren ist ein hervorragendes Kreislauftraining. Es gibt dreirädrige Fahrräder für Erwachsene, die leichter in Balance zu halten sind als zweirädrige. Auch feststehende Gymnastikräder (Heimtrainer) sind sinnvoll für diejenigen, die nie gelernt haben, radzufahren. Mit dem Heimfahrrad können Sie auch beim Fernsehen, Lesen oder Musikhören Ihr Kreislauftraining absolvieren.

Tanzen

Tanzen ist nach dem Laufen die zweitbeste Form von Körpertraining. Neben der Entwicklung von Gelenkigkeit und Kraft vermittelt es ein natürliches Wohlgefühl. Sich zum Rhythmus von Musik zu bewegen, hat eine lange Tradition in der Menschheitsgeschichte.
Man kann allein in der Abgeschlossenheit der eigenen Wohnung oder aber mit anderen tanzen, bei Parties, in Clubs, Tanzgruppen usw.

Hatha Yoga

Hatha Yoga ist eine der besten Möglichkeiten, den ganzen Körper gelenkig zu machen. Nebenbei bewirkt Yoga innere Ruhe, Entspannung, Hilfe bei Schlaflosigkeit, Senkung des Blutdrucks und baut Ängstlichkeit und Stress ab.
Yoga ist für ältere Menschen besonders geeignet, denn die Streckübungen halten die Gelenke beweglich. Yoga-Positionen helfen, die Bauchmuskeln zu stärken und eine gute Haltung zu bekommen – beides ist notwendig für die Gesundheit älterer Frauen.

Tai Chi

Tai Chi ist eine wundervolle Art, sich zu bewegen. Es ist ursprünglich eine «Kampfsportart», die im alten China entwickelt wurde und im modernen China als besonders wohltuend für alte Menschen gilt. Tai Chi ist eine Folge von fließenden Bewegungen, bei denen alle Gelenke sanft bewegt werden und auf die Wirkung der Atmung, auf das Auf und Ab der Energie geachtet wird. Tai chi wird immer beliebter; mehr und mehr Gruppen bilden sich wegen der positiven Auswirkungen auf das körperliche und seelische Wohlergehen.

In manchen Ländern nimmt inneres spirituelles Wachstum durch Bewegung einen großen Raum im täglichen Leben älterer Menschen ein. Yoga und Tai Chi fördern nicht nur die Gelenkigkeit und Kraft, sondern auch die innere Wachheit und Konzentration.

> Ich habe in einer Tanzgruppe erfahren, daß es wichtig ist, zu seinem eigenen Körper zu sprechen. Es ist, als würde man ein Kind bemuttern. Anstatt sich aufzuregen oder ärgerlich zu werden, weil er nicht tut, was er sollte, kann man den Körper für kleine Leistungen loben, ihn trösten, wenn ihm etwas weh tut, ihm etwas Gutes versprechen und ihn ermutigen, sich nur ein kleines bißchen mehr anzustrengen. *Eine 54jährige Frau*

Sich neu bewegen lernen

Bestimmte Bewegungs- und Bewußtseinsansätze, wie die Feldenkrais-Methode und die Alexander-Technik, machen sich gezielte Bewegungen zunutze, um die körperliche und seelische Gesundheit zu verbessern. Durch diese Methoden kann man lernen, sich trotz Behinderungen und körperlicher Einschränkungen leichter und ohne Schmerzen zu bewegen.

Auch bei manchen Formen der Psychotherapie steht der Körper im Mittelpunkt, um seelische Probleme zu erkennen und zu behandeln. Bekannte Körpertherapien sind Bioenergetik und Rolfing. Sie versuchen, die chronischen Muskelverspannungen aufzulösen, die früher entwickelt wurden, um auf emotional verstörende Situationen zu reagieren, und verbessern außerdem die Körperkoordination.

Wieviel des Guten?

Um fit zu werden und fit zu bleiben, sollte man langsam anfangen und durchschnittlich drei bis fünf Stunden in der Woche trainieren, und zwar nach einem Programm, das Gelenkigkeits-, Herztrainings- und muskelkraftstärkende Übungen kombiniert. Lassen Sie sich von Ihrem Körper leiten, und machen Sie Pausen, wenn Sie sich unwohl fühlen. Es hilft, mehrere Monate lang ein Tagebuch zu führen, um sich der eigenen Bedürfnisse, Erwartungen und Gefühle über das Programm, das Sie begonnen haben, deutlicher bewußt zu werden und Fortschritte zu erkennen.

Wenn die Bewegungsfähigkeit eingeschränkt ist

Es gibt für uns alle Zeiten, in denen wir nicht aktiv sein können –
während einer Krankheit oder in der Zeit unmittelbar danach. Manche Frauen leiden an Behinderungen, die ihrer Bewegungsfreiheit
enge Grenzen setzen. Aber auch behinderte Menschen können sich
mit Bewegung etwas Gutes tun. Selbst wenn man ans Bett oder an den
Rollstuhl gefesselt ist, kann man mit regelmäßigen täglichen Übungen, die auf die eigenen Fähigkeiten und Bedürfnisse zugeschnitten
sind, die Lungenkapazität, Muskelstärke und Gelenkigkeit verbessern. Nur in wenigen Fällen ist vollständige Ruhe oder Unbeweglichkeit im Interesse der Gesundheit erforderlich. Bitten Sie Ihren Arzt
oder Pfleger, Ihnen zu helfen, ein medizinisch abgesichertes Bewegungsprogramm aufzustellen.

Wenn man schwach ist oder Schmerzen hat, ist es schwierig und ent-
mutigend, sich zu bewegen. Aber es steht außer Frage, wie wichtig
Bewegung für die Rehabilitation ist. Ein regelmäßiges maßvolles
Übungsprogramm hilft bei vielen Problemen.

Nahezu 100 Prozent aller Menschen, die auf die Veröffentlichung
einer Untersuchung zum Thema «Frauen und Arthritis» reagiert haben, erwähnten, daß regelmäßige Bewegung ihnen hilft, ihre Schmerzen zu lindern.[7]

Auch wenn Sie an einen Sessel oder ein Bett gefesselt sind, können
bestimmte Übungen Gelenke und Muskeln geschmeidig halten und
Ihnen zu guter Verdauung und Stuhlgang, guter Durchblutung und
einer besseren seelischen Verfassung verhelfen. Außerdem läßt sich
damit das Wundliegen verhüten und erleichtert so auch die Arbeit der
Pflegeperson. Hauspfleger und Pflegeheimpersonal sollten in ihrer
Ausbildung lernen, Menschen, die liegen oder sitzen müssen, anzulei-
ten, sich zu bewegen.

Die nachfolgenden Bewegungsübungen können Sie selbst ohne Hilfe
machen. Wenn Sie ein paar Tage durchhalten, werden Sie erleben,
wie entspannend einfache Bewegungen sein können und wieviel besser Sie sich fühlen. Fangen Sie langsam an, und machen Sie jeden Tag
ein bißchen mehr. Viele dieser Übungen sind für gesunde Frauen gleichermaßen geeignet.

7 Hot Flash, Bd. 3 Nr. 2, Winter 1984, S.1

1. Atmen Sie tief durch.
2. Kontrahieren und entspannen Sie jede Muskelgruppe, die Sie kontrollieren können. Ziehen Sie die Muskeln mehrere Sekunden zusammen, und lassen Sie sie dann langsam los; atmen Sie dabei regelmäßig. Nehmen Sie bewußt wahr, wie sich die Muskeln wieder entspannen.
3. Kegelübungen und Baucheinziehen (Siehe S. 164.)
4. Trainieren Sie Ihre Gesichtsmuskeln, bewegen Sie den Unterkiefer von einer Seite zur anderen, reißen Sie die Augen weit auf, und pressen Sie die Lider dann zusammen. Wackeln Sie mit den Ohren, wenn Sie können.
5. Strecken und dehnen Sie langsam und vorsichtig Ihren Hals. Im Liegen kann Ihr Hals nicht nach hinten überstreckt werden. Lassen Sie den Kopf kreisen, in beiden Richtungen. Oder heben Sie Ihren Blick langsam zur Decke, den vorderen Hals dehnend, sehen Sie dann langsam nach unten, und machen Sie sich die Dehnung im Nacken bewußt. Dann bewegen Sie den Kopf von einer Seite zur anderen.
6. Legen Sie Ihre Hände auf die Schultern, oder stemmen Sie sie leicht in die Taille. Lassen Sie dann die Schultern vorwärts und rückwärts kreisen.
7. Strecken Sie Ihre Arme nach beiden Seiten aus, und nehmen Sie sie abwechselnd hoch und runter. Machen Sie kleine, kreisende Bewegungen mit den Händen, dann mit den Armen. Öffnen und schließen Sie Ihre Fäuste. Oder recken Sie jeden Arm von der Schulter aus nach oben, als würden Sie Äpfel pflücken.
8. Kreisen Sie mit den Handgelenken. Öffnen und schließen Sie mehrmals die Fäuste, und strecken Sie beim Öffnen die Finger. Kreisen Sie mit den Knöcheln. Strecken und beugen Sie die Füße, dann krallen Sie Ihre Zehen zusammen und entspannen sie wieder.
9. Binden Sie ein Seil an das Fußende Ihres Bettes (oder bitten Sie jemand anders darum), und ziehen Sie sich langsam zum Sitzen hoch, lassen Sie sich dann allmählich wieder zurücksinken.
10. «Treten» Sie gegen das Fußende Ihres Bettes.
11. Wenn Sie können, ziehen Sie ein Knie in Richtung Brust, dann das andere Knie, dann beide.
12. Wenn Sie stehen können, halten Sie sich an einer Stuhllehne fest, während Sie von der Hüfte aus erst das eine, dann das andere Bein kreisen lassen. Drehen Sie es in beide Richtungen. Strecken Sie

erst das eine, dann das andere Bein nach vorn, und schwingen Sie vor und zurück.

Vorsichtsmaßnahmen

Um Verletzungen zu vermeiden, sollten Sie sich ärztlich untersuchen lassen, bevor Sie mit einem Trainingsprogramm beginnen. Die Untersuchung sollte Ihnen bewußt machen, wo Probleme auftauchen können und welche Bewegungen Sie meiden sollten und Ihnen helfen, sich realistische Ziele zu setzen. Besonders wenn Sie sich für eine Sportart entscheiden, die viel Bewegung erfordert wie Tennis, Badminton, Langlaufski, Krafttraining, oder wenn Sie körperlich behindert sind, ist es wichtig, sich von einem Arzt beraten zu lassen, um Schäden zu vermeiden und das individuelle Trainingsprogramm danach auszurichten, was Sie auch erreichen können. Ihr Arzt wird Ihnen möglicherweise zu einem Belastungs-EKG raten, um womöglich eine versteckte Herzkrankheit festzustellen. Dieser Test ist allerdings nicht unfehlbar, besonders für Frauen, und kann für manche zu anstrengend sein (s. auch S. 583).

Auf lange Sicht gesehen können nur Sie selbst entscheiden, welche Vorsichtsmaßnahmen Sie beachten müssen, bevor Sie mit Ihrem Trainingsprogramm beginnen. Am wichtigsten ist es, daß Sie immer genau darauf achten, wie Sie sich fühlen.

Normale Reaktionen auf körperliche Bewegung:
- Tieferes und schnelleres Atmen
- Ansteigen der Herzfrequenz
- Innerlich hör- und fühlbarer Herzschlag
- Leichtes bis mittleres Schwitzen
- In der ersten Zeit leichte Muskelschmerzen und Erschöpfung

Unnormale Reaktionen auf sportliche Betätigung, bei denen Sie *sofort aufhören* müssen:
- Schwere Kurzatmigkeit
- Keuchen, Husten, Schwierigkeiten, zu atmen
- Brustschmerzen, Druck oder Beklemmungen in der Brust
- Benommenheit, Schwindel, Verwirrung
- Artikulationsschwierigkeiten, Ohnmacht
- Krämpfe, starke Schmerzen, heftiger Muskelkater
- Übelkeit

Schwere langanhaltende Erschöpfung oder Müdigkeit nach dem Training. *Wenn diese Symptome auch bei einem abgeschwächten Training wiederkehren, sollten Sie Ihren Arzt um Rat fragen. Sie brauchen möglicherweise eine besondere Anleitung.*[8]

Einige generelle Vorsichtsmaßnahmen:

1. Machen Sie zuerst *alle* Gelenke geschmeidig mit leichtem Beugen und Schwingen (Schultern, Ellenbogen, Handgelenke, Knie, Knöchel), Kontraktion und Entspannung (Finger, Zehen, Füße, Wirbelsäule) und Strecken.
2. Halten Sie nicht den Atem an, achten Sie bei jeder Bewegung auf eine tiefe, gleichmäßige Atmung.
3. Trinken Sie vor und nach dem Training: ältere Menschen fühlen häufig keinen Durst, selbst wenn sie Flüssigkeitsmangel haben.
4. Machen Sie, wenn Sie krank sind, nur leichte Streckbewegungen, um die Gelenke geschmeidig zu halten, und atmen Sie tief durch. Sanfte Bewegungen, die Sie nicht ermüden, werden Ihren Körper bei der Heilung unterstützen. Es ist eine gute Zeit, um Tiefenatmung und Meditation zu üben.
5. Kein Körper ist wie der andere. Versuchen Sie zu erreichen, was für *Sie* erreichbar ist, vergleichen Sie sich nicht mit anderen.
6. Tragen Sie bequeme Kleidung aus atmungsaktiven Materialien (natürliche Fasern wie Baumwolle sind am besten), die nicht im Schritt zwickt, um die Schultern oder in der Taille spannt. Es ist nicht nötig, Geld für teure Sportkleidung auszugeben, es sei denn, Sie möchten es. Tragen Sie *niemals* sogenannte «Saunaanzüge» aus Plastik oder aus gummiertem Material. Sie führen zu hohen inneren Körpertemperaturen (Hyperthermie), Flüssigkeitsmangel und können sogar zum Tod führen. Schuhe mit Fußbett sind notwendig, um den Druck auf Organe und Wirbelsäule leichter zu machen. Wenn Sie sich fürs Laufen entscheiden, kaufen Sie sich Laufschuhe; wenn Sie Aerobic machen, kaufen Sie Aerobicschuhe. Laufschuhe unterstützen die Ferse, Aerobicschuhe eher die Fußballen.

8 Stephanie Fall Creek, Molly Mettler: A Healthy Old Age: A Source Book for Health Promotion with Older Adults, Wallingford Wellness Project, Seattle, University of Washington School of Social Work, 1979: Henry C. Barry: Exercise Prescriptions for the Elderly, in: American Family Physician, Bd. 34 Nr. 3, September 1986, S. 155–162

Wichtige Übungen für alle Frauen

Zwei Probleme, die besonders Frauen betreffen, lassen sich durch bestimmte Übungen stark beeinflussen. Das sind:

- Blasenschwäche, besonders beim Husten, Niesen oder Lachen. Die Spannkräfte der Muskeln im Beckenboden und Po sind hier besonders wichtig.
- Verlust von Knochensubstanz durch Bewegungslosigkeit, was zu Osteoporose und Knochenbrüchen führt.

Kegelübungen und andere Beckenboden-Übungen

Dr. Arnold Kegel begann in den vierziger Jahren mit seiner wegweisenden Forschung. Er reagierte damit auf die Klagen von Frauen über Blasenschwäche.[9] Er demonstrierte später, wie die Stärkung des Beckenbodenmuskels nicht nur die Blasenkontrolle verbessert, sondern auch zu erhöhtem sexuellem Genuß beiträgt und Geburten erleichtern kann.

Bei der Anspannung des Beckenbodens spüren Sie Ihre Vagina. Überraschend vielen erwachsenen Frauen muß gezeigt werden, wie sie diesen Muskel finden und wie sie ihn bewegen können. Diese Körperregion war für sie jahrelang inaktiv oder gefühllos.

Im Unterleib verlaufen bestimmte Muskelgruppen. Sie bilden eine elastische Schale, die die Gedärme schützt und am rechten Platz hält, Uterus und Blase hilft, in der richtigen Lage zu bleiben, und willkürliche Kontrolle über Harnröhre und Enddarm erlaubt. Diese Muskeln fit zu halten, verbessert aber nicht nur die Körperkonturen, sondern verhindert Inkontinenz und trägt auch zu der Unterstützung der inneren Organe und des Rückens bei.

Um festzustellen, wo sich diese Muskeln, die Blase und Uterus stützen, befinden, sollten Sie das nächste Mal auf der Toilette den Urin fließen lassen, anhalten und wieder fließen lassen. Sie können auch die Muskeln um ein oder zwei in die Vagina eingeführte Finger kontrahieren oder den erigierten Penis eines Mannes beim Geschlechtsverkehr. Wie gut das gelingt, zeigt an, wie stark die Muskeln sind.

Beginnen Sie mit den Beckenbodenübungen im Liegen, denn dann

9 Arnold Kegel: The Physiologic Treatment of Poor Tone and Function of the Genital Muscles and of Urinary Stress Incontinence, in: Western Journal of Surgery, Obstetrics an Gynecology, Bd. 57, 1949, S. 527–535

wird nicht durch das Gewicht der Unterleibsorgane Druck auf den Beckenboden ausgeübt. Wenn Sie die Muskeln in dieser Lage nicht spüren, legen Sie sich ein Kissen unter den Po, und lassen Sie sich von der Schwerkraft helfen. Später können Sie diese Übungen im Liegen, Sitzen oder Stehen machen.

Wie bei allen Übungen atmen Sie dabei ruhig und gleichmäßig. Sie können diese Übungen kombinieren, aber damit Sie Ihren Beckenboden nicht überanstrengen oder zu sehr belasten, sollten Sie insgesamt nicht mehr als fünfzig Kontraktionen am Tag machen.[10]

1. Übung: Ziehen Sie die Bauchmuskeln nach innen Richtung Wirbelsäule zusammen, halten Sie sie drei Sekunden so angespannt und entspannen sie dann wieder. Machen Sie das fünfmal, und wiederholen Sie diese Übung gelegentlich im Lauf des Tages, so daß Sie auf 50 Kontraktionen kommen. Wenn sich der Muskel angestrengt anfühlt, reduzieren Sie die Kontraktionen, oder hören Sie ein oder zwei Tage auf, bis die Schmerzen abgeklungen sind, und steigern Sie die Zahl der Kontraktionen dann wieder allmählich.

2. Übung: Stellen Sie sich vor, Ihre Blase und Ihr Uterus seien ein Fahrstuhl, den Sie versuchen, in ein oberes Stockwerk zu befördern. Stellen Sie sich nun vor, wie Sie die Blase und Uterus in der Bauchhöhle emporziehen bis zum Magen. Wenn Sie oben angekommen sind, gehen Sie wieder Stockwerk für Stockwerk nach unten, nach und nach die Muskeln entspannen. Wenn sie unten angekommen sind, lassen Sie alle Spannung los. Kommen Sie dann wieder hoch in den ersten Stock, damit der Beckenboden leicht gespannt ist und die Organe festhalten kann.

3. Übung: «Ziehen» Sie den gesamten Unterleib hoch, als wollten Sie Wasser durch die Vagina saugen. Entspannen Sie sich, und wiederholen Sie diese Übung fünfmal. Diese fünf Kontraktionen hintereinander können Sie vier- bis sechsmal am Tag machen, bis Sie auf zwanzig bis dreißig Kontraktionen am Tag kommen.

10 Mit Dank an das Adelaide Women's Community Health Centre in Australien für ihre Anleitungen. Exercising and Strengthening the Pelvic Floor. Kegel Exercises; Sheila Kitzinger: Woman's Experience of Sex, New York 1985, S. 48–50

Die folgenden Übungen werden die oberen und die unteren Bauch-muskeln stärken. Um sie wirksam und rückenschonend durchzufüh-ren, ziehen Sie Ihre Bauchmuskeln zusammen, bevor Sie anfangen.

Um die oberen Bauchmuskeln zu trainieren, legen Sie sich mit ange-winkelten Knien auf den Rücken, die Füße flach auf dem Bett oder Boden. Richten Sie sich langsam auf, und strecken Sie die Hände nach vorn aus, um die Knie zu berühren. Legen Sie sich dann wieder zurück, die Augen nach oben gerichtet, die Schultern flach auf Boden oder Bett. Wenn Sie mehr Kraft haben, können Sie diese Sit-ups auch mit hinter dem Kopf verschränkten Händen machen (ziehen Sie aber nicht mit den Händen den Kopf hoch – die Hände sollten den Kopf nur stützen, wenn Sie sich wieder zurücklegen. Machen Sie keine Sit-ups mit gestreckten Knien. Dann strecken Sie die rechte Hand nach dem linken Knie aus, drehen Sie sich dabei leicht in der Taille. Dann die linke Hand nach dem rechten Knie.

Um die unteren Bauchmuskeln zu stärken, legen Sie sich auf den Rücken, die Beine gerade über den Kopf gestreckt. Es fällt Ihnen vielleicht leichter, wenn Sie den Po gegen eine Wand lehnen. «Ge-hen» Sie mit den Füßen in der Luft, zu Ihrem Kopf hin. Fahren Sie «Rad» mit den Beinen, und strecken Sie sie dabei so hoch wie mög-lich. Auch damit stärken Sie die unteren Bauchmuskeln. Stellen Sie sich hin, ziehen Sie die Bauchmuskeln zusammen. Machen Sie diese Übung nur mit leerem Magen, atmen Sie tief ein, atmen Sie tief aus, spannen Sie dann die Bauchmuskeln um den Magen drei- oder vier-mal an und entspannen sie dann wieder. Dann wieder einatmen und den ganzen Ablauf mehrere Male wiederholen. Sie können sich auch mit angewinkelten Knien auf die Seite legen. Ziehen Sie Ihre Bauch-muskeln zusammen, wodurch Knie und Kopf ganz automatisch ein Stückchen näher zusammenrücken.

Übungen für stabile Knochen

Denken Sie daran, daß der Organismus bei körperlicher Aktivität Kalzium, das er für das Knochenwachstum und die Ernährung der Knochen braucht, wirksamer verwerten kann. Bei Bewegungslosig-keit kann Kalzium nicht gut in die Knochen eingebracht werden, son-dern wird durch den Urin ausgeschieden. Der Substanzverlust der Knochenzellen (Osteoporose) kann zu Rückenkrümmungen oder zu Knochenbrüchen führen. Viele Ärzte verschreiben heute bei Osteo-porose ein spezielles Körpertraining.

Für ältere Frauen ist schnelles Gehen die beste Medizin, um die Knochenfestigkeit in der unteren Körperhälfte zu verbessern. Wenn Sie keine Probleme mit der Wirbelsäule haben, ist auch Laufen gut, was allerdings die Gelenke mehr belastet. Trainieren Sie auch die obere Körperhälfte, damit überall in Ihren Knochen Kalzium abgelagert wird. Krafttraining, das die Muskelbildung fördert, ist besonders gut, weil es auch die Stärke des Bindegewebes verbessert und die der Sehnen und Bänder. Körperliches Training verbessert außerdem den Gleichgewichtssinn und die Koordinationsfähigkeit, so daß die Gefahr hinzufallen geringer wird. Und wenn man fällt, fällt man nicht so schwer.

Wo trainieren?

Wenn Sie sich für eine Sportart entschieden haben, die besondere Einrichtungen oder einen Trainer erfordert, nehmen Sie sich Zeit bei der Suche. Jede Einrichtung und jedes Programm sollten Sicherheit bieten, gut ausgebildete Lehrer und persönliche Beratung. Wichtig sind auch vernünftige Preise, eine leichte Zugänglichkeit und die Berücksichtigung Ihrer persönlichen Bedürfnisse. Wenn Sie darüber nachdenken, ob Sie sich das leisten können, halten Sie sich auch die immateriellen Werte vor Augen, die sich nicht mit Geld messen lassen: eine bessere Gesundheit und damit mehr Lebensqualität. Sie werden neue Kontakte knüpfen und sich wohl in ihrer Haut fühlen. Außerdem kann Fitness die Ausgaben für Medikamente und andere Behandlungen erheblich senken.

Auf was sollten Sie achten, wenn Sie Mitglied bei einem Fitnesscenter werden wollen?[11] Finden Sie zunächst die Adressen der Center heraus, die das anbieten, was Sie interessiert. Dann informieren Sie sich genauer: Passen Ihnen die Trainingszeiten? Können Sie leicht dort hingelangen? Wenn Sie besondere Bedürfnisse haben, wird dort auf Sie eingegangen? Liegen die Kosten in einem vernünftigen Rahmen?

Besuchen Sie dann die Center, die Ihre Kriterien erfüllen, und stellen Sie Fragen. (Die meisten Center bieten kostenlose Probestunden.)

11 Übernommen aus: Gretchen M. von Mering: The Fitness Directory: A Guide to Exercise, Nutrition and Recreation Programs and Services in the Greater Boston Area, Boston, 1983, S. 5–15

Welche Ausbildung haben die Mitarbeiter? (Anatomie und Psychologie sind wichtig!) Versuchen Sie festzustellen, wie stark das Center frequentiert ist. Ist viel los in der Zeit, in der Sie kommen wollen? Fragen Sie ein paar Kunden, wie es ihnen dort gefällt und ob es Probleme gibt. Überprüfen Sie, ob die Ausstattung in guter Verfassung ist und ob Duschen und Toiletten sauber sind. Hüten Sie sich vor Centern, die Sie zu langfristigen Verträgen drängen wollen. Eine Mitgliedschaft dauert nur so lange, wie das Center besteht, und langfristige Vorauszahlungen werden möglicherweise von einem anderen Center oder Management nicht anerkannt. Unterschreiben Sie einen Vertrag, der Sie nur für eine kurze Zeit bindet, um das Center auszuprobieren, bevor Sie sich endgültig verpflichten und eine Menge Geld auf dem Tisch legen. Wird eine Kartei geführt, in der Ihre Krankengeschichte festgehalten wird? Werden vor, während und nach dem Training Blutdruck und Pulsfrequenz gemessen? Werden Sie persönlich angeleitet und mit der Verwendung der Geräte vertraut gemacht? Manche Center bieten besonders günstige Preise an für Zeiten, in denen nicht viel los ist. Warum sollten Sie das nicht ausnutzen?

Treffen Sie Ihre Entscheidung nicht bei dem ersten Besuch. Hüten Sie sich vor Verkäufern, die Druck ausüben wollen und Ihnen besondere Konditionen bieten, wenn Sie sich noch am gleichen Tag entscheiden, oder die sich weigern, Ihnen den Vertrag mitzugeben, damit Sie ihn sich zu Hause in aller Ruhe durchlesen können, bevor Sie ihn unterzeichnen. Die richtige Wahl kann entscheidend sein, ob Sie dabei bleiben und sich dort wohl fühlen. Und wenn Ihnen kein Center gefällt, finden Sie vielleicht in einem Sportverein das richtige.

Bestimmung der Herzfrequenz

1. Herzfrequenz im Ruhezustand: Messen Sie sechzig Sekunden lang Ihren Puls. Die meisten Menschen kommen auf 60, 70, 80 oder 90 Schläge. Messen Sie Ihren Puls mehrmals am Tag, um den Durchschnittswert zu bestimmen.

2. Die maximale Herzfrequenz: Ziehen Sie Ihr Alter von der Zahl 220 ab. Da Ergebnis gibt die maximale Geschwindigkeit an, mit der Ihr Herz schlagen kann. BLEIBEN SIE BEIM TRAINING UNTER DIESEM WERT! Machen Sie Pausen, wenn sie sich unwohl fühlen. Meist ist das genau der Punkt, wo die Überforderung beginnt. Hören Sie auf die inneren Signale.

3. Herzfrequenz beim Training: Ziehen Sie den Wert Ihrer Herzfre-

quenz im Ruhestand ab von ihrer maximalen Herzfrequenz, multiplizieren Sie das Ergebnis erst mit 0,6 und dann mit 0,85; addieren Sie zu beiden Zahlen Ihre Herzfrequenz im Ruhezustand hinzu: Das Resultat gibt die Herzfrequenz an, die Sie in der Minute beim Training erreichen können. Um die Herzfrequenz für zehn Sekunden auszurechnen, müssen Sie diese Zahl durch sechs teilen.

Beispiel: Eine 55jährige Frau hat im Ruhezustand eine Herzfrequenz von 85 Schlägen in der Minute. Um die maximale Herzleistung zu berechnen (oder die Herzschläge pro Minute, mit denen sie eine aerobische Übung ausführen sollte):

220 − 55 (Alter) = 165 (maximale Herzfrequenz)
165 − 85 (Herzfrequenz im Ruhezustand) = 80
80 × 0,6 + 85 = 133 Schläge pro Minute
80 × 0,85 + 85 = 153 Schläge pro Minute
133 : 6 = 22,2 (22 Schläge in 10 Sekunden)
153 : 6 = 25,5 (26 Schläge in 10 Sekunden)

Wenn diese Frau Sport treibt und gut trainiert ist, sollte ihre Herzfrequenz maximal zwischen 133 bis 153 Schlägen pro Minute liegen (22−26 Schläge in zehn Sekunden).

Wenn Sie Beta-Blocker nehmen, Blutdruckmittel oder andere Medikamente, die Einfluß auf die Herzfrequenz haben können, sollten Sie den Arzt bitten, Ihre maximale Herzfrequenz zu berechnen und fragen, mit welchem Prozentsatz Sie Ihre maximale Herzleistung berechnen sollen.

Wenn Sie die maximale Herzleistung berechnet haben, sollten Sie bei einem Aerobictraining in regelmäßigen Abständen zehn Sekunden lang Ihren Puls messen (alle fünf oder zehn Minuten). Bewegen Sie sich beim Messen weiter, da der Herzschlag sofort zurückgeht, wenn Sie das Training unterbrechen. Sie müssen nur die beiden Zahlen für den Zehn-Sekundenwert im Kopf behalten − über- oder unterschreiten Sie diese Werte nicht. Am besten ist es, im unteren oder mittleren Bereich der maximalen Herzleistung zu bleiben. Die positive Wirkung bleibt die gleiche, und wenn Sie normal gesund sind, können Sie sich nicht schaden.

ALLEIN UND MIT ANDEREN LEBEN

7 Sexualität in der zweiten Lebenshälfte*

Sinnlicher Genuß fördert auch das Selbstwertgefühl. Nun, wo wir älter sind, können wir unser sexuelles Vergnügen noch steigern, wenn wir auf die Weisheit des Geistes und des Körpers hören. Körperliche Lust, insbesondere die sexuelle Lust, lassen uns Entspannung erleben, Hingabe, Kontakt mit dem eigenen inneren Selbst und einen intimen Austausch mit einem Partner. Sie bietet uns die Möglichkeit, uns körperlich zum Ausdruck zu bringen, und unabhängig davon, ob man in einer sexuellen Beziehung mit jemand anderem lebt, kann man sich durch Selbstbefriedigung selbst Genuß bereiten. Sexualität enthält die Möglichkeit, mit einer geliebten Person eine intime Verbindung zu spüren oder ein Abenteuer mit einem neuen Partner einzugehen. Die Sinne vermitteln uns Lust, und unsere Gedanken und Gefühle dabei erweitern unsere Erfahrung.

Fast alle älteren Frauen sind aufgewachsen in einer Zeit, in der die Einstellung zur Sexualität rigider war als heute. Die meisten dieser Frauen haben gelernt, es gehöre sich nicht, über Sex zu sprechen, Frauen würden oder dürften Sex nicht so sehr genießen wie Männer, und Männer müßten beim Sex immer den Anfang machen. Diese frühen Prägungen sind der Grund, weshalb das Thema Sexualität vielen Frauen auch heute noch peinlich ist. Paradoxerweise glauben manche Frauen wiederum, wegen der «sexuellen Revolution» dürften sie keine Scham mehr empfinden, oder sie sollten sexuell aktiver sein, als sie sind. Noch immer existiert eine Doppelmoral für sexuelles Verhalten, besonders bei Menschen älterer Generationen. Dieses Kapitel möchte Frauen ein sexuelles Selbstbewußtsein vermitteln, sie unterstützen und dazu beitragen, daß wir alle unsere Sexualität umfassender genießen können.

Die Diskriminierung alter Menschen hat zwei Vorurteile geschaffen, die dazu führen, daß ältere Frauen in zweierlei Hinsicht falsch wahrgenommen werden. Ältere Frauen gelten weder als sexuell attraktiv

* Von Aurelie Jones Goodwin, mit Lynn Scott. Besonderer Dank an Mary C. Allen, Sarah F. Pearlman und Wendy Sanford

noch als sexuell aktiv. Männer wählen häufig jüngere Frauen oder Frauen, die jünger aussehen als ihre Partner. Allmählich kommt es in dieser Hinsicht zu Veränderungen. In einem Artikel in «Time» wurde festgestellt, daß in Amerika das Durchschnittsalter der Frauen, die für begehrenswert gehalten werden, offenbar um ein Dutzend Jahre oder mehr angestiegen ist.[1] Ähnliches gilt auch für Deutschland. Und doch wird immer noch von uns erwartet, daß wir einem Bild strahlender Jugend entsprechen. Diese Stereotypen machen es schwierig, die eigene Sexualität voll und ganz anzunehmen. Und diese Ansichten sind auch der Grund für die Angst vor dem Älterwerden. Sie führen dazu, daß wir vielfach versuchen, das eigene Alter zu verleugnen, und daß das Selbstwertgefühl angeknackst ist, wenn wir die Zeichen des Älterwerdens bei uns selbst entdecken oder bei denen, die wir lieben.

Mit zunehmendem Alter kommt es zu einigen körperlichen Veränderungen, die Einfluß haben können auf die sexuelle Aktivität. Aber es gibt keinen altersbedingten körperlichen Grund, der uns hindern würde, so lange wir leben, Spaß an der Sexualität zu haben. Trotz des gesellschaftlichen Drucks gehen viele Frauen heute freier mit ihrer Sexualität um und genießen sie mehr als je zuvor. Damit sich etwas ändert an diesem Druck, können wir als ersten Schritt versuchen, das Schweigen zu durchbrechen und miteinander über Sexualität sprechen. Vielen Frauen wird es zweifellos zunächst schwerfallen, offen über Sex zu sprechen. Aber diese Erfahrung ist derart positiv, daß der Versuch sich lohnt. Wenn man älteren Frauen in der eigenen Familie oder in Frauengruppen zuhört, kann man erkennen, welche negative Einstellung zum Sex man selbst als Kind vermittelt bekommen hat, und die eigenen Ansichten unter diesem neuen Gesichtspunkt neu bewerten. Vielen fällt es besonders schwer, mit Familienangehörigen über Sex zu sprechen, aber wenn man sich erst einmal überwunden hat, wirkt das sehr befreiend.

Frauengruppen, in denen wir über sexuelle Erfahrungen und Bedürfnisse sprechen können, sind seit den späten sechziger Jahren integraler Bestandteil der Frauenbewegung. In den meisten Frauenzentren, manchen Kirchen und anderen Organisationen gibt es solche Frauengruppen. Wie erleichternd ist es für viele Frauen, zu erfahren, daß jemand anders ebenso empfindet wie sie. Eine seit langem verhei-

1 Lance Morrow: Women and Aging, in: Time, Bd. III Nr. 17., 24. April 1978, S. 99

ratete Frau von fünfzig, die sich über einen Mangel an sexuellem Interesse beklagt hatte, erzählte bei der nächsten Sitzung: «Nach unserer Diskussion in der letzten Woche ging ich heim und sprach mit meinem Mann – und wir hatten eine Orgie!»

Dichtung und Wahrheit zum Thema Frauen, Sexualität und Älterwerden

Die Diskriminierung des weiblichen Geschlechts, verschärft durch die Diskriminierung alter Menschen bringt in einer im Grunde prüden Gesellschaft grundlegend falsche Vorstellungen über die Sexualität älterer Frauen hervor.

Diese Mythen richten bei denjenigen am meisten Schaden an, die sie selbst übernehmen und sich danach richten und dabei einen lustvollen Teil ihres Menschseins aufgeben.

Mythos Nr. 1:

Ältere Menschen haben kein Interesse mehr an Sexualität und sind sexuell nicht mehr aktiv. Sex ist etwas für junge Menschen.

Dieser Mythos wird gespeist durch die Vorstellung, Sexualität und Jugendlichkeit seien ein und dasselbe. Die Gesellschaft setzt Attraktivität mit Jugendlichkeit gleich und folgert daraus, daß, wer nicht mehr jung ist, auch nicht mehr begehrenswert sei.

In diesem Mythos werden Sexualität und leidenschaftliche Verliebtheit miteinander verknüpft. In den Medien, im Film, in Geschichten, Liedern und Schlagern sind die Helden der Liebe ausschließlich junge, hererosexuelle Frauen und Männer.[2]

In Wirklichkeit sind ältere Menschen, die Interesse an Sex haben und sexuell aktiv sind, kein bißchen anders als viele andere Menschen im gleichen Alter. Eine amerikanische Untersuchung von Sechzig- bis Einundneunzigjährigen enthüllte, daß 91 Prozent von ihnen sexuell aktiv waren.[*] Sie gaben dafür eine ganze Reihe von Gründen an: Sex entspannt, vermittelt Frauen ein Gefühl für die eigene Weiblichkeit, hilft einzuschlafen, und gibt die Möglichkeit, Gefühle körperlich zum

---

[*] Europäischen Studien zufolge sind über 60jährige Frauen zu 40 Prozent sexuell aktiv. (Zitiert in Preben Hertoft, Klinische Sexologie, Köln 1989)

2 Ivor Felstein: Sex in Later Life, Harmondsworth, Middlesex, 1973

Ausdruck zu bringen. Die Untersuchten hatten durchschnittlich 1,4 mal in der Woche Sex – etwa so oft wie als Vierzigjährige.[3] Sowohl der Kinsey-Report als auch Masters und Johnson stellten fest, daß Frauen und Männer auch in späteren Jahren mit den gewohnten sexuellen Verhaltensmustern fortfahren. Wenn Sie in jüngeren Jahren ein aktives Sexualleben geführt haben, werden Sie sich Ihr Leben lang daran freuen. Wenn Sie Sexualität jedoch als Last empfunden haben, wollen Sie, wenn Sie älter werden, vielleicht keine sexuellen Beziehungen mehr haben. Die Forschungen von Masters und Johnson bestätigten, was viele Frauen selbst herausgefunden haben: die sexuelle Kapazität von Frauen ist nicht zeitlich beschränkt. Die sexuelle Reaktion mag etwas langsamer werden, Geschlechtsverkehr und Orgasmen aber können wir unser ganzes Leben lang genießen.[4] Und die altersbedingten körperlichen Veränderungen der Geschlechtsorgane sind um so geringer, je aktiver unser Sexualleben ist.

Besonders erwachsenen Töchtern und Söhnen fällt es oft schwer, ihre Eltern als sexuelle Wesen zu akzeptieren. Wie in ihrer Kindheit wollen sie Vater und Mutter auch weiterhin als asexuelle Wesen sehen.

Mythos Nr. 2:

Durch die Veränderungen im Hormonhaushalt während und nach dem Wechsel kommt es zu einer «Mangelkrankheit», die dazu führt, daß Frauen Sex nicht mehr als angenehm empfinden und keine Lust mehr haben.

Die Menopause war Gegenstand vieler irreführender Mythen, die von Ärzten, Psychiatern und Pharmaherstellern geschaffen und verbreitet wurden. Die Behauptung, die Menopause würde zu Mangelerscheinungen führen,[5] hat unter anderem zu einer weitverbreiteten Verschreibung von Hormonpräparaten geführt. Tatsächlich ist der Wechsel eine normale Übergangzeit im Leben, keine Krankheit. Frauen fühlen sich auch weiterhin als sexuelle Wesen und haben bis ins hohe Alter Freude am Sex.

3 Bernard Starr, Marcella Weiner: Starr-Weiner Report, New York 1981, S. 35
4 Timothy H. Brubaker: Later Life Families, Beverly Hills 1985, S. 36–45
5 Diese Vorstellung findet sich in «Feminine Forever» von Robert Wilson (New York 1966) und war vor zehn Jahren in vielen Zeitschriftenartikeln sehr populär. Vgl. Kapitel über Menopause

Mythos Nr. 3:

Frauen, die keine Kinder mehr bekommen können, verlieren ihr Begehren und sind nicht mehr begehrenswert.
Sexualität und sexuelle Anziehung sind nicht gleichbedeutend mit Fruchtbarkeit. Für viele Frauen und Männer wird Sexualität mit fortgeschrittenem Alter sogar noch befriedigender. Viele Frauen erleben ein Wiedererwachen ihres sexuellen Interesses, wenn sie sich keine Gedanken mehr um die Verhütung machen müssen. Die meisten Paare haben, wenn die Kinder erwachsen sind, mehr Zeit füreinander und für Sex. Auch ein neuer Partner oder andere Veränderungen der Lebenssituation, die nichts mit der Gebärfähigkeit zu tun haben, können zu einem Wiedererwachen der Sexualität führen.

Mythos Nr. 4:

Für eine vollständig befriedigende Sexualität braucht eine Frau einen männlichen Partner.
Obwohl die Mehrzahl von Frauen Beziehungen zu Männern haben, können wir unsere Sexualität auf vielfältige Weise ausleben – mit einem Mann oder mit einer Frau oder allein. Das bleibt jeder Frau selbst überlassen.

Mythos Nr. 5:

Der einzige wirklich befriedigende und akzeptable Sex findet beim Geschlechtsverkehr statt mit dem Höhepunkt des beiderseitigen Orgasmus. Jede andere Form sexueller Befriedigung ist «Vorspiel» und zählt nicht.
Sex wird zwar manchmal als Geschlechtsverkehr definiert, aber es stimmt nicht, daß Geschlechtsverkehr die einzig befriedigende Form ist, Liebe zu machen. Wenn wir älter werden, verändert sich unsere Wahrnehmung des Geschlechtsaktes. Ältere Frauen und Männer brauchen mehr Zeit für die sexuelle Stimulation, bevor sie zum Geschlechtsverkehr bereit sind. Wenn man erst einmal erkannt hat, daß befriedigende Sexualität auch ohne Penetration möglich ist, kann man sich frei fühlen, um eine Vielzahl anderer Liebkosungen zu erkunden, die Befriedigung geben können.

Ältere Menschen berichten in mehreren Studien, daß sie oralen Sex am liebsten haben.[6] Schmusen, Streicheln und manuelle Stimulation sind ebenfalls befriedigend. Und körperliche Liebe kann immer befriedigend sein, ob nun einer, beide oder keiner der Partner einen Orgasmus hat.

Erfahrungsberichte

Die meisten Leute meinen, wenn ältere Menschen Sex haben, sei das irgendwie etwas Schlechtes. Sie haben das Bild von abgeklärten, weisen Großeltern. Ältere Menschen dürfen keine Gefühle haben und schon gar keine leidenschaftlichen. Aber als ich fünfzig war, dachte ich: «Ich bin jetzt alt genug, um genau das zu tun, was mir gefällt!»

Eine Frau von Anfang 50

Zwischen uns gibt es eine erotische Spannung, die unseren gesamten Alltag durchzieht. Ich finde ihn sehr attraktiv, und er hält mich für eine begehrenswerte Frau, und wir teilen uns das ständig gegenseitig ohne Worte mit.

*Eine 58jährige Frau, die mit einem
72jährigen verheiratet ist*

Nachdem ich mich zu meiner Homosexualität bekannt hatte, ging ich mehr tanzen als in den gesamten 35 Jahren zuvor. Die Leute halten mich vielleicht für verrückt – aber das bin ich ganz und gar nicht! Es kann nur gut sein, wenn die Jungen sehen, daß man auch im Alter noch tun kann, was man will, und sich um Falten keine Sorgen machen muß.

Eine Frau von Anfang 80

Als ich mich nach einem neuen Partner umschaute, war ich oft mutlos wegen meines Aussehens und machte mir Sorgen, für Männer nicht mehr anziehend zu sein. Als ich dann eine Beziehung hatte, wurden die Jahre meiner Lebenserfahrung zu meinem Vorteil. Ich war stolz auf meine Erfahrung und Fähigkeiten als Liebhaberin, was ich als jüngere Frau nicht war.

Eine 48jährige Frau

Heute empfinde ich es als richtig und in Ordnung, sexuelle Gefühle zu haben, ich fühle mich wohl damit und empfinde Sexualität schlicht

---

6 Starr und Weiner, a. a. O.; Edward Brecher: Love, Sex and Aging, Boston 1984

und einfach als befriedigend. Aber das war nicht immer so. Ich wuchs auf, umgeben von jungfräulichen Tanten, mit der «Schande» einer minderjährigen Cousine, die «heiraten mußte», und den undurchsichtigen Warnungen, bei meinen sehr seltenen Verabredungen «aufzupassen». Das Ergebnis war, daß ich das Gefühl hatte, ich sei häßlich, und mich will keiner. Wo ich heute stehe, ist nur eine Etappe in einem fortwährenden Wachstumsprozeß. Ich habe gelernt zu lieben und geliebt zu werden. Dabei halfen mir Freunde und Liebhaber. Ich habe mit achtunddreißig ein Kind bekommen und aufgezogen und mein eigenes, flexibles Wertesystem entwickelt.

Eine 73jährige Frau

Ich wuchs auf in einer Zeit, in der Frauen Angst davor hatten, als «Xanthippe» oder «Mannweib» abgestempelt zu werden, wenn sie sagten, was sie dachten, oder versuchten, sich durchzusetzen. Mein Mann ist jetzt liebevoller, fürsorglicher geworden und akzeptiert meine Selbstbehauptung. Unsere Beziehung ist ausgeglichener.

Eine Frau von Mitte 60

Wir konnten gleich sein. Wir konnten Freunde sein. Ich brauchte nichts von ihm und war frei, ich selbst zu sein. Und wir waren wie Kinder, und hatten endlich die Chance zu spielen!

Eine Frau von Anfang 50

Jetzt kann ich es einfach genießen. Ich muß mich nicht mehr als guter Mensch beweisen. Als ich jünger war, machte ich mir so viele Gedanken um meinen Partner, daß mein eigenes Vergnügen dadurch ins Hintertreffen geriet.

Eine 50jährige Frau

Ich bin nicht mehr so kritisch wie früher. Wenn ich keinen Orgasmus habe, wenn er keinen Orgasmus hat, wenn wir mittendrin aufhören oder wenn wir einfach zu Bett gehen und uns gegenseitig in den Armen halten – dann empfinde ich das ganz in Ordnung, mehr als früher, als ich jünger war.

Eine 55jährige Frau

Im vergangenen Jahr hatte ich mehrere Monate lang keinen Sex. Ich masturbierte gelegentlich, aber sogar damit hörte ich nach einer Weile auf. Ich habe es einfach nicht vermißt, es schien mir nicht fürchterlich wichtig zu sein. Ich arbeitete zu dieser Zeit ziemlich hart. Jetzt kann ich Sex wieder genießen, aber ich könnte auch darauf verzichten. Ich bin nicht mehr so versessen auf dieses Gefühl, als bliebe einem die Luft weg – auf diese Leidenschaft. Ich habe immer noch Orgasmen, aber offenbar habe ich meine Leidenschaft, meine Lust verloren. In gewisser Weise gibt mir das Frieden.

Eine 55jährige Frau

Ich habe Selbstbefriedigung und Orgasmen genossen. Aber jetzt habe ich überhaupt keine Lust mehr dazu oder zu einer sexuellen Beziehung.

Eine 80jährige Frau

Sexualität war schön, aber es war nur ein Teil unserer Ehe, und ich war dreißig Jahre lang glücklich verheiratet. Seit mein Mann tot ist, habe ich keinen anderen mehr angeschaut. Ich masturbiere gelegentlich, aber es ist mir nicht wichtig. Eine andere Person zu kennen, darauf kommt es an. Ich ziehe ebensoviel Vergnügen aus meiner Arbeit wie früher aus der Sexualität.

Eine 60jährige Frau

Ich vermisse die Nähe, die Liebesbriefe, aber ich lebe wieder allein. Ich könnte nie masturbieren. Es ist nicht die Art von Orgasmus, nach der ich mich sehne, sondern die Intimität, die Kerzen, die Blumen, das Gefühl eines anderen Körpers.

Eine 72jährige homosexuelle Frau

Sinnlicher Genuß mit sich selbst

Selbstbefriedigung ist eine Möglichkeit, sich selbst sinnlichen Genuß zu bereiten. Viele Frauen genießen Sinnlichkeit auf vielerlei Weise und betrachten Lust als etwas Positives, doch vielen wurde beigebracht, masturbieren sei Sünde. Ob eine Frau masturbiert oder nicht, ist jedoch ihre eigene Entscheidung. Sich selbst durch Masturbation körperlich Lust zu verschaffen, kann eine befriedigende Alternative sein zu Sex mit einem Partner.

Aber auch für Frauen, die einen Partner haben, ist Selbstbefriedigung eine Möglichkeit, die eigenen sexuellen Reaktionen besser kennenzulernen – sie können so erfahren, welche Phantasien auf sie wirken, welche Form der Berührung sie erregend finden und was ihnen Lust verschafft, ohne sich darüber Gedanken zu machen, was der Partner möchte oder denken könnte. Zu einem geeigneten Zeitpunkt können Sie, wie Sie möchten, Ihrem Partner sagen oder zeigen, was Sie über sich selbst erfahren haben. Für manche Paare ist Selbstbefriedigung Bestandteil ihrer sexuellen Beziehung, weil sie sich dadurch mehr Lust verschaffen können und weil es beiden Partnern den Druck nimmt, einander befriedigen zu «müssen».

Wenn Sie noch nie masturbiert haben und es ausprobieren möchten, nehmen Sie sich etwas Zeit, um sich an die Vorstellung zu gewöhnen und um herauszufinden, was Ihnen am meisten Genuß bereiten könnte. Versuchen Sie, sich ebenso in Stimmung zu versetzen wie mit einem Partner – beispielsweise mit Kerzen, Räucherstäbchen und Musik –, um ein schönes Erlebnis daraus zu machen. Ein entspannendes Bad oder ein Glas Wein können dazu beitragen, loszulassen und sich auf sich selbst und den eigenen sexuellen Genuß zu konzentrieren. Schon allein die Erregung ist sehr lustvoll, ob Sie nun einen Orgasmus haben oder nicht.

Aber auch die Frauen, für die Masturbation keine akzeptable Möglichkeit ist, können sich sinnliche Genüsse bereiten, etwas mit einem Luxusbad oder mit einer gegenseitigen Massage. Diese Körpererfahrungen machen das Leben reicher und vermitteln das Gefühl, lebendig und vital zu sein.

Phantasien

Sexuelle Phantasien können sexuelle Erregung auslösen, aufrechterhalten und verstärken. Besonders für Frauen, die während des Geschlechtsaktes leicht abgelenkt sind, sind Phantasien manchmal hilfreich. Sie können sich eine Geschichte ausdenken oder eine Reihe erotischer Bilder heraufbeschwören. Manchmal erzählen sich die Partner gegenseitig ihre erotischen Phantasien. Manche Frauen haben das Gefühl, ihrem Partner untreu zu werden, wenn sie sich während des Geschlechtsaktes etwas anderes vorstellen, oder sie machen sich Sorgen, daß das, was sie sich vorstellen, schlecht oder «unnormal» sei. Die Beschwörung erotischer Bilder aber ist eine Möglichkeit, ohne Risiko Experimente machen zu können. Es kann eine Weile dauern, bis man die eigenen Phantasien annehmen kann und begreift, daß wir sie genießen können, ohne sie ausleben zu müssen.

Sexuelle Beziehungen

In der zweiten Lebenshälfte kommt es zu wichtigen körperlichen und emotionalen Veränderungen, die Einfluß auf die Sexualität haben. Viele langjährige Partner fühlen sich mit der Zeit immer wohler miteinander, weil sie immer besser wissen, wie sie sich sexuelles Vergnügen bereiten können.

In einer langjährigen Beziehung ist Sexualität eine Möglichkeit, die tiefsten Gefühle von Zärtlichkeit und Anteilnahme am anderen zum Ausdruck zu bringen. Körperliche Liebe kann auch ein Trost sein, in Zeiten von Verlust und Veränderung. Ein liebevoller, verständnisvoller Partner, der zu Kompromissen bereit ist, ist für eine befriedigende sexuelle Beziehung sehr wichtig.

Wenn das Interesse an der Sexualität zwischen langjährigen Partnern nachläßt, kann das verschiedene Ursachen haben. Untersuchungen zeigen, daß die sexuelle Aktivität verheirateter Frauen von siebzig oder älter unmittelbar abhängig ist von körperlicher Behinderung, Krankheit oder dem Verlust ihrer Partner.[7] Bei vielen Paaren hört alle sexuelle Aktivität auf, wenn der Mann sein Interesse an der Sexualität verliert, sein Selbstvertrauen oder seine Fähigkeit, eine Erektion zu bekommen. Wenn beide Partner nicht mehr arbeiten gehen, haben sie auch oft das Gefühl, daß sie zu viel Zeit miteinander verbringen, und fühlen sich beide emotional eingeengt. Frauen in festen lesbischen Beziehungen haben oft die gleichen Freunde und Interessen; bei ihnen ist die Wahrscheinlichkeit, daß dieses Problem auftritt, sogar noch größer. Für alle Paare gilt, daß es wichtig ist, eigene Interessen zu bewahren, Aktivitäten und Freunde für sich allein zu haben, um vital und interessant zu bleiben und damit auch die Beziehung vital und interessant zu gestalten.

Manchmal ist Traurigkeit, zurückgehaltene Wut oder Enttäuschung über einen Partner Grund für eine Blockierung sexueller Gefühle. Wenn man zuläßt, daß die Gefühle an die Oberfläche kommen, wenn man sie annimmt und mit dem Partner bespricht, kann das ein neues sexuelles Begehren auslösen.

Eine Reihe von Untersuchungen lassen darauf schließen, daß Ehen

---

7 Ewald Busse, Eric Pfeiffer (Hg.): Behavior and Adaptation in Later Life, Boston 1968

in sexueller Hinsicht wieder befriedigender werden, wenn die Kinder groß sind und aus dem Haus gehen.[8]

Die Doppelmoral, die älter werdende Männer und Frauen ungleich beurteilt, ist der Grund, warum sich manche Frauen Sorgen machen, ihren Mann an eine jüngere Frau zu verlieren. Und da Frauen im Durchschnitt eine längere Lebenserwartung haben als Männer, werden die meisten Frauen ihren Partner durch den Tod verlieren. Wenn eine Beziehung endet und man den Verlust betrauert, hat man meist eine Zeitlang keine sexuellen Gefühle. Nach einer Zeit der Trauer aber ist es wichtig, die eigene Identität neu zu definieren, und zu erkennen, daß man weiterlebt und auch das Bedürfnis nach Liebe, Zuneigung und Sexualität weiterbesteht. Dann ist man möglicherweise auch bereit, über einen neuen Sexualpartner nachzudenken.

Wenn sich Partner trennen, verlieren besonders diejenigen, die die Trennung nicht wollten, oft für eine Weile das Interesse an der Sinnlichkeit und trauern über das Ende der Beziehung. Meist ist in solchen Situationen das Selbstbewußtsein nicht sehr stark ausgeprägt, und es kann eine ganze Weile dauern, um, gerade in sexueller Hinsicht, wieder Zutrauen zu gewinnen. Manche Frauen sind auch bereit, sofort wieder sexuelle Beziehungen einzugehen. Die unterwarteten Gefühle sexuellen Begehrens können überraschend sein oder sogar als peinlich empfunden werden.

Verheiratete Paare betrachten Sexualität vielfach als etwas Selbstverständliches, Alleinstehende hingegen müssen fortwährend Entscheidungen treffen, wie sie mit ihren sexuellen Bedürfnissen umgehen.

Viele Frauen suchen eine stärkere emotionale Nähe, als eine oberflächliche sexuelle Begegnung bieten kann, und haben manchmal Schwierigkeiten, männliche Partner zu finden, denen Nähe ebenso wichtig ist. Und wenn man sich seit vielen Jahren zum erstenmal wieder mit einem Mann verabredet hat, fühlt man sich möglicherweise seltsam und ist unsicher, was man zu erwarten hat. Was erwartet der andere? Wie weit soll ich gehen? Kann ich mit einem Gutenachtkuß davonkommen? Viele Männer wären – wie viele Frauen – glücklich über eine freundschaftliche, nicht-sexuelle Beziehung, fühlen sich aber von gewissen Erwartungen gedrängt.

8 In: Jane Procino: Growing Older, Getting Better: A Handbook for Women in Later Life, Reading, Mass. 1983, S. 15

Nachdem ich mit achtundvierzig geschieden wurde, erwartete ich von einem Mann, daß er um mich werben würde wie zu meiner Jugendzeit. Ich war sehr naiv, deshalb erlebte ich einige Überraschungen. Ich ging mit einem Mann aus, und dann fragte er mich, ob ich mit hoch kommen würde in seine Wohnung, um Musik zu hören. Doch ich sagte: «Wir haben doch gerade Musik gehört!» Ich war zwar naiv, aber doch nicht blöd! Ich wollte, daß er meine Hand hält und nette Dinge sagt, und nicht ins Bett springen mit einem Fremden.

Eine 49jährige Frau

Jetzt habe ich Spaß am Flirten, und wenn man sich keine Gedanken darüber machen muß, ob es zum Geschlechtsverkehr kommt, kann es viel Vergnügen machen.

Eine 48jährige Frau

Nach etwa zwei Jahren, in denen ich kurze, unbefriedigende Beziehungen hatte, begegnete ich einem warmherzigen, liebevollen Mann mit einem überraschend entwickelten feministischen Bewußtsein. Es war wunderbar, als ich herausfand, daß er im Bett aufregend, leidenschaftlich und sehr phantasievoll war.

Eine 44jährige Frau

Der Frauenanteil in der Bevölkerung nimmt in der zweiten Lebenshälfte deutlich zu. Bei den 60jährigen kommen auf einen Mann statistisch gesehen bereits 1,8 Frauen.[9] Eine der Folgen: 86 Prozent aller Singles über 60 sind alleinlebende Frauen.[10] Nur drei von 10000 unverheirateten Frauen über 65 heiraten noch einmal. Bei den Männern gleichen Alters sind es dagegen 50 von 10000. Zwei Drittel dieser Männer heiraten jüngere Frauen.[11]

Wenn ich gerade keine Beziehung hatte, war ich früher immer stolz darauf, unabhängig zu sein und keinen Mann zu brauchen. Aber heute, wo ich keinen Mann habe, wo ich nicht einmal oberflächliche Männerbeziehungen habe, wo ich meine Verbindung zu mei-

---

9 Presse- und Informationsdienst Kuratorium Deutsche Altershilfe, Folge 5/1990, S. 7
10 Fast die Hälfte der «Singles» sind «Senioren», Deutscher Forschungsdienst, 17.7.1990, 37/90, S. 14
11 Presse- und Informationsdienst Kuratorium Deutsche Altershilfe, Folge 8/1989, S. 14

nem weit entfernt lebenden Geliebten abgeschnitten habe – stelle ich fest, daß es der körperliche Kontakt ist, den ich am meisten vermisse. Ich meine nicht unbedingt Sex, obwohl Sex für mich ebenfalls sehr wichtig ist. Ich vermisse das zärtliche Kuscheln und Halten und Berühren.

Eine 50jährige Frau

In der Ehe hat sich immer alles von allein ergeben, das vermisse ich jetzt, wo ich allein bin. Wenn wir an einem Tag mal nicht miteinander schliefen, dann gab es immer ein Morgen.

Eine Frau von Anfang 50

Zum Teufel, ich bin jetzt wirklich attraktiver als früher, und jetzt guckt keiner.

Eine Frau von Mitte 60

Ich habe nicht nur um meinen Mann getrauert. Ich trauerte auch darum, daß ich möglicherweise nie wieder eine sexuelle Beziehung haben würde.

Eine 78jährige Frau

Frauen, die ihre Partner verloren haben, müssen nicht unbedingt allein bleiben. Manche heiraten wieder. Andere entscheiden sich für eine weniger formelle, wenn auch nicht unbedingt weniger feste Beziehung zu einem männlichen oder einem weiblichen Partner, leben aber getrennt oder unverheiratet zusammen. Manche Frauen, die Schwierigkeiten haben, passende Sexualpartner zu finden, lernen, bei freundschaftlichen oder erotischen Kontakten häufig den ersten Schritt zu tun. Manche Frauen probieren neue Formen von Beziehungen aus oder denken darüber nach, etwas, was sie sich früher nie hätten träumen lassen.

Ich frage mich – ist das das Ende aller Liebesbeziehungen? Ich kann das nicht glauben. Aber meiner Erfahrung nach gibt es in meinem Alter nur wenige interessante und vitale Männer. Jüngere Männer? Sicher, warum nicht. Aber nicht zu viel jünger, denn dann wird die Kluft in den Erfahrungen zu groß. Ich begegne vielen interessanten Frauen, und der Kreis meiner Freundinnen wird ständig größer. Wenn ich wirklich einer geeigneten Frau begegnen würde, wäre dann für mich auch eine lesbische Beziehung denkbar? Vielleicht. In der Zwischenzeit lerne ich, mich selbst in einer neuen und anderen Weise anzunehmen. Ich lerne, mit mir umzugehen und für mich zu sorgen, indem ich, ehrlicher als früher, tue, was ich will.

Eine Frau von Mitte 50

Ich habe eine solche Sehnsucht nach Berührungen und Streicheln und gutem altmodischem Sex. Manchmal bin ich mit einem alten Freund zusammen. Keiner von uns will mehr als das, was es ist. Wir sind eben gute alte Freunde, die manchmal miteinander ins Bett gehen.

Eine 49jährige Frau

Ich begegnete einem Mann, der vierzehn Jahre jünger ist als ich. Wir können lachen und reden, völlig entspannt. Er ist sexuell sehr ungeniert. Wir verbringen unsere Zeit damit, das zu tun, was uns Spaß macht. Ich habe ein so viel besseres Verhältnis zu jüngeren Männern. Sie sind weniger rigide, was die Geschlechterrollen angeht, als ältere Männer. Ich mag ihre Wertvorstellungen.

Eine 48jährige Frau

Ich kenne eine Frau, die zweiundfünfzig ist, und einen vierzigjährigen Liebhaber hat. Sie sagte mir, ich hätte einen Komplex wegen meines Alters, aber ich habe Angst, verletzt zu werden. Doch es ist etwas dran, wenn sie sagt: «Wenn du lebendig und innerlich schön bist, mit all der Erfahrung und Geduld, die ältere Frauen haben, kann keine Zwanzigjährige oder Dreißigjährige wirklich mit dir konkurrieren. Eine faszinierende ältere Frau kann für bestimmte jüngere Männer unwiderstehlich sein.» Ich denke darüber nach und versuche, etwas lockerer zu sein.

Eine 53jährige Frau

Sexualität zwischen zwei Frauen kann zutiefst befriedigend sein. Manche Frauen denken in fortgeschrittenem Alter zum erstenmal daran, mit einer Frau zu schlafen oder haben zum erstenmal sexuellen Kontakt zu einer Frau.

Eine Frau massierte mich, und ich hatte bei dieser eigentlich ganz unerotischen Massage einen Orgasmus. Ich dachte, «Welchen Unterschied macht es, welches Geschlecht die Hände haben?»

Eine Frau von Mitte 50

Ich hatte mit vierzig zum erstenmal eine sexuelle Erfahrung mit einer Frau. Ich stellte fest, daß ich mich sehr plötzlich und sehr intensiv angetörnt fühlte von einer guten Freundin, die lesbisch ist. Es war keine sexuelle Beziehung möglich, da sie eine langjährige feste Beziehung zu einer anderen Frau hatte, aber das Gefühl war eindeutig da. In diesen Sommerferien begann ich, mir Frauen als Sexualpartner zu suchen. Ich war absolut gefesselt von den Empfindungen, eine andere Frau zu halten und körperlich zu lieben. Die Verbindung von Zartheit und Stärke war aufregend. Und die Weichheit...

Eine 50jährige Frau

Auch wenn manchmal angenommen wird, heterosexuelle Frauen könnten wieder sexuell aktiver sein, wenn sie weibliche Partner in Betracht ziehen würden, stellte sich bei einer Untersuchung mit hundert lesbischen Frauen im Alter von 60 bis 68 Jahren heraus, daß 53 Prozent im vorausgegangenen Jahr keinen sexuellen Kontakt gehabt hatten. Ein Drittel dieser 53 gaben an, sie würden enthaltsam leben, davon drei Viertel nicht freiwillig.[12] Möglicherweise ist also nicht das Geschlecht des Partners ausschlaggebend, sondern die eigene Sozialisation, die Frauen konditioniert, darauf zu warten, daß jemand anderes den ersten Schritt zu einem sexuellen Kontakt macht.[13] Eine weitere Studie an fünfundzwanzig lesbischen Frauen über 60 fand heraus, daß keine dieser Frauen flüchtige sexuelle Beziehungen hatten, die meisten im Durchschnitt dreimal im Monat Sex hatten, was vergleichbar ist mit lesbischen Paaren aller Altersstufen.[14] Es ist schwierig zu sagen, wie derartige Ergebnisse zu interpretieren sind, weil es nur sehr wenige Untersuchungen über ältere lesbische Frauen gibt.

Viele ältere Frauen leben enthaltsam. Manche haben keine Gelegenheit, Partner zu treffen, andere leben lieber völlig ohne sexuelle Beziehung, als die lebenslange Vorstellung von der einen großen Liebe aufzugeben.

Aber auch Frauen, die enthaltsam leben, ob aus Notwendigkeit oder freiwillig, können ein glückliches und befriedigendes Leben haben, in der Gesellschaft von Freunden Zuneigung erfahren und sich sinnliche Genüsse bereiten.

---

12 Monica Kehoe: Lesbians over Sixty: A Triply Invisible Minority, in: Monica Kehoe (Hg.): Historical, Literary and Erotic Aspects of Lesbianism, New York 1986
13 Persönliche Mitteilung von Sarah F. Pearlman, einer Paartherapeutin
14 Marcy Adelman, zitiert in: JoAnn Loulan: Lesbian Sex, San Francisco 1984, S. 194 f.

Körperliche und emotionale Veränderungen

Im Laufe der Jahre machen unsere Körper Veränderungen durch, die Einfluß auf die Sexualität haben. Es ist wichtig, einen Unterschied zu machen zwischen den Auswirkungen des Alterungsprozesses selbst, den vorübergehenden hormonellen Veränderungen, die Frauen in und nach der Menopause erleben, und den Auswirkungen von Krankheit, Behinderung und Beziehungsproblemen. Niemand sollte sich darauf zurückziehen, sexuelle Probleme seien natürlicher Bestandteil des Alterns und deshalb nicht zu lösen. Als Frauen haben wir gelernt, mit körperlichen Veränderungen fertig zu werden, wir können den Alterungsprozeß unseres Körpers beobachten und verstehen lernen und uns an ihn anpassen, wie wir uns an die körperlichen Veränderungen durch Menstruation und Schwangerschaft angepaßt haben. Frauen, die ihre sexuelle Identität aus der Fähigkeit, Kinder zu gebären, beziehen, haben nach der Menopause vielleicht ein Gefühl von Verlust, und ihr sexuelles Begehren geht *vorübergehend* zurück. Manche Frauen berichten von dem Bedürfnis, das Ende ihrer Fruchtbarkeit zu betrauern, aber derartige Gefühle sind im allgemeinen nur kurzlebig.

> Obwohl ich wußte, daß ich nicht mehr schwanger werden wollte, war mir bewußt, daß wir eine große Befriedigung aus dem Gedanken beziehen, daß ich schwanger werden könnte, wenn ich wollte. Manchmal stellen wir uns vor, daß wir ein Kind machen, aber es ist nicht mehr dasselbe.
>
> *Eine 51jährige Frau*

Viele Frauen in den Fünfzigern erleben ein Wiedererwachen ihres sexuellen Interesses, wenn sie keine Schwangerschaft mehr verhüten müssen und die Zwänge des Kinderaufziehens hinter sich haben.[15]

Orgasmus

Die meisten Frauen bekommen durch klitorale Stimulierung einen Orgasmus. Bis Mitte der sechziger Jahre jedoch folgten medizinische Lehrbücher und Eheratgeber der berühmten Aussage von Freud, die

15 William Masters, Virginia Johnson: Human Sexual Response in the Aging Female, in: Bernice Neugarten (Hg.): Middle Age and Aging, Chicago 1968, S. 260–270

«reife Frau» bekäme nur dann einen Orgasmus, wenn ihre Vagina, nicht ihre Klitoris, stimuliert wird. Dann stellten Sexforscher fest, daß der sexuelle Genuß von Frauen weitgehend von der direkten oder indirekten Stimulation der Klitoris ausgelöst wird. [16] Diese Erkenntnis elektrisierte die neu erwachende Frauenbewegung und trug bei zu einer Revolutionierung unseres eigenen Selbstverständnisses, nach dem Frauen sexuell autonome Wesen sind und nicht Sexobjekte. [17] Jüngere Forschung hat gezeigt, daß ein Orgasmus durch klitorale Stimulation und/oder vaginale [18] und uterine Stimulation ausgelöst werden kann.

Eine kontinuierliche klitorale Stimulation führt bei den meisten Frauen am ehesten zum Orgasmus. Manche Frauen bekommen Orgasmen durch die Penetration der Vagina, die sie als «tiefes» oder «uterines» Gefühl beschreiben, und empfinden es eher als störend, wenn die klitorale Stimulation während der Penetration fortgesetzt wird. Außerdem wird zunehmend jenen Frauen mehr Aufmerksamkeit gewidmet, die von einen Verlust sexueller Empfindungen nach einer Hysterektomie (Entfernung der Gebärmutter) berichten. [19] Sie vermissen möglicherweise die Reaktion der Zervix (Gebärmutterhals), die sie früher bei tiefer Penetration empfunden haben. Diese neueren Erkenntnisse sind ein weiterer Beleg dafür, daß die Sexualität von Frauen komplex und facettenreich ist. Wichtig aber ist vor allem, daß Sie selbst Ihren eigenen Körper kennen und die Art Ihrer sexuellen Befriedigung an Ihre sich verändernden Bedürfnisse anpassen können.

Manche Frauen, die beim Orgasmus uterine Kontraktionen spüren, haben das Gefühl, daß diese nach dem Wechsel schwächer sind, krampfartiger, unregelmäßiger und weniger häufig. Manche älteren Frauen erlebten beim Orgasmus schmerzhafte Krämpfe, manchmal wie Menstruationskrämpfe. Dazu kommt es leichter bei Frauen, die

16 William Masters, Virginia Johnson: Die sexuelle Reaktion. Reinbek bei Hamburg 1984
17 Wendy Sanford u. a. Sexualität, in: Boston Womens's Health Book Collective: Unser Körper – unser Leben, erweiterte Neuauflage Reinbek 1988
18 Alice Ladas, Beverly Whipple, John Perry: Der G-Punkt. München 1989. Als «G-Punkt» wird hier ein Teil der vorderen Wand der Vagina bezeichnet, der bei manchen Frauen besonders empfindsam auf Stimulation reagiert
19 L. Zussman, S. Zussman, R. Sunley, E. Bjornson: Sexual Response after Hysterectomy-Oophorectomy: Recent Studies and Reconsideration of Psychogenesis, in: American Journal of Obstetrics and Gynecology, Bd. 140, Nr. 7, 1. August 1981, S. 725–729

nur selten einen Orgasmus haben. Wenn es bei Ihnen zu solchen unangenehmen Begleiterscheinungen kommt, sollten Sie sich keine Sorgen machen, denn dieses Phänomen ähnelt den leichten Schmerzen, die wir empfinden, wenn irgendein selten gebrauchter Muskel bewegt wird, und die Schmerzen werden wahrscheinlich aufhören, wenn Sie häufiger Orgasmen haben. Wenn Sie nur selten mit einem Partner schlafen oder wenn die Angst vor diesen Kontraktionen Ihren Orgasmus beeinträchtigt, können Sie versuchen, bis zum Orgasmus zu masturbieren und sich so zu entspannen, so daß die Kontraktionen vorbeigehen oder weniger schmerzhaft werden.

Verlangsamung der Erregungsphase

Eine Auswirkung des Alterns ist, daß es bei Frauen wie bei Männern länger dauert, bis sie sexuell erregt sind.

> Man weiß, daß man in die Jahre kommt, wenn ein «Quickie» fünfundvierzig Minuten dauert.
>
> *Eine 51jährige Frau*

> Ich habe nie schnell einen Orgasmus bekommen können, und nun dauert es länger und passiert auch nicht immer. Ich möchte aber auf Sex nicht verzichten, weil ich berührt und gestreichelt werden will.
>
> *Eine 55jährige Frau*

> Es stimmt, daß ich mehr Zeit brauche, bis ich in Fahrt komme, aber alles wird wettgemacht dadurch, daß ich mehr Spaß am Sex habe, wenn ich erst einmal erregt bin.
>
> *Eine 49jährige Frau*

Die sexuelle Reaktion verlangsamt sich ebenso wie die übrigen Körperfunktionen. Wer dem gesellschaftlichen Vorurteil anhängt, sexuelle Anziehung sei gleichbedeutend mit sofortiger Erregung, ist vielleicht alarmiert, wenn der Körper langsamer reagiert. Aber eine längere Erregungszeit hat auch ihre guten Seiten.

> Als mein Mann Probleme mit den Erektionen hatte, glaubte ich, ich hätte als Frau versagt, weil ich es nicht schaffte, ihn in erregtem Zustand zu halten. Aber jetzt sehe ich, es bedeutet mehr Zeit zum Spielen zu haben und die Möglichkeit, neu anzufangen, so daß wir insgesamt länger Liebe machen können.
>
> *Eine 49jährige Frau*

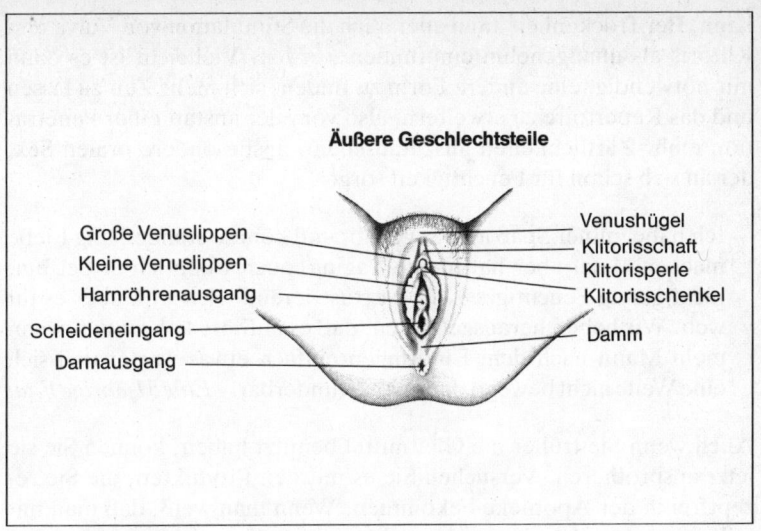

Äußere Geschlechtsteile

Große Venuslippen — Venushügel
Kleine Venuslippen — Klitorisschaft
Harnröhrenausgang — Klitorisperle
Scheideneingang — Klitorisschenkel
Darmausgang — Damm

Vaginale Veränderungen

Wenn wir älter werden, verlieren die Lippen der Vagina, die Labien, an Festigkeit, und das Fettgewebe auf dem Schambein nimmt ab. Das kann bei manchen Frauen zu einem Verlust von sexuellem Empfinden führen. Die Länge des Vaginakanals mag kürzer erscheinen, da das Gewebe an Elastizität verliert. Die Dehnung dieses empfindlichen Gewebes kann bei einer Penetration wehtun. Außerdem sind Blase und Harnleiter durch die dünner werdenden Wände der Vagina beim Geschlechtsverkehr weniger geschützt, was zu Blasenreizung oder -entzündung führen kann. In diesem Fall kann es helfen, vorher mehr zu trinken und dann nach dem Geschlechtsverkehr zur Toilette zu gehen, um eventuelle Bakterien fortzuspülen. Außerdem kann es sinnvoll sein, die Genitalien regelmäßig vor und nach dem Geschlechtsverkehr zu waschen, und auch ein anschließendes heißes Bad kann wohltuend sein und helfen, Reizungen zu mildern.
Die geringer werdende Östrogenproduktion kann Trockenheit oder Jucken in der Scheide zur Folge haben, was einen Geschlechtsverkehr unangenehm oder sogar schmerzhaft macht. Die Vagina braucht dann mehr Stimulation, bevor sie feucht genug ist, daß ein Penis eindringen

191

kann. Bei Trockenheit kann aber auch die Stimulation von Vulva und Klitoris als unangenehm empfunden werden. Vielleicht ist es dann nur notwendig, eine andere Form zu finden, sich mehr Zeit zu lassen und das Repertoire zu erweitern, also vor oder anstatt einer Penetration mehr Zärtlichkeiten auszutauschen – insbesondere oralen Sex, der an sich schon für Feuchtigkeit sorgt.

Ich habe immer Spaß an Sex gehabt und könnte stundenlang Liebe machen. Jetzt aber hat meine Vagina, auch wenn ich erregt bin, nicht genug Feuchtigkeit. Es ist frustrierend – ich will, aber es tut weh. Wir haben herausgefunden, daß es aufhört weh zu tun, wenn mein Mann nach dem Eindringen einfach etwas wartet und sich eine Weile nicht bewegt, dann ist es wunderbar. *Eine 51jährige Frau*

Auch wenn Sie früher nie Gleitmittel benutzt haben, können Sie sie jetzt ausprobieren. Versuchen Sie es mit den Produkten, die Sie rezeptfrei in der Apotheke bekommen. Wenn man weiß, daß man mit Hilfe eines Gels bereits feucht ist, kann das helfen, sich zu entspannen und das Gefühl von Erregung aufzubauen, bis die natürliche Befeuchtung einsetzt. Künstliche Gleitmittel dürfen aber nicht die natürliche Befeuchtung ersetzen, denn ohne wenigstens etwas eigene Feuchtigkeit ist eine Frau weder körperlich noch seelisch bereit zu einem Geschlechtsverkehr.[20]

Wenn eine Frau sich von ihrem Partner zu einer raschen Penetration gedrängt fühlt, hat sie wahrscheinlich sogar noch mehr Probleme, überhaupt feucht zu werden. Die Feuchtigkeit aber ist mehr als nur eine Gleithilfe: Es ist das erste Zeichen von Erregung bei einer Frau.[21]

Es gibt heute mehrere sichere und wirksame Gleitmittel auf dem Markt wie Massageöle (mit oder ohne Duftstoff), etwa Vitamin-E-Öl, Aprikosenkernöl, Sesamöl, Kokosöl, Kakaobutter und Weizenkeimöl. Manche Mediziner empfehlen jedoch, ausschließlich Gleitmittel auf Wasserbasis zu verwenden, da Gleitmittel auf Ölbasis nicht so schnell aus dem Körper ausgeschieden werden und vaginale Entzündungen hervorrufen können.[22] Verwenden Sie keine mineralischen Öle wie Vaseline. Duftstoffe können bei manchen Frauen Rei-

20 Unser Körper – unser Leben, erweiterte Neuauflage, a. a. O
21 Susan Morgan: Coping with Hysterectomy, New York 1982, S. 163
22 Persönliche Mitteilung von Myrna Lewis, Mitautorin von «Love and Sex after Forty», New York 1986

zungen hervorrufen. Neutrale Vaginalgels auf Wasserbasis bekommen Sie in Apotheken.

> Nachdem meine Gebärmutter entfernt worden war, wurde Geschlechtsverkehr unangenehm für mich, meine Vagina war sehr trocken geworden. Es machte mir überhaupt keinen Spaß mehr, Sex wurde zu etwas, was es zu vermeiden galt. Am Anfang nahm ich ein Gleitmittel, mit unbefriedigendem Ergebnis. Aber da ich eine Person bin, die sich zu helfen weiß, überlegte ich, welche Erfahrungen ich in der Vergangenheit gemacht hatte, und erinnerte mich, daß die Einführung des Antispermizids (das ich immer zusammen mit meinem Diaphragma benutzt hatte) mit einem Applikator nebenher immer auch den Geschlechtsverkehr vereinfacht hatte. So grub ich meinen alten Plastikapplikator aus und füllte ihn mit dem Gleitmittel wie in vergangenen Zeiten. Das Resultat war umwerfend! Das Problem, das Gleitmittel dorthin zu bekommen, wo ich es am meisten brauchte, war gelöst. *Eine Frau von Ende 30*

Manche Ärzte verschreiben gegen eine trockene Vagina Östrogen. Östrogen aber ist ein hochwirksames Medikament, das nicht genommen werden sollte, ohne zuerst alle möglichen Wirkungen und Nebenwirkungen zu bedenken (vgl. Kapitel über Menopause und S. 239). Eine Alternative zu Östrogen in Tablettenform ist die Verwendung einer niedrigdosierten Östrogencreme. Es ist wichtig zu wissen, daß Östrogen vaginal schneller als oral absorbiert wird. Da eine Östrogencreme die Leber nicht sehr belastet, besteht ein geringeres Risiko für Leber- und Gallenblasenprobleme. Die anderen Nebenwirkungen von Östrogen, wie das Risiko von Krebs der Gebärmutterschleimhaut (Endometrium), bleiben bei ausschließlicher Anwendung jedoch gleich. Wenn sonst nichts hilft und Sie das Gefühl haben, Sie sollten es mit Östrogencreme versuchen, nehmen Sie so wenig wie möglich und für eine so kurze Zeit wie nötig. Tragen Sie die Creme auf die Stelle auf, die am empfindlichsten ist, normalerweise am Eingang der Vagina. Im allgemeinen hilft bei Wundheit die Anwendung über eine Woche.

Mediziner empfehlen, drei Wochen lang 0,5 mg täglich Östriol-Creme und danach zweimal pro Woche die gleiche Dosis zu nehmen.[23] Die hochwirksamen Substanzen sind echte Pharmazeutika. Sie sollten nie nur als Gleitmittel für einen Geschlechtsverkehr verwendet werden.

23 Herbert Kuhl, Hans-Dieter Taubert: Das Klimakterium, Stuttgart 1987

Veränderungen der Klitoris

Die Klitoris ist hochgradig empfindlich, was sich mit zunehmendem Alter sogar noch steigert. Die Haut, die die Klitoris bedeckt, läßt sich zurückziehen, so daß die Klitoris vollkommen freiliegt. Wenn Ihre Klitoris überempfindlich wird, können Sie es möglicherweise nicht aushalten, wenn sie direkt berührt oder gestreichelt wird. Wenn der Mons, die Hautfalten über der Klitoris oder die Lippen der Vagina berührt werden, wird die Klitoris indirekt stimuliert, und es bereitet ebenfalls Lust.

Auch Männer verändern sich

Männer erleben, wenn sie älter werden, ebenso Veränderungen in ihrer Sexualität wie Frauen. Bei manchen Männern geht das sexuelle Interesse zurück, unter anderem ist auch ein allmählicher Rückgang der Testosteronproduktion dafür verantwortlich. Die sexuelle Reaktion kann langsamer werden, und sie brauchen möglicherweise eine längere Zeit nicht fordernder genitaler Stimulation, bevor sie eine volle Erektion bekommen. Wenn sie eine Erektion nicht halten können, kann es manchmal länger dauern, bis sie eine neue Erektion bekommen.

Eine Frau kann ihrem Partner helfen, eine vollständige Erektion zu bekommen, indem sie Druck auf die Basis eines Penis ausübt und ihn vom Unterleib weg massiert. Dadurch wird Druck auf die wichtigsten Blutgefäße ausgeübt, das Blut im Penis gehalten, und es kann zu einer Erektion kommen. Man kann auch, was manche Männer gern mögen, den teilweise erigierten Penis in die Vagina einführen und dann die vaginalen Muskeln rhythmisch zusammenziehen, womit beide Partner stimuliert werden.[24]

Männer machen häufig auch die Erfahrung, daß sich ihr Orgasmus im Laufe der Jahre verändert. Häufig brauchen sie nicht am Ende jedes Sexualaktes zu ejakulieren oder haben nur jedes zweite oder dritte Mal einen Orgasmus. Ältere Männer brauchen außerdem nach einem Orgasmus mehr Zeit, bis sich ihre sexuelle Energie regeneriert hat, bevor sie wieder eine Erektion haben können. Aber wenn ein Mann die Ejakulation hinauszögert und darauf verzichtet, sofort einen Or-

24 Robert Butler, Myrna Lewis: Sex after Sixty, New York 1976, S. 156

gasmus zu haben, kann er, auch wenn er älter ist, rasch wieder eine Erektion bekommen.[25]

Impotenz ist die Unfähigkeit, eine Erektion lang genug aufrechtzuerhalten, um Geschlechtsverkehr zu haben. Im allgemeinen ist das vorübergehend. Ein plötzliches Auftreten von Impotenz ist normalerweise die Auswirkung einer ungewöhnlichen Belastung. Wenn dieser Streß beseitigt ist, kehrt meist auch die Potenz wieder.

> Ich war wütend, weil er Sex vollkommen aufzugeben schien. Ich war sehr besorgt, und befriedigte ihn oral, weil ich wollte, daß es zum erstenmal nach seiner Operation funktionierte. Und dann – oh! es ging genau wie früher.
>
> *Eine 68jährige Frau*

> Wir genießen einander. Er ist sehr rücksichtsvoll, was Sex betrifft. Er begreift, daß er nicht mehr das gleiche tun kann wie früher. Andere Männer können das nicht zugeben und geben die Schuld der Frau.
>
> *Eine 68jährige Frau*

> Er kann keine Erektion halten, so masturbieren wir gegenseitig, und das ist sehr befriedigend.
>
> *Eine 65jährige Frau*

In den Statistiken über Impotenz bei Männern gibt es bei den über Fünfzigjährigen zwar einen scharfen Trend nach oben, aber den meisten Männern, die nach jahrelanger normaler sexueller Aktivität impotent werden, kann geholfen werden. Sorgen wegen der Karriere oder Geld, Krankheit, Erschöpfung, schwere Mahlzeiten oder zuviel Alkohol können zu Impotenz beitragen. Die Anfälligkeit für geistige Erschöpfung ist, laut Masters und Johnson, im Vergleich bei älteren Männern besonders auffällig. «Man kann gar nicht genug betonen, welche Bedeutung bei älter werdenden Männern, die sich sexuell zurückziehen, die Angst vor dem Versagen hat.»[26] Außerdem wurde nachgewiesen, daß bis zu 50 Prozent männlicher Impotenz (mehr als bisher angenommen) wahrscheinlich von körperlichen Problemen, etwa Arteriosklerose, verursacht werden.[27] Aber wenn ein Partner sexuelle Probleme hat oder nicht mehr die gleiche

25 Masters und Johnson: Human Sexual Inadequacy, Boston 1970, S. 323
26 Masters und Johnson: Human Sexual Response in the Aging Male, in: Neugarten u. a., a. a. O., S. 277–278
27 Thomas P. Hackett: Sexual Activity in the Elderly, in: Clinical Perspectives on Aging, Nr. 4, Philadelphia, Wyeth Laboratories, Dr. Irwin Goldstein vom

Begeisterung zeigt wie früher, ob nun körperliche oder seelische Probleme der Grund sind, wird das von Frauen oft als Zurückweisung aufgefaßt, und sie befürchten, daß das mit ihrer schwindenden «Attraktivität» zu tun hat.

Erschwert wird die Situation noch durch das gesellschaftliche Vorurteil und den daraus resultierenden Druck, demzufolge Männer einen stärkeren Sexualtrieb haben als Frauen und Frauen passive, aber verführerische Empfängerinnen von Sex sind – und sein «sollten».

> Mein Mann wurde impotent. Am bittersten war das Gefühl von Hilflosigkeit und Schuld. Ich fragte mich, was ich anders machen könnte, konnte aber nicht offen darüber sprechen, denn das Problem war etwas Negatives, Trauriges, das wie ein Berg zwischen uns stand. Wir schliefen monatelang nicht miteinander, und jedes Mal, wenn mir das klar wurde, wurde ich wütend, daß er nicht mehr wollte. Ich dachte, ich sollte vielleicht die Initiative übernehmen, aber er empfand das als aggressiv und fordernd, und er wollte nicht einmal, daß wir nur zärtlich miteinander sind. Für mich war das sehr schmerzhaft – wir konnten uns körperlich überhaupt nicht mehr nahe sein, ohne daß er es als Bedrohung empfand. Fortwährend machten wir uns Sorgen über seine Erektion, so daß ich keinen Orgasmus mehr hatte.   *Eine Frau von Mitte 50*

Veränderungen durch Krankheit

Krankheit kann zu einem vorübergehenden Verlust des sexuellen Interesses oder der Fähigkeit zum Geschlechtsakt führen. Die meisten Krankheiten bedeuten jedoch nicht das Ende der sexuellen Aktivität, sondern erfordern, daß man andere Wege finden muß, Lust zu geben und zu empfangen. Bei Problemen wie Arthritis oder Rückenschmerzen verliert man aus Furcht vor Schmerzen leicht jede Spontaneität. Wenn ein Partner sich zurückhält oder selten den ersten Schritt tut, kann seine oder ihre Sorge um den kranken Partner zu Unrecht als Zurückweisung aufgefaßt werden. Doch eine befriedigende Sexualität kann nicht nur von Schmerzen ablenken, sondern auch dazu beitragen, Schmerzen zu lindern. Die sexuelle Stimulation löst einen Prozeß aus, bei dem körpereigene Opiate (Endorphine) ins Gehirn

N. E. Reproductive Center, Universitätsklinik Boston, zitiert in: The Boston Globe, 22. September 1985, S. 34

entlassen werden, die Schmerzen blockieren und lustvolle Empfindungen hervorrufen.[28]

Manche Menschen fürchten sich nach einer Krankheit oder Operation davor, wieder sexuell aktiv zu werden. Durch Masturbation läßt sich das sexuelle Selbst in der intimen Kommunikation mit dem eigenen Körper wiederentdecken, und man kann ausprobieren, wie man sich fühlt in den verschiedenen Stadien sexueller Erregung. Wenn man erst einmal weiß, daß der Körper nach wie vor mit Lust reagiert, ist man auch eher wieder bereit, sich einem Partner hinzugeben. Befriedigende Intimität kann den Heilungsprozeß beschleunigen. Manche Frauen finden es angenehmer, am Anfang nur Zärtlichkeiten auszutauschen – Berühren, Handhalten und Streicheln, um Nähe und Verbundenheit zum Ausdruck zu bringen, bis sie sich bereit fühlen, sich wieder vollständig auf sexuelle Beziehungen einzulassen.

Wenn aus Krankheitsgründen kein Sex möglich ist, kann man immer noch zusammenliegen, einander in den Armen halten und sich in einer warmen und engen Umarmung den Gefühlen überlassen. Am wichtigsten ist, daß Sie wissen, daß Sie auch weiterhin sexuelle Beziehungen haben können, wenn Sie offen sind, neue sexuelle Wege zu gehen. Selbst wenn Sie Penetration oder Geschlechtsverkehr nicht mehr genießen können, es gibt eine Vielzahl von Möglichkeiten, Lust zu geben und zu empfangen.

Folgende Hinweise sind als Hilfe gedacht, wenn einer der Partner ein körperliches Problem hat:

- Sexforscher ermutigen, die Geschlechtsorgane mit der Kegelübung, Masturbation oder Geschlechtsverkehr zu trainieren, damit Muskeltonus und Befeuchtung nicht zurückgehen. Wenn Sie eine Zeitlang keinen Sex hatten, haben Sie zuerst vielleicht das Gefühl, trocken und eng zu sein, aber das läßt sich mit der Kegelübung überwinden (vgl. S. 164). Allmählich werden Sie dann Ihre sexuellen Aktivitäten auch wieder aufnehmen.

- Lassen Sie Ihren Partner wissen, was Ihnen angenehm ist und was weh tut beim Geschlechtsverkehr. Sie können das entweder direkt aussprechen oder die Hände des anderen von empfindlichen Stellen fortnehmen und dort hinlegen, wo es sich besonders gut an-

---

28 Barry Komisarik, Beverly Whipple: Evidence that Vaginal Stimulation in Women Suppresses Experimentally Induced Finger Pain, Diskussionspapier, vorgelegt bei der Konferenz der Society for the Scientific Study of Sex in Boston, Juni 1984

fühlt. Sagen Sie Ihrem Partner, was Sie bei einer Berührung gerade empfinden. Wenn Sie erst einmal die Sicherheit haben, daß Sie verstanden werden, können Sie sich besser entspannen und sich ohne Angst vor Schmerz dem sexuellen Genuß hingeben.

● Vereinbaren Sie vor dem Geschlechtsverkehr ein eindeutiges Zeichen als Signal, aufzuhören, wenn etwas weh tut. Wenn eine Lieblingsstellung wegen vorübergehender oder dauernder Schmerzen unangenehm geworden ist, experimentieren Sie, um eine Position zu finden, bei der Sie sich wohler fühlen.

● Drücken Sie es positiv aus, wenn Sie etwas anderes möchten. Es ist leichter für das Selbstwertgefühl des Partners, wenn man eine Alternative vorschlägt, die mehr Lust bereitet. Viele Frauen können leichter über sexuelle Probleme sprechen, wenn sie nicht gerade Liebe machen. Suchen Sie sich eine Zeit aus, in der Sie ungestört zusammensein können.

● Die Kommunikation zwischen den Partnern ist von entscheidender Bedeutung, und zwar unabhängig vom Geschlecht. Man kann auch bei einer Frau als Liebespartner nicht davon ausgehen, daß sie weiß, was man will oder es als ebenso lustvoll empfindet – Frauen müssen sich schon darum bemühen, klar und deutlich miteinander umzugehen. Es ist wichtig einzusehen, daß jede Frau anders ist.

Wählen Sie eine Zeit am Tag, wenn Sie sich beide wohl fühlen. Wenn Sie leicht ermüden, ist es vielleicht besser, sich am Morgen zu lieben, wenn beide ausgeruht sind. Männer bekommen morgens auch leichter eine Erektion. Legen Sie, wenn nötig, die Zeit für die Liebe so, daß sie mit der maximalen Wirkung von Schmerzmedikamenten zusammenfällt. Drehen Sie die Heizung hoch: ein warmer Raum hilft, sich körperlich und seelisch zu entspannen.

Um den Genuß zu erhöhen, können Sie versuchen, eine entspannte, erotische Atmosphäre herzustellen. Wenn Sie hin und wieder Zeit und Ort variieren, wird diese Abwechslung Ihr Begehren steigern. Vieles ist von der Umgebung abhängig – ein großes Plus ist ein hübsch eingerichtetes, aufgeräumtes Schlafzimmer, frei von Dingen, die an Krankheit erinnern. Manchmal hilft es schon, einfach alle Pillenschachteln ins Badezimmer zu räumen, um die Lebensgeister zu wecken und in die richtige Stimmung zu kommen.[29]

29 Masters und Johnson: Human Sexual Response in the Aging Male, in: Neugarten, a. a. O.

Leichte Gymnastik, Yoga, Massage, Atem- und Entspannungsübungen und Meditation wirken gegen Streß, verhindern steife
Muskeln und können ein gutes Vorspiel für die Liebe sein. Ein gemeinsames Bad oder eine gemeinsame Dusche, Musikhören, ein
gemeinsames, entspanntes Essen oder ein ruhiges Gespräch können
Ihnen und Ihrem Partner helfen, sich verbunden und einander nah
zu fühlen.

Therapeutische Hilfe

Sexuelle Probleme lassen sich im allgemeinen lösen, wenn man sie in
einer Atmosphäre gegenseitigen Vertrauens durchspricht. Voraussetzung ist, daß beide den Wunsch haben, die Situation zu verbessern.
Manchmal kann es allerdings auch notwendig sein, einen Sexualbera-
ter oder einen Paartherapeuten aufzusuchen, der besonders für die
Behandlung sexueller Probleme ausgebildet ist.
Eine Sex-Therapie dauert im allgemeinen weniger als sechs Monate.
Die Klienten bekommen «Hausaufgaben» auf, die sie zu Hause
durchführen und bei der folgenden Sitzung mit dem Therapeuten
durchsprechen können. Professionelle Hilfe und Beratung bietet die
Pro Familia (Adresse im Anhang auf Seite 762).
Manchmal ist es gar nicht so einfach, an Informationen heranzukom-
men, vor allem, wenn Sie selbst oder der Arzt ungern über Sexualität
sprechen. Manche Ärzte können offen über Sexualität reden und wissen, daß ältere Menschen Sex haben. Meist jedoch sind sie nur unzureichend oder gar nicht ausgebildet für die Behandlung von Problemen, die mit der Sexualfunktion zu tun haben, und wissen einfach
nicht genug. Oder es ist ihnen peinlich, über Sex zu sprechen, oder sie
haben eine diskriminierende Einstellung zum Alter. Wenn Sie einem
Arzt begegnen, der bei Ihren Fragen zur Sexualität auf ein anderes
Thema überleitet, Ihre Fragen ignoriert oder trivialisiert, sollten Sie
den Arzt wechseln.
In der medizinischen Vorgeschichte, die Ihr Arzt protokolliert, sollten auch sexuelle Probleme in der Vergangenheit aufgenommen
werden, Veränderungen der Genitalorgane und gegenwärtige Se-
xualfunktionen. Und Ihr Arzt sollte Sie unbedingt fragen, welche Medikamente, Vitamin- und Mineralstoffpräparate Sie nehmen.
Ärzte regen selten von sich aus ein Gespräch darüber an, welchen
Einfluß eine Krankheit oder ein medizinischer Eingriff auf die Sexualität haben kann, deshalb werden Sie selbst auf dieses Thema zu

sprechen kommen müssen. Fragen Sie, wann Sie Ihre sexuelle Aktivität wieder aufnehmen können und was Sie vermeiden müssen. Stellen Sie *sehr konkrete* Fragen, und bestehen Sie auf genauen Antworten.

Ich begleitete meinen Mann ins Krankenhaus, wo er sich einer Prostata-Biopsie unterziehen mußte. Der Arzt gab uns eine Liste von Anweisungen über die Nachsorge zu Hause und was in den Wochen nach der Operation zu beachten ist. Als er auf Sexualität kam, sagte er «Sex, wie gehabt». Ich unterbrach ihn und fragte: «Meinen Sie, während der Nachsorge keinen Geschlechtsverkehr oder das gleiche wie immer, oder was?» «Zwei Tage» war seine Antwort.
Wie uns gesagt worden war, hielten wir uns gehorsam zurück. Als die zwei Tage um waren, wollten wir wieder Sex haben. Alles war so wie immer, und wir genossen es sehr. Am nächsten Tag fühlten wir uns angetörnt und fingen wieder an. Ich masturbierte ihn mit der Hand, worauf er voll Entsetzen sah, wie ein Strom hellroten Blutes aus seinem Penis schoß. Da wir noch nicht wußten, daß die Biopsie negativ gewesen war, waren wir besonders ängstlich und aufgeregt. Wir riefen in der Klinik an und sprachen mit einer Schwester, die schließlich den Arzt erreichte und seine neuen Anweisungen durchgab. Zwei Wochen keinen Sex! Entweder hatte er uns zuerst falsche Anweisungen gegeben oder sie dann abgeändert. Als mein Mann zur Nachuntersuchung ging, war dem jungen Arzt sein Fehler schrecklich peinlich, aber er war auch völlig überrascht, daß wir in unserem Alter noch «so aktiv» waren.

Eine Frau von Ende 40

Eine Krankenschwester berichtete von einer über 70jährigen Frau, die mit unerklärlicher Niedergeschlagenheit reagierte, als ihr mitgeteilt wurde, sie könne nach einer erfolgreichen Kolostomie (Anlegen eines künstlichen Darmausgangs, siehe S. 627) wieder nach Hause gehen. Das Personal war beeindruckt von der innigen Beziehung zwischen dieser Frau und ihrem Mann und war überrascht, daß sie sich gar nicht freute, heim zu dürfen. Schließlich vertraute sie der Schwester an: «Ich bin nicht mehr die gleiche wie vorher.» Sie fürchtete, nach der Operation nicht mehr zu sexuellen Beziehungen fähig zu sein. Weder der Arzt noch eine der Schwestern hatten sie oder ihren Mann beruhigt, daß sie weiterhin Sex haben konnten. Alle waren der Meinung gewesen, sie seien «zu alt», um sich deshalb Sorgen zu machen.

Wenn Sie Medikamente verschrieben bekommen, fragen Sie den Arzt auch, wie sie sich auf Sexualität auswirken. Antidepressiva zum Beispiel oder Medikamente gegen Angstzustände können das sexuelle Begehren sowohl erhöhen als auch herabsetzen. Einige Mittel gegen hohen Blutdruck beeinträchtigen die Blutzufuhr im Penis und verursachen Erektionsstörungen. Alle Medikamente haben ohne Ausnahme noch viele Nebenwirkungen. Da Apotheker über die Wirkungen von Medikamenten im allgemeinen mehr wissen als Ärzte, ist es wahrscheinlich sinnvoller, einen Apotheker zu fragen. Außerdem sind solche Nebenwirkungen auch auf den entsprechenden Beipackzetteln vermerkt.

Krankheit oder Gebrechlichkeit können die Sexualität zwar etwas verändern, die meisten Menschen aber haben weiterhin sexuelle Bedürfnisse, auch wenn sie in einem Pflegeheim wohnen. In vielen Pflegeheimen wird den Bewohnern, soweit es die räumlichen Voraussetzungen ermöglichen, ein Privatbereich zugestanden. Wir alle brauchen unsere Privatsphäre, egal, ob wir eine Paarbeziehung oder allein leben, ob wir heterosexuell oder lesbisch sind. Dieses Menschenrecht auf freie Entfaltung unserer Persönlichkeit und Unverletzlichkeit der Wohnung ist uns vom Grundgesetz garantiert.[30]

Nach einer Operation

Kulturelle Stereotypen verleiten uns zu der Annahme, ein «perfekter» Körper sei die Voraussetzung für befriedigende Sexualität. Wenn ein Teil des Körpers operativ entfernt wurde, braucht man Zeit, um mit der neuen Situation fertig zu werden, bis man sich bereit fühlt, wieder Sexualität zu haben. Die Einstellung des Partners ist von überragender Bedeutung, um den Heilungsprozeß abzurunden und die sexuelle Intimität wiederherzustellen.

Als ich nach einer Brustamputation aus dem Krankenhaus entlassen wurde, mußte mein Mann mich buchstäblich zwingen, meine Bluse auszuziehen, bevor wir uns liebten. Meine Narbe schreckte ihn nicht ab, wie ich es gefürchtet hatte, und unsere Liebe war wohltuend und heilend.

Viele Krankenhäuser bieten ihren Patienten nach einer Operation eine Beratung an, das hat sich in der Vergangenheit für viele Men-

30 Grundgesetz Art. 2 und Art. 13

schen als Hilfe erwiesen,[31] besonders für Frauen, die nach einer Mastektomie Einlagen im Büstenhalter oder nach einer großen Darmoperation Auffangbeutel tragen müssen.

> Ich «übte», mit zwei meiner besten Freundinnen über meine Brustoperation zu sprechen, weil ich mir nicht vorstellen konnte, wie ich es einem Mann erzählen konnte, dem ich nicht sehr nahe stand. Das half mir, mit der Sprache vertraut zu werden. Dann begegnete ich einem Mann, und als ich es endlich schaffte, ihm davon zu erzählen, war er sehr offen. Ich glaube, ich war nervöser, als es notwendig gewesen wäre, weil sich schließlich alles wie von selbst ergab. Er mag mich, weil ich bin, wie ich bin!

1979 sagte Betty Friedan, wir müßten «in dem Lebensdrittel, das die meisten Frauen heute zu erreichen hoffen, neue Formen von Nähe und Wachstum, Liebe und Arbeit finden... nach fünfzig».[32] Wir haben die Erfahrung und das Wissen, um mit Veränderungen, Problemen und Verlusten fertig zu werden und Möglichkeiten zu finden, unsere sinnlichen Bedürfnisse zu erfüllen. Wir sind in der Lage, unser Wissen zu erweitern und zu vervollkommnen. Wir haben gelernt zu geben und zu empfangen, den flüchtigen Moment zu würdigen und das Vergnügen, das er uns bereiten kann. Unser sexuelles Selbst verbindet sich stärker mit unserem emotionalen und spirituellen Selbst. Wir wissen uns selbst und die Menschen, die wir lieben, zu schätzen und können uns hingeben und so lieben, wie es unseren Wünschen entspricht. Sex ist Teil unseres Lebens und kann es bleiben, solange wir wollen.

31 Mary Reid Gloeckner: Partner Reaction Following Ostomy Surgery, in: Journal of Sex and Marital Therapy, Bd. 9 Nr. 3, Herbst 1983, S. 182–190
32 Betty Friedan: Feminism Takes a New Turn, in: The New York Times Magazine, 18. November 1979, S. 102

Richtlinien für Safer-Sex*

Wenn Sie den Verdacht haben, Sie oder Ihr Partner könnte mit dem HIV-Virus infiziert sein, vermeiden Sie jede sexuelle Aktivität, bei der Sie in direktem Kontakt mit Körperflüssigkeiten kommen; mit Blut, Samenflüssigkeit, Urin, Stuhl. Möglicherweise ist auch der Vaginalschleim infektiös. Ob Speichel eine Ansteckungsquelle ist, ist nach wie vor umstritten.

Sicherheit verschiedener Formen von Sexualität

sicher
Massage
Umarmen
Aneinanderschmiegen
Küsse (keine Zungenküsse)
Voyeurismus, Exhibitionismus, sexuelle Phantasien
Masturbation

relativ sicher
Vaginaler oder analer Geschlechtsverkehr mit Kondom
Fellatio/oraler Verkehr bei einem Mann mit Kondom
Cunnilingus/oraler Verkehr bei einer Frau mit Latexbarriere
Berühren der Genitalien mit der Hand mit Latexhandschuhen
Zungenküsse
Sexspiele, die Urinieren mit einschließen

wahrscheinlich nicht sicher
Cunnilingus/oraler Verkehr bei einer Frau ohne Latexbarriere
Berühren der Genitalien mit der Hand ohne Handschuh

gefährlich
Vaginaler oder analer Geschlechtsverkehr ohne Kondom
Fellatio/oraler Verkehr ohne Kondom
Samenflüssigkeit oder Urin im Mund
Kontakt mit Blut in jeder Form (einschließlich der Menstruationsflüssigkeit und infizierter Injektionsnadeln)
oral – analer Kontakt
gemeinsame Verwendung von Sexspielzeugen, die in Kontakt mit Körperflüssigkeiten kommen

Das gemeinsame Benutzen von Injektionsnadeln ist unter allen Umständen gefährlich!

* (Zusammengestellt von dem Women's AIDS Network, Coyote, Project Aware und dem Lesbian Insemination Project)

Verhütungsmaßnahmen

Kondome: Verschiedene Untersuchungen haben gezeigt, daß Kondome die Übertragung des HIV-Virus unter Laborbedingungen blokkieren. Die meisten Mediziner nehmen deshalb an, daß Kondome, bei sorgfältiger Verwendung, Schutz vor Aids bieten. Eine kleine Menge von Spermiziden oder ein wasserlösliches Gleitmittel (keine Vaseline) in der Spitze des Kondoms erhöht die Empfindsamkeit beim männlichen Partner, aber bei zu viel Gleitmittel besteht die Gefahr, daß das Kondom abrutscht.

Spermizide: Nonoxynol-9, der aktive Wirkstoff in den meisten spermienabtötenden Mitteln, hat in einigen Laborversuchen das HIV-Virus unschädlich gemacht. Viele Forscher raten deshalb, als zusätzlichen Schutz ein Spermizid, das Nonoxynol-9 enthält, zu verwenden, für den Fall, daß ein Kondom abrutscht oder reißt. VORSICHT: Manche Menschen reagieren allergisch auf Nonoxynol-9. Testen Sie das Spermizid auf der Innenseite des Handgelenks, bevor Sie es verwenden. Wenn es brennt oder andere Reaktionen auslöst, versuchen Sie eine andere Marke.

Wegwerfhandschuhe: Wenn Sie sich an Fingern oder Händen geschnitten oder gekratzt oder Niednägel haben, können Wegwerfhandschuhe aus Latex, wie sie von Ärzten benutzt werden, verhindern, daß Sie mit dem HIV-Virus in Kontakt kommen, wenn Sie Genitalien oder den Anus Ihres Partners beim Geschlechtsverkehr berühren.

Latex- oder Gummibarrieren: Einige Wissenschaftler behaupten, Cunnilingus sei ungefährlich, wenn man eine Latexbarriere verwendet, die den Kontakt mit Körperausscheidungen an der Vulva vermeidet. Diese Schutzbarrieren sind dünne Latextücher, die in Geschäften für Ärztebedarf erhältlich sind. Bisher gibt es keine Untersuchung darüber, ob diese Barrieren Schutz bieten oder nicht. Diejenigen, die sie ausprobiert haben, finden sie äußerst ungeschickt. Allerdings sollte man diese Möglichkeit in Betracht ziehen, wenn ein signifikantes Risiko besteht, den HIV-Virus weiterzugeben.

ACHTUNG
Kondome, Spermizide, Latexhandschuhe und andere Barrieremethoden können die Übertragung des HIV-Virus unter idealen Bedingungen verhindern. Die Wirklichkeit aber entspricht nicht immer diesem Ideal, deshalb funktionieren sie möglicherweise nicht in allen Fällen.

(aus: The Network News, Bd. 11 Nr. 6, November/Dezember 1986)

Sexualität nach einem Herzinfarkt

Nach einem Herzinfarkt zögern manche Menschen aus Furcht vor einem weiteren Infarkt jede sexuelle Aktivität hinaus. Aber die Häufigkeit von Todesfällen während eines Geschlechtsverkehrs beträgt weniger als 0,3 Prozent.[1]

Sagen Sie Ihrem Arzt, daß Sie ein Interesse daran haben, so bald wie möglich ohne Gefahr wieder sexuell aktiv werden zu können, und lassen Sie sich von ihm beraten. Im Normalfall kann man zwei bis vier Wochen nach einem Herzinfarkt wieder anfangen, Bypass-Patienten sind oft innerhalb von ein bis drei Wochen nach der Entlassung aus dem Krankenhaus wieder soweit.[2] Menschen, die zehn Tage lang im Krankenhaus waren und einen Belastungstest gemacht haben, können an ihrem ersten Tag zu Hause Sex haben, denn ein Belastungstest ist anstrengender als Sex. Wenn Sie ohne Brustschmerzen, Herzklopfen oder Atemnot zwei Stockwerke hochgehen können, können Sie auch ohne Gefahr Geschlechtsverkehr haben. Wenn Sie an Angina pectoris leiden, müssen Sie möglicherweise gegen die Schmerzen eine Nitroglyzerinpille nehmen, bevor Sie Geschlechtsverkehr haben.

Warten Sie eine bis drei Stunden nach einer vollständigen Mahlzeit. Um die Nahrung zu verdauen, braucht Ihr Körper mehr Blut. Ihr Herz müßte stärker arbeiten, um während eines Geschlechtsverkehrs genug Blut zu pumpen.

Wenn Sie Angina pectoris haben oder Schmerzen im Kiefer, im Hals, Brust oder Magen, Atemnot bekommen oder Ihr Herz rasch oder unregelmäßig schlägt, teilen Sie es Ihrem Partner mit, ruhen Sie sich aus, und nehmen Sie gegebenenfalls Ihre Medikamente. Wenn die Symptome verschwinden, können Sie die sexuelle Aktivität wieder aufnehmen. Wenn die Symptome nicht aufhören oder wieder stärker werden, brauchen Sie ärztliche Hilfe.

1 Lee Scheingold, Nathaniel Wagner: Sound Sex and the Aging Heart, New York 1975, S. 82; Herman Hellerstein, Emmanuel Friedman: Sexual Activity and the Post-coronary Patient, in: Archives of Internal Medicine, Bd. 125, 1970, S. 987–999
2 Sex and Heart Disease, 1983, herausgegeben von der American Heart Association, National Center, 7320 Greenville Ave., Dallas, TX 75231

8 Empfängnisregelung[*]

Frauen brauchen so lange verläßliche aktuelle Informationen über Verhütung, bis sie sicher sein können, daß ihre fruchtbaren Jahre vorüber sind. Dieser kurze Abriß zum Thema Verhütung soll besonders die Fragen beantworten, die für Frauen ab 40 wichtig sind.

Wer noch nicht mit den anatomischen Grundlagen und den verschiedenen Verhütungsmethoden vertraut ist und gern mehr wissen möchte, findet ausführlich Information in den im Anhang empfohlenen Büchern und den entsprechenden Kapiteln in der Neuauflage von «Unser Körper unser Leben».[1] Auch in einem Familienplanungszentrum oder bei einer guten Frauenärztin erhält man Auskunft über Verhütung. Im allgemeinen verfügen Hebammen, die sich auf dieses Thema spezialisiert haben, über ein umfassenderes Wissen zu diesem Thema als die meisten Gynäkologen, die sich häufig auf Pille und Spirale konzentrieren, und nehmen sich auch wahrscheinlich für jede einzelne Frau mehr Zeit.

Frauen, die Geschlechtsverkehr mit Männern haben, müssen verhüten, bis sie die Menopause hinter sich haben. Frauen in den mittleren Jahren freuen sich meist darauf, von der Last der Verhütung befreit zu werden, und vergessen, daß das Risiko, schwanger zu werden, besteht, bis sie ihre fruchtbaren Jahre endgültig hinter sich haben. Andererseits kann die Periode bereits mit Ende dreißig oder Anfang Vierzig unregelmäßig sein, und Frauen, die Geschlechtsverkehr mit einem Mann haben, fragen sich dann vielleicht, ob sie schwanger sind, wenn mal eine Periode ausgeblieben ist. Wenn man Buch führt über die Muster des Menstruationszyklus und auf andere Körperveränderungen achtet, kann man lernen, diese Veränderungen von den Anzeichen einer Schwangerschaft zu unterscheiden. Um mit den Zeichen des Wechsels vertraut zu werden, ist es auch sinnvoll, mit ande-

---

[*] Von Paula Brown Doress, Edie Butler und Trudy Cox. Besonderer Dank an Susan Bell, Judy Norsigian und Suzanne Ollivier

[1] Boston Women's Health Book Collective: «Unser Körper – unser Leben», erweiterte Neuausgabe, Reinbek 1988

206

ren Frauen zu sprechen, die den Wechsel entweder gerade durchmachen oder ihn bereits hinter sich haben (vgl. Kapitel über Menopause, Seite 239). Manchmal kommt es noch nach Monaten oder sogar noch nach einem Jahr, nachdem die Menstruation aufgehört zu haben scheint, zu einem Eisprung. Wenn Sie sicher sind, daß Sie nicht schwanger werden wollen, müssen Sie bis zwei Jahre nach der letzten Menstruation weiter verhüten. Für Frauen in der Lebensmitte gilt das gleiche wie für Jüngere; selbst über unsere Fruchtbarkeit bestimmen zu können, bedeutet, über unser Leben selbst bestimmen zu können.

Welche Methode ist die richtige?

Die Auswahl eines Verhütungsmittels ist eine sehr persönliche Angelegenheit. Wir müssen eine Menge Faktoren berücksichtigen, um zu einer Entscheidung zu kommen. Dabei sollte zunächst die Zuverlässigkeit und die Wirksamkeit jeder Methode erwogen werden. Leider existiert keine Verhütungsmethode, die zu 100 Prozent wirksam und ebenso zuverlässig wäre. Die Zuverlässigkeit eines Verhütungsmittels wird im allgemeinen nach der Versagerquote bemessen – der Zahl von Schwangerschaften bei 100 Frauen, die ein Jahr lang, meist das erste Jahr, diese Methode verwendet haben (Pearl-Index), wie in der untenstehenden Tabelle. In der Bewertung der Zuverlässigkeit einer Verhütungsmethode ist es wichtig, die «praktische» Versagerquote (im allgemeinen die tatsächliche Versagerquote oder Versagerquote durch Anwendungsfehler) und die Versagerquote bei absolut sorgfältiger und kontinuierlicher Anwendung (die manchmal auch als «theoretische» Versagerquote bezeichnet wird) zu unterscheiden.[2] Die «praktische» Versagerquote ist stark abhängig vom Alter, der Unterweisung in der Anwendung einer Methode, Bildungsstand, der Motivation (aktueller Kinderwunsch), der Einstellung des Partners und dem sozioökonomischen Status der Anwenderinnen.[3]

2 Robert A. Hatcher u. a.: Contraceptive Technology: 1986–1987, 13. revidierte Auflage, New York 1986, S. 101
3 Hatcher u. a., a. a. O., S. 102

Versagerquote ausgewählter Verhütungsmethoden unter hundert Frauen im ersten Anwendungsjahr (Pearl-Index)

Methode	niedrigste beobachtete Versagerquote	Versagerquote bei durchschnittlichen Anwendern
kombinierte Östrogen- und Gestagen-Pille	0,5	2,0
reine Gestagen-Pille	1,0	2,5
Spirale	1,5	5,0
Diaphragma	2,0	19,0
Muttermundkappe	2,0	13,0
Kondom	2,0	10,0
Schaum, Creme, Gel und Vaginalzäpfchen	3,0 bis 5,0	18,0
Verhütungsschwamm	9,0 bis 11	10,0 bis 20,0

Die Pille

Viele Frauen haben mit der Pille eine Verhütungsmethode gefunden, die sie für angenehm und wirksam halten. Für manche Frauen kann es jedoch eine böse Überraschung sein, feststellen zu müssen, daß zwei der verbreitetsten Methoden, die Pille und die Spirale, besonders für Frauen im mittleren Alter ein Risiko darstellen.

Orale Kontrazeptiva (Pille) enthalten ein künstliches Hormon oder eine Kombination von künstlichen Hormonen, die eine Schwangerschaft verhüten, indem sie den Eisprung unterdrücken. *Frauen über fünfunddreißig und Raucherinnen über dreißig wird wegen eines erhöhten Risikos für Herzinfarkt und Schlaganfall dringend geraten, die Pille nicht zu nehmen.*

Die Pille ist die am häufigsten angewendete und die wirksamste Methode einer reversiblen Geburtenkontrolle. Dennoch ging die Pilleneinnahme in der damaligen Bundesrepublik in den späten siebziger Jahren von fast 35 Prozent aller Frauen zwischen 15 und 45 Jahren auf rund 28 Prozent zurück, weil Frauen ein wachsendes Bewußtsein von den Risiken und der Gefährlichkeit der Pille entwickelten. Seither ist es ebenso wie in den USA auch bei uns zu einer Renaissance der Pille gekommen (heutiger Stand: ca. 37 Prozent Anwenderinnen),[4] was weitgehend mit den neuerlichen Anstrengungen der Pharmakonzerne und «Verhütungsexperten» zu tun hat, die Öffentlichkeit davon zu überzeugen, daß die Pille kein Risiko mehr darstellt und sogar positive Nebenwirkungen haben kann. Und doch kam es zu Todesfällen, die unmittelbar mit der Pilleneinnahme in Verbindung zu bringen waren.[5]

Die Wahrscheinlichkeit, daß Herzinfarkt oder Schlaganfall mit der Pille in Zusammenhang gebracht werden kann, wächst mit den Jahren. Eine Untersuchung stellte fest, daß bei dreißig- bis fünfunddreißigjährigen Frauen, die die Pille nahmen, das Risiko eines tödlichen Herzanfalls fast dreimal so groß ist wie bei Frauen, die sie nicht nehmen. Für Frauen zwischen vierzig und vierundvierzig ist das Risiko fast fünfmal so groß.[6]

Das Risiko einer Herzkrankheit oder eines Schlaganfalls bei Pilleneinnehmerinnen nimmt also mit dem Alter zu:

Alter	Fälle von Herzkrankheit oder Schlaganfall
unter 25	4 von 100 000
25–34	13 von 100 000
35 und älter	54 von 100 000[7]

Pilleneinnahme in Verbindung mit Rauchen ist für Frauen jeden Alters gefährlich. Bei Raucherinnen zwischen vierzig und neunundvierzig, die die Pille nehmen, kommt es fünfmal so häufig zu einer tödlichen Gefäßkrankheit oder zu Durchblutungsstörungen wie bei Frauen, die nicht rauchen und die Pille nicht nehmen.

Ob neue Pillen-Präparate mit sehr niedrigen Östrogenmengen und die vor kurzem entwickelten Gestagene die Gefäßrisiken verringern oder eventuell neue Risiken heraufbeschwören, ist zur Zeit unter medizinischen Fachleuten noch umstritten. Keinen Zweifel gibt es jedoch, daß Frauen die alten, hochdosierten Pillen nicht mehr nehmen sollten!

Die Pille kann also neben der empfängnisverhütenden Wirkung noch eine Reihe von unerwünschten Nebenwirkungen haben und Kompli-

4 Alice Wolfson: The Reselling of the Pill, Second Opinion, Coalition for the Medical Rights of Women, Juni–Juli 1983
5 Special Report: The Pill After 25 Years, in: Contraceptive Technology Update, Bd. 6, Nr. 1, Januar 1985, S. 1–3
6 Dennis Slone u. a.: Risk of Myocardial Infarction in Relation to Current and Discontinued Use of Oral Contraceptives, in: The New England Journal of Medicine, Bd. 305 Nr. 8, 20. August 1981, S. 420–424
7 Ory, a. a. o., S. 42

kationen unterschiedlich schweren Ausmaßes auslösen. Diese möglichen Auswirkungen reichen von Unpäßlichkeiten wie Übelkeit, Gewichtszunahme, depressiver Verstimmung und einer erhöhten Anfälligkeit für Infektionen des Urinaltraktes und Hefepilzinfektionen bis zu seltenen schweren und potentiell lebensbedrohlichen Komplikationen[8] wie die folgenden:

- Blutgerinnsel
- Herzinfarkt und Schlaganfall
- gutartige Lebertumore
- Sichelzellenanämie
- hoher Blutdruck
- Erkrankung der Gallenblase
- maligne Melanome (eine Art Hautkrebs)[9]

Für eine Frau, die bereits an einer dieser Krankheiten leidet, bei der es in der Schwangerschaft zu einer Blockierung des Gallenflusses kam oder die eine Thrombose hinter sich hat, ist es in jedem Alter gefährlich, die Pille zu nehmen. Ebenso gefährlich ist die Einnahme der Pille vier Wochen vor einem operativen Eingriff. Außerdem wird Frauen mit Diabetes meist geraten, die Pille nicht zu nehmen.

Jedes Jahr kommen in den USA schätzungsweise 9400 Frauen in die Klinik mit Krankheiten, die durch die Pilleneinnahme verursacht wurden[10], meist mit Herzinfarkt, Schlaganfall, Venen- und Lungenembolien. Jede Frau, die die Pille nimmt, sollte zweimal im Jahr zu einer vollständigen gynäkologischen Untersuchung gehen und außerdem Herz, Blutdruck und Urin untersuchen lassen. Frauen über dreißig sollten so früh wie möglich darüber nachdenken, wie sie die Pille ersetzen könnten.

Frauen, die nur sehr selten Geschlechtsverkehr haben, können versucht sein, sich zur Empfängnisverhütung auf die «Morgen-danach»-Pille zu verlassen. Das ist zwar mit den seit Mitte der achtziger Jahre erhältlichen niedrigdosierten Präparaten nicht mehr so belastend wie früher, aber dennoch nicht ratsam. Je öfter die Pille «danach» angewendet wird, um so unsicherer ist ihre Wirkung.

8 New Studies of Malignant Melanoma, Gallbladder and Heart Disease Help Further Define Pill Risk, in: International Family Planning Perspectives, Bd. 8 Nr. 2, Juni 1982, S. 76–78; und Dennis Slone, a. a. O.
9 Unser Körper – unser Leben, NA, a. a. O., Kapitel 13, Seite 445
10 In den deutschen Krankenstatistiken werden diese Zusammenhänge nicht erhoben (Anm. d. Bearb.)

Die Pille «danach» kann *jeder* Arzt verschreiben. Sie ist vollkommen legal, im Gegensatz zur Abtreibungspille RU 486, die fälschlicherweise auch als Pille «danach» bezeichnet wird, jedoch in Deutschland nicht zugelassen ist.

Die Spirale (Intranterin-Pessar, IUP)

Die Spirale ist ein kleines Plastik- oder Kupfergebilde, das durch die Vagina in den Uterus eingeführt wird und dort begrenzte Zeit liegenbleibt. Es ist nicht genau bekannt, wie die Spirale wirkt. Die am ehesten akzeptierte Theorie besagt, daß die Spirale eine leichte chronische Infektion im Uterus auslöst. Das führt dazu, daß der Körper dort mehr Abwehrstoffe bildet, was wiederum den Aufbau der Gebärmutterschleimhaut und so ein Einnisten einer Eizelle verhindert.[11] Das Kupfer, mit dem die meisten Spiralen umwickelt sind, scheint außerdem die Beweglichkeit der Spermien auf ihrem Weg in den Eileiter zu beeinträchtigen. Das alles schließt die Möglichkeit einer Schwangerschaft jedoch nicht aus, und es besteht zudem ein erhöhtes Risiko für eine Eileiterschwangerschaft (außerhalb des Uterus), die lebensbedrohlich sein kann.[12]

Neben den Kupfer- und Kunststoff-IUPs gibt es auch die Progestasert-Spirale. Sie enthält synthetisches Progesteron und wird manchmal Frauen im mittleren Alter verschrieben, um die schweren Blutungen unter Kontrolle zu halten, die von einer anderen Spirale ausgelöst worden sein können, oder unregelmäßige Menstruationen, die in den Jahren vor dem Wechsel gelegentlich auftreten (vgl. S. 242). Die Progestasert-Spirale muß jedes Jahr ausgewechselt werden, und es wird angenommen, daß bei Trägerinnen dieses Spiralentyps ein höheres Risiko von Eileiterschwangerschaften besteht als normal.

Eins der größten Risiken bei jeder Spirale ist die Infektionsgefahr. Infektionen, die von der Spirale begünstigt werden, können zu Schädigungen der Eileiter und/oder der Gebärmutter, Sterilität und in seltenen Fällen zum Tod führen. Die meisten Ärzte empfehlen Frauen, die Kinder haben wollen, die Spirale nicht mehr. Aber keine Frau will das Risiko einer potentiell lebensbedrohlichen Infektion eingehen. Das sind Gründe, weshalb die Spirale für Frauen auch in den mittleren Lebensjahren nicht empfehlenswert ist. Außerdem besteht die Ge-

11 Ebd., S. 467
12 Ebd., S. 477

fahr, daß Zwischenblutungen, die bei Spiralenträgerinnen häufig auftreten, falsch bewertet werden. Zwischenblutungen können auch ein Symptom von bestimmten Formen von Krebs sein wie Gebärmutterhalskrebs oder bösartigen Wucherungen der Gebärmutterschleimhaut. Diese Krebsarten sind zwar nicht häufig, aber sie kommen am häufigsten bei Frauen über vierzig vor. Wenn solche Blutungen wegen der Spirale übersehen oder falsch interpretiert werden, kann das eine wichtige Behandlung verzögern. Spiralen sind nicht zu empfehlen für Frauen, die gutartige Wucherungen (Myome) an der Gebärmutter haben, was ebenfalls häufiger bei Frauen über vierzig auftritt. Außerdem kann die Spirale bei Frauen, die auf den Wechsel zugehen, zu tief in den Uterus eindringen und schwierig zu entfernen sein, weil der Uterus kleiner wird.[13]

Ein weiteres ernstes Risiko besteht darin, daß die Spirale den Uterus durchstoßen und teilweise oder ganz durch die Wand der Gebärmutter dringen kann. Das ist ein lebensbedrohlicher Notfall und macht sofortiges medizinisches Eingreifen notwendig.

Wenn Sie bisher mit der Spirale gute Erfahrungen gemacht haben und sie weiterhin verwenden wollen, ist es wichtig, sich regelmäßig untersuchen zu lassen, um den Zustand der Gebärmutter zu überprüfen. Das gilt besonders dann, wenn Sie auf die Menopause zugehen oder wenn Sie stärkere Blutungen oder Zwischenblutungen haben. Jeder Unterleibsschmerz sollte ernst genommen und abgeklärt werden. Aspirin und Antibiotika können die Wirkung der Spirale beeinträchtigen, deshalb sollten Sie, wenn Sie diese Medikamente einnehmen, zusätzliche Verhütungsmethoden anwenden.

Spirale und Schwangerschaft sind eine potentiell gefährliche Kombination. Wenn Sie trotz Spirale schwanger werden, sollte die Spirale entfernt werden, ob Sie die Schwangerschaft austragen wollen oder nicht. Wenn Sie die Spirale entfernen lassen, liegen die Chancen einer Fehlgeburt bei etwa 25 Prozent; wenn Sie sie drinlassen, steigt die Wahrscheinlichkeit auf 50 Prozent. Wenn Sie die Spirale nicht entfernen lassen, riskieren Sie einen septischen Abort. Frauen mit Spirale sollten bei jeder ausgebliebenen Periode sichergehen, daß sie nicht schwanger sind, damit es nicht zu einem septischen Abort kommen kann. Außerdem bleibt in den Jahren vor der Menopause die Regel

13 Bernard M. Kaye u. a.: Long-Term Safety and Use-Effectiveness of Intra-Uterine Devices, in: Fertility and Sterility, Bd. 28 Nr. 9, September 1977, S. 937–942

recht häufig aus, was bei IUP-Trägerinnen zu unnötigen Sorgen führt. Auch das ist ein Grund, weshalb die Spirale für Frauen im mittleren Alter keine ideale Verhütungsmethode ist.

Das Diaphragma und andere Barrieremethoden

Diaphragma und andere Barrieremethoden werden Frauen im mittleren Alter am häufigsten empfohlen. In dem neuen «Unser Körper – unser Leben» sind detaillierte Beschreibungen, Abbildungen und Diagramme enthalten. Viele Frauen stellen fest, daß sie weniger Schwierigkeiten mit Barrieremethoden haben, wenn sie älter sind, weil sie mehr Erfahrungen haben und im Lauf der Jahre vertrauter mit ihrem Körper geworden sind. Oft haben sie nun das nötige Selbstvertrauen und die Durchsetzungsfähigkeit, um die Methode auch wirklich *anzuwenden*, die sie für sich gewählt haben. Frauen, die ein weniger gutes Verhältnis zu ihrem Körper haben, bietet eine Barrieremethode die Gelegenheit, mehr über sich selbst in Erfahrung zu bringen. Creme oder Gel kann außerdem zusätzliche Feuchtigkeit schaffen für Frauen, deren Vagina sehr trocken ist, ein Problem, das mit den Jahren immer häufiger auftritt. Für Frauen, die nicht in einer festen Beziehung leben, haben Barrieremethoden den Vorteil, daß sie nur angewandt werden, wenn es nötig ist. Barrieremethoden bieten außerdem einigen Schutz gegen sexuell übertragbare Krankheiten. (Insbesondere Kondome in Verbindung mit samenabtötenden Mitteln, die Nonoxynol-9 enthalten, wirken gegen sexuell übertragbare Krankheiten und werden auch als Schutz gegen Aids empfohlen. S. Kasten Seite 202.)

Wenn ein Diaphragma richtig angepaßt und die Anwendung sorgfältig erklärt wurde, kann es in Kombination mit samenabtötender Creme, Gel oder Schaumzäpfchen sehr sicher sein.[14] Zwischen der durchschnittlichen Anwenderin und der Frau, der die Anwendung gründlich erklärt wurde, besteht ein Unterschied in der Versagerquote von 10 zu 1.[15] Suchen Sie sich eine Frauenärztin, die Ihnen genug Zeit läßt, um das Einsetzen und Entfernen des Diaphragmas mehrere Male zu üben. Zu viele Ärzte lassen diesen entscheidenden Schritt aus.

Zwei Untersuchungen behaupten, das Diaphragma könne ein Risiko-

14 Mary Lane u. a.: Successful Use of the Diaphragm and Jelly in a Young Population: Report of a Clinical Study, in: Family Planning Perspectives, Bd. 8 Nr. 2, 1976, S. 81–86
15 Robert A. Hatcher u. a.: Contraceptive Technology: 1984–1985, 12. revidierte Auflage, New York, 1985, S. 108

faktor für Frauen darstellen, die an wiederkehrenden Infektionen des Urinaltraktes litten.[16]

Veränderungen im Becken wie Gebärmuttervorfall, Blasensenkung (Zystozele) oder Öffnungen in der Vagina (Fisteln) kommen bei älteren Frauen etwas häufiger vor. Bei diesen Veränderungen können Sie vielleicht kein Diaphragma oder eine ähnliche Methode verwenden. Allerdings kann Ihr Partner ein Kondom benutzen, und Sie können, um sicherzugehen, zusätzlich Schaumzäpfchen verwenden.

Toxic Shock Syndrom (TSS)

Ältere Frauen sind offenbar weniger anfällig für TSS, aber auch wir sind nicht vollkommen dagegen gefeit. TSS ist eine seltene, aber schwere Krankheit (vgl. das neue «Unser Körper – unser Leben»), die besonders bei Frauen unter dreißig vorkommt, die Tampons verwenden, insbesondere hochsaugfähige Tampons. Eine Reihe von TSS-Fällen wurde auch mit nachoperativen Komplikationen in Verbindung gebracht oder mit der Verwendung von Barrieremethoden (insbesondere dem Verhütungsschwamm), wenn sie während einer Menstruation verwendet werden oder für eine sehr viel längere Zeit im Körper verbleiben, als empfohlen wird.

Jede Frau sollte die Symptome von TSS kennen:
- hohes Fieber, im allgemeinen über 39 Grad
- Erbrechen
- Durchfall
- plötzlicher Blutdruckabfall, der zu einem Schock führen kann
- sonnenbrandartiger Ausschlag

Wenn Sie diese Symptome haben, entfernen Sie umgehend den Tampon oder das Verhütungsmittel, und gehen Sie sofort zum Arzt.

---

16 Betsy Foxman, Ralph R. Frerichs: Epidemiology of Urinary Tract Infection: Diaphragem Use and Sexual Intercourse, in: American Journal of Public Health, Bd. 75 Nr. 11, November 1985, S. 1308–1313; sowie Larianne Gillespie: The Diaphragma: An Accomplice in Recurrent Urinary Infections, in: Urology, Bd. 24 Nr. 1, Juli 1984, S. 25–30, zitiert in Kathleen O'Brian: Lifestyle Factors and Urinary Tract Infections, in: The Network News, Bd. 12 Nr. 1, Januar/Februar 1987.

Fruchtbarkeitskontrolle

Abstinenz ist nicht die einzige Alternative zu Pille und Spirale oder Barrieremethoden. Bei der «natürlichen Empfängnisregelung» oder «Fruchtbarkeitskontrolle» (Adressen im Anhang Seite 762) muß man lernen, die hormonellen Veränderungen des Körpers zu überwachen und zu verstehen, indem man die Menge und Beschaffenheit des Vaginalschleims untersucht, Veränderungen der Beschaffenheit und die Lage des Gebärmutterhalses notiert und die Veränderung der Körpertemperatur verfolgt (Sympto-thermale Methode). In den Jahren vor dem Wechsel sind Menstruationszyklen jedoch oft sehr unregelmäßig, oder die Aufzeichnungen sind schwer zu interpretieren. Deshalb ist die natürliche Empfängnisregelung als alleinige Verhütungsmethode schwieriger und womöglich auch unsicherer. Es empfiehlt sich deshalb eine Kombination mit Barriere-Mitteln. Doch die genaue Beobachtung des Zyklus kann nützlich, interessant und sogar aufregend sein, um die hormonellen Veränderungen während des Wechsels zu beobachten, und sie ist besonders für Frauen nützlich, die sich erst spät zu einem eigenen Kind entschließen.

Sterilisation

Sterilisation ist eine irreversible Methode der Geburtenkontrolle durch einen chirurgischen Eingriff, der heute häufig angewendet wird. Etwa 6 Prozent aller Frauen in der ehemaligen Bundesrepublik verlassen sich auf diese Methode.[17] Sterilisation ist eine hochgradig verläßliche Verhütungsmethode, die theoretische und die praktische Versagerquote bei Eileiterunterbrechung (Sterilisation der Frau) und Vasektomie (Sterilisation des Mannes) liegen bei 0,4 Prozent.
Eine wachsende Anzahl von Frauen und Männern im mittleren Alter entscheiden sich zu einer Sterilisation, weil sie sich sehr sicher sind, daß sie keine weiteren Kinder mehr haben wollen. Aber immer noch entscheiden sich zu viele Frauen zu einer Sterilisation, ohne ausreichend informiert zu sein, meist aus Verzweiflung über die begrenzte Sicherheit und Wirksamkeit anderer Verhütungsmethoden.

17 EMNID-Studie, zitiert in: Natürliche Methoden der Familienplanung, Band 239 der Schriftenreihe des Bundesgesundheitsministeriums, Stuttgart 1988

Die Unterbrechung oder das Verkleben der Eileiter verhindert, daß Eizellen befruchtet werden und in den Uterus gelangen können. Dieser Eingriff läßt sich entweder durch die Vagina ausführen oder abdominal, meist mit Hilfe eines Laparoskops. Ernsthafte Komplikationen sind selten und die Zahl der Todesfälle niedrig im Vergleich zu anderen chirurgischen Eingriffen (3,6 Todesfälle bei 100000 Operationen). Das Risiko ist größer, wenn der Eingriff bei Vollnarkose durchgeführt wird.[18] Die Erfahrung des Anästhesisten und des Chirurgen ist von ausschlaggebender Bedeutung; erkundigen Sie sich, wie viele Eileiterunterbrechungen ein Chirurg bereits durchgeführt hat. Komplikationen einer laparoskopischen Sterilisation können in einer Verletzung der Därme oder der Blase oder der Harnleiter, Blutungen, Infektion und schweren Kreislaufkomplikationen bestehen. Bei manchen Frauen kommt es zu einem «postlaparoskopischen Syndrom», heftigen, unregelmäßigen Blutungen und starken Menstruationsschmerzen, was Ausschabungen nötig macht oder in manchen Fällen zu einer Entfernung der Gebärmutter führt.[19]

Eine Vasektomie, die Sterilisation des Mannes, ist ein sehr viel einfacherer und risikoärmerer Eingriff mit weniger möglichen Komplikationen als die Sterilisation der Frau. Sie läßt sich in einer halben Stunde unter örtlicher Betäubung ambulant durchführen. Eine Vasektomie ist jedoch nicht sofort wirksam, deshalb sollten nach dem Eingriff zunächst andere Verhütungsmethoden angewendet werden. Danach sollte die Samenflüssigkeit untersucht werden.[20] Ein Mann gilt dann als steril, wenn bei zwei Spermauntersuchungen keine Samenfäden mehr nachgewiesen wurden.

Ausgebliebene Perioden und Schwangerschaftsängste
Wenn eine Periode ausbleibt, überlegen Sie, ob das ein Zeichen für eine Schwangerschaft oder ein Zeichen für die Menopause sein kann (vgl. S. 242). Wenn Sie unsicher sind, ist es wichtig, möglichst früh einen Schwangerschaftstest durchzuführen, damit Sie, wenn Sie sich entschließen, das Kind zu bekommen, mit der Schwangerschaftsvorsorge anfangen können, oder, wenn Sie die Schwanger-

18 Hatcher u. a., a. a. O., 1986, S. 287
19 Unser Körper – unser Leben, NA, a. a. O., S. 490
20 Hatcher u. a., a. a. O., 1985, S. 213

schaft unterbrechen wollen, rechtzeitig eine Abtreibung durchführen lassen können. Wenn die Periode unregelmäßig geworden ist, wollen Sie vielleicht warten, ob die Periode auch im zweiten Monat ausbleibt, aber warten Sie nicht einen dritten Monat ab, denn dann werden Sie keine Abtreibung mehr problemlos vornehmen lassen können.

Eine Schwangerschaft sicher festzustellen ist heute kein Problem mehr. Verbesserte Testmethoden sind inzwischen so hochspezifisch, daß sie in einer Urinprobe mit Hilfe sogenannter monoklonaler Antikörper genau zwischen den hormonellen Veränderungen der frühen Schwangerschaft und denen des beginnenden Wechsels unterscheiden können. Mit älteren Tests ohne diese spezifischen Antikörper ist das nicht so sicher möglich.

Die verbesserten Tests kann man beim Arzt (auf Krankenschein), in der Apotheke oder auch zu Hause machen. Test-Packungen, die bereits ab acht Tage nach der Empfängnis durch Farbveränderungen zeigen, ob eine Frau schwanger ist oder nicht, kann man in der Apotheke für ca. 30 DM kaufen.

Frauen, die regelmäßig ihre Aufwachtemperatur messen, brauchen nur auf ihre Temperatur-Aufzeichnungen zu schauen. Wenn die Morgenmessungen nach dem eisprungbedingten Anstieg mehr als 18 Tage auf diesem erhöhten Niveau bleiben, ist mit größter Sicherheit eine Schwangerschaft eingetreten.

Abtreibung

Bei Frauen in den mittleren Jahren, die insgesamt in einem guten Gesundheitszustand sind, bestehen keine besonderen medizinischen Probleme im Zusammenhang mit einer Abtreibung. *Vor* der Abtreibung sollte ausführlich über vergangene Gesundheitsprobleme gesprochen werden, und der Arzt sollte Sie auf bestimmte Probleme hin untersuchen, zum Beispiel können Myome und Blasenfisteln, die in die Vagina münden, erforderlich machen, daß die Abtreibung im Krankenhaus durchgeführt wird.

Ob eine Frau sich zu einer Abtreibung entschließt oder nicht, ist ihre rein persönliche Entscheidung. Für alle Frauen, die sich dafür entscheiden, müssen auch weiterhin sichere, legale und leicht zugängliche Abtreibungsmöglichkeiten zur Verfügung stehen. Die Frauengeneration, die in den 70er Jahren für die Selbstbestimmung der Fruchtbarkeit kämpfte, steht heute im mittleren Alter. Sie weiß, wie die gesellschaftlichen Kräfte, die uns das Recht auf Selbstbestimmung nehmen wollen, den Fortschritt in jedem Lebensbereich bedrohen. Der Übergang in die nicht-fruchtbaren Jahre sollte nicht unsere Entschlossenheit schwächen, das Recht auf freie Entscheidung und Selbstbestimmung über unseren Körper zu fordern – für uns selbst, unsere Töchter und künftige Frauengenerationen.

9 Ein Kind bekommen*

Heute entscheiden sich mehr Frauen ganz bewußt erst in den mittleren Lebensjahren für ein Kind. Da wir in diesem Alter weniger verbraucht sind als noch unsere Großmütter, unsere Lebenserwartung höher geworden ist und wir damit rechnen können, länger gesund zu bleiben, können wir uns in den frühen Erwachsenenjahren zunächst auf andere Lebensbereiche konzentrieren. Wenn wir dann unseren Platz und Weg gefunden haben, können wir uns noch bis über vierzig entschließen, ein Kind zu bekommen. Trotz der besonderen Zwänge der mittleren Lebensjahre, wie Belastungen im Beruf, Herausforderungen in der Karriere, neue Beziehungen und älter werdende Eltern, haben Frauen in diesem Alter oft mehr Erfahrung, diese Anforderungen auszubalancieren.

> Ich bin dreiundvierzig und werde mir der mit dem Älterwerden verbundenen Probleme bewußt. Ich habe meine Kinder mit fünfunddreißig und dreiundvierzig bekommen, das hat den Vorteil, daß ich mich selbst sehr gut kenne: Ich weiß, daß ich wirklich Kinder wollte. Ich weiß in etwa, was ich brauche und was ich, außer meine Kinder aufzuziehen, leisten kann.
>
> Manchmal fühle ich mich ein bißchen außen vor – mit Freundinnen in meinem Alter, deren Kinder schon groß sind, oder mit Freundinnen, die Kinder im Alter meiner Kinder haben und zehn oder fünfzehn Jahre jünger sind als ich, oder wenn ich das Gefühl habe, ich muß in meiner Arbeit eine langsamere Gangart einlegen wegen meiner Familienverpflichtungen.
>
> Mir ist aufgefallen, daß ich Freundinnen, die fünfzig, sechzig Jahre alt sind, um ihr ordentliches, ruhiges Zuhause beneide. Ich sage mir dann, daß ich das früher ja auch hatte und eines Tages wieder haben werde. Ich bin dankbar, daß ich noch mitten drinstecke im Zyklus des Lebens.
>
> *43jährige Frau*

* Von Paula Brown Doress, Trudy Cox und Edie Butler. Besonderer Dank an Judy Norsigian, Barbara Katz-Rothman, Phyllis Greenleaf und Jane Pincus

Für mich war es die natürlichste und richtigste Sache von der Welt, Kinder zu bekommen und sie zusammen mit zwei Stiefkindern aufzuziehen, obwohl ich über vierzig war. Mein Alter war mir und meinem Mann unwichtig, nur andere Leute machen sich offenbar manchmal Gedanken, wenn sie es bemerken. Wie ist es nun, in unserem Alter sechzehn- und siebzehnjährige Kinder zu haben? Nun, wir überlegen uns, wie wir es hinbekommen, daß sie ins College gehen können und ich aufhören kann zu arbeiten. Aber abgesehen davon fühlen wir uns kein bißchen «anders», und unsere Kinder scheinen nichts dagegen zu haben, daß ihre Eltern älter sind. *Eine 58jährige Frau*

Ich wurde mit einundvierzig zum erstenmal Mutter, verheiratet mit einem dreiundfünfzigjährigen Vater von drei Kindern. Wir brauchten Zeit, um allein zu sein, Zeit mit unserem Neugeborenen, Zeit für seine Kinder aus erster Ehe und Zeit für unsere abhängigen Eltern. Das Problem, all dies unter einen Hut zu bringen, wurde mit den Jahren immer größer. Die Anforderungen an unsere Energie und Kreativität waren riesig. Wir hatten das Gefühl, wir brauchten mindestens einen freien Abend in der Woche und ein Wochenende zu zweit alle sechs Wochen, denn wir würden sechzig und siebzig sein, bevor unsere Kinder flügge waren.
Wir hätten das vielleicht hinbekommen, wenn wir unsere Privatsphäre besser verteidigt und eine Hilfe engagiert hätten oder nicht umgezogen wären, als unser Baby ein Jahr alt war, womit wir einen ganzen Freundeskreis verloren, den wir über Jahre aufgebaut hatten. Unsere Ehe überlebte diese Belastungen nicht. Die wichtigste Herausforderung, wenn man im mittleren Alter eine Ehe und Kinderkriegen verbinden will, besteht darin, daß man darauf achtet, genug Zeit für sich selbst und füreinander zu haben.

Fruchtbarkeit und Empfängnis

Frauen, die mit über dreißig oder vierzig ein Kind haben wollen, machen sich vielleicht Sorgen, wenn sie nicht sofort schwanger werden. Bei manchen Frauen reifen die Eizellen bis zur Menopause regelmäßig weiter, bei anderen Frauen werden ab Ende Dreißig allmählich weniger Eizellen reif, wodurch die Chance, schwanger zu werden, geringer wird. Außerdem ist die geringere Empfängnisquote von

Frauen über dreißig verglichen mit jüngeren Frauen möglicherweise teilweise dem Umstand zuzuschreiben, daß länger verheiratete Paare weniger häufig Geschlechtsverkehr haben.[1]

Als unfruchtbar gilt ein Paar normalerweise dann, wenn es bei regelmäßigem Geschlechtsverkehr ohne Verhütungsmittel in einem Jahr oder länger nicht zu einer Empfängnis gekommen ist.[2] Oder wenn Frauen ihre Schwangerschaften immer wieder durch Fehlgeburten verlieren. Nach einer Untersuchung dauert es bei Frauen im Alter von fünfunddreißig bis dreiundvierzig im Durchschnitt 3,8 Monate, bis sie schwanger werden, bei Frauen zwischen fünfzehn und vierundzwanzig dagegen nur zwei Monate.[3] In medizinischen Zeitschriften, aber auch in den Medien, die sich an ein breites Publikum wenden, wurde das Maß, mit dem die Fruchtbarkeit mit den Jahren abnimmt, übertrieben, was viel zu den Ängsten von älteren Frauen beigetragen hat, nicht mehr fruchtbar zu sein.[4]

Unfruchtbarkeit, sei sie nun durch den Mann oder die Frau oder durch beide bedingt, kommt in allen Altersstufen immer häufiger vor. In Deutschland sind ca. 10 bis 15 Prozent aller Paare ungewollt kinderlos. Grund dafür sind umweltbedingte Schäden, ungesunde Lebensweise (Rauchen, Alkohol), erhöhte Streßbelastung, psychische und psychosomatische Problemen, Gift- und Schadstoffbelastung am Arbeitsplatz. Eine Rolle können auch Unterleibsentzündungen spielen, hervorgerufen durch sexuell übertragbare Krankheiten oder die Spirale. Ebenso können auch Kaiserschnitte und gynäkologische Eingriffe zu nachfolgender Unfruchtbarkeit führen. In seltenen Fällen gibt es auch eine Unverträglichkeit zwischen den Immunstoffen der Mutter und dem heranwachsenden Embryo. Eine solche Schwangerschaft endet in einer Fehlgeburt. Wenn Sie länger als ein Jahr erfolglos versucht haben, schwanger zu werden, empfehlen wir Ihnen, erst einmal (feministische) Literatur über Unfruchtbarkeit und neue Fortpflanzungstechnologien zu lesen (vgl. Literaturliste), bevor Sie zum Arzt gehen.

1 A. F. Guttmacher: Factors Affecting Normal Expectancy of Conception, in: Journal of the American Medical Association, Bd. 161, 1956, S. 855–860
2 Boston Women's Health Book Collective: «Unser Körper – unser Leben», NA, a. a. O., Kapitel 21
3 Guttmacher, a. a. O.
4 Alan H. DeCherney, Gertrud S. Berkowitz: Female Fecundity and Age, Editorial in: The New England Journal of Medicine, Bd. 306 Nr. 7, S. 424–426; Bayard Webster: Study Finds Female Fertility Drops Sharply After Age of 31, in: The New York Times, 18. Februar 1982

Wenn es lange gedauert hat, bis es zu einer Empfängnis kam, bzw. wenn die Empfängnis mit großem Einsatz an fortpflanzungsmedizinischen Techniken (hormonelle Stimulation, extrakorporale Befruchtung), besteht die Gefahr, daß Schwangerschaft und Geburt «medikalisiert» werden. Ärzte greifen bei älteren Schwangeren oft unnötig ein, zum Beispiel mit einem Kaiserschnitt, um das Kind einer Frau zu «schützen», bei der es lange gedauert hat, bis sie schwanger wurde.[5] Jeder medizinische Eingriff aber birgt seine eigenen Risiken und Komplikationen. Wenn wir die Risiken einer Schwangerschaft in mittlerem Alter betrachten, müssen wir daran denken, daß die geringer werdende Fruchtbarkeit zwar die Empfängnis schwieriger macht, nicht aber die Schwangerschaft und die Geburt. Wenn eine Frau erst einmal schwanger ist, muß sie nicht irgendwie anders behandelt werden, nur weil es länger gedauert hat, bis eine Empfängnis stattgefunden hat. Wenn sie in der Vergangenheit jedoch mehrere Fehlgeburten hatte, ist eine besonders intensive menschliche und medizinische Betreuung durch eine Hebamme und einen Arzt/eine Ärztin während der Schwangerschaft möglicherweise angebracht.

Schwanger sein

In den vergangenen zehn Jahren konnte man eine Verlängerung der fruchtbaren Jahre von Mitte Dreißig auf Mitte Vierzig feststellen. Wie ist das zu erklären, was hat sich in dieser Zeit für uns Frauen getan? Es sind vor allem folgende Faktoren, die zu dieser Veränderung beigetragen haben:

- bessere Gesundheit als noch in der Generation unserer Großmütter und längere Lebenserwartung bei Frauen
- verläßliche Verhütungsmethoden
- die Frauenbewegung, die uns ermutigt hat, selbst zu entscheiden, ob und wann wir Kinder haben wollen
- bessere Berufs- und Bildungschancen für Frauen
- entwickeltere pränatale Testmethoden und die Möglichkeit einer legalen Abtreibung
- neue Untersuchungen, die zeigen, daß manche der Annahmen und Einwände hinsichtlich einer Schwangerschaft in fortgerück-

5 Phyllis Kernoff Mansfield: Pregnancy for Older Women: Assessing the Medical Risks, New York 1986

tem Alter heute, im Gegensatz zu früheren Zeiten, nicht mehr zutreffen.

Phyllis Kernoff Mansfield hat alle herkömmlichen Ansichten zum Alter der Mutter und den Risiken einer späten Schwangerschaft auf den Kopf gestellt. Mansfield untersuchte alle US-amerikanischen Forschungsarbeiten zu dem Zusammenhang zwischen dem Alter der Mutter und den sieben meistgekannten Risiken während der Schwangerschaft, die auch in der BRD das Denken und Handeln von Frauenärzten beeinflußt haben. Sie fand heraus, daß die große Mehrheit der Untersuchungen vor 1970 veröffentlicht worden war und noch nicht einmal den einfachsten methodologischen Anforderungen genügte. Besonders zu bemängeln war, daß kein Vergleich zwischen älteren Frauen und jüngeren Frauen gezogen wurde. Die «Probleme» älterer Frauen wurden schlichtweg nur mit ihrem Alter in Zusammenhang gebracht, ohne andere Faktoren in Betracht zu ziehen, wie frühere Schwangerschaften, Unfruchtbarkeit, Fehlgeburten oder allgemeiner Gesundheitszustand. Unter Berücksichtigung dieser Tatsache zeigte Mansfields Untersuchung, daß mit zunehmendem Alter nur bei einem Kaiserschnitt ein erhöhtes Risiko für eine Spätgebärende besteht – und ein Kaiserschnitt ist keine Komplikation, sondern ein Eingriff. Mansfield und ihre Mitarbeiter folgerten, daß der allgemeine Gesundheitszustand und die Ernährungsgewohnheiten der Mutter weit mehr Einfluß auf die Entwicklung einer Schwangerschaft haben als das Alter.[6]
Ein Bericht des amerikanischen National Center for Health Statistics aus dem Jahr 1982 kommt zu dem Ergebnis, daß gegenwärtig Frauen, die mit über dreißig oder vierzig zum erstenmal schwanger werden, gute Aussichten haben, ein gesundes Kind zur Welt zu bringen. Denn der Grund für die späte Schwangerschaft sind nicht Fruchtbarkeitsstörungen, diese Frauen haben sich vielmehr *entschieden*, erst mit dreißig oder vierzig ihre Kinder zu bekommen; weil sie nun den richtigen Partner gefunden haben, weil sie sich im Beruf etabliert haben – weil sie sich bereit fühlen.[7]

6 Ebd., außerdem: Donna Kirz: Advanced Maternal Age: The Mature Gravida, in: American Journal of Obstetrics and Gynecology, Bd. 152, 1985, S. 7–12. Die Autorin kritisiert hier die negativen Ausdrücke für ältere Schwangere
7 S. J. Ventura: Trends in First Births to Older Mothers, 1970–1979, National Center for Health Statistics: Monthly Vital Statistics Report, Bd. 31 Nr. 2, Ergänzung (2), DHHS Pub, Nr. (PHS) 82–1120, Public Health Service, Hyattsville, MD, Mai 1982

Andere Untersuchungen zeigen auf, daß manche der Risiken, die einst mit späten Geburten in Zusammenhang gebracht wurden, bei genauerer Überprüfung eher in Beziehung standen mit Krankheiten oder chronischen Gesundheitsproblemen.[8] Wenn wir älter werden, besteht ein erhöhtes Risiko für chronische Krankheiten wie Diabetes, Bluthochdruck und Herzkrankheiten, Tumore, Endometriose und Narben aus Operationen und Infektionen im Unterleib, die alle eine Empfängnis und Schwangerschaft erschweren können. Aber diese gesundheitlichen Probleme betreffen nur eine relativ kleine Zahl von Frauen und rechtfertigen keine Eingriffe bei der Mehrzahl älterer Schwangerer. *Bei älteren Frauen, die nicht an einer dieser Gesundheitsstörungen leiden, besteht keine größere Wahrscheinlichkeit, während der Schwangerschaft Probleme zu haben, als bei jüngeren Frauen.* Schwangerschaft und Geburt können erschwert werden durch:

- EPH-Gestose, bei der es zu Ödemen (Edema = E), Eiweißausscheidungen im Urin (Proteinurie = P) und erhöhtem Blutdruck (Hypertonus = H) kommen kann. Alles das sind Zeichen dafür, daß der mütterliche Organismus mit den Belastungen der Schwangerschaft nicht mehr optimal fertig wird. Etwa 8 bis 10 Prozent aller Mütter (vorwiegend Erstgebärende und sehr junge Frauen) leiden in den letzten Wochen vor der Geburt unter Symptomen der EPH-Gestose. In sehr seltenen Fällen (etwa 0,05 bis 0,1 Prozent der Schwangeren)[9] entsteht daraus eine Eklampsie. Dabei verschlimmern sich alle Erscheinungen der EPH-Gestose, und der Blutdruck steigt auf kritische Werte über 140 zu 90 mm/Hg, die nicht nur für die Gesundheit und das Leben der Mutter, sondern vor allem für das Kind bedrohlich sind. Weitere Zeichen der Eklampsie sind: Augenflimmern, Übelkeit, Krampfanfälle und starke Kopfschmerzen. Forschungen haben herausgefunden, daß dieses Risiko nicht mit dem Alter der Schwangeren, sondern z. B. mit Krankheiten wie Diabetes in Zusammenhang steht.[10] Außerdem scheinen eine erbliche Disposition für erhöhten Blutdruck und psychosomatische Ursachen eine Rolle bei der Entstehung von EPH-Gestose und Eklampsie zu spielen.
- Unnötige Kaiserschnitte. Ärzte neigen dazu, bei einer längeren

8 David A. Grimes, Gail K. Gross: Pregnancy Outcomes in Black Women Age 35 and Older, in: Obstetrics and Gynecology, Bd. 58 Nr. 5, November 1981, S. 614–620
9 Volker Friedberg und Hans-Dieter Hirsche: Geburtshilfe, Stuttgart 1983
10 Mansfield, a. a. O.

Entbindung schneller einzugreifen, wenn die Mutter über fünfunddreißig ist. Sie führen häufiger Kaiserschnitte aus und greifen schneller und zu größeren Mengen Schmerzmitteln und Betäubungen. Bei der Verwendung von Betäubungsmitteln während einer Geburt besteht die Gefahr, daß der Blutdruck der Mutter abfällt und das Neugeborene während und nach der Geburt Atemschwierigkeiten bekommt. Außerdem ist eine Frau leichter dahin zu bringen, Medikamente zu nehmen oder darum zu bitten, wenn ihr gesagt wird, daß sie eine schwere Geburt haben wird, weil sie älter ist.[11]

Mein Arzt war sicher, der Grund für meine langsame Geburt sei ein «schlaffer Uterus», was, wie er meinte, für ältere Frauen typisch sei. Er bereitete schon einen Kaiserschnitt vor, als ich in die Übergangswehen kam. Ich fand später heraus, daß die Geburten bei meiner Mutter und meiner Schwester ähnlich verlaufen waren. Es lag also in der Familie. *Eine 58jährige Frau, die mit 40 ihr erstes Kind bekam*

- Niedriges Geburtsgewicht des Kindes. Dieses Problem betrifft tendenziell Babies der jüngsten (unter zwanzig) und der ältesten (über fünfunddreißig) Mütter, aber seit etwa 1970 ist niedriges Geburtsgewicht bei den ältesten Müttern seltener ein Problem. Vieles spricht dafür, daß die älteren Mütter heute weit besser informiert sind und mehr als früher über den Zusammenhang von Schwangerschaft, Ernährung und Bewegung wissen. Sie sind viel motivierter, auf sich zu achten und regelmäßig zu den Schwangerschaftsuntersuchungen zu gehen. Deshalb ist die Wahrscheinlichkeit größer, daß sie normal schwere, gesunde Kinder bekommen.[12]
- Einer der bedeutendsten Faktoren für Kindersterblichkeit ist der sozioökonomische Status, nicht das Alter der Mutter. Alleinstehende Schwangere mit geringen Bildungs-, Berufs- und Einkommenschancen, ausländische und sehr junge Mütter gehören zu den Risikogruppen unter den Schwangeren. Sie nehmen die Angebote für Vorsorge und Geburtsvorbereitung seltener wahr als Frauen in günstigeren Lebensverhältnissen, haben mehr Schwangerschafts- und Geburtsprobleme.
- Die Sterblichkeit von Mutter und Kind ist eher mit starken psycho-

11 Ebd.
12 Ventura, a. a. O.

sozialen Belastungen und körperlicher Krankheit in Verbindung zu bringen als mit dem Alter. Herz- und Kreislaufkrankheiten der Mutter, nicht das Alter an sich, sind ein ausschlaggebender Faktor für das Risiko der Kindersterblichkeit.[13]

- Blutungen der Plazenta und andere Komplikationen sind mit Herz- und Kreislaufkrankheiten, wie Bluthochdruck, in Verbindung gebracht worden.[14]
- Chromosomenstörungen beim Kind, wie zum Beispiel das Down-Syndrom*(auch Trisomie 21 genannt) werden häufig nur mit dem Alter der Mutter in Verbindung gebracht. Doch kann bei bestimmten Chromosomenstörungen auch das Alter des Vaters von Bedeutung sein. Andere Störungen der Erbinformation entstehen nicht spontan, sondern werden vererbt.

Ob und in welchem Maße Umweltbelastungen eine Rolle spielen, wird noch erforscht.

Das Risiko, ein Kind mit Down-Syndrom zu bekommen, steigt mit dem Alter kontinuierlich von Jahr zu Jahr an. Bei Müttern unter 29 kommt ein Kind mit Morbus Down auf 3000 nichtbehinderte. Bei Müttern um 40 steigt die Häufigkeit auf 1 : 100 und im Alter von etwa 45 liegt sie bei 1 : 40.[15] Das Alter für einen pränatalen Test auf 35 und darüber festzulegen, ist deshalb auch eher willkürlich. Denn das Risiko nimmt zwar auch ab dann weiter zu, aber es steigt nicht sprunghaft jenseits dieses «magischen» Lebensalters. Eher hat es etwas mit der tief eingewurzelten Vorstellung von vielen Gynäkologen zu tun, daß Frauen jenseits der 35 eigentlich überhaupt nicht mehr Mütter werden sollten. Ab diesem Alter stimmen sie auch einer Sterilisation viel leichter zu als vorher, und sie raten auch eher zu einer Gebärmutterentfernung, wenn eine Frau Probleme mit Myomen oder Blutungen hat.

---

* Die im Sprachgebrauch noch gängige Bezeichnung «Mongolismus» ist aus dem Schrifttum praktisch verschwunden. Sie basiert auf Rassentheorien, die sich auch die Nationalsozialisten zu eigen machten und als Rechtfertigung für ihren Völkermord heranzogen

13 K. R. Niswander, M. Gordon: The Women and Their Pregnancies, DHEW Publications (NIH) 73–379
14 P. Kajanoja, O. Widholm: Pregnancy and Delivery of Women Aged 40 and Over, in: Obstetrics and Gynekologie, Bd. 51, 1978, S. 47–51; sowie Mansfield, a. a. O.
15 Volker Friedberg und Peter Brockerhoff: Geburtshilfe, Stuttgart 1990, Seite 434

Ernährung

Wenn Sie schwanger sind, gilt alles, was in Kapitel I «Älterwerden und sich wohl fühlen» gesagt wurde, in doppelter Weise. Lassen Sie die Finger von Zigaretten, Alkohol[16], Medikamenten und Drogen, und vermeiden Sie Koffein. Auch wenn das Alter selbst kein Risiko darstellt, die Möglichkeit, mit zunehmendem Alter eine chronische Krankheit zu bekommen, nimmt zu. Wer gut auf sich achtgibt, kann Krankheiten verhüten und eine Schwangerschaft gesund überstehen.

Es ist von größter Bedeutung, daß Sie sich ausgewogen ernähren, wenn Sie ein Kind erwarten. Leider wissen die meisten Gynäkologen und Ärzte für Geburtshilfe nur wenig über Ernährung und Schwangerschaft, deshalb empfehlen wir Ihnen, mit einer Hebamme zu sprechen, die sich mit diesem Thema meist gut auskennen, oder zu einer Ernährungsberaterin zu gehen. Manche Krankenkassen beschäftigen selbst solche Spezialisten oder übernehmen die Beratungskosten. Einige Ärzte (überwiegend Internisten und Allgemein-Mediziner) arbeiten mit Ernährungsberatern zusammen und haben regelmäßige Ernährungssprechstunden.

Ratschläge für die tägliche Ernährung in der Schwangerschaft[17]:

1. Ein viertel Liter Milch (Vollmilch, Magermilch, Buttermilch) oder eine entsprechende Menge Milchprodukte (Käse, Joghurt, Hüttenkäse). Über fünfunddreißig absorbiert der Körper Kalzium und Eiweiß nicht mehr so gut wie früher (vgl. Seite 144).

2. Zwei bis vier Einheiten (siehe S. 137) Fisch, Fleisch, Geflügel, Käse, Tofu oder eine Kombination aus Nüssen, Getreide, Bohnen und Milch, um genug Eiweiß aufzunehmen. Wenn Sie nicht einen viertel Liter Milch am Tag trinken (oder eine entsprechende Menge Milchprodukte essen), sollten Sie zusätzlich eiweißreiche Nahrungsmittel zu sich nehmen.

3. Eine Einheit (siehe S. 137) frische grüne Blattgemüse – Spinat, dunkelblättriger Salat, Brokkoli, Kohl, Mangold, Grünkohl, Alfalfasprossen oder Wurzelgemüse.

4. Ein oder zwei Nahrungsmittel, die reich an Vitamin C sind – Kartoffeln mit Schale, Grapefruit, Orangen, Melone, Kiwi, grüne oder rote Paprika, Kohl, Erdbeeren, Obst, Orangensaft.

16 Z. Stein, J. Kline: Smoking, Alcohol and Reproduction, in: American Journal of Public Health, Bd. 73, 1983, S. 1154–1156
17 Unser Körper – unser Leben, NA, a. a. O.

5. Ein gelbes, rotes oder oranges Gemüse oder eine Frucht für den Vitamin-A-Bedarf.
6. Vier oder fünf Scheiben Vollkornbrot, Pfannkuchen, Pizza, Müsli oder Nudeln aus Vollkornmehl. Verwenden Sie Weizenkeime oder Bierhefe, um andere Nahrungsmittel anzureichern.
7. Kleine Mengen Butter, Reformhaus-Margarine, Pflanzenöl. (Sie brauchen Fett, aber in Maßen.)
8. Salz so wenig wie möglich, mit Ausnahme nach körperlicher Anstrengung, Sport und bei großen Wasserverlust durch Hitze. Vermeiden Sie Nahrungsmittel und Getränke mit unnötigem Natriumgehalt.
9. Ein bis zwei Liter Flüssigkeit über den Tag verteilt – Frucht- oder Gemüsesäfte, Wasser, Kräutertees. Vermeiden Sie mit Zucker gesüßte Säfte und Cola.
10. Wählen Sie für zwischendurch statt Süßigkeiten oder Keksen getrocknete Früchte, Nüsse, Sonnenblumenkerne, Popcorn. Kürbiskerne schmecken gut, wirken aber bei manchen Frauen stark abführend.

Bei einer gesunden Ernährung werden Sie und Ihr Kind den Belastungen von Schwangerschaft, Wehen, Geburt und Stillzeit gewachsen sein. Ihr Kind wird sein angemessenes Geburtsgewicht haben, was wichtig ist, weil Säuglinge mit niedrigem Geburtsgewicht anfälliger sind für Geburtsrisiken und spätere Erkrankungen. Eine gute Ernährung vermindert außerdem Komplikationen wie Anämie und EPH-Gestose und reduziert das Risiko, ein geistig behindertes Baby zu bekommen.

In der Vergangenheit legten Ärzte viel Wert darauf, daß eine schwangere Frau bis zur Entbindung so wenig wie möglich zunimmt. Eine Schwangerschaft erhöht jedoch den Kalorien- und Eiweißbedarf des Körpers und *ist nicht die Zeit, Diät zu halten*.[18] Überwachen Sie Ihr Gewicht, um festzustellen, ob Sie *plötzlich* zunehmen. Das kann das erste Zeichen für eine EPH-Gestose sein, weil sich Wasser im Gewebe einlagert. Wiegen Sie sich aber immer unter vergleichbaren Bedingungen, also z. B. immer morgens und immer unbekleidet, und schreiben Sie sich Ihr Gewicht auf. Es ist am besten, sich so gesund zu ernähren, wie nur irgend möglich und nicht unnötig über jede Kalorie nachzudenken.

18 Unser Körper – unser Leben, NA, a. a. O.

Körperliche Aktivitäten und Sport

Aktiv zu bleiben ist ein wichtiger Bestandteil einer guten Geburtsvorbereitung. Sie können schwimmen, laufen, gehen, tanzen, Yoga machen oder was immer Ihnen angenehm ist und Sie nicht zu sehr ermüdet. Ärzte raten – speziell älteren – schwangeren Frauen manchmal, nicht «zu übertreiben». Aber ein solcher Rat setzt Frauen, die gewohnt sind, regelmäßig Sport zu treiben, unnötig unter Druck. Es ist wichtig, sich so viel zu bewegen wie gewohnt. Kritisch sind nur Sportarten, bei denen die Gefahr besteht zu stürzen oder sich hart zu stoßen. Wenn Sie bisher keinen Sport getrieben haben, sollten Sie versuchen, sich mehr zu bewegen, fangen Sie an mit Gehen, Schwimmen und sanfter Gymnastik.

> Ich stellte fest, daß ich viel besser in Form war als die meisten anderen werdenden Mütter, obwohl ich bei der Geburtsvorbereitung eine der Ältesten war. Vielleicht ist es ausschlaggebend, daß ich regelmäßig tanze und schwimme. Eindeutig spielt die emotionale und körperlicher Verfassung eine größere Rolle als das Alter.
>
> *Eine 41jährige Frau*

Die Kegelübung (s. S. 164) während der Schwangerschaft kann helfen, die Unterleibsmuskeln zu stärken und damit den gesamten Geburtsvorgang zu erleichtern (s. Literaturhinweise zu Schwangerschaft und Vorbereitung auf die Geburt).

Private und professionelle Unterstützung

Die Bereitschaft, sich intensiv auf die Geburt vorzubereiten, ist bei «späten» Erstgebärenden oft besonders groß. Einer der Gründe: diese Frauen entscheiden sich meist sehr bewußt für das Kind und planen die Schwangerschaft sorgfältig. Aber auch Frauen, die schon Kinder haben und sich mit Ende Dreißig oder Anfang Vierzig noch ein Baby wünschen, besuchen vielfach Vorbereitungskurse. Zum Beispiel, weil sie an die erste Geburt ganz naiv herangegangen sind, nach dem Motto: es wird schon werden. Aus Mangel an Vorbereitung haben sie nicht selten traumatische Erlebnisse gehabt und sich vom Krankenhausbetrieb ebenso wie von ihren eigenen unerwarteten Gefühlen und Körperempfindungen überwältigen lassen. Ein guter Kursus kann viel von diesem Trauma abbauen und den Weg bahnen für eine weitgehend angstfreie Geburt. Außerdem lernen Frauen, sich während der Wehenzeit zu entspannen und die Geburt durch sinnvolle Atmung zu unterstützen.

Auch für die jeweiligen Partner oder Partnerinnen ist so ein Kursus wichtig, wenn er/sie bei der Entbindung dabeisein möchte. Denn er/sie kann die Gebärende durch Hilfen bei der Atmung oder Massagen und beruhigendes Handauflegen sehr unterstützen. Vorbereitungskurse werden ganz oder teilweise von den Krankenkassen erstattet. Meist werden die Kurse von niedergelassenen Hebammen (Adressen in den gelben Telefonbuch-Seiten), Frauengesundheitszentren und Kliniken angeboten.

Frauen brauchen in jedem Alter die verläßliche emotionale Unterstützung durch ihre Partner, durch Freundinnen und Verwandte. Diese Unterstützung kann besonders wichtig werden, wenn eine Frau sich durch das Labyrinth ärztlicher Entscheidungen und Zwänge müht, die oft mit einer Schwangerschaft in fortgeschrittenerem Alter einhergehen. Außerdem müssen Sie vielleicht auch zusätzlich mit belastenden Situationen fertig werden, zum Beispiel, wenn ältere Kinder eine turbulente Pubertät durchmachen oder Ihre Eltern Hilfe brauchen. Vielleicht haben Sie einen Beruf, der Sie stark fordert, oder Sie machen sich Sorgen, ob die Schwangerschaft Ihre Beziehung verändert.

Als ich erfuhr, daß ich schwanger war, war ich entzückt, ich schäumte über vor Freude, war voller Aufregung. Und ich nahm an, alle, die mir nahestanden, würden meine Freude teilen. Aber nein. Meine Mutter, meine heranwachsende Tochter und meine liebste Freundin zeigten mir offen, daß sie keineswegs einverstanden waren, denn ich war nicht verheiratet. Aber da waren auch andere – meine Schwester, eine ältere Freundin und Mentorin, ein Therapeut und andere ältere Freundinnen, die sich für mich freuten. Es war wirklich wichtig für mein Wohlergehen, daß ich während meiner Schwangerschaft Wärme und Fürsorge um mich herum hatte. Bei der Schwangerschaftsgymnastik wurde nicht nur mein Körper für die Geburt vorbereitet, der Kursus diente auch als offenes Forum, um mit anderen schwangeren Frauen Sorgen, Gedanken und Ratschläge auszutauschen. Es ist immer eine solche Erleichterung in den Raum zu kommen, in dem alle schwanger sind. Das Gefühl von Isolation verschwindet sofort. *Eine Frau von Anfang 40*

Wichtig während der Schwangerschaft ist auch die Unterstützung durch eine Hebamme und einen Arzt/eine Ärztin, die Sie und die

Schwangerschaft als normal und gesund betrachten, und gleichzeitig jedes besondere medizinische Problem, das Sie möglicherweise haben, sorgfältig überwachen. Wenn die werdende Mutter gesund ist, kann eine späte Schwangerschaft ebenso problemlos verlaufen wie eine Schwangerschaft in jungen Jahren, aber dennoch besteht die Gefahr, daß die Schwangerschaft von Ärzten «medikalisiert» wird. Das kann die werdende Mutter beunruhigen und belasten und sich auf den Verlauf der Schwangerschaft auswirken. Es ist medizinisch wie psychologisch gesehen von Vorteil, optimistisch und gelassen zu sein.[19]

Hebammen und praktische Ärzte betrachten eine Schwangerschaft im mittleren Alter meist eher als etwas Normales und Gesundes als die Fachärzte für Geburtshilfe. Fachärzte erhalten eine Ausbildung, die stärker an Risiken orientiert und auf mögliche Eingriffe ausgerichtet ist. Das Kapitel über Schwangerschaft in «Unser Körper – unser Leben» enthält eine detaillierte Erörterung der Schwangerschaftsvorsorge und den damit verbundenen Fragen.

Im amerikanischen Bundesstaat Massachusetts ist ein Gesetz erlassen worden, das erfordert, daß Krankenhäuser ihre Statistiken über perinatale Eingriffe (perinatal = die Zeit unmittelbar vor oder nach der Geburt) offenlegen müssen, damit eine schwangere Frau feststellen kann, wie oft in einer Klinik Kaiserschnitte durchgeführt werden und welche anderen Praktiken bei Entbindungen in diesem Krankenhaus üblich sind, bevor sie sich entschließt, ihr Kind dort zur Welt zu bringen. Die werdenden Mütter werden aufgefordert, sich vor ihrer Entscheidung so weit wie möglich über die Geburtshelfer und die Art der Geburtshilfe, die sie anbieten, zu informieren. «Wir glauben, daß es zu einer Veränderung kommen kann, wenn Eltern sich besser informieren und mehr Verantwortung übernehmen für das, was sie und ihr Kind erwartet», kommentiert Beth Shearer, die mit verschiedenen Verbraucherverbänden für die Durchsetzung dieses Gesetzes gesorgt hat, das, wie sie hoffen, ein Vorbild für andere Staaten sein kann.[20]

Auch hierzulande könnte eine solche Regelung nicht schaden. Denn werdende Eltern sind sonst auf das angewiesen, was ihnen die Kliniken freiwillig bei ihren Vorbereitungsgesprächen sagen. Auf Fragen

19 Phyllis Kernoff Mansfield, Margaret D. Conn: Stress and Midlife Childbearing: Key Nursing Intervention, in: Maternal-Child Nursing Journal, Bd. 15, Nr. 3, Herbst 1986, S. 139–151
20 Richard A. Knox: Law Signed Giving Parents Access to Cesarean Data, in: The Boston Globe, 1. Januar 1986, S. 38

nach Kaiserschnitt-Statistiken oder der Häufigkeit bestimmter Eingriffe (z. B. Wehentropf, Dammschnitt, Zange oder Saugglocke, Schmerzmittelanwendung) bekommt man nicht immer eine ehrliche Auskunft, obwohl gerade diese Daten viel über den Stil der Geburtshilfe an einer Klinik verraten. Eine ebenso wichtige Frage ist aber auch die nach dem Personalschlüssel. Denn geburtshilfliche Eingriffe und übermäßiger Einsatz von Wehen- und Schmerzmitteln sind oft eine Folge mangelnder menschlicher Betreuung im Kreißsaal. Die ist aber nur möglich, wenn genügend Hebammen angestellt, bzw. im Dienst sind. Nach Angaben des Bundes Deutscher Hebammen fehlten zumindest in den westlichen Bundesländern rund 1000 Klinikhebammen (Stand 1989). Etwa jeder zweite Kreißsaal ist personell unterbesetzt. Dem Hebammenbund liegt eine Dokumentation vor, in der über 30 zum Teil ernste Zwischenfälle aufgelistet sind, die unmittelbar aus der schlechten Personalsituation resultieren. Wenn Geburtshelfer nicht auf die Wünsche und Vorstellungen von werdenden Müttern eingehen, liegt das weniger am mangelnden guten Willen, als eher an strukturellen Problemen, die auf der politischen Ebene zu lösen sind. Denn die Weichenstellungen für mehr oder weniger Hebammen in unseren Kreißsälen und bessere oder schlechtere Arbeitsbedingungen der freien Hebammen liegen letztendlich in den Händen des Arbeits- und Sozialministeriums.

Untersuchungen vor der Geburt

Vorgeburtliche Tests wie Ultraschall, Fruchtwasseruntersuchung und Chorionbiopsie bieten älteren Schwangeren die Möglichkeit der Entscheidung, ihr Kind auszutragen oder nicht, und verringern das Risiko, ein Kind mit bestimmten angeborenen Schäden zur Welt zu bringen. Mehrere Autoren, die zu diesem Thema veröffentlicht haben, beobachteten, daß die Prozeduren im Zusammenhang mit diesen Tests, das Warten auf die Resultate und die Entscheidung, was zu tun sei, zur Folge hat, daß sich ein Paar nur zögernd emotional auf die Schwangerschaft einläßt.[21]
Außerdem werfen diese Untersuchungen schwerwiegende moralische und ethische Fragen auf, mit denen jede Frau sich sorgfältig auseinandersetzen muß. Das Recht, sich selbst für oder gegen ein Kind

21 Daniels und Weingarten, a. a. O., Barbara Katz Rothman: The Tentative Pregnancy: Prenatal Diagnosis and the Future of Motherhood, New York 1986

entscheiden zu können ist eines der wichtigsten Rechte für Frauen überhaupt.

Ich hatte das Gefühl, eine Entscheidung treffen zu müssen, bevor wir die Testergebnisse wußten. Wenn sich herausstellen würde, daß ich ein Kind mit Down-Syndrom erwartete, würde ich abtreiben lassen. Wir sprachen vor dem Test mit einer Beraterin für Humangenetik, sie hat mir sehr geholfen – insgesamt hat mich das medizinische Personal sehr unterstützt.

Eine 38jährige Erstgebärende

Ich entschloß mich, eine Fruchtwasseruntersuchung machen zu lassen, nachdem ich viel darüber nachgedacht hatte und zu dem Schluß gekommen war, daß ich bereit wäre, auch ein Kind mit Down-Syndrom zu bekommen. Meine persönlichen Erfahrungen mit Erwachsenen mit dieser Behinderung haben mich zu der Überzeugung gebracht, daß sie mit die liebenswertesten Menschen überhaupt sind. Kinder mit Down-Syndrom brauchen zwar mehr Aufmerksamkeit und emotionale Zuwendung, aber sie können zu Erwachsenen werden, die viel zu geben haben. Sie spielen in unserer Gesellschaft eine sehr humanisierende Rolle.

Eine 41jährige Frau

Wegen meines Alters galt ich als Risikogebärende, aber ich selber hatte nicht diese Vorstellung. Ich war gesund und ernährte mich gut, und in meiner Familie gibt es keine erblichen Krankheiten. Ich hatte zu diesem Zeitpunkt in meinem Leben einen starken Kinderwunsch und fühlte mich auf alles vorbereitet, was immer geschehen würde hinsichtlich der Gesundheit des Kindes. Ich hatte eine Fehlgeburt gehabt, und das Risiko einer weiteren Fehlgeburt durch eine Fruchtwasseruntersuchung, auch wenn es gering ist, hielt mich davon ab.

Eine 38jährige Frau

Vorgeburtliche Tests haben zwar in manchen Situationen einen wichtigen Stellenwert, aber es ist beunruhigend, in welchem Maß die Tests bei Frauen über fünfunddreißig zur Routine geworden sind und daß sie bereits Frauen aufgedrängt werden, die gerade erst dreißig sind. Die Mediziner übertreiben vielfach die Anwendung dieser Tests – sicher auch, um sich selbst gegen eine mögliche Klage abzusichern, wenn ein Kind mit einer Abnormalität zur Welt kommt, die durch einen Test vor der Geburt hätte festgestellt werden können. Wenn Ärzte zu einem Test raten, fragen sie oft nicht, ob eine Frau eine

Abtreibung in Erwägung ziehen würde, falls eine Abnormalität festgestellt wird. Denn nur dann hätte der Test Sinn. Lassen Sie Ihren Arzt wissen, wenn Sie die Interventionen während der Schwangerschaft auf ein Minimum reduzieren wollen.

Ultraschall

Ultraschall wird unter anderem in Verbindung mit einer Fruchtwasseruntersuchung verwendet, um die genaue Lage und Position des Fetus festzustellen, um Alter und Größe des Fetus zu bestimmen und um den Fetus nach sichtbaren körperlichen Abnormalitäten zu untersuchen. Beim Ultraschall werden intermittierende Hochfrequenzschallwellen verwendet, die Bilder von den inneren Organen des Körpers dadurch erzeugen, daß gemessen wird, wie lange es dauert, bis ein Echo zurückkommt.

Wenn Sie eine Ultraschalluntersuchung vornehmen lassen, werden Sie gebeten, vor der Untersuchung mehrere Gläser Wasser zu trinken. Eine Assistentin, der Arzt oder die Ärztin wird mit dem Schallkopf, einem Instrument, das einem Mikrophon ähnelt und in der Hand gehalten wird, über den Bauch fahren. Ein Computer übersetzt dann die von diesem Schallkopf aufgefangenen Schallwellen in Bilder vom Fetus, die auf einem Videobildschirm sichtbar werden. Die Bilder werden dann vom Frauenarzt «gelesen». Die Ergebnisse liegen meist sofort oder längstens innerhalb weniger Stunden vor.

Obwohl Ultraschall allem Anschein nach eine der unschädlichsten Testmethoden ist und wichtige Informationen liefern kann, sind die Langzeitwirkungen noch immer nicht bekannt. Deshalb sollte die erste Ultraschalluntersuchung erst nach der 12. Schwangerschaftswoche, also wenn die Organbildung weitgehend abgeschlossen ist, gemacht werden. Frühere Aufnahmen sind nur gerechtfertigt, wenn es dringende medizinische Gründe gibt, zum Beispiel bei Blutungen.

Fruchtwasseruntersuchung

Mit Hilfe einer Fruchtwasseruntersuchung (Amniozentese) lassen sich etwa achtzig Chromosomenabnormalitäten feststellen, außerdem bestimmte biochemische Veränderungen und Stoffwechselstörungen; am häufigsten wird eine Amniozentese eingesetzt, um das Down-Syndrom zu diagnostizieren. Mit einer Fruchtwasseruntersuchung können nicht alle möglichen Abnormalitäten entdeckt werden, und sie bietet auch keine Garantie für ein gesundes Kind.

Der Test wird im allgemeinen zwischen der fünfzehnten und sechzehnten Schwangerschaftswoche durchgeführt, wenn genug Fruchtwasser gebildet wurde, um eine ausreichende Probe zu liefern, und das geringste Risiko besteht, den Fetus zu schädigen. Mit Hilfe einer langen Kanüle wird fast schmerzlos eine kleine Menge Fruchtwasserflüssigkeit aus dem Unterleib gezogen. Es kann bis zu vier Wochen dauern, bis die Resultate vorliegen.

Das Risiko einer Fehlgeburt, das mit dem Test in Zusammenhang gebracht wird, liegt Schätzungen zufolge zwischen 1 : 66 und 1 : 250, je nach der Geschicklichkeit und Erfahrung des Arztes.[22] Außerdem besteht eine sehr geringe Gefahr, daß der Fetus geschädigt wird. Unter anderem wurde von Fehlentwicklungen von Gliedern berichtet, die sich etwa in der Zeit bildeten, in der der Test normalerweise durchgeführt wird.[23]

Außerdem kann sich die während der Amniozentese entstehende plötzliche Druckveränderung in der Fruchtwasserblase negativ auf das Gehör des Kindes auswirken.

Immer noch können Fruchtwasseruntersuchungen nicht überall durchgeführt werden. Das Fruchtwasser kann zwar in einer ärztlichen Praxis abgenommen werden, aber nur besonders ausgerüstete Labors können es analysieren.

Bei Frauen über vierzig ist die Wahrscheinlichkeit, daß eine Schädigung festgestellt wird, größer als das Risiko einer Fehlgeburt. Zwischen fünfunddreißig und vierzig stehen die Chancen etwa 50 zu 50, und unter fünfunddreißig ist das Risiko einer Fehlgeburt größer als die Wahrscheinlichkeit einer Schädigung.[24]

Ein schwerwiegender Nachteil bei der Fruchtwasseruntersuchung besteht darin, daß es erst relativ spät durchgeführt werden kann, zu spät, um eine Abtreibung im ersten Trimester durchführen zu können. Wenn Sie eine mögliche Wartefrist von vier Wochen hinzuaddieren, liegen die Ergebnisse erst frühestens in der zwanzigsten Schwangerschaftswoche vor. Wenn Sie sich dann für eine Abtreibung entscheiden, ist nur noch ein Eingriff möglich, bei dem durch Einspritzen von Prostaglandinen oder einer konzentrierten Kochsalzlösung eine Fehlgeburt eingeleitet wird.

22 Santa Fe Health Education Project: What is Amniocentesis?, Health Letter, Bd. 4 Nr. 10
23 Persönliche Mitteilung von Barbara Katz Rothman
24 Rayna Rapp: XYLO: A True Story, in: Rita Arditti, Renate Duelli Klein, Shelley Minden (Hg.): Test Tube Women, Boston 1984

Chorionbiopsie

Die Chorionbiopsie ist eine neuere Alternative zur Fruchtwasseruntersuchung, mit der sich bereits zwischen der achten und zehnten Schwangerschaftswoche Chromosomen- oder andere genetische Abnormalitäten feststellen lassen. Das Chorion (Zottenhaut) ist eine von drei Gewebeschichten, aus denen sich die Wand der Fruchtblase aufbaut. Wissenschaftler in China entdeckten, daß winzige Ausstülpungen, die «Zotten», das Chorion bedecken und eine ähnliche genetische Zusammensetzung haben wie der Embryo. Mit einer Analyse dieses Gewebes können genetische Informationen über den Fetus erstellt werden. Bei diesem Test führt der Arzt, geleitet vom Ultraschall, einen feinen Katheter durch die Vagina in den Uterus ein. Dann wird eine kleine Gewebeprobe abgesaugt und sofort getestet.

Zu den potentiellen Risiken dieses Eingriffs gehören eine spontane Fehlgeburt, Infektion, Blutung der Mutter und Geburtsschäden beim Kind. Nachteilig sind die relativ ungenauen Resultate. Manchmal zeigen sich Abnormalitäten der Chromosome nur im Zottengewebe und nicht im Fetus oder umgekehrt. Wenn dieser Test sicher und genau durchgeführt werden kann, ist er der Fruchtwasseruntersuchung vorzuziehen, denn er kann so früh gemacht werden, daß noch eine Abtreibung im ersten Trimester möglich ist.

Für pränatale Tests ist eine besondere ärztliche Geschicklichkeit erforderlich. Chorionzottenbiopsien werden in erster Linie von großen Kliniken und in Universitätskrankenhäusern durchgeführt. Wie bei allen anderen vorgeburtlichen Tests zahlen die Kassen, wenn sie der Arzt verordnet hat.

Adoption als Alternative

Manche Frauen empfinden, wenn die Menopause näherrückt, ein dringendes Bedürfnis, schwanger zu werden, bevor es «zu spät» ist. Eine Frau, die geschieden wurde, als ihr erstes Kind noch klein war, berichtete, daß sie mit Ende Dreißig einen Wunsch nach einem weiteren Kind empfand:

> Mein Sohn ist sechzehn, und plötzlich habe ich den dringenden Wunsch, ein Baby zu haben. Ich wünsche mir immer noch eine Familie mit vielen Kindern, aber ich frage mich, ob ich wirklich ein Baby will oder ob ich nur Teil einer großen Familie sein will.

Wenn Sie meinen, es sei nicht so entscheidend für Ihren Wunsch nach einer Familie, ein eigenes Kind zu haben, wollen Sie sich vielleicht über Alternativen informieren, wie Sie mit einem Kind gemeinsam leben oder ein Kind in Pflege nehmen können. Eine andere, in den letzten Jahren immer beliebter gewordene Möglichkeit ist eine Adoption.

Nach dem Bürgerlichen Gesetzbuch (BGB) ist die «Annahme als Kind» dann möglich, wenn «anzunehmen ist, daß zwischen dem Annehmenden und dem Kind ein Eltern-Kind-Verhältnis entsteht» (Paragraph 1741 BGB). Paare, die nicht miteinander verheiratet sind, können auch nicht gemeinsam ein Kind adoptieren. Bei Ehepartnern verhält es sich umgekehrt: sie können ein Kind (abgesehen von wenigen im Gesetz festgelegten Ausnahmen, zum Beispiel, wenn der Mann oder die Frau nicht geschäftsfähig ist) nur gemeinsam adoptieren. Einer von beiden muß mindestens 21, die/der andere mindestens 25 sein. Das Mindestalter für Alleinstehende liegt bei 25 Jahren. Eine Altersbegrenzung nach oben gibt es im Gesetz nicht. Das ist allerdings eher die Theorie. Denn auf ein Kind kommen in der Bundesrepublik im Durchschnitt 10 «Bewerber».[25] Und da die staatlichen Adoptionsstellen einen Ermessensspielraum haben, wem sie ein Kind anvertrauen, haben ältere Paare oder ältere Alleinstehende meist geringere Chancen. Noch schlechter sieht es meist für offen lesbische Frauen oder Paare aus.

Wenn überhaupt, besteht für Alleinlebende und/oder Ältere die größte Aussicht auf Erfolg, wenn ein Paar/eine Frau ein schon etwas älteres Kind adoptieren möchte. Für diese Kinder ist es meist schwerer als für Neugeborene und Kleinkinder, ein neues Zuhause zu finden. Ältere oder Alleinlebende haben auch dann gute Aussichten, wenn sie das Kind bereits als Lehrer oder Erzieher betreut haben und eine menschliche Beziehung entstanden ist. Außer in Deutschland kann man auch in Ländern der sogenannten Dritten Welt Kinder adoptieren. Hierfür sind nicht die staatlichen Adoptionsstellen zuständig, sondern staatlich kontrollierte und anerkannte Vermittler. Organisationen wie Terre des Hommes, aber auch die Kirchen wirken in diesem Bereich als Vermittler. Rund 20 Prozent aller in der Bundesrepublik adoptierten Kinder stammen

25 Mündliche Mitteilung der staatlichen Adoptions-Zentralstelle in Hamburg (Stand 1990)

aus Dritte-Welt-Ländern.[26] Kommerzielle Agenturen, wie es sie zum Beispiel in den USA gibt, sind nicht zugelassen. Wer dennoch versucht, ohne staatliche Anerkennung Kinder gegen Geld zu vermitteln, muß mit einer Gefängnisstrafe bis zu fünf Jahren rechnen. Die Gesetzgeber wollten so das Geschäft mit Adoptions-Kindern verhindern.

Wenn Sie darüber nachdenken, ein Kind zu adoptieren, das einer anderen Rasse angehört als Sie selbst, ist es wichtig, den kulturellen Hintergrund des Kindes kennenzulernen, damit Sie dem Kind helfen können, eine Identität entwickeln oder bewahren und mit rassistischen Vorurteilen besser umgehen zu können.[27]

Mutter zu sein ist wunderbar. Es ist anstrengend, herausfordernd und befriedigend. Ich fühle mich vollständig erfüllt. Da ist nicht mehr das nagende Gefühl, ich würde etwas vermissen in meinem Leben. Ich habe das Gefühl, als sei ich nach Hause gekommen. Aber es ist eine wirkliche Herausforderung, mit einem anderen Menschen zu leben. Unsere Kulturen sind verschieden. Wir beide sind sehr verschieden. Und doch gibt es zwischen uns ganz entschieden ein besonderes Band. Sie möchte mir nahe sein, aber gleichzeitig testet sie mich aus. Sie schlägt oder beißt oder ärgert mich. Sie will ihren Willen durchsetzen, und es fällt ihr schwer, ein «nein» hinzunehmen. Am Anfang hat sie stärker versucht zu gefallen, aber ich glaube, daß sie in einer strengen Umgebung erzogen wurde und hier in einer sehr viel liebevolleren Umgebung ist. Es war schwer für sie, sich umzustellen, und es war schwer für mich, stärkere Grenzen zu setzen. Aber sie ist glücklich, und ich bin ebenfalls glücklich, ein so lebendiges und liebevolles Wesen gefunden zu haben. Eine sehr reale Person. Sie fordert mich, sie probiert genau aus, wo meine Schwächen liegen. Das tut mir nur gut. Wir beide wachsen in diesem Prozeß ein ganzes Stück.

Eine Frau von Anfang 40, die ein
vierjähriges Kind adoptierte

26 Mündliche Mitteilung der staatlichen Adoptions-Zentralstelle in Hamburg (Stand 1990)
27 Joyce Ladner: Mixed Families: Adopting Across Racial Boundaries, Garden City, New York, 1977

10 Menopause – Eintritt in das dritte Lebensalter*

Die meisten Frauen können sich an ihre erste Menstruation noch erinnern. Wir können uns erinnern, wer zum erstenmal mit uns über die Menstruation sprach, oder welcher Schock es war, zum erstenmal die Periode zu bekommen, wenn wir nicht vorbereitet waren. Und so wie es eine Zeit gab, als die Menstruation einsetzte, so gibt es auch eine Zeit, in der sie aufhört. Doch nur wenige Frauen sind auf die Menopause vorbereitet.

Frauen, die heute in die Menopause kommen, hatten weit mehr als ihre Mütter und Großmütter die Freiheit zu entscheiden, ob sie Kinder haben wollten oder nicht. Aber wie diese Entscheidungen auch ausfielen, die Menopause bedeutet für alle das Ende dieser Freiheit. Im Hinblick auf die Fruchtbarkeit läßt sich das Leben von Frauen in drei Stadien einteilen: die Kindheit, die mit der Pubertät endet, die gebärfähigen Jahre und das «dritte Alter»[1], die Jahre nach der Menopause.[2] Wir lassen uns deshalb nicht auf die Jahre der Fruchtbarkeit reduzieren, denn das ist nur ein Abschnitt unseres Lebens, ganz egal, ob wir Kinder haben oder nicht.

Bei manchen Tierarten bleiben die Weibchen ihr ganzes Leben lang fruchtbar; Frauen leben jedoch weit länger, als sie fruchtbar sind, und machen in ihrem Leben einen richtigen «Wechsel» durch. In dieser Zeit der Veränderung betrauern manche Frauen das Ende der Möglichkeit, Kinder bekommen zu können. Für andere hingegen ist es ein Anlaß zu feiern, in ein Alter einzutreten, in dem sie von der Furcht vor einer möglichen Schwangerschaft befreit sind.

Wenn Frauen als Sexualobjekte und Gebärerinnen definiert und nur

---

* Von Diana Laskin Siegal, mit Judy Costlow, Maria Cristina Lopez, Mara Taub vom Santa Fe Health Education Project und Fredi Kronenberg

1 So nennen es die Franzosen und Portugiesen, laut Betty Friedan: Changing Sex Roles: Vital Aging, in: Robert N. Butler, Herbert P. Gleason (Hg.): Productive Aging: Enhancing Vitality in Later Life, New York 1985, S. 93

2 In der Antike wurden die Frauen der drei Lebensalter als Nymphen, Jungfrauen und Weiber bezeichnet. Siehe: Barbara Walker: The Crone: Women of Age, Wisdom and Power, New York 1985

geschätzt werden, solange sie jung sind, wird die Menopause als Symbol empfunden, daß eine Frau in ein Alter eintritt, in dem sie keinen Wert mehr hat. Frauen, die diese Auffassung verinnerlicht haben, reagieren besonders empfindlich auf die gesellschaftlichen Mythen, denen zufolge eine Frau nach der Menopause über ihre besten Jahre hinaus sei. Das Gegenteil ist der Fall. Mit zunehmender Lebenserwartung kann das «dritte Alter» nahezu die Hälfte unseres Lebens ausmachen, und es kann eine Zeit voll Aktivität und Produktivität sein.

Was für einen Schub an Energie Frauen erleben, wenn sie den Wechsel hinter sich haben. Ich gab für eine Organisation älterer Frauen eine Zeitung heraus, dabei stellte ich fest, wie viele Gedichte, Geschichten und Gedanken ältere Frauen hervorbringen. Ich bin stets wieder beeindruckt und begeistert von der Energie und Kreativität älterer Frauen. Aber ich mußte auch feststellen, daß es an geeigneten Verlagen mangelte. Ich wollte die Arbeiten älterer, feministischer Frauen drucken. Damit begann für mich die aufregendste und kreativste Zeit meines Lebens.

Die Menopause ist ein natürlicher Vorgang, aber Ärzte haben den Mythos entwickelt – und viele halten weiter daran fest –, eine Frau im Wechsel würde zwangsläufig eine Krise durchmachen oder an «Mangelerscheinungen» leiden,[3] die der Behandlung bedürfen. Dieser Mythos existiert weiter, unter anderem unterstützt von der Werbung der Pharmakonzerne, Berichte in den Medien und auch durch «Witze», die darauf abzielen, wie schwierig es sei, mit einer Frau in der Menopause auszukommen. Die Ursachen für die Veränderungen, die Frauen in der Menopause erleben, werden erst seit einigen Jahren wissenschaftlich erforscht. Aber es ist bereits klar, daß die Art und Weise, wie wir diese Veränderungen erleben, von Tradition, von Bildungs- und Berufschancen und individueller Prägung beeinflußt wird. In der westlichen Welt differieren die Zahlen, wie viele Frauen klimakterische Erscheinungen bei sich feststellen, auf erstaunliche Weise: In England sind es 65 Prozent, in Schottland 74 Prozent, in USA 75 Prozent und in Deutschland 50 Prozent. Eine endgültige Erklärung für diese Unterschiede gibt es nicht.[4]

3 Frances B. McCrea: The Politics of Menopause: The Discovery of a Deficiency Disease, in: Social Problems, Bd. 31 Nr. 1, Oktober 1983, S. 111–123
4 Herbert Kuhl und Hans-Dieter Taubert: Das Klimakterium, Stuttgart 1987, S. 11

Die meisten Frauen gehen ohne allzu viele Probleme durch die «Wechseljahre», wie die Menopause oft genannt wird. Manche Frauen jedoch haben es sehr schwer in der Menopause. Frauen, die sich isoliert fühlen und nur wenige Freundinnen haben, niemanden, mit der sie ihre Erfahrungen teilen können, sind oft unvorbereitet und deshalb anfällig für Ängste und falsche Informationen über die Menopause. Darüber hinaus wird ihnen selbst oft die Schuld für ihre Probleme zugeschoben: die Ursache ihrer Probleme sei eben ihre Einstellung zu sich selbst. Doch auch bei manchen der Frauen, die auf die Menopause vorbereitet sind, die Unterstützung haben und glücklich darüber sind, wie sie ihr Leben eingerichtet haben, kann es zu unangenehmen Begleiterscheinungen kommen, wenn ihr Hormonhaushalt sich verändert. Das gilt vor allem dann, wenn diese Veränderungen sehr rasch vor sich gehen. Dann hat der Körper mehr Probleme, sich dieser veränderten inneren Situation anzupassen.

Neue feministische Untersuchungen zeigen, daß viele Frauen so geprägt wurden, daß sie sich immer erst um andere kümmern.[5] Die Menopause ist eine Zeit, in der eine Frau endlich lernen sollte, auf sich selbst zu achten.

> Diese Zeit ist in gewisser Weise eine Wiedergeburt, eine fabelhafte Gelegenheit, mich als menschliches Wesen neu zu entdecken. Tatsächlich habe ich noch ein langes Leben vor mir, und ich kann nun selbst entscheiden, wie ich es leben und was ich tun will. Es ist aufregend, aus mir selbst heraus auf Entdeckungsreise zu gehen und nicht wegen der Erwartungen, die an mich gestellt werden.
>
> *Eine 42jährige Frau*

Was ist die Menopause?

Das Wort Menopause wird in unterschiedlicher Weise verwendet. Allgemein werden mit der Menopause die Jahre bezeichnet, in denen sich unser Körper verändert und in ein Stadium überwechselt, in dem keine Menstruationszyklen mehr stattfinden. Im engeren Sinn ist Menopause definiert als der Zeitpunkt der letzten Periode. In der medizinischen Literatur werden drei Zeitperioden unterschieden: Die prä-

5 Carol Gilligan: In a Different Voice. Psychological Theory and Women's Development, Cambridge MA 1982

menopausale, perimenopausale (wenn wir Veränderungen bemerken) und postmenopausale (nachdem die Perioden aufgehört haben). Die perimenopausale und frühe postmenopausale Zeit zusammen werden als Klimakterium bezeichnet. Die letzte Periode findet durchschnittlich mit fünfzig oder zweiundfünfzig statt, doch die individuellen Unterschiede sind sehr groß – die Menopause kann irgendwann zwischen Ende Dreißig und Ende Fünfzig stattfinden. Eine Frau weiß frühestens nach einem Jahr ohne Menstruation zuverlässig, ob sie zum letztenmal ihre Periode hatte und die Menopause erreicht hat. Der volkstümliche Ausdruck «Wechseljahre» (oft abgekürzt als «Wechsel») ist ein recht zutreffender Begriff, der den gesamten Prozeß beschreibt, der immerhin zwanzig Jahre dauern kann – zehn Jahre vor und zehn Jahre nach der Beendigung der Menses.

Erste Anzeichen

«Symptome» ist kein angemessenes Wort, um die Veränderungen in der Menopause zu beschreiben. Ein «Symptom» ist im streng medizinischen Sinne eine Veränderung, die durch Krankheit hervorgerufen wird, die Menopause ist jedoch keine Krankheit. Drei «Zeichen» lassen sich eindeutig mit der Menopause in Verbindung bringen: das Ende der Menstruation, vaginale Veränderungen und Hitzewallungen. Das Ende der Menstruation ist das einzige Zeichen, das alle Frauen feststellen. Frauen wie Männer bekommen Falten und graue Haare, aber das sind Zeichen des normalen Alterungsprozesses, sie hängen nicht mit der Menopause zusammen. Reizbarkeit, was oft ebenfalls als «Symptom» der Menopause aufgeführt wird, kann in jeder Zeit des Lebens auftreten, also auch, wenn wir älter werden, und manchmal ist eine erhöhte Reizbarkeit eher eine Reaktion auf diskriminierende Erfahrungen, die ältere Menschen in unserer Gesellschaft heute so oft machen müssen.
Manche Ärzte schreiben Veränderungen bei Frauen in der Lebensmitte vielfach der Menopause zu und übersehen dabei, daß sie Symptome für ein Gallenleiden, hohen Blutdruck oder andere schwerwiegende Gesundheitsstörungen sein können.[6] So können etwa starkes Schwitzen, Erschöpfung und Jucken in der Vagina Symptome für Dia-

6 Catherine DeLorey: Health Care and Midlife Women, in: Grace Baruch, Jeanne Brooks-Gunn (Hg.): Women in Midlife, New York 1984, S. 277 bis 301

betes sein[7], Kopfschmerzen und Schwindel können Krankheitssymptome sein und auf erhöhten Blutdruck hinweisen.

Weil den Ärzten oft nicht bewußt ist, daß die großen Unterschiede, wie Frauen die Menopause erleben, normal sind, werden normale Anzeichen für die Menopause oft als Krankheit behandelt. Anstatt eine wirkliche Hilfe anzubieten, damit eine Frau besser mit diesen Veränderungen umgehen kann, sofern sie ihr Leben beeinträchtigen und sie darunter zu leiden beginnt, verschreiben sie schnell Medikamente (besonders Hormone) oder raten zu einer Hysterektomie. In diesem Kapitel soll nachdrücklich darauf hingewiesen und gezeigt werden, daß Frauen sich selbst helfen können, um mit den unangenehmen Begleiterscheinungen der Menopause besser fertig zu werden und Medikamente oder einen chirurgischen Eingriff vermeiden können.

Vor einigen Jahren hätten wir in diesem Kapitel vor Mißbrauch von Östrogenpräparaten gewarnt, die Ärzte Frauen in und nach der Menopause verschreiben. In den späten siebziger und Anfang der achtziger Jahre wurde die Öffentlichkeit weithin über die Risiken einer ausschließlichen Östrogentherapie in der Menopause aufgeklärt (z. B. ein erhöhtes Risiko für Gebärmutterschleimhautkrebs). Seit einigen Jahren sind Gynäkologen nun dazu übergegangen, Frauen eine Kombination aus Östrogen und Gestagen zu verschreiben. Damit wird der natürliche Hormonzyklus aus der Zeit vor dem Wechsel annähernd nachgeahmt. Es kommt also auch weiterhin zu Blutungen.

An der Verschreibungsfreudigkeit der Frauenmediziner hat sich nichts geändert. Im Gegenteil fordern manche Gynäkologen eine sozusagen flächendeckende Versorgung *aller* Frauen im und nach dem Wechsel mit diesen Präparaten (eine Einstellung, die jedoch nicht von allen ihren Kollegen geteilt wird). Sie verweisen dabei vor allem auf die Risiken der Osteoporose (siehe auch Seite 459). Die Skepsis der meisten Frauen gegenüber solchen Empfehlungen ist jedoch groß. Nur etwa 10 bis 25 Prozent aller Frauen im Wechsel (die Angaben in der medizinischen Literatur differieren erheblich) suchen ärztliche Hilfe, sie bekommen überwiegend Hormone verschrieben.[8] Da die meisten Pharmakonzerne, die Hormone verkaufen, und die Ärzte, die sie verschreiben, heutzutage an die Angst vor gebrochenen Kno-

7 Jane Porcino: Growing Older, Getting Better, Reading, MA, 1983, S. 277
8 Herbert Kuhl und Hans-Dieter Taubert: Das Klimakterium, Stuttgart 1987, S. 14

chen appellieren, finden sie zum Thema künstliche Hormone Näheres in dem Kapitel über Osteoporose (s. Seite 459).

Der Mythos, Frauen in der Menopause seien unzurechnungsfähig, besteht nach wie vor, obwohl Untersuchungen zeigen, daß Frauen im mittleren Lebensalter mit *geringerer* Wahrscheinlichkeit eine Geisteskrankheit entwickeln als in anderen Lebensabschnitten. Manche Frauen berichten von vorübergehenden Depressionen in der perimenopausalen Phase, wenn der Hormonhaushalt sich verschiebt und neu einpendelt. Zwar bekommen nicht allzu viele Frauen Depressionen, aber diejenigen, die diese Erfahrung machen, müssen wissen, daß Depressionen mit großer Wahrscheinlichkeit verschwinden, wenn die Menstruation aufgehört und die Menopause eingesetzt hat.[9] Außerdem ist noch nicht mit letzter Sicherheit geklärt, ob Depressionen eine Folge der körperlichen Umstellung sind oder eine Reaktion auf psychosozialen Streß in diesem Lebensabschnitt. Oder ob beide Faktoren eine Rolle spielen.

Ich versuchte herauszufinden, was es mit der Menopause auf sich hat, aber das Material, das ich fand, half mir nicht weiter. Alle Bücher, die ich las, und alle Leute, mit denen ich sprach, behaupteten, es sei nichts Besonderes. Manche sagten, «Denk positiv und vermeide, zuzunehmen». Andere sagten, «Es ist alles gesellschaftlich bedingt». Ich war auf mich selbst angewiesen, als ich versuchte zu analysieren, was in mir vorging. Niemand gab zu oder erklärte, warum ich immer eine schwere Zeit durchmachte, wenn mein Hormonhaushalt sich veränderte. Als ich dreizehn war, dachte ich, ich würde verrückt; als ich schwanger war, war ich depressiv, und in den neun Jahren zwischen fünfundvierzig und vierundfünfzig, als meine Periode sich veränderte, hatte ich unerklärliche Depressionen und Stimmungsumschwünge. Ich zog meine Tochter zwar allein groß, lebte aber mit Leuten zusammen, die mich sehr unterstützten. Und trotzdem ging es mir schlecht. Ich habe alles versucht: zwei Jahre Östrogen, Joggen, Massage, eine Selbsthilfegruppe, homöopathische Mittel. Sie halfen ein wenig, aber nicht richtig. Ich probierte sogar ein Antidepressivum, das ebenfalls nicht half und dazu führte, daß ich fünfundzwanzig Pfund zunahm. Als meine Periode aufhörte, blieben nicht nur die Depressionen aus, sondern ich fühlte

9 John B. McKinlay, Sonja M. McKinlay, Donald Brambilla: The Relative Contributions of Endocrine Changes and Social Circumstances to Depression in Mid-Aged Women, unveröffentlichtes Diskussionspapier, 1985

mich beschwingt und voller Kraft, befand mich in einem Zustand vollkommener Zufriedenheit. Jetzt geht es mir gut, aber ich habe das Gefühl, zehn Jahre meines Lebens vergeudet zu haben.

Eine 56jährige Frau

Manche Frauen stellen in der Übergangsphase vor der Periode ungewohnte Veränderungen an sich fest: geschwollene, empfindliche Brüste, Wasseransammlungen im Gewebe und Gereiztheit oder Ängstlichkeit. Frauen, bei denen diese oder andere unangnehme Phänomene auftreten, die auch als «prämenstruelles Syndrom» (PMS) bezeichnet werden, können sich darauf freuen, diese Beschwerden los zu werden. (PMS läßt sich durch Streßreduzierung, Bewegung, genügend Schlaf, Yoga, Meditation, durch eine salzarme Kost und andere Ernährungsumstellungen erleichtern, natürliche harntreibende Mittel, wie z.B. Brennesseltee, und Akupunktur. Auch Vitamin B 6, Kalzium mit Vitamin D und Magnesium können gegen PMS helfen. Manche Frauen haben festgestellt, daß essentielle Fettsäuren, insbesondere Leinsamenöl und/oder Nachtkerzenöl zusammen mit Zink, Vitamin C und Vitamin-B-Komplex, helfen; vgl. Literaturempfehlungen.)

Wenn die Periode aufhört und sich die Hormone auf einer neuen, niedrigeren Ebene einpendeln, wird auch PMS aufhören. Dieser Prozeß kann mehrere Jahre dauern. Selbst Frauen, bei denen es nur zu geringen Wassereinlagerungen oder Brustspannen gekommen ist, können noch einige zyklische Veränderungen im Körper empfinden, wenn die Periode aufgehört hat. Die Frauen, die schon unabhängig von PMS an schweren Depressionen leiden, empfinden möglicherweise, daß es in dieser Zeit schlimmer wird. Das Prämenstruelle Syndrom wird nach der Menopause verschwinden, tieferliegendere Depressionen jedoch müssen auf andere Weise bewältigt werden.[10]

Veränderungen des Menstruationsmusters

Es kann Jahre dauern, bis der Körper das einmal angenommene Zyklusmuster vollkommen aufgibt. Bei manchen Frauen verändert sich der Menstruationszyklus nicht, bis die Periode ganz aussetzt, bei den meisten Frauen jedoch kommt es in den Vierzigern, manchmal auch

10 Informationen über PMS und die Menopause aus einem Gespräch mit Dr. Michelle Harrison

schon mit Ende Dreißig, zu Veränderungen der Dauer, Stärke und Häufigkeit der Menstruation.

Die folgende Tabelle zeigt, wie sich Verschiebungen im Hormonhaushalt auf das Menstruationsmuster auswirkt. Eine besonders starke Periode (starke Blutung oder Menorrhagie) ist am unangenehmsten und löst die meisten Ängste aus. Die Periode kann so stark sein, daß ein Tampon aus der Vagina geschwemmt wird und sogar große Binden die Menstruationsflüssigkeit nicht lange auffangen können. Auch kann es zu Ohnmachtsanfällen kommen. Viele Frauen reagieren mit Angst auf so viel Blut, oder es ist ihnen peinlich. Starke Perioden kommen in den Jahren vor dem Wechsel besonders oft vor, hören aber auf, wenn der Östrogenspiegel abfällt.

Progesteron ist ein Hormon, das in den Eierstöcken, den Nebennieren und der Plazenta gebildet wird. Es ist verantwortlich für die Veränderungen der Gebärmutterschleimhaut in der zweiten Hälfte des Menstruationszyklus, für die Entwicklung der Plazenta nach der Einnistung der Eizelle und ist an der Entwicklung der Brustdrüsen beteiligt.

Gestagen ist die Bezeichnung für verschiedene natürliche oder synthetische hormonelle Substanzen, die ähnliche Wirkungen hervorrufen wie Progesteron. Gestagene sind u. a. in den meisten Anti-Baby-Pillen und in vielen Präparaten gegen Wechselbeschwerden, meist kombiniert mit Östrogenen, enthalten.

Normalerweise wird der Begriff «Progesteron» für die körpereigenen Hormone verwendet, «Gestagen» für die Substanzen, die die gleichen Wirkungen auf den Körper haben wie Progesteron. Diese Bezeichnungen werden allerdings auch manchmal gleichsinnig verwendet.

Frauen waren sehr findig, um starke Blutungen unter Kontrolle bringen zu können. Empfohlen werden Streßreduzierung, Meditation, Yoga, eine gesunde Ernährung, Naturheilmittel, z. B. Präparate aus Mönchspfeffer (siehe auch S. 256), und viel Ruhe. Denn in diesem Lebensalter reagiert der Hormonhaushalt empfindlicher als früher auf Streß. Das wiederum stört den Zyklus und kann die Probleme noch verstärken. Im übrigen ist es ratsam, Alkohol und anstrengende Aktivitäten wie Schwimmen oder Joggen zu vermeiden, wenn die Periode einsetzt, außerdem Aspirin und andere Medikamente, die die

Blutgerinnung beeinträchtigen. Manche Frauen berichten, daß sich bei ihnen starke Perioden durch Akupunktur oder Medikamente verbessert haben, in Verbindung mit Visualisierungsübungen, bei denen sie sich einen festen Uterus vorstellten. Um sich selbst zu helfen, muß man den eigenen Körper, seine Regel, die zyklischen Schwankungen und körperlichen Veränderungen kennenlernen.

Manchmal sind die Perioden so lang und folgen so kurz aufeinander, daß es so aussieht, als hätte man eine einzige lange Regel. Bei wiederholt schweren oder andauernden Perioden sollten Sie Ihrem Arzt davon berichten und sich möglicherweise untersuchen lassen, um die Beschaffenheit der Gebärmutterschleimhaut zu analysieren und eine mögliche Krankheit (gutartige Muskelwucherungen oder Krebs) auszuschließen. Lassen Sie sich jedoch nicht unter Druck setzen, schwere Blutungen kurzerhand mit einer Operation «behandeln» zu lassen (vgl. Kapitel über Gebärmutter- und Eierstock-Entfernung). Es gibt andere Möglichkeiten. Starke Blutungen sind zwar unangenehm oder beängstigend, aber das einzige gesundheitliche Risiko (wenn mit einer Biopsie die Möglichkeit einer bösartigen Geschwulst ausgeschlossen wurde) besteht im Eisenmangel (Anämie). Lassen Sie regelmäßig Ihr Hämoglobin untersuchen, und essen Sie eisenreiche Nahrungsmittel. Nehmen Sie zusätzlich pflanzliche Eisenpräparate aus dem Reformhaus oder Eisentabletten, aber nur dann, wenn Sie auch tatsächlich eine Anämie haben.

Starke Blutungen, die durch vermehrte Östrogen- oder verminderte Progesteronprodukte verursacht werden, lassen sich medizinisch mit Gestagenpräparaten behandeln. Wenn das Gestagen ganz am Anfang der Periode eingenommen wird, bewirkt es, daß sich die oberste Schicht der Gebärmutterschleimhaut vollständiger und leichter ablöst als in vorhergegangenen Zyklen. In der nächsten Periode ist die Blutung dann wahrscheinlich schwächer, weil sich die Schleimhaut nicht so dick wieder aufgebaut hat. Gestagen kann außerdem eingesetzt werden, um eine anhaltende Östrogenproduktion zu unterbrechen, um eine Periode herbeizuführen und einen neuen Zyklus anzufangen. Manche Frauen entscheiden sich, kleine Gestagendosierungen einzunehmen oder nur eine kurze Zeit oder sporadisch auf Gestagen zurückzugreifen je nachdem, wie ihre Perioden verlaufen. Nehmen Sie keine großen Dosierungen, und lassen Sie sich keine Injektionen geben, Gestagen kann mehrere Monate lang im Körper bleiben. Gestagene helfen nicht bei allen Menstruationsproblemen und können Nebenwirkungen haben: Schwindelgefühl,

Muster der natürlichen Hormonproduktion und ihrer Auswirkungen auf den Menstruationszyklus

	Östrogen	Ovulation
In den Jahren der Menstruation	Normaler Zyklus. Mehr Östrogen und praktisch kein Progesteron vor dem Eisprung	Eizelle reift bis zum Eisprung. Östrogen fällt nach der Ovulation ab und steigt dann wieder an.
Schwangerschaft	Östrogenspiegel steigt nach der Befruchtung und während einer Schwangerschaft	Eizelle löst sich vom Eierstock und wird befruchtet
Prä- und perimenopausale Jahre: Hormonspiegel kann sich von einer Periode zur nächsten verändern und Verschiebungen des Zyklus und der Menstruation verursachen. In manchen Zyklen kommt es zu einem Eisprung (ovulatorisch), andere sind anovulatorisch (es wird keine Eizelle abgegeben). Der Östrogengehalt des Blutes kann allmählich abfallen, so daß die Menstruationen nach und nach aufhören, oder plötzlich abfallen, so daß die Regel plötzlich aussetzt, oder er fluktuiert, so daß die Blutung stärker oder leichter wird, oder einige Monate aussetzt.	Normales Zyklusmuster und Östrogenspiegel Weniger Östrogen Noch weniger Östrogen Langanhaltende Östrogenproduktion	Eizellen reifen weiter bis zum Eisprung Eizelle wird abgegeben oder nicht Es wird keine Eizelle mehr abgegeben Es wird sehr viel später als sonst eine Eizelle abgegeben, oder der Eisprung bleibt aus
postmenopausale Jahre	Niedriger Östrogengehalt im Blut, kein Zyklus (dennoch wird immer noch etwas Östrogen gebildet).	Es wird keine Eizelle abgegeben

Progesteron	Auswirkung auf die Gebärmutterschleimhaut	Auswirkung auf die Periode
Normaler Zyklus. Mehr Progesteron als Östrogen nach dem Eisprung	Östrogen baut die Gebärmutterschleimhaut fest und dick auf. Progesteron macht sie weich und aufnahmefähig und erleichtert die Abschälung der oberen Gebärmutterschleimhautschicht.	Normale Periode
Progesteronspiegel steigt während einer Schwangerschaft an	Die Gebärmutterschleimhaut baut sich dick auf, um eine ideale Umgebung für die Entwicklung des Embryos zu schaffen	Keine Periode
Normale Bildung von Progesteron	Normales Zyklusmuster	Normale Periode
Weniger Progesteron	Dünne Gebärmutterschleimhaut	Blutung kann leichter sein oder kürzer dauern
Noch weniger Progesteron	Dünnere Gebärmutterschleimhaut	Keine Periode
Wenig oder gar kein Progesteron	Unregelmäßige oder dicke Gebärmutterschleimhaut, die sich vielleicht nicht richtig, nur unvollständig oder ungleichmäßig abschält. Ein Teil des Endometriums kann bis in den nächsten Zyklus übrigbleiben.	Eine Periode kann anfangen, aufhören und wieder anfangen. Die Periode kann länger dauern und schwerer sein und es kann zu Klumpungen und Zwischenblutungen kommen.
Fast kein Progesteron; keine zyklischen Veränderungen in der Bildung von Progesteron (die Bildung von Progesteron hört so gut wie auf).	Dünne Gebärmutterschleimhaut. Keine zyklischen Veränderungen	Keine Periode

Übelkeit, Gewichtszunahme, Libidomangel, Hautprobleme, Müdigkeit, Depressionen.

Wenn die Regel gelegentlich ausbleibt, kann das für Frauen, die Geschlechtsverkehr mit Männern haben, sehr beunruhigend sein, denn sie werden fürchten, sie könnten schwanger sein. Auch wenn die Periode leichter oder seltener wird, sind Sie vielleicht immer noch fruchtbar, deshalb sollten Sie weiterhin Verhütungsmittel verwenden, auch noch zwei Jahre lang nach der letzten Periode (vgl. Verhütung für Frauen in der Lebensmitte, S. 206). Beobachten Sie sich, um mit Ihrem persönlichen Menstruationsmuster vertraut zu werden, und notieren Sie, wann Sie Ihre Periode haben und welche Körperveränderungen auftreten, um sie von denen einer Schwangerschaft unterscheiden zu können. Mehr dazu in der Literatur zur natürlichen Familienplanung (s. auch Seite 772).

Schwangerschaft	Menopause
Ausbleiben der Periode	Ausbleiben der Periode
	mögliche andere Anzeichen sind:
Übelkeit	Hitzewallungen
Empfindliche Brüste	trockene Vagina

Viele Frauen berichteten, daß sie noch gelegentlich Blutungen hatten, obwohl sie meinten, ihre Menstruation habe endgültig aufgehört. Wir wissen, daß Streß die Produktion von Geschlechtshormonen im Körper beeinflussen kann. Zwei Frauen berichteten, daß bei ihnen die Blutung in einer Situation einsetzte, als sie einen kranken Elternteil wegen eines Notfalls ins Krankenhaus bringen mußten.

Längere Blutungen oder mehr als ein paar kurze sporadische Blutungen nach dem Wechsel können aber auch ein Symptom für Krebs sein und sollten vom Arzt abgeklärt werden. Willigen Sie jedoch nicht ein, die Gebärmutter entfernen zu lassen, solange Sie nicht eine bestätigte Diagnose haben, die diese Operation rechtfertigt (vgl. Kapitel über Hysterektomie und Oophorektomie, S. 530).

Vaginale Veränderungen

Wenn wir älter werden, werden Haut und Schleimhäute in verschiedenen Körperteilen trockener. Dagegen können Sie etwas tun, indem Sie für ausreichende Luftfeuchtigkeit in Ihrer Wohnung sorgen und ein bis zwei Liter am Tag trinken. Die Schleimhäute der Vagina werden dünner, halten weniger Feuchtigkeit und werden langsamer feucht. Selbst Gehen kann unangenehm werden. Manche Frauen leiden außerdem an trockenen Augen und zu wenig Speichel. Für manche Frauen ist die Trockenheit in der Vagina das erste Anzeichen für die herannahende Menopause, bei anderen kommt es erst viele Jahre später dazu und bei manchen überhaupt nicht. Das gilt vor allem für die Frauen, die Freude am Sex und regelmäßig Geschlechtsverkehr haben.[11]

Aber auch durch bestimmte Medikamente, verschreibungspflichtige oder freikäufliche, kann es zu Trockenheit in der Vagina kommen. Wie zum Beispiel in Medikamenten gegen Allergien. Antihistamine trocknen nicht nur die Nasenschleimhäute, sondern auch andere Gewebe aus. Verwenden Sie keine Spülungen, Sprays oder farbiges oder parfümiertes Toilettenpapier, deodorierende Seife oder Slipeinlagen, sie können die empfindliche Haut der Vulva reizen. Wenn sie anfängt zu jucken, kratzen Sie nicht, denn das zarte Gewebe kann sich entzünden, es kann zu Infektionen und weiteren Problemen kommen. Gegen das Jucken helfen saures Gel und verschiedene rezeptpflichtige Salben (vgl. Kapitel Sexualität).

Hitzewallungen

> Es war in einer eiskalten Dezembernacht, ich lag im Bett und dachte voll Abscheu daran, daß ich aufstehen und durch einen langen, kalten Flur in ein noch kälteres Badezimmer gehen mußte. Da bekam ich eine Hitzewallung, und plötzlich war es sehr leicht, mein warmes Bett zu verlassen! Den ganzen Winter über setzte ich meine nächtlichen heißen Wallungen auf diese Weise ein. Meine Freundinnen lachten, als ich ihnen erzählte, daß Hitzewallungen nicht nur unangenehm sind!
>
> *Eine 59jährige Frau*

---

11 Preben Hertoft: Klinische Sexologie, Köln 1989, S. 80

Viele Frauen haben während der Schwangerschaft oder bei anderen Gelegenheiten Hitzewallungen oder etwas, das Hitzewallungen ähnelt – Erröten, Herzklopfen, Schwitzen bei großer Streßbelastung. Manchmal wird eine Hitzewallung deshalb als Erröten oder Nervosität interpretiert. Das Schwitzen, das damit einhergeht, verrät jedoch das Alter. Darüber hinaus haben Hitzewallungen etwas mit Menstruation zu tun, und nach herkömmlicher Sitte dürfen Schwitzen und Menstruation nicht bemerkt werden, deshalb sind wir in einer solchen Situation oft Witzen oder peinlichen Reaktionen ausgesetzt. Viele ältere Frauen haben gelernt, «Damen schwitzen nicht!» Glücklicherweise können wir uns heute dagegen zur Wehr setzen, wir können uns gegenseitig unterstützen und diese Einstellung überwinden.

Untersuchungen haben ergeben, daß zwischen 47 und 85 Prozent aller Frauen Hitzewallungen bekommen.[12] In einer Untersuchung hatten 470 von Tausend Frauen Hitzewallungen, aber nur 155 (15,5 Prozent der Gesamtzahl) berichteten, sie würden Beschwerden verursachen.[13]

Für die meisten Frauen bedeutet eine Hitzewallung nichts anderes als eine vorübergehende Empfindung von Wärme. Viele Frauen berichten, daß ihnen Hitzewallungen gar nicht so unangenehm waren oder daß sie sie sogar als angenehm empfanden und, wie in dem obigen Beispiel, ganz nützlich. Bei manchen Frauen kommt es zu regelrechten Schweißausbrüchen, oft gefolgt von Kälteschauern, andere haben zuerst Kälteschauer. Den Wallungen geht oft ein kurzes Vorgefühl voraus. Hitzewallungen können begleitet sein von einem Gefühl der Spannung, Herzklopfen, Ängstlichkeit und Übelkeit, oder diese Empfindungen gehen der Wallung voran und werden durch die Wallungen erleichtert.

Hitzewallungen können anfangen, wenn die Periode noch regelmäßig kommt – oder aber wenn sie unregelmäßig wird. Meist hören sie etwa ein Jahr nach der letzten Menstruation auf, manche Frauen aber haben noch fünf, zehn oder sogar noch mehr Jahre nach Aussetzen der Menstruation Hitzewallungen.[14] Und bei wieder anderen setzen Hitzewallungen erst Jahre nach der Menopause ein. Normalerweise dau-

12 Sonja M. McKinlay, M. Jeffreys: The Menopausal Syndrome, in: British Journal of Preventive and Social Medicine, Bd. 28, 1974, S. 108–115; und Bernice L. Neugarten, R. J. Kraines: Menopausal Symptoms in Women of Various Ages, in: Psychosomatic Medicine, Bd. 27, 1965, S. 266–273
13 Jane Haliburton, persönliche Mitteilung über laufende Forschungsarbeiten
14 Fredi Kronenberg, unveröffentlichte Daten

ern sie nur wenige Minuten, sie können aber auch kürzer oder länger sein. Auch die Häufigkeit, mit der sie auftreten, ist unterschiedlich. Hitzewallungen können einmal im Monat auftreten, manchmal auch ein oder mehrmals in der Stunde. Sie können zu jeder Tages- und Nachtzeit vorkommen; allerdings wird in einer Untersuchung berichtet, daß sie häufiger zwischen 6 und 8 Uhr morgens auftreten und dann wieder zwischen 6 und 10 Uhr abends.[15] Jede Frau scheint ihr eigenes Muster zu haben.

Es gibt nur wenige prognostische Hinweise darauf, bei welchen Frauen die Wahrscheinlichkeit besonders groß ist, daß sie Hitzewallungen bekommen, wie intensiv sie sein werden oder wie lange sie andauern.

Viele Frauen berichten, Hitzewallungen seien in der Nacht besonders störend, weil sie davon aufgeweckt werden und wegen des strömenden Schweißes vielleicht ihr Nachthemd und die Bettwäsche wechseln müssen. Mangelnder Schlaf über mehrere Nächte kann zu Erschöpfung, Reizbarkeit und dem deprimierenden Gefühl führen, nicht mehr mit den Forderungen des täglichen Lebens fertig zu werden (vgl. «Schlaflosigkeit» in Kapitel 2, S. 90).

Auch jüngere Frauen, denen die Eierstöcke vor der Menopause entfernt wurden, bekommen oft unmittelbar nach der Operation intensive Hitzewallungen und eine trockene Vagina, weil ihr Östrogenspiegel sehr schnell abfällt. Hitzewallungen sind bei diesen Frauen meist häufiger und schwerer (besonders etwa sechs Monate nach der Operation), als bei Frauen, die einen natürlichen und deshalb langsameren Wechsel durchmachen.[16] Die Eierstöcke produzieren auch nach der Menopause weiterhin kleine Mengen Östrogen; deshalb kann auch eine Frau, deren Eierstöcke nach der Menopause entfernt wurden, Hitzewallungen bekommen, obwohl ihre Periode längst ausgesetzt hat.

Bei einer Hitzewallung weiten sich die Blutgefäße, und die Haut wird stärker durchblutet. Obwohl die Hauttemperatur während einer Hitzewallung um einige Grade ansteigt und man Hitze empfindet oder das Gefühl hat zu erröten, sinkt die innere Körpertemperatur bereits

15 Ann M. Voda: Menopause – Me and You, Salt Lake City, University of Utah College of Nursing, 1984, S. 7–8
16 S. Chakravarti u. a.: Endocrine Changes and Symptomatology After Oophorectomy in Premenopausal Women, in: British Journal of Obstetrics and Gynaecology, Bd. 84, 1977, S. 769–775

wieder ab.[17] Der Grund dafür ist, daß der Körper die vorübergehende innere Hitze durch erhöhte Durchblutung der Haut und Schwitzen auszugleichen versucht.

Die Erweiterung der Blutgefäße kann eine verstopfte Nase freimachen, und das zu Kopf steigende Blut kann Schwindel, Erröten und ein Kribbeln auf der Haut verursachen. Der vermehrte Herzschlag, der oft mit heißen Wallungen einhergeht, kann von einem Gefühl der Angst begleitet sein. Manche Frauen erleben Kälteschauer und ein Prickeln der Haut, wenn die Blutgefäße sich wieder verengen.

> Da ich eine Wohnung mit Balkon habe, kann ich schnell hinausgehen ins Kühle, wenn ich eine Hitzewallung kommen fühle. Sonst habe ich das Empfinden, eingeschlossen und eingezwängt zu sein.
>
> *Eine 53jährige Frau*

> Bei meinen ersten unerwarteten Hitzewallungen bekam ich Angst. Ich dachte, Hitzewallungen würden bedeuten, daß ich die Kontrolle über meinen Körper verliere, aber als ich genauer darauf achtete, empfand ich es fast wie einen traumartigen Zustand, ich war gut durchblutet und ein bißchen benommen. Tatsächlich erschien es mir wie ein anderer Bewußtseinszustand, und das ist für mich gar nicht so fremd, denn ich meditiere. Aber ich kann verstehen, daß es für viele Frauen eine neue Erfahrung ist, die ihnen angst macht und die sie zu unterdrücken versuchen.
>
> *Eine 42jährige Frau*

Erst in den letzten fünfzehn Jahren haben Wissenschaftler angefangen zu untersuchen, worin die Ursache für Hitzewallungen besteht. Hitzewallungen treten auf, wenn es zu einem Abfall des Östrogengehalts im Blut kommt. Jedoch gibt es möglicherweise noch andere Auslöser für eine Hitzewallung. Manche Wissenschaftler meinen, der Hypothalamus (der Teil des Gehirns, der u. a. die Körpertemperatur reguliert) und die Endorphine (siehe S. 50) würde eine Rolle spielen.[18] Ärzte und Medizinwissenschaftler würden viel dazulernen, wenn sie sorgfältig zuhören würden, was Frauen ihnen erzählen und welche Methoden sie gefunden haben, um ihre Beschwerden zu lindern. Das könnte zum Umdenken bei Behandlungen und Selbsthilfemethoden führen – und nicht einfach zu neuen Medikamenten.

17 I. V. Tataryn u. a.: Post-menopausal Hot Flushes: A Disorder of Thermoregulation, in: Maturitas, Bd. 2, 1980, S. 101–107
18 Das Klimakterium, a. a. O., S. 151

Selbsthilfe bei Hitzewallungen

● Beobachten Sie sich.

Finden Sie heraus, in welchem Zusammenhang Hitzewallungen mit Ihrem Menstruationszyklus und anderen Veränderungen in Ihrem Körper stehen, und schreiben Sie diese Beobachtungen auf. Vielleicht läßt sich ein Muster feststellen. Je mehr Sie über sich selbst wissen, desto besser werden Sie mit Hitzewallungen umgehen können und sich besser fühlen.

Zwischen einundfünfzig und dreiundfünfzig setzte meine Regel häufig aus. Wenn die Periode ausblieb, hatte ich Hitzewallungen, sonst nicht. Ich begann ein Muster zu erkennen und wußte schon im vorhinein, was ich zu erwarten hatte.

Eine 55jährige Frau

● Achten Sie auf Ihre Gesundheit

Manche Frauen fanden heraus, daß Koffein (Kaffee, Tee, Cola, Schokolade), Alkohol, Zucker, scharfe Gewürze, heiße Suppen, heiße Getränke und umfangreiche Mahlzeiten Hitzewallungen auslösen können.

Manche Frauen sind der Meinung, daß Vitamin E Hitzewallungen lindert oder ganz verschwinden läßt. Vitamin E ist in pflanzlichen Ölen enthalten (Weizenkeimöl, Mais- und Sojaöl), in Weizen- und Reiskeimen, Hülsenfrüchten, Mais und Mandeln. Eigelb enthält Vitamin E, allerdings auch sehr hohe Mengen an Cholesterin. Wenn Sie Vitamin-E-Tabletten oder -Kapseln nehmen, fangen Sie mit 25 Milligramm am Tag an, und finden Sie durch eine allmähliche Steigerung der Dosierung heraus, welche Menge am wirksamsten ist; nehmen Sie aber nicht mehr als 250 mg am Tag. Vermeiden Sie Vitamin E, wenn Sie Digitalis nehmen und Medikamente, die die Blutgerinnung herabsetzen, oder wenn Sie zuckerkrank sind. Wenn Sie einen hohen Blutdruck haben, nehmen Sie besser kein zusätzliches Vitamin E. Manche Frauen finden auch einen Zusatz von täglich 25 mg Vitamin-B-Komplex hilfreich.

Viele Frauen berichten, daß Hitzewallungen besonders häufig in Stressphasen auftreten. Versuchen Sie sich zu entspannen, probieren Sie die Methoden aus, die in Kapitel 1 unter «Dem Stress keine Chance» beschrieben werden (S. 42). Wenn Sie wegen Hitzewallungen nachts nicht schlafen können, legen Sie sich mittags hin, und meditieren Sie, um Erschöpfung zu vermeiden.

● Halten Sie sich kühl

Kleiden Sie sich in mehreren Schichten. Kleider und Unterwäsche aus
natürlichen Fasern sind angenehmer als synthetische Materialien.
Wenn Sie das Gefühl haben, daß eine Hitzewallung anfängt, gehen
Sie an einen kühleren Ort, oder stellen Sie sich ans geöffnete Fenster.
Entspannen Sie sich, holen Sie ein paarmal tief Atem. Es gibt keinen
Grund, sich zu schämen. Trinken Sie etwas Kühles. Legen Sie sich
etwas Kühles auf, wo es sich am besten anfühlt – Handgelenk, Schlä-
fen, Stirn. Nehmen Sie eine Dusche. Visualisieren Sie sich an einen
kühlen Ort, einen See zum Beispiel mit einer kühlen Brise. Stellen Sie
die Heizung herab, schaffen Sie sich einen Ventilator an. Nehmen Sie
vor dem Zubettgehen ein warmes Bad mit einer Tasse Tafelsalz, bleiben Sie darin liegen, bis das Wasser abkühlt und gehen Sie danach
sofort zu Bett.[19]

● Reden, reden, reden...

Brechen Sie die Tabus gegen die Menopause. Bleiben Sie entspannt,
und lassen Sie andere ruhig wissen, wann Sie Hitzewallungen haben.
Machen Sie sich klar, daß Hitzewallungen nichts sind, dessen man sich
schämen müßte. Nehmen Sie es mit Humor – aber mit einem positiven, nicht mit einem zynischen Humor. Lassen Sie diejenigen, mit
denen Sie zusammenleben oder -arbeiten, wissen, was los ist.

Die «Wechseljahre» lassen sich leichter ertragen durch Gespräche mit
anderen, die die gleichen Erfahrungen machen und ähnliche Gefühle
haben. Es hilft sehr, wenn man Bescheid weiß über die natürlichen
Veränderungen des Körpers und sich gegenseitig unterstützt. Eine
Frauengruppe, die sich regelmäßig trifft, um in einer offenen und
hilfsbereiten Atmosphäre voneinander zu lernen, kann mit Unterstützung und Information viel gegen Ängste und Unsicherheiten ausrichten. Im Gespräch mit anderen Frauen werden wir weiterhin neue
Wege entdecken, wie wir uns selbst helfen können. (Weitere Information zum Thema Selbsthilfegruppen siehe Seite 59.)

Naturheilmittel gegen Wechsel-Beschwerden

Viele Frauen wollen oder dürfen aus gesundheitlichen Gründen
keine Hormone gegen Wechsel-Beschwerden nehmen. Wenn Sie
dennoch eine medikamentöse Erleichterung suchen, können pflanz-

---

19 Gregorita Rodriguez, Santa Fe, New Mexico

liche Mittel eine gute und unschädliche Alternative sein. Schwerwiegende Nebenwirkungen sind von keinem dieser Medikamente bekannt. Zu den bewährten Mitteln aus der Natur-Apotheke gehören folgende Pflanzen, die in standardisierten Fertigpräparaten erhältlich und deshalb präziser als Tee-Zubereitungen dosierbar sind:

Cimicifuga racemosa (Schlangen- oder Wanzenkraut). Dieses Hahnenfußgewächs kommt vor allem in den Wäldern Nordamerikas vor. Es wirkt unter anderem auf die wärmeregulierenden Bereiche des Gehirns (Hypothalamus) und auf die Hirnanhangdrüse. Beide sind an der Steuerung der Sexualhormone entscheidend beteiligt. Cimicifuga hilft bei Schlafstörungen, Hitzewallungen, Kopfschmerzen, Reizbarkeit, innerer Unruhe und depressiven Verstimmungen. Ein Cimicifuga-Auszug ist als Fertigpräparat (Remifemin) und als Kombination mit anderen Pflanzenwirkstoffen (z. B. Femisana, Feminon, Klimaktoplant, Hocura-Femin) in jeder Apotheke zu bekommen.

Rheum rhaponticum (türkischer Rhabarber). Der Hauptwirkstoff dieser Pflanze aus dem Balkangebiet hat eine östrogenartige Wirkung. Schädliche Nebenwirkungen sind zwar nicht bekannt. Aber Frauen mit schweren Leberfunktionsstörungen, Neigung zu schmerzenden Brüsten (Mastopathie), gutartigen Muskelwucherungen in der Gebärmutterwand (Myome) und östrogenabhängigen Tumorerkrankungen (z. B. bestimmte Formen des Brustkrebses) sollten diesen Pflanzenwirkstoff ebensowenig nehmen wie Östrogen-Präparate. Es gibt Rheum rhaponticum in einer Kombination mit Hopfenextrakt als Fertigpräparat (Phytoestrol) in der Apotheke.

Alchemilla vulgaris (Frauenmantel). Zur Gewinnung der Wirkstoffe werden die Blätter dieser auch bei uns weit verbreiteten Pflanze genutzt. Als Bestandteil von Kombinations-Präparaten wie zum Beispiel Cefakliman (unter anderem gemischt mit Faulbaumrinde) lindert Frauenmantel vor allem Antriebsschwäche, Verstopfung, Libidomangel, Trockenheitsgefühl in der Scheide und Harninkontinenz.

Hypericum perforatum (Johanniskraut). Gerbstoffe und ätherische Öle gehören zu den Hauptkomponenten dieses Heilmittels. Es wirkt leicht beruhigend und hellt die Stimmung auf. In den pflanzlichen Präparaten Hyperforat und Psychotonin ist Johanniskraut enthalten. Frauen mit verstärkter Neigung zu Pigmentflecken sollten während der Einnahme von Johanniskrautpräparaten die Sonne meiden. Hypericum-Präparate sind in jeder Apotheke erhältlich.

Vitex agnus castus (Mönchspfeffer). Die Früchte dieser Mittelmeer-Pflanze enthalten ätherische Öle, die wie Pfefferminz riechen. Sie lindern Brustspannen, prämenstruelles Syndrom und helfen vor allem, die körperlichen und seelischen Beschwerden zu Beginn des Wechsels auszugleichen. Mönchspfeffer ist als Bestandteil von Fertigpräparaten wie Agnolyt und Mastodynon in allen Apotheken erhältlich.

Natürlich kann sich jede Frau diese Mittel selbst in der Apotheke kaufen und herausfinden, was ihr wann am besten hilft. Sinnvoller ist es jedoch, sich von einem Arzt für Naturheilkunde, einem entsprechend weitergebildeten Gynäkologen oder einem auf frauenheilkundliche Probleme spezialisierten Heilpraktiker beraten zu lassen. Das gilt nicht nur für die beschriebenen Pflanzen-Präparate, sondern in noch stärkerem Maße für die verschiedenen homöopathischen Arzneimittel, die es darüber hinaus gibt. Sie müssen sehr individuell ausgesucht werden, damit sie helfen. Alle diese natürlichen Mittel werden von den Krankenkassen bezahlt. Verordnungen von Heilpraktikern erstatten meist nur die privaten Kassen. Beamte und Angestellte des öffentlichen Dienstes können bei ihrem Arbeitgeber eine Beihilfe für Heilpraktikerkosten beantragen.

(Quelle: Rainer Schrage: Therapie des klimakterischen Syndroms, Weinheim 1985)

Nicht alles selbst sammeln

Der gutgemeinte Tip, Heilkräuter im Wald und auf der Wiese selbst zu sammeln, läßt mittlerweile Naturschützern und Ärzten die Haare zu Berge stehen. Denn einige Wildkräuter sind inzwischen durch den Sammeleifer von Spaziergängern und Wanderern ernsthaft in ihrem Bestand gefährdet. Und manche geschützte Pflanze wurde gleich mit herausgerupft (was übrigens auch bei Unkenntnis strafbar ist!). Außerdem kann sich auch die Sammlerin selbst in Gefahr bringen. Denn man braucht schon einige botanische Kenntnisse, um Heilpflanzen sicher von ihren giftigen Verwandten zu unterscheiden. Darüber hinaus machen Umweltschadstoffe auch vor Kamille & Co. nicht halt. Wer zum Beispiel seine Kräuter in der Nähe von Industrieanlagen sammelt oder an einem Feld, das gerade gespritzt wurde, kann unter Umständen großen Gesundheitsschaden bei sich anrichten. Heilpflanzen aus speziellen Kräuter-Kulturen sind dagegen, soweit das überhaupt noch möglich ist, weitgehend unbelastet.

11 Beziehungen[*]

Für Frauen spielen Beziehungen eine überaus wichtige Rolle. Besonders für uns ältere Frauen war die Sorge um die Lieben das zentrale Lebensthema. Viele von uns haben viel «Beziehungsarbeit» geleistet, indem sie für andere da waren, Gefühle von Zuneigung und Verbundenheit zum Ausdruck brachten und halfen, wenn Freunde und Familienangehörige in Schwierigkeiten waren. Unser ganzes Leben lang hat uns unsere Fähigkeit, mit Menschen umzugehen, geholfen, schwere Zeiten durchzustehen.

In den späteren Jahren erleben jedoch fast alle Frauen Verluste oder Veränderungen in ihren wichtigsten Beziehungen. In dieser Situation fürchten wir die Einsamkeit, das Ende der engen Verbundenheit zu einem anderen Menschen und die Leere, das Gefühl, nicht mehr gebraucht oder geschätzt zu werden. Viele Frauen mit einer traditionellen Erziehung wurden aufgezogen mit Sinnsprüchen wie «Blut ist dicker als Wasser», und es wurde ihnen beigebracht, «Außenstehenden» nicht zu trauen. Aber viele Frauen werden sehr alt und überleben die meisten ihrer Familienangehörigen. Und doch, bei aller Trauer über den Verlust einer nicht zu ersetzenden Beziehung, Einsamkeit und Isolation *können* überwunden werden, indem neue Beziehungen geknüpft und alte erneuert werden. Die späteren Lebensjahre können eine Zeit sein, in der wir über viel mehr Möglichkeiten verfügen und in der wir neue Gelegenheiten suchen, mit anderen in Kontakt zu kommen.

Eine große Familie

In diesem Abschnitt soll nicht von Großfamilien die Rede sein, sondern von der Vergrößerung der Familie, um damit zum Ausdruck zu bringen, daß wir eine aktive Rolle spielen bei der Ausweitung des

---

[*] Von Dorothy Frauenhofer, Lynn Scott, Paula Brown Doress und Kristine Rosenthal-Keese. Material über Schwiegermütter von Jane Porcino.

konventionellen Familienbegriffs. Die meisten Frauen, die in jüngeren Jahren ihr Leben in einer Kleinfamilie mit Kindern zugebracht haben, finden nun eine umfassendere Definition für «Familie», in der auch die Partner ihrer Kinder und natürlich ihre Enkel eingeschlossen sind. Besonders in den mittleren und späteren Lebensjahren fangen die meisten Frauen an, auch ihre engsten Freunde als eine Art erweiterte Familie zu betrachten.

Die Familie spielt unser ganzes Leben lang eine wichtige Rolle; in ihr finden wir Vertrautheit und Verbundenheit. Und ganz unabhängig davon, wie Sie Ihr Familienleben gestaltet haben, ob es der Familie ähnelt, in der Sie aufwuchsen oder ob es sich vollkommen davon unterscheidet, die meisten Frauen schätzen die Liebe, bedingungslose Annahme und Nähe in einer Familie.

Wir bilden noch immer das Zentrum einer weitverzweigten Familie. Obwohl unsere Kinder nicht mehr zu Hause leben, bin ich immer noch fest in der Familie verankert. Aus verschiedenen Gründen werde ich von einer ganzen Reihe von Menschen gebraucht. Ich betrachte die Familie meines Mannes als meine eigene, und er betrachtet meine Familie als die seine. Ich habe zwei Kinder von meinem ersten Mann, und meine ehemalige Schwiegermutter ist noch am Leben. Mein Mann hat drei Kinder, davon haben zwei bereits selbst eine Familie. Außerdem leben meine Stiefmutter und mein Stiefvater noch, die zweiten Partner meiner Eltern, und ich bin, aus verschiedenen Gründen, das Kind, auf das sie sich am meisten verlassen. Wir führen eine glückliche, stabile Ehe. Mein Mann ist Arzt, deshalb kommen oft Leute zu uns, denen es schlechtgeht. Außerdem arbeiten wir beide in «helfenden Berufen», unser Gefühlsleben ist also sehr ausgelastet.

Eine 57jährige Frau

Ich habe zwei Schwestern, die über mir wohnen. Die Leute sind immer überrascht, daß wir uns so gut vertragen, obwohl wir im gleichen Haus wohnen. Meine Schwestern gehen niemals aus, ohne vorbeizukommen und mich zu fragen, ob ich etwas brauche. Das war nicht immer so. Früher waren wir zu sehr mit unserem eigenen Leben beschäftigt. Jetzt versuchen wir, uns gegenseitig stärker zu helfen.

Eine 70jährige Frau

Verluste

In den mittleren Jahren werden den meisten von uns bei Eltern, Tanten und Onkeln zum erstenmal die Zeichen des Alterns bewußt. Wir sind schockiert! Sie waren doch immer so stark und zuverlässig. Ist es möglich, daß sie langsamer werden und nun *unsere* Hilfe brauchen? Diese Erkenntnis kann uns auf beängstigende Weise an unsere eigene Sterblichkeit erinnern.

> Plötzlich, im vorigen Jahr, als mein Vater mit immerhin dreiundneunzig Jahren starb, überraschte mich die Erkenntnis, daß ich nun das älteste lebende Familienmitglied bin. Wenn man in die mittleren Jahre kommt, ist man nicht wirklich so alt, solange man noch sagen kann, «Mein Vater, ... meine Mutter...», solange man immer noch die Tochter von jemandem ist.
>
> *Eine 59jährige Frau*

> Es ist beängstigend, keine Eltern oder Großeltern oder andere Verwandte mehr zu haben, außer einer Schwester. Ich vermisse die bedingungslose Liebe und Fürsorge – jemanden, der anruft und fragt, wie es mir geht, aus Fürsorge, nicht, weil er etwas von mir will. Ein bißchen davon bekomme ich von meiner zwölfjährigen Tochter, aber ich sehne mich nach mehr selbstverständlicher Freundlichkeit. Ich wünschte, ich wäre nicht so allein.
>
> *Eine 50jährige Frau*

Freunde als Familie[1]

Unabhängig vom festen Lebenspartner bieten Freundinnen die Unterstützung und Kontinuität, die uns die Kraft geben, uns neuen Anforderungen zu stellen und mit den Veränderungen und Verlusten in der zweiten Lebenshälfte fertig zu werden. Mit diesem Bewußtsein lernen mehr und mehr Frauen, Freundschaften als lebenslange Beziehungen zu betrachten, an denen gearbeitet werden muß und für die man sorgen muß, «genau wie in einer Familie». Viele Frauen, die bisher andere Frauen als Rivalinnen oder als weniger interessant und wertvoll als Männer betrachteten, haben in Frauengruppen feststellen können, daß Frauen in Wirklichkeit wunderbar sein können.

1 Diese Formulierung stammt aus dem Buch von Karen Lindsey: Friends as Family, Boston 1981

Viele Frauen sind gewohnt, in erster Linie zu Männern emotionale Beziehungen aufzubauen. Aber sie sollten sich darüber im klaren sein, daß eine große statistische Wahrscheinlichkeit besteht, in der Gesellschaft anderer Frauen alt zu werden. Die Scheidungsrate steigt, und die meisten verheirateten Frauen überleben ihre Partner.

Ich wurde früh Witwe (Anfang Dreißig) und hatte in den folgenden zwanzig Jahren eine Reihe kürzerer und längerer Beziehungen zu etwa gleichaltrigen Männern, die meine sexuellen Bedürfnisse einigermaßen befriedigten. Meine emotionalen Bedürfnisse nach alltäglicher Nähe wurden jedoch nicht auf die gleiche Weise befriedigt, es waren keine Beziehungen, die fürs Leben gedacht waren. Fast alle Männer lebten in einer anderen Stadt. Als ich über fünfzig war, wurde mir bewußt, daß selbst der sexuelle Aspekt dieser Beziehungen nicht mehr befriedigend war, denn die sexuellen Bedürfnisse und Probleme meiner nun mittelalterlichen Partner erforderten oft, daß ich mehr auf sie als auf meine eigene Lust achten mußte. Etwa zur gleichen Zeit entwickelte sich eine enge Beziehung zu einer anderen Frau, mit der ich fast täglich Kontakt hatte, und ich erkannte, daß die Nähe und ihre Zuneigung tiefere emotionale Bedürfnisse befriedigte als die sporadischeren sexuellen Beziehungen mit Männern in meinem Alter. *Eine 54jährige Frau*

Es ist extrem wichtig, daß Frauen gute Freundinnen haben; es gibt keine andere Möglichkeit, sich gegen die unvermeidbare Einsamkeit im Alter zu schützen.
So viele gute Freundschaften fangen an in Zeiten unseres Lebens, wenn wir das größte Bedürfnis haben, daß jemand anderes unseren Schmerz versteht... Daraus können wir die Freundschaften entwickeln, die voller Freude, Gemeinsamkeit und neuen Erfahrungen sind.[2]

Wenn die Kinder erwachsen werden

Für Mütter war die Beziehung zu ihren Kindern wahrscheinlich die in jeder Beziehung intensivste Beziehung überhaupt. Eltern entscheiden sich teilweise wegen ihres eigenen Bedürfnisses nach enger Verbundenheit für ein Kind, um so Erfüllung zu finden und dem eigenen

2 Freda Rebelsky: Friends: Who Needs Them? Part II, abgedruckter Vortrag in: The Community Church News, Boston November 1986

Leben Bedeutung zu geben. Aber wenn die Kinder erst einmal erwachsen sind und aus dem Haus gehen, müssen wir die Tatsache akzeptieren, daß die tägliche Fürsorge einer Mutter nicht mehr notwendig ist, und unseren Kindern zutrauen, daß sie für sich selber sorgen können. Gleichzeitig können wir anfangen, uns um unser eigenes Leben zu kümmern.

Für Frauen, die in ihrer Arbeit Anerkennung und einen Sinn finden, die andere Beziehungen außer Haus haben, Pläne und Ziele, deren Identität und Selbstwertgefühl nicht nur im Muttersein verankert ist – fällt es leichter, die Kinder gehen zu lassen und die Freiheit und die Möglichkeiten zu genießen, die der nächste Lebensabschnitt eröffnet.[3] Wenn wir die Gedanken und die Energie, die wir unseren Kindern gegeben haben, nun verwenden, um uns selbst neue Möglichkeiten zu erschließen, können wir glücklich und optimistisch in die Zukunft blicken und sind außerdem für unsere Kinder ein positives Beispiel dafür, was es bedeutet, älter zu werden.

Für manche Frauen stellt das Ende der fürsorgenden Jahre als Mutter eine ebensogroße Herausforderung dar und ist emotional ebenso schwer zu verkraften, wie zum erstenmal Mutter zu werden.[4] Manche Frauen müssen daran arbeiten, sich nicht in die Entscheidungen ihrer Kinder einzumischen.

> Ich komme gut mit meinen Kindern aus, seit mir bewußt ist, daß sie ihr eigenes Leben führen und ich meins. Ich habe gelernt, sie in Ruhe zu lassen, damit sie ihre eigenen Entscheidungen treffen können. Als ich Schwierigkeiten hatte, meine Jüngste gehen zu lassen, half mir meine älteste Tochter. Tatsächlich war es immer meine Überzeugung, daß meine Aufgabe darin bestand, sie vorzubereiten, damit sie allein klarkommen und ihren eigenen Weg gehen können. Da kann ich nicht jammern, wenn sie schließlich wirklich an den Punkt gelangen, wo sie das tun, was ich immer für sie gewollt habe, oder? *Eine 68jährige Frau*

Andere Frauen freuen sich auf die Zeit, wenn die Kinder aus dem Haus gehen. Allerdings sind heute viele Frauen erneut konfrontiert mit Forderungen nach Unterstützung und Fürsorge, wenn nämlich

3 Lillian B. Rubin: Women of a Certain Age: The Midlife Search for Self, New York 1979
4 Zenith Henkin Gross: And You Thought It Was over: Mothers and Their Adult Children, New York 1985

Kinder nach Hause zurückkehren, die bereits ausgezogen waren und allein gelebt haben. Das kann die ganze Lebensplanung umwerfen.

Als mein achtundzwanzigjähriger Sohn aus der Armee entlassen wurde, zog er wieder in unsere Wohnung. Das sollte nur eine Übergangslösung sein, bis er eine eigene Wohnung gefunden hätte, aber er ist, nach einem Jahr, immer noch da. Er sagt, er kann die Miete nicht aufbringen, solange er keine feste Anstellung hat. Dann zog meine Tochter wieder zu mir, weil sie aus ihrer Wohnung ausziehen mußte. Ich hatte mich auf Ruhe und Frieden gefreut – und jetzt sitze ich da. *Eine 60jährige Frau*

Manche Eltern können mit ihren erwachsenen Kindern und manchmal auch mit deren Kindern zusammenleben, aber der Übergang von der Mutter/Kind-Beziehung zu einem neuen Verhältnis unabhängiger und sich gegenseitig respektierender Erwachsener ist dann sehr schwierig und nicht immer möglich. Voraussetzung sind die Bereitschaft zu Kompromissen und Abgrenzung der einzelnen Individuen ebenso wie eine gemeinsame Grundlage von Wertvorstellungen und Zielen in der Familie und die Fähigkeit, Krisen zu bewältigen.
Das andere Extrem ist, wenn heranwachsende und erwachsene Kinder so viel Distanz wie möglich zwischen sich und ihre Eltern legen wollen. Es ist nur natürlich, daß man traurig ist, wenn das eigene Kind einen nicht sehen oder keine enge Verbindung aufrechterhalten möchte. Sie können sich zurückgewiesen fühlen, sollten aber diesen Wunsch Ihrer Kinder keinesfalls als persönliches Versagen betrachten. Versuchen Sie, herzlich, verständnisvoll und offen zu sein, um zu einer Verständigung zu gelangen, und gestalten Sie davon unabhängig Ihr eigenes Leben. Es ist sehr wahrscheinlich, daß Ihr Kind wieder mit Ihnen in Kontakt kommen will, wenn es sich sicherer fühlt in der eigenen Unabhängigkeit. Es bleibt Ihnen nichts anderes übrig, als die Tatsache zu akzeptieren, daß Ihr Kind, aus welchem Grund auch immer, zur Zeit keine enge Beziehung zu Ihnen haben will. Manchmal ist das Bedürfnis des Kindes nach Abgrenzung gerade dann besonders stark, wenn Ihre Beziehung besonders innig war.

Ich rang mich dazu durch, daß ich die Wünsche meiner Tochter respektieren muß, und wenn sie nichts von mir wissen will, dann muß ich das akzeptieren. Damit gebe ich ihr die Gelegenheit zu erkennen, daß ich tatsächlich eine eigene Person bin und nicht mehr die stets zur Verfügung stehende Mutter, und vielleicht macht sie das neugierig zu entdecken, wer diese Person ist. Und möglicherweise verhilft mir diese Trennung ebenso zu innerem Wachstum wie ihr.

Eine 53jährige Frau

Ich war nicht darauf vorbereitet, wie extrem meine heranwachsende Tochter sich verändern würde. Sie war so launisch – in einem Augenblick überglücklich und im nächsten zu Tode betrübt. In einer Minute brauchte sie mich und verhielt sich wieder wie ein liebes Kind, und im nächsten Moment verkündete sie mir, sie wüßte ohnehin alles besser als ich. Das waren anstrengende Jahre. Nun, wo sie ihre Arbeit und ihre eigene Wohnung hat, sind wir gute Freundinnen, und alles scheint wieder im Lot zu sein.

Eine 49jährige Frau

Außer bei schwerwiegenden finanziellen, emotionalen oder gesundheitlichen Problemen sollte die ursprünglich einseitig abhängigen Eltern-Kind-Beziehung nun Gegenseitigkeit zum Fundament haben: wechselseitige Anerkennung des anderen als unabhängige Persönlichkeit, gegenseitiger Respekt und gegenseitige Unterstützung.
Manchmal gibt es Zeiten, in der eine Mutter die Hilfe ihrer Kinder braucht. Vielen Frauen fällt es besonders schwer, von ihren Kindern Hilfe anzunehmen, selbst wenn sie ihnen freiwillig angeboten wird.

Meine Tochter kauft mir fortwährend irgend etwas, selbst wenn ich überhaupt nichts brauche. Sie will, daß ich gut aussehe. Sie will mir etwas geben. Sie will für mich sorgen. Ich glaube sogar, es wäre ihr ganz recht, wenn ich ein bißchen abhängiger wäre.

Eine 68jährige Frau

Auch wenn es schwierig ist, die Rolle der Helfenden oder Fürsorglichen in der Familie aufzugeben, es ist wichtig, daran zu denken, daß Hilfe anzunehmen genauso wichtig ist wie Unterstützung zu geben.

Mir gefällt es wirklich nicht, von meinen Kindern abhängig zu sein, aber was bleibt mir anderes übrig? Ich muß mich der Realität stellen. Ich bin sicher, sie wissen, daß sie viele Jahre lang von mir abhängig waren. Ich habe wirklich getan, was ich konnte, um ihnen zu helfen, sie zu schützen, ihnen eine gute Ausbildung zu geben. Ich nehme an, nun bin ich dran und muß Hilfe von ihnen annehmen.

Eine Frau von Mitte 70

Die liebe Schwiegermutter

Schwiegermütter boten immer Anlaß zu jeder Form von meist abschätzigen Bemerkungen, von Witzen bis zu offenem Spott. Das macht deutlich, wie wenig ältere Frauen in unserer Gesellschaft gelten. Die «Rivalität» zwischen einer Frau und ihrer Schwiegertochter, die angeblich beide um die Aufmerksamkeit des Mannes wetteifern, gilt als Inbegriff für die Kluft zwischen Frauen verschiedener Generationen, die mit diesem Buch überbrückt werden soll.

Es ist sehr erhellend, wenn man die traditionellen Vorstellungen von Mutter und Schwiegermutter im Zusammenhang betrachtet. Dabei fällt ins Auge, wie wenig diese Stereotypen der Wirklichkeit unserer Erfahrungen entsprechen. Schließlich sind die sanfte, liebevolle, freundliche Seele – die Bilderbuchgroßmutter – und die krittelnde, aufdringliche Wichtigtuerin – die Karikatur der Schwiegermutter – meist ein und dieselbe Frau.

Schwiegermüttern wird im allgemeinen geraten, sich um ihre eigenen Angelegenheiten zu kümmern. Das kann sich in der Praxis als sehr schwierig erweisen, denn lange Jahre war ihr Kind für sie der wichtigste Lebensinhalt. Doch wenn das Kind erst einmal erwachsen ist, vor allem, wenn es in einer festen Beziehung lebt, wird von ihnen erwartet, daß sie nur helfen, wenn sie darum gebeten werden, und nur Ratschläge geben, wenn sie gefragt werden. Auf die Wahl des Schwiegerkindes haben wir keinerlei Einfluß. Ob wir also den Schwiegersohn/die Schwiegertochter, seine oder ihre Eltern und anderen Verwandten mögen, ist reine Glücksache. Wir müssen unser Urteil zurückstellen und die Wahl unseres Kindes einfach akzeptieren. Auch das ist ein Weg, Liebe und Respekt für unser Kind zu zeigen.

Es ist schwierig mitanzusehen, wenn ein Kind eine Wahl trifft, die man selbst nicht befürwortet oder gar für schädlich hält. Besonders schwierig ist, wenn diese Wahl zur Folge hat, daß sich das eigene Kind, räumlich oder emotional, von einem entfernt oder einen Lebensstil wählt, der sich von dem eigenen sehr unterscheidet.

Sie hatten zwanzig Jahre lang Zeit, Ihre Wertvorstellungen an Ihr Kind weiterzugeben, und sollten darauf vertrauen, daß Ihr Kind diese Wertvorstellungen in sich aufgenommen hat. Vielleicht hilft es beiden Seiten, wenn Sie Ihrem Kind zu verstehen geben, daß Sie ihn oder sie immer noch lieben und Ihnen viel an einer engen Beziehung liegt, ob Sie den erwählten Partner mögen oder nicht. Wenn die Beziehung in die Brüche geht, widerstehen Sie der Versuchung, etwas zu äußern wie: «Ich habe es dir ja gesagt». Ihr Kind und vielleicht sogar sein früherer Partner brauchen Ihre Unterstützung. Sie werden eher bereit sein, sich an Sie zu wenden, wenn sie nicht das Gefühl haben, sich verteidigen zu müssen.

Als sei es nicht schon an sich schwierig genug, Schwiegermutter zu sein, sind viele Mütter verunsichert, in welchem Verhältnis sie zu dem Freund / der Freundin ihres Kindes stehen. In fast allen Kulturen sind die Rollen und Verpflichtungen der Eltern verlobter oder verheirateter Paare von Traditionen vorgegeben. Heutzutage dauert es allerdings oft eine ganze Weile, bis eine Beziehung als ernsthaft oder dauerhaft gilt. Ohne Orientierungen, die uns anleiten könnten, welche Rolle wir als Mutter dabei spielen, ist es schwierig, ein selbstverständliches Verhältnis zu dem Paar zu finden.

> Mein Sohn und Deborah lernten sich in der Schule kennen und wohnen seither zusammen. Ich mag sie und habe ein gutes Verhältnis zu ihr, aber ich kenne die Regeln nicht. Was habe ich an Feiertagen zu erwarten, und wann soll ich sie einladen? Im letzten Jahr habe ich ihr zum erstenmal etwas zum Geburtstag geschenkt. Damit habe ich, durchaus in einem guten Gefühl, ihre Beziehung zu meinem Sohn anerkannt.
>
> *Eine 54jährige Frau*

Manche Frauen, die sich für aufgeschlossen und modern halten, sind meist selbst nicht weniger überrascht als ihre Kinder, wenn sie plötzlich mit heftigen negativen Gefühlen auf unkonventionelle und unerwartete Entscheidungen ihrer erwachsenen Kinder reagieren. Wir können plötzlich feststellen, daß wir uns in unserer Phantasie ein Schwiegerkind aus einem ähnlichen religiösen oder kulturellen Hintergrund vorgestellt hatten, was den Wunsch reflektiert, daß unsere Kinder die eigene Familientradition in die Zukunft weitertragen. Wenn die Kinder eine ganz andere Wahl treffen, wenn sie sich entscheiden, gar nicht zu heiraten oder keine Kinder zu haben oder diese Möglichkeit einfach zurückstellen[5], reagieren Mütter leicht mit Angst und Schuldgefühlen und fragen sich, was sie wohl falsch gemacht haben.

Die Enttäuschung darüber, daß die eigenen Kinder ihr Eltern-Werden hinauszögern, oder daß sie bewußt kinderlos bleiben, spielt manchmal auch eine große Rolle in dem Dilemma von Eltern, deren

---

5 Susan Christian: Grandparent Anxiety, in: Modern Maturity, Dezember 1983–Januar 1984, S. 32–35

Kinder einen gleichgeschlechtlichen Partner wählen. Selbst für Eltern, die die sexuelle Vorliebe ihres Kindes akzeptieren, kann das ein großes Problem darstellen. Daneben gibt es viele andere Fragen, die sich Eltern eines schwulen oder lesbischen Kindes stellen. Deshalb haben in USA Eltern homosexueller Kinder Gruppen gebildet, in denen sie über ihre Gefühle sprechen und die Entscheidung ihrer Kinder verstehen lernen können. Betroffene Eltern können sich hierzulande an die örtlichen Beratungsstellen für Homosexuelle wenden, oder selber Gruppen bilden. Die Adressen finden Sie in den gelben Seiten des Telefonbuches unter «Bürgerservice».

Unser liebstes Schwiegerkind ist die Freundin unserer Tochter. Sie leben seit vier Jahren glücklich zusammen und sind ein wichtiger Teil bei unseren Familienfesten. Ich habe festgestellt, daß dieses neue Familienmitglied besonders empfindsam ist für die Freuden und Sorgen in meinem Leben. Ich gehe mit der größten Selbstverständlichkeit bei ihnen vorbei, um zu fragen, wie es ihnen geht. Aber ich weiß auch, daß sie wissen wollen, was ich empfinde.

Eine 62jährige Frau

Großmutter sein

Das wohltuende Gefühl der Selbsterneuerung, das Großeltern erleben, läßt sich nicht wegdiskutieren. Zu sehen, wie eine neue Generation entsteht, die einem selbst vielleicht ähnlich sieht, die gleichen Begabungen oder Abneigungen hat wie man selbst, ist außerordentlich faszinierend.

Manche Frauen freuen sich auf eine Beziehung zu ihren Enkelkindern, die weniger anstrengend ist als die zu den eigenen Kindern, besonders wenn sie selbst beschäftigt oder zu unsicher waren, um die ersten Lebensjahre ihrer Kinder voll zu genießen. Für Frauen, deren finanzielle Situation sich im Lauf der Jahre verbessert hat, ist es vielleicht ein besonderes Vergnügen, ihre Enkelkinder zu verwöhnen, wie sie ihre eigenen Kinder nie verwöhnen konnten. Leider kann das zu Reibungen führen, deshalb sollten Sie über besondere Geschenke oder andere Aufmerksamkeiten vorher mit Ihren Kindern sprechen.

Mit dem ersten Enkelkind tritt die Beziehung zu dem Schwiegerkind meist in ein neues Stadium ein. Zu diesem Zeitpunkt werden Töchter oder Schwiegertöchter mehr zu Gleichgestellten, und wir können uns von Mutter zu Mutter auf sie beziehen. Vielleicht ist es jetzt möglich, ihnen näher zu sein als früher, aber es ist wichtig, ihre Autonomie als erwachsene Kinder ebenso zu respektieren wie ihre Autonomie als Eltern.

In unserer Kultur, in der Jungsein einen hohen Wert an sich darstellt, empfindet eine noch jugendliche Frau es oft als Stigma, Großmutter zu sein.

> Als meine Tochter mich anrief, um mir mitzuteilen, daß ich Großmutter geworden war, war ich überhaupt nicht begeistert. Ich hatte kurze Zeit zuvor wieder geheiratet und betrachtete mich als junge, leidenschaftliche Ehefrau. Ich wollte mich nicht als Großmutter sehen. Grund dafür war das Bild, daß ich von meiner eigenen Großmutter hatte – einer zerstreuten, dominierenden, strengen Frau, die auf uns aufpaßte, wenn meine Mutter zur Arbeit ging. Ich glaube, als meine Tochter mich von der Geburt meines Enkelkindes informierte, hatte ich das Gefühl, ich würde die Rolle, die von mir erwartet würde, nicht erfüllen können.
>
> *Eine Frau von Mitte 50*

Die Großmütter von heute wollen die besondere Beziehung zu ihren Enkelkindern selbst definieren. Nur wenige Großmütter wollen regelmäßig auf ihre Enkelkinder aufpassen oder die Verantwortung für ihre Erziehung übernehmen. Die meisten Frauen wollen keine Großmutter sein, die immer da sein muß, wenn man sie braucht.

> Es besteht eine unausgesprochene Übereinkunft mit meinen Kindern: Ich passe nicht auf ihre Kinder auf, ich unternehme etwas mit ihnen. Ich lade sie ein – aber ich werde nicht angerufen, um den Babysitter zu spielen. Ich glaube, das würde die Beziehung zu ihnen zerstören. Meine Enkelkinder wissen, wenn ich mit ihnen zusammen bin, dann deshalb, weil ich mit ihnen zusammen sein will und weil ich gern in ihrer Gesellschaft bin. Ich will nicht nur als Babysitter gelten, das ist nicht die Art von Beziehung, die ich zu meinen Enkelkindern haben will.
>
> *Eine 74jährige Frau*

Manche Frauen allerdings genießen es, nun wieder für kleine Kinder sorgen zu können.

> Ich werde in diesem Sommer zum erstenmal auf meine neun Monate alte Enkelin aufpassen. Meine Tochter wird einen viertägigen Kurs besuchen. Ich liebe Kinder sehr und glaube, es wird mir Spaß machen. Ich freue mich darauf. Ich war etwas erstaunt, daß ihr

Mann es nicht tun will, aber ich halte mich da raus. Und es ist schön, etwas für meine älteste Tochter tun zu können. Sie ist immer so aufmerksam und rücksichtsvoll.

Eine 50jährige Frau

Manche Frauen kümmern sich um die Enkel, weil die Eltern des Kindes krank, behindert oder tot sind. Frauen in dieser Situation haben oft sehr gemischte Gefühle und brauchen Unterstützung. Andere Großeltern haben Angst, den Kontakt zu ihren Enkeln zu verlieren, wenn die Eltern sich scheiden lassen oder trennen. Es ist wichtig, daran zu denken, daß solche Dinge immer geschehen können, und gute, eigenständige Beziehungen zu den Partnern der eigenen Kinder aufzubauen.

Manchen Frauen fällt es leichter, ältere Enkelkinder um Hilfe oder Gesellschaft zu bitten als ihre eigenen Kinder. Umgekehrt kann eine Großmutter oder ein Großvater eine Hilfe für junge Menschen sein und die Eltern ergänzen, weil der Generationsabstand guttut oder weil sie sich besser auf die Bedürfnisse des jungen Menschen einstellen können.

Als mein Enkel in Bedrängnis kam mit seinen vielen Jobs als Student und nicht zum Essen nach Hause gehen konnte, lud ich ihn ein, abends zu mir zu kommen und mit mir zu essen. Ich hatte mehr Zeit als seine Eltern und konnte mich nach ihm richten.

Ich möchte mit dem Geld, das ich übrig habe, etwas anfangen, so daß meine Kinder und Enkel eine Erinnerung an mich haben – ich will es ihnen nicht einfach hinterlassen, damit sie sich ein Auto kaufen können oder sonst irgend etwas Materielles.

Ich habe zwei Enkelkinder hier und zwei Enkel in einer anderen Stadt. Als sie acht oder neun waren, fing ich an, sie auf kleine Reisen mitzunehmen. Normalerweise lade ich aus beiden Familien je ein Kind ein, damit sie sich besser kennenlernen. So haben sie bereits eine Menge Orte gesehen und werden sich immer daran erinnern.

Eine Frau von Anfang 70

Partner und Liebhaber

Manche Frauen waren jahrzehntelang verheiratet und blieben ihren Ehepartnern eng verbunden. Und so können sie ohne Bruch in ihren älteren Jahren miteinander genießen, was sie im Leben erreicht haben.

Viele Frauen, die eine Familie aufzogen, mußten eigene Ziele zurückstecken oder auf später verschieben. Wenn nun die Kinder erwachsen sind, geht das Berufsleben des Mannes oft noch jahrelang weiter, während die Frau ihre Lebensaufgaben vollkommen neu definieren muß. Das gilt auch dann, wenn sie auch berufstätig war, besonders aber, wenn sie nicht außer Haus gearbeitet hat. In den meisten Haushalten strukturiert sich der Alltag um die beruflichen Anforderungen des Ehemannes und die Bedürfnissse der heranwachsenden Kinder. Die Veränderungen, denen wir Frauen nicht ausweichen können, können eine Beziehung tief erschüttern und von uns fordern, das Zusammenleben mit einem Partner neu zu gestalten. Manche Männer sind flexibel, selbstbewußt und fürsorglich genug, um die notwendigen Umstellungen zu verstehen und zu akzeptieren. In vielen Beziehungen aber braucht es eine gewisse Zeit, zu einer neuen Art des Zusammenlebens zu finden.

Meinem Mann gefiel es gar nicht, als ich ein Studio außerhalb des Hauses mietete, aber ich tat es. Ich fragte nicht mehr um Erlaubnis. Wenn ich irgendwo hingehe, sage ich, «Ich gehe», ich frage nicht mehr, «Paßt es dir?» Ich werde einen Monat lang allein eine Reise unternehmen. Das wäre vor zehn Jahren unvorstellbar gewesen. Es war ein langer, mühsamer Prozeß, mich selbst zu verändern und damit auch meine Ehe. Am Anfang hatten wir viele Kämpfe und Auseinandersetzungen und waren versucht zu sagen: «Es hat doch alles keinen Zweck.» Aber irgendwie hielt unsere Liebe uns zusammen, und wir entschlossen uns, eine Paartherapie zu machen. Nach einer Weile begann mein Mann, einige meiner Veränderungen anzuerkennen. Eines der guten Dinge am Älterwerden ist, daß man nach so vielen Jahren, in denen man mit den verschiedensten Dingen fertig geworden ist, erkennen kann, daß die meisten Probleme nicht unüberwindlich sind. Wir haben schließlich gelernt, uns gegenseitig so anzunehmen, wie wir sind. Wenn das Positive das Negative überwiegt, ist es die Mühe wert, die Ehe zu retten. In keiner Beziehung ist man nur auf Rosen gebettet. *Eine 75jährige Frau*

Mein Mann arbeitete über vierzig Jahre lang in einer Fabrik am Band. In guten Zeiten hatte er manchmal doppelte und dreifache Schichten. Er hat gut für mich und unsere sechs Kinder gesorgt, und alle Kinder sind auf höhere Schulen gegangen. Wir hatten Geld auf der Bank und freuten uns auf die Zeit, in der er zu Hause bleiben und sich entspannen könnte. Wir dachten nicht im Traum daran, daß es irgendwelche Probleme geben könnte. Aber als er in Rente gegangen war, stritten und zankten wir uns etwa ein Jahr lang. Dann suchte ich mir einen Job als Verkäuferin in einem Kaufhaus in der Stadt, obwohl ich nicht mehr gearbeitet hatte, seit mein jüngstes Kind im Kindergarten war. Er war sehr dagegen – er wollte wissen, wer kochen und das Haus in Ordnung halten würde. Ich sagte: «Das kannst du machen.» Die größte Überraschung war, daß er kochen lernte. Jeden Tag, wenn ich nach Hause kommme, steht das Essen auf dem Tisch. Wir haben gelernt, die Gesellschaft des anderen zu genießen und sind beide glücklich mit unserem neuen Leben. *Eine 68jährige Frau*

Wenn die Ehepartner die Forderungen der Ehe und der Familiengründung als Pflicht empfinden und ihre eigenen Bedürfnisse nach Wachstum und Entwicklung zurückstellen, kann es leicht geschehen, daß die Leere, die der Auszug der Kinder hinterläßt, von unbefriedigten Bedürfnissen und Abneigung gefüllt wird. Manchmal zeigen sich diese negativen Gefühle bereits, wenn die Kinder älter werden. Partner in langjährigen Ehen müssen ihre eigenen wie auch gemeinsame Ziele haben, um sich und die Beziehung lebendig zu erhalten. Wenn die Familienphase abgeschlossen ist, steht jede Ehe vor der Herausforderung, neue Ziele zu finden.

In einer Ehe gibt es viele Aspekte, die die Beziehung zusammenhalten: Liebe, gemeinsame Kinder, gemeinsame Freunde, gemeinsame Interessen.

Manchmal fallen einige dieser Aspekte fort, und doch widerstrebt es den Partnern, sich zu trennen. Wenn Kinder erwachsen werden und anfangen, allein zu leben, oder wenn man plötzlich erkennt, daß eine unbefriedigende Ehe einen für immer davon abhalten wird, die eigenen Lebensziele zu erreichen, kann es besser sein, eine lange bestehende Partnerschaft aufzulösen.

Nach zwanzig Jahren Ehe entschlossen wir uns, uns scheiden zu lassen. Wir waren schon seit vielen Jahren nicht mehr gut miteinander ausgekommen. Wirklich schwierig war es, unseren Freundeskreis aufzugeben. Wir führten ein sehr aktives geselliges Leben und hatten viel Spaß daran, mit anderen zusammenzusein. Unsere Freunde waren erstaunt – viele Leute hielten uns für ein ideales Paar, immer fröhlich und vergnügt. Sie hatten keine Ahnung, daß mein Mann Alkoholiker ist – auch wenn er in seiner Arbeit immer noch Erfolg hat –, und seine Trinkerei und seine Affären mit anderen Frauen unser Familienleben zerstörten.

Eine 45jährige Frau

Frauen, die selbst die Scheidung veranlassen, empfinden die Trennung vielleicht positiv als neuen Anfang oder spüren wenigstens die Energie, weil sie lange unterdrückte Gefühle in Handeln umgesetzt haben. Diese Energie kann Mut machen, sich den Veränderungen, die mit der Trennung einhergehen, zu stellen.

Ich hatte mein Leben lang gelernt zu dienen, und ich glaubte nicht, daß ich Freude am Leben haben könnte. Durch die Beratung und Gruppentherapie im Frauenhaus habe ich meine innere Stärke gefunden und die Überzeugung gewonnen, daß ich das genießen kann, was das Leben mir zu bieten hat. Jetzt bin ich von meinem prügelnden Ehemann geschieden.

Eine 39jährige Frau

Wenn Frauen eine Ehe beenden, ist das selten eine impulsive Entscheidung, und oft gehen ihr jahrelange allmähliche Vorbereitungen voraus. Die Vorbereitung auf die finanzielle Unabhängigkeit kann ein wichtiger Schritt sein, um auch emotional bereit zu sein, den Schmerz einer Trennung auszuhalten und das Alleinsein zu bewältigen.

Ich habe viele Male versucht, meinen Mann dazu zu bringen, auszuziehen, damit ich mich sicher fühlen kann, aber es gelang mir nicht. Dann fing ich an, in einem Krankenhaus zu arbeiten. Ich nehme an, als er sah, daß ich mich darauf vorbereitete, selbst für meinen Lebensunterhalt zu sorgen, begriff er endlich, daß ich ernst meinte, was ich sagte. Außerdem hörte ich auf, stets die Wogen zu glätten: Ich räumte seinen Kram nicht mehr weg, wenn er Sachen zerschmettert hatte, ich versuchte nicht mehr, Krisen zu bewältigen, ich verhielt mich nicht mehr wie seine Therapeutin. Ich versuchte vielmehr, im Freundeskreis einen Vermittler zu finden, aber eine Vermittlung war offenbar unmöglich, denn mein Mann weigerte sich, zu sprechen. Mein Vermittler riet mir, einen Scheidungsanwalt aufzusuchen, und das tat ich schließlich.

Eine 52jährige Frau

273

Wenn jedoch der Partner derjenige ist, der die Ehe oder eine langjährige Beziehung beenden will, wird der Schmerz über den Verlust oft verstärkt durch das Gefühl der Zurückweisung, insbesondere, wenn man wegen einer jüngeren Frau verlassen wird.

> Ich bin so bitter – manchmal habe ich das Bedürfnis, ihn restlos zu vernichten. Ich habe fünfundzwanzig Jahre für diese Ehe hingegeben – brachte Opfer, sorgte für die Kinder und für seinen Mist. Nun ist er mit einem jungen Mädchen zusammen, das seine Tochter sein könnte. Ich habe ein Jahr lang eine Therapie gemacht, um damit fertig zu werden. Es hat mir geholfen, mit meiner Wut umzugehen. Und trotzdem fühle ich mich ausgebeutet. Er nahm meine Jugend, meine Schönheit – und zerstörte sie.
>
> *Eine 50jährige Frau*

Aber eine Trennung, auch wenn sie als noch so niederschmetternd empfunden wird, trägt immer auch das Potential für ein neues Leben in sich. Mit zunehmendem Alter wachsen Reife, Erfahrung und Selbstvertrauen, Eigenschaften, die auch etwas mit Schönheit und Macht und Anziehungskraft zu tun haben und uns unabhängig machen von der Wahrnehmung anderer.

Der Verlust des Lebenspartners

Da Frauen im allgemeinen eine längere Lebenserwartung haben als Männer und oft jünger sind als ihre Partner, werden die meisten Frauen ihren Mann überleben. Bei den über 60jährigen gibt es sechsmal mehr Witwen als Witwer.[6] Wie wir diesen Verlust bewältigen, ist sehr davon abhängig, wann wir ihn erleiden. Für eine Frau, die fünf oder sechs Jahrzehnte lang glücklich mit einem Partner zusammengelebt und vielleicht Kinder mit ihm aufgezogen hat, ist der Schmerz möglicherweise gelindert durch das Bewußtsein, wieviel Glück sie miteinander teilten. Und doch hat eine Witwe, wenn sie siebzig oder achtzig Jahre alt und selbst nicht mehr ganz gesund ist, vielleicht nicht mehr die emotionale und körperliche Energie, sich ihr Leben als alleinstehende Frau neu einzurichten. Frauen, die jung Witwe wurden, sind oft völlig überwältigt von dem Schock und von der Verantwortung, ihre Kinder allein großzuziehen, und doch ist bei jüngeren

6 Anneliese Lissner u. a.: Frauenlexikon. a. a. O.

Frauen die Wahrscheinlichkeit größer, daß sie die Trauer überwinden.

Viele kürzlich verwitwete Frauen berichten, daß sie sich vorstellen, ihr Partner sei immer noch da, und sich dabei erwischten, wie sie mit ihm oder ihr sprechen. Oft befürchten sie deswegen, verrückt zu werden. Aber dieses Verhalten ist nicht ungewöhnlich in den ersten Monaten nach einem Verlust. Einer kürzlich verwitweten Frau wird es wahrscheinlich unvorstellbar erscheinen, daß sie je wieder glücklich werden, Trost oder Seelenfrieden finden kann aus sich selbst heraus oder durch eine neue Liebe. Die Kameradschaft, die Sexualität, die finanzielle Partnerschaft, die Nähe vieler Jahre ist vorbei. Manche Aspekte einer verlorenen Beziehung sind unersetzlich, und für andere läßt sich vielleicht nur ein schwacher Ersatz finden.

In den vergangenen vier Jahren habe ich mich aus den Tiefen der Verzweiflung zu dem Gefühl durchgerungen, daß das Leben lebenswert ist und daß es immer noch einen Grund gibt, weshalb ich auf der Welt bin. Am Anfang lebte ich nur weiter, weil ich das Gefühl hatte, meine Kinder haben genug durchgemacht und könnten nicht noch mehr Schmerz ertragen. Es hat lange gedauert, bis ich anfing, für mich selbst zu leben. Meistens funktionierte ich extrem gut (allgemein wurde mir gesagt, wie gut ich damit fertig würde), aber ich hatte das Gefühl, mich wie in einem Uhrwerk zu bewegen und wartete nur darauf, daß mein Mann wieder nach Hause käme.

Eine Frau von Mitte 50

Besonders belastend ist der Verlust eines Partners in einer Beziehung, die nicht öffentlich abgesegnet war. Wenn nur wenige Freunde und Bekannte von Ihrer Beziehung wußten, fühlen Sie sich vermutlich sehr allein mit Ihrem Schmerz und müssen ohne die gesellschaftliche Unterstützung weiterleben, die Witwen im allgemeinen entgegengebracht wird. Selbst wenn Sie Ihre Beziehung offen lebten, können Freunde vielleicht nicht erkennen, wie sehr Sie unter dem Verlust leiden.

Vor kurzem machte ich Ferien mit Freunden, die auch mit meiner verstorbenen Lebenspartnerin befreundet waren. Ein Gast kam an, er hatte Dias von früheren Ferien dabei, auf denen auch meine Freundin zu sehen war.

Ich protestierte und sagte, wenn ich ein Mann wäre, der vor kurzem seine Ehefrau verloren hätte, hätten sie mich sicher gefragt, ob ich etwas dagegen hätte, daß diese Bilder gezeigt würden. Eine Freundin meinte, sie würde die Bilder aber sehr gerne sehen. Sie wurde blaß, als ich sagte, wenn ihr Mann gestorben wäre, würde sie das sicher anders empfinden. Natürlich dachte sie, meine Beziehung zu Karen sei etwas ganz anderes gewesen als ihre Ehe; offensichtlich dachte sie auch, daß es nur einen graduellen Unterschied gäbe zwischen meiner Liebe und ihrer Freundschaft zu Karen. Heterosexuelle verstehen wirklich nicht, was lesbische Frauen für ihre Partnerinnen empfinden, selbst wenn sie uns gut kennen.

Eine lesbische Frau

Für manche Frauen ist der Tod eines Partners eine Erlösung, weil er das Ende einer Beziehung bedeutet, die sie schon früher beenden wollten, aber aus dem einen oder anderen Grund nicht beenden konnten. Dennoch kann diese Situation sehr schmerzhaft sein, denn es bleibt die Trauer um die Beziehung, wie man sie sich erhofft hatte. Nicht selten richten sich kürzlich verwitwete Frauen auch weiterhin nach den Vorstellungen ihrer Ehemänner oder nach dem, was er nach ihrer Meinung von ihnen erwarten würde. Frauen, die gewohnt waren, sich auf ihren Mann zu verlassen und nicht viel Erfahrung damit haben, selbst Entscheidungen zu treffen, brauchen vielleicht Zeit, bis sie erkennen können, daß sie durchaus selbst dazu in der Lage sind. Wenn eine Frau erst einmal erfahren hat, wie befriedigend es ist, die Dinge selbst in die Hand zu nehmen, kann sie erkennen, daß sie viele der Fähigkeiten, die sie früher nur ihrem Mann zuschrieb, selbst besitzt.

Dennoch aber widerstrebt es vielen Frauen, wirklich unabhängig zu werden und die Erfahrung zu machen, aktiv und einflußreich zu sein. Sie fühlen sich, als würden sie untreu, wenn sie allein zurechtkommen, oder als würden sie die verlorene Beziehung damit abwerten.

Aber irgendwann müssen Witwen sich ihr Leben als alleinstehende Frauen neu einrichten. Alte Freunde, die weiterhin zu Besuch kommen, uns einladen und in ihr Leben einschließen, sind dabei sehr wichtig. Aber oft macht man enttäuschende Erfahrungen mit Freunden, die mit der Alleinstehenden plötzlich nichts mehr anzufangen wissen. Diese Freunde haben vielleicht einfach nur Angst davor, mit dem Schmerz einer Witwe konfrontiert zu werden. Und das hat oft mit ihrer eigenen Angst vor dem Tod oder dem Verlust des Partners zu tun.[7]

Wohlmeinende Freunde und Angehörige sagen einer Witwe oft, sie solle sich neue Freunde suchen, neue Interessen entwickeln und ihr Leben neu gestalten. Aber Frauen, die gerade erst ihren Partner verloren haben, brauchen wahrscheinlich zuerst die Erinnerung an die verlorengegangene Beziehung, müssen die guten Augenblicke noch einmal nacherleben und das Gefühl festhalten, der verlorene Partner sei noch gegenwärtig. Wenn die Beziehung tief und sehr eng war, stehen einer Witwe ja erst einmal nur die des alten Lebens zur Verfügung, und manche dieser Bestandteile müssen in das neue Leben eingebaut werden. Nur auf diese Weise läßt sich eine gewisse und notwendige Kontinuität des Lebens erhalten.

Meine Kinder, meine Familie und viele Freunde haben mir extrem geholfen. Im Gegensatz zu vielen Witwen bin ich auch weiterhin eingebunden in das gesellige Leben befreundeter Paare, die gemeinsame Freunde von meinem Mann und mir waren. In den ersten beiden Jahren war es zu schmerzhaft, und ich verbrachte nur wenig Zeit mit ihnen, aber sie gaben nicht auf und luden mich auch weiterhin ein. In den vergangenen Monaten kann ich besser damit umgehen, es fällt mir leichter, mich ihnen manchmal anzuschließen, und ich habe sogar Freude daran. Ansonsten findet mein geselliges Leben weitgehend unter Frauen statt, Freundinnen und Verwandten. Ich bin nur wenigen Männern begegnet, aber ich habe jetzt das Gefühl, wenn sich eine Gelegenheit ergibt, wäre ich bereit, über eine neue Beziehung nachzudenken.

Eine 52jährige Frau

Verheiratete Freunde, Kinder und Verwandte sind oft hilflos, wenn sie vor der Aufgabe stehen, eine gerade verwitwete Frau zu trösten. Wenn der unmittelbare Schock vorüber ist und die wichtigsten Angelegenheiten geregelt sind, wird von der Witwe erwartet, ihr eigenes Leben aufzunehmen und für sich selbst zu sorgen. Das ist die Zeit, in der Trauernde sich oft am meisten verlassen und hilflos fühlen. Dennoch zeigen Untersuchungen, daß die lebenslange Gewohnheit von Frauen, Freundschaften und ausgedehnte «Beziehungsnetze» zu

7 Phyllis R. Silverman: Helping women Cope With Grief. Berverly Hills 1981

knüpfen, dazu beiträgt, daß Frauen besser als Männer für das Überleben gerüstet sind, wenn sie Witwe werden.[8]

Nur jemand, der tatsächlich die gleiche Erfahrung durchgemacht hat, kann die weitergehenden Bedürfnisse einer trauernden Witwe wirklich erfassen und darauf eingehen. Deshalb haben sich in USA viele Gruppen für Witwen gebildet – wobei sich die einen mehr um praktische Dinge kümmern, Kontoführung zum Beispiel, und andere mehr um die emotionalen Fragen.[9] Wer bei uns Interesse an einer solchen Gruppe hat, bekommt Informationen von der Nationalen Kontaktstelle für Selbsthilfegruppen in Berlin, Adresse siehe Seite 762. Wenn man einer Gruppe von Frauen angehört, die versuchen, mit ihrem Schmerz fertig zu werden, kann das enorm helfen, zu verstehen, daß Trauer angemessen und normal ist. In solchen Gruppen fühlt man sich meist freier als in der Familie oder unter Freunden, die Tiefe des Schmerzes und des Verlustes zu zeigen.

Allein leben

Im Gegensatz zu den herrschenden Vorurteilen fand eine Untersuchung unter fünfzig alleinstehenden Frauen zwischen fünfundsechzig und Ende Neunzig heraus, daß Frauen, die nie geheiratet haben, ebenso in Beziehungen und gesellschaftliche Netze eingebettet sind wie Frauen, die verheiratet waren oder sind. Viele Frauen beziehen die wichtigste Befriedigung aus ihrem Beruf, aber auch Rentnerinnen haben ein freundschaftliches Verhältnis zu ihren Nachbarn oder finden in den verschiedensten Organisationen neue Freundschaften. Auch zu Verwandten bestehen wichtige Beziehungen, insbesondere zu Geschwistern.[10]

Diese Frauen wissen, welche Bedeutung Freundschaft hat, sie waren es ihr Leben lang gewohnt, zu anderen, auch nicht verwandten Frauen Kontakt zu haben, und sie hatten die Freiheit dazu. Bei Frauen, die ihr Leben lang allein gelebt haben, ist die Wahrscheinlichkeit, daß sie in der Lebensmitte eine schwierige Zeit durchmachen, geringer als bei verheirateten Frauen.

8 Knud Helsing, Moyses Szklo, George W. Comstock: Factors Associated with Mortality After Widowhood, in: American Journal of Public Health Bd. 71, 1981, S. 802–809
9 Phyllis R. Silverman: Widow to Widow, New York 1985, und Silverman, a. a. O.
10 Barbara Levy Simon: Never Married Women, Philadelphia 1987

Alleinstehend? Ich finde es großartig, was ich erlebt habe. Ich habe nichts vermißt. Ich habe sehr viele Freundinnen. Die meisten meiner engsten Freundinnen sind verheiratet, ein paar alleinstehend. Ich habe allen Versuchungen, zu heiraten, widerstanden. Aber wenn ich noch einmal leben könnte, würde ich wahrscheinlich heiraten – es ist schön, Kinder zu haben. Aber alleinstehend zu sein hat mir eine Menge Freiheit gegeben, ich konnte tun, was ich wollte. Ich helfe anderen, mit ihren Problemen fertig zu werden, anstatt selbst Probleme zu haben. Meine Beziehungen sind reicher geworden. Meine Freundinnen und ich schätzen einander mehr, je älter wir werden, wir haben eine Menge miteinander durchgemacht.

Eine 72jährige Frau

In früheren Generationen war es für Frauen ausgesprochen wichtig, zu heiraten. Die Tochter unter die Haube zu bringen war die größte Sorge der Familie. Nicht zu heiraten bedeutete, ein Außenseiter zu sein. Alleinsein war ein Makel.

Häufig gestehen sich Frauen erst in den mittleren Jahren ein, wenn die Zahl der möglichen Partner schrumpft und der eigene Lebensstil sich verfestigt hat, daß sie eine Wahl getroffen haben und glücklich darüber sind.[11] Manche Frauen, für die Sexualität keine überragende Rolle spielt, haben vielleicht bewußt ein Leben allein vorgezogen. Andere haben ihre persönliche Freiheit bewahrt, indem sie ihr Sexualleben, mit Männern oder Frauen, zu einem weniger wichtigen oder vielleicht nur vorübergehenden Teil ihres Lebens gemacht haben. Aus welchem Grund auch immer, wenn die Wahl erst einmal als solche erkannt und akzeptiert ist, eröffnen sich neue Möglichkeiten, das eigene Leben abzusichern und angenehmer zu gestalten. Ein Haus kaufen, über einen neuen Wohnort nachdenken, bei der Arbeit oder in der Freizeit mehr mit anderen Frauen teilen oder für das Alter vorsorgen – es gibt viele Möglichkeiten, wie eine alleinstehende Frau ihr Leben reicher machen kann.

In späteren Jahren können Einsamkeit und Isolation für alle älteren Frauen, gleichgültig, ob sie immer allein lebten oder ob sie ihre Freunde, Liebes- oder Ehepartner überlebt haben, zu einem ernsten Problem werden. Wenn Sie sich isoliert fühlen, wenn die Nachbarschaft sich verändert hat und Sie nicht mehr viele Leute kennen, kön-

11 Nancy L. Peterson: The Ever-Single Woman: Life Without Marriage, New York 1982

nen sie in Altentagesstätten, Kirchenkreisen, Gruppen, Vereinen, Parteien oder Seniorenclubs neue Aktivitäten aufnehmen und neue Leute kennenlernen.

Für Frauen, die nach einer langen Ehe geschieden oder verwitwet sind, ist es nicht so einfach, neu anzufangen. Vielleicht waren Sie den meisten Teil Ihres Erwachsenenlebens mit Ihrer Familie so beschäftigt, daß Sie nur wenig Kraft aufbringen konnten, außerdem noch rege Beziehungen zu Freunden zu unterhalten. Vielleicht haben enge Verbindungen mit der Familie oder der Familie des Partners oder mit Freundespaaren sämtliche Bedürfnisse nach Geselligkeit abgedeckt. Nun müssen Sie sich stärker darum bemühen, mit anderen Menschen in Kontakt zu kommen.

Ich mußte einen neuen Freundeskreis aufbauen. In der Gesellschaft älterer Paare bekam ich allmählich das Gefühl, nicht mehr dazuzugehören. Ich sah mich nach alleinstehenden Menschen um, mit denen ich zusammensein konnte, weil sie meine Probleme verstehen würden. Nach meiner Scheidung wollte ich über den Schmerz und die Enttäuschung sprechen, und meine verheirateten Freundinnen wollten nichts davon hören. Vielleicht wollten sie nicht zugeben, daß ihnen das gleiche passieren könnte. So lebten wir uns auseinander.

Ich hatte eine Freundin, sie war Witwe. Sie sagte, du kannst nicht allein zu Hause rumsitzen. Wir Südländer tanzen gern und gehen gern auf Feste, also nahm sie mich mit zu einem Fest für verwitwete Leute in ihrer Kirchengemeinde. Als ich protestierte, ich sei doch keine Witwe, sagte sie: «Wen kümmert das?» Zuerst war es eine gemischte Gruppe von überwiegend verwitweten Leuten. Dann kamen auch mehr und mehr Geschiedene in die Gruppe.

Eine 60jährige Frau

Neue Partner

Viele Frauen möchten gern einen neuen Partner finden, wenn auch nicht sofort nach dem Ende ihrer Ehe, dann mit Sicherheit irgendwann später. An diesen Punkt kommen die Unsicherheiten ins Spiel, die mit dem Älterwerden verbunden sind, den gewandelten Wertvorstellungen und unklaren Erwartungen. Die Suche nach Liebe, Kameradschaft und neuen Freundschaften kann in völliges Neuland führen, von dem wir bisher nicht einmal eine Ahnung hatten. Viele Frauen probieren Neues aus wie Theaterspielen, Kurse in Volkshochschulen und Erwachsenenbildungsstätten, oder sie schließen sich politischen Aktionsgruppen an, je nach Talent, Interesse und Zeitplan. Obwohl das Ganze etwas von einem Lotteriespiel hat (die Chancen, die große Liebe zu finden, stehen möglicherweise nicht so gut), kann das Vergnügen an neuen Aktivitäten die Energie beflügeln. Überlegen Sie sich, wo Sie über Ihren jetzigen Freundeskreis hinaus neue Leute kennenlernen können.

Manche Frauen finden einen neuen Partner, den sie so liebgewinnen, daß sie eine neue Ehe riskieren. Das kann eine große Herausforderung darstellen, aber Erfahrung und Reife können viel dazu beitragen, daß es leichter fällt, sich aufeinander einzustellen als in der vorigen Ehe.

> Mein jetziger Ehemann ist fürsorglicher und hat nicht ständig etwas auszusetzen wie mein erster Mann. Wir sind sehr unterschiedlich, deshalb steckt unsere Ehe voller Überraschungen. Wenn wir geheiratet hätten, als wir jung waren, wären wir mit den Unterschieden nicht zurechtgekommen. Aber in unserem Alter machen sie uns eher Spaß – sie sind äußerst spannend. Er ist z. B. jemand, der unbedingt Fußball sehen muß. Als ich in den Zwanzigern war, hätte ich ihn deshalb heftig kritisiert. Aber wenn man in den mittleren Jahren ist und eine ausgeformte Persönlichkeit, kümmert es einen überhaupt nicht. Statt dessen machen die Unterschiede die Beziehung sogar interessanter. *Eine 57jährige Frau*

Lesbische Beziehungen

Manche Frauen, die als alleinstehend galten, hatten in Wirklichkeit ihr Leben lang heimlich Beziehungen zu anderen Frauen, die sie wegen der öffentlichen Meinung geheimhielten. Die Moralvorstellungen sind heute zwar weniger streng als früher, aber vielen Frauen widerstrebt es aus verständlichen Gründen noch immer, ihre sexuelle Vorliebe bekannt werden zu lassen. Andere Frauen jedoch empfinden die Lockerung der gesellschaftlichen Einstellungen als befreiend, denn sie ermöglicht ihnen, ihre bisherige Wahl neu zu überdenken. Manche Frauen gehen, nach einem jahrelangen Leben als Ehefrauen und Mütter, eine lesbische Beziehung ein oder schließen sich einer reinen Frauengemeinschaft an. Ob unsere Freundschaft zu Frauen Sexualität einschließt oder nicht, ist eine Frage sehr persönlicher Vorlieben, aber zu wissen, daß diese Möglichkeit existiert, kann sehr befreiend wirken.

Mit vierzig etwa begann ich zu erkennen, daß ich mich sexuell von Frauen angezogen fühlte, aber ich hatte weiter Männerbeziehungen, bis ich mich in eine fünfundvierzigjährige Frau verliebte, mit der ich eine feste Beziehung einging. Ich war sechzehn Jahre lang verheiratet gewesen und habe zwei erwachsene Kinder.

Ich habe das Gefühl, mein Leben wäre sehr viel eingeschränkter, wenn ich immer noch sexuell von Männern abhängig wäre. Ich finde die Männer in meinem Alter im allgemeinen sexistisch, bevormundend und unfähig, Gefühle auszudrücken... Eigenschaften, die unattraktiv und langweilig sind.

Auch wenn mich die Vorurteile und Restriktionen gegenüber Homosexuellen sicherlich beeinflussen, ich bin gern lesbisch. Ich bin gern in der Gesellschaft von Frauen, und mir gefällt es, hauptsächlich unter Frauen zu leben.   *Eine Frau von Mitte 50*

Als ich, nach fünfundzwanzig Jahren als Ehefrau und Mutter, mit anderen lesbischen Frauen zusammenkam, bekam ich zu hören, ich sei keine «richtige» Lesbe. Ich verstand das nicht – schließlich war ich doch in eine andere Frau verliebt? Ich war verwirrt, und gleichzeitig war meine Neugier geweckt. Die anderen Frauen erwarteten, daß ich stark und unabhängig wäre, mir selbst einen Platz im Leben schaffen und für meinen Lebensunterhalt sorgen könnte. Niemand war an der passiven Frau ohne eigene Meinung interessiert, die ich damals war, die, um andere anzuziehen und Bestätigung zu finden, kein anderes Mittel kannte, als ihren Körper verführerisch einzusetzen. Ich mußte lernen, mit lesbischen Frauen umzugehen, mußte meine Eigenständigkeit und meine Kreativität zu einem weit höheren Grad entwickeln, als ich es vorher je hatte tun müssen.

Heute erkenne ich, daß ich mich immer noch verhielt wie eine privilegierte heterosexuelle Prinzessin. Auch wenn Lesben emotional von anderen Frauen abhängig sind, sind sie ansonsten normalerweise sehr unabhängig. Ich hatte nicht gelernt, unabhängig zu sein und erwartete wohl noch irgendwie, daß jemand für mich sorgen würde. Ich bin dankbar, daß in der lesbischen Gemeinschaft höhere Erwartungen gestellt werden, ich habe eine Menge innerer Stärke entdeckt und kann finanziell, emotional und geistig für mich selbst sorgen – und das bedeutet Freiheit!

Eine 54jährige Frau

Es gibt natürlich Risiken, wenn sich die sexuelle Orientierung ändert. Nahestehende, liebe Menschen, an denen uns viel liegt, finden die Veränderung möglicherweise zu drastisch und ziehen sich zurück oder weigern sich, das neue Selbst oder die neuen Freundinnen zu akzeptieren.

Wer aus einer gemischtgeschlechtlichen Welt kommt, sehnt sich vielleicht zurück nach der Bequemlichkeit und der Sicherheit gesellschaftlicher Akzeptanz. Manchmal hat man Glück und kann einige Freunde aus alten Zeiten behalten, auch wenn sie nicht die gleichen Erfahrungen gemacht haben. Die Erkenntnis, alte Freunde verlieren zu können, drängt dazu und macht es leichter, die Vorstellung einer großen «Familie» anzunehmen, die eine größere Gemeinschaft bietet. Beziehungen zu pflegen hat unter lesbischen Frauen einen hohen Stellenwert, und oft bleiben Frauen, die früher eine Liebesbeziehung hatten, enge Freundinnen, die immer für einander da sind.

Die lesbische Gemeinschaft, die wir bei Frauenfesten, bei Konzerten oder in Bars antreffen, scheint sich oft aus im wesentlichen jüngeren Frauen zusammenzusetzen. Eine ältere Frau, die sowieso in vieler Hinsicht verunsichert ist und für die der lesbische Lebensstil neu ist, vermißt manchmal die Gesellschaft von Frauen ihres eigenen Alters. In manchen größeren Städten gibt es Organisationen für ältere Lesbierinnen, wo man gleichaltrige Frauen treffen kann. Es ist sehr wichtig, ein Gleichgewicht zu finden zwischen alten Freundinnen und neuen lesbischen Freundinnen, die oft nur so alt sind wie die eigene Tochter. Die Veränderung der sexuellen Präferenz kann eine Weile verunsichern, und Sie werden, um sich zurechtzufinden, die Hilfe anderer lesbischer Frauen brauchen. Denn selten läßt sich mit einer alten Freundin aus heterosexuellen Tagen über die neuen Erfahrungen sprechen, ohne daß sie Ihre Entscheidung in Frage stellt oder sich davon bedroht fühlt.

Leben in der Gemeinschaft

Für Frauen aller Altersstufen ist es außerordentlich wichtig, die Vorstellung zu überwinden, eine Frau ohne Partner sei irgendwie unvollständig. Die späteren Lebensjahre sind oft eine Zeit, in der man eine Balance findet zwischen dem Alleinsein und der Gemeinschaft mit anderen. Wichtig ist, daß man sich nicht allein fühlt, sondern als Teil einer lebendigen Gemeinschaft sieht. Wir haben so viele Möglichkeiten, eine neue Lebensweise zu finden. Wie groß soll die Gemeinschaft sein, damit Sie sich dort wohl fühlen, und mit wem möchten Sie zusammenleben? Möchten Sie in einer Wohngemeinschaft leben? Möchten Sie Ihre Freunde und Freundinnen häufiger sehen? Denken Sie darüber nach, wie Sie gerne leben möchten und wer von Ihren Freunden dieses Leben gern teilen würde. Mit Frauen Kontakt aufzunehmen, die in einer ähnlichen Situation leben wie Sie selbst, kann eine gute Möglichkeit sein, neue Freundschaften zu knüpfen. Frauenorganisationen, Altenorganisationen, Gemeindegruppen, Erwachsenenbildungskurse, Sportstätten und Clubs sind nur ein paar der vielen Möglichkeiten, wo man neue Freunde finden kann.

Wenn Sie sich mit Begeisterung auf Ihre neue kreative oder politische Betätigung werfen, können Sie, wenn Sie einer Gruppe beitreten oder einen Kurs besuchen, neue Menschen kennenlernen, die die gleichen Interessen und Vorlieben haben wie Sie, eine wunderbare Basis für neue Freundschaften. Wir sind nie zu alt, um neue Freundschaften zu schließen. [12]

12 Rebelsky, a. a. O.

12 Wohnformen und Lebensgestaltung[*]

Wohnen ist ein wichtiges Thema für uns alle, aber für ältere Frauen nimmt es manchmal bedrohliche Dimensionen an. Neben dem Bedürfnis nach einem sicheren, bequemen, erschwinglichen Wohnraum ist das Gefühl, ein «Zuhause zu haben», ein vitaler Bestandteil von Identität, Geborgenheit und Zugehörigkeitsgefühl. Das Zuhause ist Zentrum des Lebens, und für viele Familien-Frauen außerdem Zentrum ihrer Arbeit. Das Zuhause, das voller unersetzbarer Erinnerungsstücke steckt und dessen Einrichtung vertraut ist, stellt eine Verbindung her zwischen Gegenwart und Vergangenheit und vermittelt das Gefühl, sicher in der Zeit verwurzelt zu sein.

Aber wenn die Kinder ausgezogen sind, um allein zu leben, kommt es vielen Frauen so vor, als würden sie in dem einst übervölkerten Heim einsam herumirren. Dann gibt es die Möglichkeit, nach dem Ausscheiden aus dem Arbeitsleben allein oder mit einem Partner in eine ruhigere Gegend oder ein angenehmeres Klima zu ziehen. Verwitwete oder geschiedene Frauen fühlen sich oft nicht mehr wohl in der Vorstadtsiedlung, die ihnen früher die richtigen Lebensbedingungen bot, und suchen die Gesellschaft anderer alleinstehender Frauen und Männer in einer städtischeren Umgebung. Und viele Frauen genießen es, vielleicht zum erstenmal überhaupt, ein Zimmer für sich allein zu haben.

Ganz unabängig von den individuellen Umständen, bei den meisten Frauen wird sich, wenn sie älter werden, viel in bezug auf ihre Gesundheit, ihr Einkommen, ihre Familienstruktur und ihren Lebensstil verändern, was nun wieder Einfluß darauf haben wird, welche Wohnform sie wählen, ja, welche Alternativen sich ihnen überhaupt bieten. Wo und wie wir leben, ist so existentiell wichtig, daß wir schon beim bloßen Nachdenken über eine mögliche Veränderung das Gefühl haben können, uns würde der Boden unter den Füßen weggezogen. Aber wenn man erst einmal den ersten Schritt wagt und anfängt, sich umzuhören, stellt man bereits eine Verbindung zu anderen her, die

* Von Mickey Troub Friedman, mit besonderem Dank an Elaine Ostroff für die Hilfe bei dem Abschnitt über die Anpassung der Wohnung

ebenfalls auf der Suche sind. Während der Suche nach einem geeigneten Lebensumfeld bildet sich oft ein Netz gegenseitiger Unterstützung und knüpfen sich Kontakte, auf die man in der Zukunft zurückgreifen kann.

Mietarmut und Zwangsumsiedlung

Eine erschwingliche Wohnung zu behalten, in der man sich zu Hause fühlt und die den eigenen Bedürfnissen entgegenkommt, ist einer der wichtigsten Ansprüche unserer späteren Lebensjahre. Wenn man dafür jedoch so viel Geld ausgeben muß, daß nicht genug übrig bleibt, um andere Grundbedürfnisse zu befriedigen, wird von «Mietarmut» gesprochen – einer Erscheinung, die in den letzten Jahren vor allem in den Ballungsgebieten zunimmt. Fachleuten zufolge sollte im Idealfall nicht mehr als 25 Prozent des Einkommens für Miete ausgegeben werden, doch vielfach sind es schon 30 oder 40 Prozent. 25 Prozent eines ohnehin schon niedrigen Einkommens reichen jedoch oft nicht aus für eine angemessene Unterkunft, deshalb sind viele Menschen, die rechnerisch noch nicht unter der Armutsgrenze liegen, in Wirklichkeit «Mietarme». Viele ältere Frauen leben allein, folglich liegen für sie die Kosten für Mietraum pro Person höher als bei Menschen, die ihre Wohnung mit anderen teilen.

Bei einem Einkommen, das entweder nicht mehr ansteigt oder sogar abnimmt, und den stetig steigenden Preisen für den Kauf oder die Miete von Wohnraum wird Mietarmut zu einer zentralen Sorge für ältere Frauen, vor allem, wenn sie auf das staatliche Wohngeld (siehe Kasten) verzichten. Immerhin sind 10 Prozent aller «Nichtseßhaften» in den westlichen Bundesländern Frauen. Je mehr alternative Wohnformen sich bieten, desto besser lassen sich viele der Probleme lösen, die sich Frauen in der zweiten Lebenshälfte stellen.

Wohngeld

Um Mietarmut zu lindern und die finanziellen Lasten des Wohnens zu erleichtern, gibt es in der BR Deutschland das staatliche Wohngeld. Auch wenn man grundsätzlich darüber streiten kann, ob es sinnvoll ist, daß der Staat hohe Mieten per Wohngeld praktisch auch noch subventioniert, ist das Wohngeld gerade für viele Ältere und Alleinstehende eine wichtige Hilfe. Es entscheidet oft mit darüber, ob jemand in seiner vertrauten Umgebung bleiben kann oder nicht. Nach dem Wohngeldgesetz wird es gezahlt als:

- «Mietzuschuß» für eine Wohnung oder ein Zimmer, gleichgültig, ob man in einem frei finanzierten Haus, einem Sozialwohnungsbau oder einem Haus lebt, ob man einen Mietvertrag hat oder ein mietähnliches Dauerwohnrecht;
- «Lastenzuschuß» für Eigentümer eines Hauses oder einer Wohnung.

Ob man Wohngeld bekommt oder nicht, hängt ab von der Familiengröße, dem Familieneinkommen und der Höhe der Miete bzw. Belastung z.B. durch Hypotheken.

Wie hoch es ausfällt, wird jeweils individuell und nach den aktuellen Wohngeldtabellen errechnet. Auskunft gibt jede Wohngeldstelle. Das Wohngeld wird jeweils für zwölf Monate ab dem Monat der Antragstellung gezahlt. Danach muß es neu beantragt werden. Lehnt das Amt ab, Wohngeld zu zahlen, kann man gegen diesen schriftlichen Bescheid Einspruch erheben.

Viele Menschen, vor allem ältere, verzichten auf das Wohngeld, zum Teil aus Scham über ihre «Bedürftigkeit». Viele glauben aber auch, daß ihre Kinder finanziell herangezogen werden, wenn sie Wohngeld beantragen. Das ist aber nicht der Fall! Auf Wohngeld zu verzichten, heißt freiwillig ein Recht preiszugeben.

Weitere Informationen finden Sie in der Broschüre «Wohngeld», die Sie kostenlos in Bezirksämtern und Kreisverwaltungen und beim Ministerium für Raumordnung und Städtebau, Postfach, 5300 Bonn 1, bekommen.

Mit preiswertem Wohnraum, der für jemanden mit bescheidenem Einkommen erschwinglich ist, läßt sich kaum Profit machen. Der Trend auf dem privaten Wohnungs- und Immobilienmarkt geht deshalb dahin, Luxusappartements, Eigentumswohnungen und teure Einfamilienhäuser zu bauen. Staatliche Wohnungsbauprogramme sind jahrelang vernachlässigt worden und laufen jetzt angesichts der Wohnungsnot erst wieder an. Bis sie greifen, können Jahre vergehen. Wenn die gesellschaftlichen Aufsteiger in neue und bessere Wohnungen ziehen, werden ihre früheren Unterkünfte frei für Haushalte mit niedrigerem Einkommen. Wenn sich dieser Umschichtungsprozeß jedoch verlangsamt, weil es für alle Einkommensschichten nicht genug neue Häuser gibt und Mieten selbst für Besserverdienende unerschwinglich werden, nimmt die Qualität bezahlbaren Wohnraums insgesamt ab. Vermieter können willkürlich überhöhte Mieten verlangen, auch wenn Ausstattung und Lage der Wohnung dies nicht rechtfertigen. So werden Geschäfte mit der Not bzw. mit dem Mangel gemacht. Dies stellt insbesondere für ältere Frauen ein Problem dar, weil sie überwiegend eher kleine Einkommen oder Renten haben. Wenn Sie von diesem Prozeß selbst nicht betroffen sind, können Sie aber mit Ihrer Stimme oder finanziell den Mieterorganisationen helfen, die gegen diese Probleme ankämpfen.

Wenn sich die Nachbarschaft verändert

Der Prozeß, in dem ein Wohngebiet umgewandelt wird, weil Baufirmen oder private Investoren preiswerten Wohnraum oder Gebäude in einem Viertel von Menschen mit bescheidenem Einkommen kaufen, sie renovieren und modernisieren, um sie dann profitabel an finanzkräftigere Käufer zu verkaufen, wurde in den USA als «Gentrification» bezeichnet («gentry» ist der englische Begriff für die landbesitzende Klasse). Mit dieser Form der Luxussanierung steigt der Wert von Grundbesitz, das Sozialprestige eines Viertels – und damit die Mieten. Das heißt, wir müssen für Wohnraum mehr Geld ausgeben, und neben diesem finanziellen Druck fühlen sich viele Frauen verlassen, weil Nachbarn und Freunde fortziehen, weil sie die steigenden Mieten nicht mehr aufbringen können oder weil ihre Wohnung in Eigentum umgewandelt wurde. Den Ansprüchen des neuen Besitzers müssen sie dann über kurz oder lang weichen. Bitter kann auch sein, wenn der Lebensmittelhändler an der Ecke von einem italienischen Café oder einem Videoverleih verdrängt wird. Vielleicht treibt die Gentrifizierung den Verkaufspreis des eigenen Hauses in die Höhe, aber dieses Geld reicht möglicherweise nicht aus, um einen angemessenen oder bequemen Ersatz zu finden, und es kann für eine ältere Frau allein schwierig oder unmöglich sein, eine Hypothek oder ein Darlehen zu bekommen.

Aber es gibt legale Möglichkeiten, wie Bewohner einer bedrohten Nachbarschaft sich wehren können. Wenn Hausbesitzer ihr Eigentum bewußt verkommen lassen (oder sogar zerstören), weil sie auf einen baldigen Abriß und profitablen Grundstücksverkauf oder Neubau spekulieren, können Mieter sich durchaus zur Wehr setzen. Das wichtigste: Handeln Sie gemeinsam, schreiben Sie gleichlautende oder gemeinsam unterzeichnete Beschwerdebriefe, damit der Besitzer die «konzertierte Aktion» auch als solche erkennt. Erkundigen Sie sich bei den örtlichen Behörden (Bauämter, Bezirksämter) oder beim Mieterschutzbund (Adressen Seite 762), ob Ihr Vermieter mit seiner Taktik gegen geltende Gesetze zum Schutz von Wohnraum verstößt. In einigen Städten gibt es Wohnungspflegestellen, die Sie beraten und unterstützen können und gegebenenfalls auch den Vermietern mit Bußgeldbescheiden zu Leibe rücken, wenn es sich um erhaltenswerte Bausubstanz handelt oder wenn Häuser unter Milieu- oder Ensembleschutz stehen.

Bei Schäden in der Wohnung können Sie entweder einen Teil der Miete einbehalten (Mietminderung) oder den Handwerker kommen lassen und die Rechnung dem Hauswirt schicken (Ersatzvornahme). In jedem Fall sollten Sie aber die Mängel vorher schriftlich beim Vermieter beanstandet haben und sich von einem Anwalt oder vom Mieterschutzbund beraten lassen, wie Sie am besten vorgehen.

Nachbarn können sich außerdem zusammenschließen und bei den zuständigen Behörden Anspruch auf leerstehende Gebäude erheben. Wenn sich Probleme abzeichnen, aber noch nicht eingetreten sind, sollte man sich überlegen, in eine Rechtsschutzversicherung für Mietstreitigkeiten einzutreten. Fragen Sie den Mieterbund nach günstigen Tarifen und seriösen Gesellschaften.

Mieter und Vermieter

Wir brauchen hier nicht über die vielen Vermieter zu sprechen, die gute Beziehungen zu ihren Mietern haben. Unsere Sorge gilt jenen unaufrichtigen Vermietern, die sich illegaler Praktiken bedienen, um unerwünschte Mieter zum Auszug zu zwingen: Sie belästigen sie verbal, führen notwendige Reparaturen und Sicherheitsvorkehrungen nicht aus, schließen Gemeinschaftseinrichtungen oder beschädigen sogar absichtlich ihre eigenen Gebäude. Derartige Praktiken haben das Leben vieler älterer Menschen verkürzt, darunter viele Frauen, die sich aus Mangel an Informationen und verbaler Geschicklichkeit nicht zur Wehr setzen konnten, die zu gebrechlich waren, Angst vor weiteren Schikanen oder einer Räumungsklage hatten oder denen es einfach unangenehm war, «Umstände zu machen».

Doch: Lassen Sie sich zu nichts zwingen! Informieren Sie sich über Ihre Rechte. Die meisten Mieter kennen ihre Rechte nicht, und manchmal wissen selbst Sozialarbeiter nicht genau Bescheid. Aber

Rechte, die nicht in Anspruch genommen werden, nützen nichts – zögern sie deshalb nicht, die Rechte in Anspruch zu nehmen, die Ihnen zustehen, und scheuen Sie sich nicht, einer örtlichen Mieterinitiative oder dem Deutschen Mieterbund beizutreten und im Zweifelsfall bis vor Gericht zu gehen.

Umwandlung der Wohnung in Eigentum

In den letzten Jahren sind nach Schätzungen des Deutschen Mieterbundes in den westlichen Bundesländern zwischen 300000 und 500000 Mietwohnungen in Eigentumswohnungen umgewandelt worden. Viele Menschen wurden dadurch aus ihrer vertrauten Umgebung vertrieben. Denn Verwertungsgesellschaften und Umwandlungsspekulanten umgehen nicht selten gesetzliche Vorschriften und scheuen auch nicht vor physischer oder psychischer Gewalt zurück. Aus diesem Grund ist es für Mieter, die ihre Wohnung nicht kaufen können oder wollen, besonders wichtig, ihre Rechte zu kennen, zu nutzen und gemeinsam dafür zu kämpfen. So darf der neue Besitzer beispielsweise erst nach Ablauf einer Sperrfrist (zur Zeit noch drei Jahre, sie soll aber verlängert werden) seinen Eigenbedarf anmelden. Als Stichtag für diese Drei-Jahres-Frist gilt das Datum der Grundbucheintragung. Der neue Eigentümer muß dem Mieter nachweisen, daß er wirklich laut Grundbuch einen Anspruch auf die Räume hat. Zu dieser Sperrfrist kommt dann noch die gesetzliche Kündigungsfrist von mindestens drei Monaten hinzu. Bei umgewandelten Sozialwohnungen beträgt die Sperrfrist normalerweise sogar acht Jahre.
Außerdem darf der neue Eigentümer nicht willkürlich die Miete erhöhen, sondern nur innerhalb des gesetzlichen Rahmens. Das heißt unter anderem: die reine Miete (ohne Betriebskosten oder Modernisierungsaufschläge) darf in drei Jahren um nicht mehr als 30 Prozent erhöht werden. Bei Sozialwohnungen darf die Erhöhung die Kostenmiete (also das, was der Eigentümer selbst aufwenden muß) nicht übersteigen.
Der Mieter kann die Rechtmäßigkeit der Mieterhöhung nachprüfen und anfechten. Beides ist kein Kündigungsgrund!
Luxusmodernisierungen, die die Miete unnötig hinaufschrauben, müssen Sie nicht hinnehmen. Der Eigentümer muß sein Vorhaben mindestens zwei Monate vor Beginn der Arbeiten detailliert und schriftlich ankündigen. Aus diesem Brief muß hervorgehen, was genau an Modernisierungsarbeiten geplant ist. Mit diesem Brief können Sie sich an den Mieterverein oder an einen Anwalt wenden. Mehr

dazu in der Broschüre «Kaufen oder mieten – Umwandlung von Miet- in Eigentumswohnungen», erhältlich zum Preis von 5 Mark bei allen örtlichen Mietervereinen.

Kündigung wegen Eigenbedarfs

Das Bundesverfassungsgericht hat mit einer 1989 publizierten Grundsatzentscheidung zum Thema Eigenbedarfskündigung die Rechte der Vermieter zunächst gestärkt. Danach konnten sie Eigenbedarf schon dann anmelden und auch durchsetzen, wenn sie dafür «vernünftige und nachvollziehbare Gründe» hatten. Was man darunter zu verstehen hatte, war weitgehend den Vorstellungen des Vermieters überlassen und sollte vom Gericht auch nicht weiter nachgeprüft werden. Mit einer weiteren Entscheidung hat das BGH 1990 sein altes Urteil modifiziert und wiederum die Rechte der Mieter untermauert. Hinter diesem neuen Urteil stand vermutlich die Eigenbedarfs-Willkür, mit der viele Vermieter von ihren neuen Rechten Gebrauch gemacht und zum Teil langjährige Bewohner ihrer Häuser vor die Tür gesetzt hatten. Als juristische Leitlinie können Sie sich im Zweifelsfall an die vom Mieterbund zusammengestellten Punkte halten, die es einem Vermieter schwer machen werden, eine unberechtigte Eigenbedarfskündigung durchzusetzen. Sie ist dann wenig erfolgversprechend:

- Wenn der Mieter begründete Zweifel daran hat, daß hinter der Kündigung wirklich ein echter Eigenbedarf steht. Manche Vermieter versuchen zum Beispiel, unbequeme Mieter mit vorgeschobenem Eigenbedarf loszuwerden.
- Wenn der Vermieter für sich einen übertrieben großen Wohnraum beansprucht.
- Wenn der Vermieter die Wohnung für seine angegebenen Zwecke gar nicht wirklich nutzen kann.
- Wenn im Haus bereits mehrfach eine vergleichbare Wohnung freigeworden ist, ohne daß der Vermieter sie in Anspruch genommen hätte.

Weitere Informationen zu diesem Themenkreis und zu anderen wichtigen Wohnfragen enthält das Mieter-Lexikon, herausgegeben von der Verlagsgesellschaft des Deutschen Mieterbundes, Aachener Straße 313, 5000 Köln 41

Die Aufnahme von Mietern

Eine weitere Möglichkeit, die Kosten für Wohnraum zu reduzieren, besteht darin, das eigene Haus oder die Eigentumswohnung mit anderen zu teilen. Neben dem zusätzlichen Einkommen bietet ein solches Arrangement unter anderem den Vorteil, daß man Gesellschaft hat und eventuell Hilfe bei den Hausarbeiten. Es gibt eine Menge kreativer Möglichkeiten, auf welcher Basis Sie vermieten können, mit einem Minimum an Ärger. Schneidern Sie sich das Mietverhältnis so zu, daß es Ihren Bedürfnissen im Hinblick auf Ihr Privatleben entgegenkommt. Fügen Sie dem schriftlichen Standardmietvertrag eine besondere Klausel hinzu, die es ermöglicht, einzelne Vertragspunkte nach einer gewissen Zeit neu zu bewerten und zu verhandeln.

Man macht immer Fehler, aber Fehler sind dazu da, daß man daraus lernt. Wichtig ist, einen Vertrag so zu formulieren und zu schließen, daß allen Beteiligten klar ist, was der jeweils andere erwartet. Ich habe in den vergangenen acht Jahren viele gute Erfahrungen mit Mietern gemacht, es war wunderbar, sie hier zu haben, und darüber hinaus auch noch einträglich. Ich werde mein Haus weiter mit anderen teilen, solange das Arrangement funktioniert und genug Platz da ist. Ich habe dadurch ein paar gute Freunde gefunden, mit denen ich in Kontakt bleibe. Ich habe das Gefühl, daß der Rhythmus, der sich in diesem Haus entwickelt hat, einer ganzen Reihe von Menschen die Möglichkeit gibt, sich hier vorübergehend zu Hause zu fühlen, ihre Zeit hier entspannt zu verbringen und nachzudenken, wie es weitergehen soll in ihrem Leben. Meine Beziehung zu ihnen bleibt rein geschäftlich, die psychische und physische Distanz ist angenehm und hilft uns allen, unsere Privatsphäre zu bewahren.

Auch die Vermietung auf der Basis von Übernachtung mit Frühstück wird immer beliebter und hat für Reisende wie für Gastgeber Vorteile. Wenn Sie diese Form der Vermietung über die örtliche Touristen-Information laufen lassen und einen guten Kontakt mit diesem Büro halten, werden Sie mit hoher Wahrscheinlichkeit seltener unangenehme Überraschungen mit Ihren Gästen erleben. Denn die Büros bemühen sich, Gäste und Vermieter zusammenzubringen, die möglichst zueinander passen.

Ich bin in diesen Ort am Meer gezogen, weil ich näher am Ort meiner Kindheit sein wollte. Ich entschloß mich, Kapital aus diesem Standort zu schlagen und Übernachtungsgäste aufzunehmen. Das kommt nicht nur meinem Einkommen zugute, sondern gibt meinem Leben auch noch eine gewisse Farbe. Und natürlich besteht einer der Vorteile darin, daß man nein sagen kann, wenn man mal keine Gäste haben möchte.

Eine 79jährige Frau

Allein oder zusammen mit anderen wohnen

Ob Sie allein oder mit anderen zusammen leben möchten, ist Ihre ganz persönliche Entscheidung. Manche Frauen schreckt der Gedanke ab, sich an die Zeiteinteilung, die Launen, Gewohnheiten und Bedürfnisse anderer anpassen zu müssen. Das trifft vielleicht besonders auf Frauen zu, die das in der Vergangenheit oft tun mußten.

Ich lebe gern allein. Es ist so friedlich. Es ist niemand da, der mich herumkommandieren könnte. Die schwierigste Zeit für mich war, als mein Mann zum erstenmal ins Krankenhaus kam. Wir waren dreiunddreißig Jahre lang verheiratet und machten alles zusammen. Wir arbeiteten auch zusammen. Als mein Mann starb, wurde ich fast verrückt, aber ich kriegte mich wieder in den Griff und fand heraus, daß ich für mich selbst sorgen kann. Das war vor zwanzig Jahren, und ich lebe heute noch so.

Eine 76jährige Frau

Ich liebe die Ruhe – nicht Stille, das ist etwas anderes. Manchmal ist es mir zu still, dann stelle ich das Radio oder den Fernseher an. Ich vermisse es bisweilen, mit jemandem zusammenzuleben, und doch muß ich sagen, daß es mir auch gefällt, ein wunderbares Heim zu haben, das ich selbst eingerichtet habe. Ich tue gern, was ich will und wann ich es will.

Eine Frau von Mitte 50

Viele Frauen aber sind der Meinung, daß, auch wenn sie beruflich und gesellig ein aktives Leben führen, Alleinleben schmerzhaft sein kann.

Trotz sehr hilfsbereiter Kinder und einem großen Freundeskreis gefällt mir die Aussicht, daß ich vielleicht für den Rest meines Lebens allein leben könnte, überhaupt nicht. Ich habe es sogar mit einem Hund versucht. Das hat zwar seine Nachteile und schränkte meine Freiheit ein, wurde aber wettgemacht durch die Freude, daß der Hund da war und mich begrüßte, wenn ich die Haustür öffnete. Jetzt lebt er auf einem Bauernhof, wo er mehr Auslauf hat, und ich bin oft einsam und frage mich, was wohl aus mir noch wird.

Eine Frau von Mitte 50

Einer der Gründe, weshalb ich für das Zusammenleben bin, in welcher Form auch immer, ist, daß sich zwischen der Privatsphäre und der Gelegenheit zwangloser Gesellschaft ein Gleichgewicht herstellen läßt, das die meisten von uns brauchen. Mir gefällt es sogar, mich anzupassen, wenn mein Lebensstil mit dem anderer in Konflikt gerät. Es vermittelt mir eine große Befriedigung zu lernen, Übereinstimmung herzustellen und zusammenzuarbeiten. Ich habe die Erfahrung gemacht, daß sich das Ziel, sich in einer Gemeinschaft zu Hause zu fühlen, verwirklichen läßt. Es ist zwar vielleicht ein ganz anderes Zuhause als das, in dem wir aufwuchsen oder in dem wir allein lebten, aber es kann ebenso wertvoll sein wie jedes andere Zuhause.

Eine Frau von Mitte 70

Die Auswahl der Mitbewohner

Wie man jemanden findet, mit dem man zusammenwohnen möchte, hängt ganz von persönlichen Umständen ab. Manche haben das Glück, enge Freunde zu haben, mit denen sie eine Wohnung teilen können. Oder eine zunächst als vorübergehende Lösung gedachte Gemeinschaft erweist sich als so erfolgreich, daß sie zu einer Dauereinrichtung wird.

Ich traf eine Lehrerin in der Institution, wo ich ehrenamtlich arbeitete, die dringend eine Wohnung suchte. Sie zog vorübergehend bei mir und meinem Vater ein. Sie hat meinem Vater sehr geholfen und vieles mit ihm gemacht, wofür ich keine Zeit hatte. Sie hat zum Beispiel gemeinsam mit ihm Fußballspiele angesehen oder ihn auf einen Ausflug mitgenommen. Ich dagegen kochte für uns. Als mein Vater starb, lebten wir einfach weiter zusammen. Seit zwanzig Jahren führen wir sehr verschiedene, aber miteinander zu vereinbarende Leben. Finanziell geht es ihr besser als mir. Mit meiner immer kleiner werdenden Rente wäre es schwierig für mich, allein zu leben. Wir teilen noch immer alles gleichmäßig auf, nur daß sie immer ein Auto hatte und ich für die Haushaltsdinge sorgte. Ich esse zu Hause und habe häufiger Gäste als sie, und oft essen wir mittags oder abends nicht zusammen, aber wir teilen alles. Ich wurde zu einem Mitglied ihrer Familie, zu einer Art angenommener Schwester. *Eine 72jährige Frau*

Wenn es in Ihrem Freundeskreis niemanden gibt, der an einem gemeinsamen Leben interessiert ist, und wenn Sie noch nie ein Inserat aufgegeben haben, um eine Mitbewohnerin zu suchen, werden Sie vermutlich Hilfe brauchen. Sehen Sie sich in Organisationen wie Frauenzentren, Sozialstationen, Altentagesstätten usw. um, ob es eine Möglichkeit gibt, Unterstützung zu bekommen, auch für die erste Phase des Zusammenwohnens und in dem Prozeß, die Bedürfnisse der Zusammenwohnenden genauer zu klären. Wenn Sie das Gefühl haben, daß es Ihnen schwerfällt, eine Auswahl zu treffen oder jemanden abzuweisen, kann ein Sozialarbeiter oder eine andere neutrale dritte Person als Vermittler fungieren. Das wird Ihnen Zeit geben und Sie bei der Entscheidung in diesem schwierigen Fall unterstützen.

Damit es klappt
Der wichtigste Faktor für den Erfolg von gemeinsamen Wohnarrangements ist die Bereitschaft aller Beteiligten zu Veränderungen und Kompromissen.

Zum Leben gehören Veränderungen. Zusammenwohnen ist keine Ausnahme. Ich habe viele Veränderungen erlebt, Situationen haben sich verändert, aber auch die Leute, die daran beteiligt waren. Mir gefällt das. Ein Leben, wo sich nichts bewegt, kann langweilig sein. *Eine 78jährige Frau*

Tips für gemeinsames Wohnen*

1. Verbringen Sie einige Zeit zusammen, bevor Sie die Entscheidung treffen, zusammenzuziehen. Sie können zusammen verreisen, gemeinsam ein Ferienhaus mieten oder ein langes Wochenende miteinander verbringen in den Wohnungen, die sie gegenwärtig bewohnen.
2. Versuchen Sie, nicht nur der möglichen Mitbewohnerin, sondern auch sich selbst gegenüber ganz ehrlich zu sein über Ihre Pläne und Hoffnungen für die Zukunft. Wenn Sie sich die Möglichkeit einer Heirat, Wiederheirat oder einer festen Beziehung offenhalten

* Von Fran Roberts

wollen oder Sie aus anderen Gründen Zweifel haben, ob dieses Arrangement von Dauer sein wird, sprechen Sie diese Frage offen und ehrlich an. Wenn Sie sich Ihrer eigenen Pläne nicht sicher sind, ist es vielleicht besser, die Bedingungen vertraglich festzuhalten.

3. Um sich gegenseitig zu schützen, sollten Sie jeden Aspekt Ihres Arrangements im voraus besprechen, insbesondere, welche Vorkehrungen Sie treffen wollen für den Fall, daß eine Person stirbt oder ausziehen möchte. Hat zum Beispiel die verbleibende Bewohnerin ein lebenslanges Wohn- oder Nutzungsrecht? Können verbleibende Partner die Anteile des anderen übernehmen? Welche Vorkehrungen müssen für die Erben getroffen werden? Wenn Sie sich einig sind, was Sie wollen, setzen Sie sich mit einem Rechtsanwalt zusammen, um ihre Absichten in Verträgen oder neuen Testamentsverfügungen festzuhalten.

4. Wenn Sie vorhaben, gemeinsam ein Haus zu kaufen, dann klappt das meist besser, wenn man sich nicht an einem Haus beteiligt, das eine bereits besitzt. Am einfachsten ist es, alte Muster zu durchbrechen und neue Regeln festzulegen, wenn die Umgebung für alle Beteiligten neu ist. Das kann besonders wichtig sein, wenn eine Frau Kinder hat, die zu Hause leben. Wenn Sie jedoch in das Haus Ihrer zukünftigen Mitbewohnerin ziehen, sollten auch Ihre Einrichtungsgegenstände mit hineingestellt werden. Später können sie dann gemeinsam neue Dinge kaufen, sobald Ihr Haushaltsgeld das erlaubt.

5. Sie werden klären müssen, welche Entscheidungen Sie jeweils individuell und welche Sie gemeinsam treffen wollen. Normalerweise klappt es am besten, wenn beide Partner etwa gleich viel Geld zur Verfügung haben, denn ohne finanzielle Ebenbürtigkeit ist es sehr viel schwieriger, gemeinsame Entscheidungen zu treffen – und gemeinsame Entscheidungen sind das Kernstück einer erfolgreichen Wohnbeziehung. Wenn es jedoch einen starken Wunsch gibt, zusammenzuwohnen, und wenn alle Parteien sich einig sind, kann es auch funktionieren, wenn jede so viel beiträgt, wie ihre Mittel erlauben, wobei auch der Wert nichtfinanzieller Beiträge zum Haushalt anerkannt werden sollte.

6. Es ist sinnvoll, zusätzlich zu Ihren persönlichen Konten ein gemeinsames Bankkonto für Ausgaben für das Haus einzurichten. Besprechen Sie, welche Ausgaben zu bedenken sind (Abfallbeseitigung, Wasser, Elektrizität, Heizöl oder Gas und Hypotheken, aber auch Eigentumssteuern, Versicherungsprämien, Reparatur- und Instandhaltungskosten für das Haus), und wie Sie diesen Teil Ihrer Finanzen regeln wollen.

7. Für tägliche Ausgaben wie Lebensmittel sollte eine Haushalts-
kasse eingerichtet werden, in die alle Bewohner den gleichen Betrag einzahlen.
8. Seien Sie darauf gefaßt, daß manche Leute neugierig sein werden, ob Ihre Beziehung eine sexuelle Basis hat, und überlegen
Sie gemeinsam, wie Sie damit umgehen. Seien Sie nicht überrascht oder niedergeschlagen, wenn ein Kind, ein Bruder oder
eine Schwester oder enge Freunde eifersüchtig werden, weil sie
das Gefühl haben, verdrängt worden zu sein. Es wird Wunder wirken, wenn Sie die Bedürfnisse von Verwandten und Freunden berücksichtigen – und sich Zeit für sie nehmen –, und die Spannungen werden zurückgehen, die Ihre neue Lebensweise hervorrufen wird.

Ein weiterer Faktor ist der Respekt vor und die Rücksicht auf die
Wünsche, die Verantwortungen und Bedürfnisse aller beteiligten Personen. Hat die Mitbewohnerin ein Kind, das woanders zur Schule
geht, aber eine bestimmte Zeit im Jahr bei ihr verbringt? Oder
möchte eine von beiden die Enkelkinder in den Schulferien einladen?
Hat eine von beiden gebrechliche oder ältere Verwandte, die zeitweilig versorgt werden müssen? Wie wird die zukünftige Mitbewohnerin
auf Besuche von Freundinnen oder Männerbekanntschaften reagieren, oder auf einen ausgedehnten Besuch einer erwachsenen Tochter/
eines erwachsenen Sohnes, die nach einer zerbrochenen Beziehung
oder einer Kündigung zurückkehren wollen zu der Person, die ihnen
am nächsten steht? Niemand kann wissen, was die Zukunft bringt,
aber derartige Fragen sollten so weit wie möglich im voraus geklärt
werden und nicht erst, wenn bereits die Entscheidung gefallen ist,
zusammenzuwohnen.
Wer mit jemandem zusammenwohnt, sollte sich in gewissen Zeitabständen mit dem anderen zusammensetzen, um zu besprechen, wie
sich die Dinge entwickeln, was zu ändern ist, ob etwas an den Über-
einkünften zu verändern ist oder neue Aspekte zu klären sind.

Wohngemeinschaften

Diese Wohnform wird im allgemeinen mit jüngeren Menschen assozi-
iert, aber Wohngemeinschaften können in jeder Altersgruppe oder
mit Personen ganz verschiedenen Alters gut funktionieren. Wohngemeinschaften finden sich im allgemeinen von selbst zusammen und

planen ihre Struktur selbst. Es gibt aber auch sozialpädagogisch betreute Wohngemeinschaften. Die Träger sind meist regionale Initiativen und Vereine. Sie haben sich 1989 bundesweit zum «Forum für gemeinschaftliches Wohnen im Alter» zusammengeschlossen. (Siehe auch Adressen im Anhang.)

Zusammenleben verschiedener Generationen

Viele ältere Menschen fühlen sich in der Gesellschaft Gleichaltriger wohl, andere jedoch leben sehr viel lieber mit Menschen aller Altersgruppen zusammen. Junge Erwachsene, deren Familien nicht in der Nähe wohnen, können sich an ältere Mitbewohner wenden und sie um Rat fragen, bei ihnen Anregung finden und von ihrer Erfahrung profitieren. Und ältere Frauen, die entweder nie Kinder hatten oder weit von ihren Kindern und Enkelkindern entfernt wohnen oder die ihre Familienangehörigen überlebt haben, genießen oft die Gesellschaft jüngerer Menschen. Die Energie der Jüngeren läßt sich kanalisieren in Reparaturen und Instandsetzungsarbeiten, Schneeschaufeln, Frühjahrsputz, schwere Einkäufe, während die älteren Hausgenossen ihren Beitrag leisten mit ihrer Zeit und ihren Fähigkeiten und körperlich weniger fordernden Aufgaben.

Viele ältere Menschen wollen sich nicht entwurzeln lassen und langjährige Bindungen an Freunde, Nachbarschaft, Kirchengemeinden oder Synagogen, Klubs, Ärzte oder den beruhigenden Einfluß vertrauter Orte aufgeben. Wer erst einmal gelernt hat, mit den öffentlichen Verkehrsmitteln, den sozialen Diensten, den medizinischen Einrichtungen und anderen Vorteilen oder Nachteilen der näheren Umgebung umzugehen. gewöhnt sich oft lieber an neue Mitbewohner als an eine neue Umgebung.

Die vertrauteste Form des Zusammenlebens verschiedener Generationen ist die Tradition, daß sich Mitglieder einer Familie ein Haus teilen: entweder ziehen junge Leute zu ihren Eltern oder älteren Verwandten, oder ein älterer Elternteil wohnt mit den erwachsenen Kindern und deren Kindern zusammen.

Ich habe viel Glück gehabt, daß ich noch in dem Haus und in der Stadt wohnen kann, in der ich aufwuchs und meine Arztpraxis hatte. Obwohl ich nie verheiratet war, fühlte ich mich den Kindern meiner Schwester so nahe, als wären es meine eigenen Kinder, und jetzt sind es ihre Kinder, die mit mir leben und mir helfen, unser Haus in Ordnung zu halten. Ich koche und übernehme einen Teil des Putzens, und es ist für uns alle sehr befriedigend.   *Eine Frau von Mitte 80*

Heute wird oft voll Nostalgie zurückgeblickt auf die Großfamilien vergangener Zeiten, aber deren Zusammenleben war keineswegs immer die reine Idylle. Viele Familien lebten zusammen unter dem Druck von Traditionen oder blanker finanzieller Not und rieben sich an den zwangsläufig entstehenden Einschränkungen ihrer Freiheit. Wenn heute Familien zusammenwohnen, ist die Wahrscheinlichkeit größer, daß sie zusammenwohnen *wollen* und Wertvorstellungen und Lebensstile haben, die miteinander vereinbar sind.

Ich habe mich oft gefragt, was mein Sohn und seine Familie davon haben, mit mir zusammenzuleben. Mein Sohn und meine Schwiegertochter gehen beide arbeiten und verdienen gut, aber sie haben nie ein Wort darüber fallen lassen, daß sie daran dächten, ein Haus zu kaufen. Ich glaube, ich gebe meinen Enkelkindern eine gewisse Geborgenheit, besonders, weil ihre Eltern nicht immer da sind. Wenn sie etwas wollen oder brauchen, kommen sie zu mir.
Was ich davon habe? Ich werde respektiert und kann angenehm in meinem eigenen Heim leben. Ich fühle mich geborgen und genieße den Kontakt. Sie putzen das Haus. Mein Enkel sorgt für den Garten, auch wenn ich wünschte, ich müßte ihn nicht immer daran erinnern. Aber wenn ich es tue, ist er sehr höflich und tut es sofort.
                                                    Eine 85jährige Frau

Wenn Sie daran denken, mit Ihren Eltern oder erwachsenen Kindern zusammenzuziehen, sollten Sie sich zuerst ein paar recht schwierige Fragen stellen: Können Sie als Erwachsene nebeneinander existieren, oder gibt es immer noch ungelöste Machtkämpfe zwischen Ihnen? Sind Sie – oder sind Ihre Angehörigen – flexibel genug, um sich an eine neue Dynamik, neue Rollen anzupassen?[1] Wie bei allen anderen Formen des Zusammenlebens wird eine wechselseitig abgesegnete Übereinkunft über die wichtigsten Regeln und eine Überprüfung dieser Regeln von Zeit zu Zeit helfen, die Verantwortung und die Mittel gleichberechtigter zu verteilen.

1 Barbara Silverstone, Helen Kardel Hyman: You and Your Aging Parent, New York, 1982, S. 148–150

Als meine Mutter starb, ging mein Vater vorzeitig in Ruhestand und zog zu uns aufs Land. Ich weiß gar nicht mehr, von wem das ausging, es geschah einfach. Eine Zeitlang klappte es prima, aber dann schien er niedergeschlagen zu sein. Er war in vieler Hinsicht immer noch recht «jung» – er nahm den Kontakt mit Freunden in der Stadt wieder auf und sprach oft darüber, wieder zu arbeiten. Anfangs paßte er gern auf unsere Jungen auf, aber als sie älter wurden, merkten mein Mann und ich, daß er andere Vorstellungen von Disziplin hatte als wir, und wir hatten oft das Gefühl, daß wir mehr Einfluß haben wollten auf das Leben unserer Kinder. Die Situation wurde recht gespannt – die Jungen fühlten sich in ihrer Loyalität hin und her gerissen, und mein Vater fühlte sich mißachtet. Es war wirklich schwierig, darüber zu sprechen, aber schließlich taten wir es. Ein Freund hatte uns dazu gedrängt, er meinte, zu Recht, Vater wolle «raus». Er wußte einfach nicht, wie er es uns sagen sollte. Wir mußten akzeptieren, daß unser Arrangement nicht mehr funktionierte. Er lebt nun allein, glücklich, wieder in der Stadt zu sein, und hat einen Halbtagsjob. Die Ferien verbringt er bei uns, und wir sind wieder Freunde.   *Eine Frau von Mitte 40*

Eine neue Variante der «Großfamilie» ist das Zusammenleben von Menschen verschiedener Generationen, die nicht miteinander verwandt sind. Es hat sich herausgestellt, daß diese Form des Zusammenlebens zwischen jungen Erwachsenen und älteren Menschen oft sehr gut klappt.

Einliegerwohnungen

Verschiedene Generationen können auch unter einem Dach leben, wenn die ältere Person in dem Haus, das von ihren Kindern oder Enkeln oder anderen Verwandten oder Freunden bewohnt wird, eine eigene Wohnung hat, die vielleicht extra zu diesem Zweck entworfen wurde. Dieses Konzept wird beim Bau von Einfamilienhäusern immer beliebter. Es bietet eine Reihe von steuerlichen und praktischen Vorteilen. Beide Generationen bleiben relativ unabhängig, haben es dennoch leicht, sich zu sehen und zu treffen. Älteren Menschen gibt es die Sicherheit, im gegebenen Fall Hilfe und Unterstützung zu finden.
Das «Altenteil» kann auch eine kleine, abgeschlossene Einheit sein, die auf dem Grundstück der Familie steht, wenn es groß genug ist.

Diese Form des Wohnens bietet ein Höchstmaß an Unabhängigkeit, und gleichzeitig ist Hilfe nahe, im Fall, daß sie gebraucht wird. Diese traditionelle Wohn- und Lebensform hat sich bei uns vor allem auf dem Land und in Vorstädten bewahrt.

Wenn wir Hilfe brauchen

Da die Lebenserwartung steigt, wird der Zusammenhang von Wohnen und Gesundheit immer entscheidender. Besonders wichtig, ist, in einer Wohnung zu leben, in der man möglichst unabhängig ist und die doch eine Reihe von Dienstleistungen bietet, auf die man zurückgreifen kann, wenn man sie braucht: ärztliche und therapeutische Hilfe in der unmittelbaren Umgebung, Haushaltshilfen, Lieferdienst für Mahlzeiten, Krankenpflege, freundliche Besucher und eine Reihe von Notfalleinrichtungen, von einer Telefonseelsorge bis zu Europiepern, die man stets um den Hals trägt oder in Griffnähe hat. Diese Einrichtungen machen es vielen älteren Menschen möglich, einen größeren Grad an Unabhängigkeit zu erhalten, als sie in einem Alten- oder Pflegeheim hätten.

Die Umgestaltung der Wohnung

Bevor man wegen einer plötzlich oder allmählich eintretenden Behinderung oder Krankheit übereilt umzieht, ist es wichtig, darüber nachzudenken, ob es eine Alternative sein kann, die vorhandene Wohnung umzugestalten. Unsere westliche Kultur ist am Individuum orientiert und lehrt uns, die Ursachen und Lösungen für Probleme in uns selbst zu suchen, manchmal ist es jedoch die Umgebung, die Probleme schafft. Wir können in Panik geraten und befürchten, wir könnten wegen der Veränderungen in unserer körperlichen Befindlichkeit in unserem vertrauten und geliebten Heim nicht mehr selbständig leben. Und doch bedarf es möglicherweise nur geringfügiger, wenig kostenaufwendiger Veränderungen, wie Griffe, Geländer oder Rampen, um einen Wohnort sicherer und angenehmer bewohnbar zu machen.

Modellprojekt Wohnberatung

Seit März 1989 gibt es in Dortmund ein Modellprojekt für Wohnberatung und Wohnungsanpassung. Hier wird älteren Menschen geholfen, ihre unmittelbare Umgebung so zu gestalten, daß sie darin auch dann leben können, wenn sie krank oder behindert sind. Gefährliche Treppen, ungünstige Wohnungsaufteilungen und unsichere Badezimmer gehören zu den typischen Wohnproblemen älterer Menschen. In der Projektzentrale, dem Verein für Gemeinwesen- und Sozialarbeit Kreuzviertel e.V., Kreuzstraße 61, 4600 Dortmund 1, Telefon 0231/124676 findet man Rat und Hilfe. Nützliche Hinweise und Adressen anderer Projekte finden Sie in einer Dokumentation von Brigitte Bottke und Holger Stolarz: «Anpassungsinitiativen». Der Band ist gegen eine Schutzgebühr von einer Mark und 3,50 Mark Porto zu bekommen beim Kuratorium Deutsche Altershilfe, An der Pauluskirche 3, 5000 Köln 1.

Die Umgestaltung der unmittelbaren Umgebung kann ein befreiender Akt sein, der ein starkes Gefühl dafür vermitteln kann, Einfluß auf die Umwelt auszuüben. Viele Menschen, die ihr Heim an ihre Bedürfnisse anpassen oder umgestalten könnten, tun das jedoch nicht, weil sie das Gefühl haben, solche Dinge wie Treppenaufzüge und Geländer würden sie stigmatisieren und sie in den Augen anderer «alt» oder «behindert» erscheinen lassen. Aber es gibt auch viele ältere und behinderte Menschen, die stolz ihre Rechte als gleichwertige Staatsbürger behaupten und neben anderem auf eine bessere Zugänglichkeit öffentlicher Gebäude und behindertengerechtere Stadt- und Verkehrsplanung drängen. Es wäre durchaus möglich, Wohnungen so zu entwerfen, daß sie sich unter allen denkbaren Bedingungen besser an die Bedürfnisse der Bewohner anpassen lassen. Wenn zum Beispiel Küchenarbeitsflächen und Regale leicht beweglich wären und sich für neue Bewohner *immer* in der richtigen Höhe einstellen lassen würden, wäre es kein großes Problem, sie in die richtige Stellung zu bringen, damit auch Leute im Rollstuhl sie bequem benutzen können. Um den Widerstand gegen Veränderungen in der Wohnung auf individueller Ebene zu überwinden, ist es ratsam, anzufangen, solange man nur kleinere Probleme hat oder indem man das eigene Heim für gebrechliche Freunde oder Familienangehörige leichter zugänglich macht, die eine Gehhilfe oder einen Rollstuhl benutzen. Dann wird die Anpassung später nicht zu einer einschneidenden Veränderung, wenn man sie selbst braucht.[2]

Hilfen, die das Leben leichter machen

Für Gebrechliche, Kranke oder Behinderte bauen sich im Alltag manchmal schier unüberwindliche Hürden auf, die sich ein Gesunder kaum vorstellen kann. Eine Rollstuhlfahrerin zum Beispiel kann ihr Schlafzimmer im ersten Stock nur ohne fremde Hilfe erreichen, wenn sie einen Treppenlift oder eine Treppenraupe hat, die man am Rollstuhl befestigt. Eine Rheumakranke mit stark verkrümmten Händen kann aus einer zarten Teetasse nicht trinken und mit normalem Besteck nicht essen. Mit einem Becher, dessen Griff für sie groß genug ist, oder mit einer Gabel, deren Griff so dick ist, daß sie ihn gut fassen kann, hat sie dagegen weniger Probleme. Solche Hilfsmittel gibt es in Hülle und Fülle. Experten schätzen, daß insgesamt 10000 bis 15000 Produkte dieser Art auf dem Markt sind. Einen Überblick kann man sich in gutsortierten Bandagen- und Sanitärfachgeschäften verschaffen. Dort gibt es neben den ausgestellten Sachen auch Kataloge und Informationsmaterial der einzelnen Hersteller.

Viele Hilfsmittel werden von den Kassen gezahlt, wenn eine ärztliche Verordnung und ein Kostenvoranschlag eingereicht wird. Vielfach übernehmen die Krankenversicherer aber auch nur den Betrag, um den ein Hilfsmittel teurer ist als das herkömmliche Produkt.

Bei im weitesten Sinne baulichen Veränderungen, beispielsweise Treppenliften oder rollstuhlgerechter Verbreiterung von Türen oder Fluren muß man entweder selbst zahlen, sich Hilfe von Angehörigen holen oder sich ans Sozialamt wenden.

Kleine Veränderungen für die Bequemlichkeit oder Sicherheit sind manchmal nur mit geringen oder überhaupt keinen Kosten verbunden. So kann zum Beispiel schon eine einfache Veränderung in der Anordnung der Möbel genügen, oder man kann, wenn das Treppensteigen eingeschränkt werden sollte, das Schlafzimmer zu ebener Erde einrichten, indem man eine Schlafcouch ins Wohnzimmer stellt oder einen anderen wenig benutzten Raum zu ebener Erde. Und Stürze lassen sich vermeiden, indem man Stühle aus dem Weg räumt und rutschige Läufer entfernt. (Siehe auch Literatur-Tips S. 772.)

2 Claire Cooper: The House as Symbol of Self, in: H. Proshansky, W. Ittleson, L. Rivlin (Hg.): Environmental Psychology, 2. Auflage New York 1976

Hauspflege und andere Dienstleistungen

Hausbesuche von Pflegepersonal sind eine entscheidende Voraussetzung für viele ältere Menschen, ihr unabhängiges Leben nicht aufgeben zu müssen. Derartige Dienstleistungen werden von Sozialstationen und privaten Firmen angeboten. Vielfach übernehmen Krankenkassen oder Sozialämter die Kosten. Mehr dazu auf Seite 360 im Kapitel «Frauen als Pflegerinnen»[3]. Wer für würdige Wohnalternativen kämpft, muß sich der Bedeutung von häuslicher Pflege bewußt sein und daran arbeiten, sie zu stärken und zu erweitern und noch weiter mit anderen Einrichtungen zu koordinieren. Derartige Dienste sollten allen zur Verfügung stehen, die sie brauchen. So lassen sich die zur Verfügung stehenden Betten in Krankenhäusern und Pflegeheimen für diejenigen reservieren, die dort wirklich besser aufgehoben sind.

Seniorenwohnungen

Seniorenwohnungen sind im allgemeinen Wohnanlagen, die für alte Menschen gebaut werden und vom Staat, von Stiftungen, von der Gemeinde oder privaten Unternehmern geführt und unterhalten werden. Die Miet- und Nebenkosten sind sehr verschieden und auch davon abhängig, wieviel Betreuung jemand in Anspruch nehmen will oder muß. Diejenigen, die sich eher geborgen fühlen, wenn sie mit anderen zusammenleben, deren Wertvorstellungen, Geschichte und Kultur der eigenen ähnelt, werden sich in den von Kirchen und Gewerkschaften geförderten Wohnmöglichkeiten wohlfühlen. Manchmal sind besondere medizinische oder gemeinschaftliche Einrichtungen in diese Wohnanlagen eingeschlossen.
Für viele Frauen im Rentenalter bedeutet eine solche subventionierte Wohnung, trotz bescheidener eigener Mittel in einer angemessenen Unterkunft leben zu können. Deshalb ist es sinnvoll, sich rechtzeitig in einer solchen Anlage anzumelden. Denn meist ist eine einmalige finanzielle Einlage (meist mehrere tausend Mark) Vorbedingung, um auf die Warteliste zu kommen. Dieses «Einkaufen» in die spätere Wohnung fällt uns meist leichter, solange wir noch nicht in Rente sind.

3 Hartmund Radebold u. a.: Therapeutische Arbeit mit älteren Menschen, Freiburg 1989

Ich lebe allein in einer Wohnung in einem Altenwohnheim. Sie ist ideal. Wenn man von Sozialhilfe lebt, kann es einem nicht besser gehen, denn man muß nur die Miete und das Telefon bezahlen. Und außerdem sorgen sie dafür, daß Schnee geschippt wird!

Eine 75jährige Frau

Die meisten Seniorenwohnungen sind zwar dafür gedacht, daß ältere Menschen dort allein oder mit ihrem Partner leben, aber viele alleinstehende und verwitwete Frauen genießen es, daß es so viele Menschen im gleichen Haus gibt, mit denen sie Freundschaft schließen können.

Ich lebe allein, aber ich bin nie allein. Ich gehe ständig raus und klopfe hier und da an die Tür. Wir besuchen uns alle fortwährend gegenseitig. Und zu Weihnachten schmücke ich den Weihnachtsbaum in der Halle.

Eine Frau von Mitte 60

Für Frauen, die geschäftig und aktiv bleiben wollen trotz eingeschränkter Bewegungsfreiheit, kann es eine ideale Lösung sein, wenn dort, wo sie leben, viele Aktivitäten angeboten werden.

Als ich in Rente gehen mußte, hatte ich die Möglichkeit, mich um eine Seniorenwohnung zu bewerben, und das tat ich. Damit eröffnete sich mir eine ganz neue Lebensform. Ich lebe unter Gleichaltrigen, mit denen ich viel gemeinsam habe. Es ist eine wunderbare Wohnanlage, in der es viel zu tun gibt. Ich habe mich der Kunstgruppe und dem Chor angeschlossen, einer Diskussionsgruppe, einer Gruppe zu Ernährungsfragen und der Mietergruppe. Außerdem bin ich Sekretärin einer jüdischen Frauenorganisation und habe einen ehrenamtlichen Job. Die Leute sagen, ich sei zu Hause schwer zu erreichen. Warum wohl?
Und das Gute ist: Ich brauche mich nur im und um das Gebäude herum zu bewegen, denn meine Gehfähigkeit ist sehr eingeschränkt, auch auf kurze Distanz.

Eine Frau von Anfang 70

Gemeinschaftswohnanlagen

Diese Wohnheime sind besonders geplant, gebaut und geführt als Komplex, der aus vielen kleinen Einheiten und mehreren Gemeinschaftseinrichtungen besteht. Zu jeder abgeschlossenen Einheit gehört meist ein Schlafzimmer und ein Bad, möglicherweise noch weitere Räume und in manchen Fällen eine kleine Küche. Gemeinsame Räume, in denen gemeinsam gekocht und gegessen werden kann und die für Gruppenaktivitäten zur Verfügung stehen, sind zentral gelegen und werden von mehreren Bewohnern geteilt. Auf Wunsch wird oft auch für zusätzliche Dienste gesorgt wie Haushaltshilfe, Frisör, ärztliche Hausbesuche, Transport, gesellige und Freizeitaktivitäten und manchmal auch für Mahlzeiten. Das Personal ist ausgebildet, um auf gesundheitliche Veränderungen und andere Bedürfnisse reagieren zu können. Außerdem können, wenn nötig, Heimpfleger, die zum Beispiel beim Baden helfen, oder physikalische Therapeuten ins Haus kommen.

Manchmal sagen Leute, das Wohnen hier würde ein «unabhängiges Leben» ermöglichen. Ich finde diese Formulierung unglücklich. Wenn man das so sieht, kann ein neuer Bewohner hier einziehen mit dem Gefühl, es sei nicht nötig, den eigenen Lebensstil zu verändern und sich an die Gemeinschaft des Hauses anzupassen. Ich finde, wir sollten sagen, daß wir hier als Gemeinschaft leben. Damit wird zum Ausdruck gebracht, daß unser Leben hier auf Gegenseitigkeit beruht, auf wechselseitiger Unterstützung, es ist ein Geben und Nehmen, und der Schwerpunkt liegt auf dem Zusammenwirken mit anderen und nicht auf dem Beharren auf den eigenen Vorstellungen. Und dieses Leben bietet kleine Erfolgserlebnisse. Wir können lernen zusammenzuleben, indem wir neue Formen ausprobieren, andere aufgeben und wirksamere Verhaltensweisen entwickeln.

Eine 78jährige Frau

Wohnanlagen mit Pflegeteil

Diese Wohnanlagen bieten neben unabhängigen Appartements für Leute, die noch relativ gesund sind, meist auch einen Pflegeheimteil. Ein Bewohner kann so von dem Wohnbereich in ein anderes Gebäude oder eine andere Abteilung umziehen, in dem ausgebildetes Pflegepersonal bereitsteht. Die Kosten für die Unterbringung im Pflegeteil einer Wohnanlage liegen meist weit höher als die Mieten. Deshalb werden Pflegebedürftige oft trotz bester Renten zu Taschengeldempfängern. Außerdem ist nicht auf allen Pflegestationen eine Unterbringung im Einzelzimmer vorgesehen.

Die Art und der Umfang der gebotenen Pflege sollte in privaten Heimen in einem schriftlichen Vertrag detailliert festgelegt werden. Dieser Vertrag sollte außerdem eindeutig Ihre Rechte festhalten, den Vertrag zu beenden und eventuelle finanzielle Einlagen zurückerstattet zu bekommen, wenn sich das Arrangement aus irgendeinem Grund als unbefriedigend erweisen sollte. Es sollten die Bedingungen festgehalten werden, unter denen Ihnen gegen Ihren Willen gekündigt werden könnte und welche alternativen Vorkehrungen in einem solchen Fall getroffen werden, damit Sie auch weiterhin eine angemessene Pflege erhalten. Vertraglich festgehalten werden muß, was mit Ihren Geldeinlagen geschieht, sollten Sie kurz nach dem Eintritt sterben. Kann Ihre Investition in die Wohnanlage vollständig zurückerstattet werden, oder bleibt sie ganz oder teilweise im Besitz der Gesellschaft? In manchen Anlagen können Sie eine Wohneinheit kaufen. Dann geht Ihre Einlage bei entsprechender vertraglicher Regelung an Ihre Erben über, wenn Sie sterben. Mehr zum Thema Heimvertrag finden Sie auf Seite 406.

Doch bevor Sie irgendwo Geld investieren, verhalten Sie sich wie ein kluger, aufgeklärter Konsument: Versuchen Sie, alle Informationen schriftlich zu bekommen, und lassen Sie die Verträge von Ihrem Steuerberater oder Rechtsanwalt überprüfen. *Diese* Investition lohnt sich immer!

Der Übergang

Wer aus welchem Grund auch immer anfängt, über einen möglichen Umzug nachzudenken, sollte so weit nach vorn schauen wie möglich und nicht nur die gegenwärtigen Bedürfnisse berücksichtigen, sondern sich vorstellen, welche Bedürfnisse in der Zukunft auf ihn zukommen können. Informieren Sie sich über das, was angeboten wird, *bevor* Sie darauf angewiesen sind. Versuchen Sie, kurzfristige Aufenthalte am neuen Wohnort zu arrangieren. Nutzen Sie Tage «der offenen Tür» in Wohnanlagen und Heimen. Wenn Ihr Haus erst einmal verkauft und die Möbel verteilt sind, kann es sehr schwer sein, etwas Passendes zu finden.

Als mein Mann starb, fühlte ich mich sehr allein in dem großen Haus, das vor über fünfzig Jahren für uns gebaut worden war. Fünf Monate später ergab sich die Möglichkeit, in ein Appartementgebäude zu ziehen, wo über ein Dutzend meiner Freunde leben, aber ich war mir nicht sicher, ob ich mich dort wirklich «zu Hause» fühlen würde. Zum Glück suchten mein Enkel und seine Frau ein Haus in der Gegend, und ich bot ihnen an, für ein Jahr in meinem Haus zu leben, um mir einen «Rückfall» vorzubehalten. Nach ein paar Monaten war ich sicher, daß ich nicht in das große, leere Haus zurückkehren wollte. Inzwischen hatten sie es liebgewonnen und beschlossen, dort zu bleiben. Ich genieße es jetzt, an Feiertagen und bei Familienfesten ihr Gast zu sein.

Eine 80jährige Frau

Die «Clovers»*

Wir Clovers sind eine Gruppe von sieben amerikanischen Frauen, die sich zwischen 1976 und 1978 in einer Selbsthilfegruppe begegneten und deren Ideen auch für andere interessant und nachahmenswert sein können. Bis 1978 sind einzelne Mitglieder dieser Gruppe in andere Staaten oder gar nach Canada gezogen. Wir beschlossen, daß wir trotz der Entfernung Freundinnen bleiben wollten, und entwickelten deshalb – obwohl wir damals erst Anfang Dreißig waren – eine großartige Idee: Warum sollten wir uns nicht lebenslange Freundschaft geloben und füreinander sorgen, wenn wir älter werden? Damit war die «Clover-Gemeinschaft für den Ruhestand» geboren.

Wir leben jetzt zwar in alle Himelsrichtungen verstreut, aber wir nahmen uns vor, uns einmal im Jahr zu treffen, und verpflichteten uns, jährlich 100 Dollar pro Person auf unser «Ruhestands-Konto» einzuzahlen. Seither hatten wir sechs Treffen (die von anfangs drei Tagen auf sieben Tage ausgedehnt wurden) und haben 4200 Dollar plus Zinsen auf unserem Konto. Außerdem haben wir eine Telefonkette eingerichtet und ein Netzwerk gegenseitiger Hilfe, das aktiviert wird, wann immer ein Mitglied in Not ist. Unsere Freundschaften haben sich vertieft, und wir wissen, daß wir füreinander da sind, mit welchen widrigen Umständen jede einzelne in ihrem Leben auch fertig werden muß.

Unsere langfristigen Pläne sind offen. Es gibt den Traum, ein Stück Land zu kaufen mit einem oder mehreren Häusern und Pflegepersonal, um uns zu helfen. Wir stellen uns vor, später Lebenspartner oder andere Freunde in die Gruppe mitaufzunehmen. Wir machen jetzt schon Pläne in finanzieller Hinsicht und treffen medizinische Vorkehrungen (und helfen einander bei Problemen wie Krankenversicherung, Testamente, Brustuntersuchungen, Aufgaben einer Sucht

* Von Kathleen McGuire

usw.), die formale Struktur aber soll sich Laufe der Zeit organisch entwickeln.

Besonders wichtig für die Gruppe sind die Bereitschaft, einfühlsam zuzuhören, und die Technik des «Focusing», die wir in der Selbsthilfegruppe gelernt haben. Wir greifen auf diese Fähigkeiten zurück, um miteinander vertrauter zu werden, wenn wir uns treffen. Außerdem bieten sie uns Methoden zur Lösung von Problemen an, die zwischen den einzelnen entstehen können, auch wenn es darum geht, Entscheidungen zu treffen. Diese «Werkzeuge» sind unschätzbar für uns und Teil unseres Vertrauens darauf, daß unsere Verbindung überleben kann und sich in den nächsten dreißig Jahren noch vertiefen wird.

Aus derartigen Erfahrungsberichten spricht ein Geist der Innovation, gegenseitiger Fürsorge und Verantwortung, gegründet in langfristiger Planung. Wir hoffen, daß mehr und mehr Frauen von diesen Beispielen angeregt werden und neue Wege ausprobieren, um ihr Leben in ihren späteren Jahren befriedigend zu gestalten.

13 Arbeitsleben und Ruhestand*

Alle menschlichen Wesen brauchen das Gefühl, in einer befriedigenden, gesellschaftlich anerkannten Arbeit etwas leisten zu können und Erfolg zu haben. Frauen in unserer Kultur aber wurden dazu erzogen, familiären und anderen menschlichen Beziehungen eine übermäßig große Bedeutung beizumessen, außerhäusliche Arbeit hingegen unterzubewerten. Sie wurden dazu erzogen, ständig die Bedürfnisse anderer vor die eigenen zu setzen, anstatt nach einem Gleichgewicht zu suchen, mit dem sie gut leben können.[1] Sigmund Freud brachte das auf die Formel: Ein gesunder Mensch muß lieben und arbeiten können. Frauen jedoch wurden gezwungen, zwischen diesen beiden Aspekten des Lebens zu wählen.

Ältere Frauen, die noch berufstätig sind, haben meist ein Gefühl von Kompetenz und ein besseres Selbstwertgefühl. Früher nahmen Soziologen an, die Berufstätigkeit von Frauen stünde im Konflikt mit der Hausfrauenrolle, aber neuere Forschungen haben gezeigt, daß im Gegenteil eine Vielzahl von gesellschaftlichen Rollen eher vielfältigere Befriedigung mit sich bringen als Streß und Konflikte. Das gilt besonders dann, wenn die Arbeitsstellen gut bezahlt werden und Gelegenheit bieten, die eigenen Fähigkeiten unter Beweis zu stellen.[2]

Von der Außenwelt anerkannt und respektiert zu werden, eigenes Geld zu verdienen und neuen Menschen zu begegnen bringt vielen Frauen größere Unabhängigkeit von ihren Familien[3] und schützt vor Isolation und dem Gefühl, überflüssig zu sein, das ältere Frauen so oft plagt. Darüber hinaus sind die körperlichen und seelischen Probleme mit dem Wechsel im Durchschnitt bei Frauen geringer, die gern berufstätig sind, als bei reinen Familien-Frauen.[4]

---

* Von Edith Stein, Paula Brown Doress und Mary D. Fillmore mit besonderem Dank an Tish Sommers
1 Vgl. Jean Baker Miller: Toward a New Psychology of Women, New York 1986
2 Grace Baruch, Rosalind Barnett: Lifeprints: New Patterns of Love and Work, New York 1983
3 Lillian B. Rubin: Women of a Certain Age, New York 1979
4 Linda R. Gannon: Menstrual Disorders and Menopause, New York 1985, S. 166

In den vergangenen zwanzig Jahren haben einschneidende Veränderungen auf dem Arbeitsmarkt stattgefunden. Es eröffneten sich mehr Ausbildungsberufe und Arbeitsplätze für weibliche Arbeitskräfte, immer mehr Frauen haben eine Berufsausbildung, und ca. 10 Millionen Frauen sind erwerbstätig. Fast die Hälfte aller verheirateten Frauen arbeiten außer Haus, bei den geschiedenen sind es gut drei Viertel.[5] Diese Zahlen beziehen sich auf die westlichen Bundesländer. In der ehemaligen DDR waren fast alle Frauen bis zum Rentenalter erwerbstätig. Wie es sich für sie in den östlichen Bundesländern weiterentwickeln wird, ist zur Zeit noch nicht genau abschätzbar (Stand 1990).

Auch weiterhin dringen Frauen in Berufe vor, die ihnen traditionell verschlossen waren. Die Prozentzahl von Frauen in Führungspositionen hat sich in den letzten Jahrzehnten zwar deutlich erhöht, entspricht aber noch lange nicht ihrem Anteil an der Gesamtbevölkerung. Nur zwei bis fünf Prozent aller Führungskräfte in Wirtschaft, Wissenschaft und Politik sind Frauen.

Diese Entwicklungen der Nachkriegszeit bedeuten für ältere Frauen einerseits mehr Chancen und Herausforderungen. Aber sie bergen auch Fallstricke.

Frauen suchen neue Richtlinien in der Arbeit und Ausbildung oft erst zu einer Zeit, in der Männer sich bereits anfangen, Sorgen zu machen, ihre Zeit sei «um». Die weniger konventionellen Karrierepfade von Frauen könnten zwar ein Modell sein für die Möglichkeiten, die allen arbeitenden Menschen in der zweiten Lebenshälfte offenstehen.[6] Häufiger ist jedoch, daß Frauen sich beruflich in einer Einbahnstraße befinden, Jobs haben, in denen sie nie aufsteigen können. Oder sie müssen nach vielen vergeblichen Bewerbungen feststellen, daß der Arbeitsmarkt ihnen wegen mangelnder Qualifikationen oder wegen ihres Alters ganz und gar versperrt ist. Und das in einer Lebensphase, wo Männer sich vielfach auf dem Höhepunkt ihrer Verdienstmöglichkeiten befinden. Mit fünfzig oder darüber werden die Chancen für einen Aufstieg oder Wiedereinstieg beträchtlich kleiner und positive Veränderungen damit immer schwieriger.

5 Anneliese Lissner u. a.: Frauen-Lexikon, Freiburg 1988
6 David Karp: Gender, Academic Careers and the Social Psychology of Aging, in: Qualitative Sociology, Bd. 8, Nr. 1, Frühjahr 1985, S. 9–28

Diskriminierung

Frauen werden ihr ganzes Leben lang wegen ihres Geschlechts diskriminiert. Am augenfälligsten ist das im Berufsleben. Denn die Chancen und Möglichkeiten für Frauen und Männer sind sehr unterschiedlich verteilt. So arbeiten fast drei Viertel der erwerbstätigen Frauen im Dienstleistungsbereich, aber noch nicht einmal drei Prozent in leitenden Stellungen. Bei den Männern verhält es sich ganz anders: Nur rund 44 Prozent sind in diesem Bereich des Arbeitsmarkts tätig. Aber mehr als 12 Prozent haben Führungspositionen.[7]

Ein anderes Beispiel sind Akademiker. Obwohl sich die Qualifikationen von weiblichen und männlichen Hochschulabsolventen nicht grundsätzlich unterscheiden, ist die Arbeitslosenquote bei weiblichen Akademikern doppelt so hoch wie bei männlichen. In den über 2 Millionen ungeschützten Arbeitsverhältnissen nach der sogenannten 470-Mark-Regelung arbeiten fast ausschließlich Frauen. Vielfach, weil sie einfach nichts anderes finden. Immerhin stieg in den westlichen Bundesländern, bei ansonsten eher günstiger Arbeitsmarktentwicklung, die Zahl der erwerbslosen Frauen 1989 um 9 Prozent an. Bei den Männern gab es keine wesentlichen Veränderungen in den Arbeitslosenzahlen.[8]

Und auch an den Gehältern läßt sich das Geschlechtergefälle ablesen: Frauen verdienen durchschnittlich 30 Prozent weniger als Männer, auch wenn sie voll berufstätig sind.[9] Der Unterschied läßt sich also nicht mit den über 2 Millionen Teilzeitfrauen (93 Prozent dieses ganzen Arbeitsmarktsegments in den westlichen Bundesländern)[10] erklären.

Außer der Diskriminierung wegen ihres Geschlechts werden Frauen auch wegen ihrer Hautfarbe oder Herkunft, ihres sozialen Status, ihrer sexuellen Orientierung diskriminiert oder weil sie behindert sind. Wenn wir älter werden, wird die Diskriminierung, die wir unser ganzes Leben lang erfuhren, noch verschärft durch die Diskriminierung des Alters. Im Gegensatz zu einem weitverbreiteten Vorurteil vieler Arbeitgeber sind ältere Frauen verläßliche Arbeiterinnen, die nur sel-

---

7 Eva Dörpinghaus: Frauenberufe mit Zukunft, München 1990, S. 31
8 Arbeitsmarkt 1989, Strukturanalyse, Bundesanstalt für Arbeit, Nürnberg 1990, S. 673
9 Oliver Schmidthals (Hrsg.): Die Grauen kommen, Bamberg 1990, S. 19
10 Arbeitsmarkt 1989, S. 691

ten ihre Stelle wechseln und nur selten der Arbeit fernbleiben.[11] Das spiegelt sich auch darin wieder, daß nach Angaben der Bundesanstalt für Arbeit ältere Erwerbstätige seltener als jüngere ihre Arbeit verlieren und auch kaum noch von einer Anstellung zur anderen wechseln. Wenn sie aber von Arbeitslosigkeit betroffen sind, dauert sie mit durchschnittlich 10 bis 24 Monaten deutlich länger als bei jüngeren Jahrgängen; je älter jemand ist, um so länger dauert voraussichtlich die Arbeitslosigkeit. Insgesamt hat sich die durchschnittliche Dauer der Arbeitslosigkeit bei Frauen seit 1983 stärker erhöht als bei Männern.

Arbeitslos – Was wird aus der Rente?

In den westlichen Bundesländern waren nach Angaben des Statistischen Bundesamtes 1989 rund eine Million Frauen als arbeitslos gemeldet. Das heißt, sie hatten Anspruch auf Unterstützung vom Arbeitsamt. Außerdem werden ihnen die Wochen oder Monate ohne feste Anstellung später als Ausfallzeiten auf ihre Rente angerechnet. Den rund 720000 Frauen, die nach Schätzungen des DGB darüber hinaus zwar auch ohne Job, aber nicht beim Arbeitsamt gemeldet sind, wird dagegen gar nichts angerechnet. Deshalb sollten sich Frauen, die unmittelbar vor ihrer Arbeitslosigkeit versicherungspflichtig beschäftigt waren und auch gern wieder eine Stellung annehmen würden, auf jeden Fall arbeitslos melden. Das sollten auch die Frauen tun, die keinen Anspruch auf Arbeitslosenunterstützung und wenig Hoffnung haben, daß das Amt etwas Passendes für sie findet. Denn wie immer es ausgeht: Verschenken Sie keine Rentenansprüche! Weitere Informationen bekommen Sie in jedem Arbeitsamt. Hilfreich sind außerdem die «111 Tips für Arbeitslose», herausgegeben vom DGB-Bundesvorstand, erschienen im Bund-Verlag, Köln.

In der offiziellen Quote wird allerdings nicht wiedergegeben, wie viele ältere Frauen ihre Arbeitssuche entmutigt aufgeben, weil sie es nicht mehr ertragen könnnen, immer wieder abgewiesen zu werden.

Mein Alter hat keinen Einfluß darauf, wie ich mich fühle. Es ist vielmehr die Erfahrung, die ich gemacht habe. Auch wenn ich mich nicht

---

11 Marilyn R. Block u. a.: Uncharted Territory: Issues and Concerus of Women over Forty, University of Maryland Center on Aging, 1978

alt fühle, an einem bestimmten Punkt schließen sich die Türen vor einem. Als ich vor zwölf Jahren anfing, mich zu bewerben, dachte ich, ich könnte bei einer der Firmen, mit denen ich Kontakt hatte, eine Ganztagsstelle bekommen. Ich wollte eine volle Stelle, um mehr zu verdienen und etwas für die Zukunft beiseite zu legen. Ich erfüllte alle Anforderungen und war eine verläßliche Halbtagskraft gewesen. Aber jede Firma hatte einen anderen Grund, warum sie mich nicht voll beschäftigen wollte. Die Wahrheit war, daß sie mich wegen meines Alters nicht wollten. Sie wollten jemand Junges. So hörte ich auf weiterzusuchen, denn es war so demoralisierend.

Eine 60jährige Frau

Es ist schwierig, das Selbstwertgefühl aufrechtzuerhalten, wenn einem eine Arbeitsstelle verweigert wird. Die Unterstützung anderer ist außerordentlich wichtig, um während der Stellensuche nicht den Mut zu verlieren.

Außer wegen ihres Geschlechts und ihres Alters gibt es noch zwei weitere Faktoren, weshalb Frauen aus dem Arbeitsmarkt herausfallen: die Mutterrolle und die erforderlichen Ausbildung.[12] Ältere Frauen brauchen meist eine gute Aus- oder Weiterbildung, um eine Stelle zu bekommen oder in ihren Beruf zurückzukehren, und es sollte ihnen bei Fortbildungsprogrammen Priorität eingeräumt werden als Ausgleich für die unbezahlte Arbeit, die sie zu Hause und sonst in der Gesellschaft leisten. (Siehe auch Textkasten «Hilfen beim Neuanfang im Beruf», Seite 319.)

Eine weitere Barriere, die sich manchen älteren Frauen bei der Arbeitssuche in den Weg stellt, sind fehlende Einrichtungen für Behinderte, die ihnen den Zugang zur Arbeitsstelle ermöglichen.

Ich verlor eine Professorenstelle, weil ich nach sechs Uhr abends oder am Wochenende nicht in die Bibliothek oder auch nur in mein eigenes Büro gelangen konnte. Es gab zwar Einrichtungen für behinderte Studenten, behinderten Mitgliedern des Lehrkörpers aber standen sie nicht zu. Wir versuchten uns zusammenzuschließen, aber ein Treffen für ältere behinderte Frauen kam nicht zustande, weil es keine Transportmöglichkeiten für Behinderte gab!

Eine 41jährige Frau

12 Testimony of the Older Women's League, 6. Juni 1984

Wie kann man sich wehren?

Es ist als Bewerberin oder Beschäftigte sehr schwierig, sich gegen die diskriminierenden Praktiken und Einstellungen zur Wehr zu setzen, aber es kann sehr viel bewirken, wenn man den Mund aufmacht:

> Mit dreiundsechzig bewarb ich mich um eine Stellung in einem Krankenhaus. Die Frau, die das Bewerbungsgespräch führte, fragte mich, wie alt ich sei. Ich sagte: «Ich glaube nicht, daß Zahlen irgend etwas aussagen. Warum rennen wir nicht um den Block, und wenn ich gewinne, stellen Sie mich ein?»
>
> *Eine 91jährige Frau*

Wenn es nicht hilft, Diskriminierungen allein die Stirn zu bieten, können Frauen sich an die Gleichstellungsstellen wenden (siehe Anhang ab Seite 762) oder sich mit anderen zusammenschließen, um Veränderungen zu bewirken.
Sie haben auch die Möglichkeit, zum Beispiel mit Unterstützung ihrer Gewerkschaft, für ihre Rechte zu klagen und so Grundsatzentscheidungen herbeiführen, auf die sich andere Frauen in ähnlicher Situation beziehen können. Dank des gemeinsamen Drucks hat sich für manche der vielen Frauen, die jahrzehntelang unterbezahlt oder sozial schlecht abgesichert waren oder gar nicht erst eingestellt wurden, die Situation etwas verbessert.

> Ich beschaffte mir die Zahlen der Vereinigung der Universitätsprofessoren und fand heraus, daß ich nach fünfzehn Jahren nur zwei Drittel des niedrigsten Anfangsgehalts bekam für etwas, was nur dem Namen nach eine Halbtagsstelle war. Ich beschloß, daß ich das nicht mehr länger hinnehmen würde, und so verkündete ich, daß ich in Rente gehen würde. «Was wollen Sie? Wir geben Ihnen, was Sie wollen!» Und dann bekam ich ein anständiges Gehalt und blieb noch zwei Jahre. Aber ich hoffe, daß Frauen einer anderen Generation nicht so lange warten werden wie ich, ohne darauf zu bestehen, für das bezahlt zu werden, was sie leisten!
>
> *Eine 67jährige Frau*

Gleiches Geld für gleiche Arbeit?

Theoretisch gilt der Grundsatz, daß gleiche Arbeit auch gleichen Lohn verdient, egal ob eine Frau oder ein Mann sie macht. Tatsächlich liegt aber das Einkommen von Frauen im Durchschnitt etwa um ein Drittel unter dem der Männer.[13] Das wird verständlich vor folgendem Hintergrund: Die Basis für die Bezahlung ist die tarifliche Eingruppierung. Wie und nach welchen Kriterien jemand eingruppiert wurde, richtete sich in der Vergangenheit stark nach der körperlichen Kraft, die ein bestimmter Arbeitsplatz verlangte. In der Praxis wirkte sich das für Frauen mit ihrer meist geringeren Körperkraft nachteilig aus. Erst in den letzten Jahren (und sicher nicht zufällig deswegen, weil immer mehr Frauen bei den Tarifrunden mit am Tisch sitzen) werden auch Belastungen wie Monotonie und Streß stärker berücksichtigt. Dies sind vor allem Kennzeichen von Frauenarbeitsplätzen. Aus diesem Grund haben die einzelnen Gewerkschaften in den letzten Jahren immer wieder Eingruppierungsaktionen durchgeführt, um Arbeitsleistung und Arbeitsbelastung neu zu bewerten. Es kann deshalb sehr aufschlußreich sein, einmal selbst in den Tarifvertrag zu schauen und nachzulesen, wie die eigene Arbeit dort eingruppiert ist. Wenden Sie sich dazu am besten an Ihren Betriebsrat oder an Ihre Gewerkschaft, falls Sie organisiert sind. Auf der Ebene der Gleichstellung hat sich also durchaus etwas bewegt. Und es kann noch viel mehr getan werden, wie das Beispiel Schweden zeigt. Dort ist durch jahrelange Kampagnen der Gewerkschaften ein annähernd gleiches Durchschnittseinkommen für Frauen und Männer erreicht worden.

Frauenbenachteiligung läuft jedoch auf verschiedenen Ebenen ab. Sie ist vielfach auch schwerer zu beweisen. Ein Beispiel, wie es trotz gesetzlicher Gleichstellung* in der Praxis läuft: Wenn in einer Bank oder Versicherung eine Frau und ein Mann mit gleicher Schulbildung,

---

* Paragraph 611 a Bürgerliches Gesetzbuch (BGB): «Der Arbeitgeber darf einen Arbeitnehmer bei einer Vereinbarung oder einer Maßnahme, insbesondere bei der Begründung des Arbeitsverhältnisses, beim beruflichen Aufstieg, bei einer Weisung oder einer Kündigung nicht wegen seines Geschlechts benachteiligen...»
Frauen haben das Recht, gegen ihren Arbeitgeber zu klagen, wenn sie bei der Einstellung oder bei einer Beförderung aufgrund ihres Geschlechts benachteiligt werden.

13 Renate Schmidt (SPD): Rede vor dem Deutschen Bundestag am 23.2.1989, Plenarprotokoll 11/128

gleicher Qualifikation und gleichem Lebensalter arbeiten und von der Geschäftsleitung ein Platz für eine innerbetriebliche Weiterbildung zur Verfügung gestellt wird, ist es meist der Mann, der diesen Platz angeboten bekommt. Frauen müssen in einer solche Situation viel stärker selbst initiativ sein als Männer, damit sie vom Karrierezug nicht abgehängt werden.

Gewerkschaftsarbeit

Gewerkschaften haben historisch eine bedeutende Rolle gespielt in der Verbesserung von Arbeitsbedingungen und im Anheben des Lebensstandards für viele Gruppen der arbeitenden Bevölkerung. In den letzten Jahren haben fast alle Gewerkschaften Frauenreferate gebildet, die sich mit spezifisch weiblichen Problemen und Diskriminierungen befassen. Zunehmend rücken auch Frauen in die Führungsetagen der Gewerkschaften auf.

Frauen stellen die Mehrzahl von Arbeitern und Angestellten in Büro- und Dienstleistungsberufen. In vielen Krankenhäusern, Hotels und Kantinen arbeiten vor allem ältere Frauen und Ausländerinnen als Küchen- und Reinigungspersonal. Und doch sind nach Angaben des Deutschen Gewerkschaftsbundes nur 23,4 Prozent aller berufstätigen Frauen Mitglied einer Gewerkschaft.

Manche Gewerkschaften setzen sich über ihre traditionelle Mitgliederschaft hinaus auch für die Interessen vorher unorganisierter Arbeitnehmer ein. Viele Gewerkschaften klären weibliche Beschäftigte, die Stellen haben, die von einer bestimmten Gewerkschaft vertreten werden, über ihre Rechte auf. Wenn Sie nicht von einer Gewerkschaft repräsentiert werden und mehr darüber erfahren wollen, schreiben Sie an:

Deutscher Gewerkschaftsbund, Frauenreferat, Hans-Böckler-Str. 39, 4000 Düsseldorf 30

Wiedereintritt in das Erwerbsleben

Viele Frauen haben ihr ganzes Erwachsenenleben gearbeitet, um Geld zu verdienen. Insbesondere für alleinstehende oder geschiedene Frauen und in Familien, die von Arbeitslosigkeit betroffen sind, ist ihr Geld eine Frage des Überlebens.

Viele Frauen jedoch scheiden vorübergehend aus dem Erwerbsleben aus und kommen zu einer Zeit und aus Gründen zurück, die nicht in die von Männern definierten Muster passen. Pro Jahr sind es in den westlichen Bundesländern rund 300000 «Wiedereinsteigerinnen».[14] Die strikte Vorstellung von einer einzigen Karriere, die mit dem Abschluß einer Ausbildung beginnt und mit dem Ruhestand aufhört, ist überholt, denn immer mehr Arbeitnehmer nutzen ihre Möglichkeiten, eine andere Laufbahn einzuschlagen, wieder zur Schule zu gehen oder im Ruhestand weiterhin bezahlte Arbeit zu verrichten oder eine zweite Karriere zu beginnen.

Der dritte Bildungsweg

An den meisten Universitäten ist es möglich, sich als Gasthörerin einzuschreiben. Auf diesem Weg kann man sich ein Bild davon machen, ob zum Beispiel ein Studium nach dem Berufsleben das Richtige ist. Manche Universitäten bieten außerdem spezielle Veranstaltungen für ältere Menschen an. An der Philipps-Universität in Marburg gibt es beispielsweise ein ganzes Studienprogramm für ältere Erwachsene zu Themenbereichen wie Ökologie, Psychologie, Geschichtswissenschaften, Philosophie, Humanmedizin, Pädagogik, Evangelische Theologie und vieles andere. Weitere Informationen bekommt man in der Kontaktstelle für Senioren-Studium, Blitzweg 16, 3550 Marburg, Telefon 06421/14143, Sprechzeiten dienstags und freitags von 10 bis 12 Uhr und nach Vereinbarung.

Viele Frauen, für die Heim und Familie im Mittelpunkt ihres Lebens standen, richten ihre Energie nun wieder auf ihren Beruf, suchen neue Arbeitsstellen, machen eine bessere Ausbildung, entwickeln neue Talente, Interessen und Fähigkeiten. Der Mittelpunkt ihres Lebens verlagert sich nun auf das Arbeitsleben. Frauen, deren Arbeit zwanzig oder dreißig Jahre lang darin bestand, Kinder aufzuziehen, sind mit einer Vielzahl schwieriger Situationen fertig geworden und haben eine Flexibilität erworben und Fähigkeiten, die ihnen Zutrauen geben kann, wenn sie vor dem nächsten Schritt stehen.
Es ist eine ungeheure Herausforderung, erneut oder überhaupt zum erstenmal in das Erwerbsleben einzusteigen. Manche Frauen stellen

14 Plenarprotokoll des Deutschen Bundestages vom 23. 2. 1989, Nr. 11/128, S. 9369

sich dieser Herausforderung, entweder weil sie nach der Familienphase eine adäquate Aufgabe suchen oder weil sie Geld verdienen müssen. Aber ganz abgesehen von der individuellen Situation haben die meisten Frauen geheime Ängste, wenn sie ins Arbeitsleben zurückkehren wollen. Verrät mein Äußeres mein Alter? Sind meine Fähigkeiten eingerostet?

Hilfen beim Neuanfang im Beruf

Viele Frauen wollen sich nach der Familienphase auf den Neuanfang im Beruf vorbereiten. Hierfür gibt es inzwischen eine ganze Reihe von Kursen. Sie werden zum Beispiel von privatwirtschaftlichen Firmen angeboten, sind aber meist sehr teuer. Weniger kostenaufwendig, aber in der Qualität vergleichbar (ca. zwischen 200 und 400 Mark für ein mehrtägiges Seminar) sind die Angebote von großen Frauenzeitschriften und Gewerkschaften. Der Deutsche Gewerkschaftsbund (DGB) hat sogar ein eigenes Berufsbildungswerk mit Regionalbüros und Ausbildungsstätten. Die Kosten der Umschulungs- und Weiterbildungsangebote werden ganz oder teilweise vom Arbeitsamt übernommen. Weitere Informationen beim DGB, Adresse Seite 317.
Umfangreiche Programme werden auch von den Arbeitsämtern gefördert. Genaue Informationen über Rechtsgrundlagen und finanzielle Rahmenbedingungen enthält das Merkblatt Nummer 6: «Berufliche Fortbildung und Umschulung», das bei jedem Arbeitsamt kostenlos erhältlich ist. Außerdem gibt es nach den Richtlinien des Arbeitsförderungsgesetzes spezielle Arbeitsbeschaffungsmaßnahmen für ältere Arbeitnehmer, bei denen die Bundesanstalt für Arbeit einen Teil der Kosten für den Arbeitsplatz übernimmt. Den Firmen soll damit ein Anreiz gegeben werden, ältere Frauen und Männer einzustellen. Mehr darüber im Merkblatt Nummer 9: «Allgemeine Maßnahmen zur Arbeitsbeschaffung – ABM». Auch diese Broschüre ist kostenlos bei jedem Arbeitsamt erhältlich.
Weitere Ansprechpartner sind:
Die regionalen Gleichstellungsstellen, die über Modellprojekte und örtliche Sonderprogramme informieren können;
Frauenverbände wie der Deutsche Frauenring, Waldhofstraße 8b, 7800 Freiburg;
Industrie- und Handelskammern;
Volkshochschulen und Erwachsenenbildungsstätten;
und das Frauenministerium in Bonn, Kennedyallee 105–107, 5300

Bonn 2, das auf Anfrage kostenloses Informations- und Adressenmaterial zu Beratungsangeboten und Beratungseinrichtungen für Berufsrückkehrerinnen zuschickt.

Viele Frauen haben in ehrenamtlichen Tätigkeiten gelernt, mit Verwaltungsaufgaben umzugehen. Tatsächlich kann eine ehrenamtliche Tätigkeit manchmal in eine bezahlte Stelle umgewandelt werden, wenn man in einer bestimmten Organisation bekannt wird und Kontakte knüpft, insbesondere in Organisationen, die nichtprofitorientiert arbeiten und ohnehin nur für ein oder zwei Jahre Gelder bewilligt bekommen. Es ist wichtig für Frauen, die nie eine bezahlte Stelle hatten, daß die ehrenamtliche Erfahrung von zukünftigen Arbeitgebern anerkannt wird.

Ich fing im Alter von fünfundfünfzig Jahren an, arbeiten zu gehen. Siebenundzwanzig Jahre lang war ich zu Hause gewesen. Der Geschäftsführer der Firma, die mich anstellte, war erstaunt über meine Fähigkeiten. Ich sagte ihm, daß ich Sekretärin bei unzähligen Organisationen gewesen war und deshalb in Steno und Tippen gut. Außerdem habe ich, als mein Mann noch lebte, oft geschäftliche Dinge mit ihm diskutiert, deshalb wußte ich, was in der Geschäftswelt vor sich geht. Frauen lernen fortwährend, selbst wenn sie zu Hause sind und Kinder großziehen.   *Eine Frau von Anfang 60*

Da viele Frauen erst relativ spät im Leben angefangen haben, außer Haus zu arbeiten und recht niedrige Karriereerwartungen haben, bringen sie immer wieder ihr Erstaunen und ihre Befriedigung darüber zum Ausdruck, was sie leisten können.

Ich bin wie neugeboren. Mit fünfundfünfzig wurde ich Witwe und mußte für mich selbst sorgen. Ich war fünfunddreißig Jahre lang Hausfrau gewesen und fühlte mich recht unzulänglich. Deshalb ging ich zur Abendschule, zu einem Auffrischungskurs in Steno und Schreibmaschine. Als ich ihn abschloß, wurde mir vorgeschlagen, einen Test als Bürokraft in einer Bank zu machen. Zitternd ging ich dorthin. Ich bestand ihn mit Glanz und Gloria und wurde sofort eingestellt. Das war der Anfang meiner Wiedergeburt. Ich wurde zu einer ganzen Person, die für ihre Bemühungen anerkannt wurde und bei ihren Mitarbeitern beliebt war. Die Bank gab Zuschüsse für Reisen ins Ausland für ihre Angestellten gegen eine eher nominelle

Eigenbeteiligung, und ich besuchte London, Caracas und Israel. Die glücklichsten Jahre meines Lebens endeten leider mit dem erzwungenen Ruhestand im Alter von fünfundsechzig Jahren.

Eine Frau von Mitte 70

Wenn Sie zum erstenmal oder erneut auf den Arbeitsmarkt gehen, sollte Ihr erster Schritt darin bestehen, sich selbst und Ihre Stärken und Fähigkeiten genau zu betrachten. Fragen Sie Leute, die Sie gut kennen, worin ihrer Meinung nach Ihre besonderen Stärken liegen. Das, was für ihr Privatleben wichtig ist, kann Ihnen möglicherweise auch eine Richtung für ihre berufliche Orientierung geben. Was gefällt Ihnen besonders, wenn Sie ein Zimmer anstreichen oder einen Pullover stricken? Überlegen Sie, was Ihnen in der Vergangenheit das stärkste Gefühl von Stolz und Erfolg vermittelt hat, und versuchen Sie, in Ihren Leistungen einen roten Faden zu finden. Haben Sie Spaß daran gehabt, den Kirchenbasar zu organisieren, weil er Menschen auf neue Weise zusammenbrachte, weil dabei eine Menge Geld eingenommen wurde oder weil Sie zum erstenmal Geld verwalten mußten? All das sind wertvolle Hinweise auf das, was Sie als zukünftige Richtung in Betracht ziehen können.

Berufsberater können Frauen helfen, wieder ins Erwerbsleben einzutreten, sie erstellen ein Profil ihrer Fähigkeiten, das sich eher auf ihre Stärken und Leistungen konzentriert als auf eine chronologische Auflistung bisheriger Jobs.

Ausbildung und Fortbildung

Die Pionierinnen, die als erste ältere Frauen wieder zur Schule gingen, fürchteten die Konkurrenz der jüngeren Frauen, die nach ihrer Meinung eher auf dem neuesten Stand waren und mehr Energie hatten. Heute wird die fortwährende Weiterbildung von Frauen als selbstverständlicher betrachtet, und es kommt nicht mehr so häufig vor, daß man selbst die einzige ältere Frau weit und breit ist. Vielen Professoren ist die Entschlossenheit und die Einsatzbereitschaft älterer Studentinnen aufgefallen und ihre Fähigkeit, gute Leistungen zu erbringen und schwierige Aufgaben zu bewältigen, und das alles neben ihrer Verantwortung für eine Familie.

Weil ein Studium bei älteren Frauen oft als eine Art «Therapie» betrachtet wird, halten sich zu viele Frauen nach der Ausbildung immer noch für nicht geeignet für den Arbeitsmarkt. Ausbildung ist jedoch nicht ein Luxus, sondern eine Notwendigkeit! Je höher qualifiziert die Frauen beim Wiedereinstieg sind, desto besser sind ihre Chancen auf dem Arbeitsmarkt. Manche Berufsberater nehmen an, Frauen würden ohnehin nur studieren, um sich «selbst zu verwirklichen» und nicht, weil sie wirklich ein anständiges Einkommen brauchen.

Wenn es Ihnen darum geht, für Ihre Arbeit anständig bezahlt zu werden, achten Sie darauf, welche Einstellungszahlen eine Ausbildungseinrichtung vorzuweisen hat, insbesondere für ältere Frauen. Sprechen Sie mit Frauen, die gerade eine Ausbildung an dieser Institution abgeschlossen haben.

Wenn Sie so schnell wie möglich anfangen müssen, Geld zu verdienen, erkundigen Sie sich bei Ihrem zuständigen Arbeitsamt oder bei Ihrer Gewerkschaft, ob es eine Möglichkeit gibt, eine Fortbildung zu machen, die weniger lange dauert.

Nach neun Jahren in der Personalabteilung kam ich an den Punkt, wo mir klar wurde, daß es für mich keine Beförderungsmöglichkeiten gab und mein Job keine Überraschungen mehr bot. Ich fand, daß ich die Hälfte meiner Zeit damit zubrachte, anderen die Möglichkeit zu geben, sich auszusprechen oder an meiner Schulter auszuweinen, und das war der Teil meiner Arbeit, für den ich die meiste Bestätigung erhielt. So beschloß ich, die Stelle aufzugeben und Sozialarbeiterin zu werden. Aber als ich meine Ausbildung abgeschlossen hatte, war es schwierig geworden, Stellen zu bekommen. Nach langer Arbeitslosigkeit, in der ich mit Ängsten kämpfte, ich würde wegen meines Alters nicht eingestellt, bekam ich schließlich einen Job als Verwaltungsassistentin in einer humanitären Organisation. Es ist zwar nicht Sozialarbeit, wie ich sie mir vorgestellt hatte, aber sie boten ein besseres Gehalt als alle Sozialarbeiterstellen.

Eine 59jährige Frau

Berufliche Veränderungen

Auch Frauen, die ihr ganzes Leben lang gearbeitet haben, möchten vielleicht ihre berufliche Situation verändern. Die Gründe können ganz verschieden sein, manche müssen mehr Geld verdienen, andere fühlen sich festgefahrenn, sehen keine Gelegenheit, vorwärtszukommen, wieder andere haben einen Job verloren, den sie für sicher gehalten hatten. Viele Frauen haben genug Geld gespart, um den lange aufgeschobenen Traum von einer besseren Ausbildung oder einer befriedigenderen beruflichen Laufbahn zu verwirklichenn. Manche Frauen brauchen auch einfach eine neue Aufgabe, die sie vor neue Herausforderungen stellt.

Hier die Erfahrungsberichte von zwei Frauen, die ihre berufliche Situation mit Erfolg verbessern konnten:

> Ich arbeitete in der Verwaltungsabteilung einer Klinik, und ein großer Teil meines Jobs bestand darin, das, was für eine angemessene Pflege der Patienten notwendig war, auszubalancieren mit einem sehr begrenzten Budget und viel zuwenig Personal. Mich beschlich allmählich das Gefühl, daß ich zu der Ausbeutung der Schwestern beitrug. Und obwohl es ein «guter Job» war, kam ich an den Punkt, wo er einfach nicht mehr befriedigend war.
>
> Irgendwie kam ich dazu, Gerontologie zu studieren, ohne wirklich zu wissen, wo ich hinwollte. Aber ich war immer gern mit meiner Großmutter zusammengewesen, und mir war klar, daß ich mit gesunden älteren Menschen arbeiten wollte. Ich dachte, «ich werde auch älter, und vielleicht gelingt es mir, ein paar positive Veränderungen zu bewirken, um die Lebensbedingungen für ältere Menschen allgemein zu erleichtern, und davon werde ich schließlich auch selbst profitieren».
> *Eine 45jährige Frau*

> Ich verlor meine Anstellung als Kunstdozentin und mußte etwas anderes finden, um Geld zu verdienen. Ich beschloß, in die Geschäftswelt einzutauchen und Geld sparen, damit ich später einige Jahre freinehmen und mich ganz der Malerei widmen könnte. Meine Künstlerfreunde sagten: «Das kannst du nicht machen. Du wirst von dem Geld abhängig werden. Du wirst nie wieder Künstlerin sein können, die Arbeit wird dich verändern.»
>
> Ich tat trotzdem, was ich wollte, und war sehr erfolgreich. Ein paar Jahre lang verdiente ich sehr viel Geld als Geschäftsführerin und später Direktorin einer Design-Firma. Der Job war für mich als Künstlerin nicht besonders anspruchsvoll, aber er vermittelte mir Zutrauen zu mir selbst, ein Selbstwertgefühl und die Bestätigung anderer, die ich notwendig brauchte.
>
> Ich gab diesen Job auf, nachdem ich etwas Geld gespart hatte, um zu reisen und eine Weile im Ausland zu leben und zu malen. Die Leute dort waren überrascht und sagten, ich würde einen Fehler machen. Aber ich habe gelernt, mich nicht mehr von der Zustimmung anderer abhängig zu machen oder mich mit dem identifizie-

ren zu lassen, was ich tue, und bin glücklich, so wie ich bin. Meine zweiundzwanzigjährige Tochter ist sehr stolz auf mich. Ich konnte ihr ein Vorbild sein als eine Frau, die die Verantwortung für ihr Leben selbst übernommen hat.

Eine 46jährige Frau

Es ist nicht unbedingt falsch, auf einer Stelle zu bleiben, die nur wenig zu bieten hat, aber man verschwendet eine Menge Zeit und Energie und nimmt sich die mögliche Befriedigung, die eine Arbeit vermitteln kann. Wenn Sie das Gefühl haben, Sie würden gern etwas anderes tun, sich aber nicht sicher sind, was, nehmen Sie sich Zeit, um Ihre Möglichkeiten auszuloten, bevor Sie eine sichere Position aufgeben. Sie müssen sich nicht mit einer Situation abfinden, in der Sie unterfordert sind, ohne sich zu bemühen, Bestandsaufnahme zu machen und in eine neue Richtung zu gehen. Aber es ist ratsam abzuwägen, welche Möglichkeiten Ihnen offenstehen, bevor Sie die Brücken hinter sich abbrechen – insbesondere, wenn Sie über fünfundfünfzig sind.

Selbst Frauen, die ihr ganzes Leben lang gearbeitet haben und einigermaßen erfolgreich waren, stellen fest, daß ihre Möglichkeiten ab fünfzig deutlich abnehmen, insbesondere, wenn sie die Stelle wechseln wollen. Manche Frauen sind bereit, auf einer niedrigeren Ebene neu anzufangen, aber die Arbeitgeber stellen sie nicht gern ein, mit der Begründung, die Beschäftigung sei unter ihrem Niveau, sie seien überqualifiziert.

Nehmen Sie die Stelle, die Sie gegenwärtig haben, sorgfältig unter die Lupe. Selbst wenn sie Ihnen nicht besonders gefällt, gibt es wahrscheinlich Aspekte, die Sie dort halten. Vielleicht mögen Sie die Leute, mit denen Sie arbeiten, es gefällt Ihnen, daß Sie um fünf Uhr alles stehen und liegen lassen können, oder Sie haben die Befriedigung, jeden Tag ein paar fertige Produkte vorweisen zu können. Denken Sie darüber nach, was Sie vermissen würden, wenn Sie diesen Job aufgeben würden, und wie sich das auf Sie auswirken würde. Was würde sich in Ihrem Leben verändern, wenn Sie statt dessen woanders arbeiten würden? Was würden Sie hingegen gern hinter sich lassen? Eine gründliche Analyse Ihrer Vorlieben und Abneigungen kann Ihnen helfen zu entscheiden, was sich in einer neuen Situation verbessern läßt und was nicht.

Als nächstes untersuchen Sie, welche Alternativen Sie haben. Vielleicht können Sie bereits mit einer Veränderung der Umgebung erreichen, was Sie wollen, und es muß gar kein neuer Job sein. Wenn Sie als Krankenschwester in einer anstrengenden Station im Schichtdienst arbeiten, Kilometer von zu Hause entfernt, läßt sich Ihre Unzufriedenheit vielleicht schon dadurch lindern, daß Sie das Krankenhaus wechseln oder in einen anderen Stadtteil ziehen.

Für die meisten Frauen wird es notwendig sein, sich weiter zu erkundigen. Scheuen Sie sich nicht, Menschen zu fragen, an deren Arbeit Sie interessiert sind, ob sie bereit wären, mit Ihnen darüber zu sprechen und Ihnen zu erzählen, was genau sie tun, wie sie auf dieses Gebiet kamen und warum.

Wenn Sie die verschiedenen Optionen abwägen, denken Sie daran, daß nicht immer einschneidende Umwälzungen notwendig sind. Versuchen Sie es zunächst mit bescheidenen und erreichbaren Veränderungen. Drängen Sie sich nicht zu unangemessenen oder unrealistischen Zielen, aber gehen Sie auch unorthodoxen Möglichkeiten nicht aus dem Weg, nur weil Sie meinen, Sie seien zu alt.

Manche Frauen haben sich für handwerkliche Berufe entschieden.[15] Frauen in handwerklichen Berufen haben es noch immer mit enormen Vorurteilen zu tun, nicht nur von seiten der Arbeitgeber, sondern auch der Kollegen. Und doch empfinden viele Frauen, denen es gelang, in die «Männerdomäne» dieser Berufe einzubrechen, es als Befreiung von der Schreibtischtätigkeit. Außerdem haben sich ihre Verdienstmöglichkeiten entscheidend erhöht.

Manche Frauen, die zwar mit ihren Berufen unzufrieden waren, haben beschlossen, dennoch zu bleiben, wo sie sind, und sich darauf zu konzentrieren, ihre Stelle befriedigender zu gestalten.

> Ich langweile mich ein bißchen bei meiner Arbeit, denn ich habe das Gefühl, unterfordert zu sein. Aber ich würde sie nicht aufgeben, solange mir nicht jemand auf die Schulter klopft und mir eine Stelle anbietet. Denn das letzte Mal, als ich meine Stelle wechselte (von einem Universitätsjob zurück in die Industrie), brauchte ich neun Monate, um mich umzustellen. Statt dessen konzentriere ich mich nun darauf, ein paar Veränderungen in meiner gegenwärtigen Beschäftigung durchzusetzen, um befördert zu werden.
>
> *Eine 55jährige*

Frauen, die vorwärtskommen wollen in der Firma, in der sie gegenwärtig arbeiten, kann es eine enorme Hilfe sein, wenn sie von anderen

---

15 Carroll Wetzel Wilkinson: Work: Challengers to Occupational Segregation, in: Mary Mc Feely (Hg.): The Woman's Annual, Nr. 5, Boston 1985, S. 149–167

unterstützt werden. Versuchen Sie wenigstens eine Person zu finden, die Ihnen hilft, damit Sie sich weniger isoliert fühlen. Erkundigen Sie sich, ob es bereits Frauengruppen gibt in dem Bereich, in dem Sie arbeiten.

Wir sprachen mit vielen Frauen, die sich in ihrem Wachstum und ihrer Kreativität eingeschränkt fühlen, aber ihre erworbenen Vergünstigungen und Rentenansprüche nicht aufs Spiel setzen wollten. Für Frauen, die sechzig sind oder nahe daran, stellt das ein besonders wichtiges Problem dar. Manche Frauen, die in jüngeren Jahren halbtags oder in freier Anstellung arbeiteten, würden nun gern in den Genuß der Sicherheit und der Vorteile einer vollen Stelle kommen. Manchen Frauen ist der tägliche Kontakt und die Kameradschaft von Kollegen im gleichen Büro sehr wichtig, ihnen reicht es nicht, nur gelegentlich Unterstützung zu finden oder Rückmeldung zu erhalten.

Die meisten Firmen stellen nicht gern Leute ein, deren Erfahrung ein hohes Gehalt verlangt und die bald in Rente gehen können. Manche Firmen versuchen sogar, ältere Angestellte dazu zu bewegen, vorzeitig in den Ruhestand zu gehen, um sie durch niedriger bezahlte jüngere Mitarbeiter ersetzen zu können. Wenn Sie sich bereits nach freier Zeit sehnen – einem freien Jahr, um zu schreiben zum Beispiel –, verwirklichen Sie Ihren Traum so bald Sie können, und machen Sie einen Plan, wenn Sie wieder in das Erwerbsleben zurückkehren wollen.

Wenn Sie nur noch ein paar Jahre vom Ruhestand entfernt sind, ziehen Sie es vielleicht vor, nicht alles aufs Spiel zu setzen, sondern Ihre Energie lieber in die Aktivitäten und Hobbies zu investieren, aus denen sich nach dem Ruhestand befriedigende Beschäftigungen entwickeln lassen.

Ein Unternehmen zu gründen ist für ältere Frauen, deren Leistungen in konventionellen Arbeitsplätzen wahrscheinlich nicht genügend anerkannt werden, oft eine gute Möglichkeit. Es kann auch ein Vorteil sein, einen eigenen Arbeitsstil zu entwickeln, anstatt zu versuchen, sich an die von anderen vorgegebene Arbeitsweise anzupassen. Allerdings ist die Entscheidung dafür möglicherweise auch mit besonderen Anstrengungen verbunden. Wägen Sie sorgfältig ab, ob Sie die Gesundheit und Energie haben, um viele Überstunden zu leisten, und das Selbstwertgefühl, um mit dem Gefühl zu versagen fertig zu werden.[16]

Als Starthilfe für eine selbständige Existenz gibt es seit 1983 verschie-

16 Mary D. Fillmore: Women MBA's: A Foot in the Door, Boston 1987, S. 177

dene Programme des Bundes (u. a. Eigenkapitalhilfeprogramm, Arbeitsförderungsgesetz). Über 28000 Frauen haben davon seither profitiert. Im Vergleich zu Männern waren Frauen dabei erfolgreicher. So haben nur 1,8 Prozent der Frauen, die einen Handwerksbetrieb gründeten, wieder aufgegeben. Bei den Männern waren es 3,3 Prozent.[17]

Informationsmaterial über Starthilfen der Bundesregierung zur Förderung von Existenzgründungen bekommen Sie beim Bundeswirtschaftsministerium, Villemombler Straße 76, 5300 Bonn 1. Über die Möglichkeiten, im Rahmen des Arbeitsförderungsgesetzes Überbrückungsgelder für Existenzgründungen zu bekommen, berät Sie jedes Arbeitsamt.

Tips für Firmengründer geben außerdem viele der örtlichen Handelskammern.

Gespräche mit Freunden und Bekannten können Ihnen helfen herauszufinden, nach was Sie suchen. Seien Sie nicht zu stolz, andere Menschen wissen zu lassen, daß Sie nach einer anderen Stelle suchen. Ein guter Kontakt allein wird Ihnen wahrscheinlich noch keinen Job verschaffen, aber eine Empfehlung kann dazu führen, daß Ihre Bewerbung nicht ungelesen beiseite gelegt wird.

Ruhestand

In den USA darf seit 1968 niemand mehr gedrängt werden, wegen seines Alters in den Ruhestand zu gehen. Diese Abschaffung des Zwangsruhestandes bietet im Gegensatz zu den deutschen Regelungen die Möglichkeit, selbst zu entscheiden, wann oder ob man sich aus dem Erwerbsleben zurückziehen will. Die Macht der Gewohnheit und die Vorurteile gegen ältere Beschäftigte sind jedoch auch in den USA noch so tief verwurzelt, daß sich diejenigen, die über das frühere «Rentenalter» hinaus arbeiten wollen, auf einen Kampf gefaßt machen müssen, wenn sie ihr Recht in die Tat umsetzen wollen.

Die Politik des «Zwangsruhestandes» beruht auf der diskriminierenden Annahme, daß automatisch alle unsere Fähigkeiten mit zunehmendem Alter geringer werden. Tatsächlich bleiben unsere Fähigkeiten jedoch im wesentlichen gleich oder verbessern sich sogar. Nur

17 Bundestags-Plenarprotokoll 11/128 a. a. O.

Fähigkeiten, die mit raschem Reaktionsvermögen oder mit großer körperlicher Anstrengung oder Geschicklichkeit verbunden sind, nehmen bei den meisten Menschen ab. Ältere Beschäftigte aber leisten in vielen Firmen einen wichtigen Beitrag.

Wenn wir vorher über das psychische Bedürfnis sprachen, in der Arbeit Erfüllung zu finden, dann sagen wir damit nicht, daß dieses Bedürfnis im Alter von fünfundsechzig oder siebzig oder in irgendeinem anderen Alter aufhört. Viele ältere Menschen fühlen sich unterdrückt von der erzwungenen Inaktivität des «Ruhestandes» und haben Spaß an der mentalen und sozialen Anregung, die die Arbeit mit sich bringt. Außerdem haben Frauen oft nicht genug verdient oder ausreichend Rentenansprüche angesammelt, um sich mit einem angemessenen Einkommen zur Ruhe setzen zu können. Manche Frauen wollen auch weiterhin halbtags- oder ganztags arbeiten [18], um der Arbeit willen, oder wegen des Geldes oder beides.

In dem Wort «Ruhestand» klingt etwas Endgültiges mit, als wäre das die letzte Station. Das muß aber nicht so sein. Zwei US-Firmen führten ein Versuchsprogramm durch, in dem die Möglichkeit angeboten wurde, in einem festgelegten Zeitraum «zur Probe» in den Ruhestand zu gehen, mit der Zusicherung, die Arbeit wieder aufnehmen zu können.

Andere amerikanische Firmen bieten ihren Ruheständlern, die zur Arbeit zurückkehren wollen, Halbtagsstellen an. Für die Firma hat das den Vorteil, im Bedarfsfall über einen Pool erfahrener Arbeitskräfte zu verfügen, und den Ruheständlern gibt es die Gelegenheit, Kontakte mit früheren Mitarbeitern aufrechtzuerhalten und weiterhin ein gewisses Einkommen zu beziehen, bei weniger strengen Arbeitszeiten und mehr Freizeit.

Das sind auch für die BRD denkbare Wege, anders und flexibler mit dem Thema Ruhestand umzugehen. Andererseits darf der Wunsch vieler Älterer nach sinnvoller Arbeit nicht dazu führen, daß die Altersgrenzen für alle wieder drastisch heraufgesetzt und eine Berufstätigkeit im Alter erzwungen wird. Angesichts der demographischen Entwicklung und schwindsüchtiger Rentenkassen (voraussichtlich werden im Jahr 2002 rund 385 Milliarden Mark in der staatlichen Altersvorsorge fehlen) sind die Politiker von einer weiteren Senkung der Altersgrenze und weiteren Vorruhestandsideen wieder abgerückt.

18 Hilda Kahne: Reconceiving Part-Time Work: New Perspectives for Older Worker and Women, Totowa, New Jersey, 1985

Die jetzt erwerbstätigen Jüngeren müssen davon ausgehen, daß ihre Lebensarbeitszeit wieder frühestens mit 65 endet. Das Rentenreformgesetz, das 1992 in Kraft tritt, sieht eine einheitliche Altersgrenze für Frauen *und* Männer vor, die ab dem Jahr 2001 schrittweise eingeführt wird.

Vorgezogener Ruhestand

Viele Frauen *wollen* sich gern mit 60 oder noch früher aus dem Arbeitsleben zurückziehen. Sie möchten vielleicht mehr Zeit für ihre Familie oder ihre Freunde haben oder genießen einfach die Freiheit von den Forderungen einer Arbeit, die sie von morgens bis abends in Anspruch nahm.

> Als der Vorstand meiner Abteilung mich bat, noch einmal darüber nachzudenken und zu bleiben, sagte ich zu meiner eigenen Überraschung: «Ich bin müde.» Je mehr ich arbeitete, desto mehr Arbeit kam auf mich zu. Ich hatte das Gefühl, weit mehr zu tun als das, wofür ich bezahlt wurde. Teilzeitstellen sind meist ausbeuterisch, und ich hatte das Gefühl, daß ich im Lauf der Jahre ganz schön ausgenutzt worden war.
>
> *Eine 67jährige Frau*

> Es war ein ganz trivialer Grund, der dazu führte, daß ich in Rente ging: Meine Arbeitszeit hatte sich verändert. Plötzlich sollte ich schon ab acht Uhr morgens arbeiten, und ich stellte fest, daß es für mich eine ungeheure Belastung bedeutete, eine halbe Stunde früher aufzustehen. Heute, nach elf Jahren, wache ich morgens auf und schaue an die Decke und sage mir: Ich muß nicht aufstehen – und stehe auf! *Eine 76jährige Frau*

> Ich habe es nicht bedauert, in Rente gegangen zu sein. Ich war nicht unzufrieden mit meiner Stelle oder mit den Leuten, aber ich hatte einfach das Gefühl, daß sich in meinem Leben etwas ändern mußte. Ich stellte fest, daß nach einem achtstündigen Arbeitstag bei mir die Luft raus war und ich nicht mehr viel Energie hatte für Freunde und Vergnügungen. Es war sehr schön, in den Jahren seither tun zu können, was ich wollte, denn ich habe so viele Jahre damit verbracht, mich nach den Wünschen und Plänen anderer Leute zu richten. *Eine Frau von Mitte 70*

Im Ruhestand

Viele Frauen, die einen großen Teil ihres Selbstwertgefühls aus der Arbeit beziehen, sind vielleicht bereit aufzuhören, wenn sie einen anderen sinnvollen gesellschaftlichen Beitrag leisten können.

Ich mußte ein ganz neues Leben anfangen! Ich habe mehrere Dinge ausprobiert. Ich habe unentgeltlich für einen Politiker gearbeitet, ich habe im Ruhestand nie für Geld gearbeitet, weil ich das nicht nötig hatte. Aber ich konnte nicht ohne Arbeit leben. Ich kann nicht leben ohne etwas, was meinem Leben Sinn gibt, ohne eine humanitäre Aufgabe.

Eine 75jährige Frau

Ich wollte nicht aufhören zu arbeiten. Aber ich wurde dazu gezwungen. Zwei Jahre lang wußte ich nicht, wohin mit mir. Ich nahm kleine Jobs an, ich hatte viele Kontakte durch meinen Beruf und arbeitete in vielen Komitees. Jetzt bin ich fast noch beschäftigter als früher. Aber ich versuche, mir trotzdem Zeit für meine Großenkel zu nehmen, einer ist sechs Monate alt, der andere zwei Jahre.

Eine 82jährige Frau

Der Ruhestand gibt immer mehr älteren Frauen die Möglichkeit, sich fortzubilden, entweder auf der Universität oder auf Abendschulen und anderen Fortbildungseinrichtungen. Die große Zahl älterer Menschen, meist Frauen, die noch einmal die Schulbank drücken, bestätigt, wie groß ihr Wunsch ist, geistig rege zu bleiben. Untersuchungen zeigen, daß ältere Menschen ebenso gute oder sogar bessere akademische Leistungen erzielen als ihre jüngeren Kommilitonen. Das Kurzzeitgedächtnis mag nachlassen, aber die Urteilsfähigkeit wird schärfer. Was man nicht benutzt, verliert man – das trifft auf unsere geistigen Fähigkeiten ebenso zu wie auf unsere körperlichen.

Ehrenamtliche Tätigkeiten

Private Schulen, Krankenhäuser, Bürgerinitiativen, Kirchen und viele Organisationen suchen ehrenamtliche Mitarbeiter. Bei manchen Tätigkeiten wird ein geringes Entgelt, freie Mahlzeiten oder Erstattung der Fahrkosten geboten. Wenn Sie Rente oder Sozialhilfe bekommen, können solche Tätigkeiten vorteilhafter sein für Sie als ein niedrig bezahlter Job, denn das Entgelt gilt nicht als Einkommen und wirkt sich deshalb nicht auf Ihre Ansprüche aus. Wenn Sie Interesse an solchen Tätigkeiten haben, schauen Sie sich um, welche Gruppe oder Organisation Ihnen gefällt. Wenn Sie eine ehrenamtliche Tätigkeit im helfenden oder pflegenden Bereich suchen, wenden Sie sich an die Verbände der Freien Wohlfahrtspflege (siehe S. 381).

Die Einstellung gegenüber älteren Menschen hat sich ohne Zweifel verändert. Als ich Direktorin eines Pflegegroßeltern-Programmes wurde, mußte ich die Kindergärten davon überzeugen, daß ältere Menschen den Kindern guttun können. Nun gibt es so viele Kinderkrippen, die Großeltern wollen, daß ich gar nicht nachkomme. Die Erzieher sagen mir, daß die Mischung von Jung und Alt eine menschlich sehr schöne Atmosphäre schafft, etwas, was sie sich im Traum nicht vorgestellt hätten. Jetzt arbeiten die Großeltern auch in Schulen, Krankenhäusern und in Häusern für geschlagene Frauen. Jeder will sie.

Eine 65jährige Frau

In der Arbeitswelt wie auch im Ruhestand lassen sich die Möglichkeiten für Frauen aller Altersgruppen ausweiten. Wir müssen die Diskriminierung gegen Frauen und ältere Menschen sowie andere Formen der Diskriminierung bekämpfen und uns zusammenschließen in Frauenorganisationen, Gewerkschaften und Altenorganisationen, um die Einkommenskluft zwischen Männern und Frauen zu bekämpfen und unsere Rechte geltend machen, selbst zu entscheiden, ob und wann wir uns aus dem Arbeitsleben zurückziehen wollen. Wir wollen, daß Ruhestand bedeutet, sich dazu zu entschließen, eine bezahlte Arbeitsstelle für etwas anderes aufzugeben, und nicht mit einem Hungerlohn zu überleben, weil wir im Erwerbsleben nicht mehr willkommen sind. Um all das zu erreichen, müssen wir informiert bleiben und verbunden mit den Bewegungen, die am Arbeitsplatz für gleiche Rechte kämpfen. Im Anhang werden Literaturhinweise und die Adressen von Organisationen angegeben, die Sie unterstützen können.

14 Auf das Geld kommt es an*

In der zweiten Lebenshälfte verändert sich unser Leben in vieler Hinsicht, und einige dieser Veränderungen prägen sich aus in unserer finanziellen Situation. Manchen Frauen steht nun mehr Geld zur Verfügung, weil die Kinder das Haus verlassen haben und sie weniger Geld für den Haushalt ausgeben müssen. Auch ein Aufstieg im Beruf kann der Grund dafür sein, daß manche Frauen nun mehr Geld zur Verfügung haben. Manche Frauen machen eine Erbschaft oder bekommen eine Versicherung ausgezahlt und möchten lernen, wie sie das Geld nun am besten anlegen können, um ihre Zukunft abzusichern.

Viel zu viele Frauen jedoch gehen in eine finanziell außerordentlich unsichere Zukunft, viele leben an der Armutsgrenze wegen mangelnder eigener Vorsorge, Scheidung, Witwenschaft oder Diskriminierung am Arbeitsplatz. Viele Frauen müssen nun zum erstenmal staatliche Hilfe in Anspruch nehmen.

Wie auch immer, die meisten Frauen stehen, wenn sie älter werden, vor komplizierten finanziellen Entscheidungen.

Gründe für die Altersarmut und den sinkenden Lebensstandard

Viele Frauen haben ihr Leben lang mit finanziellen Problemen zu kämpfen, die mit ihrer Diskriminierung als Frau zu tun haben. Wenn wir älter werden, kommt noch die Diskriminierung alter Menschen dazu und vertieft die Ungleichheit der ökonomischen Situation.

Frauen über fünfundsechzig stehen besonders schlecht da: Mehr als 80 Prozent bekommt 900 Mark Rente oder weniger. Nur 6 Prozent haben eine eigene Altersversorgung von über 1500 Mark im Monat. Zum Vergleich: 54 Prozent aller über fünfundsechzigjährigen Männer bekommen mehr als 1500 Mark Rente.[1]

---

* Von Gillie Beram und Caroline T. Chauncey mit besonderem Dank an Marilyn Rogers und Naomi B. Isler
1 Oliver Schmidthals, a. a. O.

Diese Altersarmut der Frauen hat fast immer eine ähnliche Vorgeschichte: Frauen über vierzig stecken vielfach in dem Dilemma, widersprechende gesellschaftliche Erwartungen erfüllen zu müssen. Immer mehr Frauen müssen selbst für ihren Lebensunterhalt aufkommen, für ihre Kinder oder abhängige Verwandte zahlen und außerdem für ihre eigene finanzielle Absicherung in der Zukunft sorgen. Wegen ihrer niedrigen Einkünfte und dem Druck, Arbeitsstellen zeitweise zu verlassen, um für ihre Familien zu sorgen, sind Frauen sehr gefährdet, in Armut zu geraten – besonders wenn sie keine finanzielle Unterstützung von Männern annehmen wollen oder bekommen können.

Nach der Scheidung

In der Lebensmitte verlieren viele Frauenn ihre materielle Existenzgrundlage, weil sie sich scheiden lassen (oder Witwe werden). Frauen, die nie berufstätig waren, befinden sich plötzlich in einer Situation, in der sie entweder ein sehr niedriges Einkommen erhalten und wenig oder gar keine Arbeitserfahrung haben, die ihnen helfen würde, ihren Lebensunterhalt zu verdienen. Oder sie sind auf Sozialhilfe angewiesen.

Für eine Frau, die zu Hause unbezahlte Arbeit leistet, gibt es keine finanziellen staatlichen Absicherungen wie Berufsunfähigkeitsversicherung, Arbeitslosenunterstützung oder Rentenfinanzierung. Ihre finanzielle Sicherheit ist an private Versicherungen oder die Einkünfte ihres Ehemannes gebunden.

Wenn eine Ehe gelöst wird, steht die Frau, die bisher Hausfrau war, auf der gleichen Stufe wie jeder entlassene Arbeiter – sie braucht, wenn sie keinen ausreichenden Unterhalt von ihrem Ex-Mann bekommt, neue Einkommensquellen und neue Qualifikationen. Und auch die im Scheidungsrecht festgelegten Regelungen haben für viele ältere Frauen einschneidende Auswirkungen. Das Gesetz behandelt nämlich Ehemänner und Ehefrauen, Mütter und Väter auf eine Weise gleich, die tatsächlich ungerecht ist. Denn das Vermögen wird nach einer Scheidung 50 : 50 und damit ungerecht aufgeteilt.[2] Für Frauen, die sich der Familie und dem Haushalt gewidmet haben, die ihren Männern in der Ausbildung geholfen haben und deren eigene Ar-

---

2 Ellen Goodman: The Post-Modern Divorce – Another Way to Divvy Up the Assets, in: The Boston Globe, 2.1.1986

beitserfahrung begrenzt ist oder auf viel niedrigerer Ebene bezahlt wird, ist eine 50 : 50-Regelung unfair. Das trifft insbesondere dann zu, wenn die Kinder noch zu Hause leben oder zur Schule gehen. Und bei einem entsprechenden Ehevertrag erhalten Frauen sogar weniger als die Hälfte des Familienvermögens.

Wer muß wann Unterhalt zahlen?
Prinzipiell sollen Frauen und Männer nach einer Scheidung selbst für ihren Lebensunterhalt sorgen. Männer haben es damit im allgemeinen leichter, weil sie fast immer ohne Unterbrechung berufstätig waren. Frauen, die zu Hause geblieben sind, um Haus und Kinder zu versorgen, tun sich dagegen vielfach sehr schwer. Denn sie müssen nach einer längeren Unterbrechung wieder im Arbeitsmarkt Fuß fassen, und das, obwohl ihre Kinder noch klein sind oder zur Schule gehen. Arbeitsmöglichkeiten, die dieser besonderen Situation gerecht werden, sind nach wie vor nicht in genügender Zahl zu bekommen. Sechs von zehn Frauen mit Kindern unter 15, die sich um eine Rückkehr ins Berufsleben bemühen, haben deshalb auch Probleme, eine Teilzeitstelle oder einen Arbeitsplatz mit flexibler Zeitregelung zu finden. Aber auch für ältere Frauen ohne berufliche Qualifikation ist es oft sehr schwer, ihren Lebensunterhalt selbst zu verdienen. Immerhin reicht bei 50 Prozent aller Frauen, die Vollzeit arbeiten, das Geld nicht aus, um davon zu leben.[3]
Schon aus diesen Gründen sind viele Geschiedene auf Unterhalt von ihrem früheren Mann angewiesen. Dieses Geld steht ihnen normalerweise unter folgenden Bedingungen zu:
- Wenn die Frau minderjährige Kinder aus der Ehe betreut. Ab dem 8. bis 15. Lebensjahr kann von der Frau verlangt werden, daß sie sich um einen Teilzeitarbeitsplatz bemüht. Ist das gemeinsame Kind 15, muß die Frau versuchen, vollzeitig zu arbeiten.
- Wenn die Frau ein höheres Alter hat und deshalb entweder nicht mehr zu arbeiten braucht (ab 65) oder wenn sie keine Arbeit findet (der Wiedereinstieg ist meist ab 55 sehr schwierig).
- Wenn die Frau krank oder behindert ist und deshalb nicht selbst arbeiten gehen kann. In diesem Fall wird vom Familienrichter ein ärztliches Gutachten verlangt. Außerdem sollten sich Frauen um eine Erwerbsunfähigkeitsrente bemühen.

3 Plenarprotokoll des Deutschen Bundestages vom 23. 2. 1989

- Wenn die Frau einfach keine Arbeit finden kann, die ihrem Lebensalter, ihrer Qualifikation/Ausbildung und ihrer Berufserfah-
rung entspricht. Das muß sie jedoch durch Bewerbungsschreiben
und Meldung beim Arbeitsamt nachweisen. Sie ist nicht ohne weiteres verpflichtet, irgendeine Arbeit anzunehmen.
- Wenn die Frau nach der Scheidung ihre Schul- oder Berufsausbildung beginnen oder weiterführen will, die sie wegen der Ehe gar
nicht erst angefangen oder unterbrochen hat. Zahlungen des Arbeitsamtes und Bafög-Leistungen werden vom Unterhaltsanspruch abgezogen. Sie hat allerdings nur einen Anspruch auf eine
Ausbildung, die sie voraussichtlich auch mit Erfolg abschließen
wird und nach der eine reale Chance auf Anstellung oder ausreichende freiberufliche Möglichkeiten gegeben ist.
- Wenn besondere Lebensumstände zu berücksichtigen sind («Här-
tefälle»), also wenn zum Beispiel die Ehefrau Kinder des Mannes
aus einer früheren Ehe großgezogen und dafür eigene berufliche
Möglichkeiten nicht genutzt hat.

Nach dem Unterhaltsänderungsgesetz können die Ansprüche auf Unterhalt unter bestimmten Bedingungen eingeschränkt werden. Zum
Beispiel dann, wenn eine Ehe weniger als zwei Jahre bestanden hat.
Das gilt aber nur dann, wenn ein geschiedenes Paar keine gemeinsamen Kinder hat.

Manchen Frauen wird im Scheidungsverfahren geraten, auf Unterhaltsansprüche zu verzichten. Überlegen Sie sich diesen Verzicht
gut, er kann weitreichende Nachteile haben. Wenn Sie zum Beispiel arbeitslos werden, kann das Arbeitsamt den Unterhaltsbetrag,
der Ihnen eigentlich zustände, von der Arbeitslosenhilfe abziehen.
Ähnliches ist möglich, wenn Sie nach der Scheidung auf Sozialhilfe
angewiesen sind. Dann kann Ihnen das Sozialamt einen mutwilligen
Verzicht auf Unterhaltsansprüche unterstellen und die Sozialhilfe
entsprechend kürzen.

Sind Sie dagegen selbst, zum Beispiel aus eigenem Vermögen oder
einer guten beruflichen Stellung, finanziell abgesichert, braucht der
Mann nichts zu zahlen und hat unter Umständen seinerseits einen
Unterhaltsanspruch.

Aus der Pflicht ist er auch, wenn er nicht genügend verdient, um Unterhalt zahlen zu können (1000 bis 1400 Mark, nachdem der Unterhalt
für seine Kinder abgezogen ist).

Unabhängig vom Unterhalt haben die Partner ein Anrecht auf Versorgungsausgleich. Das heißt: Alle Ansprüche auf Altersversorgung,

die während der Ehe zusammengekommen sind, werden geprüft und dann ausgeglichen. Wer höhere Rentenanwartschaften hat, muß davon abgeben. Und zwar die Hälfte von der Summe, um die seine Anwartschaften höher sind als die des Partners. Beispiel: Wenn der Mann während der Ehe einen Rentenanspruch von 400 Mark erworben hat, die Frau aber nur einen Anspruch von 100 Mark, wird die Differenz von 300 Mark geteilt. Die Frau bekommt auf ihre Rente 150 Mark monatlichen Versorgungsausgleich aufgeschlagen, der Mann entsprechend 150 Mark abgezogen. Damit soll eine eigene Absicherung als Entschädigung dafür geschaffen werden, daß einer von beiden (in der Regel die Frau) eigene Berufstätigkeit im Interesse von Kindern und Haushalt reduziert oder aufgegeben hat. Im Scheidungsurteil wird festgeschrieben, wie dieser Versorgungsausgleich im einzelnen aussehen soll. Die entsprechenden Rentenversicherungträger oder Versorgungswerke regeln alles weitere. Sie brauchen sich darum nicht weiter zu kümmern.

Auf den Versorgungsausgleich kann man auch verzichten. Dazu braucht man allerdings eine notarielle Beurkundung, und es gilt eine Bedenkzeit von einem Jahr. Das ist auch gut so. Denn auf den Versorgungsausgleich zu verzichten bedeutet für viele Frauen, ihre einzige Alterssicherung in den Wind zu schlagen. Lassen Sie sich deshalb in jedem Fall von einer Anwältin oder in einer öffentlichen Rechtsauskunft beraten, bevor Sie irgend etwas unterschreiben. Falls Sie nicht genügend Geld haben, um sich einen Anwalt zu nehmen, haben Sie Anspruch auf staatliche Hilfen. Siehe hierzu Seite 344.

Weiterführende Informationen finden Sie im «Scheidungsratgeber von Frauen für Frauen», Reinbek 1989.

Die finanzielle Situation im Ruhestand

Ein finanziell abgesicherter Ruhestand ist wie ein Stuhl mit drei Beinen. Diese drei Beine sind: erworbenes Vermögen (zum Beispiel Ersparnisse oder ein Haus), staatliche, betriebliche oder private Rentenzahlungen und Sozialhilfe. Die meisten Frauen aber können auf diesem Stuhl besonders schlecht sitzen.

Rente zum Spartarif

Viele Frauen, die sich bei der Heirat ihre Rentenbeiträge haben auszahlen lassen (diese sogenannte «Heiratserstattung» war noch bis Ende 1967 möglich), bereuen diesen Schritt heute. Ihnen wird erst jetzt klar, daß sie damit auf einen wichtigen Beitrag zu ihrer eigenen Alterssicherung verzichtet haben. Wer will, kann diese Entscheidung von damals zwar nicht revidieren, aber dennoch deren Folgen ausgleichen. Mit Wirkung vom 1.1.1992 können die betreffenden Frauen ihre Rentenansprüche wieder aufstocken. Und das zu günstigen Konditionen: Im Gegensatz zu früheren Regelungen brauchen sie nach der Heirat keine 24 Pflichtbeiträge eingezahlt zu haben, und sie müssen auch nicht pflichtversichert sein, um den Nachzahlungsantrag stellen zu können. Das waren bislang die Voraussetzungen – an denen viele Frauen scheiterten.

Wie sich die Nachzahlungen auswirken, kann ein Beispiel deutlich machen:

Im Jahr 1957 lag der höchste Rentenbeitrag einer Frau bei 140 Mark. Wenn sie nun für dieses Jahr zwölfmal 140 Mark, also 1680 Mark, nachzahlt, bekommt sie lebenslang 68 Mark mehr Rente. Unterm Strich hat sie ihren Nachzahlungsbetrag also bereits nach gut zwei Jahren wieder heraus. Damit ist ihre nachträgliche Einzahlung rund siebenmal rentenwirksamer als der normale Rentenversicherungsbeitrag.

Ob es im Einzelfall günstiger ist, gespartes Geld in die Rentennachzahlung oder in eine private Rente zu stecken, fest verzinslich anzulegen oder eine Lebensversicherung abzuschließen, sollten Sie genau überlegen und die Konditionen anhand von verschiedenen Angeboten vergleichen. Entscheidend ist nur, daß Sie so gut wie möglich für sich und Ihre Rente sorgen. Seriöse Versicherungsmakler, Verbraucherzentralen, Rentenberatungsstellen und Steuerberater können Ihnen dabei helfen.

Das wackeligste Bein ist das Vermögen. Da Frauen weniger verdienen als Männer, haben sie weniger Chancen, Ersparnisse zurückzulegen. Einer amerikanischen Untersuchung aus dem Jahr 1981 zufolge erhielt nur ein Drittel aller über 65jährigen irgendein Einkommen aus Sparguthaben, und weniger als ein Viertel bezog irgendwelche Einkünfte aus Geldanlagen.[4] Manche Frauen besitzen zwar ein Haus oder eine Eigentumswohnung. Aber sie wollen diese einzige Sicherheit nicht aufgeben. Das schafft neue Probleme: Ein Haus oder eine Wohnung muß unterhalten werden, und das kostet Geld. Vielen Frauen in dieser Situation bleibt also gar nichts anderes übrig, als zu vermieten. (Siehe auch Kapitel «Wohnformen und Lebensgestaltung».)

Ein dunkles Kapitel sind die Renten, von denen die meisten Frauen kaum leben können. Nach Meinung führender Politiker soll die Rente ein Lohn für die Lebensleistung sein. Aber abgesehen davon, daß dieser Leistungsbegriff für alle Familienfrauen ein Schlag ins Gesicht ist, müssen sich auch die Berufstätigen darauf einstellen, daß ihr Lebenslohn immer bescheidener ausfallen wird. Nach heutigem Stand müssen selbst Besserverdienende damit rechnen, daß sie später nicht einmal 50 Prozent ihres letzten Gehaltes als Rente ausgezahlt bekommen.[5] Bei der anhaltenden schlechten Situation der Rentenkassen ist abzusehen, daß dieser Prozentsatz in zehn oder zwanzig Jahren eher noch ungünstiger sein wird. Bei den durchschnittlich niedrigen Rentenansprüchen von Frauen wird sich das für viele fatal auswirken, sofern sie nicht betrieblich oder privat zusatzversichert sind. Das gilt vielfach selbst für Frauen, die nicht nur eine eigene, sondern auch noch anteilig die Rente ihres verstorbenen Ehemannes bekommen.

Verwitwete Frauen haben Anspruch auf eine Hinterbliebenenrente. Sie beträgt maximal 60 Prozent von der Rente ihres verstorbenen Mannes. Eigene Einkünfte, zum Beispiel ihre Altersrente, werden nach einem bestimmten Schlüssel von der Witwenrente abgezogen. Davon ausgenommen sind zum Beispiel Zahlungen aus privaten Lebensversicherungen, Arbeitslosenhilfe, Sozialhilfe und Lastenausgleichsrenten. Trotz dieser Regelung verfügt etwa die Hälfte dieser «Doppelrentnerinnen» über weniger als 1000 Mark monatlich.

Finanziell am schlechtesten geht es den alleinlebenden, unverheirateten Rentnerinnen. Von ihnen haben 52 Prozent weniger als 800 Mark monatlich zur Verfügung.

Vor diesem Hintergrund wird verständlicher, warum in den reichen westlichen Bundesländern etwa eine halbe Million Rentner/innen

4 Looking Forward to Retiring and Living a Life of Ease? Don't, in: Washington Post, 14.9.1984
5 Udo Perins, Kursbuch Geld, Frankfurt 1990, Seite 205

Hilfe zum Lebensunterhalt vom Sozialamt bekommen müssen. Zwei Drittel davon sind Frauen. Etwa 50 Prozent aller Rentner/innen, die eigentlich Anspruch auf Sozialhilfe hätten, nehmen sie nicht in Anspruch.[6] Das zweite Stuhlbein, die staatliche Rente, ist demnach auch nicht gerade verläßlich.

Bei den Betriebsrenten ergeht es Frauen ähnlich. Viele Frauen können die Voraussetzungen für eine solche Alterssicherung nicht erfüllen. Die Gründe: Viele Frauen mußten ihre Berufstätigkeit unterbrechen, um für ihre Kinder oder andere Angehörige zu sorgen oder um mit ihren Ehepartnern umzuziehen, deren Karriere einen Wohnungswechsel notwendig machte.

Voraussetzungen für eine Betriebsrente

Um unter die betriebliche Alterssicherung zu fallen, müssen bestimmte Voraussetzungen erfüllt sein, die für alle Firmen und alle Formen dieser Zusatzrente gelten: Rentenzahlungen müssen schriftlich zugesagt worden sein (Versorgungszusage). Wenn das Arbeitsverhältnis endet, muß die/der Beschäftigte mindestens das 35. Lebensjahr vollendet haben. Außerdem muß die Versorgungszusage mindestens zehn Jahre bestanden haben, oder es muß die/der Beschäftigte dem Betrieb mindestens zwölf Jahre angehört und die Versorgungszusage für mindestens drei Jahre bestanden haben. Macht eine Firma Konkurs, bleiben die Rentenansprüche erhalten. Die Firmen müssen dafür mit einer Insolvenzsicherung vorsorgen.

Quelle: Werner Stadler, Der aktuelle Ratgeber für die Altersversorgung, Düsseldorf 1989, S. 62 ff

---

Über 55 Prozent aller 60- bis 65jährigen Frauen in den westlichen Bundesländern, die nicht in einem Heim oder einer vergleichbaren Institution leben, bekommen sogenannte «Hilfe zum Lebensunterhalt». In der Altersgruppe zwischen 65 und 70 sind es 64 Prozent, bei den 70- bis 75jährigen fast 72 Prozent und die über 75jährigen sind zu fast 75 Prozent von Sozialhilfe abhängig. Bei den Männern sind es dagegen nur knappe 16 Prozent im Alter von 60 bis 65, und von den 65- bis 70jährigen nehmen rund 12 Prozent Sozialhilfe in Anspruch.[7] Die meisten Frauen, die nur wenig oder gar kein Einkommen aus

6 Oliver Schmidthals, a. a. O., S. 21
7 Statistisches Bundesamt, Wirtschaft und Statistik 4/1988, S. 131

Renten oder Vermögen beziehen, hängen von der Sozialhilfe ab –
dem dritten Bein des «Ruhestand-Stuhls». Der sogenannte Regelsatz, der 1990 an den «Haushaltungsvorstand», also zum Beispiel eine
alleinlebende Rentnerin, gezahlt wurde, lag je nach Bundesland zwischen 435 Mark (Bayern) und 462 Mark (West-Berlin).[8]
Wenn wir uns die Sozialstruktur insgesamt anschauen und den unter-
geordneten Platz, den Frauen darin überwiegend einnehmen, wird
deutlich, daß die fatale Verkettung von Armut und Alter auf die meisten Frauen zutrifft. Für viele Frauen ist es ein harter Schock, wenn
sie feststellen, daß sie mit zunehmendem Alter immer ärmer werden.
Manche Frauen schämen sich, als seien ihre finanziellen Probleme das
Ergebnis von persönlichem Versagen, andere werden zornig und suche nach einem Ausweg.
Tatsächlich ist die Armut von Frauen Resultat der gesellschaftlichen
Zwänge, die uns Frauen immer wieder dazu bringen, Ehe und Familie
Priorität einzuräumen, und uns so ökonomisch von den Männern abhängig werden läßt, anstatt die eigene berufliche Karriere zu verfol-
gen. Für das Alter vorzusorgen, war zweitrangig in den geschäftigen
Jahren, in denen die Familie Vorrang hatte und das Einkommen in die
Ausbildung der Kinder gesteckt oder für die unmittelbaren Lebenshaltungskosten verwendet wurde. Nur wenige Frauen konnten sich in
dieser Situation vorstellen, sie könnten in der Zukunft allein dastehen
und arm sein. Pläne für sich selbst zu machen, empfanden viele
Frauen als Verrat an der Partnerschaft, für die sie sich in der Ehe doch
besonders einsetzten.
Es müssen Gesetze her, die die Rentenansprüche für die unbezahlte
Erziehungsarbeit der Frauen sichern, sie in Zeiten unterstützen, in
denen sie von der Hausarbeit in die Erwerbstätigkeit überwechseln
und die ihnen als Witwen und im Alter Sicherheit bieten. Arbeitgeber
müssen aufgefordert werden, Teilzeitstellen für alle Frauen einzurichten, für junge Frauen und Studentinnen ebenso wie für ältere Frauen.
Auf angemessene Alters- und Behindertenrenten sollte generell ein
Anspruch bestehen, auch für Frauen, die ihr Leben lang oder die meiste Zeit ihres Lebens als Hausfrau und Mutter gearbeitet haben. Nicht
umsonst ist eine der Hauptforderungen der «Grauen» im Bundestag
und der «Grauen Panther» auf regionaler Ebene die Einheitsrente
nach holländischem Muster.

8 Bundessozialhilfegesetz (Beck'sche Textausgabe) 1990, S. 63

Der Umgang mit den eigenen Finanzen

Sich nach der Decke strecken

Trotz aller Bemühungen können nur wenige Frauen damit rechnen, im Alter ein finanziell sorgenfreies Leben zu führen. Die unzähligen Hindernisse, die sich Frauen in den Weg zur finanziellen Unabhängigkeit stellen, stellen sich auch denjenigen in den Weg, die sorgfältig vorausplanen und regelmäßig sparen.

Mit einem geringen oder gar unzureichenden Einkommen umgehen zu lernen erfordert eine Kreativität und eine Flexibilität, die viele Frauen vorher noch nie an sich entdeckt haben. Um herauszufinden, wo das Geld hingeht, sollten Sie unbedingt über Ihre Ausgaben Buch führen. Nur so können Sie herausfinden, wo Sie eventuell noch sparen können.

Stellen Sie also als erstes eine Liste zusammen mit den festen monatlichen Kosten wie Lebensmittel, Miete oder Hypothekenzahlungen, Elektrizität, Gas, Telefon, Heizung usw., Steuern, Ratenzahlungen, Fahrtkosten. Dann schreiben Sie auf, was Sie sonst noch so ausgeben (Spareinlagen, Kleidung, Vergnügungen, Reisen und Geschenke). Oft kommt hier fast unbemerkt einiges zusammen, und mit Hilfe des Haushaltsplans können wir uns diese unbewußten und manchmal teuren Geldausgaben bewußt machen.

Die meisten Frauen geben das meiste Geld fürs Wohnen aus. Wohnungskosten sind nicht einfach zu reduzieren, es sei denn, Sie sind bereit, Ihren Lebensstil zu verändern (s. Kapitel «Wohnformen und Lebensgestaltung» Seite 293). Manche Ausgaben, wie zum Beispiel Fahrkosten und Eintrittsgelder, lassen sich ebenfalls herabsetzen. Achten Sie auf Sonderpreise für Senioren. Auch preiswerte Mahlzeiten in Altentagesstätten erleichtern unser Budget.

Die Kosten für Vergnügen und Unterhaltung können niedrig gehalten werden, wenn man sich einer Gruppe anschließt, die Gruppenrabatt bekommt oder kostenlose Veranstaltungen für ältere Menschen anbietet.

Als ich in Rente ging, habe ich meine Ausgaben stark eingeschränkt. Ich ging nicht mehr jede Woche zum Friseur – es ist erstaunlich, wieviel das im Lauf eines Jahres ausmacht. Ich kaufte keine teuren Kleider mehr, denn ich brauche sie nicht mehr, weil ich nicht mehr berufstätig bin. Ich kann jetzt anziehen, was ich will. Ich mähe meinen Rasen selbst und achte beim Einkaufen auf die Preise, damit ich mit meinem Geld länger auskomme. Aber mein Konzertabonnement habe ich behalten, obwohl es teuer ist. Darauf möchte ich nicht verzichten.

Eine Frau von Anfang 70

Ich lebe mit meinen Kindern von einem Betrag, der nur knapp über der Armutsgrenze liegt. Um zurechtzukommen, gehe ich bei gutem Wetter auf Flohmärkte und verkaufe Haushaltsgegenstände, gebrauchte Kleidung oder Pflanzen. Ich kaufe mir nie Zeitschriften und leiste mir keine Extras, damit ich meine Rechnungen immer bezahlen kann.

Eine 52jährige Frau

Als erstes bezahle ich die Miete und die Telefonrechnung. Für meine Begräbniskosten ist gesorgt, ich zahle noch in eine kleine Versicherung ein für meine erwachsenen Kinder. Dann brauche ich Geld für den Waschsalon – man muß schließlich seine Wäsche sauber halten. Ich versuche die billigsten Sachen zu kaufen, aber es kommt doch immer eine Menge zusammen. Wenn ich Kleider brauche, gehe ich in Secondhandläden oder auf Flohmärkte. Dort finde ich auch Weihnachtsgeschenke. Aber die beiden letzten Wochen im Monat sind immer hart, das Geld reicht einfach nicht. Ich habe nur noch dreißig Mark und muß damit noch zwei Wochen auskommen.

Eine Frau von Mitte 70

Sozialhilfe

Die gesetzlich verankerte Sozialhilfe ist, im Vergleich zu anderen sozialen Errungenschaften, noch eine relativ junge Einrichtung: Erst 1962 wurde mit dem Bundessozialhilfegesetz (BSHG) ein Recht geschaffen, auf das wir dann Anspruch haben, wenn wir in materielle Not geraten und keiner der anderen Versicherungsträger (Krankenkasse, Renten- oder Arbeitslosenversicherung) zuständig ist. Sozialhilfe ist kein Almosen und auch keine Gnade, die uns von einzelnen Beamten gewährt wird. Sie kann in Sachen (zum Beispiel Kleidungsstücken oder Möbeln), Beratung und finanzieller Form geleistet werden.

Zuständig ist jeweils das Sozialamt der Stadt oder des Landkreises, in dem man lebt, also nicht unbedingt des Ortes, an dem man polizeilich gemeldet ist. Darüber, welche Form und welchen Umfang an Hilfen man bekommen kann, informieren die einzelnen Ämter. Sie sind zu dieser Auskunft verpflichtet und dürfen niemandem eine Hilfe oder Sachleistung durch Nicht-Information vorenthalten.

Darüber hinaus kann man sich bei Selbsthilfegruppen von Sozialhilfeempfängern und den Freien Wohlfahrtsverbänden (siehe Seite 381) über die Angebote der Sozialhilfe beraten lassen.

Zum ersten Gespräch im Sozialamt sollten alle Unterlagen mitgebracht werden, die über die persönlichen finanziellen Verhältnisse Auskunft geben: Rentenbescheid, Lohn- oder Gehaltsabrechnung, Mietvertrag, Wohn- und Kindergeldbescheid, Versicherungsunterlagen, Schwerbehindertenausweis, Heizkostenabrechnungen, Scheidungs- und Unterhaltsurteile, Bescheide über Arbeitslosengeld oder Arbeitslosenhilfe, außerdem der Personalausweis.

Das Kernstück der Sozialhilfe ist die «Hilfe zum Lebensunterhalt». Sie wird zum Beispiel gezahlt, wenn Unterhaltszahlungen ausbleiben, jemand nicht mehr arbeiten kann oder keine Arbeit findet und wenn die Rente nicht reicht. Wie hoch die Sozialhilfe im einzelnen ist, richtet sich nach der Höhe der vorhandenen Einkünfte (Rente, Lohn oder Gehalt, Unterhaltszahlungen, Wohn- oder Kindergeld usw.), nach dem Umfang der finanziellen Belastungen (Miete, Lebenshaltungskosten) und danach, wie viele Personen zum Haushalt gehören. Basis der Berechnungen ist der sogenannte Eckregelsatz. Diesen Betrag bekommen der «Haushaltungsvorstand» oder ein alleinlebender Mensch. Er liegt im Durchschnitt aller Bundesländer bei 425 Mark pro Monat. Für weitere Haushaltsangehörige und Kinder beträgt er durchschnittlich je nach Alter zwischen 191 und 383 Mark (Stand 1. 7. 1989). Außerdem übernimmt das Sozialamt die Miete und die Heizungskosten. Wer im eigenen Haus oder in einer Eigentumswohnung lebt, kann laufende Kosten (aber keine Hypothekenzinsen oder Tilgungsraten) geltend machen.

Wenn der Regelsatz zum Leben einfach nicht ausreicht, kann das Sozialamt einen «Mehrbedarfszuschlag» zahlen, der meist etwa 20 Prozent des Regelsatzes ausmacht. Diesen Zuschlag erhalten u. a. viele Sozialhilfeempfänger über 60 und Alleinerziehende mit Kindern.

Wenn größere Anschaffungen nötig sind, teurere Kleidungsstücke, ein Umzug oder eine Renovierung und wenn besondere Anlässe ins Haus stehen (Konfirmation, Einschulung, Silberhochzeit), kann man außerdem «einmalige Beihilfen» beantragen, die immer nur von Fall zu Fall gezahlt werden.

Auch die Kosten für eine vom Arzt verordnete Kur werden vom Sozialamt getragen. Und wer behindert, krank oder pflegebedürftig ist, sollte sich auch danach erkundigen, ob das Amt die Kosten für ein Telefon übernimmt. Von Rundfunk- und Fernsehgebühren kann man sich ebenfalls befreien lassen. Und in vielen Städten und Gemeinden gibt es zusätzliche Vergünstigungen, um trotz bescheidener Einnahmen am sozialen und kulturellen Leben teilzunehmen.

Viele Menschen nutzen ihr Recht auf Sozialhilfe nicht, weil sie fürchten, das Geld zurückzahlen zu müssen. Das ist normalerweise nicht der Fall.

Ein weiterer Grund, nicht zum Sozialamt zu gehen, ist die Angst vor Geldforderungen des Amtes an Kinder oder Eltern. Diese Sorge ist berechtigt. Eltern und Kinder sind gegenseitig ebenso unterhaltspflichtig wie Ehegatten. Das Sozialamt wird sich also an die entsprechenden Verwandten halten und sich das gezahlte Geld dort zurückholen. Für Alleinlebende, deren (geschiedene) Ehegatten sich vor den Unterhaltszahlungen drücken, kann das ein Vorteil sein. Denn das Amt schießt die Unterhaltsleistungen in Höhe der Sozialhilfe vor und hält sich dann an den jeweils zur Zahlung verpflichteten (geschiedenen) Partner.

Das alles ist aber natürlich nur dann möglich, wenn die Familienangehörigen selbst zahlungsfähig sind. Eine alte Mutter mit einer kleinen Rente wird zum Beispiel nicht für die Sozialhilfe ihrer Kinder aufkommen müssen. Außerdem bleiben entfernte Verwandte verschont. Es wird beispielsweise kein Enkel für die Zahlungen an seine Großeltern herangezogen.

Wer mit einer Entscheidung des Sozialamtes nicht einverstanden ist (wenn zum Beispiel bestimmte Unterlagen bei der Berechnung der monatlichen Hilfe nicht berücksichtigt wurden), kann dagegen schriftlich Widerspruch einlegen. Falls es deswegen zu einem gerichtlichen Widerspruchsverfahren kommt (weil beide Seiten auf ihrer Einschätzung beharren), entstehen *keine* Gerichtskosten. Man braucht sich also aus Angst vor Kosten nicht von einem berechtigten Widerspruch abhalten zu lassen.

Mehr darüber in der Broschüre «Sozialhilfe – Ihr gutes Recht». Das informative Heftchen ist kostenlos bei allen Sozialämtern und beim Bundesministerium für Familie und Senioren, Broschurenstelle, Godesberger Allee 140, 5300 Bonn 2, erhältlich.

Wer darüber hinaus in einen Rechtsstreit verwickelt ist und sich nicht selbst helfen oder einen Anwalt bezahlen kann, hat Anspruch auf «Beratungshilfe». Wer diese Hilfe in welchem Umfang anfordern kann, ist im Beratungshilfegesetz festgelegt. Es soll Menschen mit geringem Einkommen eine nahezu kostenlose Rechtsberatung oder Rechtsvertretung und eine Prozeßkostenhilfe sichern.

Mehr darüber in der Broschüre «Guter Rat ist nicht teuer», die kostenlos vom Bundesministerium der Justiz, Postfach 200650, 5300 Bonn 2, zu erhalten ist.

Es erscheint sehr kompliziert und auch unangenehm, all diese Anträge zu stellen, solange man finanziell und persönlich unabhängig ist, aber wenn man erst einmal genug Angst und Hunger hat und verzweifelt genug ist, dann schluckt man seinen Stolz runter. Die Frustration darüber, daß man von Pontius zu Pilatus laufen muß, reicht wahrhaftig aus, um die meisten Leute abzuschrecken.

Aber ich habe von Bekannten einen Rat bekommen, den ich weitergeben möchte: Beantragen Sie absolut alles! Akzeptieren Sie kein Nein. Wenn Sie Anträge stellen und Einspruch gegen Entscheidungen erheben, lächeln Sie und bleiben Sie verbindlich; bleiben Sie bestimmt, ohne aggressiv zu werden. Ich habe gelernt, daß kleine Dinge sehr wichtig sein können. Zum Beispiel hilft es überhaupt nichts, wenn man die Person beschimpft, die die Bestimmungen durchführen muß, für die Politiker verantwortlich sind. Wer einen Antrag stellt, denkt natürlich meist in erster Linie an die eigene Situation, aber ich finde, es hilft, wenn man auch sein Gegenüber als menschliches Wesen betrachtet. Ich sage zum Beispiel: «Ihr Job muß manchmal ganz schön hart sein» oder «Sie sehen müde aus, ist das schwierig für Sie?» Ich glaube, solche Dinge machen einen großen Unterschied.

Eine Frau, die seit ihrem 45. Lebensjahr behindert ist

Viele Frauen erkennen, daß sie aus der Ausweglosigkeit ihrer finanziellen Situation nur herauskommen, wenn sie sich einmischen, politisch aktiv werden und über diesen Weg versuchen, Gesetze und politische Willensbildung zu beeinflussen.

Zukunftsplanung

Es ist alles andere als übertrieben pessimistisch, wenn Frauen in der Lebensmitte sich auf ein Leben allein vorbereiten. Deshalb ist es unbedingt notwendig, sich durch Versicherungen gegen Krankheits- oder Unfallfolgen abzusichern. Die massiven Hindernisse, denen wir Frauen gegenüberstehen, machen das finanzielle Überleben zu einer schwierigen Aufgabe. Es wäre gelogen, würde man behaupten, es sei für die große Mehrheit von Frauen einfach oder auch nur möglich, bei ihrem niedrigen Einkommen ausreichend für den Ruhestand vorzusorgen. Aber wenn wir die Zukunft finanziell einigermaßen abgesichert erleben wollen, müssen wir uns jetzt um unsere Finanzen kümmern.

Ich wünschte, ich hätte schon mit achtzehn eine wirklich vernünftige Einstellung zu Geld gehabt. Schließlich bestimmt das Geld die Qualität unseres gesamten Lebens! Frauen sollten sich klarmachen, daß Geld Macht bedeutet. Eine Frau in den mittleren Jahren, die noch keine Pläne für den Ruhestand gemacht hat, sollte sich lieber schleunigst darum kümmern. Es hängt für sie in der Zukunft so viel von ihrer finanziellen Lage ab. *Eine 65jährige Frau*

Ganz unabhängig von unserer individuellen Situation, wir müssen über unsere finanziellen Angelegenheiten selbst bestimmen können. Geld ist in unserer Gesellschaft schließlich nicht nur notwendig, um zu überleben, sondern hat auch einen entscheidenden Einfluß auf unser persönliches Leben und unsere wichtigsten Beziehungen. Diese Einsicht und eine wirksame Umsetzung dieser Einsicht in die Praxis ist entscheidend. Denn es bedeutet, daß Sie über Ihre finanzielle Lage Bescheid wissen und sich genau klarmachen, was geschehen würde, wenn Ihr Partner stirbt oder Sie verläßt. Prioritäten für die Zukunft setzen sollten Sie also ganz unabhängig davon, ob Sie allein sind, verheiratet oder in einer anderen Art von Beziehung leben.
Viele Frauen, besonders Frauen der Mittelschicht, sind mit Vorstellungen aufgewachsen, die verhindert haben, daß sie eine gesunde Beziehung zum Geld entwickeln konnten: Über Geld redet man nicht; wer Risiken eingeht, wird ja doch nur betrogen; Männer wissen darüber mehr als ich; irgend jemand wird schon kommen und für mich sorgen.
Manche Frauen führen Buch über die Haushaltsausgaben, zahlen die Rechnungen und wissen über die Konten Bescheid. Wer diese Verantwortung übernimmt, weiß zwar mehr über die Finanzen des Alltags als Frauen, die alles ihren Männern überlassen, aber vielleicht denken auch sie bei langfristigen Planungen an einen Mann, vertrauen auf das Schicksal und hoffen das Beste.
Wir sind durchaus fähig, unsere finanzielle Lage zu durchschauen und unsere Finanzen selbst zu verwalten. Unabhängige Frauen haben ebenso wie Frauen, die von einem Partner versorgt werden, die Verantwortung für einen Haushalt, für den ihnen eine bestimmte Summe

zur Verfügung steht. Sie wissen meist sehr gut, wie man mit einem begrenzten Betrag möglichst weit kommt, wie man die Mark ausquetscht, Sonderangebote nutzt und so weiter. Aber wenn es darum geht, Geld anzulegen, fühlen sich viele Frauen überfordert.

Wir sollten damit anfangen, uns in gewissem Sinn auch finanziell als unabhängig zu betrachten und – soweit das vorhandene Geld es zuläßt – einen Teil des Geldes zurückzuhalten, um ein eigenes Spar-, Giro- und Anlagenkonto zu führen und einen Finanzierungsplan für den Ruhestand aufzustellen. Wer selbst kein Einkommen bezieht, kann dieses getrennte Konto als Ausgleich für die unbezahlte Hausarbeit betrachten.

Finanzielle Unabhängigkeit führt zwar zu einer Steigerung der Selbstachtung, kann aber auch manchmal verhindern, daß sich eine produktive Partnerschaft entwickelt. Eine Beziehung vertieft sich, wenn man sich sowohl der eigenen Unabhängigkeit als auch der gegenseitigen Abhängigkeit bewußt ist.[9] Ein kompetenter Umgang mit Geld sollte dazu beitragen, all unsere Beziehungen befriedigend gestalten zu können, und uns nicht isolieren.

Die sinnvolle Verwaltung von Geld erfordert einen möglichst effektiven Umgang mit Bargeld, Krediten, Geldanlagen, Sonderleistungen, Steuern, Versicherungen und Grundstücksrenditen. Diese verschiedenen Möglichkeiten ergeben erst gemeinsam betrachtet ein vollständiges Finanzierungskonzept. Denn Veränderungen auf einem Gebiet können Einfluß haben auf andere Bereiche.

Finanzielle Bestandsaufnahme

Ein einfacher, aber wesentlicher Schritt zu einem kompetenten Umgang mit Geld ist es, einen Tag im Jahr festzulegen, an dem man eine finanzielle Bestandsaufnahme macht. Die beste Zeit dazu ist im allgemeinen der Beginn des Jahres, wenn Sie Ihre Steuerunterlagen und -berechnungen zusammen haben. Setzen Sie sich entweder allein oder mit Ihrem Partner hin, und gehen Sie alle Einkommensquellen sowie feststehende Schulden und Ausgaben durch. Schätzen Sie den Nettowert Ihres Vermögens – das heißt, die Summe aller Besitztümer minus der Summe aller Schulden und Ausgaben. Zu Ihrem Vermögen gehören Bargeld, Anlagen, Grundbesitz, Lebensversicherungspolicen, persönliches Eigentum wie Schmuck, Kunstgegenstände, Autos und

9 Tessa Warschaw: Rich Is Better, New York 1985, S. 67

Möbel und Geld, das Ihnen andere schulden. Abzuziehen sind davon Schulden, unbezahlte Raten, Rechnungen, Lebenshaltungskosten und Versicherungspolicen und Steuern.

Bargeld und Kredit

Wenn Sie einen Haushaltsplan aufstellen, werden Sie immer wissen, wo Ihr Bargeld geblieben ist und ob Sie mit Krediten arbeiten müssen. Jede Frau sollte ein Girokonto haben, das auf ihren eigenen Namen läuft, und einen Dispositionskredit. Wenn sie eigene Einkünfte hat, kann sie per Dauerauftrag monatlich einen festen Betrag auf ihr Sparkonto einzahlen und zu einem möglichst hohen Zinssatz langfristig anlegen.

Kredit kann ein wichtiger Bestandteil einer gesunden finanziellen Strategie sein, wenn man vorsichtig damit umgeht. Behalten Sie im Kopf, wie weit Sie gehen können, ohne sich zu schaden. Als Daumenregel gilt, daß der gesamte Betrag, den Sie an Krediten schulden (ausgenommen Hypotheken), 15 Prozent Ihres Jahreseinkommens nicht übersteigen sollte. Können Sie Ihre Schulden in 18 oder 24 Monaten zurückzahlen? Wenn nicht, ist das Verhältnis der Schuld im Vergleich zum Einkommen zu hoch.[10] Grundsätzlich sollten Sie nur einen Kredit aufnehmen, um eine größere, bleibende Anschaffung zu machen. Sich bei Zinssätzen von 18 Prozent und mehr Geld für Kleider, Vergnügungen oder Reisen zu leihen, ist nicht ratsam, selbst wenn man in Zeiten, wo das Geld knapp ist, versucht ist, den Werbesprüchen der Kreditinstitute zu glauben. Die monatlichen Zahlungen für Ihre gesamten Schulden müssen in einem vernünftigen Verhältnis zu Ihrem monatlichen Etat stehen.

Wenn Ihre Schulden zu hoch sind und Sie den Überblick verloren haben, können Sie zum Beispiel in den Verbraucherzentralen Hilfe bekommen. In den meisten Städten gibt es außerdem Schuldnerberatungsstellen, deren Arbeit kostenlos ist. Sie können Ihnen helfen, einen realistischen Haushaltsplan aufzustellen, sich gegen Kredithaie zu wehren und Ihre Zahlungen neu festzulegen, damit Sie Ihre Schulden abzahlen können. Eine Liste mit den Adressen der 120 Beratungsstellen in den westlichen Bundesländern und Hinweise für das Gebiet der ehemaligen DDR bekommt man bei der Bundesarbeitsge-

10 Elizabeth Lewin: Your Personal Financial Fitness Programm, New York 1984, S. 71 ff

meinschaft Schuldnerberatung, Gottschalkstr. 51, 3500 Kassel, für 5 Mark plus Porto.

Viele Frauen fürchten sich vor jeder Form von Kredit, die über den Dispo-Kredit und Hypotheken hinausgeht, aber wir können alle lernen, wie und wann Kreditfinanzierung uns helfen kann, unsere Ziele zu verwirklichen. Selbständige Frauen und Unternehmerinnen müssen lernen, erfolgreich mit Geldgebern umzugehen. Ein finanzielles Risiko einzugehen, erfordert, daß wir auf unsere eigene Kompetenz vertrauen können.

Versicherungen

Versicherungen sind dazu da, die finanziellen Kosten eines bedeutenden Verlustes abzudecken – der Erwerbsfähigkeit, der Gesundheit, des Eigentums oder des Lebens. Ohne angemessene Versicherung ist das, was wir besitzen und in Zukunft brauchen werden – Ersparnisse, Wohnungen, Investitionen –, nicht sicher.

Achten Sie darauf, daß Sie sich absichern gegen Situationen, die tatsächlich auf Sie zukommen können. Wenn Sie zum Beispiel niemanden haben, der von Ihnen abhängig ist, brauchen Sie keine Lebensversicherung, es sei denn, Sie finanzieren über diesen Weg ihre Rente. Vielleicht möchten Sie auch nur einen geringen Betrag für Begräbniskosten verwenden. Hingegen ist eine Lebensversicherung wichtig, wenn Sie Angehörige haben, die von Ihrem Einkommen abhängig sind, Geschäftspartner, die auf Ihre Arbeit angewiesen sind oder umgekehrt. Die Art der Police, die Sie erwerben, sollte auf Ihre individuelle Situation zugeschnitten sein:

Es gibt zur Zeit zwei verschiedene Formen der Lebensversicherung: Die Kapitallebensversicherung sichert einen bestimmten Auszahlungsbetrag oder eine bestimmte monatliche Summe, und zwar ab dem Ende der Laufzeit. Außerdem wird sie im Todesfall wirksam. Das heißt: Wer in der Police dafür eingetragen ist, bekommt die Versicherungssumme.

Die Risikolebensversicherung zahlt dagegen nur im Todesfall an die Hinterbliebenen. Am Ende der Laufzeit (ohne Todesfall) wird meist gar keine oder nur eine sehr kleine Summe ausgezahlt.

Wer sich eine Zusatzrente aufbauen möchte, sollte also eine Kapitallebensversicherung abschließen. Bei einer Laufzeit von 25 Jahren gilt die Faustregel: 50000 Mark Versicherungssumme sollten eine Monatsrente von etwa 600 Mark bringen.

Vor der Unterschrift sollten Sie sich durch Ratgeber-Bücher informieren (siehe Literaturliste Seite 772) und dann die Angebote der Versicherer sorgfältig vergleichen. Da bei solchen Versicherungen kein unmittelbarer Termin- oder Zeitdruck besteht, kann man sich ganz in Ruhe die entsprechenden Berichte und Übersichten in Zeitschriften wie «Capital», «Test» oder «DM» anschauen (zum Beispiel in den Bibliotheken der Verbraucherzentralen). Dann sollte man sich von den Versicherungen der engeren Wahl schriftliche Angebote mit einer Musterrechnung für die Zukunft kommen lassen. Um die Tarife und Konditionen miteinander vergleichen zu können, sollten Sonderleistungen wie Unfall- oder Berufsunfähigkeitsversicherungen entweder in allen oder in keinem der Angebote enthalten sein.

Daß die monatliche Zahlung in den persönlichen Gesamtetat passen muß, versteht sich von selbst.

Für eine reine Risikolebensversicherung gilt folgendes: Um zu berechnen, wie hoch die Versicherungsprämie Ihres Partners zu Ihren Gunsten sein sollte, oder Ihre für Ihre Hinterbliebenen, stellen Sie für die Überlebenden einen Haushaltsplan auf. Rechnen Sie zunächst den Wert Ihres beweglichen Vermögens zusammen (Ersparnisse, Geldanlagen, andere Versicherungen). Ziehen Sie dann alle unmittelbaren Kosten ab, die nach einem Todesfall auf Sie zukommen können (Begräbnis, Grundstückssteuer, Anwaltskosten). Wenn sich ein Defizit ergibt, wissen Sie, daß wenigstens so viel Geld aus der Versicherung sofort verfügbar sein muß. Zweitens: Addieren Sie regelmäßige Lebenshaltungskosten dazu (einschließlich der Kosten für eine Haushaltshilfe und Reparaturen). Addieren Sie dann alle Einkommensquellen zusammen (einschließlich der Rente des überlebenden Partners). Wenn dieses Einkommen niedriger ist als die voraussichtlichen Kosten, berechnen Sie, welche Versicherungssumme genügend jährliche Zinsen abwirft, um die Finanzlücke im Altersbudget des/der Hinterbliebenen zu schließen. (Das Kapital bleibt so als Sicherheit erhalten.)

Ersparnisse und Geldanlagen

Wenn Sie die alltäglichen Bargeld- und Kreditprobleme unter Kontrolle haben und sich gegen größere Verluste abgesichert haben, können Sie anfangen, sich ein Polster für die Zukunft aufzubauen. Die meisten Finanzberater empfehlen, 5 bis 10 Prozent des Bruttoeinkommens im Monat zu sparen. Dieses Geld sollte für Notfälle auf ein besonderes Konto eingezahlt werden, bis Sie einen Betrag angesammelt haben, der drei bis sechs Monatseinkommen entspricht. Diese Summe sollte möglichst hoch verzinst sein, im Notfall aber auch leicht in Bargeld umgewechselt werden können. Bei Geldanlagen in Aktien oder Wertpapieren sollten Sie die möglichen Risiken kennen. Wenn Sie erst einmal einen solchen Notfallfonds aufgebaut haben, können Sie zu anderen Formen der Geldanlage übergehen.

Es bedarf einiger Mühe, Sparen zur Gewohnheit werden zu lassen – besonders, wenn man nicht viel verdient. In unserer Gesellschaft werden wir dabei auch nicht besonders unterstützt. Überall werden wir mit der Forderung konfrontiert zu kaufen. Uns wird vermittelt, unsere Identität sei abhängig von dem, was wir besitzen. Am Arbeitsplatz wird offen oder unterschwellig verlangt, daß wir teure Kleider tragen; unsere Kinder üben Druck aus, Autos, Stereoanlagen und Luxusgüter anzuschaffen, weil «alle anderen» sie auch haben. Viele Menschen empfinden es deshalb als wichtiger, sich nicht anmerken zu lassen, wie wenig Geld sie haben. Keinesfalls wollen sie ihren Kindern das Gefühl geben, «anders» zu sein. Wir sind so schnell bereit, anderen Geld in die Tasche zu stecken – dem Lebensmittelhändler, dem Vermieter, den Ladenbesitzern –, aber Geld für uns selbst auszugeben oder anzulegen fällt uns oft schwer.

Eine Möglichkeit, sparen zu lernen, ist, sich vorzustellen, man müßte mit der Sparsumme eine Rechnung bezahlen, die man sich selbst ausgestellt hat. Manche Leute legen am Anfang jeden Monats einen Umschlag für ihr Sparkonto mit anderen Rechnungen zusammen – für Miete, Elektrizität, Gas, Telefon, usw. – und «zahlen an sich selbst». Denken Sie daran, den Betrag, den Sie einzahlen, schulden Sie letzten Endes sich selbst und Ihrer Zukunft.

Gespartes Geld sollte jedoch nicht auf dem Sparkonto liegenblieben. Sie sollten vielmehr jedesmal, wenn Sie Geld zur Hand haben, das Sie etwa einen Monat oder länger bestimmt nicht brauchen werden, einen Betrag auf ein Festgeldkonto einzahlen oder ein Wertpapier kaufen, das höher verzinst wird.

Wie schnell Ihre Ersparnisse wachsen, ist davon abhängig, wie hoch die Zinsen sind. Achten Sie darauf, daß Sie über alle Gebühren informiert sind, sonst können scheinbar hohe Sparzinsen sich über den Gebührenweg drastisch reduzieren.

Vergleichen Sie die Bankkonditionen. Nach dem besten Zinssatz bei niedrigen Gebühren zu suchen ist nichts anderes, als sich beim Grünhöker das beste Gemüse auszusuchen. Ein paar Prozentpunkte oder

ein paar Pfennige pro Anlage können einen großen Unterschied ausmachen. Wenn Sie zum Beispiel jeden Monat 50 Mark auf ein Konto
einzahlen, das nur 4½ Prozent Zinsen bringt, haben Sie nach zehn
Jahren einen Betrag von 7560 Mark gespart, bei einer Zinsrate von
8 Prozent hingegen würden Sie nach zehn Jahren bei gleicher Einlage
9147 Mark auf dem Konto haben (monatlich berechnete Zinseszin-
sen, nicht gerechnet die Auswirkungen von Inflation und Steuern).
Um abzuschätzen, wie schnell Ihr Geld bei einem bestimmten Zinssatz wachsen wird, nutzen Sie die «Regel 72». Teilen Sie 72 durch die
Zinsrate – das Resultat ist die Zahl der Jahre, die es dauert, bis sich
Ihr Geld verdoppelt hat. Bei einem Zinssatz von 6 Prozent zum Beispiel, wird ein bestimmter Betrag sich in zwölf Jahren verdoppeln.
Manche Frauen haben beträchtliche Erfahrung bei der Anlage von
Geld erworben, andere hingegen scheuen vor allem zurück, was damit zusammenhängt, voll Angst, etwas falsch zu machen. Wir müssen
ein Gefühl dafür entwickeln, ein vertretbares Risiko einzugehen. Als
Frauen haben wir oft gelernt, uns in Gelddingen nur auf kein Wagnis
einzulassen. In Wahrheit aber ist der Umgang mit Geld immer risiko-
reich, ob wir uns dessen bewußt sind oder nicht. Das Geld auf einem
Sparkonto zu behalten zum Beispiel ist ein Risiko – viele Sparer berücksichtigen nicht, daß die Inflation oft schon den niedrigen Zinsge-
winn auffrißt. Es ist deshalb wichtig, sich über Finanzen zu informieren, um ein angemessenes Risiko eingehen und letztlich unsere Ziele
verwirklichen zu können.
Machen Sie sich mit Geldanlagen vertraut, indem Sie ein paar Monate
lang den Börsenbericht in der Zeitung verfolgen. Stellen Sie sich vor,
Sie hätten ein paar Aktien gekauft, die Sie für interessant halten, und
verfolgen Sie in den Zeitungen deren Kurse. Am Ende einer vorher
festgelegten Zeit können Sie sehen, wie sich Ihre Wahl ausgewirkt
hätte.
Manche Frauen haben sich mit Freundinnen in «Geldanlage-Verei-
nen» zusammengeschlossen, um das individuelle Risiko zu mindern.
Aber hüten Sie sich vor Klubs, die von jemandem betrieben werden,
der bestimmte Anlagen oder Fonds verkauft.

Geldanlegen, egal wo?
Der Besitz von Aktien oder festverzinslichen Wertpapieren eines Un-
ternehmens macht Sie quasi zum Mitinhaber dieser Firma. Immer
mehr Investoren nehmen deshalb die Produkte und Praktiken der Firmen, in die sie investieren, genauer unter die Lupe. Sie achten auf das

Umweltverhalten einer Firma, die Sicherheit der Arbeitsplätze und die Behandlung von Frauen und Minderheiten. Sie machen einen Bogen um Firmen, die schädliche Produkte produzieren wie Waffen oder Zigaretten. Im Anhang finden Sie Adressen von Institutionen und Banken, die Investitionen unter diesem Gesichtspunkt unterstützen.

Manche Frauen, die in relativ abgesicherten finanziellen Verhältnissen leben, stecken ihr Geld in Projekte, die denjenigen helfen, die weniger haben.

> Meine Eltern hinterließen mir einen Hof. Solange sie lebten, war er nicht viel wert, aber in den siebziger Jahren, als die Grundstückspreise sich verdreifachten, wurde das Land wertvoller. Wenn ich diesen Hof nicht hätte, wäre ich heute wahrscheinlich finanziell ganz schön in Verlegenheit. Aber ich habe ja nichts für dieses Geld getan. Ich glaube, daß Land etwas ist, das uns allen gehören sollte. Da ich heute Geld besitze, das ich nicht selbst verdient habe, gebe ich etwas davon an einen Fonds für die Frauen, die ohne eigenes Verschulden nicht genug Geld für ihr Alter haben.

Eine Frau, die ein beträchtliches Vermögen erbte, beschloß, die Hälfte ihres gesamten Einkommens in Investitionen zu stecken, die sie als «sozial verantwortlich» bezeichnet. Außerdem merkte sie rechtzeitig, daß Frauen mit einem gewissen Vermögen oft das Gefühl haben, isoliert zu sein, und begann, Seminare über die Verwaltung ererbten Vermögens anzubieten und organisierte eine Selbsthilfegruppe für Frauen in dieser Situation. Dadurch gibt sie selbst ein Beispiel, wie die ökonomisch Bessergestellten verantwortungsbewußt mit Geld umgehen können.

Pensionen und Renten

Frauen, die sich aus dem Arbeitsleben zurückziehen wollen, müssen diesen Schritt auch finanziell genau planen. Die Einstellung, «es wird schon irgendwie gehen», kann verheerende Konsequenzen haben. Wir sollten uns möglichst frühzeitig Gedanken darum machen, wie wir zur Zeit unseres Ruhestandes finanziell ausgestattet sein werden.

Als erstes müssen wir überprüfen, welche Ansprüche uns zustehen, und zwar nicht nur als Rente, sondern auch als zusätzliche Einkommen aus Erbansprüchen, Mieten, Ersparnissen, Lebensversicherungen, Versorgungswerken, Arbeitsunfähigkeitsversicherungen. Diese Quellen können wir nur ausschöpfen, wenn wir genau über sie Bescheid wissen. Oft bedeutet das, die eigenen Ansprüche aktiv geltend zu machen – an Behörden zu schreiben, Beamte um Auskunft zu bitten und, wenn notwendig, ihre Antworten in Frage zu stellen.

Für eigene Mindestrentenansprüche (ausgenommen ist die Hinterbliebenenrente einer Ehefrau) müssen Sie in einer rentenversicherungspflichtigen Beschäftigung mindestens 60 Monate gearbeitet haben. Wie hoch ihre Ansprüche jeweils sind, erfahren Sie in den örtlichen Beratungsstellen der Bundesanstalt für Versicherte (BfA).

Wer als «Künstler» (das gilt auch für Musiker, Schriftsteller, Fotografen etc.) freiberuflich für mehrere Arbeitgeber gearbeitet hat, unterliegt über die Künstlersozialkasse ebenfalls der Rentenversicherungspflicht und muß Beiträge zahlen. Die Arbeitgeber werden ebenfalls aufgefordert zu zahlen. Anders ist das bei den vielen ungeschützten Arbeitsverhältnissen mit einem Maximal-Lohn von 470 Mark im Monat. Sie wirken sich nicht auf die Rente aus.

Wenn Sie noch arbeiten gehen, sollten Sie jährlich von Ihrem Arbeitgeber eine Übersicht bekommen, in der Sie darüber aufgeklärt werden, wie hoch Ihre gegenwärtigen Pensions- und Rentenansprüche sind. Wenn Sie Fragen haben, sprechen Sie mit Ihrer Personalabteilung.

Machen Sie sich immer Notizen, und legen Sie eine Akte an, besonders, wenn Sie eine Entscheidung in Frage stellen.

Um herauszufinden, wieviel Sie für den Ruhestand sparen müssen, berechnen Sie Ihre jährlichen Ausgaben und multiplizieren Sie sie mit der Anzahl der Jahre, die Sie erwarten, im Ruhestand zu sein. Berechnen Sie diese Jahre, indem Sie Ihre Lebenserwartung abschätzen und dann das Alter davon abziehen, in dem Sie sich zur Ruhe setzen möchten. Wenn Sie bereits dreiundsechzig sind oder darüber, ist es ratsam, bei der Abschätzung der Lebenserwartung großzügig zu sein, denn Sie haben bereits die für die Gesundheit risikoreichen mittleren Jahre überlebt. Die durchschnittliche Lebenserwartung für Frauen beträgt zwar gut achtundsiebzig Jahre und fast zweiundsiebzig Jahre für Männer, aber es wäre klug, in Ihrer Planung noch ein paar Jahre zuzugeben.

Vielen Frauen stellten sich im mittleren Lebensalter die Frage, ob sie ausreichend für ihre Rente gesorgt haben. Als erstes können sie sich bei ihrer zuständigen Rentenberatung (LVA oder BfA) ausrechnen lassen, was bisher auf ihrem Rentenkonto steht und wieviel es voraussichtlich sein wird, wenn sie beispielsweise noch bis zur Altersgrenze voll berufstätig sein werden. Frauen in sogenannten ungeschützten 470-Marks-Verträgen sollten sich klarmachen, daß diese Anstellungsverhältnisse nichts für ihrer spätere Rente bringen.

Wenn absehbar ist, daß die staatliche Rente nicht ausreichen wird, können Sie sich auch *privat rentenversichern.*

Dafür gibt es spezielle Tarife. Hier ein Beispiel einer großen deutschen Versicherungsgesellschaft:

Eintrittsalter 45
monatlicher Beitrag 100 Mark
Rentenzahlung ab dem 60. Geburtstag lebenslang 210 Mark.
Wird die Rente erst ab 63 gezahlt, liegt der monatliche Betrag bei rund 340 Mark, ab 65 sind es rund 428 Mark.

Zahlt eine Frau ab 45 jeden Monat 200 Mark, wird sich ihre spätere Rentenzahlung aus der privaten Versicherung gegenüber dem 100-Mark-Beitrag etwas mehr als verdoppeln.

In manchen Städten gibt es inzwischen Versicherungsagenturen speziell für Frauen. Fragen Sie bei Ihrer örtlichen Verbraucherzentrale oder im nächsten Frauenzentrum. Und vergleichen Sie auf jeden Fall die Tarife und Angebote der verschiedenen Gesellschaften, denn es werden immer wieder neue Tarife mit unterschiedlich günstigen Konditionen angeboten.

Schließlich ist es wichtig zu wissen, wann es Zeit ist, mit dem Sparen aufzuhören und mit dem Ausgeben anzufangen. Viele Frauen machen sich, wenn sie älter werden, so viele Sorgen um die Zukunft und die Notwendigkeit, ihre Unabhängigkeit zu bewahren, daß sie sich unnötig einschränken und sich Vergnügungen oder sogar erforderliche Ausgaben versagen, obwohl sie es sich eigentlich leisten könnten. Manche Familien meinen, Geld sei dazu da, um den Kindern vererbt zu werden, und die Eltern hätten kein Anrecht darauf. Das mag für diejenigen zutreffen, die über ein üppiges Vermögen verfügen. Aber mit wachsender Lebenserwartung und steigenden Ausgaben für Wohnung, Ernährung und Pflege, die auf uns zukommen, muß diese Voraussetzung neu überprüft werden. Genauso, wie wir planen müssen, Geld zu sparen, brauchen wir einen Plan, ab einem bestimmten Alter Geld auszugeben. Eine Gegenüberstellung von voraussichtlichen Kapitalerträgen und jährlichem Finanzbedarf gibt Anhaltspunkte für die Beantwortung der Frage: «Wie lange wird das Geld reichen?»

Wo Sie Unterstützung finden

Bei der Verwaltung Ihrer Finanzen arbeiten Sie vielleicht mit Anlageberatern, Bankangestellten, Anwälten und Steuerberatern zusammen. Viele Frauen haben ihre Finanzberater auf ganz zufällige Weise gefunden. «Er war der Rechtsanwalt meines Mannes». «Sie hat gerade angefangen, Versicherungen zu verkaufen und war so nett.» Sie müssen keine Angst davor haben, irgend jemandem weh zu tun, wenn Sie Ihren Finanzberater wechseln. Wenn Sie sich zuerst unsicher fühlen, besonders, wenn Sie nicht gewöhnt sind, Ihre eigenen Interessen durchzusetzen, denken Sie daran, daß Sie diese Person bezahlen, damit sie *Sie* unterstützt, für *Ihre* Finanzen Sorge zu tragen. Wenn Sie sich nach einem Gespräch sicherer fühlen, haben Sie richtig gewählt. Wenn Sie Ihre Unterlagen sorgfältig führen und über Einkommen und Ausgaben gut Bescheid wissen, werden Sie realistisch mit professionellen Finanzleuten umgehen können.

Versuchen Sie Berater zu finden, die Sie respektieren, die kompetent sind und Ihnen helfen, mehr über den Umgang mit Geld und Finanzen zu erfahren. Ein guter Ratgeber wird Sie zunächst nach Ihren Vorstellungen, Wünschen und Erfordernissen fragen und dann neue Vorschläge genau erklären, ohne Eile oder Herablassung. Sie sollten mit aller Selbstverständlichkeit sagen können: «Würden Sie das noch einmal erklären? Ich kann darin keinen Sinn erkennen.» Nehmen Sie sich Zeit, machen Sie sich Notizen, schriftlich oder auf Band. Wir lernen am besten in einer Situation, in der wir uns sicher fühlen, alle Fragen zu stellen. Erkundigen Sie sich bei Volkshochschulen und Erwachsenenbildungsstätten, ob auch Kurse in Finanzplanung und Vermögensverwaltung angeboten werden.

Hüten Sie sich vor Beratern, die Sie drängen, eine bestimmte Versicherung oder Geldanlage zu kaufen. Anlageberater bekommen Gebühren, Provisionen von Verkäufen oder beides. Sie können für ihre Dienste Gebühren verlangen und außerdem Provision kassieren für Anlagen oder Versicherungen, die sie verkaufen. Lassen Sie sich im Zweifelsfall von einer Verbraucherzentrale beraten. Wenn Sie mit einem neuen Berater zusammenarbeiten, bitten Sie um Referenzen. Sie brauchen schließlich jemanden, der bereits bewiesen hat, was er oder sie kann, und bereits Aufgaben bewältigt hat, die Ihrer Situation entsprechen. Wir würden auch nicht von einem Dermatologen erwarten, daß er einen Blinddarm entfernt, und doch lassen wir oft Finanzberater Aufgaben für uns übernehmen, für die sie nicht qualifiziert sind.

Steuern

Es ist wichtig, daß Sie Ihre steuerliche Situation kennen, wenn Sie noch berufstätig sind oder sich aus dem Arbeitsleben zurückziehen wollen. Legen Sie immer die Zahlen für Ihr Einkommen *nach* der Steuer (denken sie auch an Grund- oder Vermögenssteuer) zugrunde, wenn Sie planen, wovon Sie leben und welchen Geldbetrag Sie anlegen wollen.

Sie können den Steuerwirrwarr durchschauen lernen, wenn Sie Ihre Steuererklärung selbst ausfüllen. Falls Ihre finanzielle Situation besonders kompliziert ist oder Sie sich damit überfordert fühlen, sollten Sie sich von einem Steuerberater oder einer Steuerberaterin helfen lassen. Aber Sie können auch selbst eine Menge über Ihre Finanzen lernen, wenn Sie Ihre Unterlagen sorgfältig vorbereiten. Sofern Sie mit Ihrem Ehepartner steuerlich gemeinsam veranlagt werden und eine gemeinsame Steuererklärung einreichen, achten Sie darauf, daß Sie den Inhalt kennen und verstehen. Denn mit Ihrer Unterschrift haften Sie selbst auch automatisch für alle Steuerforderungen, die das Finanzamt an Ihren Mann stellt. Umgekehrt haftet er aber auch für Sie.

Das Testament

Für Frauen, die Kinder, Eltern, behinderte Partner oder andere Menschen haben, die von ihnen abhängig sind, sollte die langfristige Finanzplanung auch ein Testament einschließen. Zum Glück ist es meistens nicht weiter kompliziert, diese wichtige Vorsorge zu treffen. Dennoch ist vielen allein schon der Gedanke daran unangenehm.

Wenn jemand ohne gültiges Testament stirbt, geht seine Hinterlassenschaft an seine gesetzlichen Erben, also zum Beispiel an die Kinder oder den Ehemann. Wenn es keine gesetzlichen Erben gibt, wenn sie nicht bekannt sind oder wenn niemand weiß, ob sie die Erbschaft annehmen werden, der Nachlaß aber dringend gesichert werden muß, um ihn zu erhalten, wird vom Nachlaßgericht eine «Nachlaßpflegschaft» angeordnet. Der gerichtliche Nachlaßpfleger ist entweder gegenüber dem Nachlaßgericht oder den später eventuell doch noch festgestellten Erben verantwortlich.

Wer in einer Beziehung ohne gesetzliche Basis lebt, sollte sich auf jeden Fall zu einem Testament durchringen. Denn die Tatsache, daß Sie und Ihr Lebenspartner jahrelang Leben und Haus geteilt haben, macht Ihre Beziehung noch nicht erbrechtlich bindend. Die Versorgung des Lebenspartners kann deshalb nur durch entsprechende testamentarische Verfügungen oder durch einen Erbvertrag gesichert werden. Ehepaare sollten ein gemeinschaftliches Testament aufsetzen. Der Pflichtteilanspruch der gesetzlichen Erben (zum Beispiel Kinder oder Eltern) kann mit so einem Testament oder Erbvertrag jedoch nicht ohne weiteres ausgeschlossen werden. Man kann aber schon zu Lebzeiten Abfindungen vereinbaren. Außerdem haben die Erben die Möglichkeit, schriftlich auf ihre Ansprüche zu verzichten. Dieser Verzichtsvertrag muß jedoch notariell beurkundet werden.

Das Testament sollte nicht mit der Maschine geschrieben sein. Es ist nur handschriftlich gültig. Außerdem sollte nach Möglichkeit ein Zeuge (zum Beispiel der Partner oder der Hausarzt) mit seiner Unterschrift bestätigen, daß Sie beim Aufsetzen des Testaments im Vollbesitz Ihrer geistigen Kräfte sind. Darüber hinaus ist es wichtig, daß man den Sinn Ihrer letzten Verfügung begreift. Denn wenn Wortlaut und Inhalt mißverständlich sind, können sie von den Erben angefochten werden. Wenn Sie ein größeres Vermögen vererben wollen, sollten Sie die Kosten nicht scheuen und sich beim Formulieren und Aufsetzen des Testaments von einem Rechtsanwalt oder Notar beraten lassen.

Um die Verteilung Ihrer Hinterlassenschaft sorgfältig abzuwickeln, können Sie einen sogenannten Testamentsvollstrecker einsetzen; Banken, Rechtsanwälte, Freunde oder Verwandte können diese Aufgabe übernehmen. Er hat die Pflicht, alle Ihre Verfügungen nach Ihrem Willen abzuwickeln. Dazu muß er natürlich das Testament und Ihre damit verfolgten Absichten kennen und wissen, wo die entsprechenden Versicherungspolicen, Steuerakten, Bankauszüge, Urkunden, Wertpapiere oder ähnliches aufbewahrt werden. Deshalb ist es erfahrungsgemäß sinnvoll, rechtzeitig einen zuverlässigen Testamentsvollstrecker zu suchen und alles Wichtige mit ihm zu besprechen. Dem Testamentsvollstrecker steht ein Honorar für seine Arbeit zu. Regeln Sie auch das schriftlich vorher, damit es später keinen Streit unter den Erben gibt.

Und noch etwas: In das Testament kann man auch aufnehmen, wen man sich gegebenenfalls als Vormund für seine minderjährigen Kinder wünscht. Das Vormundschaftsgericht wird diesen Vorschlag prüfen und nach Möglichkeit berücksichtigen. Wenn Sie es wollen, können Sie auch schon zu Lebzeiten Teile Ihres Vermögens auf Ihre Angehörigen übertragen. Viele Eltern tun das, um ihren Kindern einen Hauskauf oder eine andere wichtige Investition im Vorgriff auf ihr Erbe zu ermöglichen – und außerdem die Erbschaftssteuern für Ihre Kinder niedriger zu halten. Hierbei sind bestimmte, gesetzlich festgelegte Höchstgrenzen und Zeiträume zu beachten.

15 Frauen als Pflegerinnen[*]

Pflege ist Frauensache

Frauen haben schon immer für abhängige Familienangehörige gesorgt – Kleinkinder, Kinder, Schwache, Behinderte und gebrechliche alte Menschen. Der gesellschaftliche Druck und die an sie gestellten Erwartungen haben eine Frauengeneration nach der anderen dazu gebracht, die Bedürfnisse anderer vor ihre eigenen zu setzen. Familiäre Pflegepersonen sind fast ausschließlich Frauen,[1] sie sind die «unsichtbaren Arbeiterinnen, ohne die weder das Gesundheitssystem noch der Patient überleben würde».[2]

> Es ist dringend notwendig, daß wir uns alle bewußt machen, auf welche gedankenlose Weise Frauen die Aufgabe, andere zu pflegen, übertragen wird, ganz egal, um wen es sich handelt. Ich habe eine fünfundvierzigjährige Tochter, die seit ihrer Geburt an einer seltenen Form von Epilepsie leidet. Wenn sie nicht gerade im Krankenhaus ist, sorge ich für sie, und wenn sie woanders gepflegt wird, bin ich ständig unterwegs, um ihr den Krankenhausaufenthalt so erträglich wie möglich zu gestalten. Nachdem sie von anderen gehörig geschubst worden ist, versucht meine Tochter nun endlich, etwas unabhängiger zu werden. Meine Mutter wurde 99, die letzten einundzwanzig Jahre war sie Witwe. Ich wurde in meinen frühen Vierzigern ihre wichtigste Pflegeperson. Nun leidet mein Mann an Gedächtnisverlust, und es wurde diagnostiziert, daß er an der Alzheimerschen Krankheit leidet. Wieder bin ich die hauptsächliche Pflegeperson. Ich habe seit Beginn meiner Ehe immer nur für andere gesorgt.
> *Eine 66jährige Frau*

[*] Von Louise Fradkin und Mirca Liberti. Material über Finanzen von Naomi B. Isler, besonderer Dank an Tish Sommers

[1] 1. Teilbericht der Sachverständigenkommission zur Erstellung des 1. Altenberichts der Bundesregierung, Bonn 1990, S. 344
[2] Elinor Polansky: Take Him Home, Mrs. Smith, in: Healthright, Bd. II Nr. 2, Winter 1975–76, S. 178

Frauen pflegen ihre Männer

Leider haben die meisten Paare, wenn sie Pläne für ihren Ruhestand machen, die Auffassung, das Beste noch vor sich zu haben – und dann wird ihr Traum plötzlich zu einem Alptraum, wenn einer der Partner behindert oder chronisch krank wird, mit Parkinson, Alzheimer, Schlaganfall oder Krebs.

> Ich bin froh, daß wir so viel gereist sind, bevor mein Mann krank wurde. Ich versuche, an diese Zeiten zu denken und sie nachzuerleben. Wir hatten so viele Pläne für die Zeit, wenn die Kinder erwachsen wären, aber jetzt ist alles ganz anders gekommen. Wegen der Krankheit meines Mannes gehen wir nie aus. Wir sind eingesperrt, alle beide.
> *Eine Frau von Mitte 70*

Es ist nur allzu üblich, daß ein Mann, wenn er krank oder behindert wird, vom Arzt nach Hause geschickt wird mit der Bemerkung, er habe Glück, eine so wunderbare Frau zu haben, die für ihn sorgt. Wenn hingegen eine Frau nicht mehr für sich selbst sorgen kann, wird der Arzt eher ein Pflegeheim vorschlagen. Heute, wo die Lebenserwartung auch dank der Medizin deutlich gestiegen ist, müssen immer mehr Frauen ihre Ehemänner versorgen, denn sie sind häufig jünger und leben im Schnitt länger.

> Ich weine oft, denn ich hätte nie gedacht, daß es einmal so kommen würde. Ich habe nicht erwartet, daß ich das Badezimmer aufwischen, ihm die Windeln wechseln, ständig Wäsche waschen muß. Mit zwanzig habe ich die Babies versorgt, jetzt versorge ich meinen Ehemann.[3]

Frauen sind im allgemeinen nicht besonders auf diese Aufgabe vorbereitet, und sie haben meist keine Chance, sie abzulehnen. Wenn ein Mann dauernde Pflege braucht, gibt es in vielen Fällen nur die Alternative, ihn in ein Pflegeheim zu geben. Viele Frauen behalten ihren Mann jedoch lieber zu Hause, wenn sie vor dieser Alternative stehen,[4] weil sie das Gefühl haben, mit einer Trennung würden sie den Schwur «Bis daß der Tod euch scheidet» brechen. Außerdem schrek-

3 Alfred P. Fengler, Nancy Goodrich: Wives of Elderly Disabled Men: The Hidden Patients, in: Gerontologist, Bd. 19 Nr. 2, 1979, S. 178
4 Vanda Colman u. a.: Till Death Do Us Part: Caregiving Wives of Severly Disabled Husbands, Older Womens's League, Washington DC, Gray Paper 7, 1982, S. 4

ken vielleicht sowohl den Mann als auch die Frau Horrorgeschichten, die sie über Pflegeheime gehört haben. Vielleicht wollen beide Partner zusammenbleiben, ohne sich klarzumachen, welch körperliche und emotionale Belastungen das letzten Endes für die Frauen darstellt.

> Ich bin dreiundsiebzig Jahre alt und benutze eine Gehhilfe. Im letzten Jahr wurde eine Hüfte ersetzt. Mein Mann ist gelähmt. Wenn ich ihm ins Badezimmer helfe, muß ich Positionen einnehmen, bei denen meine Hüfte schmerzt. Aber er will von niemandem sonst Hilfe annehmen.

Frauen, die andere Menschen pflegen, klagen oft darüber, daß sie isoliert sind und Freundschaften und soziale Kontakte verlieren. Freunde und Angehörige, die schlecht mit der Krankheit umgehen können, bleiben oft fort. Söhne und Töchter – insbesondere Söhne, die in dem kranken Vater ihre eigene Zukunft sehen und nicht fähig sind, sich dem zu stellen – haben oft Schwierigkeiten, mit der neuen Situation fertig zu werden. Außerdem betrachten Söhne und Töchter ihre Mutter vielleicht als diejenige, die immer alles zusammengehalten hat, und erwarten deshalb auch weiterhin von ihr, daß sie diese Rolle in der Familie übernimmt, trotz der veränderten Umstände.[5]

> Die Leute sagen, er hätte all die Fürsorge, die ich ihm geben kann, verdient, denn er sei ein so netter Mensch und immer so gut zu mir gewesen. Nun, ich bin ebenfalls ein netter Mensch und war immer gut zu ihm – was habe ich verdient?   *Eine 73jährige Frau*

Frauen fühlen sich in ihrer Pflegerolle auch isoliert, weil sie die Unterstützung ihrer Männer verlieren – oft war ja gerade der Ehemann derjenige, an den sie die engste Bindung hatten. Das trifft besonders dann zu, wenn der Mann nun geistig behindert ist, denn die Frau verliert dann auf der intellektuellen Ebene den Mann, den sie geheiratet hat. Er lebt zwar weiter, aber ihre Beziehung, die von den gemeinsamen Erinnerungen, dem besonderen Humor, den gemeinsamen Hoffnungen und Träumen geprägt ist, verliert mit fortschreitender Krankheit ihre Grundlage. Manche Frauen werden unter diesen Umständen apathisch, nervös, reizbar, ihre Vitalität oder geistige Energie nimmt ab, und ein Gefühl von Depression wird vorherrschend. Viele Männer sind sich der Belastung bewußt, die ihre Krankheit für

5 Linda Crossman u. a.: Older Women Caring for Disabled Spouses: A Model for Supportive Services, in: Gerontologist, Bd. 5, 1981, S. 466

ihre Frauen darstellt, und sagen: «Unter dieser Krankheit leidet meine Frau ebenso wie ich.»[6]

Die Pflege einer Person zu übernehmen, bedeutet, Dinge zu tun, für die diese Person früher selbst gesorgt hat. Dieser Rollentausch kann auf beiden Seiten, bei Mann und Frau, Wut, Schmerz, Konflikte und Verwirrung hervorrufen und die ohnehin schon belastende Situation noch belastender machen. In einer Ehe verhalten sich Partner in Zeiten von Streß, Unsicherheit oder Krankheit oft wie liebende Väter oder Mütter zueinander. Wenn der Mann so krank wird, daß er keine Entscheidungen mehr treffen kann, wird es jedoch zum Dauerzustand, daß die Frau allein jede Verantwortung trägt.

> Er war ein so intelligenter Mann, er war Ingenieur und gewohnt, Anordnungen zu erteilen. Jetzt hat er kein Gedächtnis mehr. Ich muß ihm sagen, was er anziehen und was er tun soll, und er ist mir deshalb böse. Er weiß wirklich nicht, wer ich bin. Im ersten Jahr dachte er, ich wäre die Haushälterin, jetzt muß er erkennen, daß ich zu ihm gehöre. Wenn er in einem klaren Moment begreifen würde, was mit ihm und mit uns geschehen ist, würde er sterben wollen. Es wäre ein Segen gewesen, wenn er im Krankenhaus gestorben wäre.
>
> *Eine 68jährige Frau, die mit einem 81jährigen Mann verheiratet ist*

Frauen fühlen sich manchmal schuldig, wenn sie den Tod ihres Mannes oder ihrer Eltern wünschen und sich gegen deren Bedürfnis nach ständiger Fürsorge auflehnen. Für die Frauen, die trotz einer unglücklichen Ehe bei ihrem Mann geblieben sind, ist es besonders hart, ihren Mann pflegen zu müssen. Zu allen anderen Belastungen kommt noch der Groll wegen der verschwendeten Jahre und die Abneigung gegen ihren Mann.

Manche Frauen, die ihren Mann pflegen, müssen sich gleichzeitig noch um ihre alten Eltern kümmern. Die Eltern können vielleicht nicht verstehen, wieviel Pflege der Schwiegersohn braucht, und nehmen der Tochter übel, daß sie ihm so viel Zeit widmet. Oder der Mann nimmt ihr übel, daß sie den Eltern einen Teil ihrer Zeit opfert. Sie kann sich aber nicht zweiteilen, um es beiden recht zu machen, und fühlt sich vielleicht wegen dieser widerstreitenden Forderungen trotzdem schuldig. Diese Situation stellt für die Pflegende eine außerordentlich große Belastung dar.

6 Fengler, a. a. O., S. 182

Töchter pflegen ihre Eltern

Wir leben in einer Zeit, in der viele von uns das Glück haben, daß ihre Eltern ein hohes Alter erleben. Die Schattenseite der Langlebigkeit ist jedoch, daß Eltern im Alter unsere Hilfe brauchen und vielleicht nicht nur gelegentlich, sondern kontinuierlich, und zwar zu einer Zeit, in der wir selbst älter werden. Es ist heute nicht ungewöhnlich, daß eine Siebzigjährige für ihre neunzigjährige Mutter sorgen muß.

Frauen, die die Pflege für Eltern übernehmen, müssen sich auf wichtige Veränderungen in ihrem Leben einstellen. Sowohl die Tochter als auch die Eltern büßen einen Teil ihrer Freiheit und ihrer Privatsphäre ein und müssen Pläne für die Zukunft aufgeben oder zurückstellen. Es ist weder für die Tochter noch für die Eltern einfach, beide empfinden Groll und Frustration. Pflegende fühlen sich oft zwischen den Bedürfnissen ihrer Eltern und den eigenen Bedürfnissen hin- und hergerissen. Frauen, deren Kinder noch zu Hause leben, empfinden zusätzlich die Belastung, zwischen den Generationen zu stehen.[7]

Die meisten Frauen haben kaum eine Ahnung, was mit der Pflege auf sie zukommt. Viele willigen ein, für einen Elternteil zu sorgen, wenn er oder sie noch selbständig leben kann, und sind nicht vorbereitet auf das, was geschehen kann.

> Ich beschloß, für meinen Vater zu sorgen, als er noch allein wohnen und essen konnte. Aber als er schließlich zu mir kam (nur ein paar Wochen nach dieser Entscheidung), war er bereits gelähmt und brauchte bei allem Hilfe.
>
> *Eine Frau von Ende 30*
> *Mutter von zwei kleinen Kindern*

> Mein Vater hatte einen Herzanfall, und meine Eltern zogen bei uns ein, als unsere Kinder noch zu Hause lebten. Dann hatte meine Mutter eine Reihe von Schlaganfällen. Sie starb, als meine Älteste achtzehn war. Ich würde wirklich jedem in dieser Situation raten, die Eltern *nicht* zu Hause aufzunehmen, sondern andere Arrangements zu treffen. Man muß darauf achten, das eigene Familienleben in seiner Konfliktfähigkeit nicht überzustrapazieren und zu belasten. Es war wirklich eine sehr schwierige Zeit. Mein Vater war

---

7 B. Soldo: The Dependency Squeeze on Middle-aged Women, Diskussionspapier, vorgelegt beim Treffen des Secretary's Advisory Committee on Rights and Responsibilities of Women, U.S. Department of HHS, 1980

durch seine Krankheit sehr nervös. Er war völlig hilflos, er hatte gelernt, daß immer eine Frau da ist, die alles für ihn tut.

Eine Frau von Mitte 60

Älteren Eltern zu helfen, damit sie in der eigenen Wohnung wohnen bleiben können, erfordert oft ein ausgeklügeltes System von Versorgungs- und Hilfeleistungen.

Ich helfe meiner achtundachtzigjährigen orientierungslosen Mutter in ihrer eigenen Wohnung zu bleiben, indem ich sie regelmäßig anrufe und Hauspfleger bezahle, die viermal am Tag kommen. Sie bringen meiner Mutter Essen, baden sie, ziehen sie morgens an und helfen ihr, sich abends fertig zu machen, um ins Bett zu gehen. Ich habe die Wohnung gegen Unfälle gesichert und verändere das System dauernd, je nach der Befindlichkeit meiner Mutter. Ich fahre fünfundachtzig Kilometer, um ihr die Wäsche zu waschen, einzukaufen und Rechnungen zu bezahlen. Tatsächlich habe ich zwei Haushalte und außerdem noch eine Ganztagesstelle. Aber in den zehn Jahren, in denen das so geht, ist das zur Routine geworden. Es fordert mich zwar sehr, aber bisher hat sich das für uns beide bewährt.

Eine 57jährige Frau

Trotz aller Schwierigkeiten ist es manchmal besser, wenn die Eltern im eigenen Heim bleiben, denn dadurch läßt sich sowohl für die Tochter als auch für die Eltern eine gewisse Unabhängigkeit bewahren.
Eltern erwarten meist von ihren Töchtern, daß sie für sie sorgen – nur selten von ihren Söhnen. Sie billigen vielleicht nicht, daß die Tochter arbeiten geht (oder sich in Aktivitäten außerhalb des Hauses engagiert, wenn sie keine bezahlte Arbeitsstelle hat), denn sie «vergeudet» damit einen Teil der Zeit, auf den ihre Eltern meinen, Anspruch zu haben.

Meine Mutter ist eine energische stolze Frau; ich war für sie in erster Linie immer nur eine emotionale Unterstützung. Meine Brüder liebten sie sehr, aber sie nahm vieles von dem, was sie anboten, nicht an, weil traditionellerweise von Töchtern erwartet wird, daß sie die Pflege übernehmen. Als meine Kinder heranwuchsen und ich wieder zur Universität ging, hat mir meine Mutter mein Studium oft übelgenommen, was meine Besuche bei ihr sehr unangenehm machte. Aber als ich mein Examen machte, bestand sie darauf, daß wir nach der Zeremonie gemeinsam fotografiert wurden – eine zerbrechliche, achtundachtzigjährige Dame, strahlend vor Stolz, die mit ihrer Tochter, der Akademikerin, posiert. Es war für uns beide ein stolzer Augenblick.

Eine Frau von Mitte 50

Manche Eltern glauben, Frauen gehörten ins Haus, und so ist es nur logisch, wenn die Pflege der Eltern als eine Erweiterung ihrer Aufgaben betrachtet wird. Viele Töchter übernehmen die Vorstellung, daß es ihre Sache sei, die Eltern zu pflegen, und unterwerfen sich sowohl dem inneren als auch dem äußeren Druck. Ihre Brüder, Ehemänner und männlichen Freunde empfinden jedoch nicht den gleichen Druck. Die meisten Männer sind fähig, sich sowohl körperlich als auch emotional von ihren Eltern zu trennen, und empfinden dabei weit weniger Schuldgefühle.[8]

Ich lebe in der Nähe meiner Eltern und sorge für sie. Ich kaufe ein, koche, mache sauber – was auch getan werden muß, ich tue es. Mein Bruder lebt weiter weg. Einmal im Jahr kommt er hereingeschneit, führt sie zum Abendessen aus und ins Theater, und dann verschwindet er wieder für ein Jahr. Meine Eltern finden ihn großartig, und ich bekomme alle Klagen ab.

Eine Frau von Mitte 40

Ich bin im wesentlichen Mädchen für alles. Mein Bruder lebt weit fort und kommt nur etwa einmal im Jahr. Meine Mutter ist in einem Pflegeheim, sie hatte sieben Schlaganfälle und leidet an einer ganzen Reihe von Herzproblemen. Mein Vater hatte einen Schlaganfall und andere Gesundheitsprobleme und wird recht senil. Er lebt bei mir, und ich finde in meiner Familie nur wenig Unterstützung. Ich bin alleinstehend, was es doppelt schwer macht. Manchmal denke ich, ich werde das dritte Schlaganfallopfer sein.

Eine 45jährige Frau

In traditionellen Familien sorgt der Sohn für die Finanzen, repariert eine kaputte Tür, kommt zu Besuch, ruft an oder schickt zu gegebener Zeit Blumen und gilt damit als «guter Sohn», der die Erwartungen der Eltern erfüllt. Manche Männer sorgen allerdings auch darüber hinaus pflegerisch für ihre Eltern, auch wenn das selten vorkommt. Wenn sie das tun, fühlen sie sich im allgemeinen nicht von den gleichen Konflikten zerrissen wie Frauen. Meist geben die Söhne die eigentliche

8 Sharon Johnson: The Dilemma of the Dutiful Daughter, in: Working Woman, August 1982, S. 66

Pflege an eine bezahlte Hilfe ab oder delegieren sie an andere Leute (Ehefrau, Schwestern, Tante, andere weibliche Verwandte).[9]

Mein Bruder hat es im wesentlichen übernommen, für meine Eltern zu sorgen und die Arztbesuche zu koordinieren. Wir versuchen, Anrufe, Besorgungen und Besuche so weit wie möglich zu teilen, aber ich bin geschieden, habe Kinder und eine Ganztagesstelle und darüber hinaus auch manchmal abends Verpflichtungen. Er hingegen ist verheiratet und hat keine Kinder. Sein Beruf ist zwar ebenfalls sehr anstrengend, aber er hat im Augenblick einfach mehr Zeit und Energie. Wenn ich die Horrorstories von anderen Frauen höre, bin ich glücklich und dankbar, daß mein Bruder so verantwortungsbewußt ist.   *Eine 45jährige Frau*

Töchter empfinden oft nagende Schuldgefühle, wenn sie ihre eigenen Bedürfnisse vor die anderer stellen. Manche Eltern haben Angst vor neuen Menschen, oder es fällt ihnen schwer, Freunde zu finden und sich in neuen sozialen Situationen einzuleben. Sie verlassen sich dann meist stark auf ihre Töchter, die ihnen alle Bedürfnisse erfüllen sollen.

Meine Mutter ist zweiundachtzig und braucht Beistand, weil sie teilweise taub ist und schwere Hörstürze hatte. Sie lebt allein und verbringt auch die meiste Zeit allein. Sie ist nervös, aber sehr unabhängig, und ich würde sie nicht in ein Pflegeheim oder Altenheim stecken. Sie ist sonst gesund, aber sie braucht wirklich mehr Gesellschaft. Ich habe nicht sehr viel Zeit für sie, denn ich arbeite den ganzen Tag und habe zwei Kinder. Sie weist jede Hilfe ab, die sie bekommen könnte, und will keiner Gruppe in der Kirchengemeinde beitreten oder in eine Altenbegegnungsstätte gehen. Sie will, daß ich da bin.   *Eine 48jährige Frau*

Ich rufe meine Mutter normalerweise jeden Tag an, um sie zu fragen, wie es ihr geht. Manchmal bin ich so beschäftigt, daß ein oder zwei Tage vergehen und ich vergesse anzurufen. Die Anrufe sind immer gleich, wir haben nicht viel zu sagen – normalerweise beklagt sie sich. Aber was mich wirklich ärgert ist, daß ich, wenn ich

9 Amy Horowitz: Sons and Daughters as Caregivers to Older Parents: Differences of Role Performance and Consequences, S. 12–16, Diskussionspapier, vorgelegt bei der 34. jährlichen wissenschaftlichen Tagung der Gerontological Society of America, Toronto, Kanada, November 1981

einen Tag nicht anrufe, von ihr einen Anruf bekomme, und der wird eingeleitet mit: «Ich dachte, du hast deinen Zeigefinger gebrochen und konntest nicht wählen – wie geht es dir?» Ich spüre dann, wie sich jedes Haar auf meinem Körper aufstellt, aber ich ignoriere das und frage: «Gut, und wie geht es dir?»

Eine 55jährige Frau

Meine Großmutter wurde fast einhundertzwei Jahre alt, und meine Mutter sorgte für sie, bis meine Großmutter siebenundneunzig war und in ein Pflegeheim mußte. Nun hat meine Mutter offenbar das Gefühl, daß sie dran ist, und das ist sie auch. Das Problem bin ich, denn ich habe ein sehr aktives Leben geführt und kann mich nicht an diese Situation anpassen. Ich weiß nicht, was ich hoffen soll, und unvermeidlich überwältigen mich Schuldgefühle wegen meiner Abneigung und meiner Wut. Und ich kann mit niemandem darüber sprechen.

Ein 72jährige Frau

Manche Frauen haben Eltern, die ihr Leben lang nie glücklich oder zufrieden waren. Um selbst ausgeglichen und gesund zu bleiben, müssen wir uns die Tatsache bewußt machen, daß wir sie wahrscheinlich auch nicht glücklich machen können und daß es nicht unsere Schuld ist, wenn sie unglücklich sind.

Menschen, die ihr Augenlicht, ihr Gehör oder ihre Bewegungsfähigkeit verloren haben und viel unter Schmerzen leiden, haben legitime Gründe, unglücklich zu sein. Manche Eltern sind auch wütend, weil sie sich selbst nicht mehr versorgen können. Es ist wichtig, sich klarzumachen, daß sie nicht auf Sie wütend sind, ebenso wie Sie nicht wütend auf Ihre Eltern sind; Ursache für die Wut ist das, was mit ihnen geschehen ist.

Frauen, die keine glücklichen Kindheitserinnerungen mit ihren Eltern verbinden und glauben, daß sie ihnen Unrecht getan haben, sind oft voller Abneigung und Wut, nun für diese Eltern sorgen zu müssen.

Meine Mutter verließ mich, als ich zwei Jahre alt war, und mein Vater zog mit mir in das Haus seiner Eltern. Eigentlich wurde ich von meiner Großmutter aufgezogen, die ich sehr liebte. Ich sah meinen Vater nur selten – er trieb sich in der Gegend herum und gehörte nicht zu meinem Leben. Als ich selbst Kinder hatte, zogen er und seine Frau näher zu uns wegen der Enkelkinder. Nun ist er Witwer und krank, deshalb zog er vor acht Jahren bei uns ein. Unsere Kinder sind erwachsen, und wir hatten das Haus endlich für uns selbst. Nun ist er da. Wir haben kein Privatleben. Er erwartet, daß ich ihm aufwarte. Er war ein lausiger Vater, aber ich kann ihn nicht rausschmeißen. Er hat kein Geld, und wo soll er hin? Innerlich bin ich ungeheuer wütend auf ihn. *Eine 56jährige Frau*

Manche Frauen *wollen* aber auch für ihre Eltern oder andere ihnen nahestehende Verwandte sorgen.

Meine Tante war noch mit über neunzig sehr aktiv. Ich hatte das Gefühl, daß sie mir wie eine Mutter war. Aber sie hatte zunehmend Durchblutungsstörungen im Gehirn, dann wurde sie verwirrt. Schließlich sagte der Arzt, sie könne nicht mehr alleingelassen werden. Deshalb pflegte ich sie fünfeinhalb Jahre lang in ihrem Haus. Ich sorgte für ihren Garten und kochte das beste Essen auf der Welt für sie. Sie hat mir das Kochen beigebracht. Sie war ein lieber, wunderbarer Mensch. Es ging ihr allmählich immer schlechter. Als sie die Treppen nicht mehr hinuntergehen konnte, brachte ich ihr riesige Blumentöpfe ins Zimmer, denn sie liebte Pflanzen und Blumen so sehr. Sie wurde immer schwächer und schwächer, bis sie eines Tages sagte: «Ich bin einfach erschöpft.» Sie war wie eine Uhr, die abläuft. Und ich war bei ihr. Deshalb hatte ich das Gefühl, alles getan zu haben, was ich tun konnte. Es war eine sehr schwere Aufgabe, aber ich bin froh, daß ich es tun konnte. Ich habe ein sehr gutes Gefühl deshalb.

Eine alleinstehende Frau von Mitte 50

Meine Mutter kannte keine Freude, nur harte Arbeit und Kampf. Ich versuchte, das auszugleichen, ihr etwas zu geben und etwas für sie zu tun, und fühlte mich schuldig, weil ich ihr die Schmerzen und Probleme nicht abnehmen und sie zu einem glücklichen Menschen machen konnte. Aber schließlich konnte ich für sie sorgen, als sie alt war. In dieser Beziehung habe ich keine Schuldgefühle. Und sie starb zu Hause, in meinem Heim, so daß ich ihr auf meine Weise und in meinen eigenen Räumen auf Wiedersehen sagen konnte.

Eine Frau von Mitte 50

Manchmal reißen Geschwister alte Wunden und Gefühle wieder auf, wenn sie darüber diskutieren, von wem und wie für die Eltern gesorgt werden soll. Da fallen spitze Bemerkungen wie: «Du warst schließlich immer Mutters Liebling» oder «Du hast immer gekriegt, was du wolltest, deshalb kannst du jetzt für sie sorgen.»

Ich habe sechs Brüder und bin die einzige Tochter. Keiner von ihnen versteht meinen Standpunkt, sie haben alle das Gefühl, das sei Frauensache. Meine Eltern ebenfalls. Nach dem Tod meiner Eltern will ich keinen meiner Brüder jemals wiedersehen.

Eine 52jährige Frau

Wir fühlen uns hilflos, wenn wir mitansehen müssen, wie die Eltern immer abhängiger und gebrechlicher werden. Angst und Trauer überfallen uns, Angst vor dem Tod der Eltern oder dem eigenen Alter. Tief im Innern halten wir unsere Eltern immer noch für stark, sind sie diejenigen, auf die wir uns verlassen können wie als Kinder, und das Kind in uns will, daß es immer noch so ist. Oder wir wünschen uns immer noch ihre Zustimmung, wollen von ihnen Rat oder liebevolle Fürsorge.

Ich sorge für meine Mutter, ihr geht es körperlich gut, aber sie hat ihr Gedächtnis verloren und ist verwirrt. Vor einigen Jahren mußte meine älteste Tochter wegen einer Biopsie ins Krankenhaus. Ich sorgte dafür, daß jemand in der Zwischenzeit nach meiner Mutter sah, und sagte ihr, wohin ich ging. Für einen Augenblick verstand sie und sagte: «Hoffentlich wird alles gut.» Dann fiel sie in ihren normalen Zustand zurück, und ich hätte am liebsten geweint. Ich stellte fest, daß ich meine Mutter von früher wiederhaben wollte, ich wollte, daß sie mich tröstete und mir sagte, es würde alles in Ordnung kommen, wie sie es getan hatte, als ich klein war. Aber jetzt ist sie selbst wie ein Kind, und ich bin gewissermaßen ihre Mutter.

Eine 58jährige Frau

Die Umkehrung der Rollen ist einer der schwierigsten Aspekte, wenn man seine eigenen Eltern pflegt. Niemand will die eigenen Eltern als entscheidungsunfähig betrachten. Aber die Beziehung läßt sich problemloser gestalten, wenn Sie die Verantwortung für die Pflege übernehmen können, ohne daß Sie sich nach den Eltern zurücksehnen, die Sie als Kind gekannt hatten.

Wer die Pflege für einen anderen Menschen übernommen hat, wird kaum Zeit für sich selbst finden können. Die meisten versuchen, ihren Familienverpflichtungen nachzukommen, erfüllen alle Anforderungen im Beruf, übersehen aber leicht ihre eigenen persönlichen Bedürfnisse und nehmen sich keine Zeit für Abwechslung und Entspannung. Hilfe für einen abhängigen Elternteil zu organisieren kann einen so stark belasten, daß man leicht das Gefühl hat, der ganze

Aufwand lohne sich nicht. Kein Wunder, daß diejenigen, die andere Menschen pflegen, oft psychosomatische Krankheiten entwickeln.

> Mein Vater hatte einen Schlaganfall, seither geht es kontinuierlich bergab mit ihm. Ich habe vor zwei Jahren meinen Beruf aufgegeben, um ihn und meine Mutter in ihrem Haus zu pflegen. Aber es wurde zu viel für mich, deshalb habe ich ihn zu mir genommen. Das Wohnzimmer sieht aus wie ein Krankenhaus – das Haus ist klein, und wir hatten keinen anderen Platz für ihn. Wir haben uns Pflegeheime angesehen, aber die Kosten sind einfach zu hoch. Wir leben von einem Tag zum anderen, aber ich weiß nicht, wie lange ich das noch aushalte. Es ist, als hätte ich ein 175 Pfund schweres Baby. Drei- oder viermal in der Nacht muß ich aufstehen. Er will fortwährende Aufmerksamkeit. Ich bete jeden Tag um Geduld. Aber ich fürchte, daß ich schließlich ein Magengeschwür bekommen werde. Wir gehen nie aus, und wir haben keinen Platz, um Freunde einzuladen. Mein Mann ist sehr hilfsbereit und verständnisvoll, aber wir haben kein eigenes Leben mehr.
>
> *Eine 45jährige Frau*

Niemand darf in diesem Maß, wie es diese Frau beispielhaft für viele andere Frauen beschreibt, ihr eigenes Leben aufgeben oder ihre Gesundheit aufs Spiel setzen. Wer Familienangehörige versorgt, braucht Unterstützung und muß die Möglichkeit haben, sich erholen zu können.[10] Wir müssen uns zusammentun und für eine weitere Verbesserung und Ausweitung der ambulanten Dienste kämpfen, und für ausreichende finanzielle und personelle Ausstattung.

Das Konzept der Versorgung alter und behinderter Menschen in diesem Land beruht überwiegend auf der häuslichen Pflege. Wir brauchen darüber hinaus mehr Betten in Pflegeheimen und eine Möglichkeit, die immensen Pflegeheimkosten zu decken. Und wer seine Familienangehörigen zu Hause versorgen will, braucht dabei Hilfe.

Manche Frauen konnten Freunde und Verwandte zur Unterstützung gewinnen, aber diese Hilfe sollte ihnen auch von staatlicher Seite in ausreichendem Umfang gegeben werden.

10 Siehe Seite 382 ff für weitere Angebote auf kommunaler Ebene

Pflegen ist anstrengend

Zwar hat jeder Mensch seine eigenen Probleme und findet seine eigenen Mittel und Wege, damit fertig zu werden, aber die Pflege anderer Menschen bedeutet eine große emotionale, körperliche und/oder finanzielle Belastung. Jede Frau, die für andere sorgt, kennt Gefühle von Frustration und Isolation. Zu diesen Belastungen kommt noch hinzu, daß sie häufig die einzige Verdienerin in der Familie ist, also außer Haus auch noch einer anstrengenden Arbeit nachgehen muß.

Ich sorge seit über acht Jahren für meinen Vater. Die ersten paar Jahre waren erträglich, er kochte sehr gut und war für unsere Mahlzeiten zuständig. Jetzt ist er blind, an einen Rollstuhl gefesselt und braucht eine Menge Hilfe. Ich bin Sonderschullehrerin und liebe meine Arbeit. Ich habe eine Frau angestellt, die tagsüber bei meinem Vater ist, aber wenn ich um vier Uhr nachmittags das Haus betrete, bin ich vier Stunden für ihn da, bis er gegen acht zu Bett geht. Ich stehe nachts mehrmals seinetwegen auf und muß morgens um 6 Uhr raus, um ihn für den Tag fertig zu machen. Eines Tages sagte meine Nachbarin, wenn ich meinen Vater wirklich liebte, würde ich meine Arbeit aufgeben und zu Hause bleiben, um für ihn zu sorgen. Ich war wütend und verletzt und fragte sie, ob sie mir das auch gesagt hätte, wenn ich ein Mann wäre. Meine Arbeit ist mir sehr wichtig, ohne sie würde ich durchdrehen.

Eine 57jährige Frau

Niemand kann sich rund um die Uhr intensiv um jemanden kümmern, ohne selbst Hilfe zu brauchen. Überlegen Sie, wer von Ihren Freunden und Angehörigen hin und wieder für Sie einspringen könnte.

Ich war oft ratlos, wenn mir Hilfe angeboten wurde. Deshalb machte ich eine Liste mit den Aufgaben, bei denen ich gern Unterstützung hätte. Wenn Freunde mich jetzt fragen, sage ich: «Könntest du Dienstag nachmittag kommen und Mutter helfen, sich etwas aufzuschreiben, solange ich einige Besorgungen mache?» Oder: «Würdest du mir helfen, Mutter zum Einkaufen mitzunehmen, um ein paar neue Kleider zu kaufen?» Manchmal, wenn ich nicht sicher bin, was sie gern übernehmen würden oder wann sie Zeit haben würden, zeige ich Ihnen einfach meine Liste und bitte sie, sich auszusuchen, was sie tun möchten.

Eine Frau von Mitte 50

Erst vor kurzem, nachdem ich in einer Selbsthilfegruppe gewesen war, habe ich zum erstenmal wirklich hinhören können, als meine Tochter mir anbot, für eine Woche oder so nach Hause zu kommen und bei ihrem Vater zu bleiben, damit ich fortkönnte.

Mehr als die Hälfte der pflegenden Frauen sind wegen körperlicher Überlastung in ärztlicher Behandlung.[11] Wenn Sie sich selbst häufig nicht wohl fühlen, versuchen Sie nicht, Entschuldigungen dafür zu finden wie: «Ich hatte eine schlechte Nacht» oder «Das Wetter ist feucht.» Nehmen Sie sich Zeit für eine umfassende ärztliche Untersuchung. Schildern Sie Ihrem Arzt nicht nur Ihre Symptome, sondern auch Ihre Rolle als Pflegerin, damit er oder sie wirklich versteht, unter welchem Streß sie stehen. Hüten Sie sich vor einem Arzt, der Ihnen lediglich ein Beruhigungsmittel verschreibt – damit werden Sie sich erst recht schlecht fühlen. Wenn Ihr Blutdruck hoch ist – ein häufiges Symptom bei überarbeiteten Pflegepersonen –, müssen Sie lernen, die Belastungen zu verringern, um dazu beizutragen, Ihren Blutdruck zu senken (vgl. «Hoher Blutdruck» in Kapitel 23 und den Abschnitt «Streß» in Kapitel 1). Pflegepersonen leiden außerdem oft an Übelkeit, Erschöpfung und Schlafstörungen. Wenn Ihr Arzt festgestellt hat, daß kein körperliches Problem dahintersteckt, können Sie alternative Heilmethoden ausprobieren, um Hilfe und Erleichterung zu finden. Ärzte für Naturheilkunde können vieles auf Krankenschein verschreiben. Heilpraktikerkosten übernehmen nur die privaten Kassen.

Selbsthilfe- und Unterstützungsgruppen

Frauen, die andere Menschen versorgen, haben festgestellt, daß ihnen andere Menschen sehr wichtig sind, bei denen sie Trost, Rat und Verständnis finden. Unter anderem ist es ein Ventil für angestaute Wut und Frustration, wenn man die eigenen Erfahrungen mit anderen teilen kann.

Ich brauche jemanden, der mir zuhört und nicht sagt: «Aber sie sind alt, sie brauchen dich.» Das weiß ich schließlich selber. Meine Eltern sind zweiundachtzig Jahre alt, mein Vater ist in einem Pflegeheim, wo es ihm recht gut geht, aber meine Mutter ist eine an-

11 Kuratorium Deutsche Altershilfe: Hilfe und Pflege im Alter, Bonn 1986, S. 18

dere Geschichte, die ich hier nicht erzählen kann, es wäre zu lang. Ich habe manchmal das Gefühl, als ob ich ganz gut mit allem klarkomme, aber dann gibt es Tage, da möchte ich meinen Koffer packen und für immer verschwinden!

Eine Frau von Anfang 50

Selbsthilfegruppen bieten Unterstützung und eine Atmosphäre, in der die Mitglieder ihre innersten Ängste und Gefühle zum Ausdruck bringen können, ohne fürchten zu müssen, von anderen abgeurteilt zu werden. Sie können über anstehende Probleme diskutieren und sich gegenseitig Tips geben, wie sie mit den Schwierigkeiten fertig werden können. Probleme gemeinsam zu lösen ist weit besser, als es allein zu versuchen, besonders weil es oft schwierig ist, Probleme in der richtigen Größenordnung zu sehen, wenn man sich nicht austauschen kann. Neue Mitglieder sagen oft: «Es ist wunderbar, nicht allein zu sein. Alle verstehen, was ich durchmache.» Manchmal entwickeln die Mitglieder ein Telefonnetz, so daß man in Krisenzeiten immer jemanden anrufen kann.

Das Beste an der Gruppe ist, daß wir nicht allein sind. Ich nehme an, Belastungen sind leichter zu ertragen, wenn man weiß, daß andere das gleiche durchmachen oder sogar noch Schlimmeres. Wir können gegenseitig so offen sein wie sonst zu niemandem. Wir teilen unsere Ängste und Sorgen, unsere Schuldgefühle und gelegentlichen Freuden. Manchmal weinen wir, aber es ist erstaunlich, wie oft wir lachen. Außerdem tauschen wir unsere Ideen aus und machen uns gegenseitig auf Hilfsangebote aufmerksam. Manche von uns haben ein Abkommen geschlossen, sich gegenseitig anzurufen, wenn sie nicht mehr zurechtkommen. Und zu wissen, daß man jemandem in der gleichen Situation helfen kann, erleichtert die Last.

Unterstützungsgruppen sind meist Selbsthilfegruppen ohne professionelle Leitung. Die Gruppenmitglieder selbst organisieren die Treffen, laden Außenstehende ein, die über bestimmte Themen informieren, Sozialarbeiter zum Beispiel oder Ärzte, und organisieren Aktivitäten, um Gelder zu sammeln. Derartige Gruppen erfordern allerdings eine Menge freiwilliger Arbeit.

Ob es in Ihrer Nähe solche Gruppen gibt, können Sie zum Beispiel beim Sozialamt oder bei der nächsten Sozialstelle erfragen.

Pläne für die Zukunft

Ideal ist es, wenn Familien Pläne für verschiedene mögliche Krisenfälle machen, die in der Zukunft eintreten können. Es läßt sich natürlich nicht alles voraussehen, aber jedes Familienmitglied sollte die Möglichkeit haben, die eigenen Gefühle zum Ausdruck zu bringen, ohne wegen eines bereits eingetretenen Notfalls unter Druck zu stehen, also solange die Eltern noch ein aktives unabhängiges Leben führen. Vorausplanen bedeutet, daß sich jedes Familienmitglied Gedanken macht und beteiligt; damit lassen sich nicht wiedergutzumachende Irrtümer oder deren Folgen verhindern.

> Meine Brüder und ich setzten uns eines Abends mit unserer Mutter zusammen und beschlossen, wer was tun würde, wenn sie Hilfe bräuchte. Ich habe mir nun seit mehreren Jahren die Versorgung unserer Mutter mit meinen beiden Brüdern geteilt. Mutter ist fünfundachtzig und lebt in einem Altenwohnheim, das für uns alle günstig gelegen ist. Ich sorge für Essen, Kleider und Wäsche, und manchmal helfen mir meine Schwägerinnen dabei. Ein Bruder regelt die Finanzen, bezahlt die Rechnungen und so weiter, und der andere bringt sie zum Arzt, holt ihre Medikamente und wacht über ihre Gesundheit. Ich treffe mich einmal in der Woche zum Abendessen mit meinen Brüdern und unseren Ehepartnern, danach besuchen wir unsere Mutter. Wir genießen diese Familienzusammenkünfte alle – es hält uns als Familie zusammen. Bisher hat sich das für uns bewährt. *Eine 58jährige Frau*

Natürlich bedeutet Vorausplanen nicht, feste Versprechen zu geben, die nicht gehalten werden können. Manchmal sagen wir aus Liebe und mit den besten Absichten: «Ich werde dich nie in ein Pflegeheim bringen» oder versprechen sonst irgend etwas «niemals» zu tun, das wir aber nicht in der Hand haben. Dieses «Niemals» kann auf uns zurückfallen und zur Heimsuchung werden. Da wir alle nicht in die Zukunft sehen kann, weiß niemand, wie sich die Familiensituation in mehreren Jahren oder auch nur mehreren Monaten darstellen wird. Dennoch können wir versuchen, für eine Reihe von Eventualitäten vorauszuplanen.

Planungsdiskussionen sollten offen und liebevoll geführt werden, ohne geheime Abkommen zwischen einzelnen Familienmitgliedern. Leider kommt es manchmal schon beim Gespräch über die Versorgung der Eltern zu negativen Gefühlen und Bitterkeit unter Geschwistern. Wenn Ihre Familienzusammenkünfte in Kämpfe und gegenseitige Vorwürfe ausarten oder wenn es in Ihrer Familie immer schon schwierig war, sich miteinander zu verständigen, können Sie eine unbeteiligte Person dazubitten, einen Sozialarbeiter zum Beispiel oder einen Geistlichen. Diese Person sollte von allen respektiert und ihr Urteil oder Rat von allen angehört werden. Es ist ideal, wenn er oder sie selbst Erfahrungen mit dem Problem hat, über das Sie sprechen. Ein verständnisvoller Außenstehender kann Familienzank vermeiden helfen, dafür sorgen, daß die Diskussion in produktiver Weise geführt wird und jeder die Möglichkeit erhält, Gefühle und Meinungen zum Ausdruck zu bringen.

Es ist leichter, darüber zu schreiben oder zu sprechen, als tatsächlich Pläne zu machen, denn die meisten Menschen möchten nicht übers Älterwerden oder Krankheiten sprechen. Wenn die Eltern gesund sind und ein aktives Leben führen, ist es vielen Frauen unangenehm, die Sprache auf ein Thema zu bringen, das sie als schrecklich empfinden. Versuchen Sie, es auf diese Weise auszudrücken: «Mutter und Vater, wir hoffen, daß ihr noch viele gesunde Jahre vor euch habt. Wir würden gern miteinander darüber sprechen, was in der Zukunft geschehen könnte, und euch fragen, was ihr euch für den Fall von Krankheit oder Behinderung vorstellt, damit wir tun können, was euren Wünschen entspricht. Habt ihr irgendwelche Pläne, die ihr mit uns besprechen wollt? Wir möchten das tun, was das Beste ist und was ihr selbst für richtig haltet.» Die Eltern sind möglicherweise dankbar, wenn Sie die Initiative ergreifen.

Hilfe bei den Finanzen

Es kommt vielleicht eine Zeit, wo eine kranke oder verwirrte Person ihre finanziellen Angelegenheiten so unzureichend verwaltet, daß es notwendig wird einzugreifen. Die Entscheidung, wann das geschehen soll, ist wahrscheinlich nicht leicht. Manche Menschen versäumen ihr Leben lang Termine, verlieren Schlüssel und bezahlen Rechnungen nur, wenn sie dringende Mahnungen bekommen. Fast jeder vergißt gelegentlich einen Termin, schließt sich aus, läßt eine Rechnung liegen oder den Wasserkessel kochen. Wenn solche Verhaltensweisen jedoch bei jemandem zum Dauerzustand werden, der solche Angewohnheiten vordem nicht hatte, ist das ein alarmierendes Zeichen. Menschen, die an Verwirrung, Gedächtnisverlust oder anderen Schwierigkeiten leiden und die im Umgang mit Gelddingen schwerwiegende Fehler machen oder nicht mehr vertrauenswürdig sind, verschleudern Eigentum, werden Opfer von Betrügereien und Schwindlern. In diesem Fall müssen Familienangehörige und andere Pflegepersonen einschreiten, um zu verhindern, daß sie sich weiter selbst schaden.

> Meine Mutter lebte jahrelang weit entfernt. Sie hatte angefangen, ein bißchen langsamer zu werden, und vergaß bestimmte Sachen, zum Beispiel, wann ich zu Besuch kommen würde, oder die Namen mancher Verwandten. Ihr Küchentisch war übersät mit allem möglichen Zeug – Papiere, sagte sie, die sie aussortiere, Spendenaufrufe, die sie nicht wegwerfen konnte. Sie hatte immer alles aufbewahrt, und ich machte mir deshalb nicht zu viele Sorgen, obwohl ihr Verhalten ungewöhnlich war. Eines Tages aber fand ich die Mahnungen für die Miete und andere Dinge. Ich nahm eins ihrer Scheckbücher (ihr Konto lief auch unter meinen Namen) und veranlaßte, daß die Rechnungen in Zukunft an mich geschickt würden. Es dauerte drei Monate, bis sie es merkte – und sie war davon nicht besonders begeistert. *Eine 50jährige Frau*

Es ist sehr wichtig, mit Freunden oder Nachbarn in Kontakt zu bleiben, die in der Nähe der Eltern leben. Außerdem können die Mitarbeiter von Sozialstationen behilflich sein.

Achten Sie darauf, nicht mehr zu tun, als die Situation wirklich erfordert. Eine Person, die beim Bezahlen der Miete oder anderer Rechnungen Hilfe braucht, ist vielleicht immer noch durchaus in der Lage, einkaufen zu gehen und für die Dinge des täglichen Bedarfs zu bezahlen. Es ist wichtig, daß Sie ihre Fähigkeiten anerkennen und unterstützen und nur die Schwächen ausgleichen.

Wenn Sie die Pflege für jemanden übernehmen, der geistig gesund ist, ist es wichtig, gleich zu Anfang die Geldangelegenheiten zu besprechen, besonders wenn Sie mit einem Elternteil zusammenziehen. Zum Beispiel verlieren Eltern beim Zusammenziehen mit ihrer Tochter oder ihrem Sohn unter Umständen ihr Anrecht auf Wohngeld, wenn die Kinder selbst genügend verdienen, um die gemeinsame Wohnung zu finanzieren.

Wenn Sie für Ihren Ehepartner sorgen, werden finanzielle Angelegenheiten sehr viel komplizierter. So kann es zum Beispiel sein, daß eine krankheitsbedingte, vorzeitige Verrentung Ihre Altersversorgung drastisch einschränkt. Viele Frauen kämpfen deshalb auch darum, die gemeinsamen Ersparnisse zu erhalten, weil sie wissen, daß sie den Ehepartner wahrscheinlich überleben werden und dann nur eine kleine Witwenrente bekommen. Siehe hierzu auch Kapitel «Geldfragen», Seite 338.

Vollmachten

Ein guter Weg, Schwierigkeiten vorzubeugen, sind Vollmachten. Denn ein Mensch, der alt und pflegebedürftig ist, kann damit selbst entscheiden, wer seine Alltagsgeschäfte weiterführt und stellvertretend für ihn handelt, wenn er dazu vorübergehend oder dauerhaft nicht mehr fähig ist. Das gibt ihm das gute Gefühl, ein gewisses Maß an Kontrolle über das eigene Leben zu behalten.

Im deutschen Rechtssystem werden drei Formen von Vollmachten unterschieden:

- Die *Spezialvollmacht.* Sie ermächtigt die darin benannte Person, ein ganz bestimmtes, genau umschriebenes Rechtsgeschäft für jemanden anderes vorzunehmen.
- Die *Art- oder Gattungsvollmacht.* Damit wird zur stellvertretenden Vornahme einer bestimmten Art von Rechtsgeschäften bevollmächtigt.
- Die *Generalvollmacht.* Dieses Dokument gibt dem Bevollmächtigten das Recht, stellvertretend für den Vollmachtgeber alle Arten von Rechtsgeschäften abzuwickeln, bei denen eine rechtliche Vertretung zulässig ist. Also zum Beispiel bei der Verwaltung der Finanzen, Überwachung regelmäßiger Zahlungen oder in Steuersachen.

Was der oder die Bevollmächtigte im Rahmen solcher Regelungen darf und nicht darf, sollte in der Vollmacht genau schriftlich fixiert sein. So etwas fällt zwar gerade unter Freunden und Verwandten schwer, aber eine solche Genauigkeit schafft klare Verhältnisse für alle Beteiligten und hat nichts mit Mißtrauen zu tun.

Solange der Vollmachtgeber noch im Besitz seiner geistigen Kräfte ist, kann er oder sie jede Vollmacht jederzeit widerrufen. Außerdem kann man auch eine sogenannte bedingte Vollmacht ausstellen, die nur dann wirksam wird, wenn man vom Gericht für unzurechnungsfähig erklärt wird.

Beim Tod des Vollmachtgebers erlischt die Vollmacht und damit der Zugriff auf Hab und Gut der Verstorbenen nicht automatisch. Es sei denn, es wurde in der Vollmacht schriftlich so festgesetzt.

Mit Hilfe dieser Verfügungen ist es möglich, daß Ihre Wünsche ausgeführt werden, auch wenn Sie nicht mehr für sich selber sprechen können, im Koma liegen oder wegen einer anderen Krankheit behindert sind. Die meisten Menschen würden sich viel sicherer fühlen, wenn sie wüßten, daß im Fall einer Behinderung eine vertrauenswürdige Person, und nicht das Gericht, Entscheidungen für sie treffen wird. Wenn Sie jemandem eine Vollmacht erteilen, müssen Sie sicher sein, daß diese Person genau versteht, welche Regelungen Sie treffen wollen, und zustimmt, bevor Sie das Dokument unterzeichnen.

Einfache und begrenzte Vollmachten können in vielen Fällen ohne die Hilfe eines Rechtsanwalts aufgesetzt werden. Weil dieses Dokument aber weitreichende Folgen haben kann, ist es am besten, einen Rechtsanwalt zu Rate zu ziehen, bevor Sie eine solche Übereinkunft treffen.

Gebrechlichkeitspflegschaft

Wird ein alter Mensch durch Verwirrtheit oder zunehmende Gedächtnislücken im juristischen Sinne «geschäftsunfähig», kann mit seiner Einwilligung vom Vormundschaftsgericht eine sogenannte Gebrechlichkeitspflegschaft eingerichtet werden. Das Gericht setzt dann für einzelne Bereiche oder Angelegenheiten, die der Pflegebedürftige nicht mehr selbst regeln kann, einen Pfleger ein. Er soll in persönlichen und finanziellen Dingen helfen und beraten und ist dem Gericht gegenüber rechenschafts- und abrechnungspflichtig.

Vormundschaft

Ähnlich ist es auch bei einem Vormund, der für einen Erwachsenen bestellt wird. Auch er muß dem Gericht Rechenschaft darüber ablegen, wie er die Interessen seines Mündels vertritt. Bei wichtigen Geschäften, wie zum Beispiel Grundstückskäufen oder -verkäufen, muß der Vormund die Genehmigung des Vormundschaftsgerichts einholen. Eine Vormundschaft wird nur nach einem gerichtlichen Entmündigungsverfahren angeordnet.

Zwar sollen Entmündigungen immer auch den Interessen der Betroffenen dienen. Aber sowohl politische Parteien als auch die Bundesarbeitsgemeinschaft der Freien Wohlfahrtsverbände kritisieren die praktische Anwendung der geltenden Gesetze. So werden die Betroffenen nach Auffassung der Kritiker im Gerichtsverfahren nicht ausreichend gehört, es wird ihnen kein Vertreter «beigeordnet», der sie unterstützen könnte, und es ist sehr schwierig, eine einmal beschlossene Entmündigung wieder aufheben zu lassen. Außerdem gibt es hierzulande nicht genügend Vormünder. Die wenigen, die sich für diese Aufgabe zur Verfügung stellen, werden schlecht bezahlt und sind so überlastet, daß sie die Interessen einzelner überhaupt nicht wirklich wahrnehmen können. Von einer individuellen sozialpädagogischen oder menschlichen Hilfe ganz zu schweigen. Aus diesem Grund wurde in Bonn eine Reform des Vormundschafts- und Pflegschafts-Rechts erarbeitet.

Mit einer Vormundschaft wird verhindert, daß ein Individuum im eigenen Namen handeln kann. Eine Person, die unter Vormundschaft steht, trägt das Stigma, für unzurechnungsfähig erklärt worden zu sein. Sie verliert das Wahlrecht, das Recht zu entscheiden, wo sie leben will, kann keine Schecks mehr unterschreiben, kein Geld ausgeben, Entscheidungen über medizinische Behandlungen treffen, Verträge abschließen oder sich verheiraten. Das Gericht übergibt dem Vormund die Verantwortung, Entscheidungen zu treffen.

Es ist wichtig, daran zu denken, daß es noch kein Zeichen von Unzurechnungsfähigkeit ist, wenn eine ältere Person bei der Bewältigung einer Situation anderer Meinung ist als ihre Verwandten. Manche Menschen entscheiden sich bewußt gegen medizinische Eingriffe, die das Leben verlängern sollen, weil sie nicht so leben wollen, wie es nach dem Eingriff der Fall sein wird. Und eine Mutter, die beschließt, das Familiensilber zu verkaufen, um nach Paris zu reisen, bevor sie stirbt, ist nicht unbedingt unzurechnungsfähig. Sie will vielleicht einfach nach Paris, und sie hat das Recht dazu, selbst wenn ihre Tochter das Silber erben möchte.

Soziale Einrichtungen

Vielerorts sind zahlreiche soziale Einrichtungen entstanden, aber in einigen Gemeinden gibt es immer noch nur zwei Möglichkeiten, wenn ein Elternteil oder ein Ehepartner dauernde Pflege braucht – ein Pflegeheim oder die Pflege einer Tochter oder Ehefrau rund um die Uhr. In allen Gemeinden sollten ausreichende Dienste angeboten werden, die es pflegebedürftigen Menschen erlauben, zu Hause zu bleiben, und gleichzeitig den Pflegepersonen etwas von ihren Belastungen abnehmen. Alle Pflegepersonen brauchen genügend Freizeit und emotionale, soziale und finanzielle Unterstützung, und dazu gehören auch ausreichende staatliche Hilfsdienste für die Pflege zu Hause. In vielen Gemeinden bestehen solche Dienste, aber sie haben zunehmende Schwierigkeiten, ausgebildetes Personal und Hilfskräfte zu bekommen.

Rat, Hilfe und Information im Alter

In der Bundesrepublik gibt es ein dichtes Netz von Einrichtungen, die außer den staatlichen Stellen (Sozialämter der Städte und Landkreise) und privaten Initiativen Rat, Hilfe und Information für pflegebedürftige Menschen und ihre Familien anbieten. Sie gehören überwiegend den Verbänden der Freien Wohlfahrtspflege an:

- Arbeiterwohlfahrt
- Deutscher Caritasverband
- Deutscher Paritätischer Wohlfahrtsverband
- Deutsches Rotes Kreuz
- Diakonisches Werk
- Zentralwohlfahrtsstelle der Juden in Deutschland

Nicht jeder dieser Verbände ist überall mit Beratungs- und Hilfsdiensten vertreten. Aber das sollte keine Probleme aufwerfen. Denn es gibt weder konfessionelle Schranken, noch sind Hilfsangebote von einer Mitgliedschaft in einem dieser Verbände abhängig. Anschriften und Telefonnummern findet man im Telefonbuch oder kann sie beim Sozialamt erfragen.

Diese Angebote ausfindig zu machen und die richtige Kontaktperson zu finden kann etwas mühselig sein. Als erstes sollten Sie in den gelben Seiten vom Telefonbuch nachschlagen. Sie können auch im Sozialamt anrufen. Bitten Sie darum, mit einem Sozialarbeiter sprechen zu können. Oder rufen Sie bei der Kirche an, um herauszufinden, ob Gruppen oder Dienste angeboten werden, die Ihnen helfen können. Überlegen Sie sich, wie sie diese Angebote aufeinander abstimmen – stellen Sie einen Zeitplan auf, so daß sie nahtlos aneinander anschließen, damit die kranke Person für so viele Stunden wie möglich versorgt wird. Organisieren Sie die Unterstützung von Familienangehörigen, Freunden und bezahlten oder staatlichen Diensten nach einem rotierenden System, damit jeder bestimmte Zeiten und bestimmte Aufgaben übernimmt. Pflegepersonen müssen lernen, kreativ zu werden und alle verfügbaren Hilfsquellen anzuzapfen.

Sozialstationen

In allen westlichen Bundesländern gibt es Sozialstationen. Zur Zeit sind es über 1600. Träger sind überwiegend die Freien Wohlfahrtsverbände. Für ältere und pflegebedürftige Menschen und ihre Familien haben sich diese Stationen als außerordentlich wertvoll erwiesen. Sie ermöglichen es vielen Menschen, weiterhin in ihrem vertrauten Zuhause zu leben, auch wenn sie krank oder gebrechlich werden. Immerhin brauchen 15 bis 30 Prozent aller Älteren zunehmende Unterstützung.[12] Und sie entlasten die Familien von den Pflichten häuslicher Pflege. Denn die Sozialstationen bündeln gewissermaßen die vorhandenen ambulanten Dienste für die häusliche Hilfe und Pflege.

Dazu gehören folgende Hilfen, die in den meisten Stationen in gleicher Weise angeboten werden:

- Grundpflege (unter anderem Zubereiten von Mahlzeiten, Hilfe bei der Körperpflege und beim Anziehen);
- Medizinische Grundversorgung (zum Beispiel Wechseln von Verbänden, soweit der Hausarzt diese Hilfen auf die Altenpfleger/innen übertragen hat);
- Körperliche, geistige und seelische Aktivierung durch Gymnastik, Bewegungs- und Beschäftigungstherapie);
- Helfende Gespräche gegen Vereinsamung;
- Vermittlung von Kontakten zu örtlichen Selbsthilfegruppen;
- Hilfen beim persönlichen oder schriftlichen Kontakt mit Behörden;
- Aktivierung von Nachbarschaftshilfe;
- Information über die Hilfsangebote anderer Institutionen wie zum Beispiel Reparatur- oder Wäschedienste, Mahlzeitendienste.

Die Kosten für diese Leistungen der Sozialstationen können meist ganz oder teilweise von der Krankenkasse oder vom Sozialamt übernommen werden.

Adressen und Telefonnummern der Sozialstationen findet man in den gelben Seiten.

---

12 Hartmut Radebold u. a.: Therapeutische Arbeit mit älteren Menschen, Freiburg 1989

Häusliche Pflegehilfe

Seit dem 1.1.1991 gibt es eine neue Regelung zur häuslichen Pflege-
hilfe. Nach dem Sozialgesetzbuch 5 können schwer Pflegebedürftige
von den Krankenkassen einen Zuschuß zu den Kosten für ihre Betreuung bekommen. Die Voraussetzungen:

- Sie müssen sich von ihrem Hausarzt bescheinigen lassen, daß sie
  schwer pflegebedürftig sind. Das heißt, daß sie bei allen Verrichtungen des täglichen Lebens Hilfe brauchen. Mit dieser Bescheini-
  gung kann bei der Krankenkasse schriftlich oder mündlich ein
  Antrag auf finanzielle Hilfe zur häuslichen Pflege gestellt werden.
- Sie müssen bei der Kasse lange genug versichert sein. Ob die Versi-
  cherungszeiten ausreichen, wird von den Kassen jeweils für die Betreffenden errechnet.
- Bevor die Kasse jedoch zahlt, kommt jemand vom medizinischen
  Dienst der Krankenkassen (einer übergeordneten Institution aller
  Kassen, die regional vertreten ist) und prüft bei der betreffenden
  Pflegebedürftigen zu Hause, ob und in welchem Umfang Hilfe nö-
  tig ist.

Wenn die Kasse dem Antrag zustimmt, zahlt sie 400 Mark, sofern die
oder der Pflegebedürftige die Hilfe selbst organisiert (Ehegatten, Verwandte, Nachbarn, Freunde). Bis zu 750 Mark übernimmt sie, wenn
hauptberufliche Pflegekräfte ins Haus kommen. Bei dieser Lösung
werden monatlich maximal einstündige 25 Einsätze erstattet. Auf der
Suche nach einer solchen Hilfe sollen sich die Pflegebedürftigen möglichst an die karitativen Verbände wenden (Adressen im Anhang).
Private Pflegedienste können u. U. auch in Anspruch genommen werden, wenn zum Beispiel keine Hilfe von anderer Seite zu bekommen
ist. Im Einzelfall muß man darüber mit den Kassen verhandeln.

Altentagesstätten

Diese Zentren bieten warme Mahlzeiten, soziale Aktivitäten, Frei-
zeitbeschäftigungen und therapeutische Aktivitäten für ältere Menschen, die tagsüber nicht allein sein können. Sie werden von ausgebildeten Altenpflegern geführt und überwiegend vom Staat unterstützt.
Sie sind ideal für Menschen, die allein nicht mehr zurechtkommen,
aber zu unabhängig sind für ein Pflegeheim. Manche bieten auch
Transport an.

Kurzzeitpflege und Tagesheime

Um den familiären Pflegepersonen für kurze Zeit die Pflege abzunehmen, weil sie Urlaub brauchen oder sich selbst in medizinische Behandlung begeben müssen, ist es möglich, daß die auf Fürsorge angewiesene Person für kurze Zeit in ein Heim aufgenommen wird. Manche Pflegeheime bieten auch an, auf Pflege angewiesene Personen über Nacht, am Wochenende oder für eine längere Zeit aufzunehmen. In den westlichen Bundesländern gibt es darüber hinaus seit 15 Jahren sogenannte Tagespflegeheime. Ihre Zahl ist inzwischen auf 60 angewachsen, aber von einer ausreichenden, flächendeckenden Versorgung kann noch keine Rede sein. Die regionalen Unterschiede sind sehr groß. In ihrem Angebot unterscheiden sich die Einrichtungen nach ihren Leistungen: Es gibt *Tagesheime*, die ältere, hilfsbedürftige Menschen vom Morgen bis zum Abend aufnehmen und betreuen. Sogenannte *Tagespflegeheime* bieten darüber hinaus ärztliche Hilfe, aktivierende Pflege und Therapie. In beiden Heimformen kann man gezielte Rehabilitations- und Beschäftigungsangebote und Sozialberatung in Anspruch nehmen.

Was wir brauchen

Für die älteren, gebrechlichen und anderen auf Pflege angewiesenen Menschen muß die Gesellschaft ebenso die Verantwortung tragen wie die Familie. Die Familienstruktur wird nicht geschwächt, wenn mehr öffentliche Unterstützung für Pflegepersonen geleistet wird, sondern statt dessen gestärkt, denn für Familienangehörige und Freunde wird es einfacher, füreinander dazusein.

Zu einer Zukunftsplanung gehört auch, sich hinter Bemühungen zu stellen, die die Aussichten für all jene weiter verbessern, die auf Pflege angewiesen sind – wie auch für diejenigen, die diese Pflege leisten. Solange Pflege ausschließlich als Frauensache gilt, besteht die Gefahr, daß sie von Gesetzgebern und Politikern übersehen wird – es sei denn, wir setzen uns selbst für Veränderungen ein. Wenn der Gesetzgeber in erster Linie Haushaltseinsparungen und sozialromantische Vorstellungen von der Pflege in der Familie im Kopf hat, müssen wir ihn daran erinnern, daß Frauen, die für Familienangehörige sorgen, selbst Unterstützung brauchen, und das heißt ausreichende soziale Einrichtungen und angemessene finanzielle Entlohnung.

«Frauenarbeit» – der Drahtseilakt zwischen Berufstätigkeit und der Pflege abhängiger Angehöriger*

Die meisten Frauen über vierzig können sich daran erinnern, daß von Frauen in den herkömmlichen «Frauenberufen» – Lehrerinnen, Krankenschwestern, Stewardessen, Telefonistinnen – erwartet wurde, ihre Stellen aufzugeben, wenn sie heirateten. Von anderen Frauen hingegen, besonders armen Frauen, wurde erwartet, daß sie auch nach der Eheschließung berufstätig blieben. Heute stehen dem Arbeitsmarkt über 55 Prozent aller Frauen zur Verfügung; um die Jahrhundertwende waren es noch nicht einmal 30 Prozent. Und doch wurden die Forderungen der Frauenbewegung nach einem ausreichenden Angebot an Kinderkrippen vielfach ignoriert und zwingen vor allem alleinerziehende Frauen noch immer, ihre Berufe aufzugeben und von Sozialhilfe zu leben, wenn sie Kinder haben.[1] In der Lebensmitte und im Alter müssen viele Frauen für ältere oder gebrechliche Angehörige sorgen. Dann fallen wir in unserer beruflichen Laufbahn und in den Rentenansprüchen noch weiter hinter die Männer zurück.

Berufstätige Frauen, die für kranke oder ältere Menschen oder ein behindertes Kind sorgen, brauchen ebenso wie Eltern von kleinen Kindern mehr Tagesstätten und flexible Arbeitszeiten in allen Betrieben.

Insgesamt klagen nach Untersuchungen des Kuratoriums Deutsche Altershilfe 16 Prozent aller Pflegepersonen darüber, daß sich diese Verpflichtungen negativ auf ihr Berufsleben auswirken. Kein Wunder: Immerhin mehr als ein Drittel aller Frauen, die alte und hilfsbedürftige Familienangehörige betreuen, sind damit pro Tag mehr als sechs Stunden eingespannt. Die sozialen Dienste können hier auch nicht immer entlasten, denn sie sind längst nicht überall optimal organisiert. Hinzu kommt, daß 45 Prozent deshalb ihren Urlaub nicht uneingeschränkt für ihre Erholung nutzen können, obwohl gerade sie das Ausspannen so nötig haben, um den doppelten Belastungen standzuhalten. Daß viele Frauen in so einer Situation kapitulieren, ihren Arbeitsplatz aufgeben (und damit auch noch ihre eigene Alterssicherung verringern), ist nicht verwunderlich. Für Frauen ist auch diese Form der Unvereinbarkeit von Familie und Beruf fatal und trägt zu ihrer Benachteiligung bis ins Alter hinein bei.

---

* Von Paula Brown Doress

1 Arbeitsmarkt 1989, Strukturanalyse, a. a. O., S. 694, und mündliche Mitteilung des Statistischen Bundesamtes in Wiesbaden

PROBLEME MIT DER GESUNDHEIT

16 Schwierigkeiten im Umgang mit dem Gesundheitswesen*

Nach amerikanischen Untersuchungen werden Frauen vom Gesundheitswesen mit weniger Achtung behandelt und medizinisch schlechter versorgt als Männer.[1] Ob das auch für unser Land gilt, kann man nur vermuten. Ausschließen sollte man es jedoch nicht. Wenn wir älter werden, sind wir doppelt gefährdet, denn die verbreiteten Vorurteile und die Diskriminierung der Älteren, die in unserer Kultur so tief verwurzelt ist, findet man auch in Institutionen, bei denen wir Hilfe und Unterstützung suchen.

> Ich wurde von einem Auto angefahren und bewußtlos ins Krankenhaus gebracht. Obwohl mein Kopf, meine gesamte rechte Seite und mein rechter Fuß sehr geschwollen waren, kümmerten sie sich kaum um mich. Sie röntgten meinen Fuß nur, weil meine Tochter darauf bestand. Innerhalb von einer Stunde war ich wieder draußen, obwohl ich eine gute Krankenversicherung habe. Ich konnte vier Wochen lang nicht laufen, und mein Kopf ist noch nach zwei Monaten geschwollen. Eine Freundin sagte mir, ich wäre vielleicht sorgfältiger untersucht worden, wenn ich siebenunddreißig wäre.
>
> *Eine 73jährige Frau*

Die Diskriminierung des Alters zeigt sich zuerst und vor allem in der Auffassung, Alter sei eine Krankheit. Gerontologie, die Wissenschaft vom Alterungsprozeß und statistische Erfassung älterer Menschen als einer besonderen Gruppe der Bevölkerung, wird oft mit Geriatrie verwechselt, der medizinischen Behandlung alter Menschen. Es existiert sogar eine Schule innerhalb der Gerontologie, die hofft, «die Krankheit zu heilen und zu verhüten, die wir Alter oder

* Von Diana Laskin Siegal, besonderer Dank an Norma Meras Swenson
1 Public Health Service Task Force on Women's Health Issues, in: Women's Health, Bd. II, U.S. Department of Health and Human Services, Nr. (PHS) 85–50206, Mai 1985, S. 1–26

Greisentum nennen.»[2] Und ein zeitgenössisches medizinisches Lexikon gibt noch beide Begriffe nahezu als Synonyme an und trägt so zur Gleichsetzung von Alter und Krankheit weiter bei.[3] Wegen der Vorherrschaft von Männern in der Medizin wurden in der Gerontologie sowohl durch die Wissenschaftler als auch in der Auswahl der Untersuchungsgegenstände die Betonung besonders auf allgemeine Probleme oder Veränderungen bei Männern gelegt, ohne zu beachten, daß Frauen, wenn sie älter oder krank werden, andere Erfahrungen machen.

Alter ist keine Krankheit

Zwischen Altern und Krankheit besteht jedoch ein entscheidender Unterschied. Sowohl der Alterungsprozeß als auch Krankheiten betreffen alle Altersstufen, Ärzte und Wissenschaftler aber unterscheiden nicht immer zwischen den Zeichen des Alterns und den Symptomen einer Krankheit. Zum Beispiel können wir in Büchern über Neurologie finden, daß bei älteren Menschen manche Reflexe der Knie- und Knöchelsehnen fehlen würden und es zu einer Schwächung der Beine käme. Diese Zeichen gelten als Teil des natürlichen Alterungsprozesses. In den Untersuchungen jedoch, auf denen diese Information beruht, waren diese Zeichen der Alterung des Nervensystems weitgehend begrenzt auf Menschen mit Diabetes, Erkrankungen der Herzkranzgefäße, peripherer Arteriosklerose und signifikant hohem Blutdruck. Bei Menschen gleichen Alters, die diese Gesundheitsprobleme nicht haben, fehlten weder die Knie- und Knöchelreflexe noch hatten sie schwache Beine.[4]

Wenn erkannt wird, daß ein bestimmtes Problem möglicherweise das Symptom einer Krankheit ist und kein «normaler» Bestandteil des Alterungsprozesses, wird wahrscheinlich eher nach Lösungen gesucht. Selbst wenn es für diese Krankheit keine Heilung gibt, kann vielleicht mit bestimmten Behandlungen die Lebensqualität verbes-

2 J.L. Gelein: Aged Women and Health, Symposium on Women's Health Issues, in: Nursing Clinics of North America, Bd. 17, März 1982, S. 179–185
3 Pschyrembel, Klinisches Wörterbuch, 254. Auflage, Berlin 1982
4 Adrian Ostfeld: Summary: Five-Year Perspective on the Elkridge Conference, in: Proceedings of the Second Conference on the Epidemiology of Aging, Bethesda, MD, U.S. Department of Health and Human Services, National Institutes of Health, 1980, S. 349–357

sert werden. Behindernde Krankheiten wie Altersdemenz oder chronische Krankheiten wie Arthritis könnten in Zukunft verhütet werden, wenn sie als Krankheiten betrachtet werden, die wissenschaftlicher Erforschung bedürfen, und nicht als «normale» und zwangsläufige Alterserscheinungen.

Wenn wir zwischen Altern und Krankheit unterscheiden können, hilft uns das außerdem zu erkennen, welche Auswirkungen Umwelt- und gesellschaftliche Faktoren auf das Älterwerden haben. Bei Industriearbeitern treten zum Beispiel bestimmte Probleme früher auf als bei Angestellten. Auch sind arme Frauen anfälliger für Krankheiten, die mit dem Alter in Verbindung gebracht werden, als Frauen mit mittlerem Einkommen, die bessere Möglichkeiten haben, Vorbeugemaßnahmen zu treffen und gesundheitliche Beschwerden zu behandeln, bevor sie chronisch werden.

In Fernsehserien stellt sich die Behandlung von Verletzungen und akuten Krankheiten als Drama dar, bei dem ein heldenhafter Arzt den Kampf um Leben und Tod gewinnt. Die westliche Medizin konzentriert sich auf das Trauma und auf akute Symptome und kümmert sich kaum um Prävention und um chronische Krankheiten. Tatsächlich aber haben die meisten Menschen im Alter von fünfundsechzig Jahren wenigstens ein chronisches Gesundheitsproblem entwickelt; diese Beschwerden schränken zwar im allgemeinen nicht ihre Beweglichkeit ein, erfordern aber oft, daß sie lernen müssen, damit zu leben, und daß sie ständig etwas dagegen tun müssen, um zu verhindern, daß sie sich verschlimmern. Es wäre besser, wenn wir unsere persönliche Aufmerksamkeit sowie die im Sozialstaat zur Verfügung stehenden Mittel auf die Verhütung von Krankheiten konzentrieren würden, auf die Verminderung von Krankheitskomplikationen, auf Rehabilitation auch älterer Menschen und Pflege. Nur etwa sechshundert von den fast 200000 Ärzten in den westlichen Bundesländern sind in der Deutschen Gesellschaft für Geriatrie zusammengeschlossen.[5] Viele Ärzte tun die Klagen älterer Menschen ab mit der klassischen herabsetzenden Bemerkung: «Was wollen Sie – in Ihrem Alter!» Indem sie Alter mit Krankheit und Schmerzen gleichsetzen, übersehen Ärzte oft Beschwerden, die durchaus behandelt werden könnten.

---

5 Ergebnisse der Ärzte-Statistik Ende 1989: Deutsches Ärzteblatt, 26.4.1990, und mündliche Mitteilung der Arbeitsgemeinschaft medizinischer Fachgesellschaften in Düsseldorf

Vor vier Jahren, nach einem Koma durch eine Viruserkrankung, konnte ich nicht laufen. Weder mein Arzt noch die Abteilung für physikalische Therapie wußten, wie sie mir helfen könnten. Der Arzt wollte mich schon in ein Pflegeheim einweisen. Aber ich bestand darauf, in eine Rehabilitationsklinik überwiesen zu werden, und der Soziale Dienst des Krankenhauses half mir, die beste Klinik in der Gegend ausfindig zu machen. Nach fünf Wochen mit einer spezialisierten physikalischen Therapie konnte ich wieder laufen – nicht so gut wie früher, aber ich kann gehen. Wenn ich nicht auf der Rehabilitation bestanden hätte, würde ich jetzt bewegungsunfähig in einem Pflegeheim liegen.

Eine 76jährige Frau

Ansprüche auf medizinische Versorgung

Wenn wir krank sind, brauchen und verdienen wir die beste medizinische Versorgung, die wir bekommen können – und bekommen sollten, unabhängig von unserem Alter, unserem Geschlecht, unserer Hautfarbe und Staatsangehörigkeit oder finanziellen Situation. Gerade zu einer Zeit, in der wir unsere Energie brauchen, um gesund zu werden, müssen wir vielleicht die enttäuschende Erfahrung machen, wie schwierig es ist, gute ärztliche Versorgung zu finden. Wir sind gerade dann der Gnade eines vielfach überlasteten und schon deshalb oft unzureichenden Systems ausgeliefert, wenn wir am wenigsten damit umgehen können. Aber wir können uns darauf vorbereiten, indem wir das medizinische Versorgungssystem besser kennenlernen, daran arbeiten, es zu verbessern und – solange wir gesund sind – Maßnahmen treffen für den Fall, daß wir krank werden.

17 Alten- und Pflegeheime*

Eine gute Alternative

Dieses Kapitel setzt voraus, daß Respekt vor der Würde des Individiums, gute Gesundheitsfürsorge und Selbstbestimmung über das eigene Leben grundlegende Menschenrechte sind. Außerdem gehen wir davon aus, daß es für manche Menschen richtig sein kann, in ein Pflegeheim zu gehen. Wer noch allein oder bei Familienangehörigen wohnt, lebt manchmal stärker isoliert als die Bewohner eines Pflegeheims.

In dieser Nacht warf ich mich herum und wälzte mich und konnte nicht schlafen. Ich fühlte mich so schlecht, weil meine Tochter nicht mit ihrem Mann ausgehen konnte, denn sie wollten mich nicht alleinlassen. Deshalb beschloß ich, in ein Heim zu gehen. Sie versuchten, mir das auszureden, aber ich sagte: «In einem Heim bin ich mit Leuten zusammen, die so alt sind wie ich, und es gibt eine Menge, worüber wir reden können.» Ich bin jetzt schon fast vier Jahre hier, und ich habe es nicht bereut.

Eine Frau von Anfang 90

Meine Mutter profitierte von der geistigen Anregung durch das Zusammenleben mit einer Menge verschiedener Leute und den vielen Aktivitäten, die ihr zu Hause niemals geboten worden wären. Sie fand neue Freunde, denen sie nie begegnet wäre, wenn sie bei ambulanter Pflege weiter in ihrer Wohnung geblieben wäre. Ich bin sicher, daß die Lebensqualität in diesen Jahren, obwohl keineswegs ideal, sehr viel besser war, als in den einsamen kranken Jahren vor ihrem Zusammenbruch.[1]

Nachdem mein Mann einen schweren Schlaganfall hatte, gab es in meinem Leben nichts anderes mehr. Er war in Krankenhäusern,

---

* Von Susan Lanspery

1 Mickey Spencer: Nursing Homes, in: Broomstick: A Bimonthly National Magazine by, for, & About Women over Forty, Bd. 8 Nr. 4, Juli August 1986

dann in Pflegeheimen, und dann holte ich ihn – obwohl mir alle davon abrieten – nach Hause. Ich hatte das Gefühl, das Leben würde an mir vorübergehen, als würde uns alle Welt im Stich lassen. Ich sagte immer: «Ich werde meinen Mann nie wieder in ein Heim bringen. Er ist zu Hause am besten aufgehoben.» Aber ich hatte unrecht. Ich hatte wirklich unrecht, denn wir hatten so wenig Kontakt mit anderen, und zu Hause gab es nichts, was ihn ablenkte.

Eine Frau von Mitte 60

Ein Grund, weshalb viele Menschen negativ auf Pflegeheime reagieren, liegt darin, daß es in Pflegeheimen tatsächlich viele ernst zu nehmende Probleme gibt. Selbst in «besseren» Pflegeheimen, die sauber und gut organisiert sind und in denen eine kompetente medizinische Versorgung geboten wird, werden Bewohner vielfach infantilisiert und ihrer Menschenwürde beraubt, werden ihre Bedürfnisse und ihr Wunsch nach Selbstbestimmung ignoriert, nach Wahlmöglichkeiten, einer Privatsphäre und einem sinnvollen Leben. All diese Probleme haben mit der generellen Neigung unserer Gesellschaft zu tun, ältere und behinderte Menschen abzuschreiben, ganz unabhängig davon, ob sie in Pflegeheimen wohnen oder nicht.

Diese Probleme lassen sich nur lösen, wenn man selbst aktiv etwas dagegen tut. Um sich selbst in einem Pflegeheim gut aufgehoben zu fühlen, um für eine gute Pflege und eventuell für Veränderungen zu sorgen, ist es erforderlich, sich rechtzeitig zu informieren, zu planen und die Bewohner und ihre Angehörigen soweit wie möglich zu beteiligen, in anderen Worten: Mitbestimmung.

Es ist nie zu spät – oder zu früh – anzufangen, sich über Alten- und Pflegeheime zu erkundigen. Zwar sind bei uns nur insgesamt 4 Prozent aller Menschen ab fünfundsechzig in Pflegeheimen untergebracht, aber je älter ein Mensch wird, um so größer ist die Wahrscheinlichkeit, daß er dauernde Hilfe und Pflege braucht.[2] Wir müssen erkennen, daß Alternativen zu der Pflege in der Familie von überragender Bedeutung sind. Mit einer negativen Einstellung behebt man die Mängel dieser Alternativen nicht, sondern beschränkt nur die eigenen Möglichkeiten.

Besonders für Frauen ist es wichtig, so viel wie möglich über Pflegeheime in Erfahrung zu bringen. Die weiblichen Bewohner von Pflegeheimen sind im Verhältnis zu den Männern bei weitem in der Über-

2 2. Teilbericht zum Altenbericht der Bundesregierung, S. 100, a. a. O.

zahl; außerdem sind es in erster Linie Frauen, die dort als Pflegerinnen für andere sorgen. Im Durchschnitt aller Altersgruppen sind 80 Prozent der Altenpflegeheimbewohner Frauen, und die Prozentzahl wächst mit zunehmendem Alter: Bei den 65- bis 70jährigen sind es rund 66 Prozent, bei den 70- bis75jährigen rund 71 Prozent und bei den 80- bis 85jährigen gar 83 Prozent.[3]

Außerdem ist die Zahl der finanziell schlecht gestellten Frauen im hohen Alter besonders groß. Ihre Armut erhöht wiederum die Wahrscheinlichkeit, krank und längerfristig pflegebedürftig zu werden.

Mißstände in Pflegeheimen

Bedauerlich ist die Tatsache, daß Pflegeheime oft «medikalisiert» werden. Pflegeheime werden zwar als «Heime» bezeichnet, eingerichtet werden sie aber wie Krankenhäuser. Denn in Pflegeheimen wird der Begriff «Gesundheit» sehr eng gefaßt. Einsamkeit, Verwirrung, Depression und Verhaltensprobleme sind oft Ergebnisse von Einschränkungen der Freiheit und sinnvoller Aktivität, werden aber (wenn überhaupt) meist medizinisch «behandelt». Anstatt Medikamente als letztes Mittel zu betrachten, wird nur zu oft gleich dazu gegriffen, um etwas zu unterdrücken, was eigentlich eine gesunde Reaktion auf eine ungesunde Situation darstellt. Das letzte Wort bei der Pflege von Pflegeheimbewohnern haben Mediziner, und oft entscheiden sie sogar darüber, ob die Bewohner Besucher empfangen dürfen oder nicht. Das medizinische Modell verlangt Effizienz und eine hierarchische Ordnung. Die Vielfältigkeit von Individualität und individuellen Ansprüchen sprengt dieses Modell, deshalb werden Pflegeheimbewohner als «Patienten» oder «Fälle» behandelt und dann belohnt, wenn sie sich anpassen.

Verlust der Autonomie

Der medizinische Betrachtungsansatz fördert Bevormundung und den Verlust von Privatleben und Autonomie. Die meisten Bewohner müssen ihre Zimmer mit anderen teilen, sich nach bestimmten Zeitplänen richten und einen vorgeplanten Speisezettel akzeptieren. Aktivitäten werden oft nur für die große Gruppe angeboten, wobei sie

3 Pressedienst 7/1988 des Kuratoriums Deutsche Altershilfe, S. 5

nach dem «gemeinsamen Nenner» ausgesucht werden, der aber oft sehr klein ist. Phantasielosigkeit, Routine, Geld- und Personalmangel verhindern reizvollere Aktivitäten, oder die Wahl unter verschiedenen Angeboten. Außerdem neigt selbst freundliches und fürsorgliches Pflegeheimpersonal fast zwangsläufig dazu, die Bewohner zu bevormunden, denn die angepaßte Passivität der «Patienten» ist die Grundfeste des medizinischen Ansatzes. Zu viel «Hilfe» aber nimmt den Bewohnern das Recht und die Möglichkeit, Risiken einzugehen, Erfahrungen zu machen und zu lernen.

Drei Gruppen aus demselben Heim wurden aufgefordert, ein Puzzle zu legen. Eine Gruppe wurde voll vom Personal unterstützt, eine zweite Gruppe erhielt ein wenig Hilfe, und die dritte Gruppe war sich selbst überlassen. Resultat: Diejenigen, denen am meisten geholfen wurde, fanden das Puzzle am schwierigsten. Je weniger ihnen geholfen wurde, desto einfacher erschien es ihnen.[4]

Mangelnde Selbstbestimmung über das tägliche Leben hat ernste Folgen für das Wohlergehen von Pflegeheimbewohnern, leicht geraten sie in einen Teufelskreis von immer stärkerer Abhängigkeit. In einem amerikanischen Forschungsprojekt bezeichneten Pflegeheimbewohner die Möglichkeit, wählen und selbst bestimmen zu können, als entscheidend für ihr Gefühl, gut versorgt zu sein.[5]

> Ich mache mein Bett selbst. Das ist zwar nur eine Kleinigkeit, aber eine wichtige. Ich habe Menschen gesehen, die meinen, zu gar nichts mehr in der Lage zu sein. Manchmal nehmen sich ihre Angehörigen oder das Personal keine Zeit, um sie zu ermutigen oder ihnen zu zeigen, was sie machen können. Manchmal können sie überhaupt nichts für sich tun. Aber alles, was man selbst tun kann, und sei es noch so klein, macht einem Mut.
>
> *Eine 70jährige Frau*

Manchmal gehen Pflegeheime aber auch über ihre eigenen Grenzen hinaus, drängen auf Rehabilitation und retten Patienten damit aus medizinisch diktierter Selbstaufgabe.

---

4 aus: Investigative Newsletter Institutions/Alternatives, Bd. 7 Nr. 9, September 1984, S. 12
5 A Consumer Perspective on Quality Care: The Residents'Point of View, in: National Citizens' Coalition for Nursing Home Reform, a Study of Quality Care with 457 Resident Participants

Als meine Mutter zusammenbrach, riet mir ihr Arzt, ein Pflegeheim zu finden, wo sie in Ruhe sterben könnte. Sobald sie in dem Pflegeheim ankam, setzte der Arzt dort sämtliche Behandlungen ab; die Beruhigungsmittel, Spritzen, Katheter. Der Zahnarzt richtete ihre Zähne. Der Bewegungstherapeut setzte sie in einen Rollstuhl und machte Übungen mit ihr, und die Pfleger und ich fingen an, sie zu füttern. Nach zwei Monaten lief und sprach sie wieder. Sie lebte noch vier Jahre als aktives, liebendes, denkendes, fühlendes Individuum und «vegetierte» nicht dahin, wie ihr Arzt es vorhergesagt hatte.

Mißhandlung und Vernachlässigung

Ein ernstes Problem in und außerhalb von Pflegeheimen ist die Mißhandlung und Vernachlässigung älterer Menschen. In den Heimen ist meist das Personal dafür verantwortlich, außerhalb sind meist Familienangehörige die Schuldigen. Die Mißhandlung und Vernachlässigung alter Menschen ist meist die Fortsetzung einer Lebensgeschichte, in der Mißhandlungen an der Tagesordnung waren, einschließlich Alkohol- oder Medikamentenmißbrauch. Zum Beispiel werden Eltern, die ihre Kinder mißhandelt haben, oft später selbst zu deren Opfern; eine Pflegerin, die selbst von Alkohol und Medikamenten abhängig ist, wird kaum in der Lage sein, sich anderen gegenüber fürsorglich zu verhalten. Außerdem sind sowohl Pflegepersonen in der Familie als auch in Heimen frustriert, isoliert und leben unter Stress. Der «Pflegenotstand» ist inzwischen ein flächendeckendes Phänomen. Auch wenn es sich damit nicht umfassend beschreiben läßt, wirft eine Zahl doch ein Schlaglicht auf die Verhältnisse: In Krankenhäusern und Pflegeheimen müßten 65000 neue Stellen geschaffen werden, um den Bedarf zu decken und eine menschlich wie medizinisch ausreichende Versorgung zu sichern. Im Vergleich mit anderen Ländern ist bei uns die pflegerische «Personaldecke» eher dünn. In den westlichen Bundesländern kommen auf jedes Bett 1,15 Mitarbeiter. In Schweden sind es 2,78.[6]
Pflegeheimpersonal ist oft unterbezahlt, fast immer überarbeitet und oft unzureichend ausgebildet oder wird nicht genug beaufsichtigt. In dieser Situation nimmt die Wahrscheinlichkeit zu, daß es zu Mißverhalten kommt.

6 Deutsches Ärzteblatt, Heft 13/1990, S. C–627 und Der Spiegel 37/1990, S. 31

Eine Definition von Mißhandlung und Vernachlässigung, die allgemein anerkannt würde, muß erst noch formuliert werden. Aber die meisten von uns würden zustimmen, daß körperliche Angriffe, von Kneifen und Ohrfeigen bis zu heftigem Schlagen, als Mißhandlungen zu bezeichnen sind, ebenso wie körperliche Vernachlässigung oder beabsichtigte Grausamkeiten, zum Beispiel das Baden in zu heißem Wasser. Dazu gehören aber auch verbale Mißhandlungen, außerdem eine Behandlung, die zu Mangelernährung, Wundliegen, Infektionen führt. Dies sind die sichtbareren Probleme, denen in gewissem Maß mit Gesetzen und Vorschriften beizukommen ist, wie sie bundesweit gelten.

Andere Probleme, die in Pflegeheimen häufig auftauchen, erscheinen zwar nicht so dramatisch, wirken sich aber nicht weniger schädigend aus. Sie sind schwierig zu entdecken, und manchmal machen uns die Vorurteile in unserer eigenen Einstellung alten Menschen gegenüber blind dafür, wie ernst sie zu nehmen sind:

- *Zu viele oder die falschen Medikamente.* Manchmal werden Medikamente in der Absicht gegeben, das Verhalten eines Bewohners zu kontrollieren, oder aus Unwissen darüber, welche Wirkungen eine Substanz auf ältere Menschen hat. Vielleicht wird auch die Ausgabe von Medikamenten in einem Pflegeheim unzureichend überwacht.
- *Hilfsmittel, die die körperliche Bewegung erleichtern*, können manchen Menschen helfen, sich aufzusetzen und sogar an einigen Aktivitäten teilzunehmen, aber sie sollten mit Vorsicht verwendet und von Zeit zu Zeit abgewechselt oder abgesetzt werden. Denn unrichtiger oder übermäßiger Gebrauch kann Schmerzen verursachen und die notwendige körperliche Bewegung und auch sonst die körperliche und mentale Rehabilitation behindern. Dabei muß auch immer bedacht werden, daß manche Pflegeheimbewohner nicht mehr in der Lage sind, ihr Unbehagen zum Ausdruck zu bringen.
- *Beschimpfungen und Beleidigungen* können sich immer schädlich auswirken. Eine Bemerkung, die für einen Besucher nicht besonders bedrohlich klingt, kann auf einen Pflegeheimbewohner große Auswirkungen haben. Ein herablassender Ton und Geringschätzung können Verwirrung, Depression und Abhängigkeit schaffen oder verstärken.

Ich forderte die Bewohner auf, sich zu Wort zu melden, aber niemand sagte etwas. Um mit der Diskussion anzufangen, bat ich eine interessiert aussehende Bewohnerin, eine Unabhängigkeitserklärung vorzulesen, die eine andere Gruppe von Heimbewohnern verfaßt hatte. Der Verwalter sagte sofort: «Oh, sie kann nicht lesen». Aber sie nahm das Papier und las es der Gruppe vor.

● *Subtile tägliche Vernachlässigung* macht mürbe und kann zu Rückzug und Apathie führen.

Niemand war grausam, ich war einfach nicht besonders glücklich. Dann, nachdem wir einen neuen Leiter bekommen hatten, rückten sich kleine Dinge allmählich wieder zurecht, und meine Stimmung hob sich. Heißer Kaffee, knuspriger Toast, Medikamente, die jeden Tag etwa zur gleichen Zeit kommen, und die Tatsache, daß seltener Kleider in der Wäsche verlorengehen – das machte schon eine Menge aus.

Eine Frau von Mitte 80

● *Finanzielle Ausbeutung* kann in vielerlei Gestalt auftreten. Familienangehörige, Bekannte oder Pflegeheimpersonal oder -leitung können direkt Bargeld oder anderes Eigentum stehlen. Sie können ältere Menschen auch unter Druck setzen, ihnen Geschenke zu machen. Oder sie nehmen älteren Menschen die Kontrolle über die eigenen Finanzen.

● *Ungenügende Bezahlung und Ausbildung* wirken sich negativ auf das gesamte Personal aus, selbst auf die fürsorglichsten und kompetentesten Pfleger. Auch darin zeigt sich übrigens, wie wenig Pflegeheimbewohner gelten. Häufiger Personalwechsel und unprofessionelles Verhalten sind zu oft das Ergebnis.

Oft wird befürchtet, daß sich infektiöse Krankheiten wie Tuberkulose[7] oder Grippe in Heimen leicht ausbreiten können. Manche Einrichtungen treffen keine angemessenen Vorsichtsmaßnahmen. Andere sind so übervorsichtig, daß die Bewohner keine Besucher mehr empfangen und innerhalb oder außerhalb des Heims an keinen Aktivitäten mehr teilnehmen dürfen, obwohl sich die Ansteckungsgefahr damit nur geringfügig vermindern läßt.

7 W. W. Stead u. a.: Tuberculosis as an Endemic and Nosocomial Infection Among the Elderly in Nursing Homes, in: The New England Journal of Medicine, Bd. 312 Nr. 23, 6. 6. 1985, S. 1483–1487

Der Umzug

In diesem Abschnitt wird eher von langfristigen als von kurzfristigen Pflegeheimaufenthalten die Rede sein. Allerdings ist es wichtig, sich bewußt zu machen, daß ein Aufenthalt in einem Pflegeheim nicht immer von Dauer sein muß, sondern es durchaus auch andere Wahlmöglichkeiten gibt (s. Kapitel «Wohnformen und Lebensgestaltung», Seite 285).

Die Entscheidung

Meist wird die Entscheidung, in ein Pflegeheim zu gehen, mitten in einer Krise getroffen. Aber wenn zukünftige Bewohner und ihre Angehörigen sich vorher darauf vorbereiten, werden sie auch besser mit den Gefühlen umgehen können, die von einer derart einschneidenden Lebensveränderung hervorgerufen werden. Außerdem ist eine Vorausplanung wichtig, weil die guten Heime fast immer eine Warteliste führen. Selbst wenn wir noch gesund sind, sollten wir vorher den Menschen, die uns nahestehen, unsere Wünsche mitteilen. Und wer einen anderen Menschen pflegt, sollte das Thema einfühlsam anschneiden, *bevor* ein geliebter Mensch unzurechnungsfähig oder der Pflegende selbst am Ende seiner Kräfte ist.

Fragen, die Sie bei der Entscheidung für oder gegen ein Pflegeheim berücksichtigen sollten:

- *Welche Dienste brauchen Sie, und was wird in Ihrer Umgebung angeboten?*
  Pflege zu Hause, Haushaltshilfen, Privatpflege, Hausbesuche durch eine Krankenschwester, Essen auf Rädern, freier Mittagstisch, Einkaufs- und Hausarbeitshilfe, Erholung – das sind einige der Angebote, nach denen Sie Ausschau halten sollten. Allerdings ist es trotz des Einsatzes der Sozialstationen oft schwierig, eine gute Hilfe für die häusliche Pflege zu finden, besonders für abends, nachts und das Wochenende. Die meisten Sozialarbeiter tun ihr Bestes, aber die Entlohnung und das geringe Ansehen der Pflegeberufe sowie ihre Ausbildung und Aufsicht sind oft unbefriedigend. Überlegen Sie, was Sie tun, wenn Helfer häufig wechseln, zu spät kommen, krank werden oder Ferien machen.

- *Was können Sie sich leisten?* Wird eine Versicherung, das Sozialamt oder Ihre Familie für die häusliche Pflege aufkommen? Reicht Ihre eigene Rente? Gibt es andere Möglichkeiten der Finanzierung?
- *Welche Hilfen können Sie realistischerweise von Angehörigen, Freunden und Nachbarn erwarten?* Bei dieser Überlegung sollten Sie sowohl sich selbst wie auch demjenigen gegenüber fair sein, von denen Sie sich Hilfe erwarten. Eine erschöpfte Pflegeperson hilft niemandem.
- *Wie wohnen Sie?* Wenn Sie in einer Gegend mit hoher Kriminalitätsrate wohnen, wenn Ihr Zuhause zahlreiche oder teure Reparaturen braucht oder wenn Sie sich einfach isoliert fühlen, kann es ratsam sein, umzuziehen. Auch hier gilt: Ein Pflegeheim ist nur eine der Möglichkeiten, die Sie in Betracht ziehen können, wenn sie beschließen, Ihre Wohnsituation zu verändern. Es ist schwer, aus einer geliebten Wohnung auszuziehen, aber je weiter Sie vorausplanen, desto besser werden Sie damit umgehen können.

Kriterien für ein gutes Heim

In einer Untersuchung in den USA wurden Pflegeheimbewohner aufgefordert, zu definieren, was ein gutes Pflegeheim ausmacht. Besonders wichtig war für die 457 Teilnehmer, wählen und selbst über ihr Leben bestimmen zu können. Außerdem wünschten sie sich Folgendes:

- positive Einstellungen beim Personal und gute Beziehungen zu Bewohnern
- angemessene Entlohnung und andere Gratifikationen für das Personal
- ein weitgespanntes Angebot an Aktivitäten
- frisches, geschmackvolles, abwechslungsreiches Essen, das individuelle Bedürfnisse berücksichtigt
- genaue Zuständigkeiten des Personals, genügend Sympathie, Verständnis und Bereitschaft, Lösungen für Probleme zu finden
- eine sichere Umgebung
- so viel Unabhängigkeit wie möglich
- genaue Vorschriften, auf deren Einhaltung geachtet wird
- Mitbestimmung der Bewohner an Entscheidungen bei der Verwal-

tung des Heims und der Qualitätskontrolle, sowohl in ihren eigenen Einrichtungen als auch auf kommunaler Ebene
- aktive, teilnehmende, informierte Verwalter
- Beteiligung der Gemeinde oder Stadt

> Mein Bruder wird offenbar nicht damit fertig, daß wir Mutter frem-
> den Menschen ausliefern. Er bezeichnet es als «Sünde». Aber er
> lebt fast tausend Kilometer entfernt. Ich bin diejenige, die mit den
> täglichen Problemen umgehen muß, und ich habe keine Geduld,
> keine Energie und kein Verständnis mehr. Meine Gesundheit,
> mein Job und alle anderen Beziehungen haben darunter gelitten.
> Ich habe meinen Sinn für Humor verloren, und der hat mir sonst
> immer durch die härtesten Zeiten geholfen.
>
> *Eine Frau von Anfang 60*

Die zukünftigen Heimbewohner sollten so weit es geht an der Entscheidung beteiligt sein. Selbst verwirrte Menschen zeigen Reaktionen, wenn ihnen eine schwierige Situation liebevoll verständlich
gemacht wird. Wenn man das Thema vermeidet oder zukünftige
Heimbewohner bewußt in die Irre führt – selbst wenn das aus Rück-
sichtnahme geschieht –, kann das einen verheerenden Einfluß auf die
Einstellung der betroffenen Person zu der geplanten Lebensveränderung haben.

> Ich lebte allein, mein Mann ist vor vier Jahren gestorben. Vor vier
> Monaten kam mein Sohn, um mich zu besuchen, und sagte: «Ich
> nehme dich mit mir nach Hause.» Er nahm mich tatsächlich mit
> nach Hause – für eine Nacht. Am nächsten Tag brachte er mich her
> und ließ mich hier im Heim. Ich habe ihn seither nur noch einmal
> gesehen.
>
> *Eine 90jährige Frau*

Die Mitsprache der betroffenen Person führt aber nicht immer zu
einer einhelligen Entscheidung:

> Meine Mutter war einsam und fühlte sich elend, aber ein Umzug
> kam für sie nicht in Frage, sie wollte nicht einmal darüber spre-
> chen. Als es ihr gesundheitlich immer schlechter ging, war meiner
> Schwester und mir klar, daß wir uns nach einer geeigneten Einrich-
> tung umsehen mußten, die sie aufnehmen würde. Die Unehrlich-
> keit einer Hauspflegerin rüttelte sie schließlich genügend wach,
> und ich bin sicher, daß sie sich dadurch so ausgeliefert fühlte, daß

402

sie bereit war, sich die Heime anzusehen, die wir ausgesucht hatten. Wir bevorzugten ein kleines Heim, aber sie wollte in ein größeres, in der Hoffnung, dort eine größere Auswahl an möglichen Bridgepartnern zu finden! Sie wählte ihre Kleider und die wenigen Dinge aus, die man mitnehmen darf. Es schien ein trauriges Ende zu sein, aber es war ganz und gar nicht das Ende. Sie ist nun in vieler Hinsicht viel wacher und interessierter und hat dauernden Kontakt zu anderen Menschen. *Eine 65jährige Frau*

Denken Sie daran, daß ein Pflegeheim nur eine von mehreren Möglichkeiten ist. Manchmal ist es die richtige Entscheidung, manchmal auch nicht. Je pragmatischer Sie die *Möglichkeit* ins Auge fassen, in einem Pflegeheim zu leben, desto besser werden Sie den Umzug bewältigen.

Welches Heim ist geeignet?

Das richtige Heim zu finden, kann je nach den regionalen Gegebenheiten einfach oder schwierig sein. Auf jeden Fall können Sie sich dabei sehr helfen lassen. Die erste Anlaufstelle könnte zum Beispiel die Abteilung für Altenhilfe im zuständigen Sozialamt sein. Die Sachbearbeiter haben den Überblick darüber, in welchen Heimen Plätze frei sind. Zu dieser Beratung sind sie gesetzlich verpflichtet. Außerdem steht diese Beratung allen zu, unabhängig davon, ob sie später die Kosten für den Heimplatz selbst aufbringen können oder finanzielle Unterstützung vom Sozialamt brauchen. Beratung und Hilfe findet man außerdem bei den Kirchen, die vielfach Träger von Heimen sind, und bei den Verbänden der Freien Wohlfahrtspflege (Adresse im Anhang). Hilfreich kann außerdem das «Altenheim-Adreßbuch» sein. Es ist in einer teuren Sammelausgabe für alle westlichen Bundesländer und in preiswerten Teilausgaben für einzelne Regionen im Curt R. Vincentz Verlag, Hannover, erschienen. Jeder Buchhändler kann es bestellen.

Wenn Sie Ihre Vorauswahl auf einige Heime eingegrenzt haben, lassen Sie sich von dort alle wichtigen Unterlagen schicken (den Heimprospekt, das Verzeichnis aller Leistungen und ihrer Preise, die ein Haus zu bieten hat, die Heimordnung und eine Kopie des Heimvertrages). Mit diesen Informationen haben Sie schon eine gute Vergleichsmöglichkeit.

Nun kann man ins Detail gehen, denn es gibt noch eine ganze Reihe von Fragen, die beantwortet werden sollten, bevor man einen Heimvertrag unterschreibt und sich damit bindet:

- Wie ist die pflegerische und medizinische Betreuung der Heimbewohner geregelt – vor allem nachts und am Wochenende? Ist ein Arzt in der Nähe und bei Bedarf jederzeit erreichbar?
- Werden Rehabilitationshilfen angeboten, die darauf zielen, möglichst selbständig zu sein oder zu bleiben und das Heim möglicherweise auch wieder verlassen zu können?
- Wie viele Heimbewohner werden betreut, wenn alle Zimmer voll belegt sind? Wie viele ausgebildete Altenpfleger oder Krankenschwestern und Hilfspersonal stehen zur Verfügung?
- Wie groß sind die Zimmer oder Apartments? Müssen sie mit anderen geteilt werden? Wie sind sie ausgestattet? Können oder müssen eigene Möbel mitgebracht werden?
- Gibt es genügend Toiletten und Bäder mit fließend warmem Wasser? Mit wie vielen anderen Bewohnern müssen die sanitären Einrichtungen geteilt werden?
- Wie und wann wird im Heim geheizt?
- Wann und wie oft werden die Zimmer und sanitären Einrichtungen saubergemacht?
- Werden die Kosten für Renovierungsarbeiten in den Zimmern vom Heim getragen oder müssen die Heimbewohner selbst dafür aufkommen?
- Welche weiteren Räume bietet das Heim (zum Beispiel Aufenthaltsräume, in denen der Heimbeirat tagen und Feiern für alle Bewohner ausgerichtet werden können, Teeküchen, Speisezimmer und Hobbyräume)?
- Welche Mahlzeiten sind obligatorisch, gibt es mehrere Gerichte zur Auswahl, und welche Nebenkosten entstehen eventuell, wenn man Diät bzw. Schonkost braucht oder sich vegetarisch ernähren will? Wie ist es im Heim geregelt, wenn man aus irgendwelchen Gründen die Essenszeiten nicht einhalten kann? Kosten solche Sonderleistungen etwas extra?
- Gibt es besondere Serviceleistungen wie zum Beispiel einen Getränkedienst? Entstehen dadurch Nebenkosten?
- Werden Bettwäsche und Handtücher vom Heim gestellt, oder muß man dafür selbst sorgen? Wer wäscht die persönliche Wäsche? Entstehen dadurch Nebenkosten?
- Kann man Haustiere mitbringen? Gibt es Einschränkungen wie: Vogel ja, Hund nein?

- Gibt es starre Besuchszeitenregelungen? Bis wann können Besucher abends bleiben? Darf Besuch, bei Bewohnern von Einzelzimmern oder Apartments, auch über Nacht bleiben? Gibt es im Heim Gästezimmer für auswärtigen Besuch? Was kosten solche Unterbringungsmöglichkeiten, und was ist im Preis eingeschlossen?
- Gibt es starre Ruhezeiten, und ist Radiohören und Fernsehen jederzeit möglich?
- Hat jeder Heimbewohner einen Hausschlüssel und kann, soweit es seine Kräfte zulassen, kommen und gehen, wann er/sie will?
- Sind im Heim Frauen und Männer untergebracht? Gibt es starre Regelungen für den Kontakt untereinander?
- Welche regelmäßigen Aktivitäten werden angeboten? Finden Gottesdienste oder Andachten statt?
- Wie ist das Heim an das öffentliche Verkehrsnetz angebunden?
- Gibt es in der unmittelbaren Nähe preiswerte und gute Einkaufsmöglichkeiten? Übernimmt das Heimpersonal kleine Besorgungen oder gibt es dafür spezielle Dienste? Sind sie kostenlos?
- Gibt es laufende Neben- oder Sonderkosten, die zu den Unterbringungs- und Pflegekosten noch hinzukommen?

Mehr zu diesen wichtigen Fragen enthält die Broschüre «Ihre Rechte als Heimbewohner». Sie ist kostenlos bei den Sozialämtern oder direkt beim Bundesministerium für Familie und Senioren, Broschürenstelle, Godesberger Allee 140, 5300 Bonn 2, erhältlich.

Und noch ein paar wichtige Tips, die bei der Suche helfen und spätere Enttäuschungen vermeiden helfen:
- *Setzen Sie Prioritäten.* Würden Sie lieber in ein größeres oder ein kleineres Heim ziehen? Wo sollte es liegen? (Bei der Auswahl der Lage sollten Sie sowohl Ihre eigenen Vorlieben als auch die Distanz zu Angehörigen und Freunden in Betracht ziehen.) Auf welche Leistungen legen Sie wert? Welches Maß an Pflege brauchen Sie? Wollen Sie eine Einrichtung, die flexibel auf Ihre Pflegebedürftigkeit reagieren kann? Bevorzugen sie eine ethnisch oder religiös homogene oder eher eine buntgemischte Gemeinschaft? Sie werden wahrscheinlich Kompromissse schließen müssen, aber dazu müssen Sie zuerst Ihre Prioritäten kennen.
- *Besichtigen Sie Heime, die Ihren Kriterien entsprechen.* Ein persönlicher Besuch läßt sich durch nichts ersetzen. Dieser Besuch wird Ihnen nicht nur helfen, die Einrichtung zu bewerten, sondern auch

die Anpassung erleichtern, wenn Sie einziehen. Es lohnt sich, dafür auch einige Unannehmlichkeiten in Kauf zu nehmen. Manche Heime bieten sogar die Möglichkeit zum «Probewohnen». Nutzen Sie diese Chance. Wenn die zukünftige Heimbewohnerin die erforderliche Reise nicht selbst unternehmen kann, sollte statt dessen ein vertrauenswürdiger Angehöriger oder eine Freundin damit betraut werden. Wenn Sie im Auftrag einer anderen Person ein Heim besuchen, sollten Sie die Bedürfnisse und Wünsche der zukünftigen Bewohnerin im Kopf behalten. Wenn überhaupt kein Besuch möglich ist, kann ein Telefongespräch mit Personal und Bewohnern nützlich sein.

Stellen Sie Fragen bei Ihrem Besuch, nehmen Sie teil am Heimleben, und sprechen Sie mit so vielen Menschen wie möglich – insbesondere mit den Bewohnern. Achten Sie darauf, welche Einstellung das Personal hat und wie unabhängig die Bewohner sind. Achten Sie außerdem auf Zeichen für eine aktive Beteiligung von Familienangehörigen oder der Kommune. Eine Heimbewohnerin sagte: «Wenn man weiß, daß man eine Menge Besuch bekommt, hält man sein Haus sauber.»

Besuchen Sie wenn möglich ein in Frage kommendes Heim mehr als einmal, zu unterschiedlichen Tageszeiten, zu unterschiedlichen Zeiten in der Woche und im Monat. Legen Sie einen Besuch auf die Essenszeit. Sehen Sie sich die Aktivitäten am Schwarzen Brett an. Nutzen Sie all Ihre Sinne. Seien Sie kritisch, aber gerecht.

Lassen Sie sich den Heimvertrag geben oder zusenden, und lesen Sie ihn ohne Zeitdruck in Ruhe durch. Wenn Sie in einem Heim aufgenommen werden wollen, müssen Sie zuvor einen Heimvertrag unterschreiben. Er regelt Ihre Rechte und Pflichten und enthält Informationen zur Ausstattung des Hauses, zur Kostenfrage und darüber hinaus eine Übersicht aller Leistungen, die das Heim für Sie erbringt. Die meisten Heime haben Normverträge, aber es hindert Sie niemand daran, Änderungswünsche oder Streichungen auszuhandeln – auch wenn das nicht immer ganz einfach sein wird. Manche dieser Verträge sind sehr lang, aber es lohnt sich auf jeden Fall, wirklich alles genau zu lesen und zu durchdenken. Dazu gehören vor allem auch die Regelungen für eine eventuelle Kündigung dieses Vertrages, von Ihrer Seite oder von seiten des Heimträgers.

Ebenso wichtig sind die Paragraphen, die die Heimkosten (regelmäßige Kosten und Sonderkosten) betreffen und Möglichkeiten, die monatlich zu zahlenden Beträge zu erhöhen. Eine Erhöhung ist jedoch nur dann möglich, wenn sich die geltende Berechnungsgrundlage ändert und eine Erhöhung auch wirklich angemessen ist. Mit dieser Einschränkung sollen willkürliche Erhöhungen verhindert werden. Denn der bloße Hinweis auf die steigenden Lebenshaltungskosten reicht für eine Erhöhung nicht aus.

Außerdem darf der Heimvertrag keine Grundrechte (z. B. Unverletzlichkeit der Wohnung) einschränken und auch die Möglichkeiten sozialer Kontakte im Heim und Besuche von außen nicht willkürlich beschneiden. Das gilt zum Beispiel für Vorschriften, die es Männern und Frauen verbieten, sich gegenseitig in ihren Zimmern zu besuchen. Manche Juristen sind der Meinung, daß solche Vorschriften nicht zulässig und damit unwirksam sind.

Der Übergang

Ein möglichst reibungsloser Umzug von einer Privatwohnung in ein Pflegeheim ist sehr wichtig für das Wohlergehen der Heimbewohner. Der Entscheidungsprozeß und die Wahl des richtigen Heims sind erst der Anfang. Sie sollten außerdem daran denken:

- *Pläne zu machen, wie Sie mit Ihrem persönlichen Eigentum verfahren wollen.* Die meisten Pflegeheime erlauben, ein paar persönliche Gegenstände mitzubringen, und in manchen Heimen werden Wertsachen für Sie aufbewahrt. Was möchten Sie mitnehmen? Was möchten Sie zurücklassen? Was möchten Sie Ihren Lieben geben? Was können Sie verkaufen? Möchten Sie irgend etwas in Aufbewahrung geben – vor allem für den Fall, daß Ihr Aufenthalt im Pflegeheim nur kurz sein wird?

- *Denken Sie im voraus daran, daß von Ihnen eine gewisse Anpassung verlangt wird.* Sie werden sich vielleicht an eine oder mehrere Zimmergenossinnen gewöhnen müssen, daran, viele Menschen in unmittelbarer Nähe zu haben, an den Verlust oder die Einschränkung Ihrer Privatsphäre und an einen vorgegebenen täglichen Zeitplan. Vielen Pflegeheimbewohnern fällt es nicht schwer, sich anzupassen; Humor, Kompromißbereitschaft und Selbstvertrauen helfen ihnen dabei. Überlegen Sie sich, wie Sie soviel Unabhängigkeit wie möglich bewahren können.

Wenn Sie den Umzug hinter sich haben, können Sie gleich ein paar Dinge tun, um sich schneller einzugewöhnen:

● *Machen Sie sich mit dem Personal und seiner Arbeit bekannt.* Das betrifft sowohl Sie selbst als Bewohner als auch Ihre Angehörigen und Freunde. Sie werden sich schneller wohl fühlen, mehr Selbstbestimmung bewahren und zufriedener sein, wenn Sie zum Beispiel wissen, an wen Sie sich mit Beschwerden wenden können. Sagen Sie lieber der Diätassistentin, der Schwester, dem Koch, dem Verwalter oder dem Heim-Beirat, wenn Sie Probleme mit dem Essen haben? Oder ist jemand anderes dafür zuständig?

● *Bitten Sie Ihre Angehörigen und Freunde, Sie zu besuchen.* Besonders wichtig ist, daß jemand am ersten Tag bei Ihnen bleibt.

Ich blieb fast den ganzen ersten Tag mit meiner Mutter zusammen. Gemeinsam lernten wir das Heim kennen, machten uns mit dem Personal bekannt und lernten ihre Namen, fanden heraus, welche Zeitpläne und Regeln es gibt und besuchten mehrere Bewohner. Wir richteten ihr Zimmer ein und aßen gemeinsam zu Mittag. Als ich schließlich gehen mußte, waren wir beide traurig, aber wir hatten beide erwartet, daß es noch viel schlimmer sein würde.

Eine 42jährige Frau

Besuche werden sich positiv auf Ihre geistige Verfassung auswirken, Ihnen Anregung bieten und dafür sorgen, daß für Sie und andere besser gesorgt wird, weil im Heim «Öffentlichkeit» anwesend ist. Tun Sie Ihr Bestes, um Besuche so erfreulich wie möglich zu gestalten. Wenn Angehörige und Freunde nicht zu Besuch kommen, suchen Sie die Schuld nicht bei sich selbst. Manche Menschen fühlen sich in einem Krankenhaus oder Heim einfach unwohl, weil es sie an körperliche und emotionale Probleme erinnert, so daß sie buchstäblich unfähig sind, Besuche zu machen.

Angehörige und Freunde, die nicht wissen, wie man einen Besuch erfreulich gestaltet, besonders wenn es Schwierigkeiten mit der Verständigung gibt, sollten um Hilfe bitten. Pflegeheimpersonal oder andere erfahrene Menschen können Ihnen wahrscheinlich Vorschläge machen.

Mama wachte auf, und ich legte ihre Hand auf meinen Kopf, unser geheimes Zeichen dafür, daß ich es war. Sie ist vollständig taub und fast blind. «Oh, mein liebes Kind!», sagte sie mit einem entzückten, wiedererkennenden Lächeln. «Es ist meine Jüngste!» Ich

> nahm ihre Hand und bewegte sie auf und ab, als würde ich bestätigend nicken, nahm sie in meine Arme und gab ihr einen Kuß. Ihre zerbrechlichen, warmen Hände nahmen eine meiner großen, starken, kalten Hände und rieben sie liebevoll. Und ich dachte: «Wieviel Glück habe ich doch, so viel fürsorgliche Liebe zu empfangen.»
> *Eine 63jährige Frau*

Wenn Sie sich schuldig fühlen, weil Sie einen geliebten Menschen in ein Pflegeheim gebracht haben – und die meisten Menschen haben deshalb Schuldgefühle –, versuchen Sie nicht, der Situation auszuweichen. Besuchen Sie sie weiterhin, sooft sie können. Pflegeheimpersonal, das Ihnen rät wegzubleiben, weil sich die Patientin «zu sehr aufregen würde», hat nur eine kurzfristige Lösung im Auge oder versucht, sich selbst die Arbeit zu erleichtern. Auf lange Sicht jedoch zahlen sich häufige Besuche fast immer aus und machen die Situation sowohl für Angehörige als auch für die Pflegeheimbewohner erträglicher.

Gespräche mit anderen, die sich in einer ähnlichen Situation befinden, können ebenfalls helfen. In manchen Pflegeheimen und Kommunen werden Gruppengespräche angeboten, in denen Angehörige Unterstützung erhalten. Wenn es noch keine Gruppe gibt, überlegen Sie sich, ob Sie eine ins Leben rufen wollen. Pflegeheimpersonal oder Selbsthilfegruppen können Ihnen helfen, mit Ihren Gefühlen und mit dem Groll umzugehen, den die Heimbewohner oft empfinden. Vor allem denken Sie daran, daß auch Sie ein menschliches Wesen sind und auch Ihre Zeit, Ihre Finanzen und Ihre Nerven nur begrenzt belastbar sind. Wer sich selbst opfert, ruft bei sich fast immer Groll hervor, und damit ist niemandem geholfen, am wenigsten der Person, der das Opfer gebracht wird.

Die Kosten

Nur rund zehn Prozent aller schwer Pflegebedürftigen sind in Heimen untergebracht. Die anderen werden von ihren Kindern oder anderen Verwandten versorgt. Das geschieht vielfach nicht allein aus reiner Nächstenliebe, sondern auch aus finanziellen Erwägungen. Denn die Unterbringungskosten in einem Pflegeheim können leicht zwei- bis dreitausend Mark und mehr pro Monat kosten, wenn ein alter oder behinderter Mensch rund um die Uhr versorgt und betreut werden muß. Bei den meisten reicht die Rente dafür nicht aus. Und Pflegekostenversicherungen sind noch eine zu neue Möglichkeit, um bereits allen Älteren zugute zu kommen. (Siehe Kasten Seite 411.) Deshalb sind sie auf die Hilfe des Sozialamtes angewiesen. Das übernimmt zwar die Differenz zwischen Rente und Heimkosten und sorgt auch für ein bescheidenes Taschengeld – aber es holt sich das Geld bei den Angehörigen wieder, wenn bei ihnen etwas zu holen ist. (Siehe auch Seite 344.) Wenn die Differenz zwischen Rente und Heimkosten nur klein ist, reicht es manchmal aus, Wohngeld zu beantragen. Das steht vielfach auch Heimbewohnern zu und wird nicht von der Familie zurückverlangt. (Siehe auch Seite 286.) Vor überhöhten Heimkosten sollte man sich zwar in acht nehmen (Heimvertrag genau prüfen), aber es gibt hier auch einen gesetzlichen Schutz. Denn zwischen dem, was ein Heim bietet und dem, was es dafür monatlich an Zahlungen verlangt, darf es laut Heimgesetz kein «Mißverhältnis» geben. Überhöhte Forderungen sind nicht nur gesetzwidrig, sie können sogar zur Schließung des Heimes führen. Damit sollen alte und pflegebedürftige Menschen in staatlichen und privaten Heimen vor finanzieller Ausbeutung geschützt werden. Der Heimbeirat hat auch in diesem Punkt eine gewisse Kontrollfunktion. Darüber hinaus dürfen weder das Pflegepersonal noch die Heimleitung Geld oder Wertgegenstände annehmen oder sich versprechen lassen. Denn damit würde unter Umständen eine menschlich bessere Betreuung «erkauft», und ärmere Mitbewohner würden benachteiligt. Kleine Aufmerksamkeiten sind natürlich nicht verboten.

Ein weiteres Kapitel sind Darlehen, mit denen sich Heimbewohner oft schon Jahre vor ihrem Umzug «einkaufen». Soweit diese Zahlungen nicht nach einem vertraglich festgelegten Modus mit den Heimkosten verrechnet werden, muß der Heimträger sie verzinsen und innerhalb gesetzlicher Fristen (meist sechs Monate nach Auszug) zurückzahlen, wenn die Bewohnerin das Heim wieder verlassen will. Die Zinsen müssen jährlich ausgezahlt oder mit Zinseszins gutgeschrieben werden. Der Heimbewohner hat ein Recht darauf, seinen «Kontostand» beim Träger mindestens einmal pro Jahr zu erfahren. Die genauen Regelungen stehen in der 1978 erlassenen «Verordnung über die Pflichten der Träger von Altenheimen, Altenwohnheimen und Pflegeheimen für Volljährige im Falle der Entgegennahme von Leistungen zum Zwecke der Unterbringung eines Bewohners oder Bewerbers». Nach dieser Regelung, kurz Heimsicherungsverordnung, muß der Heimträger vertraglich festlegen und die künftige Heimbewohnerin darüber informieren, wie das vorausgezahlte Geld für die Zukunft gesichert wird. Auch die Zwecke, für die das Geld eingesetzt wird, muß das Heim festlegen und sich an diese Abmachung halten. Es kann damit zum Beispiel nicht einfach Renovierungen vornehmen, wenn es das Geld für einen Neubau bekommen hat, in den die betreffende Frau einziehen wollte. Das Darlehen der Heimbewohner muß außerdem durch eine Bankbürgschaft oder die Eintragung einer Grundschuld auf das Grundstück des Heimträgers abgesichert sein.

Pflegeversicherung

Wer pflegebedürftig ist, wird schnell zum «Sozialfall». Von den rund zwei Millionen betroffenen Bundesbürgern gilt das immerhin für jeden vierten. Um sowohl die Angehörigen als auch den Haushalt der Sozialämter zu entlasten, wird seit einiger Zeit in Bonn eine Pflichtversicherung für den Fall der Pflegebedürftigkeit diskutiert.
Bislang ist eine Pflegeversicherung noch freiwillig. Folgendes Modell hat sich bislang bewährt:
Die private Pflegekrankenversicherung zahlt ein bestimmtes Tagegeld, ob die Versicherte im Heim lebt oder zu Hause von Angehörigen gepflegt wird. Die Höhe der Monatsbeiträge richtet sich nach dem Eintrittsalter und nach dem Geschlecht. Frauen werden durchschnittlich älter als Männer, deshalb müssen sie auch mehr zahlen. Wenn eine Frau zum Beispiel mit 60 eine solche Versicherung abschließt, muß sie monatlich 108 Mark zahlen. Für einen Mann läge der Beitrag bei 86 Mark. Entschließt man sich schon mit 30 zu einer solchen Alterssicherung, liegt der Monatsbeitrag für Frauen bei 27 und für Männer bei 22 Mark (Stand 1990). Dafür bekommt sie/er bei Pflegebedürftigkeit monatlich 1500 Mark. Diese Form der Versicherung kann man bei verschiedenen privaten Krankenkassen abschließen. Es lohnt sich auf jeden Fall, die Tarife zu vergleichen. Die Stiftung Warentest hat einen solchen Vergleich in der September-Ausgabe (1990) der Zeitschrift «Test» abgedruckt. Das Heft kann in den Bibliotheken der Verbraucherzentralen angeschaut werden.

Der Kampf um Rechte und Veränderungen

Eine Veränderung des bestehenden Pflegeheimsystems ist nur möglich durch die gemeinschaftliche Bemühung von Bewohnern und ihren Verbündeten – Angehörigen, Freunden, kommunalen Gruppen und all denen, die von Beruf wegen mit ihnen zu tun haben. Sie alle müssen zusammenarbeiten, um die Pflegesituation in der Gegenwart und auf lange Sicht zu verbessern.

Entscheidender Bestandteil einer Reform ist die Beteiligung der Bewohner. Es war eine wichtige «Entdeckung» der Bewegung, die während der siebziger Jahre von USA ausging, daß selbst gebrechliche Pflegeheimbewohner durchaus fähig und bereit sind, sich an Aktionen zu beteiligen – weit mehr, als die meisten Menschen erwarten würden. Ihre Beteiligung gibt der Reformbewegung die Legitimität – wer weiß schließlich besser Bescheid über das Leben in einem Pflegeheim als die Menschen, die dort leben? Außerdem bietet der Kampf um bessere Bedingungen Pflegeheimbewohnern die Gelegenheit zu Selbstbestimmung und Entscheidungsfreiheit, was den negativen Auswirkungen der Institutionalisierung entgegenwirken kann.

Als Pflegeheimbewohner können Sie eine ganze Reihe von Kanälen nutzen, um Ihre Interessen zu vertreten. Das reicht von der Wahl des Heimbeirates bis zur Beschwerde bei der behördlichen Heimaufsicht, die regelmäßige Prüfungen durchführt. Pflegeheimbewohner verlieren außerdem nicht ihre Bürgerrechte wie etwa das Wahlrecht, wenn sie in ein Pflegeheim ziehen (es sei denn, sie wurden vom Gericht für unzurechungsfähig erklärt). Und sie haben ein paar zusätzliche Rechte. Dazu gehört unter anderem das Recht, daß dem Heimbeirat alles offengelegt wird, was mit der Heimverwaltung und -finanzierung, baulichen Veränderungen und der medizinischen Behandlung zusammenhängt, das Recht auf ein Mindestmaß an Privatsphäre und ein größtmögliches Maß an Unabhängigkeit. Diese Rechte sind im Heimgesetz von 1990 festgelegt. Sie sollten in jedem Heim an auffälliger Stelle ausgehängt werden.

In allen Pflegeheimen gibt es je nach Größe entweder einen Heimsprecher oder einen Heimbeirat, der von den Pflegeheimbewohnern gewählt wird und regelmäßig zusammenkommt. Ein solcher Rat ist ein wichtiges Instrument für die unmittelbare Mitbestimmung der Bewohner. Manchmal nimmt ein Rat seine gesetzlichen Rechte eher symbolisch wahr und tut nicht mehr, als darüber abzustimmen, welcher Film in der nächsten Woche gezeigt werden soll. In vielen Fällen aber arbeitet der Rat sehr effektiv (ähnlich wie ein Betriebsrat). Manche Verwalter und Pfleger sabotieren dieses Mitbestimmungsorgan, weil es ihnen bedrohlich erscheint (und das kann es tatsächlich auch sein). Andere finden die Vorstellung zwar gut, einen Rat zu wählen, wissen aber nicht, wie sie die Bewohner dazu bringen sollen. Pflegeheimräte sollten sich regelmäßig und privat treffen – im Idealfall sind Personal und Verwaltung nur anwesend, wenn sie dazu eingeladen werden.

Wenn Ihr Heimbeirat nicht aktiv ist oder keinen Einfluß hat, geben Sie nicht auf. Die Auswahl und Planung von Aktivitäten hilft, das Zutrauen aufzubauen, über größere Fragen zu diskutieren und zu entscheiden. Gruppenprojekte wie etwa ein Orientierungskomitee für neue Bewohner können konkrete Dienste anbieten, die nicht als bedrohlich empfunden werden und eine gute Basis für den Rat bilden. Ein Treffen mit dem Verwalter, um über Beschwerden zu diskutieren, ist vielleicht der zweite Schritt.

Jedes Heim hat ein Recht auf einen frei gewählten Beirat

Nach dem reformierten Heimgesetz von 1990 haben die Bewohner jedes Alten- oder Pflegeheims das Recht, in geheimer Wahl einen Beirat zu bestimmen. Wie viele Mitglieder dieser Beirat haben soll, ist im Gesetz nach folgendem Schlüssel festgelegt:

      6– 20 Bewohner: ein Heimsprecher
    21– 50 Bewohner: 3 Beiräte
    51–150 Bewohner: 5 Beiräte
  151–250 Bewohner: 7 Beiräte
über 250 Bewohner: 9 Beiräte

Dem Beirat steht es nach dem Gesetz zu, sich an Entscheidungen zu beteiligen, die folgende Bereiche betreffen:

- Aufstellung und Änderung der Heimordnung
- Maßnahmen zur Verhütung von Unfällen
- Änderung der Heimkostensätze
- Planung und Durchführung von Veranstaltungen
- Freizeitgestaltung
- Betreuung, Pflege und Verpflegung
- Erweiterung, Einschränkung oder Einstellung des Heimbetriebes
- Zusammenschluß mit einer anderen Einrichtung
- Änderung der Art und des Zweckes der Einrichtung oder ihrer Teile

- umfassende bauliche Veränderungen oder Instandsetzungen der Einrichtung

Der vollständige Gesetzestext ist in der Broschüre «Ihre Rechte als Helmbewohner» abgedruckt. Bezugsquellen siehe Seite 405.

Wenn Sie eine Beschwerde haben, als Einzelperson oder als Gruppe, ist es am besten, sich an den für dieses Problem Zuständigen zu wenden. Wenn es Ihnen unangenehm ist, mit dem oder der Betroffenen direkt zu sprechen, gehen Sie zu ihrem oder seinem unmittelbaren Vorgesetzten. Seien Sie freundlich, fair und verständnisvoll – aber bestimmt: Entschuldigen Sie sich nicht dafür, daß Sie – in den Grenzen der Heimstruktur – ein menschenwürdiges Leben fordern. Benutzen Sie Ihren gesunden Menschenverstand, um Lösungsvorschläge zu machen. Seien Sie bei der Beschreibung des Problems und den Vorschlägen für eine Lösung so genau, wie Sie nur können. Wenn Ihre Beschwerden ernsthafter Natur sind und Sie Vergeltung fürchten, sollten Sie sich direkt an den Leiter wenden oder an jemanden außerhalb des Heims, an Angehörige oder die zuständigen Aufsichtsbehörden. Und wenn auch das nichts nützt, wenden Sie sich an eine örtliche Alten-Selbsthilfeorganisation wie zum Beispiel die Grauen Panther oder nach Bonn an die Partei «Die Grauen». Adressen siehe Anhang.

Auch auf kommunaler Ebene können sich Pflegeheimbewohner organisieren. Dadurch kommen die Bewohner verschiedener Heime zusammen, unterstützen sich gegenseitig in ihrem Engagement in den jeweiligen Heimen und geben sich gleichzeitig die Möglichkeit, die alle betreffenden Fragen zu untersuchen und aktiv zu werden. Diese Arbeit trägt außerdem dazu bei, daß die Pflegeheimbewohner die verschiedenen Heime kennenlernen und ein größeres Gewicht in der Kommunalpolitik bekommen.

> Die Pflegeheimbewohner tun sich zusammen und gehen zu den zuständigen Politikern – in Rollstühlen, mit Stöcken. Oder wir schreiben Briefe, um für das zu kämpfen, was wir für richtig halten.
>
> *Eine 68jährige Frau*

> Ich habe gelernt, juristische Probleme zu durchschauen. Man bekommt das Gefühl, zum Wohlergehen anderer Menschen beizutragen, wenn man für die eigenen Rechte einsteht!
>
> *Eine 70jährige Frau*

Man ist nie allein – man gehört zu einer Gruppe von Menschen, denen man vorher nie begegnet ist, und lernt, sich und anderen zu helfen. *Eine Frau von Mitte 80*

Eine Schwester schrie einen Patienten an. Ich wußte, daß es ein Gesetz gibt, nach dem wir nicht mißhandelt werden dürfen, auch nicht verbal. Die Gesetze hängen am Schwarzen Brett, aber viele Bewohner verstehen sie nicht. Ich sprach mit der Oberschwester, und sie sprach mit der diensthabenden Schwester. Ich denke, die Lösung für solche Vorkommnisse ist Aufklärung. Das zeigt uns, daß wir Rechte haben und daß es jemanden gibt, an den wir uns wenden können, wenn wir Probleme haben.
Eine Frau von Mitte 70

Versammlungen von Angehörigen sind wichtig für den Heimbeirat. Die Beteiligung von Angehörigen und Freunden ermutigt die Bewohner und führt dazu, daß das Pflegeheim sein Bestes gibt, und das kommt der Pflegequalität zugute.

Wie der Heimbeirat muß auch der Rat der Angehörigen daran arbeiten, tatsächlich Einfluß nehmen zu können und nicht nur eine symbolische Stimme zu haben. Er sollte mit dem Heimbeirat zusammenarbeiten, sich regelmäßig treffen und in engem Kontakt mit dem Personal und der Verwaltung bleiben. Der Rat der Angehörigen sollte die Rechte der Bewohner ebenso kennen wie die Richtlinien des Heims und seine Anliegen und Vorschläge so klar und unaggressiv vorbringen wie möglich. Außerdem muß das Bedürfnis der Bewohner nach Unabhängigkeit unbedingt berücksichtigt werden. Manchmal sind die Angehörigen (wie manchmal auch das Personal) überfürsorglich, was nur zu Abhängigkeit und Hilflosigkeit führt.

Ein Mittel zur Verbesserung der Heimsituation ist die Beteiligung der Öffentlichkeit. So können Einzelpersonen oder Gruppen als Freiwillige in einem Pflegeheim arbeiten, sich mit den Bewohnern und Angehörigen zusammenschließen, um die Situation in Pflegeheimen zu verbessern und dafür zu sorgen, daß sich auch Menschen, die ihre Angehörigen zu Hause pflegen, dort mit anderen treffen können.

Für Bewohner, die keine Angehörigen oder Freunde haben, ist die Beteiligung einer solchen Öffentlichkeit besonders wichtig. Für Menschen, die nicht selbst in einem Pflegeheim leben, ist die freiwillige Arbeit oder nur ein Besuch ein idealer Weg, um das Leben in Pflegeheimen besser kennenzulernen und sich mit den eigenen Gefühlen gegenüber Pflegeheimen auseinanderzusetzen.

Warum ich meine Zeit der Pflegeheimbewohnergruppe widme? Ganz einfach: Ich möchte, daß es so etwas gibt, wenn ich selbst mal in ein Pflegeheim muß.

Eine 50jährige Frau

Wenn Sie juristische Fragen oder Probleme haben, die Sie nicht allein lösen können, wenden Sie sich am besten an die öffentliche Rechtsauskunft oder lassen sich von einem Anwalt beraten. Falls Sie dazu finanziell nicht selbst in der Lage sind, können Sie die staatlichen Rechtshilfen in Anspruch nehmen. Siehe hierzu Seite 344.

Pflegeheime werden immer mehr zum Bestandteil unseres Lebens. Je umfassender wir uns über sie informieren, desto besser werden wir sie verstehen. Die Offenheit gegenüber neuen Möglichkeiten und eine positive Einstellung wird den heutigen und zukünftigen Bewohnern, Angehörigen und Freunden helfen, Probleme zu bewältigen und entschieden Einfluß zu nehmen auf die Einrichtungen.

18 Gelenk- und Muskelschmerzen, Arthritis und rheumatische Beschwerden*

> Mein Bein schmerzte immerfort, außen bis zum Fuß hinunter und hinter dem Knie. Und ich hatte chronische Schmerzen im Hüftgelenk. Ich dachte: «Was kannst du schon erwarten, mit über sechzig?» Aber es stellte sich heraus, daß ein Nerv in meiner Wirbelsäule eingeklemmt war – und ich konnte etwas dagegen tun.
>
> *Eine Frau von Mitte 60*

Viele Frauen leiden, wenn sie älter werden, unter Schmerzen in den Gelenken und Muskeln. Oft fürchten wir, schließlich auf Dauer Schmerzen zu haben und unbeweglich zu werden. Aber weder wir selbst noch unsere Ärzte dürfen Schmerzen einfach als unvermeidliches Zeichen für unser Alter abtun. Wir dürfen nicht davon ausgehen, Beschwerden seien normal, und wir dürfen Symptome nicht ignorieren, die sich verhüten und korrigieren lassen.

Wenn wir älter werden, verändert sich unser Rückgrat als Reaktion auf die lebenslangen Belastungen. Knochenwucherungen, die «Sporne» genannt werden, können die Beweglichkeit der Gelenke beeinträchtigen. Das weiche Gewebe, das die Gelenke stabilisiert, kann sich durch Überbeanspruchung oder unter starker Belastung entzünden. Arthritis kann unsere Gelenke angreifen. Die Muskeln werden vielleicht schwächer oder sind verspannt, weil sie falsch gebraucht wurden, weil wir unter dauernder Anspannung stehen oder uns eine schlechte Haltung angewöhnt haben. Es kann zum Beispiel schwierig werden, sich beim Rückwärtsfahren im Auto umzudrehen oder einen Büstenhalter zuzuhaken. Doch trotz Schmerz und Bewegungseinschränkung muß davon nicht unbedingt etwas auf dem Röntgenschirm zu sehen sein. Wenn wir erkennen, welchen Einfluß Um-

---

* Von Robin H. Cohen. Material über Kiefergelenksprobleme von Martha Wood und Renée Glass, besonderer Dank an Jeanne L. Melvin

417

welt und Lebensstil auf unsere Muskeln, Sehnen und Gelenke haben, können wir Möglichkeiten finden, geschmeidiger und gesünder zu bleiben.

Dort, wo zwei Knochen zusammentreffen, formt sich ein Gelenk. Es wird von einer Kapsel aus weichem Gewebe umgeben. Sie ist mit einer Gleitschicht ausgekleidet und bildet eine zähe Flüssigkeit (Gelenkschmiere). Diese Flüssigkeit «schmiert» die von Knorpel bedeckten Knochenenden, wenn sie sich gegeneinander bewegen. Der Knorpel fängt Stöße ab, schützt die Knochenenden und nimmt Nährstoffe auf, aber nur, wenn er bewegt wird. Bänder verbinden die Knochen miteinander, und Sehnen verbinden die Knochen mit den Muskeln; beide halten die Knochen in ihrer Lage und erlauben ihnen, sich zu bewegen. «Bursae» oder Schleimbeutel, kleine, kissenartige Säcke, die mit Gelenkschmiere gefüllt sind, wirken wie Puffer, wenn sich die Muskeln auf den Knochen oder gegeneinander bewegen.

Entzündungen sind ein Hinweis dafür, daß der Körper versucht, verletztes Gewebe zu heilen und zu reparieren. Verletzungen können viele Gründe haben, zum Beispiel einen Schlag, Belastung, Überbeanspruchung, Reaktionen auf fremde Substanzen oder etwas, das der Körper als körperfremd ansieht und bekämpft. Die Symptome einer Entzündung sind meist örtlich begrenzter Schmerz, Hitze, Rötung, Schwellung oder allgemeines Unwohlsein, einschließlich Kopfschmerzen und Schwäche.

Schmerzen können folgende Gründe haben:

- Überbeanspruchung – die Gelenke oder das weiche Gewebe sind durch ständig wiederholte Bewegungen, wie zum Beispiel Sägen oder Hämmern, überlastet.
- Unterbeanspruchung – wenn man ein Gelenk nicht genug bewegt, wird es steif und ist nur noch begrenzt mobil.
- Falsche Benutzung – für manche Bewegungen, die wir uns angewöhnt haben, ist der Körper nicht eingerichtet, zum Beispiel den Telefonhörer mit einer hochgezogenen Schultern ans Ohr zu halten.
- Reaktion auf Stress – gewohnheitsmäßig verspannte Muskeln können zu Muskelkrämpfen und Schmerzen führen. Stress erhöht die Muskelspannung im ganzen Körper.
- Der Teufelskreis von Schmerzen–Verkrampfung–Schmerzen – Schmerzen verursachen eine weitere Verkrampfung oder Krämpfe in anderen Muskeln und erzeugen so noch mehr Schmerzen.
- Entzündungen – davon können die Gelenke (Arthritis), Sehnen

(Tendinitis), die «Bursae» (Bursitis), Muskeln oder Blutgefäße betroffen sein.
- Veränderungen der Knochenform – kann auf Nerven drücken und weitere Beschwerden hervorrufen.

Vermeidung von Gelenkschmerzen

Um Probleme mit den Gelenken zu verhindern und zu verhüten, daß es zu Verletzungen oder zu Behinderungen kommt, können Sie
- Ihre Muskeln kräftig und beweglich erhalten mit Sport und sanften Streckübungen,
- die Muskelspannung durch regelmäßige Entspannungsübungen vermindern, zum Beispiel die systematische Anspannung und Entspannung einzelner Muskelgruppen von Kopf bis Fuß, Meditation und Massagen üben,
- etwas gegen eingeschränkte Bewegungsfähigkeit tun, sobald Sie sie bemerken. Achten Sie darauf, ob Sie Schwierigkeiten haben, alltägliche Bewegungen auszuführen, achten Sie auf Schmerzen, die Sie nie zuvor hatten, und darauf, ob sich etwas an der Leichtigkeit Ihrer Bewegungen geändert hat oder Sie bestimmte Bewegungen nicht mehr ausführen können. Wenn Sie zum Beispiel Probleme haben, Treppen zu steigen, müssen Ihre Knie, Ihre Hüfte oder Ihre vorderen Oberschenkelmuskeln (Quadrizeps) trainiert werden.

Wann Hitze und wann Eis?

Wenn das Gelenk oder der Muskel durch eine Entzündung geschwollen und warm ist, helfen Eispackungen oder Eismassagen im allgemeinen besser als Wärmebehandlungen, um Schwellungen, Entzündungen und Schmerzen zu lindern. (Bei einer Eismassage wird Eis sanft, ohne Druck über die schmerzende Stelle geführt, etwa zwanzig Minuten lang.)
Wenn Steifheit das Hauptproblem ist und keine Schwellungen vorliegen, ist feuchte Hitze – eine Dusche oder ein Bad, feuchtheiße Umschläge oder ein feuchter Waschlappen und darauf eine Wärmflasche – wirksamer als trockene Hitze. Aber achten Sie darauf, daß Sie sich nicht verbrennen oder verbrühen.
Wenn eine Stelle wund ist und schmerzt und Wärme keine Erleichterung bringt, kann wahrscheinlich eine Eispackung helfen.

> *Ist ein Gelenk traumatisiert*, zum Beispiel bei einem verstauchten Knöchel oder Knie, wird es am besten mit Eis behandelt, um Schwellungen und Blutergüsse zu vermeiden.
>
> *Wenn Sie sich bei körperlicher Bewegung Rückenmuskeln zerren*, kommt es hinterher oft zu einer schmerzhaften Muskelverkrampfung. Solche Beschwerden lassen sich durch Wärme lindern. Falls das nicht hilft, können Eispackungen oder Eismassagen Erleichterung verschaffen.
>
> Die Behandlung, mit der Sie sich am wohlsten fühlen, ist die beste für Sie.

– Versuchen Sie, Ihr Gewicht zu regulieren. Ein zu hohes Körpergewicht belastet die Gelenke.

– Entwickeln Sie eine gute Bewegungstechnik. Das bedeutet, daß Sie den Körper so bewegen, daß die Belastung für die Gelenke minimal gehalten wird. Benutzen Sie für jede Aufgabe das größte und stärkste Gelenk – bücken Sie sich zum Beispiel nicht nach vorn, wenn Sie etwas Schweres heben wollen, sondern gehen Sie in die Knie.

– Tragen Sie bequeme Schuhe. Fußprobleme können sich auf den gesamten Körper auswirken. Auf hohen oder dünnen Absätzen zu wackeln, überbeansprucht Knie, Hüften und den Rücken, denn diese Gelenke versuchen den Körper im Gleichgewicht zu halten, wenn die Füße das nicht können.

Schmerzen in den Gelenken und im Bindegewebe beruhigen sich meist innerhalb von Tagen oder wenigen Wochen, wenn sie zu Hause mit Ruhe und heißen oder kalten Kompressen gepflegt werden. Körperliche Ruhe gibt dem Organismus die Möglichkeit, Schäden zu reparieren und hilft ihm, Entzündungen zu heilen. Bedenken Sie dabei aber, daß Muskeln, die nicht bewegt und damit trainiert werden, sich innerhalb weniger Wochen zurückbilden. Das Ergebnis: eingeschränkte Beweglichkeit durch Muskelschwäche.[1] Außerdem besteht bei längerer Bettruhe immer die Gefahr einer Lungenentzündung. Es ist also wichtig, das richtige Gleichgewicht zwischen Ruhe und Aktivität zu finden. Sie können das kranke Gelenk mit einer Schlinge, einer Schiene oder einem Korsett ruhigstellen. Ein- oder zweimal am Tag

1 Richard A. Deyo u. a.: How Many Days of Bed Rest for Acute Lower Back Pain? A Randomized Clinical Trial; sowie: Nortin M. Hadler: Editorial: Regional Back Pain, in: The New England Journal of Medicine, Bd. 315 Nr. 17, 23. Oktober 1986, S. 1064–1070 und 1090–1092

sollten Sie mit dem ruhiggestellten Gelenk alle normalerweise möglichen Bewegungen machen. Damit beugen Sie einer weiteren Komplikation vor. Denn eine Entzündung kann dazu führen, daß Gewebe «verklebt» und sich verhärtet. Hitze entspannt Muskeln, Kälte hingegen reduziert Schwellungen und Entzündungen und kann bei Muskelkrämpfen Schmerzen lindern.

Die folgenden Symptome erfordern eine genauere Untersuchung.[2]
Gehen Sie zum Arzt, wenn
- Sie eine Körpertemperatur von über 38 Grad Celsius haben, ohne an einem akuten Infekt zu leiden
- Sie Taubheitsgefühle oder Prickeln empfinden
- die Schmerzen im Rücken bis zum Fuß hinunterlaufen oder den Arm hinab bis in die Finger
- die Schmerzen sehr hartnäckig oder heftig sind
- Sie ein Gelenk nicht mehr bewegen können
- Sie heftige Schmerzen oder Schwellungen in einem oder mehreren Gelenken haben
- Sie Schwierigkeiten mit dem gleichen Gelenk auf beiden Körperseiten haben
- Sie noch länger als eine Stunde nach dem Aufstehen steif sind
- Sie sich schwach, erschöpft oder allgemein unwohl fühlen, ohne daß Sie einen plausiblen Grund dafür haben
- Wenn Sie Knoten unter der Haut tasten können, insbesondere in der Nähe des Ellenbogens.

Umgang mit chronischen Schmerzen

> Ich habe wirklich gelernt, auf meinen Körper zu hören. Mein ganzes Leben lang hörte ich nicht hin. Mein Kopf war zu ehrgeizig. Aber wenn ich mich heute einen Tag nicht gut fühle und zu gar nichts in der Lage bin, dann warte ich erst mal ab und schone mich. Und meist geht es dann auch irgendwie besser.
>
> *Eine 75jährige Frau*

---

2 Aus: James F. Fries: Arthritis: A comprehensive Guide to Understandig Your Arthritis, rev. Ed. Reading, MA, 1986, S. 6

Mit Schmerzen leben ist körperlich und emotional sehr belastend. Zur Linderung von Schmerzen ist die Arbeit mit einem Physiotherapeuten in vielen Fällen unverzichtbar. Aber wir können auch vieles selbst tun. Möglicherweise müssen Sie jedoch zunächst schmerzlindernde Medikamente nehmen, bevor Sie das folgende Selbsthilfeprogramm ausprobieren:

Sport

Wenn wir Schmerzen haben, tendieren wir dazu, uns zu verkrampfen und so wenig wie möglich zu bewegen (Schmerz-Krampf-Schmerz-Teufelskreis), deshalb können sogar ein paar sanft ausgeführte kleine Bewegungen eine erstaunliche Wirkung haben und allmählich größere, schmerzfreie Bewegungen möglich machen. Selbst Menschen, die an einen Rollstuhl oder ans Bett gefesselt sind, können von Gymnastik profitieren. Beweglichkeit und Stärke entwickeln sich nicht gradlinig; denken Sie daran, daß Sie schlechte und gute Tage haben werden.

> Jeden Morgen und bevor ich zu Bett gehe, fahre ich auf dem Rücken liegend rad, ziehe meine Knie zur Brust, mache Beinheben und Kopfkreisen. Wenn ich ausruhe, übe ich Zwerchfellatmung anstatt Brustatmung. Ich arbeite an Haltungs- und Oberschenkelmuskeln, indem ich Kniebeugen mache und mit dem Rücken gegen eine Wand hoch und runter gleite. *Eine 75jährige Frau*

Hören Sie auf Ihren Körper. Machen Sie die Übungen sanft und langsam, entspannen Sie sich zwischendurch, machen Sie nur so viel, wie Ihnen angenehm ist, bis zur Schmerzgrenze – aber nicht darüber hinaus. Steigern Sie die Übungen sehr allmählich. Ein oder zwei Ruhetage in der Woche sind wichtig und wohltuend. Vielleicht brauchen Sie auch die unterstützende Umgebung von warmem Wasser, um mit den Übungen anzufangen.

> Als mein Körper so steif war wegen des Teufelkreises von Schmerzen, Verkrampfung und neuen Schmerzen, machte ich mir die Wärme des Wassers zunutze, wenn ich meinen Kopf von einer Seite zur anderen drehte oder im Schwimmbecken langsam vorwärts- und rückwärtsging. Kleine Veränderungen führten allmählich zu größeren Veränderungen. Jetzt schwimme ich schon fast 300 Meter. *Eine 61jährige Frau*

Ich habe mit über fünfzig einen Sieg über die Arthritis erkämpft. Ich spielte in einer Theatergruppe, und das Gehen wurde entsetzlich unangenehm, denn ich hatte Schmerzen in der Hüfte. Ein Arzt riet mir zu einer Operation, aber ich wollte nicht. Ich fing an, einen Whirlpool zu benutzen, und machte ein Jahr lang, dreimal am Tag, in einem Schwimmbad Wassergymnastik. Ich hatte damit so viel Erfolg, daß ich im Alter von achtundfünfzig anfing, Ski zu laufen.

Eine 59jährige Frau

Ich bin immer steif, wenn ich morgens aufstehe. Dann stelle ich mich unter die heiße Dusche, und es geht mir für den Rest des Tages gut.

Eine 85jährige Frau

In manchen öffentlichen Schwimmbädern wird für Menschen mit Gelenkproblemen Wassergymnastik angeboten.
Die Feldenkrais-Methode und die Alexander-Technik (s. Kapitel «Bewegung») bringen den Körper wieder ins richtige Gleichgewicht und zeigen, wie man sich mit weniger Mühe bewegen kann. Auch Yoga hat sich für manche Menschen mit Arthritis sehr bewährt.[3] Wie alle anderen Formen von Gymnastik muß Yoga den individuellen Bedürfnissen angepaßt werden.

Ich fing mit über fünfzig, als meine Mutter im Sterben lag, mit Yoga an. Ich konnte nicht schlafen, weil ich ständig ihr sterbendes Gesicht vor Augen hatte. All meine Schmerzen wurden schlimmer. Dann las ich ein Buch über Yoga und erkannte, daß mein Körper voller Spannung war. Ich kaufte mir eine Platte, nahm an einem Kurs teil und wurde gelenkiger. Als ich zu meinem Orthopäden ging, war er erstaunt, wie beweglich ich geworden war.
Aber mein Yogalehrer bestand darauf, daß ich einen Schulterstand machen könnte, obwohl ich wußte, daß das für mich nicht richtig war. Gegen besseres Wissen versuchte ich es und verletzte meinen Nacken. Ich mußte lange eine Manschette tragen.

Eine 75jährige Frau

---

3 Mary P. Schatz: Yoga Relief for Arthritis, in: Yoga Journal Ausgabe 62, Mai/Juni 1985, S. 29–34

Ausruhen und mit Energie haushalten

Schmerzen sind erschöpfend, und sie werden noch schlimmer, wenn Sie müde sind. Sie sollten versuchen, das richtige Gleichgewicht zwischen Bewegung und Ausruhen zu finden, und überlegt mit Ihrer Energie umzugehen.

Planen Sie Ruhezeiten in Ihrem Tagesablauf. Richten Sie Ihren Arbeitsbereich so ein, daß Sie keine unnötigen Wege machen müssen. Sitzen Sie bei der Arbeit, anstatt zu stehen, und planen Sie ruhige Aufgaben zwischen solchen, die viel Energie beanspruchen. Ihr Körper wird Ihnen sagen, wenn Sie zuviel getan haben.

Ich meinte, ich hätte bei der Planung eines kleinen Festes an alles gedacht. Ich hatte drei Tage zuvor angefangen, einzukaufen, und hatte das meiste zubereitet. Am Tag des Festes fühlte ich mich wohl und rannte viel zuviel herum. Am folgenden Morgen konnte ich nicht aus dem Bett kommen. Alles tat mir weh, und ich brauchte eine Woche, um mich davon zu erholen.

Eine 71jährige Frau

Sie können das Gleichgewicht zwischen Ausruhen und Aktivität nur finden, indem Sie es ausprobieren und aus Ihren Fehlern lernen.

Ich sagte meinem Arzt, ich hätte Theaterkarten, aber wie könnte ich ins Theater gehen, bei diesen Schmerzen? Er fragte mich: «Wenn Sie zu Hause bleiben, werden die Schmerzen denn dann weggehen? Also gehen Sie doch ruhig.» Das half mir sehr. Ich ging. Ich mußte mich zwar von Zeit zu Zeit gegen die Wand lehnen, aber ich ging, und ich ging auch weiterhin aus. Einmal, als ich das Gefühl hatte, ich könnte nicht mehr, sagte mein Arzt: «Wenn Sie nicht aktiv bleiben, enden Sie im Rollstuhl.» Das rüttelte mich wach. Ich warf einen schicken Schal um meine Halsmanschette und ging aus.

Eine 75jährige Frau

Streßerfahrungen

Emotionaler oder körperlicher Streß macht Schmerzen offenbar schlimmer. Einer der Gründe ist sicher die erhöhte Grundspannung der Muskeln. Tun Sie alles, damit Belastungen, die Sie nicht vermeiden können, sich so gering wie möglich auswirken. Mit Gymnastik,

424

Entspannungstechniken und täglicher Meditation kann die Muskelspannung verringert und die Produktion körpereigener Schmerzmittel (Endorphine) angeregt werden.[4]

Selbsthilfegruppen

Selbsthilfegruppen* geben Ihnen die Gelegenheit, sich mit anderen darüber auszutauschen, wie sie mit Beschwerden umgehen können. Sie können sich gegenseitig an Erfahrungen teilhaben lassen, Unterstützung finden und andere unterstützen. Eine wichtige Voraussetzung dafür, mit Schmerzen umgehen zu können, ist die Fähigkeit, um Hilfe bitten zu können.

> Mein Mann sagte: «Stell dich nicht so an.» Ich war schrecklich verletzt. Ich wurde hysterisch. Er hat keine Ahnung, welch starke Schmerzen ich habe. Aber meine Gruppe weiß es.
>
> *Eine Frau von Mitte 60*

Welche Angebote gibt es in Ihrer Umgebung?
Massage, Akupunktur, Meditation und andere Entspannungstechniken, Visualisierungsübungen (Körperarbeit mit Vorstellungsbildern) und Hypnose haben vielen Menschen geholfen. Myotherapie (Druck auf bestimmte Punkte im Körper, die Schmerzen in andere Körperteile schicken) kann Muskelverkrampfungen lösen.[5] Akupressur, eine Art Massage, bei der die Akupunkturpunkte gedrückt werden, hat ebenfalls vielen Menschen geholfen.

> Bei einer Akupressurmassage fand die Masseurin einen sehr empfindlichen Punkt auf meinem Rücken. Als sie ihn eine Weile drückte, ging ein Teil der Schmerzen auf meiner rechten Seite weg. Wenn meine rechte Seite beim Gehen weh tut, muß ich nur nach hinten greifen und diese empfindliche Stelle drücken, und die Schmerzen verschwinden. Es ist ein wundervoller Trick.
>
> *Eine 65jährige Frau*

* Literaturtips und Adressen finden Sie im Anhang.

4 John Hoffman u. a.: Reduced Sympathetic Nervous System Responsivity Associated with the Relaxation Response, in: Science, Bd. 229, 8. Januar 1982, S. 190–192
5 Bonnie Prudden: Myotherapie: Bonnie Prudden's Complete Guide to Pain-Free Living, Garden City, NY, 1984

Medikamente

Medikamente werden oft verschrieben, um den Teufelkreis von Schmerzen und Verspannung zu durchbrechen und Entzündungen zu lindern. Aspirin ist nützlich, weil es sowohl gegen Schmerzen als auch gegen Entzündung wirkt. Benzodiazepine wirken zwar entspannend, sind aber potentiell suchterzeugend und werden oft zu lange oder zu hoch dosiert genommen. Auf S. 450 finden Sie einen Überblick über Medikamente gegen Entzündungen und andere Beschwerden.

Häufig auftretende Gelenkbeschwerden

Die Füße

Für Ihre Füße sollten Sie gut sorgen, denn auf ihnen ruht die Mobilität und Stabilität des gesamten Körpers. Die meisten Fußbeschwerden sind das Resultat von modischen Schuhen, die die Füße einzwängen und nur selten im Hinblick auf Bequemlichkeit und Gesundheit entworfen wurden. Hohe Absätze verlagern das Gewicht über die Mittelfußknochen in den Fußballen, führen zu Deformationen im Gang und in der Haltung und belasten weitere Gelenke, einschließlich Rücken und Nacken. Spitze Schuhe können den großen Zeh aus seiner normalen Position drücken, üben Druck auf das Gelenk aus und verursachen Fußballenentzündungen. Schuhe für Frauen sollten nicht eine moderne Version des chinesischen Brauchs sein, die Füße abzubinden, sondern ebensoviel Bequemlichkeit bieten wie gute Männerschuhe.

Ein bequemer Schuh sollte dem Umriß des Fußes[6] folgen – vorne breit, abgerundet, mit genügend Platz für die Fußspitze – und sollte einen Absatz haben, der breit genug ist, um das Gewicht zu verteilen. Sie sollten mit den Zehen wackeln können, und Sohlen und Absätze sollten aus dickem Krepp oder weichem Gummi sein. Sandalen und richtig geformte Schuhe geben dem Fuß Raum und gleichzeitig Halt.

Untersuchen Sie die Sohlen Ihrer Schuhe. Wenn sie ungleichmäßig abgelaufen sind, kann das auf ein Problem hinweisen. Lassen Sie Ihre Schuhe häufig reparieren, denn ungleichmäßig abgelaufene Schuhe

---

6 René Cailliet: Foot and Ankle Pain, 2. Aufl. Philadelphia, 1983, S. 115

können Knie und Rücken unnötig belasten. Wenn Sie oben auf dem Spann, wo die Schnürsenkel gebunden werden, Druckschmerzen haben, wählen Sie Schuhe mit mehr als zwei Löchern auf beiden Seiten, damit Sie die Schnürsenkel über der schmerzenden Stelle lockern können.

Wenn wir älter werden, verhornen unsere Zehennägel stärker und lassen sich schwerer schneiden. Manchmal fällt es uns schwerer, sie zu erreichen, manchmal haben die Hände nicht genug Kraft für die Schere oder Nagelzange. Probieren Sie es mit einer großen Schere, die lange Griffe und eine Feder hat. Bitten Sie um Hilfe. Vielleicht können Sie sich mit einer Freundin bei der Pediküre und Fußmassage abwechseln.

Wenn Sie Einlagen brauchen, aber gut bewegliche Füße haben, achten Sie darauf, daß die Einlagen angepaßt werden, ohne daß Ihr Gewicht auf den Füßen ruht, damit die Einlagen den Fuß in der richtigen Position unterstützen. Wahrscheinlich werden Sie flexible Schuhe mit weichen Sohlen bequemer finden.

Plattfüße können im Alter verstärkt Schmerzen verursachen. Gymnastik und gut sitzende Schuhe, vielleicht mit Unterstützung unter der Wölbung, werden dafür sorgen, daß es Ihren Füßen und Beinen gutgeht.

Wenn Ihr zweiter Zeh länger ist als der große Zeh, haben Sie einen «Venus-von-Milo-Fuß». Das klingt zwar hübsch, aber es kann der Grund für Rückenschmerzen sein, denn durch den langen Zeh rollt der Fuß beim Gehen anders ab. Ein Kissen unter dem Ballen kann helfen.[7]

Ballenentzündungen (Schwellung, Empfindlichkeit und Rötung des Gelenks am großen Zeh) verursachen normalerweise keine Schmerzen, wenn man bequeme Schuhe trägt. Die Neigung zu Ballenentzündungen kann ererbt sein, schuld können aber auch falsche Schuhe sein. Wenn Sie bemerken, daß sich eine Ballenentzündung bildet, gehen Sie zu einem Fußspezialisten oder einem Orthopäden, der sich auf Fußprobleme spezialisiert hat. Vielleicht können Ihnen Einlagen oder neue Schuhe bereits helfen.

Frauen in den mittleren Jahren bekommen oft die sogenannte «Morton-Neuralgie», bei der ein empfindlicher Nerv an der Basis des dritten und vierten Zehs zu Prickeln und Taubheit in den mittleren Zehen und Schmerzen im Fußballen führt. Meist bringen andere Schuhe mit

7 Prudden, a. a. O., S. 202–203

niedrigen Absätzen Linderung, die den Zehen mehr Platz bieten und die Mittelfußwölbung unterstützen.

Wenn Ihre Fußgelenke von rheumatischer Arthritis betroffen sind, lassen Sie von Ihrem Arzt die Durchblutung Ihrer Füße untersuchen.

Der Rücken

Rückenprobleme hat nahezu jeder hin und wieder. Die meisten Rückenschmerzen entstehen durch Belastungen der Muskeln oder Bänder, Muskelverspannungen, Überlastung der Wirbel im Kreuzbeinbereich, Bandscheibenprobleme, eine unphysiologische Biegung der Wirbelsäule (Kyphose) oder Arthritis. Wenn der Rücken erst einmal Beschwerden macht, kann es mehrere Wochen oder Monate dauern, bis sie wieder abklingen.

Die Wirbelsäule hält uns aufrecht. Sie gibt uns die Möglichkeit, uns zu drehen, zu biegen und zu beugen. Sie besteht aus einzelnen Knochen (Wirbeln) und dazwischenliegenden beweglichen Knorpeln (Bandscheiben), die im Innern mit einer gelartigen Substanz gefüllt sind. Die Rückenmarksnerven, die Körper und Gehirn verbinden, verlaufen durch eine Öffnung in den Wirbeln (Wirbelkanal). Wenn man den Rücken von hinten sieht, sollte die Wirbelsäule den Körper in zwei gleiche Hälften teilen. Wenn man sie von der Seite sieht, hat die Wirbelsäule eine charakteristische S-Kurve, die hilft, Stöße abzufedern.

Vermeidung von Rücken- und Nackenproblemen

Beachten Sie die Grundregel: Tun Sie nichts, was Schmerzen verursacht. Wenn Sie bei irgendeiner Bewegung Schmerzen verspüren, hören Sie damit auf und befolgen Sie erst einmal die Ratschläge für Hausmittel auf S. 419 und S. 429 bis 432.

Die dort angegebenen Vorschläge, wie sich Schmerzen verhüten oder lindern lassen, sind besonders wirksam bei den beiden häufigsten Ursachen für Rückenschmerzen – Rückenmuskelzerrungen und Gelenkentzündungen im Bereich der Kreuzbeinwirbel. Die folgenden Vorschläge sollen helfen, Probleme zu verhüten, vorhandene Schmerzen zu lindern und Sie davor bewahren, sich erneut zu verletzen oder Rücken- oder Nackenprobleme noch zu verschlimmern. Ratschläge, die mit einem * gekennzeichnet sind, helfen besonders bei Bandscheibenproblemen:

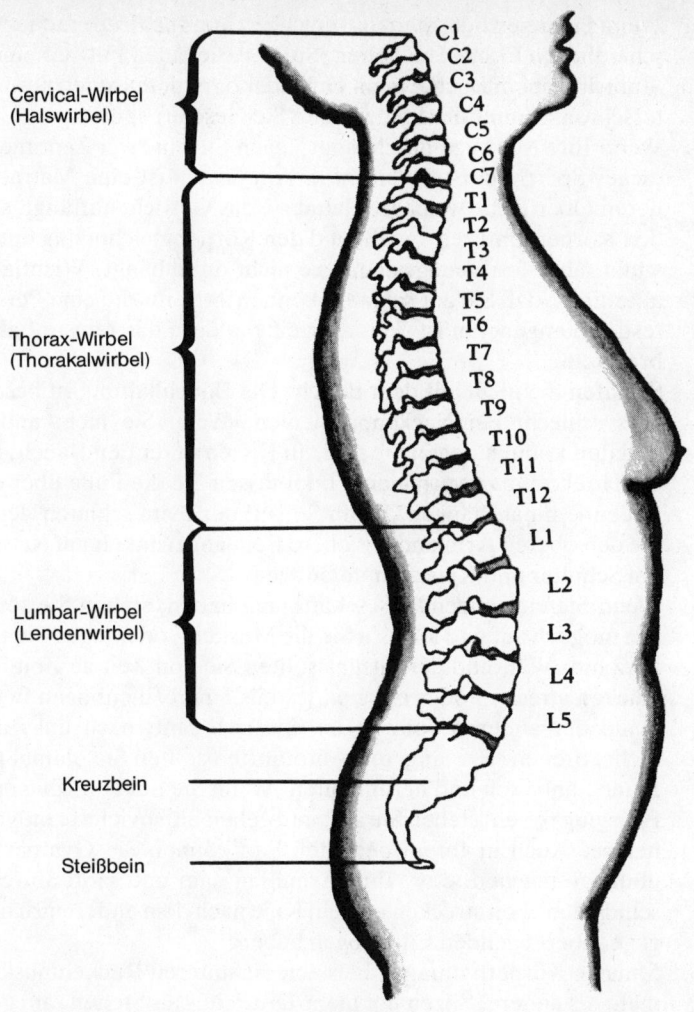

Cervical-Wirbel
(Halswirbel)

C1
C2
C3
C4
C5
C6
C7

Thorax-Wirbel
(Thorakalwirbel)

T1
T2
T3
T4
T5
T6
T7
T8
T9
T10
T11
T12

Lumbar-Wirbel
(Lendenwirbel)

L1
L2
L3
L4
L5

Kreuzbein

Steißbein

1. Stärken Sie Ihre Bauch- und Rückenmuskeln. Ein Hohlkreuz durch Muskelverkürzungen (u. a. Folge von Sitzberufen), ein vorstehender Bauch und eine schlechte Haltung belasten die Muskeln und Gelenke des Rückens und verursachen Schmerzen.

2.* Wenn Sie sitzen oder stehen, versuchen Sie, Ihre Füße auf unterschiedlichen Ebenen zu halten. Stützen Sie einen Fuß auf einem Stuhl ab, einem Buch, einem Geländer oder dem Boden des Unterschranks unter der Spüle, wenn Sie Geschirr spülen.

3. Wenn Ihre Matratze durchhängt, legen Sie ein zwei Zentimeter dickes Sperrholz-Brett darunter. Am besten ist eine Matratze, deren Oberfläche weich ist, damit sie das Gewicht auffängt, sich den Körperkonturen anpaßt und den Körper gleichmäßig unterstützt, aber fest genug, damit sie nicht durchhängt. Wichtig ist allerdings, daß Sie gut schlafen können; was für die eine Person fest und angenehm ist, kann für eine andere das reinste Fakirbrett sein.

4.* Schlafen Sie nicht auf dem Bauch. Die Bauchhaltung ist besonders schlecht bei Nackenproblemen. Wenn Sie nicht anders schlafen können, legen Sie sich ein Kissen unter den Bauch, um ein Hohlkreuz zu vermeiden, oder lassen Sie die Füße über das Fußende hinaushängen. Wenn Sie auf der Seite schlafen, legen Sie den oberen Arm und das obere Bein angewinkelt auf Kissen, um Schulter und Knie zu unterstützen.

5. Wenn Sie eine sitzende Beschäftigung haben, stehen Sie so oft wie möglich auf und lockern Sie die Muskeln, oder legen Sie sich kurz hin. Während des Sitzens sollten Sie von Zeit zu Zeit den Rücken strecken oder beugen, jeweils einen Ellenbogen in die Hand der anderen Seite legen und sich sanft nach links und rechts drehen. Bei längeren Autofahrten sollten Sie einmal pro Stunde anhalten und herumlaufen. Wenn Sie mit dem Zug oder Flugzeug reisen, stehen Sie auf, und gehen Sie soviel wie möglich herum. Auch in Ihrem beengten Sitz können Sie Gymnastikübungen machen, etwa Ihre Arme langsam und sanft abwechselnd nach oben strecken und ein Knie nach dem anderen zu dem gegenüberliegenden Ellenbogen heben.

6.* Manche Körperhaltungen belasten die unteren Rückenmuskeln mehr als andere. Sitzen übt mehr Druck aus als Stehen; am günstigsten ist Liegen. Wenn Sie etwas aufheben müssen, drehen Sie sich dabei nicht. Beim Heben und Drehen sind die Kreuzwirbel vierhundertmal mehr belastet als im Liegen.[8] Auch wenn Sie sich vorbeugen, um etwas aufzuheben, kann das Ihrem Rücken schaden. Beugen Sie sich nicht vor, sondern gehen Sie in die Knie,

8 persönliche Mitteilung von Dr. Alf Nachemson

halten Sie den Rücken gerade und das Gewicht dicht am Körper, wenn Sie etwas aufheben. Falls Sie Ihre Knie nicht so weit beugen können oder Hilfe brauchen, um aufzustehen, unterstützen Sie Ihren Rücken, indem Sie eine Hand auf einen soliden Gegenstand in Ihrer Nähe legen oder einen Unterarm auf Ihren Oberschenkel legen. Wenn Sie gemeinsam mit jemandem Möbel umstellen müssen, sollten Sie diejenige sein, die vorn geht und dabei die Hände hinter Ihrem Rücken halten.

7. Wickeln Sie ein Kind auf Möbeln von bequemer Höhe. Beugen Sie sich nicht nach vorn. Tragen Sie ein Kleinkind so, daß sein Rücken auf Ihrem Unterarm ruht und der Kopf in Ihrer Hand liegt. Heben Sie Kinder nicht hoch. Lassen Sie ältere Kinder selbst auf Ihren Schoß klettern. Manche Frauen können sich hinknien oder -setzen, so daß ein älteres Kind, das getragen werden will, auf den Rücken klettern kann.

8. Tragen Sie alle Gegenstände nahe am Körper, *oberhalb* der Taille. Benutzen Sie Rucksäcke oder Einkaufswagen. Wenn Sie Einkaufstaschen tragen, verteilen Sie die Last gleichmäßig auf zwei Taschen. Setzen Sie die Last ab, sooft Sie können.

9.* Greifen Sie nicht nach etwas, das über Kopfhöhe ist, und heben Sie auch nichts über Ihren Kopf. Stellen Sie sich auf einen Stuhl oder eine sichere Trittleiter, damit Sie die Ellenbogen gebeugt halten können.[9]

10. Da die meisten Stühle dem Kreuz keine Unterstützung bieten, machen Sie sich selbst eine, indem Sie ein Handtuch oder einen Pullover zusammenfalten, etwa 15 bis 20 Zentimeter lang und in der Mitte etwa 5 Zentimeter dick. Legen Sie sich dieses Paket ins Kreuz, immer, wenn Sie lange sitzen müssen.

11. Versuchen Sie, bei der Arbeit und zu Hause Stühle zu benutzen, bei denen sich die Höhe und die Neigung der Sitzfläche nach vorn verstellen lassen, damit Ihre Füße flach auf dem Boden stehen können und Ihr Becken leicht nach vorn gekippt ist. Ihr Stuhl sollte eine verstellbare Rückenlehne haben, die das Kreuz beim Zurücklehnen dort unterstützt, wo es sich am stärksten nach innen wölbt. Er sollte mit einem nicht rutschigen Material gepolstert und an der Sitzkante weich sein, damit die Durchblutung in den Oberschenkeln nicht abgeschnürt wird. Wenn möglich, sollte er Armlehnen haben.

9 Preventing Lower Back Pain, in: Drug therapy, Dezember 1982, S. 97–102

12.* Wenn Sie von einem Stuhl aufstehen, rutschen Sie bis zur Kante vor, so daß Ihr Gewicht direkt über Ihren Füßen liegt. Lehnen Sie sich nicht nach vorn, denn das verstärkt den Druck auf die Bandscheiben. Benutzen Sie die Armlehnen, um sich hochzudrücken, oder drücken Sie Ihre Hände auf die Oberschenkel, um den Rücken zu stützen, wenn Sie sich aufrichten.

13. Sorgen Sie bei Tätigkeiten im Stehen möglichst für eine Arbeitshöhe, die Ihnen eine aufrechte Haltung ohne Vorwärtsbeugen ermöglicht. Küchenmöbel ab 95 Zentimetern Höhe sind zum Beispiel ausgesprochen angenehm – und das gilt auch für kleine bis normalgroße Frauen (ca. 1,60 m). Die meistverkaufte Normhöhe von 85 Zentimetern zwingt dagegen die meisten (und insbesondere größere Frauen), sich bei ihren täglichen Arbeiten (Abwaschen, Gemüseputzen, Kochen) ständig leicht zu bücken. Schmerzen im Kreuz sind damit selbst für junge und gesunde Menschen vorprogrammiert. Es lohnt sich also, zu niedrige Arbeitsflächen, Herde und Spülbecken vom Tischler oder mit Hilfe von Freunden auf stabile Holzplöcke oder dicke Vierkanthölzer zu setzen und damit etwas anzuheben. Es muß nicht gleich eine neue Kücheneinrichtung sein. Bei Schreibtischen, die für größere Frauen meist zu niedrig, aber fast nie in der Höhe verstellbar sind, können Mauersteine unter die Tischbeine gelegt werden. Auf diese Weise gewinnt man Höhe und muß sich beim Arbeiten nicht mehr so weit nach vorn beugen. Wenn der Arbeitgeber solche Improvisation nicht erlaubt, kann man sich auch mit verstellbaren Schreibtischaufsätzen helfen.

14. Tauschen Sie nützliche Tips mit anderen aus. Sie finden es vielleicht leichter, Schuhe und Socken anzuziehen, wenn Sie dabei im Bett auf dem Rücken liegen. Wenn es weh tut, die Handbremse im Auto zu ziehen, hilft es vielleicht, sich mit der anderen Hand dabei am Armaturenbrett abzustützen.[10]

15. Wenn Ihr Rücken weh tut, entspannen Sie sich in der Position, die für Sie am bequemsten ist.

> Für mich ist es am bequemsten, auf dem Rücken zu liegen, wobei meine Unterschenkel und Füße locker nebeneinander auf einem Schemel oder Sitzkissen liegen.
>
> *Eine 55jährige Frau*

10 Jack R. Tessman: My Back Doesn't Hurt Anymore, New York, 1980, S. 59–60

Für die meisten Menschen sind bestimmte Gymnastikübungen wichtig, um Rückenschmerzen vorzubeugen. Übungen, die die Rückenmuskeln, die Bauchmuskeln und die vorderen Oberschenkelmuskeln (Quadrizeps) stärken, schützen Ihre Bandscheiben. Die Bauchmuskeln sind die einzige Unterstützung für die unteren Kreuzwirbel und helfen uns, uns aufrecht zu halten. Frauen in den mittleren Jahren haben sehr oft schwache Bauchmuskeln. Wenn Ihre Oberschenkelmuskeln kräftig sind, müssen Sie sich beim Aufstehen weniger auf die Rückenmuskeln verlassen. Wenn Sie häufiger Rückenschmerzen haben, ist es ratsam, sich von einem Orthopäden untersuchen zu lassen, der sich auf Rückenprobleme spezialisiert hat und Ihnen ein individuell auf Sie abgestimmtes Gymnastikprogramm verschreiben kann.

Wenn Sie Sport treiben, ist es wichtig, sich die Sportart sorgfältig auszusuchen. Wärmen Sie sich stets gut auf und dehnen Sie sanft Ihre Rückenmuskeln, bevor Sie Sport treiben oder schwere körperliche Arbeiten verrichten. Manche Sportarten stellen eine größere Belastung für den Rücken dar als andere.[11] Gehen und Schwimmen sind empfehlenswert, aber vielleicht müssen Sie Ihren Schwimmstil verändern. Brustschwimmen zum Beispiel beugt den Rücken und kann Schmerzen verursachen.

Besondere Rückenprobleme

Beim *Bandscheibenvorfall* (Prolaps) tritt das weiche Innere einer Bandscheibe aus der äußeren Umhüllung aus. Das verursacht meist heftige Schmerzen, wenn die gelartige Masse auf einen Nerv drückt. Am häufigsten kommt es zum Prolaps bei den Bandscheiben der beiden unteren Kreuzwirbel, die auf den Hüftnerv drücken können. Das führt zu heftigen Kreuzschmerzen und meist zusätzlich zu Schmerzen, die den Rücken oder an der Außenseite des Oberschenkels herunterlaufen bis zum Unterschenkel oder sogar bis in die Zehen (Ischiasprobleme). Bandscheibenvorfälle sind in den Altersgruppen zwischen dreißig und sechzig am häufigsten. Später trocknen die Bandscheiben eher aus, sie werden härter, und die Wahrscheinlichkeit, daß sie vorfallen, verringert sich wieder. Bei den meisten Bandscheibenproblemen ist keine Operation erforderlich, die meisten Menschen reagieren wenigstens teilweise auf konservative nichtchirurgische Behandlungen. Verschrieben wird in

11 Augustus A. White, III, Your Aching Back, New York 1983, S. 193–219

diesem Fall meist Bettruhe, was für ältere Menschen allerdings nicht immer unproblematisch ist (Gefahr von Lungenentzündung und Muskelschwund). Fragen Sie, welche Gymnastikübungen Sie im Bett machen können, um Ihre Muskeln kräftig zu halten. Wenn eine ältere Frau einen plötzlichen, starken Schmerz im Rücken empfindet, ist wahrscheinlich eher ein Wirbel-Einbruch durch Osteoporose die Ursache als ein Bandscheibenproblem. (Siehe hierzu auch ab Seite 459.)

Um eine Operation zu vermeiden, wird manchmal Chymopapain (das Enzym aus der Papaya-Frucht, das in Fleischzartmachern verwendet wird) in die vorgefallene Bandscheibe gespritzt. Die Injektion wird nur in Krankenhäusern und unter Betäubung gegeben, und die Risiken sind etwa die gleichen wie bei einer Operation. Wichtig ist, daß der Arzt zuerst feststellt, ob Sie gegen den zu injizierenden Wirkstoff allergisch sind.[12] Wie bei jedem chirurgischen Eingriff sollten Sie immer eine zweite Meinung einholen, bevor Sie Ihre Einwilligung geben. Untersuchungen, bei denen die Langzeitwirkungen von Operationen und Chymopapain über einen längeren Zeitraum verglichen wurden, lassen darauf schließen, daß die Endresultate bei beiden Eingriffen etwa gleich sind.[13] Die Wirbel neigen dazu, an ihren Kanten und den rückwärtigen Dornen Ränder aus zusätzlicher Knochensubstanz zu bilden, die als «Sporne» bezeichnet werden. Diese «Sporne» und/oder verengte Zwischenräume zwischen den Wirbeln können auf Nerven drücken. Aber nicht alle Menschen, bei denen sich Ränder und Sporne bilden, haben Rückenschmerzen. Dehnungs- und Entspannungsübungen können Beschwerden lindern.

Spinale Stenose bezeichnet eine Verengung entweder des Wirbel- oder Rückenmarkskanals oder der Öffnungen für die Nervenwurzeln, die an den Wirbeln austreten. Sie betrifft vor allem Menschen über fünfzig und läßt sich mit einer speziellen Röntgentechnik, der Computer-Tomographie, besser als früher als Schmerzursache diagnostizieren. Ohne Behandlung werden die Schmerzen normalerweise im Laufe der Zeit schlimmer. Therapiert wird Spinale Stenose mit bestimmten Gymnastikübungen, entzündungshemmenden Me-

12 G. Timothy Johnson, Stephen E. Goldfinger: The Harvard Medical School Health Letter Book, Cambridge MA, 1981, S. 135–138
13 J. Weinstein, u. a.: Lumbar Disc Herniation, in: The Journal of Bone and Joint Surgery, Bd. 68-A, Nr. 1, Januar 1986, S. 43–64

Krankheiten der Wirbelsäule (Vorderansicht)

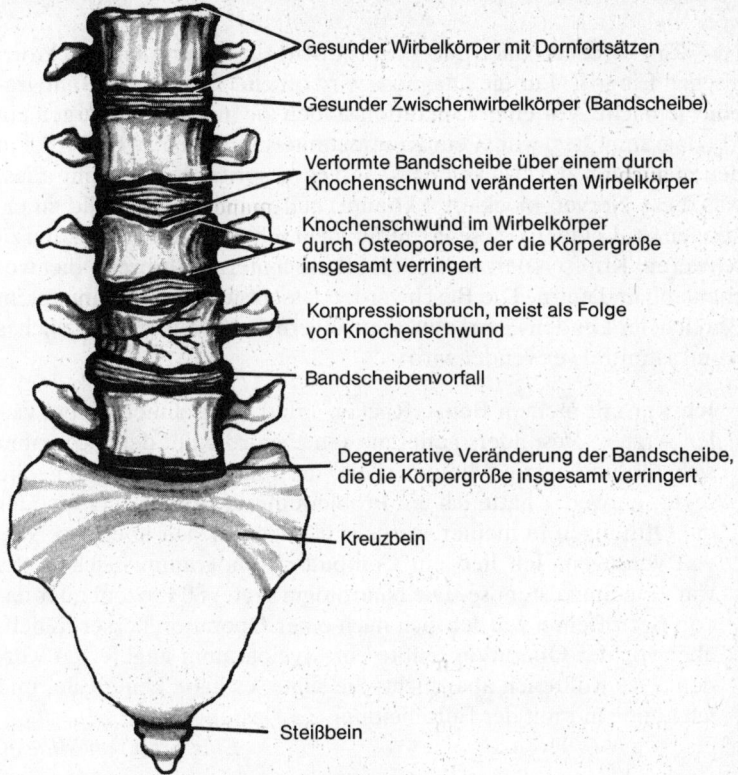

Gesunder Wirbelkörper mit Dornfortsätzen

Gesunder Zwischenwirbelkörper (Bandscheibe)

Verformte Bandscheibe über einem durch Knochenschwund veränderten Wirbelkörper

Knochenschwund im Wirbelkörper durch Osteoporose, der die Körpergröße insgesamt verringert

Kompressionsbruch, meist als Folge von Knochenschwund

Bandscheibenvorfall

Degenerative Veränderung der Bandscheibe, die die Körpergröße insgesamt verringert

Kreuzbein

Steißbein

dikamenten, einem stützenden Korsett oder, als letztem Ausweg, einer Operation.[14]

Eine *Skoliose* liegt vor, wenn sich die Wirbelsäule zu einer Seite neigt. Eine milde Skoliose kommt bei jungen Frauen häufig vor, sie kann, wenn wir älter werden, zu Muskelverspannungen oder eingeschränkter Bewegungsfähigkeit und Verspannungen im Rücken beitragen. Wenn Sie eine Skoliose haben, fragen Sie Ihren Arzt, ob sie etwas mit Ihren Rückenschmerzen zu tun haben kann. Achten Sie auf jede Veränderung im Grad der Neigung besonders nach einer Schwangerschaft. Chiropraktische Methoden können nichts gegen diese Verfor-

14 White, a. a. O., S. 43–45

mung ausrichten.[15] Tiefenatmung und bestimmte Übungen können helfen, den Belastungen, die die Skoliose schafft, entgegenzuwirken.

Nur fünf Prozent aller Rückenprobleme erfordern einen chirurgischen Eingriff. Für die Diagnose wird oft eine Computer-Tomographie gemacht. Vor einer Operation stellen die meisten Chirurgen ein Myelogramm her, wobei ein Kontrastmittel zwischen zwei Wirbel in den Raum um die Rückenmarksnerven gespritzt wird, damit alles, was diese Nerven blockieren könnte, auf einem Röntgenbild zu erkennen ist. Leider ist diese Prozedur nicht sehr angenehm, sie kann zu schweren Kopfschmerzen und Rückenschmerzen führen, die wochenlang andauern. Die Beschwerden lassen sich bei Aufnahmen im Bereich der Lendenwirbel etwas verringern, wenn ein wasserlösliches Kontrastmittel verwendet wird.

Ich war mit meinen Bein-, Rücken-, und Hüftschmerzen bei vielen Ärzten. Besonders gefiel mir eine Neurologin, denn sie nahm sich fünfundvierzig Minuten Zeit, um mit mir zu sprechen. Sie sagte, entweder hätte ich ein Problem mit der Bandscheibe, oder die Öffnungen in meiner Wirbelsäule würden sich über den Nerven verengen. Ich ließ ein Computer-Tomogramm machen. Es war eine Spinalstenose. Die Neurologin sagte, 80 Prozent aller davon Betroffenen würden sich nach einer Operation besser fühlen, aber vor der Operation müßte ein Myelogramm angefertigt werden. Das wollte ich aber nicht. Sie sagte, es habe keine Eile, und ich könne mir mit der Entscheidung Zeit lassen.

Eine Frau von Mitte 60

Hilfe bei Rückenproblemen

Welcher Spezialist kann bei Rückenschmerzen am besten helfen? Eine informelle Untersuchung ehemaliger Rückenpatienten zeigt, daß sie mit Sportmedizinern und Physiotherapeuten (Ärzte, die sich auf den Bewegungsapparat spezialisiert haben) am ehesten zufrieden waren. Außerdem hatten sie auch mit Rheumatologen gute Erfahrungen gemacht. Sowohl Orthopäden (Fachärzte, die operieren und auch rezeptpflichtige Medikamente verschreiben können) als auch Chiropraktiker (vielfach Heilpraktiker, die Naturheilmittel verordnen) verhalfen den früheren Rückenpatienten zu einer zeitweisen Besserung

15 Arthur C. Klein, Dava Sobel: Backache Relief, New York 1985, S. 32

ihrer Beschwerden. Beide bewegen die Wirbelsäule, wobei diese Praktiken bei einem Bandescheibenvorfall oder Ischias-Problemen nicht ratsam sind. Als hilfreich wurden auch Yoga-Lehrer empfunden, die sich mit Rückenproblemen auskennen, Bewegungstherapeuten, die mit Massage halfen und nützliche Übungen zeigten, und Beschäftigungstherapeuten, die ihnen zeigten, wie sie ihre täglichen Aufgaben leichter bewältigen können. Die Studie läßt darauf schließen, daß Veränderungen der Lebensweise langfristig am besten halfen. Die meiste Unterstützung boten Ärzte, die unabhängig von ihrer Spezialisierung den Zusammenhang und das Zusammenwirken von Knochen, Bindegewebe und Muskeln bei allen Bewegungen berücksichtigten und dazu ermutigten, tägliche Gewohnheiten zu verändern.[16]

Die Knie

Viele Knieprobleme haben ihre Ursache in Fehlstellungen des Beckens und der unteren Wirbelsäule. Auch die Füße können eine Rolle spielen. Menschen, die ganz normal gehen, bekommen viel seltener Probleme mit den Knien als Menschen, die viel joggen oder laufen. Halten Sie ihren Quadrizeps-Muskel (vorderer Oberschenkel) kräftig, denn er stabilisiert das Knie. Auch Arthritis und Bursitis sind häufig Ursache für Knieschmerzen.

Der Stock

Wir haben Schmerzen, wir sind steif, wir wollen ausgehen, trotz der Beschwerden – aber einen Stock benutzen? Niemals! Jeder wird denken, wir sind alt!
Aber ein Stock kann wirklich helfen. Probleme, die unsere Mobilität empfindlich einschränken, lassen sich erleichtern, wenn wir einen Stock richtig benutzen. Ähnlich wie Fächer, die bei Hitzewallungen im Wechsel so nützlich sind, waren Stöcke in früheren Zeiten mehr in Mode als heute. Bringen wir sie wieder in Mode! Wir können Stöcke dekorieren, damit sie zu unserer Kleidung passen, oder auf einen eleganten Stock mit hübscher Schnitzerei sparen. Wir können einen Stock benutzen, um einen Sitz in einem Bus zu bekommen, oder damit auf den Boden klopfen, um dem, was wir sagen, Nachdruck zu

16 Ebd.

verleihen. Ein Stock kann, wenn wir wollen, sagen: «Komm mir nicht in die Quere!»

Halten Sie den Stock in der Hand, die dem schmerzenden Bein gegenüberliegt. Ihr Ellenbogen sollte um 120 Grad angewinkelt sein, wenn der Stock die richtige Höhe für Sie hat. Treten Sie gleichzeitig mit dem Stock und dem schmerzenden Bein vor. Der Stock verringert den Druck auf das schmerzende Bein, schont es und gibt ihm so Gelegenheit, zu heilen.

Achten Sie darauf, daß die Höhe des Stockes (oder eventuell auch Ihrer Krücken) und Ihre Art und Weise, damit umzugehen, von Ihrem Arzt, einem erfahrenen physikalischen Therapeuten oder einer Krankenschwester bzw. Arzthelferin überprüft werden. Sie können sich schaden, wenn Sie diese Geh-Hilfen nicht richtig gebrauchen.

Die Hüften

Die genaue Ursache für Hüftschmerzen ist oft schwierig zu finden, denn das Hüftgelenk liegt relativ tief im Körper verborgen. Die Schmerzen kommen möglicherweise gar nicht aus der Hüfte, sondern von einer Arthritis der unteren Wirbelsäule. Schmerzen dagegen, die von Arthritis der Hüfte verursacht werden, werden normalerweise in der Lendengegend empfunden und können bis in den Bereich oberhalb des Knies ausstrahlen. Schmerzen, die Sie an der Außenseite der Hüfte empfinden (am breitesten Teil) werden normalerweise von Bursitis verursacht und sind oft besonders schmerzhaft, wenn wir Treppen steigen oder uns hinstellen.

Die Schultern

Für Schmerzen in den Schultern sind am häufigsten Bursitis oder Tendinitis verantwortlich, normalerweise Resultate von überlastenden Bewegungen bei Sport und Arbeit. Der allmähliche Verlust der Bewegungsfähigkeit und Aufkommen von Schmerzen sind manchmal so schleichend, daß wir sie nicht bemerken, bis sie recht schwere Beschwerden verursachen.[17] «Eingefrorene Schultern» treten meist bei Frauen über fünfzig auf. Wenn sie nicht behandelt werden, können sie chronisch werden. Ausruhen, heiße Umschläge, Eismassage und Ul-

17 Walter R. Sundstrom: Painful Shoulders: Diagnosis and Management, in: Geriatrics, Bd. 38 Nr. 3, März 1983, S. 91

traschallbehandlungen durch einen Physikalischen Therapeuten können den Weg bereiten für zunächst passive Übungen (bei denen jemand den Arm für Sie bewegt) und in der Folge dann regelmäßige Gymnastik.[18]

Der Nacken

Wenn Sie schlafen, sollte Ihr Nacken in jeder Lage so unterstützt werden, daß er in der Achse der Wirbelsäule bleibt und nicht gedehnt oder abgeknickt wird. Wenn Sie mit Nackenschmerzen aufwachen, kann Ihre Schlafhaltung der Grund sein. Vielleicht brauchen Sie aber auch eine andere Matratze oder ein neues Kopfkissen. Probieren Sie, was Ihnen guttut. Oder versuchen Sie ein Nackenkissen, daß so geformt ist, daß es den Raum zwischen Schulter und Nacken gut ausfüllt und den Kopf unterstützt. Nackenschmerzen können außerdem von Wirbel- oder Bandscheibenproblemen herrühren oder von für Sie nicht körpergerechten Arbeits- oder Küchenmöbeln und von schlecht angepaßten Fahrrädern.

Der Kiefer

Ich wachte plötzlich um vier Uhr morgens mit schweren Ohrenschmerzen auf. Aspirin linderte die Schmerzen, aber das Kauen tat mir weh. Ein paar Tage später hatte ich Schmerzen beim Sprechen und Schlucken. Eine Freundin, die Zahnärztin ist, hatte mir von Erkrankungen in den Kiefergelenken erzählt, aber ich hatte dem damals wirklich nicht viel Aufmerksamkeit geschenkt. Dann dämmerte es mir, daß das auch mein Problem sein könnte. Und so war es. Mein rechtes Kiefergelenk war nicht in Ordnung.

Die Kiefergelenke arbeiten vierundzwanzig Stunden am Tag, wenn wir essen, sprechen, gähnen, trinken und auch im Schlaf. Sie müssen genau aufeinander abgestimmt sein, damit wir sie in vier Richtungen bewegen können: vertikal, horizontal und vor und zurück. Wenn dieses feine Spiel der Gelenke nicht mehr genau koordiniert ist, kann es zu einer ganzen Reihe von Symptomen kommen, darunter Kopfschmerzen, Ohrenschmerzen oder Klingeln in den Ohren, Augenreizungen oder -schmerzen, Benommenheit, Kreuzschmerzen, Nacken-

18 Ebd. S. 96

steife, Taubheit in den Gliedern und bei bestimmten Bewegungen ein klickendes Geräusch in den Kiefergelenken.

Die Ursachen für diese Störung sind unterschiedlich und zum Teil noch gar nicht bekannt. Wir wissen, daß Biß-Anomalien oder schiefstehende Zähne, streßbedingtes Zähneknirschen oder -klappern der Grund sein kann, aber auch eine Ohrfeige oder andere Schläge gegen den Kopf, Arthritis sowie Kopfverletzungen bei Zangengeburten. Kiefergelenkprobleme können aber auch durch fehlerhafte Zahnbehandlungen (zu hoch gearbeitete Füllungen), Zahnspangen oder ein schlecht sitzendes Gebiß verursacht sein.

Jahrelang vernachlässigten Ärzte und Zahnärzte Menschen mit Kiefergelenk-Symptomen und taten sie als Hypochonder ab, besonders Frauen. Heute aber ist bekannt, daß Störungen der Kieferknochen sehr häufig vorkommen und oft übersehen werden, insbesondere bei älteren Menschen.

> Ich hatte jahrelang Kopfschmerzen, die manchmal so schwer waren, daß ich wirklich nichts tun konnte. Nach einer gründlichen zahnärztlichen Behandlung, wobei auch meine Zahnstellung verbessert wurde, hörten meine Kopfschmerzen auf. Als ich eine Bemerkung darüber machte, daß ich keine Kopfschmerzen mehr hätte, sagte mein Zahnarzt, es könne ein Kiefergelenk-Syndrom sein – davon hatte ich noch nie etwas gehört. Er untersuchte mich genau und machte dann eine Kieferspange für mich, die ich nachts tragen soll.
> *Eine 63jährige Frau*

Kiefergelenk-Probleme dürfen nicht übersehen werden. Wenn sie früh erkannt werden, lassen sie sich im allgemeinen leicht behandeln. Werden sie ignoriert, falsch diagnostiziert oder falsch behandelt, können sie unbehandelbar werden, und diejenigen, die darunter leiden, zwingen, ihre Arbeit und ihr gesellschaftliches Leben aufzugeben. Entscheidend ist deshalb zunächst eine sorgfältige Diagnose durch einen aufgeschlossenen Arzt oder Zahnarzt, der sich auskennt mit Problemen der Kieferknochen, und dann eine Behandlung durch einen erfahrenen Arzt.

Über die richtige Behandlung des Kiefergelenk-Syndroms sind sich Ärzte uneins. Es gibt fast ebenso viele Behandlungsmethoden wie Symptome und Ursachen. Zur Behandlung kann eine vorübergehende Umstellung auf weiche Nahrungsmittel gehören, Streßminderung, Entspannungsübungen, Korrektur der Zahnstellung, physikalische Therapie, Muskelentspannungsmittel und in seltenen Fällen chirurgische Eingriffe. Allerdings sollten Sie immer eine unabhängige zweite Meinung einholen – oder vielleicht sogar eine dritte –, bevor Sie Ihre Einwilligung zu einer Operation oder einer anderen irreversiblen Behandlung geben.

Die Ellenbogen

Viel gebraucht und sehr exponiert, sind unsere Ellenbogen besonders anfällig für Bursitis und Tendinitis. Ein Tennisellenbogen, der nicht nur vom Tennisspielen, sondern von jeder wiederholten anstrengenden Bewegung kommen kann, ist eine Form von Tendinitis. Eine Handgelenksschiene, die den Handgelenksmuskel ruhigstellt, der am Ellenbogen befestigt ist, ist nützlicher als eine Ellenbogenbandage. Hilfreich ist hierbei aber auch Akupunktur. Außerdem sollte immer festgestellt werden, ob der vermeintliche Tennisellenbogen nicht auf einer Reizung der Hals- und Nackenwirbel beruht, die nach unten in den Arm ausstrahlt.

Die Handgelenke

Entzündetes oder geschwollenes Bindegewebe in den Handgelenken kann auf einen Nerv drücken, der durch einen Sehnentunnel auf der Unterseite des Handgelenks verläuft. Dieser Druck kann wiederum im Handgelenk Schmerzen verursachen, Prickeln, Taubheit (im allgemeinen im Daumen und den ersten drei Fingern) sowie Schmerzen, die den Arm hochschießen. Dieses Syndrom, das Karpaltunnel-Syndrom genannt wird, kommt besonders häufig bei Frauen zwischen 40 und 50 vor, die in der Bekleidungs- und Elektronikindustrie arbeiten, aber auch bei Kellnerinnen, Kassiererinnen, Sekretärinnen[19] und manchen Musikern. Sprechen Sie mit Ihrem Arzt darüber, ob es ratsam für Sie wäre, eine Handgelenksschiene zu tragen, die in Geschäften für orthopädischen Bedarf erhältlich sind.[20]

19 Women's Health, Bericht der PHS Task Force on Women's Health Issues, Bd. I, in: Public Health Reports, Bd. 100 Nr. 1, Januar/Februar 1985, S. 92
20 Fries, a. a. O., S. 198

Hände und Finger

Arthritis kann sich in unterschiedlicher Form auf die Beweglichkeit und Kraft unserer Finger auswirken. (Eine hervorragende Übung für die Gelenkigkeit der Finger ist das Alphabet der Zeichensprache.) Bei einer Osteoarthritis sind nur die Gelenke vergrößert, die den Fingernägeln am nächsten sind. (Solche Vergrößerungen werden auch als «Philosophen-Knoten» bezeichnet.) Diese Schwellungen können schmerzhaft sein, aber sie behindern normalerweise nicht die Bewegungsfähigkeit und erfordern keinen Arztbesuch. Manche Frauen haben weniger Probleme damit, wenn sie ihren Fleischverzehr stark reduzieren. Die Neigung dazu liegt offenbar in der Familie.

Rheumatische Arthritis kann dagegen alle Gelenke der Hand und des Handgelenks betreffen, besonders die Knöchel und mittleren Fingergelenke, und erfordert eine sofortige medizinische Untersuchung. Schienen, Kälte oder Hitze und Übungen sind notwendig, um zu verhindern, daß sich die Finger deformieren.

Viele Frauen klagen über Schmerzen und Schwellungen in den unteren Teilen des Daumens, nahe an der Handfläche.[21] In diesem Fall können Eispackungen helfen. Es gibt Schienen, die das schmerzende Gelenk ruhigstellen, den Rest des Daumens jedoch beweglich halten.

> Die Basis meiner Daumen tut seit zwei Jahren weh. Es wurde so schlimm, daß ich keine Briefe mehr schreiben konnte. Medikamente halfen nicht. Ein Beschäftigungstherapeut fertigte eine leichte Plastikschiene an, um die Basis des Daumens zu unterstützen und ruhigzustellen, so daß mein Gelenk ausruhen konnte. In zwei Wochen war die Entzündung vorbei. Jetzt benutze ich die Schiene bei belastenden Bewegungen, zum Beispiel beim Schreiben, um Schmerzen und Reizungen zu verhindern.
>
> *Eine 50jährige Frau*

---

21 Letters to «Broomstick», Bd. IV, Nr. 4, Juli/August 1982, S. 29; sowie Bd. VI, Nr. 6, November/Dezember 1984, S. 36

Arthritis und rheumatische Beschwerden

Das Wort «Arthritis» beschreibt eine Krankheit, bei der Gelenke und Muskeln schmerzen, entzündet, steif und manchmal geschwollen sind. «Rheumatismus» ist ein älteres Wort für die gleichen Symptome. Es gibt viele bekannte und noch unbekannte Ursachen für diese Beschwerden. Wenn ein Arzt diesen allgemeinen Begriff verwendet, fragen Sie ihn deshalb, was genau in Ihrem Fall darunter zu verstehen ist.

Im Alter von fünfundsechzig bis siebzig haben nach amerikanischen Untersuchungen 80 Prozent aller Frauen arthritische Beschwerden.[22] Insgesamt sind in den westlichen Bundesländern über drei Millionen Menschen an Rheuma erkrankt. Etwa 420 Rheumatologen stehen zu ihrer Behandlung bereit.[23] Menschen, die Arthritis haben und die Ärzte, Heilpraktiker oder Heilgymnasten, die mit ihnen arbeiten, sind sich einig: *Gegen jede Form von Arthritis läßt sich etwas tun.* Menschen mit arthritischen Beschwerden brauchen zwar mehr Ruhe als die meisten anderen, aber Millionen von Menschen mit Arthritis führen ein normales, befriedigendes und sinnvolles Leben. Neunzig Prozent aller Menschen mit Arthritis sind arbeitsfähig[24], obwohl manche Hilfe brauchen, um zu anderen Aufgaben überzuwechseln, die ihren Fähigkeiten besser entsprechen. Nur 3 Prozent aller Menschen mit Arthritis sind ernsthaft behindert[25], und diese Prozentzahl läßt sich noch reduzieren durch Vorbeugung, Selbsthilfe, frühe Diagnose und neue Behandlungsmethoden. Viele reagieren ungläubig auf Schmerzen und Steifheit, die ein erstes Anzeichen für Arthritis sein kann.

Besonderer Schutz und besondere Rechte

Wenn Sie unter rheumatischen Beschwerden leiden, sind Sie an Ihrem Arbeitsplatz besonders geschützt und können einige Sonderrechte in Anspruch nehmen. Dazu gehören zum Beispiel spezielle Büromöbel, die Ihnen das Sitzen erleichtern. Außerdem können Sie

---

22 Jane Porcino: Growing Older, Getting Better: A Handbook for Women in the Second Half of Life, Reading MA, 1983, S. 248
23 Annette Bopp, Vera Herbst: Beweglich bleiben, Köln, 1989, S. 27
24 Ephraim P. Engleman, Milton Silverman: The Arthritis Book, New York 1980, S. 144–145
25 Ebd., S. 144

gemeinsam mit dem Betriebsarzt durchsetzen, daß Sie an einen anderen, für Sie weniger belastenden (z. B. durch Vibrationen, monotone Bewegungen über längere Zeit) Arbeitsplatz versetzt werden. Wenn Sie in Ihrem Betrieb Schwierigkeiten damit haben, wenden Sie sich an die zuständige Gewerbeaufsicht. Außerdem haben viele Rheumatiker Anspruch auf einen Schwerbehindertenausweis (ab 50 Prozent Minderung der Erwerbsfähigkeit), der ihnen einen besseren Kündigungsschutz, Steuererleichterungen und Nachlässe auf öffentlichen Verkehrsmitteln ermöglicht. Wenn Sie jedoch keinen festen Arbeitsplatz haben oder sich gerade bewerben, kann eine solche Minderung der Erwerbsfähigkeit auch nachteilig sein, weil viele Arbeitgeber sich scheuen, Schwerbehinderte einzustellen. Lassen Sie sich im Zweifelsfalls auf dem Sozialamt, bei Ihrer Krankenkasse, beim Arbeitsamt oder bei der Rheuma-Liga (Adressen ab Seite 762) beraten. Diese Stellen können Ihnen auch sagen, welche Umschulungsmöglichkeiten es nötigenfalls für Sie gibt und welche Rehabilitationshilfen angeboten werden. Siehe hierzu auch Seite 303.

Ich weigerte mich, auch nur in Betracht zu ziehen, daß irgend etwas mit mir nicht stimmte, bis ich feststellte, daß ich die Treppen Stufe für Stufe herunterging, wobei ich mich mit einer Hand am Geländer festhielt und mit der anderen an der Wand. Ich war erst dreiundvierzig.   *Eine 61jährige Frau*

Degeneratives Rheuma (Arthrose)

Die häufigste Ursache von rheumatischen Schmerzen sind degenerative Gelenkerkrankungen. Sie werden so wegen des allmählichen Verschleißes der Knorpel in den Gelenken genannt. Bei fast allen Erwachsenen über vierzig sind zwar Zeichen von Arthrose auf Röntgenbildern zu erkennen, aber nur 10 Prozent von ihnen haben Symptome.[26] Deshalb müssen Sie sich keine Sorgen machen, wenn ein Röntgenbild Arthrose zeigt, befolgen Sie die Ratschläge für die Vorbeugung gegen Gelenkschmerzen (s. S. 429 bis S. 432).
Arthrose ist eher ein lokalisiertes, mechanisches Problem als eine Krankheit, die den gesamten Organismus betrifft. Sie entwickelt sich in vorher verletzten oder überbeanspruchten Gelenken. Arthrose in Gelenken der Wirbelsäule wird *Spondylose* genannt. Wie bei allen

26 Patricia J. Cooper (Hg.): Better Homes and Gardens Women's Health und Medical Guide, Des Moines, Iowa, 1981

Formen der Arthrose werden Schmerzen oder Steifheit durch Spondylose bei körperliche Inaktivität nur schlimmer und bessern sich, wenn wir uns bewegen.

Die beste Arthrosebehandlung ist eine Kombination von Ausruhen, Übungen und Schmerzbehandlung (einschließlich – wenn unbedingt notwendig – Schmerzmedikamenten). Manchmal hilft es auch, wenn man ein paar Kilo abnimmt und so die Gelenke entlastet. Gymnastik mit sanften Dehnübungen aller Muskeln zwei- oder dreimal in der Woche kann helfen, Schmerzen zu lindern und die Bewegungsfähigkeit zu erhalten. Dehnen Sie sich mehrmals am Tag, um Steifheit zu verhindern. Wenn Sie sich dazu in der Lage fühlen, fangen Sie *langsam* mit aerobischen Übungen an wie gehen, schwimmen in gut temperiertem Wasser oder Fahrrad fahren (wenn Ihre Knie das erlauben).

Halten Sie sich warm – Menschen mit Arthrose sind oft empfindlich gegen Kälte, Feuchtigkeit und Veränderungen des Luftdrucks, der auch den Druck in den Gelenken verändert.

Vielleicht überlegen Sie sich, in ein trockeneres Klima umzuziehen. Das hilft aber nicht in allen Fällen. Versuchen Sie es also zuerst mit einem längeren Besuch. Ein Umzug ist einer der anstrengendsten Erfahrungen im Leben, und der Verlust von Freunden und der vertrauten Umgebung kann schmerzhafter sein als schlechtes Wetter oder schmerzende Gelenke.

Chronische Polyarthritis

Diese Form der Arthritis ist eine entzündliche Krankheit, die den gesamten Körper in Mitleidenschaft zieht. Sie ähnelt einer Grippe. Sie kann sich zwar auf viele Organe auswirken, die meisten Probleme aber verursacht sie in den Gelenken. Bei einer chronischen Polyarthritis entzündet sich die Auskleidung der Gelenkkapseln (synoviale Membran), und produziert Enzyme, die Knorpel, Knochen und Knochenhaut schädigen und in schweren Fällen das Gelenk zerstören.[27]

Von chronischer Arthritis sind dreimal so viele Frauen betroffen wie Männer. Sie tritt zwar am häufigsten zum erstenmal im Alter zwischen 25 und 45 auf, aber die Hälfte der Frauen, die darunter leiden, sind über fünfundvierzig Jahre alt. Was die Entzündung verursacht, ist

27 Fred G. Kantorwicz: Rheumatoid Arthritis, in: Medical Times, Bd. 110, Nr. 2, Februar 1982

nicht bekannt, aber möglicherweise spielen Autoimmun-Prozesse eine Rolle, bei denen der Körper mit seinen Abwehrstoffen die eigenen Zellen angreift.

Die Gelenke, fast immer die gleichen Gelenke auf beiden Körperseiten, schmerzen, sind (vor allem morgens) steif, geschwollen, warm und druckempfindlich. Mit einer rechtzeitigen Diagnose und Behandlung läßt sich viel gegen die behindernden Auswirkungen der Krankheit ausrichten: Von denjenigen, die *innerhalb von zwölf Monaten* nach den ersten Anzeichen mit einer Therapie anfangen, kommt es bei 75 Prozent zu einer beträchtlichen Besserung.[28] Physikalische und Beschäftigungstherapie sollten so früh wie möglich einsetzen. Leider warten viele Menschen manchmal Jahre, bevor sie in Behandlung gehen, und leiden unter unnötigen Schmerzen und manchmal nicht wiedergutzumachenden Schäden.

Eine großangelegte Untersuchung in den Vereinigten Staaten fand heraus, daß die Neigung zu Chronischer Polyarthritis nach der Menopause ansteigt. Besonders häufig kommt diese Krankheit aber bei Frauen vor, denen beide Eierstöcke entfernt wurden (bilaterale Oophorektomie). Östrogen kann dabei nicht allein die entscheidende Rolle spielen, denn weder die Pille noch Hormongaben nach dem Wechsel haben sich bei der Verhütung oder Behandlung von Chronischer Polyarthritis als wirksam erwiesen.[29] Schon allein aus diesem Grund sollte die prophylaktische Entfernung gesunder Eierstöcke vermieden werden.

Eine aktive Beteiligung an der Behandlung ist bei Chronischer Polyarthritis besonders wichtig. Achten Sie darauf, daß Sie genau über Ihren Krankheitsverlauf im Bilde sind. Denn diese Form der Arthritis kann schmerzhaft ausbrechen und sich auch wieder beruhigen. Entsprechend werden auch die Hochs und Tiefs sein, die Sie durchleben.

Diese Krankheit läuft individuell so unterschiedlich ab, daß es vollständig an mir selbst liegt, festzustellen, was angemessen ist und was zuviel, wann ich ausruhen und wann ich meine Aktivitäten einschränken oder gar mit etwas ganz aufhören sollte. Dazu muß ich

28 Engleman und Silverman, a. a. O., S. 20
29 Vorläufige Ergebnisse der Nurses' Health Study, Harvard School of Public Health, Menopausal Status, Estrogen Use an Incidence of Rheumatoid Arthritis, vorgetragen bei der 110. Annual Meeting of the American Public Health Association, 1982

sehr genau auf meinen Körper achten. Das heißt, ich muß meine Ziele fortwährend neu festlegen und die Uhr auf Null zurückstellen, wenn ich übertrieben habe. Das ist sehr frustrierend, ganz besonders, wenn Freunde und Angehörige mich unter Druck setzen, wie subtil auch immer. Eine enge Freundin sagte, die fünfstündige Reise zu ihr sei doch ein Kinderspiel. «Schließlich sitzt du doch die ganze Zeit.» Es ist schwierig, immer alles erklären zu müssen.

Eine 38jährige Frau

Lupus

Der Systemische Lupus Erythematodes (SLE) gilt, wie die Chronische Polyarthritis, als Erkrankung des Immunsystems. Eine mildere Form von Lupus (Erythematodes chronicus discoides genannt) betrifft nur die Haut. Der entzündliche Prozeß beim Lupus kann jedoch das Bindegewebe in jedem Organ angreifen und macht es ohne spezielle Bluttests zunächst schwierig, die Krankheit zu diagnostizieren. 90 Prozent aller von Lupus Betroffenen sind Frauen, etwa die Hälfte mit Symptomen, die den Symptomen der Chronischen Polyarthritis ähneln.

Gegen Arthritis oder andere rheumatische Beschwerden läßt sich etwas tun! Wir müssen nicht davon ausgehen wie manche Ärzte, daß Schmerzen, Steifheit und eingeschränkte Bewegungsfähigkeit sich nicht vermeiden lassen. Eine gründliche Untersuchung ist die Voraussetzung. Ein Arzt, der sich auf innere Medizin spezialisiert hat (ein Internist), kann Befunde koordinieren und die erforderliche Behandlung festlegen. Außerdem wollen Sie vielleicht einen Arzt konsultieren, der sich auf Gelenk- und Muskelerkrankungen spezialisiert hat (ein Rheumatologe), oder einen Facharzt für Knochenerkrankungen (ein Orthopäde). Auch Krankenschwestern, die für Sozialstationen arbeiten, können Patienten dabei helfen, mit chronischen Beschwerden umzugehen. Orthopädische Werkstätten passen spezielle Schuhe oder Einlagen an. Altenpfleger von Sozialstationen und Wohnberater können Ihnen helfen, Ihre Umgebung so einzurichten, daß Sie sich möglichst unbehindert bewegen können (siehe hierzu auch Seite 301). Krankengymnasten und Physiotherapeuten können den Körper lehren, sich richtig zu bewegen, und entscheiden, welche Übungen am besten für Sie sind. Außerdem finden viele Frauen Erleichterung durch Akupunktur und Massagen.

Eine frühe Diagnose ist wichtig, vor allen Dingen für die Nieren, und die regelmäßige Untersuchung der Nierenfunktion gehört zum Leben mit dieser Krankheit. Bevor es möglich war, Lupus mit Corticosteroiden zu behandeln, führte das Leiden vielfach innerhalb von drei Jahren zum Tod. Da Corticosteroide dem Körper Kalzium entziehen, sollten Menschen mit Lupus besonders auf eine ausreichende Kalziumaufnahme achten. Sie brauchen außerdem noch mehr Ruhe als Menschen mit anderen rheumatischen Beschwerden. Außerdem sollten sie alles vermeiden, was ihre Immunkräfte schwächt. Unter anderem Stress und seelische wie körperliche Erschöpfung. Lupus tritt zwar im allgemeinen während der fruchtbaren Jahre zum erstenmal auf, aber heute leben mehr Frauen bis ins Alter mit dieser Krankheit. Lupus-ähnliche Symptome können bei langzeitiger, hochdosierter Anwendung auch durch blutdrucksenkende Medikamente ausgelöst werden, die Hydralazin oder Dihydralazin enthalten. Die Nebenwirkungen verschwinden, wenn das Medikament abgesetzt wird.

Andere rheumatische Beschwerden

Entzündungen, die das Bindegewebe des Körpers angreifen, können ebenfalls rheumatische Beschwerden verursachen. Zwei dieser Beschwerden treten relativ häufig auf: *Fibrositis* wird oft auch als Weichteilrheumatismus bezeichnet.[30] Manchmal halten Symptome wie dauernde Steifheit, Druckschmerzen, die in andere Körperregionen ausstrahlen, Erschöpfung und Schlafstörungen monatelang oder jahrelang an und verschwinden dann allmählich. Es kann auch zu einem andauernden Rückgang der Symptome kommen. Entzündungshemmende Medikamente, Heilgymnastik, Entspannungstechniken, Stressbewältigung und physikalische Therapie können die Lebensqualität entscheidend verbessern.

Einige Monate lang tat mir alles weh, ich war steif und müde. Ich fand schmerzende Punkte an meinen Schultern, im Nacken, an Ellenbogen, Hüften und Knien. Alle meine Gelenke schmerzten fortwährend. Dann fingen meine Wangenknochen an weh zu tun (und da gibt es keine Gelenke!), und Schmerzen in den Schienbeinen hinderten mich am Schlaf. Mein Arzt sagte, die Muskelhaut sei

30 Annette Bopp und Vera Herbst: Beweglich bleiben, a. a. O.

entzündet und würde Schmerzen verursachen. Er v̶
entzündungshemmende Mittel und physikalische T̶
war erstaunt, wie eingeschränkt meine Bewegungsfä̶
geworden war. Deshalb fing ich nach einem genau aus̶
Plan mit bestimmten Übungen an, und steigerte mich̶
der gehen und schwimmen konnte. Nach zehn Monate̶ ̶.̶.̶̶ich
mich viel besser. Doch noch immer muß ich Erschöpfung vermeiden – oder den Preis dafür zahlen: Schmerzen.

Eine 71jährige Frau

Polymyalgia rheumatica, eine Entzündung der kleinen Blutgefäße, die die Muskeln mit Nährstoffen versorgen, wurde erst 1969 als Krankheit erkannt. Sie tritt manchmal bei Frauen über 50 auf, durchschnittlich allerdings erst mit 70. Steifheit und andauernde Schmerzen sind die Folge. Die Symtpome von Entzündungen in den Schläfenarterien können seitliche Kopfschmerzen sein und plötzlich auftretende schwere Steifheit in Schultern und Nacken, auf einer oder beiden Seiten. *In diesem Fall muß sofort mit Corticosteroiden behandelt werden, um Blindheit zu verhüten.*[31]

«Rheuma» als Nebenwirkung von Medikamenten
Es kommt immer wieder vor, daß Menschen anscheinend unter rheumatischen Muskel- und Gelenkschmerzen leiden. In Wirklichkeit sind das aber Nebenwirkungen von Medikamenten, die sie nehmen (müssen). Das ist möglich bei: Abführmitteln, Medikamenten gegen erhöhte Blutfettwerte, einigen Zellgiften, die in der Krebstherapie eingesetzt werden, manchen Anti-Pilzmitteln, Betablockern und Entwässerungstabletten. Aber auch Substanzen, die zur Behandlung von Rheuma eingesetzt werden, können solche Beschwerden auslösen. Dazu gehören Medikamente, die Cortison enthalten, Chloroquin und D-Penicillamin.[32]

31 Fries, a. a. O., S. 63
32 Bopp und Herbst, a. a. O., Seite 60

Das wichtigste Ziel bei der Behandlung von rheumatischen Beschwerden liegt darin, Entzündungen und Schmerzen unter Kontrolle zu halten. Entzündungen können den Körper so schädigen, daß selbst diejenigen, die nicht gern Medikamente nehmen, das in diesem Fall tun sollten. Medikamente können uns ermöglichen, ein normales Leben zu führen oder sogar unser Leben retten (vgl. «Freiverkäufliche und verschreibungspflichtige Medikamente», S. 85). Die Einnahme muß bei allen Medikamenten sorgfältig überprüft werden, denn jede reagiert anders auf ein bestimmtes Medikament. Was bei einer wohltuend wirkt, hilft einer anderen nicht. Wenn Sie ein Medikament, das Ihnen verschrieben wurde, nicht vertragen oder es nicht hilft, besprechen Sie mit Ihrem Arzt, ob Sie ein anderes ausprobieren sollten. Es bedarf viel Geduld, um ein Medikament zu finden, das Ihnen wirklich hilft.

Neuere Forschungen zeigen, daß Vitamin E sich günstig auf rheumatische Beschwerden auswirkt. Auch Fischöl kann in hohen Dosierungen einen entzündungshemmenden Effekt haben.[33] Es ist jedoch nicht klar, ob die teuren Omega-3-Fettsäuren, die heute von mehreren Pharmakonzernen verkauft werden, die richtigen Wirkstoffe enthalten. Außerdem können hohe Dosierungen, besonders in Verbindung mit gerinnungshemmenden Medikamenten wie beispielsweise Aspirin zu übermäßigen Blutungen führen.[34] Um solchen Wechselwirkungen zu entgehen, machen Sie Fisch lieber zu einem regelmäßigen Bestandteil Ihres Speisezettels. Fisch ist reich an Vitamin D und Proteinen, enthält nur wenig Fett und Cholesterin und wirkt darüber hinaus möglicherweise auch noch entzündungshemmend.

Entzündungshemmende, nichtsteroidale Medikamente lindern nicht nur Entzündungen, sondern auch Schmerzen. In diesen Medikamenten sind Wirkstoffe enthalten wie Acetylsalicylsäure, Ibuprofen, Diclofenac und viele andere. All diese Medikamente können die Magenschleimhaut reizen und werden deshalb am besten nach dem Essen eingenommen. Aspirin ist das Standardmittel und zugleich der

33 Tak H. Lee u. a.: Effect of Dietary Enrichment with Eicosapentaenoic and Docosahexaenoic Acids on In Vitro Neutrophil and Monocyte Leukotriene General and Neutrophil Function, in: The New England Journal of Medicine, Bd. 312 Nr. 19, 9. Mai 1985, S. 1217–1224
34 Should You Begin Taking Fish Oil Supplements? in: University Diet & Nutrition Letter, Bd. 4 Nr. 11, Januar 1987, S. 1–2

Maßstab für alle anderen Medikamente. Wenn es gegen Entzündungen eingesetzt wird, muß es über einen längeren Zeitraum in hohen Dosierungen genommen werden. Die Tagesmenge sollte jedoch 6 Gramm nicht übersteigen. Bei manchen Menschen kommt es durch die große Menge von Aspirin, die notwendig ist, um eine Entzündung unter Kontrolle zu halten, zu Klingeln in den Ohren oder anderen unerwünschten Nebenwirkungen. Bei manchen wirkt Aspirin überhaupt nicht. Menschen mit Neigung zu Heuschnupfen, Asthma und Nierenschäden sollten Aspirin möglichst nicht, oder nur unter strenger ärztlicher Kontrolle nehmen.

Der entzündungshemmende Wirkstoff Piroxicam kann Magengeschwüre und Magenblutungen verursachen, Herz- und Kreislaufprobleme, Durchfälle, Nierenversagen und allergische Hautreaktionen. Der Wirkstoff wird nur sehr langsam abgebaut und gilt vor allem deshalb für Menschen über sechzig als schädlich. Denn er kann sich wegen seiner langen Halbwertzeit im Organismus ansammeln und Leber oder Nieren überlasten.[35]

Ernste Nebenwirkungen haben noch zwei andere nichtsteroidale Wirkstoffe: Phenylbutazon und Oxyphenbutazon. Diese beiden Medikamente sind unter Umständen lebensgefährlich, weil sie – wenn auch in seltenen Fällen – die weißen oder roten Blutkörperchen angreifen und zerstören können.[36] Frauen über 65 sind davon besonders bedroht. Insgesamt können ältere Menschen diese Blutzellen nicht so schnell ersetzen wie jüngere Menschen. Außerdem führen diese Medikamente zu Wasseransammlungen, was den Kreislauf von älteren Menschen besonders belastet. Häufig sind auch Magen- und Darmbeschwerden und Hautausschläge.

Manche Menschen mit Chronischer Polyarthritis sprechen gut auf Medikamente gegen Malaria an wie zum Beispiel Chloroquin. Weil diese Mittel die Netzhaut schädigen und zu Blindheit führen können, sind alle sechs Monate Augenuntersuchungen notwendig.

Für viele von uns, die schwere Chronische Polyarthritis haben, kann der Wirkstoff Penicillamin zu entscheidenden Verbesserungen führen. Diese Substanz kann das Fortschreiten der Krankheit zwar aufhalten. Allerdings haben beide Behandlungen seltene, aber schwere und manchmal tödliche Nebenwirkungen.

35 Transparenz-Telegramm 1990/91 – 10000 Arzneimittel im Vergleich, Berlin 1989, Seite 904–905
36 Fries, a.a.O., S. 106–107; und Cooper, a.a.O., S. 636

Insgesamt gilt für praktisch alle nichtsteroidalen Rheumamittel, daß Nebenwirkungen um so wahrscheinlicher werden, je älter die/ der Erkrankte ist. Um das Risiko von Komplikationen während der Einnahme zu reduzieren, sollten Sie möglichst nicht rauchen und keinen Alkohol trinken, auf Ihr Gewicht achten, Ihre Nieren entlasten, indem Sie salzarm essen, Sonnenbäder meiden und bei der Einnahme des Medikaments sitzen oder stehen und viel trinken, damit der Wirkstoff gleich verdünnt wird und nicht in der Speiseröhre kleben bleibt oder sich nur an einer Stelle im Magen auflöst und die Schleimhaut angreift. Außerdem helfen Sie mit der Flüssigkeit Ihren Nieren, die Abfallstoffe der Medikamente schnell wieder auszuscheiden.

Corticosteroide (Hormone aus den Nebennieren, meist Cortison und Prednison) sind in der Behandlung von rheumatischen Beschwerden oft sinnvoll, unumgänglich oder sogar lebensrettend wie beispielsweise beim Lupus. Sie haben bei längerfristiger Anwendung oft ernste Nebenwirkungen: darunter das Maskieren akuter Entzündungen, erhöhten Blutdruck, verzögerte Heilung von Verletzungen, Osteoporose, grauer Star, Diabetes, Wasseransammlungen und einen gesteigerten Appetit. Sie können Fettdepots im Gesicht, in den Schultern und am Bauch verursachen. Nehmen Sie Corticosteroide niemals ohne ärztliche Aufsicht, und tragen Sie in Ihrer Handtasche einen Hinweis für mögliche Unfallhelfer bei sich, wenn Sie sie einnehmen. Entscheiden Sie nie allein, sie abzusetzen oder die Dosierung zu reduzieren, selbst wenn Sie sich gut fühlen.[37] Wenn Steroide plötzlich abgesetzt oder nicht langsam genug «ausgeglichen» werden, kann das zu ernsten Problemen führen, manchmal sogar zum Tod. Wenn Sie zu einem neuen Arzt gehen, teilen Sie ihm auf jeden Fall mit, wenn Sie in den zwei Jahren zuvor mit Corticosteroiden behandelt wurden.

Cortison, das in das Gelenk injiziert wird, wirkt auf das Gelenk, und nicht auf den gesamten Körper. Die Verwendung von Cortison sollte auf nicht mehr als drei Injektionen pro Gelenk und Jahr begrenzt werden.

---

37 Lorig und Fries, a. a. O., S. 218

Operationen bei rheumatischen Beschwerden

Wer lange unter Schmerzen gelitten hat, wird empfänglich für die Hoffnung, daß sich das Problem mit einer Operation lösen läßt. Bei der chirurgischen Behandlung von Arthritis besteht keine Eile, deshalb haben Sie Zeit genug, andere Meinungen einzuholen. Wenn Gelenke so ernsthaft beeinträchtigt sind, daß sie zu Behinderungen führen, kann eine Operation helfen. Chirurgische Eingriffe bei Arthritis oder Arthrose erfordern besondere Geschicklichkeit und sollten nur von einem erfahrenen orthopädischen Chirurgen ausgeführt werden.

Eine Operation kann zum Beispiel die Sehnen in den Händen und Füßen wieder ausrichten, die von den Knochenveränderungen der Chronischen Polyarthritis verschoben wurden. Damit lassen sich einige Funktionen in diesen Gelenken wiederherstellen. Eine Synovectomie – die Entfernung der entzündeten Schleimhaut eines Gelenks – kann Schmerzen für einige Jahre entscheidend lindern, die schmerzhaften Symptome kehren allerdings normalerweise wieder.[38]

Sie können sich entscheiden, sich die Hüft- oder Kniegelenke ersetzen zu lassen, wenn Sie schwere und kaum erträgliche Schmerzen haben beim Gehen oder bei alltäglichen Bewegungen wie Schuhe und Strümpfe an- oder ausziehen oder bereits im Ruhezustand, vor allen Dingen, wenn andere Behandlungen nicht geholfen haben. Tausende solcher Operationen werden jedes Jahr durchgeführt, und die Tendenz ist weiter steigend. Allein 1987 erhielten rund 60000 Menschen in der Bundesrepublik neue Hüftgelenke.[39] Die Hauptkomplikationen bei diesem Eingriff sind Blutgerinnsel und Infektionen (in einer guten Klinik beträgt die Infektionsrate allerdings nur 0,5 bis 1 Prozent – erkundigen Sie sich danach!). Hüftoperationen haben meist mehr Erfolg als Endoprothesen im Knie, beide können jedoch die Lebensqualität verbessern. Nehmen Sie sich Zeit, um darüber nachzudenken; wenn Sie abwarten, wirkt sich das nicht auf das Resultat aus. Beachten Sie jedoch, daß Hinken wegen der Hüftschmerzen zu Schmerzen und Arthritis in der anderen Hüfte führen kann.

Ein neues Hüftgelenk einzusetzen ist eine *vorübergehende* Lösung für ein ernstes Problem. Die Endoprothese wird sich nach zehn bis fünf-

38 Engleman und Silverman, a. a. O., S. 133
39 Bopp und Herbst, a. a. O., S. 156

zehn Jahren abgenutzt haben, aber in diesen Jahren sind Sie vielleicht beweglicher und schmerzfreier als ohne Operation. *Niemand ist zu alt für eine neue Hüfte,* aber wer keine Form von Narkose verträgt oder sehr füllig ist, sollte darauf lieber verzichten. Endoprothesen verschleißen schneller unter der Belastung von großem Körpergewicht. Eine Hüftprothese besteht aus zwei Teilen. Zuerst wird eine polierte Metallkugel mit einem Verankerungsstück am Oberschenkelknochen befestigt (dem Femur – s. Abbildung). Ein Gegenstück wird am Hüftknochen angebracht; das ist die Gelenkpfanne, in die die Metallkugel genau hineinpaßt und in dem sie sich bewegt. Diese Teile werden mit körperverträglichem Klebstoff an den Knochen fixiert.

Vor fünf Jahren wurde mir eine Hüfte ersetzt. Ich wußte, bevor ich das Krankenhaus verlassen würde, würde ich im Liegen mit einem Bewegungstherapeuten Übungen machen und lernen, welche Positionen ich vermeiden müßte, wie ich zur Toilette gehen, in die Badewanne steigen und Treppen gehen sollte. Ich wußte, ich würde drei Monate mit Krücken gehen, dann mit nur einer Krücke, dann mit einem Stock. Zuerst brauchte ich Hilfe beim Anziehen. Ich machte Übungen auf dem Boden, aber jetzt schwimme und gehe ich jeden Tag. Die künstlichen Hüften (ich ließ die andere ebenfalls ersetzen) sind nicht dasselbe wie meine eigenen, als sie noch gesund waren, aber sie hindern mich an nichts wie meine eigenen, als es mir schlecht ging. Ich würde jedem zu dieser Operation raten. *Eine 72jährige Frau*

Künstliche Kniegelenke nutzen sich schneller ab. Die Operation ist mit mehr Komplikationen verbunden und einer leicht höheren Infektionsrate als das Einsetzen von Hüftgelenksprothesen. Die Kontrolle des Körpergewichts ist für ein befriedigendes Operationsergebnis ebenso wichtig, wie eine physikalische Therapie. Knieprothesen haben nur eine begrenzte Bewegungsfähigkeit, aber Sie sollten damit wenigstens von einem Stuhl aufstehen, Treppen rauf und runter gehen und sich ohne Schmerzen bewegen können.

Mir wurden vor acht Jahren wegen meiner Arthrose beide Hüftgelenke ersetzt, und seither geht es mir gut. Aber in den Knien hatte ich ebenfalls Arthrose, und als ich mit meinem Mann nicht mehr wie früher große Spaziergänge machen konnte, was ich so gern tat, ließ ich sie beide ersetzen. Ich habe wirklich immer meine Gymnastik gemacht, als ich im Krankenhaus war. Jetzt nehme ich etwas

Das Hüftgelenk vor der Operation　　　　**Das Hüftgelenk nach der Operation**

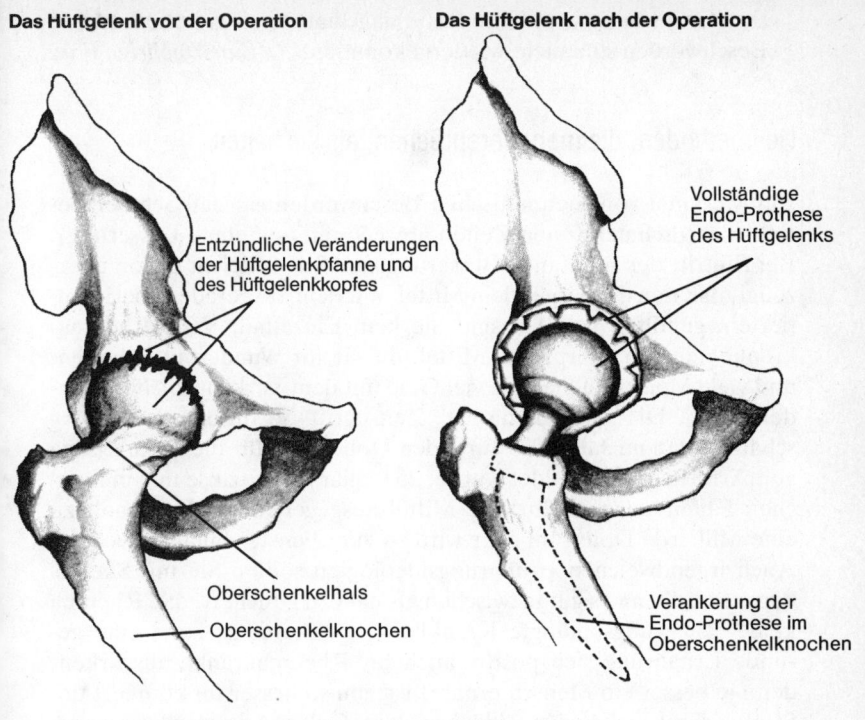

Entzündliche Veränderungen
der Hüftgelenkpfanne und
des Hüftgelenkkopfes

Vollständige
Endo-Prothese
des Hüftgelenks

Oberschenkelhals

Oberschenkelknochen

Verankerung der
Endo-Prothese im
Oberschenkelknochen

ab. Ich gehe zur Gymnastik und zum Schwimmen. Die Beweglichkeit meiner Hüften ist ein wenig eingeschränkt, und ich kann meine
Beine nicht mehr übereinanderschlagen, aber das ist nicht so
schlimm. Wenn ich abends im Bett lese, würde ich gern meine Knie
anziehen, wie ich es früher tat, aber das kann ich nicht mehr. Aber
ich kann gehen und ansonsten fast alles tun, was ich tun möchte.
Eine 60jährige Frau

Vor zwei Jahren, nach einer sehr kurzen Untersuchung, riet mir ein
Orthopäde, mir ein neues Kniegelenk einsetzen zu lassen. Ich holte
eine zweite Meinung ein in der Arthritis-Station eines Universitäts-
krankenhauses. Sie untersuchten und befragten mich eine Stunde
lang und meinten dann, ich brauchte keine Operation. Eine Cor-

455

ticosteroid-Spritze und ihre Ratschläge haben mir geholfen. Meine Beschwerden sind nicht wiedergekommen.   *Eine 76jährige Frau*

Heilmethoden, die mehr versprechen, als sie halten

Ein Merkmal von rheumatischen Beschwerden ist, daß Schmerzperioden mit schmerzfreien Zeiten abwechseln (spontane Besserung). Bei Eintritt der spontanen Besserung sind Sie vielleicht davon überzeugt, daß nun doch irgendein Mittel, mit dem Sie gerade experimentierten, geholfen hat. Da sind Sie kein Einzelfall. Viele Rheumakranke nehmen unerprobte Mittel, die sie für Wundermittel halten, und viele Menschen machen viel Geld mit dem Verkauf solcher Wunderkuren. Die amerikanische Zeitschrift «Consumer Report» schätzte, daß im Jahr 1979 für jeden Dollar, der für die Erforschung von Arthritis aufgewendet wurde, 25 Dollar für nutzlose und in manchen Fällen sogar gefährliche Mittel ausgegeben wurden – nahezu eine Milliarde Dollar im Jahr wird so zum Fenster hinausgeworfen. Auch irgendwelchen Ernährungsideologien sollten Sie mit Skepsis begegnen. Denn es gilt inzwischen als nahezu gesichert, daß Rheuma keine ernährungsbedingte Krankheit ist. Allerdings kann eine gesunde Ernährung sich positiv auch für Rheumakranke auswirken, denn je besser ein Mensch ernährt ist, um so besser funktioniert der Stoffwechsel auch in den Bindegeweben. Gelenke werden besser versorgt und entzündliche Prozesse vom Körper leichter kontrolliert. Außerdem stärkt eine ausgewogene Ernährung auch das Immunsystem und damit die Kräfte, die Krankheiten wie Lupus oder Chronische Polyarthritis abwehren.

So erklärt sich auch, daß viele Rheumakranke bei sich selbst Veränderungen zum Positiven oder zum Negativen im Zusammenhang mit ihrer Ernährung beobachtet haben. Vielen bekommt zum Beispiel Schweinefleisch, Fett, Zucker oder Weißmehl nicht. Dafür geht es ihnen mit einer überwiegend vegetarischen Ernährung besser. Jede muß für sich selbst herausfinden, was ihr hilft und sollte sich dabei auf ihr Körpergefühl und ihre Erfahrung verlassen. Probieren Sie einfach ein bißchen herum. Ein paar Tage auf Fleisch zu verzichten und statt dessen mehr Fisch oder Gemüse zu essen, schadet Ihnen bestimmt nicht.

Manche Menschen nehmen Medikamente und fühlen sich danach tatsächlich besser, nur um später einen hohen Preis dafür zu zahlen, weil diese Medikamente gesundheitsschädigende Nebenwirkungen haben. So sollten Sie zum Beispiel nie ohne ärztliche Aufsicht und die notwendigen Tests Corticosteroide oder andere Hormone, zum Beispiel aus der Hausapotheke der Freundin, nehmen. Das gilt für alle Medikamente, bei denen Sie nicht wissen, um was es sich handelt, besonders wenn sie von jemandem empfohlen werden, der die Anwendung nicht überwachen und die möglichen Folgen nicht einschätzen kann. Dazu gehören auch Vitamine, denn sie sind, im Übermaß geschluckt, keineswegs alle harmlos.

Naturheilkundliche Methoden

Bei aller gebotenen Vorsicht gegenüber irgendwelchen Heilsversprechen sollte man aber auch nicht das Kind mit dem Bade ausschütten. Denn es gibt neben dem schulmedizinischen Weg nicht nur obskure Methoden, sondern erprobte Behandlungen aus dem Bereich der Naturheilkunde. Sie werden sowohl von Heilpraktikern als auch von Ärzten für Naturheilkunde angewendet und zum Teil auch von den Kassen getragen. Das gilt insbesondere dann, wenn schulmedizinische Hilfen versagen. Adressen von Ärzten für Naturheilkunde bekommen Sie über die entsprechenden Berufsverbände. Die Adressen stehen im Anhang ab Seite 762. Ob jemand auf die nicht-schulmedizinischen Behandlungsverfahren anspricht, ist individuell verschieden. Bei manchen nützen sie nichts, bei anderen sind sie das einzige, was hilft; viele kommen mit einer Kombination aus beidem gut zurecht. Der alte Streit zwischen Naturheilkundlern und Schulmedizinern ist deshalb sinnlos, und Sie sollten sich nicht zwischen diese Fronten drängen lassen. Beides hat seine Berechtigung.

Zu den angewendeten Methoden gehört *Akupunktur*, die vor allem bei chronischen Schmerzen helfen kann, ohne den Organismus mit nebenwirkungsträchtigen Substanzen zu belasten. In einem akuten rheumatischen Schub ist Akupunktur allerdings nicht angezeigt und kann die Entzündung noch verschlimmern.

Eigenblutbehandlung soll einen unspezifischen Reiz auf das Abwehrsystem ausüben und es unterstützen. Allerdings ist dieser Reiz bei so schweren Krankheiten wie Rheuma oft nicht stark genug, um etwas zu bewirken. Schädigen können Sie sich mit einer Eigenblutbehandlung aber mit allergrößter Wahrscheinlichkeit nicht.

Bei der *Neuraltherapie* nach Huneke werden lokal wirksame Betäubungsmittel oder andere Substanzen wie z. B. Vitamine in sogenannte Störfelder gespritzt, um Schmerzen zu beheben. Durch das *Schröpfen* wird eine Körperpartie besonders gut durchblutet. Dazu setzt der Arzt oder Heilpraktiker eine kleine Glasglocke auf die Haut und entzieht ihr mit einer Vakuum-Pumpe oder einer kleinen Flamme die Luft. Der Schröpfreiz soll Schmerzen lindern und entzündliche Vorgänge zum Abklingen bringen.

Wie bei allen anderen Behandlungen sollten auch die naturheilkundlichen Verfahren nur von sehr erfahrenen Ärzten oder Heilpraktikern angewendet werden. Fragen Sie auch bei Ihrem Rheumatologen danach, ob er diese Verfahren mit in Ihre Behandlung einbeziehen kann. Da es sich beim Rheuma um eine chronische Krankheit handelt, ist alles bedenkenswert, was den Verbrauch von Medikamenten senkt.

Ergotherapie

Diese Behandlungsform ist noch relativ jung. Sie macht Erkenntnisse aus der Arbeits- und Beschäftigungtherapie für Rheumatiker nutzbar. Ergotherapeuten suchen gemeinsam mit den Erkrankten nach Möglichkeiten, die Wohnung und den Arbeitsplatz so zu verändern, daß möglichst alle Bewegungen und Verrichtungen ohne große Schmerzen vonstatten gehen können. Außerdem berät die Ergotherapeutin über Schienen, die Gelenkverformungen verhindern und über Hilfsmittel, die schmerzhafte Bewegungen erleichtern. Und sie macht auf handwerkliche Arbeiten aufmerksam, die nicht nur ein schönes Hobby sein können (zum Beispiel Weben oder Töpfern), sondern auch die Gelenke beweglich halten. Jeder Hausarzt, Internist oder Rheumatologe kann Ihnen Ergotherapie verordnen. Die meisten Kassen übernehmen die Kosten bis auf zehn Prozent Eigenanteil. Auch die von der Ergotherapeutin für sinnvoll gehaltenen Arbeitshilfen werden meist von den Kassen erstattet. Adressen bekommen Sie über den Verband der Beschäftigungs- und Arbeitstherapeuten e. V., Postfach 2208, 7516 Karlsbad-Ittersbach.

Die Gelenke schonen, tägliche Bewegung, ein ausgewogenes Verhältnis von Aktivität und Ruhe, lernen, um Hilfe zu bitten, verschiedene Entspannungstechniken und naturheilkundliche Möglichkeiten ausprobieren, um Schmerzen zu lindern – all das summiert sich und ermöglicht (manchmal nur bescheidene, manchmal überwältigende) Veränderungen, die uns helfen können, trotz Rheuma und Gelenkschmerzen das Leben zu genießen.

19 Osteoporose*

In den letzten Jahren ist Osteoporose ein viel besprochenes Thema –
in medizinischen Fachblättern, Zeitungen, Frauenzeitschriften und
Fernsehsendungen. Im Buchhandel werden immer mehr Titel über
Kalzium und Osteoperose angeboten (siehe Literaturhinweis im Anhang). Die Medien wollen unser Bewußtsein wecken für die Gefahr
dieser «heimlichen Krankheit», deren Ursachen schon in der Kindheit angelegt werden, die die Knochen schwächt und im Alter für Brüche besonders anfällig macht.

Es gibt keinen Zweifel über die Ausmaße dieses Gesundheitspro-
blems: 1987 starben in der Bundesrepublik Deutschland fast 6000
Menschen an Komplikationen im Zusammenhang mit Oberschenkel-
halsbrüchen. Diese Art von Knochenbrüchen ist überwiegend eine
direkte Folge von Osteoporose. Genaue Daten darüber, wie viele
Brüche hierzulande insgesamt der Osteoporose zuzuschreiben sind,
gibt es nicht. Man weiß nur: Rund 20 Prozent aller Frauen unter siebzig sind betroffen. Bei den Männern sind es nur 3 Prozent. Bei den
über Siebzigjährigen leiden fast 60 Prozent Frauen und rund 20 Prozent Männer an dieser Krankheit, insgesamt etwa 4 bis 6 Millionen
Menschen allein in den westliche Bundesländern. Die finanziellen
Belastungen für das Gesundheitswesen und die Volkswirtschaft liegen bei etwa einer Milliarde Mark pro Jahr.[1] Mit steigender Lebenserwartung wird – ohne entsprechende Frühvorsorge bereits im Kindes-
alter (kalziumreiche Ernährung und genügend Bewegung) – sich das
Osteoporose-Problem weiter verstärken. Für Frauen ist Osteoporose
ein Thema von überragender Bedeutung, weil wir diese Krankheit
sehr viel häufiger bekommen als Männer. Sie zeigt sich im allgemeinen mit über fünfzig, führt zu einem Verlust der Zähne. Es kommt zu
Handgelenksbrüchen, im Alter zwischen fünfundvierzig und fünfundsiebzig dann zu Wirbelkörper-Einbrüchen, und zwischen siebzig

---

* Von Kathleen I. Mac Pherson

1 Wissenschafts-Journal Forschung und Praxis, in: Ärzte-Zeitung, 30. März 1990,
  Seite 1 und Mobil 6/89, Seite 18

und neunzig besteht ein stark erhöhtes Risiko, sich den Oberschenkelhalsknochen zu brechen.[2]

Medizinische Unterscheidungen bei Knochenerkrankungen

Osteopenie: Ein allgemeiner Begriff für nachlassende Knochendichte. Von Osteopenie spricht man, wenn sich die Knochenmasse nach dem 30. Lebensjahr langsam abbaut.

Osteoporose: Vom lateinischen os = Knochen, und dem griechischen poros = Loch, Öffnung. Bei dieser Erkrankung sind die Knochen zwar weder entzündet, noch deformiert. Aber es ist nicht mehr genug Knochenmasse und damit Stabilität vorhanden. Bestimmte Knochen, wie zum Beispiel Wirbelkörper oder die Schenkelhälse werden so dünn und porös, daß sie in sich zusammenbrechen (Kompressionsbruch) oder schon bei einem leichten Sturz nicht mehr standhalten.

Osteomalcie: Die erwachsene Form der Kinderkrankheit Rachitis, bei der die Knochen wegen eines permanenten Vitamin-D-Mangels weicher und schwächer werden. In unseren Breiten sind davon vor allem ältere Menschen betroffen, die wenig ins Freie oder in die Sonne können. Ursache für diese Krankheit ist eine Vitamin-D-arme Ernährung, Mangel an Sonnenbestrahlung oder eine gestörte Vitamin-D-Aufnahme im Darm. Bei dieser Erkrankung sind die Knochenzellen nicht normal ausgebildet, und die Knochen können ihre Form verändern.

Bei der ganzen Publizität, die diese Krankheit genießt, gibt es allerdings auch Grund zur Sorge. Osteoporose ist doch keine Erscheinung unseres Jahrhunderts, warum wird plötzlich soviel darüber gesprochen? Warum wird sie nur mit den Wechseljahren und nicht auch mit dem Alter in Verbindung gebracht? Warum wird nicht über die vielen Männer gesprochen, die im Alter Osteoporose bekommen? Wie können wir am besten mit den widersprüchlichen Ratschlägen umgehen, die wir von den verschiedenen Experten für Medizin, Ernährungsfragen und Bewegungstherapie bekommen?

2 National Institutes of Health: Osteoporosis Consensus Development Conference Statement, Bd. 5 Nr. 3, Washington, Department of Health and Human Services, 1984

Was ist Osteoporose?

Unsere Knochen bestehen aus lebenden Zellen, die fortwährend absterben und sich erneuern. Außer der Haut hat keine andere Körpersubstanz eine so hervorragende Regenerationsfähigkeit. Wenn neue Knochenmasse gebildet wird, wird sie in der äußeren festen Schicht abgelagert (Substantia corticalis). Alte Knochensubstanz wird durch die porösere Substanz im Innern (Substantia spongiosa) abgegeben, wo Kalzium aufgenommen und ausgeschieden werden kann. Normalerweise gleicht der Körper den Aufbau neuer und den Abbau alter Knochensubstanz aus, so daß unsere Knochen stark und fest bleiben. Dieser Erneuerungsprozeß wird als «Remodellierung» bezeichnet. Wenn jedoch die Bildung neuer Knochenmasse geringer ist als der Verlust alter Knochensubstanz, werden die Knochen dünn und schwach.

Daß wir eine individuell verschieden große Menge mageren Muskelgewebes und einen Teil der Knochenmasse verlieren, ist eine natürliche Folge des Alterungsprozesses bei allen Menschen; viele Frauen entwickeln deshalb nicht zwangsläufig Osteoporose. Dieser allmähliche Knochenverlust setzt bei Frauen bald nach dem fünfunddreißigsten Lebensjahr ein, wenn üblicherweise die Knochendichte ihren Höhepunkt erreicht hat. Vier oder fünf Jahre nach dem Wechsel wird der Verlust allmählich stärker,[3] allerdings gibt es große individuelle Unterschiede in dem Maß, um wieviel und wie schnell die Knochen dünner werden.[4]

Außerdem kann der Knochenmasse Kalzium entzogen werden, wenn der Kalziumspiegel im Blut unter die Norm absinkt. Der Kalziumgehalt im Blut wird durch einen komplizierten Prozeß aufrechterhalten, mit einer sehr genauen eng begrenzten Schwankungsbreite,[5] die die Muskelkontraktion gewährleistet, die Übermittlung von Nervenimpulsen und die Blutgerinnung. Wenn der Kalziumspiegel im Blut höher ist als notwendig, scheidet der Körper das, was er nicht aufnehmen kann, aus.

3 Diane M. Raab, Everett L. Smith: Exercise and Aging Effects on Bone, in: Topics in Geriatric Rehabilitation, Bd. 1 Nr. 1, Oktober 1985, S. 31–39
4 Michael Parfit: Definition of Osteoporosis: Age-Related Loss of Bone and Its Relationship to Increased Fracture Risk, vorgelegt bei den National Institutes of Health Consensus Development Conference on Osteoporosis, 2.–4. April 1984, National Institutes of Health, Bethesda MD
5 Betty Kamen, Si Kamen: Osteoporosis: What It Is, How to Prevent It, How to Stop It, New York 1984

Osteoporose ist eine komplexe Krankheit, die man im allgemeinen erst nach Jahren als solche identifiziert. Viele miteinander verflochtene Faktoren beeinflussen den Austausch von Kalzium zwischen Blut und Knochen. Zu diesen Faktoren gehört die Menge von Kalzium in der Nahrung, Medikamente, erbliche Anlagen, Genußgifte, die Wirksamkeit, mit der der Knochen Kalzium aufnehmen kann, der Hormonhaushalt sowie das Maß an körperlicher Bewegung und das Körpergewicht, das die Knochen veranlaßt, sich für größere Lasten zu stärken. Eine geringere Östrogen-Produktion nach dem Wechsel ist nur einer der Faktoren, die zu der Entwicklung von Osteoporose beitragen, wurde aber in den Massenmedien und in der medizinischen Literatur oft überbewertet. Wenn wir diese Faktoren verstehen, können wir etwas gegen den Knochenverlust tun und die Remodellierung von Knochenmasse verbessern.

Für junge Menschen ist die Nahrung die wichtigste Kalziumquelle. In manchen Ländern wird der Milch Vitamin D zugesetzt, weil Vitamin D dem Körper hilft, Kalzium im Dünndarm zu verwerten und außerdem den Kalziumtransport in die Knochen fördert. Die Menge von Kalzium im Blut wiederum kontrolliert die Menge von Hormonen, die von der Nebenschilddrüse (Parathormon oder PTH) freigesetzt wird. Nimmt die Menge von Kalzium im Blut ab, wird mehr PTH gebildet, was dazu führt, daß den Knochen Kalzium entzogen wird, um das Defizit im Blut auszugleichen. In diesem Prozeß spielen noch andere Hormone wie zum Beispiel das Calcitonin und das Calciterol* eine Rolle – eine normale Östrogenproduktion schützt Frauen zudem vor der Ausschüttung von zuviel PTH. Cortison und ähnliche Stoffe (Corticosteroide, auch wenn sie als Medikamente genommen werden) können die Bildung von PTH erhöhen und so zu einem verstärkten Verlust von Kalzium aus den Knochen führen.

Außerdem ist es wichtig, den Einfluß von körperlicher Aktivität oder Bewegungsmangel auf die Knochendichte zu verstehen. Je nachdem, wie wenig oder wie stark die Knochenmasse durch Druck und Zug belastet wird, nimmt sie ab oder zu. Die Gesamtmenge von Kalzium im Körper nimmt bei körperlicher Betätigung zu, aber die Muskelstärke, der Mineralgehalt der Knochen und die spezifische Knochen-

---

* Calciterol ist die biologisch aktive Form des Vitamin-D-Komplexes. Es wird über mehrere Zwischenstufen aus Vitamin D gebildet. PTH kontrolliert diese Umwandlung

dichte variiert je nach Art der körperlichen Betätigung. Tennisspieler zum Beispiel haben stärkere Knochen in dem Arm, mit dem sie schlagen. Der Bedarf eines aktiven Körperteils bindet also mehr Knochenmineralien als andere, weniger beanspruchte Teile des Körpers.

Alle diese Faktoren – geringe körperliche Betätigung, Medikamente, die den Knochenabbau beschleunigen, reduzierte Kalziumaufnahme im Dünndarm und ein niedriger Östrogenspiegel im Blut – führen zu einem verstärkten Kalziumverlust, wenn wir älter werden.

Symptome

Vor sieben Jahren bekam ich Schmerzen unter meiner rechten Brust und konnte mir nicht vorstellen, was das sein könnte. Es tat weh, wenn ich mich bewegte, es tat weh, wenn ich atmete, und eine Weile achtete ich einfach nicht darauf. Schließlich wurde es so schlimm, daß ich zum Arzt ging, und er ordnete eine Röntgenuntersuchung von Rücken und Brustkorb an. Er sagte: «Ach du liebe Zeit, Ihre Knochen sind so dünn, daß ich mich wundere, daß Sie sich nicht schon sämtliche Knochen im Leib gebrochen haben.» Die Wirbel waren dünn geworden und hatten sich zusammengedrückt – einer drückte auf einen Nerv, der die Schmerzen in meiner Brust verursachte.

Eine 59jährige Frau

Faktoren, die das Osteoporose-Risiko erhöhen:

Biologische Faktoren
- weibliches Geschlecht
- Vorkommen von Osteoporose in der Familie
- nordeuropäische Vorfahren
- sehr schlanke kleine Körperstatur
- helle Haut und Sommersprossen
- blondes oder rötliches Haar
- frühe natürliche Menopause
- Kinderlosigkeit
- Laktoseunverträglichkeit
- Schwangerschaft vor Abschluß des Knochenwachstums
- Skoliose
- Dauerstreß

Medizinische Faktoren
- Oophorektomie (Entfernung der Eierstöcke)
- Anorexia nervosa
- Zöliakie
- chronischer Durchfall
- Diabetes
- Nieren- oder Lebererkrankungen
- Einnahme bestimmter Medikamente (freiverkäufliche und rezept-
  pflichtige), insbesondere Cortisonpräparate
- lange Bettruhe oder Unbeweglichkeit
- chirurgische Entfernung eines Teils des Magens oder des Dünn-
  darms

Lebensweise
- mangelnde Bewegung
- Rauchen
- hoher Alkoholkonsum
- Aufnahme von zuwenig Kalzium durch die Nahrung
- Vitamin-D-Mangel
- langes Diäthalten oder Fasten
- hoher Koffeinkonsum (mehr als ein Liter koffeinhaltige Getränke
  am Tag)
- hoher Salzkonsum

Umweltfaktoren
- Leben in einem nördlichen Klima
- Vorwiegender Aufenthalt in geschlossenen Räumen

Frühe Warnzeichen für Osteoporose sind unter anderem Handge-
lenksbrüche nach einem einfachen Sturz, Schlag und Muskelkrämpfe
oder Rückenschmerzen, selbst wenn Sie ruhen oder tägliche Routine-
arbeiten verrichten, wie Bettenmachen oder einen Gegenstand vom
Boden aufheben. Diese Schmerzen setzen plötzlich ein; die meisten Frauen können sich genau erinnern, in welchem Augenblick sie
anfingen. Sie werden oft von einem spontanen Einbruch in Wir-
belkörpern verursacht, die gefährlich dünn und schwach geworden sind. Diese Kompressionsbrüche können zu dem sogenannten
«Witwen-Buckel» führen, bei dem sich vor allem der Brustkorb
zusammenschiebt. Atmung und Verdauung von Nahrung werden dadurch behindert. Weil Kompressionsfrakturen nicht immer langanhaltende, schwere Schmerzen oder Behinderung verursachen, wissen
manche Frauen gar nicht, daß sie an diesem Phänomen leiden, ob-

wohl im Alter von siebzig Jahren etwa 20 Prozent aller Frauen davon betroffen sind.
Ein anderes frühes Anzeichen für Druckbrüche in der Wirbelsäule und Osteoporose ist das Kleinerwerden. Es ist ratsam, sich regelmäßig zu messen. In extremen Fällen können Frauen bis zu 20 Zentimeter kleiner werden, und zwar ausschließlich in der oberen Körperhälfte.[6]

Risikofaktoren und Selbsthilfe

Bei Frauen ist das Risiko, an Osteoporose zu erkranken, größer als bei Männern, die mit 35 (also wenn der Alters-Knochenabbau langsam beginnt) 30 Prozent mehr Knochenmasse haben als Frauen und bei denen der Substanzverlust von Knochenmasse in höherem Lebensalter langsamer voranschreitet. Bei schwarzen Menschen ist die Wahrscheinlichkeit, an Osteoporose zu erkranken, nur gering. Schwarze Frauen haben 10 Prozent mehr Knochenmasse als weiße Frauen, und viele bilden mehr Calcitonin, das Hormon, das die Knochen stärkt.[7]
Bei Frauen aus dem Mittelmeerraum oder jüdischer Herkunft liegt die Erkrankungswahrscheinlichkeit zwischen dem geringen Risiko für schwarze Frauen und dem hohen Risiko für nordeuropäische weiße Frauen. Je heller die Hautfarbe, desto größer das Risiko.
Das Risiko einer Person, sich den Oberschenkelhalsknochen zu brechen, verdoppelt sich etwa alle sechs oder sieben Jahre, unabhängig vom Geschlecht oder der Rasse. In jedem Alter liegt das Risiko für weiße Frauen etwa doppelt so hoch wie für Männer oder für schwarze Frauen. Die ungewöhnliche Anfälligkeit weißer Frauen für Osteoporose ist deshalb offenbar nicht einfach mit dem Geschlecht oder der Rasse in Verbindung zu bringen, denn es gibt keine eindeutige Geschlechtskorrelation bei schwarzen Menschen und keine Rassenkorrelation bei Männern. Das läßt darauf schließen, daß der grundlegende Prozeß, der das Fraktur-Risiko erhöht, bei allen Gruppen ähnlich ist, wenn sie älter werden, und daß dieser Prozeß bei weißen Frauen entweder früher einsetzt oder die Symptome früher sichtbar werden.[8] Wenn Sie weiß, schlank und nordeuropäischer Abstam-

6 Notelovitz und Ware, a.a.O., S.32
7 Ebd., S.53
8 Mary E. Farmer u.a.: Race and Sex Differences in Hip Fracture Incidence, in: American Journal of Public Health, Bd. 74, Dezember 1984, S. 1374–1379

mung sind, können Sie diese biologischen Faktoren zwar nicht verändern, aber Sie können sich besonders bemühen, Osteoporose zu verhindern, indem Sie eine kalziumreiche Nahrung zu sich nehmen und Sport treiben.

Sprechen Sie mit Ihrer Mutter, Ihren Tanten und Großmüttern, um herauszufinden, ob eine Ihrer nahen Verwandten einen Buckel hatte, sich oft Knochen brach oder bei ihr Osteoporose diagnostiziert wurde. Es scheint so, daß es eine gewisse erbliche Anlage zu Osteoporose gibt, deshalb sollten Sie besonders vorsichtig sein, wenn Osteoporose in Ihrer Verwandtschaft vorkommt.

Frauen, die nie ein Kind bekommen oder gestillt haben, hatten keine Östrogenschübe, die in der Schwangerschaft und durch das Stillen ausgelöst werden und uns in späteren Jahren vor Osteoporose schützen können. Obwohl die Östrogenmenge im Blut während der Milchproduktion zeitweise abfällt und zur Milchbildung Kalzium aus den Knochen gezogen wird, steigt der Östrogengehalt, sobald Sie mit dem Stillen aufhören, wieder an. Das dient dazu, die Knochen zu stärken und auf eine weitere Schwangerschaft vorzubereiten.[9]

Eine gesunde Ernährung während der Schwangerschaft hilft, die Knochen zu stärken. Wenn Sie sich nicht gesund ernähren, können eine Schwangerschaft und das Stillen den Knochen und Zähnen Kalzium entziehen – daher der alte Spruch, daß jedes Kind die Mutter einen Zahn kostet. Wenn die Knochen der Mutter noch nicht vollständig ausgebildet sind, ist eine ausreichende Menge von Kalzium besonders wichtig. Sehr junge Mütter können nach vier Monaten Stillen bis zu 10 Prozent des Kalziums in den Knochen verlieren.[10] Wir können nachträglich nichts daran ändern, wann und unter welchen Umständen wir unsere Kinder bekommen haben, aber wir hoffen, daß diese Information junge Frauen beeinflussen kann, eine Schwangerschaft aufzuschieben, bis das Knochenwachstum abgeschlossen ist, oder daß sie sich, wenn sie schwanger werden und stillen, entsprechend ernähren. Empfohlen wird für schwangere Frauen unter zwanzig eine Menge von täglich 2500 Kalorien, einschließlich 76 Gramm Protein und 1200 Milligramm Kalzium.[11] Wir glauben allerdings, daß eine höhere Aufnahme von Kalizum, näher an 2000 mg während einer

9 Sadja Greenwood: Menopause Naturally, San Francisco 1984, S. 55
10 Mary M. Chan u. a.: Decreased Bone Mineral Status in Lactating Adolescent Mothers, in: The Journal of Pediatrics, Bd. 101, November 1982, S. 767–770
11 L. K. Mahan, J. M. Rees: Nutrition in Adolescence, St. Louis 1984 und Empfehlungen der Deutschen Gesellschaft für Ernährung

Schwangerschaft und 2200 mg während der Stillzeit, für Frauen jeden Alters am besten ist.

Medizinische Studien zeigten, daß Frauen vier oder fünf Jahre nach dem Einsetzen des Wechsels vermehrt Knochensubstanz verlieren.[12] Wenn der Wechsel bei Ihnen früh eingesetzt hat (unter vierzig), ist das Risiko für Sie, Osteoporose zu bekommen, besonders groß, denn der Östrogenspiegel ist bereits gesunken. Das Aussetzen der Menstruation weist deutlich darauf hin.

Wenn Sie nach dem Essen von Milchprodukten Durchfall, Krämpfe und Blähungen bekommen, können Sie wahrscheinlich keine Laktose vertragen – das heißt, Sie haben nicht genug Laktase, das Enzym, das uns hilft, Milch richtig zu verdauen. Wenn Sie keine Laktose vertragen, beachten Sie die Hinweise auf S. 144 im Kapitel über Ernährung, wie Sie aus anderen Nahrungsmitteln genug Kalzium ziehen können. Sechzig Prozent aller Frauen mit Osteoporose leiden unter einer Laktoseunverträglichkeit, im Vergleich zu 15 Prozent in der Gesamtbevölkerung.[13] Da Osteoporose bei dunkelhäutigen Menschen viel seltener vorkommt, obwohl sie sehr viel mehr als weiße unter einer Laktoseunverträglichkeit leiden, müssen also noch weitere Faktoren eine Rolle spielen.

Außer den biologischen Faktoren können bestimmte Krankheiten und chronische Beschwerden eine Disposition für übermäßigen Knochenverlust schaffen. Magersüchtige Frauen zum Beispiel können Osteoporose bereits im Alter von fünfundzwanzig Jahren bekommen – und das sogar einschließlich Kompressionsbrüchen in der Wirbelsäule, was normalerweise nur bei älteren Frauen vorkommt.[14] Extrem anstrengende sportliche Betätigung, bei der der Prozentsatz von Körperfett derart sinkt, daß die Menstruation und damit die normale Östrogenbildung aufhört, kann ebenfalls zu Osteoporose rühren.

Zöliakie in der Kindheit (ungenügende Verwertung von Nahrung, normalerweise verursacht durch eine Unverträglichkeit von Gluten im

12 Robert Lindsay u. a.: Long-term Prevention of Post-menopausal Osteoporosis by Estrogen, in: Lancet Bd. 1, Nr. 7968, 15. Mai 1976, S. 1038 ff; sowie S. Meema u. a.: Preventive Effect of Estrogen on Post-menopausal Bone Loss, in: Annals of Internal Medicine, Bd. 135, 1976, S. 1436–1440
13 Joseph Lane: Postmenopausal Osteoporosis: The Orthopedic Approach, in: The Female Patient, Bd. 6, November 1981, S. 43–54
14 Judy Foreman: Study, Anorectic Women May have Osteoporosis, in: The Boston Globe, 20. Dezember 1984

Weizen) wird nie vollständig überwunden. Diese Stoffwechselstörung kann, selbst wenn sie unter Kontrolle gehalten wird, bei Erwachsenen wiederkehren, wenn sie Nahrungsmittel essen, gegen die sie empfindlich sind. Chronischer Durchfall, wie bei Darmerkrankungen, etwa Colitis ulcerosa und Morbus Crohn, verhindert ebenfalls, daß Kalzium aus der Nahrung aufgenommen werden kann.[15]

Diabetiker müssen häufig Wasser lassen, wobei sie große Mengen Kalzium ausscheiden. Dadurch steigt der Säuregrad des Blutes, was wiederum die Aufnahme von Vitamin D verhindert. Bei Nieren- oder Leberproblemen wird das Kalzium aus der Nahrung nicht wirksam aufgenommen; auch eine Nierendialyse kann zu Kalziummangel führen.

Bestimmte Operationen können das Risiko, an Osteoporose zu erkranken, ebenfalls vergrößern. Durch die chirurgische Entfernung der Eierstöcke, besonders vor der Menopause, aber auch zur Zeit des Wechsels, geht die Östrogenproduktion schlagartig zurück, und es dauert länger, bis der Körper sie auf einem niedrigeren Niveau fortführt als bei einer normalen Menopause. Wenn Sie sich dieser Operation unterziehen, müssen Sie besonders auf eine angemessene Kalziumzufuhr und ein gutes Bewegungsprogramm achten. Viele Wissenschaftler berichten von einer hohen Rate von Osteoporose, wenn nicht bald nach der Entfernung der Eierstöcke in der Zeit vor der Menopause mit einer Hormonbehandlung angefangen wird.[16] Wir aber sind der Ansicht, daß jede Frau aufgrund der sorgfältigen Bewertung ihrer individuellen gesundheitlichen Situation (siehe auch Seite 243) selbst entscheiden muß, ob sie sich mit Hormonen behandeln lassen will oder nicht.

Magenoperationen (ein gastrischer Bypass zur Gewichtsreduktion, Entfernung von Magengeschwüren) und Operationen des Darms können das Risiko für Osteoporose ebenfalls erhöhen. Nach Magenoperationen wird oft zu wenig Salzsäure gebildet, die zur Vorverdauung der Nahrung erforderlich ist, damit sie im Dünndarm richtig aufgenommen werden kann.[17] Kalzium kann nur mit der Nahrung (Resorption aus dem Dünndarm) oder durch Rückresorption aus den Depots in den

15 Kamen und Kamen a. a. O.
16 J. M. Aitken u. a.: Oestrogen Replacement Therapy for Prevention of Osteoporosis After Oophorectomy, in: British Medical Journal, Bd. 3, 1973, S. 515 ff, sowie Lindsay u. a., a. a. O.
17 Notelovitz und Ware, a. a. O., S. 58, 73

Knochen ins Blut gelangen. Wenn es Probleme mit der Dünndarmresorption gibt, zahlen Ihre Knochen dafür den Preis.

Außerdem sollten Sie erwägen, ob Sie bestimmte Medikamente gegen chronische Gesundheitsstörungen weiter nehmen müssen, zum Beispiel Cortison-Präparate bei schwerer Arthritis, Hormone gegen eine Unterfunktion der Schilddrüse, Phenobarbital oder Phenytoin gegen Anfallsleiden, Aluminium in Mitteln gegen Magengeschwüre und Sodbrennen. Ausreichend körperliche Bewegung und gesunde Ernährung sind unabdingbar, wenn Sie diese Medikamente nehmen müssen, denn sie alle beeinträchtigen die Fähigkeit des Körpers, Kalzium aus der Nahrung und aus Kalziumtabletten aufzunehmen.

Osteoporose zu vermeiden ist gar nicht so kompliziert, wie man uns einzureden versucht. Die meisten Frauen können sofort etwas unternehmen, um ihre Knochen zu kräftigen, indem sie tägliche Gewohnheiten verändern.

Die Ernährung zum Beispiel spielt eine entscheidende Rolle in der Verhütung und Behandlung von Osteoporose (vgl. Kapitel «Ernährung», wo die Rolle von Kalzium in einer ausgewogenen Diät ausführlicher besprochen wird, S. 144). In gleicher Menge wie Kalzium sollten wir Phosphor zu uns nehmen. Phosphor unterstützt die Entwicklung und Reifung der Knochen.[18] Ein Zuviel an Phosphor kann jedoch den Kalzium-Haushalt stören. Die meisten Menschen nehmen wahrscheinlich zuviel Phosphor auf, weil sie viel rotes Fleisch essen, Käse, Backwaren, die phosphathaltiges Backpulver enthalten, Cola und andere Limonaden trinken, Fertigsuppen und Puddings, Brot und Nahrungsmittelzusätze mit Phosphor verzehren. Große Mengen von Phosphor kann der Körper sehr leicht resorbieren, große Mengen von Kalzium dagegen werden nicht so einfach aufgenommen. Entrahmtes Milchpulver ist zum Beispiel nicht nur reich an Kalzium, sondern auch sehr phosphorhaltig – 100 g Milchpulver enthalten 950 mg Phosphor[19] – deshalb sollten Sie darauf achten, andere, unnötig phosphorhaltige Nahrungsmittel abzusetzen, wenn Sie Milchpulver an Suppen oder andere Speisen geben, um zusätzlich Kalzium aufzunehmen.

Außerdem brauchen wir für starke Zähne und Knochen Magnesium. Die Magnesium-Zufuhr sollte wenigstens halb so groß sein wie die täg-

18 L. G. Raisy, B. E. Kream: Regulation of Bone Formation, Part II, in: The New England Journal of Medicine, Bd. 309, 1983, S. 83–89
19 Kamen und Kamen, a. a. O., S. 157

liche Kalzium-Menge.[20] Wenn die Magnesiumaufnahme zu niedrig ist, kann der Körper Kalzium oder Vitamin D nicht verwerten, selbst wenn diese Substanzen in ausreichender Menge verfügbar sind. Viel Magnesium ist enthalten in Nüssen, Vollkorn, Sprossen, Bohnen, frischem Gemüse und Obst.

Außerdem ist es wichtig, daß wir genug Zink und Mangan bekommen, denn wenn der Nahrung Kalzium zugesetzt wird, nimmt die Resorption dieser Mineralien ab. Zink findet sich in Vollkornbrot und Müsli, Nüssen und Samen. Mangan steckt in Sonnenblumenkernen, Nüssen, Reis, Gerste, Hafer und Blaubeeren.

Vitamin D ist ein entscheidender Faktor für die Kalziumverwertung des Körpers. Damit Vitamin D bei der Kalziumaufnahme helfen kann, muß es in der Leber und in den Nieren in ein Hormon umgewandelt werden. Wenn diese Umwandlung nicht stattfindet, kann es zu Osteoporose kommen, Osteoporose kann also auch ein Symptom einer Leber- und/oder Nierenerkrankung sein. Außerdem kann Vitamin D nicht in das aktive Hormon umgewandelt werden, wenn das Blut durch Stress, Diabetes oder Hungern übersäuert ist oder wenn Sie einen Magnesiummangel haben. Bestimmte Medikamente wie krampflösende Mittel, Abführmittel, Cortison und mineralische Öle können die Resorption von Vitamin D ebenfalls behindern.

Wenn wir Ferien in der Sonne machen, kann unser Körper für einen langen Zeitraum Vitamin D speichern. Wenn man mehrmals in der Woche eine halbe Stunde in die Sonne geht, wobei 30 Prozent des Körpers der Sonne ausgesetzt werden, ist das genauso gut. Besonders wichtig ist das für diejenigen, die im Norden oder in trüben Gegenden leben oder ans Haus gefesselt sind. Vermeiden Sie aber Sonnenbrände.

Vitamin-D-reiche Nahrungsmittel sind Eigelb (von freilaufenden Hennen), bestimmte Fischsorten, Fischleber und Butter. Frauen brauchen 5 Mikrogramm (DGE-Empfehlung) täglich. Menschen über fünfundsechzig sollten geringfügig mehr zu sich nehmen, denn die Fähigkeit des Körpers, Vitamin D umzuwandeln und aufzunehmen, läßt nach, wenn wir älter werden. Das spielt für die Entwicklung von Osteoporose wahrscheinlich eine bedeutende Rolle. Wenn Sie Milchprodukte nicht mögen oder eine Laktoseunverträglichkeit haben und nicht genügend ans Tageslicht kommen, können Sie einen

20 Jane Porcino: Growing Older, Getting Better: A Handbook for Women in the Second Half of Life, Reading MA, 1983, S. 233

Nahrungszusatz nehmen. Zusätze, die deutlich über der DGE-Empfehlung liegen, beeinträchtigen allerdings die Kalziumaufnahme und können bei langfristiger Einnahme giftig sein, denn Vitamin D wird lange Zeit im Körper gespeichert.

Dauerndes Diäthalten oder Fasten ist in unserer Gesellschaft mit ihrem Schlankheitswahn weitverbreitet. Wenn Sie für gewöhnlich wenig essen, wird Ihr täglicher Bedarf an Kalzium und den anderen Nährstoffen wahrscheinlich nicht gedeckt, so daß Kalzium aus den Knochendepots bezogen wird. Ein normales Gewicht und genügend Fettgewebe bieten Schutz vor Osteoporose. Das Gewicht, mit dem der Knochen belastet ist, reizt den Knochen dazu, neues Gewebe aufzubauen. Das Fettgewebe hilft, nach der Menopause eine geringe Menge von Östrogen im Körper zu bilden und das Kalzium in den Knochen zu halten. Ein wenig Östrogen des Typs, der bei menstruierenden Frauen freigesetzt wird, wird nach dem Wechsel auch von den Eierstöcken gebildet, und die Nebennieren produzieren weiterhin Androgene, die im Fettgewebe in einen anderen Typ von Östrogen* umgewandelt werden.

Andere Einflüsse durch die Lebensweise, wie der Mißbrauch von Alkohol und Koffein, können ebenfalls zum Verlust von Knochenmasse beitragen. Sowohl Koffein als auch Alkohol wirken diuretisch, das kann zu einer vermehrten Ausscheidung von Kalzium und Zink durch den Urin führen. Alkohol schädigt außerdem die Leber und stört den Stoffwechsel von Vitamin D. Ein oder zwei Tassen Kaffee oder Tee, ein Bier oder ein Glas Wein oder ein kleines Glas Schnaps am Tag richten jedoch vermutlich keinen Schaden an.

Rauchen ist ebenfalls ein bekannter Risikofaktor für Osteoporose. Nikotin wirkt sich direkt schädlich auf die Eierstöcke aus. Frauen, die viel rauchen, machen den Wechsel bis zu fünf Jahren früher durch als Nichtraucherinnen und haben deshalb für einen längeren Zeitraum einen niedrigeren Östrogengehalt im Blut. Rauchen kann außerdem den Stoffwechsel von Östrogen im Körper behindern, damit wirkt es sich auch noch auf andere Weise auf die Remodellierung von Knochensubstanz aus.[21] Rauchen geht oft mit einem starken Alkohol- oder Koffeinkonsum einher. Versuchen Sie das Rauchen aufzugeben oder zumindest einzuschränken.

---

* Östrogen ist ein Sammelbegriff für über 20 Sexual-Hormone mit unterschiedlichster Wirkung

21 John A. Baron: Smoking and Estrogen Related Disease, in: American Journal of Epidemiology, Bd. 119, Nr. 1, 1984, S. 9–22

Ein weiterer entscheidender Risikofaktor, auf den Sie Einfluß haben, ist körperliche Bewegung. Ein Teil der geographischen und rassischen Unterschiede zwischen Frauen hinsichtlich des Vorkommens von Osteoporose ist möglicherweise Ergebnis eines unterschiedlichen Maßes an körperlicher Bewegung.[22] In der Vergangenheit haben Frauen im allgemeinen nicht viel Sport getrieben. Schwitzen galt in bürgerlichen Kreisen als unweiblich, und unsere Gesellschaft setzte Weiblichkeit gleich mit einem zierlichen Körperbau, niedrigem Gewicht und einer passiven Lebenseinstellung, der weibliche «Kumpeltyp» war ganz sicher nicht gefragt. Zum Glück ist es nie zu spät für uns, mit Sport anzufangen. Bewegungsarten, bei denen wir den Körper mit Gewicht belasten, wie Gehen, Laufen, Seilspringen und Tanzen beanspruchen unsere Knochen, stärken die Muskeln und Bänder, die das Skelett halten, und verbessern allgemein das Körper- und Lebensgefühl. Ein Wissenschaftler berichtete, daß gewichttragende Sportarten, bei denen die obere Körperhälfte nicht trainiert wurde, in einem Zeitraum von 18 Monaten zu einem Anstieg von 3,5 Prozent Knochenmasse in der Wirbelsäule führten, aber einer Abnahme von 3,6 Prozent im Handgelenksknochen.[23] Es ist wichtig, daß Sie auch Ihre Arme belasten, indem Sie schwimmen, beim Gehen Gewichte tragen, Gewicht heben oder die Arme anderweitig gezielt trainieren.

Fluorzusätze im Trinkwasser haben sich bei der Verhütung von Zahnverfall bewährt – außerdem können sie die Brüchigkeit von Knochen verhüten.[24] Es gibt neue Belege für Ergebnisse von Untersuchungen, die vor zwanzig Jahren durchgeführt (und damals weitgehend ignoriert) wurden und berichteten, daß in Städten, wo der Fluorgehalt im Trinkwasser höher war als im Durchschnitt, weniger Knochenbrüche vorkamen.[25] Es wird berichtet, daß bereits geringe Mengen,

22 J. Chalmers, K. C. Ho: Geographical Variations in Senile Osteoporosis: The Association with Physical Activity, in: Journal of Bone and Joint Surgery, Bd. 52 B, 1970, S. 667–678
23 Fran Pollner: Osteoporosis: Looking at the Whole Picture, in: Medical World News, Bd. 14, Januar 1985, S. 38–58
24 D. S. Bernstein, N. Sadowsky, D. M. Hegsted u. a.: Prevalence of Osteoporosis in High and Low Fluoride Areas in North Dakota, in: Journal of the American Medical Association, Bd. 196, 1966, S. 85–90
25 O. Laitinen, O. Simonen: Does Fluoridation of Drinking Water Prevent Bone Fragility and Osteoporosis?, in: Lancet, Bd. II Nr. 8452, 24. August 1985, S. 432–434

wie ein Teil Fluor auf eine Million Teile Wasser, die Zahl der Fälle von Osteoporose bis zu 40 Prozent senken können.[26] Stellen Sie fest, wie hoch der Fluorgehalt Ihres Trinkwassers ist. Ob es allerdings wirklich sinnvoll ist, dem Trinkwasser selbst Fluor zuzusetzen, ist sehr umstritten. Eine Behandlung mit Fluor gehört auf jeden Fall in ärztliche Hände. Noch ungeklärt ist zur Zeit, inwieweit Umweltschadstoffe und Osteoporose im Zusammenhang stehen. Ein erster Verdacht richtet sich jedoch auf das Schwermetall Cadmium, das möglicherweise den Kalziumhaushalt stört, wenn es in den Organismus aufgenommen wird.

Beim Arzt

Wenn auf Sie mehrere der oben genannten Risikofaktoren zutreffen oder wenn Sie einfach mehr Information brauchen, sollten Sie zu einem Arzt gehen, der sich mit Osteoporose auskennt. Auch Ernährungsspezialisten können Ihnen weiterhelfen, sie können einen Ernährungsplan nach Ihren Bedürfnissen aufstellen, um Osteoporose zu verhüten. Bewegungstherapeuten können ein Übungsprogramm auf Sie zuschneidern, damit Muskeln und Bänder gestärkt werden, die Ihre Knochen unterstützen. Gesundheitsberaterinnen können helfen, die Lebensweise zu verändern und besser zu verstehen, worum es bei den gegenwärtigen Diskussionen um Osteoporose geht. Und natürlich können auch Ärzte Sie auf Osteoporose hin untersuchen und Ihnen Medikamente geben.

Wenn Sie einen Arzt aufsuchen wollen, fragen Sie andere Frauen, ob sie Ihnen einen Arzt empfehlen können, der jede Frau als Individuum behandelt, sich auskennt mit den komplexen Faktoren, die Osteoporose verursachen, und keine vereinfachenden Antworten gibt – zum Beispiel nicht einfach allen Frauen nach der Menopause eine Hormonbehandlung vorschlägt. Wenn Sie in einer Stadt leben, können Sie sich einer Selbsthilfegruppe anschließen oder in einer großen Klinik nach Spezialabteilungen für Knochenstoffwechselkrankheiten oder Osteoporose fragen, in der Untersuchung und Behandlung angeboten werden. Nähere Informationen bekommen Sie beim Kuratorium Knochengesundheit, Luisenstraße 5, 6900 Heidelberg. Wenn

---

26 Fluoridation, Nature's Tooth Protector, Division of Dental Health, Massachusetts Department of Public Health, Januar 1986

Sie Zweifel haben im Hinblick auf die Empfehlungen eines Arztes, holen Sie eine zweite Meinung ein.

In der Vergangenheit haben sich die meisten Ärzte auf die Behandlung bereits bestehender Osteoporose konzentriert – auf Kosten der Früherkennung. Sie haben oft die Maßnahmen verschrieben, die die Entwicklung von Osteoporose hätten verhüten helfen können, nachdem es bereits zu Knochenbrüchen gekommen war – Kalziumzusätze, Vitamin-D-Zusätze und körperliche Bewegung, bei der die Knochen belastet werden. Gegenwärtig debattieren Ärzte über den Wert bestimmter Medikamente, zum Beispiel Hormone und Fluoride.[27] Einige Mediziner sind sehr für Medikamente[28], andere warnen vor den damit verbundenen Nebenwirkungen und raten statt dessen zu Körpertraining und Ernährungsumstellungen.[29]

Untersuchung und Diagnose

Der Verlust von Knochenzellen, der zu Osteoporose führt, schreitet sehr langsam voran, deshalb müssen wir sehr wachsam sein, um die ersten Anzeichen zu erkennen. Diese Krankheit zu diagnostizieren kann mit großen Schwierigkeiten verbunden sein, denn eine geringe Knochendichte allein ist nicht unbedingt schon ein Zeichen für Osteoporose. Die Knochendichte von Frauen, bei denen es zu Brüchen kommt, hat erhebliche Ähnlichkeit mit der von Frauen, die keine Brüche erleiden.[30] Andere Faktoren wie die Stärke der Muskeln und Bänder, die die Knochen stützen, haben ebenfalls Einfluß auf die Anfälligkeit für Knochenbrüche.

Frühe Warnsignale sind der Verlust von Zähnen in der Lebensmitte und ein Abnehmen der Knochensubstanz, die die Zähne halten. Diese Ausdünnung der Knochen läßt sich durch Röntgenunter-

27 Lombardo F. Palma: Postmenopausal Osteoporosis and Estrogen Therapy: Who Should Be Treated?, in: The Journal of Family Practice, Bd. 14, 1982, S. 355–359; Mack R. Harrell, Marc K. Dreyner: Postmenopausal and Senile Osteoporosis: A Therpeutic Dilemma, in: Drug Therapy, April 1983, S. 105–115; Robert W. Cali: Estrogen Replacement Therapy – Boon oder Bane?, in: Postgraduate Medicine, Bd. 75, 1984, S. 276–286
28 Leon Speroff: Menopause, vorgelegt bei The District I, American College of Obstetricians and Gynecologists, Copenhagen, Dänemark, Oktober 1983; Robert B. Greenblatt u. a.: The Menopausal Syndrome, New York 1984
29 Sydney Wolfe, E. Borgmann, C. Lacheen u. a.: Statement of Public Citizens Health Research Group, vorgelegt bei: National Institutes of Health Consensus Development Conference on Osteoporosis, Bethesda MD, 2.–4. April 1984
30 Pollner, a. a. O.

suchungen der Zähne feststellen. Frauen, die ihre Zähne früh verlieren und rauchen, bekommen dreimal so häufig Osteoporose wie Frauen, die nicht rauchen.[31] Wir müssen allerdings meist selbst dafür sorgen, daß unsere behandelnden Ärzte und Zahnärzte diagnostische Ergebnisse in einen Gesamtzusammenhang stellen können, und ihnen jeweils Informationen weitergeben, denn nur in seltenen Fällen haben sie untereinander Kontakt.

Durch eine normale Röntgenuntersuchung läßt sich Osteoporose nicht eindeutig erkennen, solange nicht wenigstens 30 bis 50 Prozent der Knochendichte verlorengegangen sind, deshalb ist sie für die Diagnose unbrauchbar. Eine andere Möglichkeit ist die Messung der Knochendichte. Hier gibt es wiederum zwei Untersuchungstypen: die einfache und die doppelte Photonen-Absorptionsmetrie.

Die einfache Absorptionsmetrie (Single-Photonen-Absorptionsmetrie, SPA) dauert weniger als fünfzehn Minuten. Bei dieser Untersuchung wird radioaktives Jod in den Arm der Patientin gespritzt. Dann zählt das Meßgerät, wieviel Jod-Strahlung durch den Knochen dringt und mißt damit die Knochendichte. Die Strahlungsmenge, der Sie bei dieser Untersuchung ausgesetzt sind, beträgt weniger als 1 Prozent der Strahlung bei einer Röntgenuntersuchung.[32] Mit diesem Test läßt sich ein Knochensubstanzverlust bereits von 1 oder 3 Prozent feststellen. Die SPA ist zwar eine relativ einfache und exakte Meßmethode für die Knochendichte in Hand und Armen. Die Knochendichte in anderen wichtigen Teilen des Körpers, die weit stärker von Brüchen bedroht sind, wie Hüfte und Wirbelsäule, kann damit jedoch leider nicht gemessen werden. Wissenschaftler stellten fest, daß der Test bei durchschnittlich 14 Prozent aller Fälle falsch ausfiel, wenn auf die Knochenmasse der Hüfte oder Wirbelsäule aufgrund einer SPA von Hand und Arm geschlossen wurde. Sie warnten davor, daß keine Methode das Risiko von Brüchen exakt vorausberechnen kann.[33] Andere Wissenschaftler hingegen haben mehr Vertrauen in die SPA als alleinige Diagnosetechnik für Osteoporose.

Mit Hilfe einer Doppel-Photonen-Absorptionsmetrie (DPA) läßt sich der ganze Körper untersuchen, einschließlich Wirbelsäule und Hüfte.

---

31 Harry W. Daniel: Post-menopausal Tooth Loss: Contributions to Endentulsim by Osteoporosis and Cigarette Smoking, in: Archives of Internal Medicine, Bd. 143, September 1983, S. 1678–1682
32 Product Reports: Osteoporosis Diagnostic Centers Multiplying Rapidly, in: Hospitals, Bd. 59, Mai 1985, S. 126
33 Pollner a. a. O.

Die Strahlung bei dieser Methode ist ebenso gering. In vielen großen Röntgenpraxen und Kliniken ist diese Methode üblich. Eine dritte Methode ist Knochendichte-Messung mit der quantitativen Computertomographie. Sie ist die genaueste Möglichkeit, Osteoporose überall im Körper festzustellen. Allerdings ist die Strahlenbelastung dabei größer als bei SPA oder DPA. Schon aus diesem Grund wird heute die DPA vorgezogen, weil mindestens zwei Messungen innerhalb von drei Monaten gemacht werden sollten.[34] Um sicherzugehen, daß Osteoporose wirklich das Hauptproblem ist und nicht das Resultat oder Symptom einer anderen Krankheit, sind noch andere Tests, möglicherweise sogar eine Knochenbiopsie, notwendig. Wenn Osteoporose mit Hilfe einer Knochenbiopsie untersucht wird, wird eine Probe von Knochengewebe aus dem Hüftknochen entnommen.

Eine derartige Früherkennung ist bedeutungslos, wenn sie nicht begleitet wird von Ratschlägen für Veränderungen in der Ernährung und der Lebensweise, mit denen die betroffenen Frauen rechtzeitig versuchen können, die Knochensubstanz zu stärken oder wenigstens den Verlust aufzuhalten. Dafür ist es wichtig, die Risikofaktoren zu kennen. Die Untersuchungsmethoden können dann bei denjenigen Anwendung finden, bei denen ein hohes Risiko besteht.

Hormone gegen Osteoporose?

Viele Ärzte verschreiben eine Hormontherapie gegen Osteoporose, obwohl nicht bewiesen wurde, daß allein ein niedriger Hormonspiegel die unmittelbare Ursache für diese Krankheit ist. Bis Ende der siebziger Jahre verschrieben Ärzte, die die Menopause als «Mangelkrankheit» betrachteten und nicht als eine natürliche Veränderung, meist ausschließlich Östrogen. Die Verwendung von Östrogen ging zurück, als Östrogen mit einer erhöhten Rate von Krebs der Gebärmutterschleimhaut in Verbindung gebracht worden war. Es wurde dann die Kombination von Östrogen und Gestagen entwickelt, die die Hormone unseres Menstruationszyklus «imitiert». Die Kombination von Östrogen und Gestagen – entweder kontinuierlich oder in zyklischen Intervallen – soll verhindern, daß sich die Gebärmutterschleimhaut übermäßig aufbaut, womit das Krebsrisiko steigen würde. Heute werden diese Hormone in erster Linie gegen Osteoporose eingesetzt.

34 Emil Heinz Granl: Quantitative Knochendichtemessung zur Diagnose der Osteoporose, Deutsches Ärzteblatt, 39/1990, S. C–1734

Hormontherapie: Östrogen und Gestagen

Vorteile
- möglicherweise niedrigeres Risiko, an Osteoporose zu erkranken
- keine Hitzewallungen und Schweißausbrüche in Verbindung mit der Menopause
- Verringerung von Trockenheit der Vagina

Nachteile
- erhöhtes Risiko von Herzkrankheiten und Schlaganfällen, wenn die Gefäße bereits durch vorbestehende Kreislauferkrankungen geschädigt sind
- möglicherweise erhöhtes Risiko von Brustkrebs (die bisher vorliegenden Untersuchungen sind sehr widersprüchlich)
- erhöhtes Risiko von Gallenleiden
- beschleunigtes Wachstum von Myomen in der Gebärmutter
- Abhängigkeit von Hormonen und ärztlichen Kontrolluntersuchungen
- Fortdauer oder Wiedereinsetzen der Periode, wenn das Gestagen zyklisch und nicht kontinuierlich gegeben wird.

Die Verwendung von Hormonen kann angezeigt sein:
- bei einer Frau, die als hochgradig gefährdet gilt, Osteoporose zu bekommen, zum Beispiel, wenn sie wegen einer lebensbedrohlichen Erkrankung Corticosteroide nimmt oder auf sie mehrere Risikofaktoren zutreffen, die sie nicht beeinflussen kann.
- wenn die Hormontherapie nur bis zum Alter des natürlichen Wechsels fortgesetzt wird. Das gilt für Frauen, denen in jungen Jahren die Eierstöcke entfernt wurden. Das ist der einzige Fall, in der die Bezeichnung «Hormon-Ersatztherapie» angemessen ist – die Verwendung von Hormonen *nach* der Menopause führen dem Organismus einer Frau *zusätzlich* Hormone zu und ersetzen sie nicht.
- bei einer Frau, die bereits schwere Osteoporose hat. Diese Krankheit ist aber auch mit anderen Mitteln behandelbar, und weiterer Knochenverlust kann verhindert werden. (Siehe auch Seite 465 und 483.

In der medizinischen Literatur und in den populären Medien herrscht Verwirrung hinsichtlich der Empfehlungen einer Hormontherapie zur *Behandlung* von Osteoporose und der Empfehlung zur *Vorbeugung*. Heute verschreiben viele Ärzte unterschiedslos allen Frauen Hormontherapien als Vorbeugemaßnahme gegen Osteoporose.

Die Empfehlung für einen allgemeinen Einsatz von Hormonen zur Verhütung von Osteoporose, ohne die Bedürfnisse und körperlichen Gegebenheiten jeder einzelnen zu berücksichtigen, ist das gleiche, als würde man empfehlen, aufgrund der hohen Sterblichkeitsraten wegen Herz- und Kreislaufleiden allgemein Medikamente gegen hohen Blutdruck zu verschreiben. Für keine andere Krankheit wird zur Vorbeugung ein so hochwirksames Medikament wie Hormone empfohlen.

Manche Wissenschaftler empfehlen Östrogentherapien sowohl für Osteoporose des Typs I – die bei Frauen in den zehn bis fünfzehn Jahren nach dem Wechsel auftritt und zu Druckfrakturen in der Wirbelsäule führt – als auch des Typs II – von der noch ältere Frauen und Männer betroffen sind und die von einer unzureichenden Kalziumabsorption verursacht wird.[35] Eine Östrogentherapie scheint manche Frauen drei bis fünf Jahre lang vor dem Verlust der Knochenmasse zu schützen.[36] Wir dürfen allerdings nicht vergessen, daß beide Osteoporose-Typen auch von Veränderungen der Lebensweise beeinflußt werden könnten, wie sie vorher erörtert wurden. Außerdem werden wir, sowie wir mit der Hormontherapie aufhören, genausoviel Knochenmasse verlieren, als hätten wir nie mit der Hormoneinnahme angefangen.[37] Wir werden den Knochenverlust damit nur hinauszögern. Manche Ärzte empfehlen deshalb, eine Hormontherapie bis ans Lebensende fortzusetzen, wenn sie überhaupt einen Schutz bieten soll.[38] Andere geben Frauen, die einem hohen Risiko ausgesetzt sind, Hormone nur über einen kurzen Zeitraum und helfen ihnen gleichzeitig bei Veränderungen ihrer Lebensweise im Hinblick auf Ernährung und Bewegung.

Die Meinungen der Ärzte über Hormontherapie als vorbeugende Maßnahme gegen Osteoporose gehen weit auseinander. Manche sind

35 Pollner a. a. O.
36 Cali, a. a. O., S. 276–286; Speroff, a. a. O.; Lindsay, a. a. O.
37 Robert Lindsay, a. a. O.: Bone Response to Termination of Oestrogen Treatment, in: Lancet, Bd. 1, 1978, S. 1325 ff
38 Speroff, a. a. O.

dafür, allen Frauen nach dem Wechsel Hormone zu geben,[39] andere geben nur den Frauen Hormone, bei denen «ein hohes Risiko besteht, an Osteoporose zu erkranken»,[40] während wieder andere sich generell gegen eine massive Verschreibung von Hormonen als Vorbeugemaßnahmen aussprechen.[41] Diese, in Amerika begonnene Auseinandersetzung ist inzwischen auch bei uns fester Bestandteil der medizinischen Diskussion.

Im allgemeinen werden niedergelassene Gynäkologen wohl noch eher als medizinische Wissenschaftler eine Hormontherapie zur Vorbeugung gegen oder Behandlung von Osteoporose empfehlen, denn diese Ärzte haben täglich direkten Kontakt zu den Frauen und sind deshalb gezwungen, zu einer Entscheidung zu kommen. Auch fragen die Frauen selbst nach Hormonen. Ein Arzt sollte die Risiken und möglichen Vorteile genau darlegen, so daß die Frauen aufgrund umfassender Information die Entscheidung selbst treffen können.

Ein niedriger Östrogenspiegel nach der Menopause ist nur einer von mehreren Faktoren, die bei der Osteoporose eine Rolle spielen. Fast alle Untersuchungen zum Knochenverlust bei älteren Frauen zeigen, daß der Prozeß an den Knochen der Hände, der Wirbelsäule, Hüfte und Handgelenke bereits vor vierzig einsetzt.[42] Außerdem wurde deutlich, daß das Alter, in dem der Wechsel durchschnittlich eintritt, relativ konstant ist, es hingegen enorme geographische und rassische Unterschiede gibt im Vorkommen von Brüchen, die mit Osteoporose in Verbindung gebracht werden können.[43] Allerdings muß dabei immer wieder bedacht werden, daß nicht nur die genetischen Faktoren, sondern auch Ernährung und körperliche Aktivität eine große Rolle spielen.

Die meisten Frauen, die keine Hormone nehmen, werden keine Osteoporose bekommen, die so schwer ist, daß sie zu Knochenbrüchen führt, und bei vielen Frauen, die mit Hormonen behandelt werden, kommt es dennoch zu Brüchen. Außerdem sollte man die Zahl

39 Ein Arzt rät seinen Kollegen, sich nicht «aufzuhalten mit phantastischen Tests, von denen die meisten ohnehin nicht empfindlich genug sind», und einfach die Lebensqualität der Frauen in der Lebensmitte zu verbessern, indem sie ihnen Hormone verschreiben. Pollner, a. a. O.

40 C. Christiansen: Estrogen/Progestogen as a Prophylactic Treatment of Postmenopausal Osteoporosis, vorgelegt bei der National Institutes of Health Consensus Development Conference on Osteoporosis, 2.–4. April 1984, National Institutes of Health, Bethesda, MD, S. 62–65

41 Wolfe u. a., a. a. O.

42 Yeater und Martin, a. a. O., S. 147–158

43 Chalmers und Ho, a. a. O., S. 667–675

der Knochenbrüche bei alten Menschen auch mit der Verschreibung von Psychopharmaka in Beziehung setzen. Denn diese Medikamente werden ihnen nicht nur besonders häufig verschrieben (siehe auch Seite 85), sie wirken bei Älteren auch viel stärker und länger als bei Jüngeren. Manche Ärzte berücksichtigen diese altersbedingte Besonderheit nicht und dosieren die Medikamente zu hoch. In einer Studie an deutschen Alten- und Pflegeheimen galt das für 44 Prozent aller Psychopharmaka-Verordnungen. Die Folge: Müdigkeit, Konzentrationsstörungen, Schwindel, unsicherer Gang – und ein größeres Risiko zu stürzen.[44]

Ebensowenig wie sich die Ärzte über die vorbeugende Wirkung von Hormonen einig sind, sind sie auch übereinstimmend der Meinung, Osteoporose sei mit Hormonen zu *behandeln*. Viele Mediziner sind der Auffassung, daß Hormone, da sie den Verlauf der Osteoporose nicht rückgängig machen können, keine meßbaren Vorteile haben und Frauen nur unnötigen Krebsrisiken aussetzen.[45]

> Beide Ärzte, die ich konsultierte, gaben mir den Rat, kein Östrogen gegen Osteoporose zu nehmen, da in meiner Familie eine starke Neigung zu Krebserkrankungen, besonders Brustkrebs, herrscht.
> *Eine 53jährige Frau*

Eine Frau mit Osteoporose entschied sich widerstrebend für die eine Hormontherapie:

> Ich hatte schon seit langer Zeit einen schlimmen Rücken – ich gehe gebeugt und kann nicht gerade stehen. Es wurde immer schlimmer, vor allem die Schmerzen wurden unerträglich. Nachdem mir von drei Ärzten geraten wurde, Hormone zu nehmen, fing ich mit Östrogen und Progesteron an, um ein Fortschreiten der Osteoporose aufzuhalten. Aber hilft es gegen meine Rückenschmerzen? Nein. Der Nachteil ist, daß ich meine Periode wiederbekommen habe und mich genauso schrecklich fühle wie früher. Es ist nicht natürlich, daß eine alte Frau wie ich ihre Tage bekommt.
> *Eine 67jährige Frau*

---

44 Hamburgische Landesstelle gegen die Suchtgefahren: Alter und Sucht, Hamburg 1990, S. 31
45 Wolfe u. a., a. a. O. Dies bezieht sich auf reine Östrogen-Therapien. Bei der Kombination von Gestagen und Östrogen scheint es nach dem jetzigen Stand der Erkenntnis kein erhöhtes Krebsrisiko zu geben

Eine andere Frau entschloß sich, an einem Experiment teilzunehmen:

> Ich bin klein, dünn und hellhäutig und mache mir wirklich Sorgen, denn meine Mutter bekam Osteoporose. Deshalb bin ich bereit, an dem Projekt teilzunehmen, bei dem ich Kalzium plus Östrogen und Gestagen in so niedrigen Dosierungen einnehme, daß ich keine Periode bekomme.
>
> *Eine 55jährige Frau*

Die Beantwortung der Frage, ob, wann und wieviel von welchen Hormonen verschrieben wird, muß auf einer individuellen Bewertung beruhen, nachdem die Diagnose von Osteoporose bestätigt wurde.[46] Wissenschaftler, die behaupten, Hormone seien allgemein wirksam, sind nicht geeignet, eine Kontrollgruppe zu betreuen, die auf andere Faktoren hin untersucht wurde, wie Ernährung, die Kalziumresorption und das Maß an körperlicher Bewegung. Frauen, die Osteoporose haben, können mit Hormonen im Höchstfall weiteren Knochenverlust verhindern.

Bei folgenden Krankheiten und Beschwerden sollte keine Hormontherapie verordnet werden (absolute Kontraindikation):

Brustkrebs, Gebärmutterschleimhautkrebs, Malignes Melanom (eine besonders bösartige Form von Hautkrebs), unklare vaginale Blutungen.

Bei folgenden Krankheiten oder Beschwerden sollten Hormone nur aus dringenden medizinischen Gründen und unter ständiger ärztlicher Kontrolle gegeben werden (relative Kontraindikation):

chronische und akute Erkrankungen der Leber, Gallenblasenleiden, Bauchspeicheldrüsenentzündung, Wassereinlagerung (Ödeme), schwere Zuckerkrankheit, Störungen der Blutfettwerte (Hypertriglyceridämie), Brustspannen und -schmerzen, Wucherungen der Gebärmutterschleimhaut, Gefäßerkrankungen, Endometriose, Myome und Fibroide in der Gebärmutter.[47]

Frauen, denen die Gebärmutter nicht entfernt wurde und die Östrogen nehmen, wird geraten, gleichzeitig Gestagene zu nehmen, um das

46 Herta Spencer: Osteoporosis: Goals of Therapy, in: Hospital Practice, Bd. 17 Nr. 3, März 1982, S. 131–151
47 Herbert Kuhl und Hans-Dieter Taubert: Das Klimakterium, Stuttgart 1987, Seite 72 und 73

Risiko von Krebs der Gebärmutterschleimhaut zu verringern. *Beachten Sie, daß die Langzeitwirkungen bei der Einnahme von Gestagen in der Menopause noch nicht bekannt sind.* Gestagene können Stoffwechselveränderungen verursachen, die Diabetes ähneln, zu ungünstigen Veränderungen der Blutfettwerte führen und damit das Risiko für Herz- und Kreislauferkrankungen wie zum Beispiel Infarkte oder Schlaganfälle vergrößern, außerdem können Gestagene das Wachstum von vorhandenen Brustkrebszellen stimulieren, die bei älteren Frauen häufiger sind als bei jüngeren. Manche Östrogenmittel enthalten außerdem Beruhigungssubstanzen oder Testosteron. Bei manchen Frauen kommt es bei Hormoneinnahme zu Übelkeit, Wasseransammlungen, Gewichtszunahme, Zwischenblutungen, Brustvergrößerungen und Brustspannen, Kopfschmerzen und Depressionen oder Niedergeschlagenheit.

Wenn Sie Hormone genommen haben und die Therapie abbrechen wollen, fragen Sie Ihren Arzt, wie Sie das Medikament «ausschleichen» können. Denn ein plötzliches Absetzen von Hormonen kann zu Hitzewallungen, Schlafstörungen und anderen unangenehmen Symptomen führen.

Die große Aufmerksamkeit, die die Osteoporose in letzter Zeit in der Öffentlichkeit erregt, läßt sich von den Pharmakonzernen in gute Profite umsetzen. In Amerika hat zum Beispiel die Firma Ayerst Laboratories, die das am häufigsten verwendete Östrogen (Premarin) herstellt, eine aggressive Werbekampagne in medizinischen Fachzeitschriften gestartet und vor einigen Jahren eine Werbeagentur beauftragt, in der Öffentlichkeit einen massiven Werbefeldzug zur Aufklärung über Osteoporose zu entwickeln.[48] Diese Kampagnen waren sehr erfolgreich, sie machten Osteoporose zu einem vielbesprochenen Thema im Fernsehen und in Zeitschriftenartikeln, so daß die US-Regierung beschloß, eine «Osteoporose-Woche» anzusetzen. In den sorgfältig aufeinander abgestimmten Veröffentlichungen der Pharmahersteller werden Hormone als bester und manchmal einziger Schutz vor Osteoporose dargestellt.[49] Die Pharmakonzerne propagieren, mit Unterstützung einiger prominenter Mediziener, die Rückkehr zu dem Verfahren «Östrogen für immer». Eine ähnliche Ent-

---

48 Tacie Dejanikus: Major Drug Manufacturer Funds Osteoporosis Public Education Campaign, in: The Network News, Mai/Juni 1985, S. 1
49 MacPherson, a. a. O., S. 11–22, Kaufert und McKinlay, a. a. O., S. 113–138

wicklung war in den letzten Jahren auch in der BR Deutschland zu beobachten. Dieses Konzept wird allerdings weder in den USA noch hierzulande von allen Mitgliedern der Ärzteschaft unterstützt.

In den EG-Staaten leben heute schon etwa 37 Millionen Frauen[50] über sechzig, und während der nächsten Jahrzehnte wird diese Zahl noch weiter steigen. Wir stellen also einen potentiell lukrativen Markt für Hormone dar, wenn wir und unsere Ärzte überzeugt werden können von der vereinfachenden Theorie, Hormone seien das beste Mittel zur Vorbeugung und Behandlung von Osteoporose. Berücksichtigt man jedoch, daß einerseits keine abschließenden Informationen über die Langzeitwirkungen der Anwendung von Gestagenen in der Menopause vorliegen, andererseits von Gynäkologen nur wenig zur primären Prävention – sprich: der umfassenden Information *junger* Frauen über Osteoporose-Vorbeugung – getan wird, ist es ratsam, diese Behauptung mit einem gesunden Maß an Mißtrauen zu betrachten. Allerdings sollten wir gleichzeitig auch erkennen können, wann die Vorteile die Gefahren überwiegen. In jedem Fall ist es jedoch möglich, rechtzeitig und nicht erst mit 60 unser Ernährungs- und Bewegungsverhalten zu verändern, bevor wir uns für die Einnahme von Medikamenten entscheiden.

Die gegenwärtige Debatte wird weitergehen. Wir halten es für unmoralisch und vom medizinischen Standpunkt aus für fragwürdig, allen Frauen nach dem Wechsel Hormone zu verschreiben. Wir unterstützen vielmehr jede Kampagne zur Verhütung von Osteoporose, die bei den betroffenen Frauen selbst ein wachsendes Bewußtsein weckt für die Risikofaktoren und sie ermutigt, genug Sport zu treiben, sich gesund zu ernähren, unnötige Medikamente zu vermeiden und das Rauchen aufzugeben und ihre Kinder so zu ernähren, daß sich ihre Knochen gut und stark entwickeln.

Fluorid

Gegenwärtig wird unter Ärzten diskutiert, ob Fluorid in höheren Dosierungen die Knochenmasse wirklich verstärken und die Gefahr neuer Knochenbrüche verringern kann. Eine Unterzeichnung zeigte, daß gleichzeitige Fluorid- und Kalziumgaben bei Frauen mit Osteoporose der Wirbelsäule die Knochensubstanz in diesem Bereich um

---

50 Kuratorium Deutsche Altershilfe: Informations-Dienst 4/89, S. 5

10 Prozent erhöht. Im Vergleich dazu wuchs sie bei denjenigen, die ein Plazebo plus Kalzium erhielten, nur um 3 Prozent.[51]

Eine andere Untersuchung fand heraus, daß die Verabreichung von Fluorid, Kalzium und Vitamin D Patientinnen mit Hüftknochenfrakturen geholfen hat.[52] Dabei muß man aber auch berücksichtigen, daß bei einer Therapie mit Fluorid nur das poröse Innere des Knochens, nicht aber die tragende Außenschicht verdichtet wird.[53]

Fluorid in höheren Dosierungen sollte nicht länger als drei Jahre und nur unter sorgsamer Aufsicht eingesetzt werden, um schwere Osteoporose zu behandeln, und die Behandlung sollte von einer guten Ernährung und Bewegungstherapie begleitet werden. Manche Menschen sind empfindlich gegen Fluoride, die zu Übelkeit und Erbrechen, entzündeten Gelenken und Magenschmerzen führen können. In diesem Fall sollte man sie nicht nehmen. Als sinnvolle, aber noch nicht schädliche Tagesdosis werden, nach zwanzigjähriger Erfahrung mit diesem Mittel, von deutschen Ärzten 40 mg Natriumfluorid empfohlen.

Wie eine Osteoporose darüber hinaus behandelt wird, hängt davon ab, was gerade die jeweiligen Beschwerden auslöst.

Akute Schmerzen, zum Beispiel durch einen Kompressionsbruch im Wirbelkörper, werden mit nichtsteroidalen Antirheumamitteln gelindert. (Siehe hierzu auch die Seiten 450 bis 452) Außerdem wird der Arzt physikalische Therapie, wie zum Beispiel leichte, durchblutungsfördernde Massagen, verordnen und eventuell für kurze Zeit auch Stützmieder, damit die Betreffende sich möglichst schmerzarm bewegen kann und nicht zu lange im Bett liegen muß.

Nachdem das akute Stadium abgeklungen ist, können die durch Schmerz verkrampften Muskeln mit Heilgymnastik gelockert werden. Um den weiteren Kalziumabbau zu stoppen und möglichst neues Gewebe aufzubauen, wird neben einer mineralreichen Ernährung (eventuell ergänzt durch Kalzium-Tabletten) das knochenbildende Hormon Calcitonin gegeben. Es hat auch eine schmerzlindernde Wirkung.[54]

51 Pollner, a. a. O., S. 38–58
52 Lane, a. a. O., S. 43–54
53 Eine generelle Prophylaxe ist nicht nötig: Ärztliche Praxis, 16. 6. 1990, S. 20
54 Osteoporose: Selecta, 4. 5. 1990, S. 888 bis 896

Mit Osteoporose leben

Nachdem mir mitgeteilt worden war, daß ich Osteoporose habe, erkannte ich, daß ich etwas unternehmen muß. Ich fing an, mich über Vitamine und Kalzium zu informieren und hatte lange Gespräche mit Leuten, die sich für eine gesunde Ernährung entschieden hatten. Ich stellte meine Ernährung um. Damit und mit meinen Spaziergängen bis zu einer Stunde am Tag fühle ich mich heute sehr viel besser.

Eine 67jährige Frau

Viele der Maßnahmen, die uns helfen, mit Osteoporose zu leben, sind die gleichen, mit denen sich Osteoporose auch verhüten läßt. Nur sechs Monate lang regelmäßig ein genau ausgearbeitetes Programm zur Bewegungstherapie zu befolgen, kann das Risiko von Knochenbrüchen reduzieren.[55] Außerdem schulen Sie so Ihr Gleichgewichtsgefühl und Ihre körperliche Behendigkeit. Das schützt Sie vor Stürzen. Frauen mit Osteoporose brauchen Übungen, die sie so stark belasten, daß die Knochenbildung angeregt wird, sie aber nicht der Gefahr von Brüchen aussetzen. Empfehlenswert sind auch muskelstärkende Übungen und physikalische Therapie in temperiertem Wasser.[56]

Sehen Sie sich in Ihrer Wohnung um, um Stolperfallen auszuräumen, wie rutschige Oberflächen, lose Teppiche und auf dem Boden freiliegende Kabel. Legen Sie Gummimatten in Dusche und Badewanne, und bringen Sie Handgriffe an, sorgen Sie außerdem für genügend Licht und Geländer auf allen Treppen. Tragen Sie Schuhe und Hausschuhe mit niedrigen Absätzen und nicht-rutschenden Sohlen. Wenn Sie unsicher auf den Füßen sind, benutzen Sie einen Stock oder eine Gehhilfe. Wenn Sie eine Brille brauchen, tragen Sie sie, aber laufen Sie nie mit einer Brille herum, die nur zum Lesen gedacht ist.

Jetzt spielt die Osteoporose für mich keine so große Rolle mehr. Mein Arzt sagte mir, ich solle mir keine Sorgen darüber machen. Er sagte: «Sie werden Schmerzen bekommen, wenn diese Sache weiter fortschreitet. Passen Sie auf, aber lassen Sie nicht zu, daß es Ihnen den Spaß am Leben nimmt.» Er hat recht, ich sollte nicht zulassen, daß die Krankheit mein Leben beeinträchtigt.

Eine 60jährige Frau

55 Yeater und Martin, a. a. O., S. 147–158
56 Lane, a. a. O., S. 43–54

Als ich zweiundachtzig war, fiel ich die Treppen hinunter und verletzte einen Wirbel und meine Hüfte. Seither habe ich Schmerzen in einem Bein. Der Arzt sagte mir, ich hätte Osteoporose, davon hatte ich vorher noch nie etwas gehört. Er informierte mich ausführlich. Ich bekam offenbar Osteoporose, nachdem ich zehn Jahre lang Medikamente wegen meiner Schilddrüse eingenommen hatte. Mein Arzt sagte, es gäbe keine Heilung, aber wir könnten etwas dafür tun, damit es nicht weiter fortschreitet. Wir hatten lange Gespräche über die Alternativen. Ich entschied mich für Sport und Ernährung. Ich gehe jeden Tag spazieren, mache jeden Tag eine Reihe von Übungen. Ich bin immer noch sehr gelenkig und kann mit den Fingern den Boden berühren. Jeden Tag trinke ich vier Gläser entrahmte Milch. Ich habe früher viel Salz gegessen, das schränke ich jetzt ein. Und ich esse nur noch ein- oder zweimal in der Woche rotes Fleisch. Außerdem esse ich viel Gemüse. Ich bin immer noch sehr aktiv und bin Mitglied in einer Reihe von Organisationen.

Eine 86jährige Frau

Das Beste, was Sie bei Osteoporose tun können, ist, einer bereits existierenden Selbsthilfegruppe beizutreten oder selbst eine Gruppe mit älteren Frauen ins Leben zu rufen. Es ist besonders wichtig, mit Betroffenen das zu diskutieren, was wir über Osteoporose und über die Pros und Contras von Hormontherapien lesen und hören – außerhalb des medizinischen Bereichs. Wenn wir einander von unseren Erfahrungen und Gefühlen berichten, wenn wir über die Möglichkeiten sprechen, damit umzugehen, über Behandlungen von Ärzten und/oder unseren eigenen Ansichten, fühlen wir uns weniger allein und können einander helfen, die nötigen Veränderungen in der Lebensweise selbst in die Hand zu nehmen.

20 Gesunde Zähne*

Gesunde Zähne sind nicht nur zum Kauen wichtig, sondern für unsere gesamte Gesundheit und unser Wohlbefinden von großer Bedeutung. Und doch haben 98 Prozent aller Deutschen Karies (Zahnverfall oder Löcher) oder leiden an Erkrankungen des Zahnfleisches und der Kieferknochen, obwohl die Bundesrepublik Deutschland eines der reichsten Länder der Welt ist. Außerdem haben 26 Prozent aller Deutschen in den alten Bundesländern über fünfundsechzig ihre natürlichen Zähne nicht mehr.[1] Viele Menschen glauben, Zahnverlust sei eine natürliche Begleiterscheinung des Alters, das ist jedoch nicht der Fall.

Vier wichtige Regeln für gesunde Zähne:

- Putzen Sie Ihre Zähne nach dem Essen mit einer fluorhaltigen Zahncreme, und reinigen Sie sie täglich mit Zahnseide.
- Ernähren Sie sich gesund.
- Verabreden Sie regelmäßige Besuche beim Zahnarzt, um Ihre Zähne reinigen und untersuchen zu lassen (auch wenn Sie eine Zahnprothese haben).
- Behalten Sie Ihre natürlichen Zähne möglichst lange – bleiben Sie kritisch gegenüber Zahnärzten, die schnell bereit sind, einen Zahn zu ziehen (holen Sie eine zweite Meinung ein).

Zur Verhütung von Zahnerkrankungen gehören regelmäßige Zahnpflege und Kontrolle beim Zahnarzt. Gute, gesunde Zähne können eine ganze Bandbreite von potentiell schwächenden und isolierenden Beschwerden bei älteren Menschen vorbeugen. Fortwährende Zahnschmerzen verbrauchen Energie und können uns tage- oder wochen-

---

* Von Martha C. Wood
1 Mündliche Angaben des Bundes Deutscher Zahnärzte in Köln, Oktober 1990

lang in unseren Aktivitäten lähmen. Der Verlust der Zähne kann verhindern, daß wir uns gesund ernähren, wenn wir nicht lernen, die Nahrungsmittel, die wir nicht mehr essen können, durch gesunde weiche Nahrungsmittel zu ersetzen. Und wer sich für sein Aussehen schämt, wird es wahrscheinlich vermeiden auszugehen. Oder wir vermeiden es, zu lächeln oder zu sprechen und fühlen uns gehemmt.

Zahnprobleme bei älteren Frauen

Das Risiko, die Zähne zu verlieren, nimmt mit dem Alter zu, bei Frauen mehr als bei Männern.[2] Ältere weiße Frauen verlieren ihre Zähne den Statistiken zufolge eher als weiße Männer oder schwarze Frauen im selben Alter. Und das, obwohl weiße Frauen ihre Zähne besser pflegen als weiße Männer und die Zahlen von Erkrankungen des Zahnfleischs niedriger liegen als bei schwarzen Frauen. Aus diesen Gründen haben manche Wissenschaftler den Verdacht geäußert, daß Knochenverlust bei Frauen nach dem Wechsel der Grund dafür sein kann.[3] Die Beachtung von Vorbeugemaßnahmen gegen Osteoporose, besonders der Verzicht aufs Rauchen und eine ausreichende Aufnahme von Kalzium, haben also möglicherweise den zusätzlichen Vorteil, uns unsere Zähne länger zu erhalten.

Die Pflege von Zähnen und Zahnfleisch

Vielen von uns wurde als Kind nicht richtig beigebracht, wie wir unsere Zähne und Zahnfleisch richtig pflegen. Die Vorstellung, daß Zahnpflege Zahnverfall verhüten kann, kam erst in den fünfziger Jahren auf. Eine 78jährige erinnert sich daran, daß ihr Vater sagte, Zähneputzen sei etwas für «Waschlappen».
Viele Zahnärzte vertreten die Ansicht, daß eine sorgfältige Ernährung und Pflege bei der Verhütung von Zahnproblemen mehr ausrich-

2 Ronald J. Hunt u. a.: Edentulism and Oral Health Problems Among Elderly Rural Iowans: The Iowa 65 + Rural Health Study, in: American Journal of Public Health, Bd. 75 Nr. 10, 1985, S. 1177–1182
3 Harry W. Daniell: Postmenopausal Tooth Loss: Contributions to Edentulism by Osteoporosis and Cigarette Smoking, in: Archives of General Medicine, Bd. 143, September 1983, S. 1678–1682

ten kann als die beste Zahnarztbehandlung.[4] Richtiges Zähneputzen und die Reinigung mit Zahnseide sind wichtiger Bestandteil dieser Pflege. Im Idealfall sollte sie nach jedem Essen durchgeführt werden, wenigstens aber einmal am Tag. Eine Mundusche, bei der ein Wasserstrahl auf die Zahnfleischgrenze gelenkt wird, kann ein nützlicher Zusatz sein, ersetzt das Zähneputzen und Reinigen mit Zahnseide jedoch nicht.

Die Richtlinien, wie man am besten die Zähne putzt, haben sich im Lauf der Jahre verändert. Die Methode, die heute als richtig gilt, ist die Verwendung einer Zahnbürste mit weichen, abgerundeten Nylonborsten (in Naturborsten, die nicht schnell genug trocknen, sammeln sich Bakterien). Halten Sie die Bürste parallel zu den Zähnen, in einem Winkel von etwa fünfundvierzig Grad zur Zahnfleischgrenze, bewegen Sie sie kreisförmig und bürsten Sie dann vom Zahnfleisch fort.[5] Bewegen Sie die Bürste mehrmals vor und zurück, mit einer leichten, streichenden Bewegung. Auf den Kauflächen der Zähne bewegen Sie die Bürste wieder vor und zurück. Wenn Sie eine Zahnbürste nicht richtig halten können, versuchen Sie sie mit Klebeband zu umwickeln oder den Griff auf andere Weise zu vergrößern, zum Beispiel mit einem Lockenwickler aus Schaumstoff. Wenn Ihre Schulter Ihnen Schwierigkeiten macht beim Zähneputzen, versuchen Sie es mit einer elektrischen Zahnbürste, oder verlängern Sie den Stiel der Zahnbürste mit einem Stück Holz oder Plastik. Ersetzen Sie Ihre Zahnbürste spätestens alle sechs Monate und jedesmal, wenn Sie eine Erkältung oder Grippe hatten.

Eine milde, nur leicht schmirgelnde Zahnpasta mit Fluor ist am besten für die Zähne. Sie können auch Backsoda nehmen, aber bürsten Sie Ihre Zähne nicht mit Salz, denn das Salz greift den Zahnschmelz an. Bürsten Sie vorsichtig auch die Zunge und den Gaumen. Bakterien sammeln sich zuerst auf der Zunge und breiten sich dann weiter auf die Zähne aus. Plaque, die klebrige, farblose Schicht von Bakterien, sie sich um die Zähne bildet und entlang der Zahnfleischgrenze, wird im Alter oft schneller und in größeren Mengen produziert, weil der Speichelfluß, wenn wir älter werden, zurückgeht. (Der Speichel ist wichtig für die Reinigung des Mundes.) Spülen Sie Ihren Mund nach dem Zähneputzen mit warmem Wasser.

Reinigen Sie alle Zahnzwischenräume mit Zahnseide. Nehmen Sie

---

4 Health Facts, S. 4
5 Ebd.

dazu ein zwanzig Zentimeter langes Stück Zahnseide. Wickeln Sie die Enden der Zahnseide um die Mittelfinger beider Hände. Benutzen Sie Daumen und Zeigefinger, um etwa zwei Zentimeter Zahnseide zwischen den Zähnen zu bewegen. Halten Sie die Zahnseide stramm, und führen Sie sie sanft bis zur Zahnfleischgrenze. Legen Sie die Zahnseide C-förmig um einen Zahn und reiben Sie über die gesamte Höhe des Zahnes sanft auf und ab. Wiederholen Sie das an beiden angrenzenden Zähnen. Wenn Sie Schwierigkeiten haben, Zahnseide zu halten, können Sie in den meisten Drogerien und Apotheken Halter für Zahnseide kaufen. Oder Sie können versuchen, ein längeres Stück abzuschneiden und eine Schlaufe zu binden. Sie können jemand anderes bitten, das für Sie vorzubereiten, wenn Sie Schwierigkeiten haben, Knoten zu machen. Wenn Sie bisher nicht regelmäßig Zahnseide benutzt haben, wird Ihr Zahnfleisch möglicherweise am Anfang bluten, aber das hört meist nach ein paar Tagen auf.

> Ich hasse Zahnseide, aber ich hatte eine Menge Probleme mit dem Zahnfleisch, und mein Zahnarzt sagte, ich müsse Zahnseide benutzen. Ich habe festgestellt, daß es beim Baden in der Badewanne angenehmer zu machen ist. *Eine 54jährige Frau*

Zahnprothesen

Wenn Sie ein künstliches Gebiß tragen, sollten Sie es mit einer weichen Bürste bürsten. Das Einweichen von Zahnprothesen reicht nicht aus, selbst nicht mit besonderen Gebißreinigern. Gebisse müssen mit herkömmlichen Zahnpulvern oder Zahnpasta für Gebisse, Seife oder Backsoda gebürstet werden. Benutzen Sie niemals scheuernde Pulver, denn sie schädigen das Gebiß. Füllen Sie das Waschbecken etwa zu einem Drittel mit Wasser, und legen Sie einen Waschlappen auf den Boden, um Schäden zu verhüten, falls Ihnen das Gebiß aus der Hand fällt. Halten Sie die Prothese beim Bürsten über das Wasser, und bürsten Sie gründlich innen und außen. Spülen Sie sie mit kaltem Wasser ab (nie mit heißem) und setzen Sie sie wieder ein. Zahnprothesen dürfen niemals trocken werden, denn dann können sie springen oder sich verbiegen. Wenn Sie sie – etwa nachts – nicht tragen, legen Sie sie in Wasser. Um Flecken von einer Zahnprothese zu entfernen, legen Sie sie über Nacht in eine Gebißreiniger-Lösung.

Haftmittel sind nicht sehr wirksam und sollten nur über eine begrenzte Zeit genommen werden. Eine zu häufige Verwendung von

Haftmitteln kann das Zahnfleisch und die Schleimhäute in der Mundhöhle reizen. Gehen Sie zu Ihrem Zahnarzt, wenn Ihre Prothese anfängt zu rutschen. Der Grund kann festgestellt und das weiche Gewebe auf Schäden untersucht werden.

Wichtig ist, daß Sie Ihr Gebiß regelmäßig tragen. Wenn Sie es ein paar Wochen lang nicht tragen, wird der Mund anfangen, seine Form zu verändern, und die Prothese paßt nicht mehr. Das Gewebe hat es dann schwer, sich an die alte Gebißform zu gewöhnen. Und wenn Sie Ihre Zahnprothese nicht tragen, werden Sie nicht richtig kauen können, so daß Sie Schwierigkeiten mit der gesunden Vollwert-Nahrung haben werden. Achten Sie darauf, Zahnfleisch und Mundhöhle regelmäßig mit einer weichen Zahnbürste oder einem Waschlappen zu reinigen.

Probleme mit Zahnprothesen können auftreten, wenn das Gebiß nicht richtig angepaßt oder angefertigt wurde, vielleicht weil nicht genug Kieferknochen und Mundgewebe da ist, in das es eingebettet werden kann. Und selbst bei Aufregung kann Ihr Gebiß nicht richtig sitzen.

Ich habe schon seit über zwanzig Jahren falsche Zähne – eine vollständige Oberzahnreihe und eine Teilprothese für die unteren Zähne. Ich gehe immer noch dreimal im Jahr zum Zahnarzt, denn ich habe Probleme mit Paradontose bei meinen wenigen übrigen Zähnen, die ich um jeden Preis behalten will. Ich lasse meine Zahnprothese fast jedesmal neu anpassen, wenn ich zum Zahnarzt gehe, denn mein Mundgewebe verändert sich ständig. Niemand hat mir etwas über Knochenschwund im Kiefer gesagt, als ich meine Zahnprothese bekam. Im Lauf der Zeit hatte ich drei verschiedene Zahnprothesen, und die beiden ersten habe ich überarbeiten lassen. Der Kieferknochen wird einfach enger und kürzer, wenn man älter wird. Zur Zeit habe ich einen hervorragenden Zahnarzt, und ich kann rohe Karotten, Äpfel und alles essen, was ich will. Aber ich rechne damit, daß ich noch fünfunddreißig Jahre vor mir habe, und ich fange an, mir Sorgen zu machen, ob dann noch genug Knochen übrig ist für meine Zähne.

Mein Zahnarzt sagt, ich solle meine Zahnprothese nachts herausnehmen, um das Gewebe in Mund zu schonen. Das mag stimmen, aber ich fühle mich nicht sicher – und bestimmt nicht attraktiv – ohne meine Zähne.

Manchmal kann ich die Teilprothese ein paar Tage lang nicht tragen,

> weil mein Zahnfleisch wund ist, nicht nur durch Risse, sondern auch wenn ich Grippe habe oder bei der Arbeit stark angespannt bin. Mein Zahnfleisch reagiert mit extremen Schmerzen.
>
> *Eine 50jährige Frau*

Mundspülungen

Spülungen, Lutschtabletten und Zahnpasta können nichts gegen schlechten Atem tun. Sie können ihn nur für eine kurze Zeit überdecken. Warmes Salzwasser ist die beste Mundspülung. Hartnäckiger schlechter Atem kann Zeichen für Zahnprobleme sein oder ein medizinisches Problem, das untersucht werden muß, zum Beispiel Nasen-Nebenhöhlenentzündungen, Verdauungsprobleme oder Diabetes. Ursachen können auch Medikamente oder Rauchen sein.

Trockener Mund

Wenn Sie einen trockenen Mund haben, sollten Sie mit einem Arzt über dieses Problem sprechen. Die Speichelproduktion geht geringfügig zurück, wenn wir älter werden, aber oft wird ein trockener Mund (Xerostomia) von Medikamenten hervorgerufen. Mehr als 200 Medikamente, darunter Antihistamine, Psychopharmaka, Diuretika und einige Medikamente gegen die Parkinsonsche Krankheit, Magengeschwüre und Krebs können einen trockenen Mund verursachen. Außerdem trocknet Rauchen den Mund aus (ebenso wie Koffein und Alkohol) und reizt die Mundschleimhaut. Deshalb muß sich die richtige Behandlung eines trockenen Mundes nach der Ursache richten. Manchmal genügen schon Spülungen mit einer leichten Salzwasserlösung mehrmals am Tag oder die Vermeidung von sehr scharfen Nahrungsmitteln. In manchen Fällen wird künstlicher Speichel verschrieben. Speichel ist für einen gesunden Mund sehr wichtig, und wenn man nichts gegen Trockenheit im Mund unternimmt, können Gewebeschäden, Zahnverfall, Zahnfleischerkrankungen und schlecht sitzende Zahnprothesen die Folge sein.

Ernährung

Eine gute Ernährung ist von überragender Bedeutung für die Gesunderhaltung von Zähnen und Zahnfleisch. Hier einige Hinweise, die Sie beachten sollten:

- Es gibt viele gute Gründe, Protein zu essen, u. a., daß Protein kein Plaque bildet und Mundgewebe aufbaut und repariert.
- Ballaststoffe helfen, Essensreste zu entfernen, die zwischen den Zähnen festsitzen (Kaugummi kann das nicht).
- Zucker spielt bei der Entstehung von Löchern eine entscheidende Rolle; verwenden Sie deshalb so wenig Zucker wie möglich, und achten Sie auf versteckten Zucker in Nahrungsmitteln wie Ketchup und Fertiggerichten.
- Wenn Sie Süßigkeiten essen, sollten Sie sie besser mit den Mahlzeiten zu sich nehmen als zwischen den Mahlzeiten. Säure, die von den Mundbakterien aus Zucker gebildet wird, greift den Zahnschmelz an.
- Je länger Zucker im Mund bleibt, desto mehr Chance haben die Bakterien, zerstörende Säure zu bilden; vermeiden Sie deshalb Bonbons, Hustenpastillen oder alles, was sehr zuckerhaltig ist und eine Weile gelutscht oder gekaut wird. Auch Nahrungsmittel wie Rosinen und Honig kleben an den Zähnen und bleiben damit lange Zeit im Mund.
- Wenn wir älter werden, brauchen wir mehr Vitamin C, A, B-Komplex und Kalzium. Vitamin C hilft bei der Reparatur von Zahnfleisch und Schleimhäuten. Vitamin A hält das Gewebe weich, Vitamin-B-Komplex verhindert, daß die Haut in den Mundwinkeln rissig wird und schützt vor wunden Stellen im Mund und an der Zunge.[6] Kalzium stärkt die Knochen, also auch die Kieferknochen.

Beim Zahnarzt

Es ist wichtig, regelmäßig zum Zahnarzt zu gehen, unter anderem deshalb, weil er auch für eine gründliche Zahnreinigung sorgen wird. Wer an schweren Zahnfleischerkrankungen oder Diabetes leidet, sollte alle drei Monate die Zähne vom Zahnstein (hartgewordene Plaque) reinigen lassen, sonst sind zweimal im Jahr ausreichend. Außerdem ist es wichtig, daß das Zahnfleisch regelmäßig untersucht wird. Sie sollten auch regelmäßig zum Zahnarzt gehen, wenn Sie eine Zahnprothese tragen.

6 Mary Massler: Oral Aspects of Aging, in: Post-graduate Medicine, Bd. 49, Januar 1971, S. 179–183

Ein Zahnarzt sollte eine sorgfältige Anamnese aufnehmen. Achten Sie darauf, ob er oder sie auch für Notfälle zur Verfügung steht. Gehen Sie nicht zu einem Zahnarzt, der bei Leistungen, die Sie selbst zahlen müssen, nicht mit Ihnen über die Kosten sprechen möchte, Ihnen keinen Kostenvoranschlag macht, Rechnungen nicht genau spezifiziert oder nicht mit Ihnen über Zahlungsmodalitäten verhandelt.

Meiden Sie einen Zahnarzt, der Zähne ziehen will, ohne über Alternativen zu diskutieren. Es gibt fast immer eine Möglichkeit, den Zahn zu retten, und es ist fast immer zu Ihrem Vorteil, denn es ist langfristig fast immer der gesündeste und billigste Weg. Dennoch werden in der BR Deutschland jährlich rund 15 Millionen Zähne gezogen. Viele davon wären sicherlich zu retten. Falsche Zähne können einfach nicht so gut arbeiten wie natürliche Zähne. Manche Menschen können wegen ihrer Mundform nur mit Schwierigkeiten Zahnprothesen tragen – was manchmal erst entdeckt wird, wenn die Zähne bereits gezogen sind. Holen Sie in jedem Fall eine zweite Meinung ein, nicht nur, ob es notwendig ist, Zähne zu ziehen, sondern auch, ob Sie eine Zahnprothese tragen können. Manchmal ist es notwendig, einen Zahn zu ziehen, aber dann muß der Zwischenraum auf Dauer gefüllt werden, damit sich nicht die gesamte Zahnstellung verschiebt. Fragen Sie, ob ein Zahn-Implantat möglich ist. Von den rund 31 000 niedergelassenen Zahnärzten in den westlichen Bundesländern haben sich etwa 1000 auf Implantate spezialisiert. Nähere Informationen bekommen Sie bei der örtlichen Zahnärztekammer.

Unterziehen Sie sich keiner zahnärztlichen Behandlung, wenn Ihnen nicht vorher genau und umfassend erklärt wurde, um was es sich handelt, welche Schmerzen oder anderen Unannehmlichkeiten Sie wahrscheinlich werden ertragen müssen, ob eine andere Behandlung möglich ist, welche Konsequenzen es haben kann, wenn Sie die Behandlung ein paar Wochen oder Monate aufschieben, und zu welchen Komplikationen es kommen kann. Lassen Sie sich einen schriftlichen Kostenvoranschlag geben, und scheuen Sie sich nie, eine zweite Meinung einzuholen.

Wegen starker Zahnschmerzen ging ich zu einem Zahnarzt, den ich kaum kannte. Er sagte, eine Brücke müsse herausgenommen werden, ausgiebige Zahnfleischoperationen wären notwendig, und dann müsse ein Zahnersatz angepaßt werden. Der Kostenvoranschlag war sehr hoch. Ich nahm meine Röntgenbilder mit und fragte einen anderen Zahnarzt um seine Meinung. Inzwischen war der Zahn, der die Brücke gehalten hatte, gebrochen und mitsamt der Brücke herausgefallen.

Der andere Zahnarzt erklärte mir, er würde den abgebrochenen Zahn abschleifen und zwei neue künstliche Zähne anfertigen. Dann malte er mir auf, wie sie etwa aussehen würden. Er empfahl mir, meine Zähne zweimal im Jahr von Zahnstein reinigen zu lassen anstatt nur einmal und regelmäßig Zahnseide zu benutzen. Eine Zahnfleischoperation hielt er nicht für notwendig. Er ermutigte mich, die Kosten, die er mir nannte, mit anderen Zahnärzten zu vergleichen, einige würden mehr verlangen, andere weniger. Ich verglich die Kosten und seinen Behandlungsvorschlag mit denen von zwei Zahnkliniken und entschloß mich zu der Behandlung, die er mir vorgeschlagen hatte. Die Kosten werden sehr viel niedriger als das, was der erste Zahnarzt verlangte. Jetzt reinige ich meine Zähne jeden Abend mit Zahnseide, während ich fernsehe.

Eine 76jährige Frau

Mit Hilfe von Röntgenuntersuchungen lassen sich Abzesse oder von außen nicht sichtbarer Zahnverfall feststellen, aber auch geschädigte Zahnwurzeln, Knochenverlust durch Parodontose und schlecht ausgeführte Zahnreparaturen. Es ist nicht notwendig, bei jeder zahnärztlichen Untersuchung eine Röntgenaufnahme des gesamten Gebisses zu machen, alle drei bis fünf Jahre reicht. Röntgenaufnahmen sind normalerweise notwendig, wenn der Verdacht auf ein ernsthaftes Gesundheitsproblem besteht. Während der Aufnahme sollten Körper und Hals von einer Bleischürze bedeckt sein. Rechtlich gehören die Röntgenbilder Ihnen, nicht dem Zahnarzt. Nehmen Sie sie mit, wenn Sie den Zahnarzt wechseln, dann müssen vielleicht keine unnötigen neuen Röntgenbilder aufgenommen werden.

Zahnverfall

Löcher in den Zähnen (Karies) können sich in jedem Alter bilden. Bereits 80 Prozent der Schulanfänger leiden unter der Volkskrankheit Karies. Gute Zahnpflege und möglichst zuckerarme Ernährung sind eine gute Vorbeugung. Außerdem sollen fluoridierte Zahnpasten die Remineralisierung angegriffener Zähne unterstützen, das heißt, der Zahn baut sich selbst wieder auf. Wenn dennoch Löcher entstehen, müssen sie ausgebohrt und gefüllt werden. Sonst ist der Zahn irgendwann nicht mehr zu behandeln.

Bei sehr tiefgehenden Löchern ist eine Behandlung der Zahnhöhle eine Möglichkeit, einen Zahn zu retten, wenn der Nerv des Zahns infiziert ist. Da wird der Nerv aus der Zahnhöhle entfernt, der Nervenkanal in den Wurzeln gereinigt und gefüllt. Der Zahn kann gesund bleiben und fest. Es gibt eine Alternative zu Wurzelbehandlungen, die ausgeführt werden kann, wenn die Karies die Zahnhöhle fast erreicht, aber noch nicht infiziert hat. Bei dieser Behandlung wird am Boden der Füllung ein Kalkpräparat als sogenannte Pulpa-Überkappung gelegt, um das weitere Vordringen der Karies in die empfindliche Zahnhöhle aufzuhalten.

Eine Krone ist eine Kapsel, die über einen Zahnstumpf gestülpt wird. Kronen werden bei stark angegriffenen Zähnen aus kosmetischen Gründen eingesetzt. Aber auch als Anker, um eine Brücke zu halten. Der Zahnarzt schleift den natürlichen Zahn bis auf einen Stumpf ab und setzt eine Krone aus reinem Gold oder einer Mischung aus Gold und anderen Materialien auf, manchmal porzellanverblendet.

Parodontopathien

Bei der Zahnbett-Erkrankung handelt es sich genaugenommen um eine ganze Gruppe von entzündlichen Erkrankungen des Zahnfleisches und der stützenden Knochen unter den Zähnen, die unter dem medizinischen Sammelbegriff Parodontopathien zusammengefaßt werden.

Durch unbehandelte Zahnbetterkrankungen gehen mehr Zähne verloren als durch Zahnverfall. Mehr als 80 Prozent der über 40jährigen leiden nach Angaben großer Krankenversicherer unter Parodontopathien. Zu den Zahnbett-Erkrankungen gehört unter anderem die Parodontose. Es handelt sich dabei um eine langsam fortschreitende, nicht entzündliche Geweberückbildung, bei der Zahnbett und Kieferknochen so weit abgebaut werden, daß schließlich der betroffene Zahn ausfällt. Die Ursachen sind bisher noch weitgehend unbekannt. Entsprechend wenig erfolgversprechend sind die Behandlungsmöglichkeiten.

Ganz anders bei der Parodontitis. Sie ist die häufigste Zahnbett-Erkrankung und wird überwiegend durch Plaque verursacht. Andere Gründe sind Zähneknirschen, Biß-Anomalien oder eine falsche Kieferstellung. Außerdem können Erbanlagen, hormonelle Schwankungen, Diabetes und Schilddrüsenerkrankungen Zahnfleischprobleme verschlimmern, denn sie beeinträchtigen die Abwehrkräfte, mit denen sich der Körper vor Krankheit schützt.

Die Symptome von Parodontitis sind unter anderem gerötetes und geschwollenes Zahnfleisch, Zahnfleischbluten und Taschen zwischen Zahn und Zahnfleisch, lockere oder sich verschiebende Zähne. Parodontitis kann schmerzlos sein, und oft kommt es auch nicht zu Zahnfleischbluten. Nur ein Zahnarzt kann Parodontitis in den frühen Stadien erkennen. Die Vorbeugung gegen diese Krankheit beginnt mit richtigem Zähneputzen und der Reinigung mit Zahnseide. Wenn sie früh genug entdeckt wird, kann sie auch mit dem Entfernen der Zahnbeläge und Reinigen der Taschen im Zahnfleisch sowie dem Stabilisieren gelockerter Zähne behandelt werden. In fortgeschritteneren Stadien, wenn die Krankheit also bereits zu tiefer Taschenbildung geführt hat, wird die Behandlung komplexer. In manchen Fällen werden kleine chirurgische Eingriffe ambulant oder, je nach Schwere der Erkrankung, in einer Klinik ausgeführt. Dazu wird unter örtlicher Betäubung behandelt und dann über die kranken Stellen für etwa eine Woche ein medizinischer Verband gelegt, der an Knetmasse erinnert.

Seit den späten siebziger Jahren wird von manchen Ärzten auch die sogenannte Keyes-Technik verwendet. Bei dieser nichtchirurgischen Methode entfernt der Zahnarzt gründlich den Zahnstein und trägt einen antibakteriellen Wirkstoff auf, außerdem muß man selbst das Zahnfleisch täglich zu Hause mit einer speziellen Paste behandeln. Diese Methode ist allerdings immer noch umstritten.

Rauchen

Rauchen und die Verwendung von Schnupf- oder Kautabak kann die Mundschleimhaut verletzen, das Krebsrisiko im Mund- und Nasenraum erhöhen, die Zähne fleckig machen und schlechten Atem verursachen. Rauchen kann außerdem zu Trockenheit im Mund führen, Schwierigkeiten beim Kauen und Schlucken und außerdem Gewebsverletzungen und Zahnverfall verursachen.

21 Inkontinenz*

Was ist Inkontinenz?

Inkontinenz, unwillkürliches Wasserlassen, ist ein sehr häufiges Problem bei Frauen, und doch schämen wir uns meist, darüber zu sprechen. Jede fünfte Patientin in der gynäkologischen Sprechstunde ist davon betroffen.[1] Inkontinenz ist uns peinlich, und viele Ärzte nehmen dieses Problem nicht ernst oder behandeln nach Methoden von zweifelhaftem Wert.

Probleme mit der Blasenkontrolle dürfen weder als unvermeidliche Alterserscheinung noch als Krankheit betrachtet werden, sondern als ein Problem, das zu bewältigen ist und, wenn Sie dazu entschlossen sind, möglicherweise korrigiert werden kann. Scham, Schuldgefühle, Angst, Furcht, Verlegenheit, Verlust des Selbstwertgefühls und Depressionen sind häufige Begleiterscheinungen dieses Problems und durchaus verständlich. Vier Fünftel aller betroffenen Frauen schweigen darüber. Leider aber wirken sich diese Gefühle eher schädlich aus und können uns langfristig nur noch mehr belasten. Den Mut zu finden, aktiv zu werden, ist ein wichtiger Schritt, um das eigene Selbstbewußtsein wiederzuerlangen. Machen Sie sich klar, daß Sie nicht allein sind und daß viele andere Frauen Mittel und Wege gefunden haben, der Isolation zu entfliehen, in die Inkontinenzprobleme viele Betroffene zwingt. Denken Sie daran, daß etwa 30 Prozent aller Inkontinenzfälle vorübergehend sind.

Amerikanische und schweizerische Statistiken zeigen, daß über 50 Prozent aller Menschen, die langfristig in Pflegeeinrichtungen leben, vor allem in Pflegeheimen, Inkontinenzprobleme haben.[2] Mangelnde

---

* Von Norma Swenson und Diana Laskin Siegal, besonderer Dank an Grace Q. Vicary und Mary D. Fillmore

1 Mitteilung des Berufsverbandes der Frauenärzte, 12. 5. 1989

2 Neil M. Resnick, Subbarao V. Yalla: Current Concepts: Management of Urinary Incontinence in the Elderly, in: The New England Journal of Medicine, Bd. 313 Nr. 13, 26. September 1985, S. 808–805; Eric Martin und Jean-Pierre Juned: Lehrbuch der Geriatrie, Bern 1990, S. 363

Blasenkontrolle war entweder einer der Gründe, weshalb sie einge-
wiesen wurden, oder hat sich erst entwickelt, nachdem sie ins Pflegeheim gekommen sind. Vielen dieser Menschen ließe sich helfen:
durch eine rechtzeitige Diagnose und Behandlung, mehr geschultes
Personal, einfache Verhaltensveränderungen, spezielle Medikamente, operative Behandlungen oder eine Kombination mehrerer
dieser Möglichkeiten. Da Frauen die überwältigende Mehrheit aller
Pflegeheimbewohner ausmachen, ist das Thema Blasenkontrolle für
Frauen ein wichtiges Thema öffentlicher Gesundheitsfürsorge.

Inkontinente ältere Männer werden häufiger zu Hause versorgt, wobei die unmittelbare Belastung unbezahlter Pflege in der Mehrzahl
der Fälle auf Frauen und Töchtern ruht. Mit anderen Worten, ob wir
selbst von Inkontinenz betroffen sind oder ob wir für jemanden sorgen, der daran leidet: Inkontinenz ist überwiegend ein Frauenpro-
blem. Zum Glück wird diesem Thema immer mehr Aufmerksamkeit
gewidmet, es werden häufiger genauere Diagnosen gestellt, was zu
einer angemesseneren Behandlung führt, so daß es vor allem durch
operative Hilfen bei bis zu 80 Prozent der Betroffenen entweder
zur vollständigen Heilung oder entscheidenden Verbesserungen
kommt.[3]

Frauen leiden häufiger (etwa eine von zweien) und auch stärker unter
Problemen mit der Blasenkontrolle als Männer. Die Schwierigkeiten
werden außerdem mit jedem Lebensjahrzehnt größer. Daraus wird zu
schnell geschlossen, Inkontinenz sei eine unvermeidbare Alterserscheinung bei Frauen. Allerdings können diejenigen, die diese Auffassung vertreten, nicht erklären, warum einige ältere Frauen diese
Probleme haben und andere nicht. Etwa vier Fünftel der betroffenen
Frauen mögen, vor allem mit einem männlichen Arzt, nicht darüber
sprechen,[4] andere schweigen, weil sie glauben, daß sich ja doch nichts
dagegen tun läßt. Traurigerweise haben nach amerikanischen Untersuchungen die Frauen, die den Mut hatten, das Thema anzuschnei-
den, feststellen müssen, daß viele ihrer Ärzte uninformiert, wenig
einfühlsam und oft selbst peinlich berührt waren.[5] In Deutschland

3 Aus der Praxis (Nr. 8), Merkblatt des Berufsverbandes der Frauenärzte
4 G. Debus-Thiele: Harninkontinenz der Frau. Informationsveranstaltung des
  Berufsverbandes der Frauenärzte am 10. 5. 89 in München
5 Jane E. Brody: Personal Health: The New York Times, 5. Juni 1985; Pamela
  Jones und Marian Emr: Studies Focus on Treatment and Prevention of Urinary
  Incontinence, in: News and Features from NIH, Bd. 85 Nr. 4, 1985, S. 11–12;
  sowie Joseph G. Ouslander u. a.: Urinary Incontinence in Elderly Nursing

würde eine solche Untersuchung vermutlich ähnliche Ergebnisse bringen.

Wir Frauen müssen uns darüber klarwerden, wie wir mit diesem Problem umgehen wollen. Wir hoffen, daß dieses Kapitel Ihnen helfen kann, mehr darüber zu erfahren, wie die Blase arbeitet, welche unterschiedlichen Typen von Inkontinenz es gibt und was Sie bei Problemen mit der Blasenkontrolle tun können.

Soziale Kontrolle

Als Mädchen erleben wir den großen «kleinen» Unterschied meist auf ebenso simple wie drastische Weise, sobald es um das Wasserlassen geht: Wenn ein kleiner Junge sich mehr oder weniger diskret einfach umdreht und pinkelt, weil es in der Nähe keine Toilette gibt, gilt das als normal, für Mädchen aber ist das unannehmbar und wider die guten Sitten.

> Die nächsten Toiletten bei einem Festival am Fluß waren ziemlich weit entfernt. Ich hörte, wie ein kleines, etwa 5jähriges Mädchen sagte, sie müßte mal. Sie wurde von einem Mann, der offenbar ihr Großvater war, ausgeschimpft: «Warum bist du nicht noch zu Hause gegangen?» Und all das. Weil ich Inkontinenzprobleme habe, schritt ich ein und fragte, ob er einen kleinen Jungen nicht einfach mit hinüber in die Büsche nehmen würde. Er antworte: «Ja, natürlich», und ich schlug ihm vor, das mit dem Mädchen ebenso zu tun. Es war ihm peinlich, aber dann bot die Großmutter des Mädchens, die in der Nähe gesessen hatte, an, mit ihr zu gehen.

Für kleine Mädchen ist es oft schwer, die Blasenkontrolle zu erlernen. Denn zur gleichen Zeit, wo uns beigebracht wird, unsere Blase und den Schließmuskel zu beherrschen, lernen wir auch, daß «brave Mädchen» «da unten» nichts fühlen und nicht an sich herum experimentieren sollen, insbesondere nicht an der Vagina und der Klitoris.

Wenn wir unsere Blase spüren, wird oft von uns verlangt, die Empfindung zu ignorieren. Viele Frauen können sich daran erinnern, daß die Zeiten, in denen sie in der Schule «austreten» durften, genau festgelegt waren. Für erwachsene Frauen gibt es außerdem nur sehr wenige,

Home Patients, in: Journal of the American Medical Association, Bd. 248, 1982, S. 1194–1198 genau festgelegt Orte, wo sie urinieren können. In Lebensmittelgeschäften und öffentlichen Verkehrsmitteln gibt es im allgemeinen keine öffentlichen Toiletten und in Sporthallen und Theatern meist nicht genug, was Frauen dazu zwingt, mutig zum Beispiel in Kneipen, die sie eigentlich gar nicht betreten wollen, nach einer Toilette zu suchen. Öffentliche Toiletten sind zudem oft so schmutzig und unsicher, daß Frauen sie nicht benutzen können.

> Bei den olympischen Spielen in Montreal vertrieb ich mir, während ich in den langen Schlangen vor den Damentoiletten wartete, die Zeit damit, zu zählen, wieviel Männer und wieviel Frauen von der Toilette kamen. Ich stellte fest, daß die Schlange vor der Männertoilette viermal so schnell voranrückte wie die vor der Damentoilette. Architekten sollten das bei der Planung von Toiletten berücksichtigen.

Die meisten Firmen haben zwar die vorgeschriebenen Toiletten für weibliche Arbeiterinnen und Angestellte. Aber vielfach müssen Frauen auf Grund ihrer Produktionsabläufe stundenlang an ihrem Platz sitzen, mit wenig Möglichkeiten herumzugehen oder sich anders Bewegung zu verschaffen. Wenn es eine Gelegenheit gibt, eine Pause zu machen, verbringen sie die meist ebenfalls im Sitzen. Sitzen schwächt aber die Unterbauchmuskeln, den Beckenboden und das gesamte Muskelsystem des Beckengürtels. All das kann Blasenprobleme hervorrufen. Denn Frauen fühlen sich gezwungen, den Urin anzuhalten, was die Blase überdehnt, und bleiben sitzen, was wiederum die Muskeln schwächt. Dadurch kann es zu chronischen Infektionen kommen, zu Blasenentzündungen und Problemen mit der Blasenkontrolle.

Unsere Fähigkeit, die Blase zu kontrollieren, wirkt sich jedoch noch weit mehr auf unser soziales Leben aus, als uns bewußt ist. Viele Frauen, junge und alte, leben in ständiger Sorge, eine Toilette zu finden. Sich nicht beherrschen zu können, sichtbar in die Hose zu machen oder nach Urin zu riechen, gilt schlichtweg als unannehmbar. Nicht nur würden wir damit zu einer Belästigung für andere Menschen, sondern wir gelten auch als nicht ganz erwachsen – als kindisch, regrediert oder sogar als «senil». Deshalb versuchen wir zu lernen, den Urin «zu halten», oft länger als wir sollten, ohne daß uns klar ist, daß damit die Gefahr einer Infektion durch Urinretention wächst. Wenn die Angst, ob wir es rechtzeitig zur Toilette schaffen, übermächtig wird, entschließen wir uns vielleicht sogar, bestimmte Ausflüge nicht zu unternehmen oder nur, wenn wir genau wissen, wo die Toilette ist, und wir sicher sein können, in ihrer Nähe bleiben zu können. Wir greifen vielleicht lieber zu Binden oder Windeln für Erwachsene, für die weithin geworben wird, anstatt mit irgend jemandem darüber zu sprechen. Viele Frauen fühlen sich wegen Inkontinenz gezwungen, sich vollständig aus dem sozialen Leben zurückzuziehen, gehen nicht mehr aus oder laden andere Menschen nicht mehr zu sich ein.[6] Verwenden Sie, wenn notwendig, Binden und andere Hilfsmittel, anstatt andere Menschen zu meiden und Aktivitäten zu versäumen, aber gehen Sie nicht davon aus, daß sich gegen Inkontinenz nichts tun läßt.

Wenn ein älterer Mensch den Urin nicht halten kann, ist das für eine überbelastete Pflegeperson buchstäblich oft der letzte Tropfen, der das Faß zum Überlaufen bringt, und die Lösung ist dann oft die Einweisung in ein Heim. Aber gerade in Pflegeheimen mit überarbeitetem und unausgebildetem Personal werden oft Binden benutzt, anstatt eine richtige Diagnose zu stellen und die Inkontinenz angemessen zu behandeln. Und oft wird es als Inkontinenz bezeichnet, wenn die Bitte einer Patientin um eine Bettpfanne oder Begleitung beim Gang zur Toilette ignoriert wird, bis sie gar nicht mehr anders kann, als einzunässen.

Funktion der Blasenkontrolle

So schockierend es ist: Selbst Experten wissen noch nicht alles über die anatomischen und physiologischen Grundlagen des urinogenitalen Systems und seine zentrale Steuerung im Gehirn. Mit Urogenital-System sind die weiblichen und/oder männlichen Genitalien sowie der Blasentrakt gemeint. Im folgenden wird zusammengefaßt, wie der weibliche Harntrakt nach Ansicht von medizinischen Experten arbeitet:

Der Urin wird durch die beiden Harn*leiter* jeweils aus einer Niere in die Blase geleitet. Die Blase und die Harn*röhre* bilden eine funktionelle Einheit, um Urin zu speichern und zu entleeren. Normalerweise entspannt und vergrößert sich die Blase, wenn sie sich mit Urin füllt. Der Harnleiter dagegen verengt sich über die gesamte Länge, also von der Verbindung mit dem Blasenhals bis zur äußeren Harnöff-

6 Jones und Emr, a.a.O.

nung. So wird der Urin gehalten. Wenn es Zeit ist, Urin zu lassen, entspannt sich der Harnleiter auf ganzer Länge und öffnet den Durchfluß für Urin. Der Blasenteil (der Fundus) zieht sich in diesem Moment zusammen und drückt so den Urin heraus. Wenn die Blase entleert ist, schließt sich der Harnleiter wieder, und der Blasenfundus hebt sich in seine ursprüngliche Position. Nun kann die Blase sich erneut mit Urin füllen und weitet sich automatisch gegen den Druck der geschlossenen Harnröhre. Spannung und Entspannung sind so in einem harmonischen Wechselspiel ausgeglichen.

Der Anus hat einen festen Schließmuskel, den wir vollständig und willkürlich kontrollieren können. Die Vagina läßt sich dagegen nie vollständig kontrollieren. Um den Blasenhals und die Harnröhrenöffnung haben wir zusätzliches Muskelgewebe, aber wir können es nicht willkürlich zusammenziehen, so wie wir den analen Schließmuskel zusammenziehen können. Dennoch läßt sich der Harntrakt vollkommen kontrollieren, allerdings ist dazu der folgende Mechanismus notwendig: Normalerweise öffnet sich die Harnröhre nicht, bis wir entscheiden, daß sie sich öffnen soll. Ab einem gewissen Punkt werden wir uns der Empfindung bewußt, daß die Blase geleert werden muß, aber normalerweise müssen wir das Wasserlassen hinauszögern, weil wir gerade nicht auf der Toilette sind. Das ist das erste Stadium der Kontrolle. Wir empfinden diese Verzögerung zwar als etwas gewissermaßen Automatisches. Aber daß wir dem Harndrang nicht nachgeben, bis wir an den rechten Ort gegangen sind, ist in Wirklichkeit eine Disziplin, die wir vor Jahren während unserer Sauberkeitserziehung gelernt haben.

Wenn der Druck stärker wird, kontrollieren wir den Muskel noch bewußter, der die Harnröhrenöffnung und die Vagina umschließt. Es ist der Musculus pubococcygeus. Er gehört zu einer Gruppe von Muskelschichten, die sich verwoben wie eine elastische Dreifach-Schlinge oder sanftgerundete Schale unter Blase und Uterus wölben und fest um die empfindlichen Öffnungen der Vagina, des Harnleiters und des Darcus legen. Den gesamten Bereich, den diese Muskeln kontrollieren, von der Klitoris bis zum Anus, nennt man Beckenboden (s. Zeichnung S. 508 und S. 509). Das Anspannen dieser Muskeln ist das zweite Stadium der Blasenkontrolle.

Die Angst, nicht rechtzeitig eine Toilette zu finden, spielt bei der Inkontinenz vieler Frauen eine Rolle, besonders wenn sie aus Erfahrung wissen, daß sie es nicht schaffen werden. Aber selbst bei einer Frau, die nicht schon solche Ängste aufgebaut hat, kann es zu Schmerzen kommen, wenn das Verzögern über einen bestimmten Punkt hinausgeht. Das wird dazu führen, daß sie ihre Beine zusammenpreßt oder ihre Hand gegen die Labien hält, um zu verhindern, daß vorzeitig Urin ausfließen kann. Das ist das dritte Stadium der Kontrolle.

Wenn wir schließlich auf die Toilette können, müssen wir bewußt entscheiden, Urin zu lassen. Das ist ein weiterer Willensakt, der entweder sehr schnell verläuft oder einige Zeit dauern kann, je nachdem, wie abgelenkt wir sind, wieviel Angst wir empfinden und wie lange wir das Wasserlassen aufgeschoben haben. Manchmal kann auch sexuelle Erregung Wasserlassen stimulieren oder verzögern.

So vollständig, wie es uns scheinen mag, ist unsere Blasenkontrolle jedoch nicht bei allen. Wir können zwar willentlich mit dem Wasserlassen aufhören und wieder anfangen. Wir glauben vielleicht auch, fertig zu sein, wenn kein Urin mehr aus dem Harnleiter fließt und der ursprüngliche Harndrang vorüber ist. Und doch halten viele Frauen kleinere oder größere Mengen von Urin in der Blase zurück, weil sie keinen Handrang mehr empfinden und der Harnleiter sich wieder verschlossen hat. Daran wird deutlich, daß es nicht einfach ein vollständiges Entleeren der Blase ist, was der Harnröhre das Signal gibt, sich wieder zu verschließen.

Die Funktion der Blase ist eine der kompliziertesten Mechanismen des menschlichen Körpers. Bis zu dreißig unterschiedliche Reflexe können bei dem Zurückhalten und der Entleerung von Urin eine Rolle spielen, und es hat sich gezeigt, das wenigstens zwölf dieser Reflexe unmittelbar eine besondere Rolle bei der Inkontinenz spielen. Die Inkontinenz von Frauen ist ein komplexes Zusammenwirken von physiologischen, neurologischen, sozialen und psychologischen Faktoren.[7] Achten Sie deshalb darauf, daß Ihr Arzt bei der Behandlung alle diese Faktoren berücksichtigt.

Verschiedene Formen von Inkontinenz

Da es bei vielen Frauen eine Verbindung von mehreren Arten von Inkontinenz gibt, sind individuelle Bewertung und Behandlung notwendig. Wir bezeichnen die Kategorien, die wir später erörtern werden, wie folgt:

7 Structural, Neurological, Psychological Factors in Female Incontinence, in: Ob. Gyn. News, Bd. 17 Nr. 12, 15.–30. Juni 1982

- Streß-Inkontinenz
- Drang-Inkontinenz
- Überlauf-Inkontinenz
- Reizblase

Als *Streß-Inkontinenz* wird bezeichnet, wenn es in bestimmten belastenden Situationen zur Urinverlust kommt, wenn plötzliche Aktivität den Druck auf den Unterleib und die Blase verstärkt, zum Beispiel beim Husten, Niesen, Lachen, Tanzen, Springen oder Rennen. Dieser Typ von Inkontinenz ist bei weitem der häufigste, obwohl die Spezialisten sich nicht einigen können, ob das auch bei älteren Frauen zutrifft. Oft kommt es zu einer Verbindung von Streß-Inkontinenz und anderen Formen von Inkontinenz. Die medizinisch akzeptierte Theorie besagt, daß es zu unwillkürlichem Wasserlassen kommt, wenn die Harnröhre die Kontrolle über die gesamte Länge gegen die sich ständig füllende Blase immer weniger aufrechterhalten kann und der Druckausgleich zwischen diesen beiden Organen sich verändert. Vielfach hat sich der Blasenhals geweitet, was oft eine Reaktion auf das Schlaffwerden der Beckenboden-Muskeln (gegen den Druck der Blase) ist; die Harnröhre kann sich an der Spitze weiter gedehnt haben und dadurch kürzer geworden sein. In diesem Fall ist der einzig bleibende Kontrollmechanismus ein sehr kurzes Stück der Harnröhre, nahe an der Harnöffnung und dem Musculus pubococcygeus. Selbst wenn auch dieser Muskel schwach ist, gewährleistet er noch ein normales Funktionieren, kann aber nicht dem Druck oder «Streß»* beim Lachen, Husten, Niesen oder heftigen Bewegungen standhalten. Manche Frauen, bei denen der Beckenboden auf diese Art geschwächt ist, sind dennoch vollkommen in der Lage, ihre Blase zu kontrollieren. Andere, die unter Inkontinenz in belastenden Situationen leiden, haben dagegen offenbar gar keine merkliche Lockerung des Beckenbodens. Aber das sind eher die Ausnahmen.

Drang-Inkontinenz bezeichnet den plötzlichen, manchmal schmerzhaften Drang zu urinieren, der unerwartet kommt und so mächtig ist, daß es nicht immer möglich ist, rechtzeitig zur Toilette zu kommen.

---

* Mit Streß ist hier der ursprünglich nur in der industriellen Materialprüfung verwendete Begriff für Verbiegung, Verzerrung oder Anspannung gemeint und weniger der psycho-physische Vorgang, den wir heute darunter verstehen

Die meisten Geriater und Urologen nehmen an, daß diese Form von Inkontinenz bei Frauen am häufigsten vorkommt.

> Was mich wirklich schafft, ist, daß es mir den ganzen Tag über gut geht, ich gehe einkaufen – kein Problem. Dann, genau in dem Augenblick, wo ich nach Hause komme und den Schlüssel ins Schloß stecke, muß ich plötzlich so dringend, daß ich es kaum aushalten kann. Und nicht immer schaffe ich es noch bis ins Bad.

Eine *Überlauf-Inkontinenz* ist im Vergleich zu den anderen Formen relativ selten. Normalerweise kommt es ohne Warnzeichen – ohne Empfindung oder Signal – zu einem unerwarteten «Überfließen» von Urin, wenn eine Frau ihre Körper-Haltung gewechselt hat, sich zum Beispiel hinstellt, nachdem sie saß, oder sich aufsetzt, nachdem sie lag. Manchmal verliert man nur eine kleine Menge – ein paar Tropfen – oder soviel, daß man eine Binde tragen muß. Oft kehrt das Bedürfnis zu urinieren auch schon ein paar Minuten später wieder, wobei aber sehr wenig Urin kommt. Dann hatte sich die Blase nicht vollständig entleert. Das Risiko von Blasenentzündungen ist bei diesem Problem besonders groß, und es kommt oft dazu, weil wir zu viel sitzen oder gelernt haben, den Urin zu lange zu halten. Dieser Form von Inkontinenz liegen meist Schädigungen der Nerven im Rückenmarkbereich zugrunde.

«*Reizblase*», «*Krampfblase*» oder «*unstabile Blase*»: Alle diese Begriffe bezeichnen eine Form von Inkontinenz, bei der ein starker Harndrang auftritt, obwohl wir vielleicht gar nicht müssen – oft gerade nachdem die Blase entleert wurde. In manchen, seltenen Fällen ist eine Fistel zwischen Blase und Vagina der Grund, die nach einer schwierigen Geburt, nach Strahlenbehandlungen oder Operationen auftreten kann und vielleicht nicht entdeckt wurde. Das führt oft zu einem mehr oder weniger kontinuierlichen Tröpfeln in die Verbindung zwischen Vagina und Blase bzw. Harnröhre. Die meisten Fisteln lassen sich chirurgisch entfernen.

Eine Reizblase kann aber auch verwechselt werden mit Drang- oder Streß-Inkontinenz oder in Verbindung mit diesen beiden Formen auftreten und wird durch Angst oft noch schlimmer. Weil diese Beschwerden meist nicht chronisch sind, sondern eher unregelmäßig auftreten, glauben Spezialisten, eine Reizblase könne eher psychische Ursachen haben als körperliche.

Ursachen von Inkontinenz

Altern

Der Alterungsprozeß selbst verursacht noch keine Inkontinenz bei Frauen, obwohl die Wahrscheinlichkeit mit zunehmendem Alter größer wird.

Schwache Muskeln

Unsere gesamte Lebensweise hat dazu geführt, daß viele Frauen keinen guten Muskeltonus aufrechterhalten. Frühere Frauengenerationen wuchsen mit der Vorstellung auf, Sport sei nur etwas für Männer. In diesen Generationen waren es oft nur arme Frauen, die einen guten Muskeltonus hatten, denn sie mußten oft schwere körperliche Arbeit verrichten. Die allgemeine Fitnessbewegung, die sich an erwachsene und ältere Frauen ebenso richtet wie an Männer, hat sich erst in den letzten beiden Jahrzehnten entwickelt. Aber sie erreicht oft nur diejenigen, die genug Zeit und Geld dafür haben.

Nach der Lebensmitte nimmt der Muskeltonus, den wir als jüngere Frauen für selbstverständlich halten, allmählich ab. In Form zu bleiben macht nun sehr viel mehr Mühe als früher. Wieviel wir jetzt für uns tun müssen, hängt teilweise davon ab, wie aktiv wir das ganze Leben lang waren. Ohne ein systematisches und intensives Körpertraining werden sich bereits geschwächte Muskeln noch weiter zurückbilden. Selbst Frauen, die früher aktiv waren, werden Muskeltonus verlieren und können durch Inaktivität an Körpergewicht zunehmen. «Wer rastet, der rostet», das gilt für die Beckenmuskeln ebenso wie für alle anderen.

Es gibt handfeste Belege, daß schwache Muskeln im Beckenboden und Unterleib zu Streß-Inkontinenz und vielleicht zu anderen Inkontinenzproblemen beitragen können. Auch eine weitgehende und lang anhaltende Bewegungslosigkeit kann zu Inkontinenz führen. Sportarten wie Laufen, Aerobic oder sogar Gehen können die Blasenprobleme bei geschwächtem Beckenboden sogar noch verschlimmern, wegen der Erschütterungen und dem vertikalen Druck der Schwerkraft auf die Geschlechtsorgane und den Harntrakt. Deshalb wird Bewegung oft überhaupt vermieden. Um diesen Teufelskreis zu durchbrechen und die Kontrolle über die entscheidenden Muskeln im Beckenboden wiederzuerlangen, sollten wir mit Kegel-Übungen anfangen.

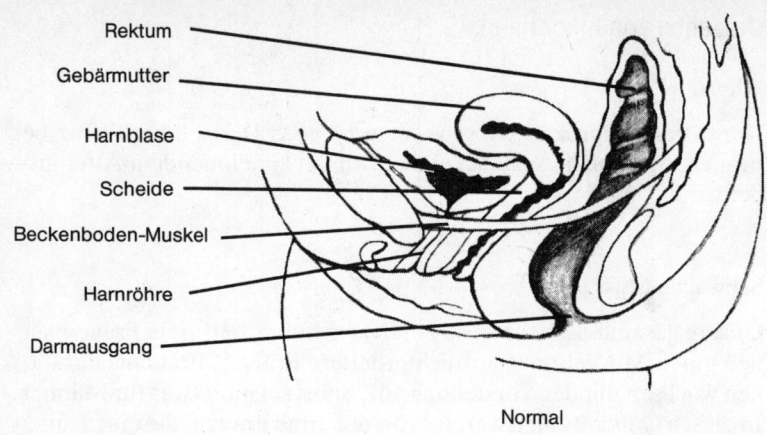

Rektum

Gebärmutter

Harnblase

Scheide

Beckenboden-Muskel

Harnröhre

Darmausgang

Normal

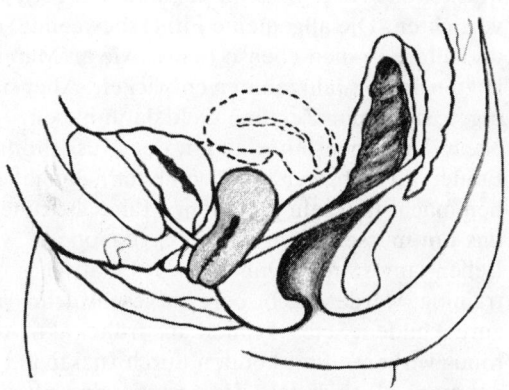

Gebärmutter-Vorfall: Die Gebärmutter senkt sich in die Scheide

Die Kegelübung läßt sich in jeder Situation machen, ohne daß jemand anderes etwas davon merkt, und teilweise lassen sich mit ihr die negativen Auswirkungen von langem Sitzen und wenig Sex ausgleichen. Frauen berichten oft von einer bemerkenswerten Verbesserung nicht nur der Blasenkontrolle, sondern auch ihrer sexuellen Reaktion, wenn sie regelmäßig Kegelübungen machten (s. Kapitel «Bewegung», S. 164). Ein vollständiges Programm mit weiteren Übungen finden Sie in der Broschüre «Beckenbodentraining», die Sie bei der Certina-Beratung, Postfach 4945, Nürnberg 1, anfordern können.

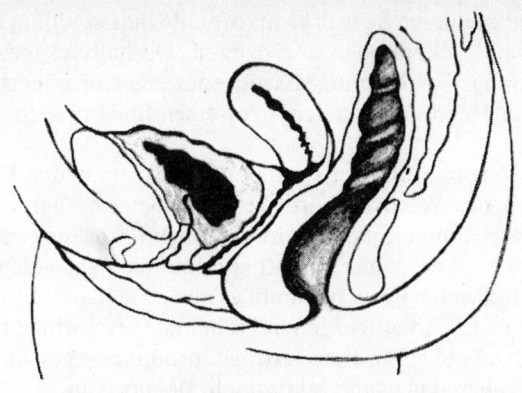

Zystozele: Die Blasen-Hinterwand stülpt sich in die Scheide

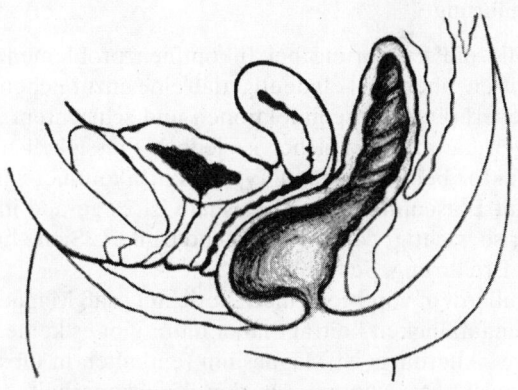

Rectozele: Der Enddarm stülpt sich in die Scheide

Geburten und hormonelle Veränderungen

Veränderungen im Genitalbereich können die Inkontinenzprobleme einer Frau verschärfen oder sie gar erzeugen. Zum Beispiel wird leichte, vorübergehende oder permanente Inkontinenz oft mit Geburten in Verbindung gebracht. Aber obwohl eine Geburt oft für diese Probleme verantwortlich gemacht wird, ist der wirkliche Grund wahrscheinlich eine Schädigung durch Geburtshilfepraktiken, wie die Verwendung von Zangen, die liegende Position, in der die meisten Frauen während der Wehen bleiben (müssen) und das Pressen in

Rückenlage gegen die Schwerkraft, oft mit einer gefüllten Blase.[8] All das kann den Beckenboden überdehnen. Deshalb ist gezielte Rückbildungsgymnastik so wichtig. Es gibt spezielle Kurse hierfür. Fragen Sie bei einer Hebamme danach – Adressen finden Sie in den gelben Seiten.

Durch die Verringerung der Östrogenproduktion in den Eierstöcken um die Zeit des Wechsels wird das Gewebe der Vagina bei vielen Frauen etwas dünner, kann vorübergehend trocken werden oder schrumpfen, und das wirkt sich oft auch auf die nahe gelegene Harnröhre aus. Bei vielen Frauen kommt es nun zum erstenmal zu Inkontinenz, aber sie kann vorübergehend sein und verschwinden, wenn der Körper sich an die veränderte Östrogenproduktion gewöhnt hat. Bei manchen Frauen dauert die Inkontinenz dennoch an.

Falsche Ernährung

Welche Rolle die Ernährung bei Inkontinenzproblemen spielt, ist recht umstritten, aber es ist eindeutig, daß eine unzureichende Ernährung zu wiederholten Blaseninfektionen und schlechtem Muskeltonus beitragen kann. Ganz sicher ist jedoch Flüssigkeitsmangel ein wichtiger Faktor bei bestimmten Typen von Inkontinenz im Zusammenhang mit Blaseninfektionen. Deshalb ist es gerade im höheren Lebensalter so wichtig, daß wir genügend trinken. Siehe hierzu auch das Kapitel Ernährung, Seite 139.

Es wurde außerdem von Medizinern berichtet, daß Magnesiummangel zu Blasenanfälligkeit beiträgt, aber dafür gibt es keine stichhaltigen Beweise. Allerdings ist Magnesium (enthalten in Obst und Gemüse) ein wichtiges Mineral für den Knochenerhalt bei älteren Frauen und sollte schon allein deshalb in Verbindung mit Kalzium aufgenommen werden. Beide Mineralien sind auch für die Muskeln wichtig.

Infektionen und Entzündungen

Eine weitere Ursache für Inkontinenzprobleme sind langdauernde, chronische Blasen- und Harnröhreninfektionen. Ein Teufelskreis entsteht oft, wenn Frauen ihre Blase nur unvollständig leeren können. Entzündungskeime entwickeln sich im Rest-Harn und breiten sich

---

8 Sally Inch: Birthrights, New York 1984

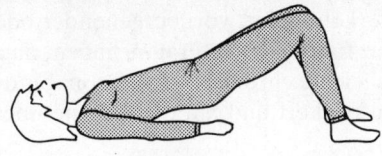

Druck des Vorfußes gegen den Boden.

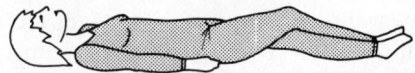

Im Stehen, Liegen oder Sitzen gekreuzte Beine. Fußaußenkanten gegeneinander drücken.

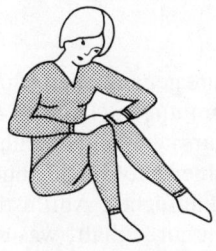

Oberschenkel bei gegrätschten Unterschenkeln zusammendrücken, gegen den Druck der Hände zu öffnen versuchen.

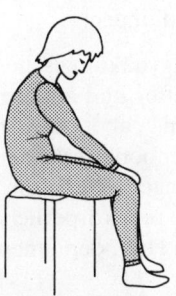

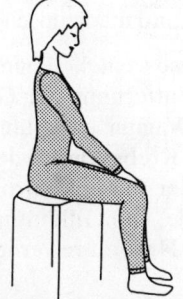

Sitzen mit rundem Rücken erleichtert das Zusammenziehen der Afterregion.

Sitzen mit hohem Rücken erleichtert das Zusammenziehen der Muskeln um Harnröhre und Scheide.

von dort aus auf die Schleimheit der Blase aus und infizieren die Harnröhre. Das kann zu immer wiederkehrender, vorübergehender oder auch ständiger Drang-Inkontinenz führen. Viele Frauen haben, ohne es zu bemerken, fast ständig eine leichte chronische Infektion, bis die Entzündung irgendwann akut aufflackert und auf die Organe übergreift.

Auch eine interstitielle oder Hunner-Zystitis kann der Grund für häufiges Wasserlassen und Schmerzen sein, deren Symptome denen einer Blasenentzündung sehr ähnlich sind. Die Ursachen sind noch unbekannt, vielfach läßt sie sich nicht durch einen Urintest nachweisen, weil die Symptome von einer chronischen Entzündung ausgehen, obwohl keine spezifischen Keime nachgewiesen werden können. Außerdem ist die Blasenschleimhaut stark vernarbt, und es kommt häufiger zu Blutungen in der Blase.[9]

Medikamente

Bestimmte verschreibungspflichtige Medikamente gegen hohen Blutdruck, Herzkrankheiten und Flüssigkeitsansammlungen (Diuretika) und einige schmerzstillende Mittel, Psychopharmaka und Beruhigungsmittel können vorübergehend zu Inkontinenz führen. Einige Medikamente (darunter auch viele der freiverkäuflichen Antihistamine) können dazu führen, daß die Blase Urin zurückhält, was zu einem «Überfließen» der Blase führen kann.

Traumata und medizinische Behandlungen

Gewaltsame sexuelle Penetration, gynäkologische Eingriffe – besonders die Entfernung der Gebärmutter und andere Operationen, die durch die Vagina ausgeführt werden –, aber auch Strahlenbehandlungen gegen Krebs können den Beckenboden schwächen und zu Problemen mit der Blasenkontrolle beitragen. Wenn die Gebärmutter entfernt wurde, kann Inkontinenz eine rein körperliche Ursache haben – Blase und Harnröhre verlieren den Halt, den ihnen der Uterus gab.[10]

9 Betsy A. Lehman: Health Sense: Interstitial Cystitis Pain Is Real, in: The Boston Globe, 22. September 1986, S. 41–42; sowie Adriane Fugh-Berman: Standard Bladder Infection Treatment May Bring on Interstitial Cystitis, in: The Network News, Bd. 10 Nr. 3, Mai/Juni 1985, S. 4–5
10 Joanne West: Urinary Problems Resulting from Hysterectomy: in: HERS Newsletter, April 1983, S. 3–4

Außerdem kann es während der Operation zu Verletzungen an den Organen oder Nerven des Harntrakts kommen. Ebenso können die hormonellen Veränderungen nach der Operation die Blasenkontrolle stören. Bei vielen Frauen führt die Entfernung der Gebärmutter zu einem Abfall an Östrogen, selbst wenn die Eierstöcke nicht entfernt wurden. Denn nach dem Eingriff ist häufig die Blutversorgung der Eierstöcke verschlechtert, weil wichtige Gefäße unterbrochen sind. Sie arbeiten nur noch eingeschränkt. In manchen Fällen kann auch die Korrektur einer Blasen- oder Gebärmuttersenkung genau die Blockierung aufheben, mit der sich der Körper geholfen hat, eine gewisse Kontrolle über den Urinfluß auszuüben.

Krankheiten

Ursachen für Inkontinenzprobleme sind unter anderem Diabetes und progressive degenerative Krankheiten, die das Gehirn oder die Rückenmarksnerven betreffen, wie die Alzheimer Krankheit, multiple Sklerose, Gehirn- oder Rückenmarkstumore, Blasenkrebs, Schlaganfälle oder schwere Durchblutungsstörungen des Gehirns. Bevor die Diagnose Inkontinenz gestellt wird, sollte ein kompetenter Arzt zunächst versuchen, diese anderen Krankheiten auszuschließen, und wenn eine dieser Krankheiten vorliegt, bei der Behandlung auch die Inkontinenz berücksichtigen.

Emotionale Probleme

Schließlich gibt es auch noch Blasenprobleme, die in erster Linie Auswirkungen von psychischem Streß, Angst und Depressionen sind. Da emotionale Faktoren aber selten allein verantwortlich für dieses Problem sind, ist es entscheidend, zuerst die körperlichen Ursachen auszuschließen. Gleichzeitig muß jedoch erkannt werden, daß unser seelisches Befinden jedes mögliche Problem mit der Blasenkontrolle verschlimmern kann.

Es fing damit an, daß ich nachts aufwachte, um zur Toilette zu gehen – manchmal nur ein- oder zweimal, aber manchmal auch alle zwei Stunden. Ein Gynäkologe verschrieb mir eine Östrogen-Creme, die Blutungen verursachte, deshalb wollte er eine Ausschabung durchführen. Ich verabschiedete mich von der Creme und von ihm und kurz danach auch von dem führenden Urologen, der mir

Antidepressiva verschreiben wollte. Er hatte nach der Untersuchung gesagt – ich war deswegen in Tränen aufgelöst –: «Die Sorgen, die keine Tränen haben, lassen den Körper weinen.» Ich erkannte, daß ich eine Neigung hatte zu sagen: «Bitte, bitte, lieber Doktor, mach, daß es mir besser geht!» Meine einzige Initiative bestand darin, daß ich zu Ärzten ging. Ich beschloß, so viel wie möglich selbst für mich zu tun. Also stellte ich meine gesamte Ernährung auf vegetarische (makrobiotische) Kost um, fing an, schwimmen zu gehen und regelmäßig Beckenbodenübungen zu machen. Ich versuche jetzt zu verstehen, was in mir vorgeht. Und ich habe erkannt, daß vor allem Angst und Streß dahinterstecken, wenn ich nachts aufwache. Ich rechne immer noch damit, nachts einmal aufzuwachen, aber normalerweise schlafe ich die ganze Nacht durch.   *Eine 55jährige Frau*

Das können Sie selbst für sich tun

Wenn keine anderen Symptome vorliegen, wollen wir Sie ermutigen, sich selbst zu helfen, bevor Sie eine medizinische Lösung für ein Inkontinenzproblem suchen. Der erste Schritt besteht darin, daß Sie Ihre Probleme genau beobachten und Buch darüber führen, auch über Ihre Eß-, Trink-, Hygiene- und Bewegungsgewohnheiten.

Trinken Sie genug? Viele Frauen halten sich zurück, um peinliche Zwischenfälle und plötzlichen Harndrang zu vermeiden. Das einzige, was jedoch wahrscheinlich dabei herauskommt, ist eine Infektion des Blasentraktes und eine Dehydrierung, die Inkontinenz auslösen und sogar lebensbedrohlich werden kann. Versuchen Sie Kaffee, schwarzen Tee, Alkohol und koffeinhaltige Limonade (einschließlich «Diätlimonaden») drastisch einzuschränken, und ersetzen Sie sie durch Wasser, Kräutertees und klare, ungesüßte Fruchtsäfte. Trinken Sie nach Möglichkeit 1,5 Liter über den Tag verteilt, und achten Sie auf eine ordentliche Flüssigkeitsmenge vor Ihrer letzten Mahlzeit.

Toilettenhygiene wird, wenn wir älter werden, besonders wichtig. Manchen Frauen wurde nie beigebracht, daß es wichtig ist, sich von vorne nach hinten abzuwischen, um zu vermeiden, daß Darmbakterien in den Harntrakt gelangen. Manche Frauen finden feuchtes Toilettenpapier besser als konventionelles Toilettenpapier. Wenn Sie ein Bidet oder eine Dusche mit freibeweglichem Schlauch haben, um sich nach dem Gang zur Toilette zu reinigen, oder von Wannenbädern auf Duschen umstellen, kommt es möglicherweise zu weniger Infektionen im Blasenbereich.

Eine Ernährung, die viel Vollkorn enthält, Obst und Gemüse und etwas Fisch, aber wenig Weißmehl, Zucker, Fett und Fleisch, kann das Säuregleichgewicht im urigenitalen Trakt bewahren und den Organen helfen, sich gegen Infektionen zu wehren. Außerdem führt sie wahrscheinlich insgesamt zu einer besseren Verdauung, zu einem besseren Muskeltonus und besserer Urinausscheidung. Manchmal können Vitamin C und Flavonoide (gelbe Pflanzenpigmente, früher Vitamin P genannt) helfen. Viele Frauen stellten fest, daß ungesüßter Preiselbeersaft Infektionen verhüten oder abwehren hilft. Er enthält u. a. Vitamin A und C. Wie reagieren Sie auf Zitrusfrüchte? Bei manchen Frauen reizen sie die Blase, anderen helfen sie, die Neigung zu Infektionen unter Kontrolle zu halten. Manche Frauen stellen auch fest, daß ihre Kontinenzprobleme durch sehr scharfgewürzte Nahrungsmittel schlimmer werden.

Haben Sie genug Bewegung, gehen Sie wenigstens einmal täglich spazieren? Nehmen Sie sich jetzt sofort vor, trotz Ihrer Angst vor einem Unfall aus dem Haus zu gehen, und versuchen Sie herauszufinden, welche Art von Schutzmaßnahmen es gibt und welche Kleidung Sie brauchen, um kurze Wanderungen zu unternehmen, nach Möglichkeit jeden Tag. Tragen Sie bequeme Schuhe, und achten Sie beim Gehen auf Ihre Haltung, um die gesamte Beckenstellung zu korrigieren.

Als nächstes sollten Sie Ihr Gewicht und Ihren allgemeinen Gesundheitszustand überprüfen. Viele Frauen stellen fest, daß Gewichtsverlust durch körperliche Bewegung ihre Fähigkeit, die Blase zu kontrollieren, merklich verbessert, obwohl es nicht klar ist, warum. Möglicherweise spielt eine Verbindung von besserer Ernährung und mehr Bewegung eine Rolle, das Nachlassen des Drucks von Fettablagerungen im Bauchraum auf den Beckenboden und die Verbesserung des Selbstwertgefühls.

Wenn Sie den Urin mehrere Stunden lang anhalten und es dann zu einem «Überfließen» der Blase kommt, bemühen Sie sich, den Blasendruck, der Ihnen sagt, wann Sie zur Toilette müssen und den Sie vielleicht unbewußt ignoriert haben, früher zu bemerken. Gehen Sie regelmäßig zur Toilette, entweder bei dem ersten Anzeichen für eine volle Blase oder in bestimmten Intervallen, unabhängig von der Empfindung. Wenn Sie den Harndrang *sehr* häufig spüren, hilft es vielleicht, wenn Sie die Blase etwas «trainieren» und abwarten, bis sie sich etwas mehr gefüllt hat. Aber machen Sie daraus keinen Leistungssport.

Wenn Sie nie Beckenbodenübungen gemacht haben, fangen Sie heute damit an. Das Training dieser entscheidenden Muskelgruppe kann zwar nicht alle Probleme mit der Blasenkontrolle verhüten oder lösen, aber es hält den gesamten Beckenboden in guter Verfassung und verbessert die Blasenkontrolle in fast allen Fällen wenigstens graduell. Machen Sie, wenn Sie können, zusätzlich einige Übungen, die den Muskeltonus im Unterleib verbessern, und steigern Sie sie allmählich, bis Sie die Verbesserung spüren können (s. Kapitel «Bewegung», S. 164). Außerdem können Sie sich von Ihrem Hausarzt, Ihrem Urologen oder vom Gynäkologen spezielle Hilfsgymnastik gegen Inkontinenz verschreiben und sich zu einer Krankengymnastin überweisen lassen. Die Kassen übernehmen die Kosten ganz oder teilweise.

Mit Anfang Vierzig hatte ich Streß-Inkontinenz, die ich mit Beckenbodenübungen bekämpfen konnte. Mit Anfang Fünfzig fing ich an, mehrmals in der Nacht aufzuwachen, und wenn ich erst einmal wach war, mußte ich zur Toilette. Als ich mehrere Wochen auf eine Campingtour ging, mochte ich nicht so oft in der Nacht aus dem Schlafsack und aus dem Zelt kriechen. Zuerst hatte ich einen Nachttopf im Zelt, aber dann entschied ich mich, das Gefühl zu ignorieren und weiterzuschlafen. Am Ende dieser Ferien schlief ich die Nacht durch.

Eine 55jährige Frau

Überprüfen Sie als nächstes sämtliche Medikamente, die Sie einnehmen – freiverkäufliche wie rezeptpflichtige. Ihr Apotheker kann Ihnen sagen, ob irgendeines dieser Medikamente oder die Kombination bestimmter Wirkstoffe Probleme mit der Blasenkontrolle verschlimmern oder ob bestimmte Nahrungsmittel oder Getränke, die gleichzeitig eingenommen werden, diese Wirkungen des Mittels verstärken können.

Bei der Befolgung dieses Selbsthilfeprogramms kann Ihnen auch eine Gruppe außerordentlich helfen. Andere Betroffene sind in diesem Bereich die wichtigste Informationsquelle. Sie können voneinander lernen, wie Sie wirklich gute Ärzte finden, die anderen geholfen haben, und wie Sie sinnlose oder falsche Behandlungen vermeiden können. Wenn Sie einer Gruppe beitreten, die von «Experten» geleitet wird, bleiben Sie kritisch. Vielleicht müssen Sie Ihre eigene Gruppe gründen.

Auf der Suche nach einer kompetenten medizinischen Behandung

Ein besseres Verständnis für die Verbindung zwischen den Geschlechtsorganen und den Organen des Harntraktes wird unter anderem dadurch entscheidend behindert, daß die wissenschaftliche Beschäftigung mit diesen Organen herkömmlicherweise in zwei getrennte Spezialgebiete fällt: die Gynäkologie und die Urologie. Beide Körperbereiche sind jedoch den gleichen hormonellen Einflüssen unterworfen und nur durch eine sehr dünne Gewebsschicht voneinander getrennt. Die Organe der beiden Systeme bilden eine Einheit und sind auf der Blasenseite in der Bauchhöhle miteinander verankert.

Vielen Gynäkologen fehlen urologische Spezialkenntnisse.[11] Manche Gynäkologen wollen jede Inkontinenz mit einer Standardoperation behandeln, so daß sie versäumen, vorher auch nur die grundlegendsten Fragen zu stellen. Das führt dann dazu, daß sie die eigentlich zugrundeliegende Krankheit übersehen oder einen bestimmten Typ von Inkontinenz falsch diagnostizieren. Ein Urologe hingegen hat von den weiblichen Geschlechtsorganen meist wenig mehr als Grundkenntnisse. Und nur wenige Ärzte beider Fachgebiete sind für die Behandlung älterer Frauen ausgebildet.

Zu welchem Arzt sollten Sie also gehen? Als Frauen neigen wir dazu, mit den meisten Problemen eher zu einem Frauenarzt zu gehen, ohne daß uns immer klar ist, daß Gynäkologen Fachärzte sind, die häufig dazu neigen, eine chirurgische Lösung für viele Probleme zu finden, die besser auf andere Weise behandelt würden. Manchmal ist eine medizinische Behandlung oder ein chirurgischer Eingriff (oder eine Verbindung von beiden) gerechtfertigt. Viele Frauen allerdings leiden an Problemen mit der Blasenkontrolle, die erst das Resultat von chirurgischen Eingriffen oder medizinischen Behandlungen sind (ein Phänomen, das als «Iatrogenese» bekannt ist, das heißt eine Krankheit, die erst durch medizinische Behandlung entstanden ist). Wenn jedoch eine Operation die richtigste Behandlung ist, sollte sie von dem fähigsten und kenntnisreichsten Chirurgen ausgeführt werden.

Ein relativ neuer Facharzt-Typ ist der «gynäkologische Urologe» oder der «urologische Gynäkologe». Diese Ärzte sind auf Probleme

---

11 Women Need Same Services That Urologists Provide for Men, in: Ob. Gyn. News, Bd. 18 Nr. 21, 1.–15. November 1983, S. 1–14

des weiblichen Urogenitalbereichs spezialisiert. Die regionalen Ärztekammern und die örtlichen Berufsverbände der Urologen und der Gynäkologen können Ihnen bei der Suche helfen.

Wenn Sie solche Spezialisten nicht in Ihrer Nähe haben, gehen Sie vielleicht lieber zu einem kompetenten Internisten oder einem Arzt für Allgemeinmedizin. Wenn dieser Arzt Sie nach einer gründlichen medizinischen Untersuchung an einen Facharzt überweist (Gynäkologe oder Urologe), bitten Sie darum, daß der Internist, nachdem er die Behandlung gemeinsam mit dem Facharzt festgelegt hat, weiter Ihr Ansprechpartner bleibt. Bei Entscheidungen über operative Behandlungen sollte immer umfassend die gesundheitliche und allgemeine Lebenssituation berücksichtigt werden.

Die medizinische Diagnose

Für eine Diagnose sind mehrere Verfahren erforderlich, und Sie selbst können dabei entscheidend mitwirken. Sie sollten Ihrem Arzt mitteilen, wie Sie sich fühlen, welche Erfahrungen Sie machen und an welche Sie sich erinnern können. Wenn Sie das Gefühl haben, Ihnen wird nicht zugehört oder unnötig widersprochen, oder wenn Sie nicht detailliert nach Ihrer Krankengeschichte und Ihrer Blasenfunktion befragt werden, bevor ein Test durchgeführt wird, sollten Sie vielleicht lieber zu einem anderen Arzt gehen. Der Arzt sollte eine Diagnose stellen, die auf einer ausführlichen Krankengeschichte beruht, Ihren eigenen Beobachtungen Ihrer Symptome, einer klinischen Untersuchung und, wenn notwendig, bestimmten Tests. Manchmal können mehrere verschiedene Diagnosemethoden und Behandlungen angezeigt sein, zum Beispiel bei Patientinnen, bei denen sich Streß- und Drang-Inkontinenz überlappen.

Diagnosemethoden
Tests sind zwar sehr wichtig, aber Tests allein können ein klinisches Urteil nicht ersetzen und umgekehrt. Die meisten Experten sind sich heute darüber einig, daß eine manuelle Untersuchung bei einer Patientin mit Streß-Inkontinenz im Sitzen oder Stehen keine ausreichende Basis für eine Operation ist.

Standardmethoden

Zuerst sollte eine Urinalanalyse durchgeführt und eine Urinkultur angelegt werden, um eine Infektion als vorübergehende oder chronische Ursache von Blasen- oder Nierenproblemen auszuschließen. Die meisten Ärzte sind der Ansicht, daß nur eine Probe, die mit einem sterilen Katheder abgenommen wurde, verläßliche Ergebnisse zeigt. Der Urin sollte außerdem auf Zuckerausscheidungen untersucht werden. Denn manche Blasenprobleme (wie häufiges Wasserlassen) können auch ein Frühzeichen von Diabetes oder seinen Vorstadien sein. Bei der ärztlichen Untersuchung sollten Beckenuntersuchungen (innere gynäkologische Tastuntersuchungen) im Stehen oder im Liegen durchgeführt werden, um herauszufinden, ob die Lage der inneren Organe Ursache für das Problem darstellen können. Mit neurologischen Basis-Untersuchungen sollten Hirnschäden, Schäden am Rückenmark oder rückenmarksnahen Nerven ausgeschlossen werden. Wenn körperliche Ursachen ausgeschlosen sind, forscht ein gründlicher Arzt nach Depressionen oder anderen psychischen Ursachen für die Symptome.

Versuchsweiser Einsatz eines Pessars

Eine Methode, um herauszufinden, ob eine Operation gegen Streß-Inkontinenz angezeigt ist, ist die Verwendung eines Pessars. Pessare sind feste Gummiringe, die es in unterschiedlicher Größe gibt. Ähnlich wie ein Diaphragma liegt ein Pessar ganz oben in der Vagina. Es ist aber ein wenig größer und weniger elastisch. Das Pessar stützt die Harnröhre, hebt den Blasenhals in eine annähernd normale Lage und reduziert so die Neigung zu Streß-Inkontinenz.

Wenn es nach dem Einsetzen eines Pessars zu einer deutlichen Besserung von Streß-Inkontinenz kommt, sind die Chancen gut, daß auch eine Operation (bei richtiger Durchführung) Erfolg haben wird.[12] Für manche älteren Frauen, für die eine Operation aus anderen Gründen, zum Beispiel wegen Herzkrankheiten, nicht ratsam ist, oder für Frauen, die eine Operation vermeiden wollen, kann das Pessar auch eine wertvolle dauerhafte Alternative zu einer Operation sein. Es erfordert allerdings etwas Übung und Geschicklichkeit der Hände, das Pessar selbst zu entfernen und zu reinigen, aber vielen Frauen gelingt

---

12 N. N. Bahtia, A. Gergman: Urinary Incontinence: Pessary Test Predicts Surgical Outcome, in: Modern Medicine, September 1985, aus einem Artikel in: Obstetrics & Gynecology Bd. 65, Februar 1985, S. 220–226

das sehr gut. Ansonsten kann ein Arzt das Pessar in regelmäßigen Abständen entfernen und reinigen.

Ich hatte das Pessar etwa eineinhalb Jahre. Vorher war da in meinem Körper irgendein großes «Etwas» (die gesenkte Gebärmutter), und ich mußte etwa alle halbe Stunde aufs Klo. Von Zeit zu Zeit floß auch etwas Urin heraus, aber meist schaffte ich es rechtzeitig zur Toilette. Jetzt mache ich nicht mehr in die Hose.
Ich glaube, am Anfang war das Pessar zu klein, denn es rutschte heraus. Dann legte der Arzt ein größeres ein. Etwa einen Monat lang war es unangenehm, aber dann hatte ich mich daran gewöhnt. Etwa alle zwei oder drei Monate nimmt mein Arzt es heraus, um es zu reinigen, und schiebt es danach wieder hinein. Es tut weh, wenn er es einlegt, aber wenn es erst einmal am richtigen Platz ist, spüre ich es nicht mehr.

Eine 91jährige

Neurologische Tests

Ihr Arzt sollte versuchen, mit Hilfe eines Tests herauszufinden, ob die Ursache für die Inkontinenz eine Schädigung des Nervensystems sein kann. Wenn dieser Test durchgeführt wird, sollten Sie sich überlegen, ob Sie unabhängig davon eine Untersuchung von einem Team von Neurologen und Psychologen duchführen lassen, das Erfahrung hat mit der Diagnose von Hirndurchblutungsstörungen und minimalen Schlaganfällen, Alzheimer-Krankheit oder anderen neurologischen Problemen. Zwischen diesen Störungen zu unterscheiden, ist unter Umständen sehr schwierig, aber entscheidend für die Art der Behandlung.

Urodynamische Messung

Dieser Test, der auch als urodynamisches Druckprofil bezeichnet wird, kann feststellen, wie gut Blase, Harnleiter und analer Schließmuskel Urin halten und loslassen können. Dazu wird ein Katheter in die Blase eingeführt, die Blase so weit wie möglich gefüllt und verschiedene Messungen im Ruhezustand und bei Belastung vorgenommen, während die Patientin liegt, steht und uriniert.[13] Diese Messungen bieten ein vollständigeres Bild als die orthodoxeren Methoden,

13 Kathleen Poole: A useful Way to Diagnose Bladder Disorders, in: RN, Bd. 47 Nr. 8, August 1984, S. 51–52

können aber für ältere Frauen belastend und unnötig sein.[14] Mehr Bewegung und die oben genannten Selbsthilfemethoden bringen auch ohne derartig detaillierte Tests oft Besserung.

Untersuchungen zur Vorbereitung einer Operation

Heute gibt es zahlreiche Diagnosetests, die bei der Planung von Operationen helfen, die im allgemeinen zur Behandlung von Streß-Inkontinenz durchgeführt werden. Dazu gehören zum Beispiel Ultraschallaufnahmen der ableitenden Harnorgane (Nieren, Harnleiter, Blase und Harnröhre).

Ansonsten werden auch häufig Zystoskopien und Retroskopien durchgeführt, die es ermöglichen, direkt in die Blase oder den Harnleiter zu sehen, um die Beschaffenheit dieser Organe zu überprüfen. Röntgenuntersuchungen von Blase und Nieren, bei denen fluoreszierende Kontrastmittel gespritzt werden, können helfen, die Form und Lage von Harnröhre und Blase zu bestimmen. Manche Tests haben den Zweck, den genauen Winkel der Harnröhre festzustellen, so daß der Arzt herausfinden kann, wie er zu korrigieren ist. Manche Ärzte verlassen sich dazu auf die Tastuntersuchung, andere führen dazu eine Art Perlenkette in den Harnleiter ein, nehmen ein Röntgenbild auf und entfernen die Kette dann wieder.

Ich ging zu einem Urologen, der darauf bestand, eine Zystoskopie in seiner Praxis durchzuführen. Er wußte, daß ich eine große Abneigung dagegen hatte, denn eine frühere Zystoskopie war sehr schmerzhaft gewesen, selbst unter Betäubung. Er vermittelte mir sehr viel Zuversicht, die Schwester ebenfalls, und die Prozedur war fast schmerzlos. Nach der Zystoskopie sagte der Arzt, er hätte nichts gefunden, nur einen Blasenvorfall. Er sagte, er würde eine Operation nicht empfehlen. Die Dehnung der Harnröhre, wozu andere Ärzte geraten hatten, sei eine sehr überholte urologische Methode, die er nicht anwenden würde.

Eine Frau von Mitte 60

Wenn Ihr Arzt Ihnen zu einem Test rät, fragen Sie genau nach, um welchen Test es sich handelt, wie er ausgeführt wird, welche Komplikationen auftreten können, was er zeigen kann und wie die Informa-

14 Mark E. Williams: A Critical Evalutation of Assessment Technology Regarding Urinary Continence in the Elderly, vorgelegt bei der Konferenz des National Institute of Aging im Jahr 1984

tion benutzt wird, um, wenn notwendig, eine Operation durchzuführen. Wenn Sie einen oder mehrere Tests ausführen lassen, bitten Sie darum, daß Ihnen die Resultate gezeigt und erklärt werden. Wenn Ihnen außerdem anhand von Zeichnungen die vorgeschlagene Operation erläutert wird, sollten Sie ausreichend informiert sein, um bei der Entscheidung über Ihre Behandlung wirklich mitbestimmen zu können.

Medikamentöse und chirurgische Behandlungen

Die Behandlungen milder Streß-Inkontinenz und/oder Trockenheit der Vagina
Viele Ärzte empfehlen routinemäßig Östrogenpräparate, kombiniert mit Gestagenen gegen Beschwerden mit einer trockenen Vagina oder Schwierigkeiten mit der Blasenkontrolle in der Zeit des Wechsels. Beschwerden, die so gering sind, daß sie auf eine Hormontherapie ansprechen, können oft auch mit einer weniger eingreifenden Umstellung der Ernährung und mehr Bewegung behandelt werden. Wenn diese Alternativen jedoch erfolglos ausprobiert wurden und eine gründliche medizinische Untersuchung nicht irgendwelche signifikanten anatomischen Probleme mit der Blase oder der Harnröhre ergeben hat und Hormone nicht kontraindiziert sind, kann eine Hormontherapie helfen. Bei einem geringeren Problem ist manchmal eine niedrigdosierte Östrogencreme über eine kurze Zeit ausreichend (s. S. 193). Achten Sie darauf, über alle Medikamente mit Ihrem Arzt und Apotheker zu sprechen, und fragen Sie, ob es neuere Präparate gibt und welche möglichen Nebenwirkungen sie haben.

Die Operation

Was vor einer Operation zu beachten ist
Was sollten Sie bedenken bei der Entscheidung, ob eine Operation in Ihrem Fall sinnvoll ist? Erstens gibt es noch immer eine hohe Versagerquote – sie liegt um 20 Prozent. Viele Ärzte akzeptieren diese Zahl nicht und sagen, daß bei einer signifikanten Zahl von Patienten, die zu ihnen kommen, weil Operationen vorher keinen Erfolg hatten, entweder die ursprüngliche Diagnose falsch war oder die Operation beim

erstenmal nicht richtig ausgeführt wurde.[15] Allerdings trifft es auch zu, daß selbst viele erfolgreiche Operationen nach mehreren Monaten oder ein oder zwei Jahren ihre Wirkung verlieren. Die meisten Operationen erfordern eine Vollnarkose, mit den bekannten Risiken. Außerdem besteht ein geringes Risiko, die benachbarten Organe zu schädigen. Eine solche Schädigung wird nicht als «Versagen» der Operation gezählt, für die betroffene Frau aber ist es ganz sicher eins.

Wenn nach einer Operation etwas schiefläuft, müssen wir nicht nur fragen: «War die Diagnose korrekt?», sondern auch: «Wurde die Operation richtig ausgeführt?» Sie sollten Ihre Symptome und Beschwerden nach der Operation sehr ernst nehmen und zu einem anderen Arzt gehen, um Ihren Eindruck zu verifizieren.

Sie müssen außerdem vor der Operation versuchen herauszufinden, wo es zum Beispiel an Universitätskliniken oder in großen gynäkologischen Krankenhäusern Abteilungen gibt, die auf die Behandlung von Inkontinenz spezialisiert sind. Wir haben zwar nicht viele Berichte aus erster Hand von Frauen, die Erfahrungen mit solchen Kliniken gemacht haben, aber wir glauben, daß Sie wegen des interdisziplinären Ansatzes dort gründlicher untersucht werden und Ihnen eine größere Bandbreite von möglichen Behandlungen gegen Inkontinenz angeboten werden kann. Auf diese Weise werden Sie am ehesten unnötige Operationen vermeiden können. Aber Sie müssen in jeder Situation, in der Sie es mit Medizinern zu tun haben, Ihr kritisches Bewußtsein wach halten.

Wenn Sie Ihre Inkontinenzprobleme operativ behandeln lassen wollen, müssen Sie überlegen, ob Sie den Eingriff «von unten» ausführen lassen – das heißt durch die Vagina –, oder ob Sie lieber eine Unterleibs-Operation mit Bauchschnitt wollen. Wie bei der Entfernung der Gebärmutter haben beide Methoden Vor- und Nachteile, und die Spezialisten sind sich nicht einig. Viele Gynäkologen bevorzugen die vaginale Technik, um zwei wichtige Probleme der Unterleibsoperation zu vermeiden: 1. die Narbe, die selbst bei einem sogenannten «Bikini-Schnitt» (nahe der oberen Linie des Schamhaars) zu sehen sein kann, besonders bei älteren Frauen mit weniger Schamhaar, und 2. das Öffnen der Bauchhöhle, was später zu Verklebungen (Narbengewebe) mit den umgebenden Organen führen kann. Trotzdem läßt sich daraus nicht ohne weiteres ableiten, daß vaginale Operationen

15 Stanton und Tanagho, ebd.

grundsätzlich risikoärmer sind. Die Komplikations- und Infektionsrate von Hysterektomien zum Beispiel ist signifikant höher bei vaginalen als bei abdominalen Eingriffen. Außerdem besteht das Risiko,
daß der Gynäkologe bei einem vaginalen Eingriff die Harnröhre und
die Harnleiter schädigt, was tatsächlich erst zu Inkontinenz führen
kann. Suchen Sie sich also einen geübten Operateur. Viele urologische Chirurgen führen korrekte Eingriffe durch die Vagina aus.[16] Die
seltene und schmerzhafte Pierson-Krankheit (Ostitis necroticans pu-
bis), bei der sich das Schambein langsam auflöst, ist eine weitere
Komplikation, die durch Operationen ausgelöst werden kann, wenn
die Fäden am Knochengewebe anstatt an den Bändern befestigt werden. Sie werden mit dem Chirurgen diskutieren müssen, welche Methode die beste für Sie ist. Dabei sind seine Erfahrungen ebenso wichtig wie Ihre Einwände und Wünsche.

Wenn die oben besprochenen weniger drastischen Methoden ohne
Erfolg ausprobiert wurden und alle Vorüberlegungen abgeschlossen
sind, kommen Sie und Ihr Arzt vielleicht zu dem Ergebnis, daß eine
Operation der einzige Weg ist, überdehnte Muskeln und/oder Bänder im Becken zu korrigieren.

Eine Frau mit recht schwerer Streß-Inkontinenz zum Beispiel will
vielleicht nicht so lange warten, bis eine alternative Bewegungstherapie, einschließlich Kegelübung und Gewichtsreduktion, Erfolg hat
(manchmal dauert es mehrere Monate), oder sie hat sie bereits ausprobiert und findet das Ergebnis unbefriedigend. Manche Frauen haben auch bereits eine erfolglose Operation hinter sich und möchten es
noch einmal versuchen.

Das wichtigste Ziel bei den meisten Operationen gegen Streß-Inkontinenz ist, den Blasenhals wieder in die normale Lage zu bringen,
leicht erhöht über und hinter dem Schambein. Im Idealfall wird damit
das dynamische Druckverhältnis zwischen Blase und Harnröhre wiederhergestellt. Wenn die Blase angehoben wurde, wird der Blasenhals in seiner neuen Lage an den Knochen oder Bändern im Becken
befestigt.

Die Zahl der gynäkologischen und urologischen Operationsverfahren
ist groß. Sie reichen von Eingriffen, bei denen die Muskulatur des
Beckenbodens gestrafft und die Harnröhre wieder aufgerichtet wird,
bis zu komplizierten Eingriffen, bei denen Schlingen aus eigenem

16 Shlomo Raz (Hg.): Vaginal Surgery, in: Seminars in Urology, Bd. 4 Nr. 1, Februar 1986, S. 1–61

Muskelgewebe oder aus körperfreundlichen Kunststoffen Halt geben sollen.

Insbesondere wenn Frauen große, schwere Myome haben, wird eine Entfernung der Gebärmutter empfohlen, weil sie von oben auf die Blase drückt und den Beckenboden belastet. Nach Angaben des Berufsverbandes der Frauenärzte ist eine Operation bei jeder dritten Frau nötig, die an Inkontinenz leidet. Die Erfolgsquote ist, den Gynäkologen zufolge, hoch: Bei 80 Prozent der Operierten wird die Inkontinenz entweder geheilt oder entscheidend gebessert.

Trotz dieser insgesamt positiven Bilanz sollte jede Frau, die eine Operation in Betracht zieht, sich vollständig über die Risiken, Vorteile, Komplikationen und Alternativen informieren, bevor sie ihre Einwilligung gibt.

Nachdem meine Mutter viele Jahre Blasenprobleme hatte und sich geweigert hatte, sich gynäkologisch untersuchen zu lassen, mußte schließlich die Gebärmutter entfernt werden, denn sie war gefährlich weit vorgefallen. Meine Mutter war damals neunundsiebzig. Gleichzeitig führte der Arzt eine urologische Operation aus (sie bezeichneten es als «feststecken»), die ein voller Erfolg war. Meine Mutter war befreit von der fortwährenden Angst, ihr Wasser nicht halten zu können. Sie bedauert nur, daß sie das nicht viel früher getan hat.

Drang-Inkontinenz und Reizblase

Bei der Entscheidung für die Behandlung bei Drang-Inkontinenz oder Reizblase ist es wichtig, eindeutig zwischen körperlichen und emotionalen/psychischen Faktoren zu unterscheiden; nicht alle Ärzte sind dazu in der Lage. Frauen müssen vorsichtig sein bei übereilten Diagnosen, die ohne gründliche Untersuchung angestellt werden.

Bei der Behandlung von Drang-Inkontinenz und Reizblase haben sich alternative Methoden herausgebildet, unter anderem eine Kombination von nichtoperativen Techniken wie Biofeedback, Körpertraining, Medikamenten und sogar Programmen zur «Blasenerziehung», das heißt, in genau festgelegten Zeitintervallen auf die Toilette zu gehen. Diese Techniken erfordern kompetente und verantwortungsbewußte Aufsicht. Manchmal werden bei diesen Methoden auch Katheter oder andere Hilfsmittel verwendet, um zu messen, wie gut eine Frau ihre Blase kontrollieren kann und ob und wie sich das im Lauf der Zeit bessert.

Urologen sind seit einiger Zeit davon überzeugt, daß chronische Blasenentzündungen, die auch zu Drang-Inkontinenz führen, nicht selten durch eine lokalisierte Abwehrschwäche der Blasenschleimhaut begünstigt werden. Deshalb empfehlen sie eine noch relativ neuartige Impfung, die das Immunsystem in der Blase stärken soll. Fragen Sie Ihren Urologen, ob diese Impfung auch für Sie in Frage kommt oder ob Ihnen allgemein abwehrstärkende Mittel (zum Beispiel Eccinacea) allein oder in Kombination mit anderen Medikamenten helfen können.

Frauen, die an einem Reizblasensyndrom leiden, kann auch mit bestimmten krampflösenden Medikamenten geholfen werden. Wenn ein Arzt jedoch eine Behandlung mit Medikamenten vorschlägt, sollte immer genau hinterfragt werden, was empfohlen wird und warum. Außerdem müssen andere bereits verschriebene Medikamente berücksichtigt werden. In den meisten Fällen erfordern diese Behandlungen eine kontinuierliche Überwachung und regelmäßige Nachuntersuchungen.

Die meisten Spezialisten sind der Ansicht, Drang-Inkontinenz müsse das Ergebnis irgendeiner neurologischen Schädigung sein. Leider versteht fast jeder Arzt etwas anderes unter dem Begriff «neurologisch». Manche bezeichnen damit eine Schädigung oder einen Defekt in der Fähigkeit des zentralen Nervensystems, Botschaften zu übermitteln; Ursache kann ein Schlaganfall oder eine andere Krankheit sein. Andere Ärzte hingegen setzen «neurologisch» mit «psychogen» gleich und schließen daraus, eine Drang-Inkontinenz müsse irgendwie «emotionale» oder «psychische» Ursachen haben oder sei gar der Beweis für Senilität. Also schlußfolgern sie, daß sich nichts dagegen tun läßt. Die meisten Ärzte haben in ihrer Ausbildung gelernt, Klagen ohne eine verifizierbare körperliche Ursache seien «funktional», das heißt in der Sprache der Psychiater, daß, auch wenn die Symptome real sind, die Klagen des Patienten einem bestimmten Zweck dienen. So will er vielleicht in seinem Leben oder bei seinem Arzt Aufmerksamkeit erregen.

Auch wenn eine Frau sicher ist, daß ihre Drang-Inkontinenz körperliche Ursachen hat, trifft sie nicht selten auf Unglauben. Viele ältere Frauen mit Drang-Inkontinenz hatten tatsächlich, ohne es zu wissen, irgendein neurologisches Problem. Deshalb kann es nicht schaden, Tests durchzuführen, mit denen sich verschiedene neurologische Probleme feststellen lassen. In vielen Fällen können sie helfen. Wenn zum Beispiel ein kleiner Schlaganfall entdeckt wird, ist es möglich, gleichzeitig mit der Behandlung der Inkontinenz eine Rehabilitationstherapie zu beginnen und eine präventive Therapie gegen zukünftige Gefäßverschlüsse.

Allerdings ist es auch durchaus möglich, daß selbst bei gründlichster Untersuchung keine neurologische Ursache gefunden wird. Manche Ärzte räumen ein, daß es so etwas wie eine «unstabile Blase» geben kann, (Detrusor Dyssynergie), für die sich keine neurologische Ursache finden läßt – die meisten Ärzte aber bezweifeln das mehr oder weniger offen.[17] Die Bezeichnung Reizblase ist deshalb zu einem Sammelbegriff für viele, oft unzusammenhängende Beschwerden geworden. Mediziner fühlen sich nicht wohl mit hochgradig individualisierten Diagnosen und betrachten es oft als eine ihrer wichtigsten Aufgaben, jeden Fall einer vorher bereits existierenden diagnostischen Kategorie zuzuordnen.

Für manche Frauen kann sich dieses Vorurteil jedoch verheerend auswirken. Manchmal bekommen Frauen mit Inkontinenz Beruhigungsmittel, die das Problem noch verschlimmern können, oder sie werden an einen Psychiater überwiesen, anstatt, wie es notwendig wäre, neurologisch untersucht. Und manchen Psychiatern ist nicht klar, daß bei der Klage über Inkontinenz medizinische und neurologische Untersuchungen erforderlich sind.

Allerdings kann die Ursache von Drang-Inkontinenz einige psychologische Aspekte haben. Darüber hinaus ist der Verlust von Blasenkontrolle an sich durchaus schon dazu geeignet, Depressionen *hervorzurufen*. Diese Reaktion ist ganz normal in unserer Kultur und bei dem Verlust von gesellschaftlichem Ansehen, den diese Störung einer entscheidenden Körperfunktion mit sich bringt. Tatsächlich berichten die meisten inkontinenten Menschen, sie hätten zuerst mit Depressionen reagiert. Bei wieder anderen Frauen kam es zu einer bemerkenswerten Besserung, wenn ihnen gegen ihre Inkontinenz Antidepressiva verschrieben wurden, selbst wenn keine Depression diagnostiziert war.[18] Es kann also auch sein, daß eine Form von Depression die Inkontinenzschwierigkeiten in Gang setzt.

17 Detrusor Dyssynergia: A Rare Cause of Urinary Incompetence in Women. Questions and Answers, in: Journal of the American Medical Association, Bd. 241 Nr. 12, Juni 1985, S. 15–30
18 Alan J. Wein: Pharmacology of the Bladder and Urethra, in: Stuart L. Stanton und Emil A. Tanagho, (Hg.): Surgery of Female Incontinence, New York 1980, S. 195–196

Führen Sie Buch

Wenn Sie anfangen, selbst etwas gegen Ihre Inkontinenz zu unternehmen, sollten Sie als erstes Ihre Symptome sorgfältig beobachten. Damit können Sie nicht nur sich selbst helfen, sondern auch Ihrem Arzt, falls Sie einen Arzt aufsuchen wollen. Ein kompetenter Arzt wird Ihnen im Rahmen der Anamnese und seiner Untersuchung viele sehr genaue Fragen stellen. Wenn Sie Buch führen, werden Sie besser darauf vorbereitet sein, diese Fragen präzise zu beantworten. Zum Beispiel fragen viele Ärzte: «Wie viele Binden verwenden Sie am Tag?»

Fangen Sie damit an, daß Sie es sich *jedesmal* notieren, wenn Sie unwillkürlich Wasser lassen mußten – schreiben Sie genau auf, wann es geschah, was Sie gerade taten, wo Sie waren, wieviel Urin Sie verloren haben (ungefähr, in ml), und was Sie daraufhin unternahmen. Versuchen Sie sich zu erinnern, wann Sie dieses Problem zum erstenmal hatten. Wie fing es an? Haben Sie das Gefühl, daß es schlimmer wird? Setzte es plötzlich ein? Fing es an nach einer Operation, nach einer Geburt, nachdem Sie neue Medikamente verschrieben bekommen haben, nach einem Unfall, in einer besonders belastenden Zeit oder nach einer Krankheit? Ist es tags oder nachts schlimmer? Wie lange können Sie Urin anhalten, nachdem Sie spüren, daß Sie zur Toilette gehen müssen? Haben Sie das Gefühl, daß Sie die Blase vollständig leeren können? Müssen Sie sich dabei anstrengen? Tragen Sie regelmäßig Binden, um ausfließenden Urin aufzufangen? In manchen Fällen kann es die Blasenkontrolle bereits verbessern, wenn Sie über diese Fragen Protokoll führen, weil es Ihre Aufmerksamkeit darauf lenkt, ein bestimmtes Muster festzustellen.

Außerdem sollten Sie herausfinden, ob Ihre Beschwerden immer nur zeitweilig auftreten oder chronisch sind. Versuchen Sie, Unterschiede zu machen zwischen verschiedenen Arten von Inkontinenz. Haben Sie manchmal Schmerzen, wenn der Harndrang zu groß wird und Sie das Wasser nicht mehr halten können? Welche Art von Schmerzen sind das (stechend, ziehend oder eher dumpf)? Juckt oder brennt es, oder empfinden Sie einen Druck? Passiert es nur, wenn Sie lachen, niesen, husten, rennen, springen oder etwas aufheben? Passiert es, wenn Sie plötzlich aus einer sitzenden Position aufstehen, sich plötzlich umdrehen oder sich bücken? Immer oder nur manchmal? Haben Sie in letzter Zeit zugenommen? Machen Sie manchmal nachts, wenn Sie schlafen, ins Bett? Haben Sie früher ins Bett gemacht? Trinken Sie regelmäßig Kaffee, schwarzen Tee, Cola-Getränke oder Alkohol? Worin besteht Ihre normale Ernährung (einschließlich aller Flüssigkeiten, Zwischenmahlzeiten und «Naschsachen» und aller Mahlzeiten)?

Lassen Sie manchmal Wasser, ohne Harndrang oder ein anderes Körpersignal zu empfinden? Kennen Sie den plötzlichen, überwältigenden und unbeherrschbaren Drang, zur Toilette zu müssen? Müssen Sie pinkeln, wenn Sie das Geräusch von fließendem Wasser hören? Hatten Sie chronische Entzündungen in der Blase oder im Harntrakt? Haben Sie den Wechsel hinter sich?

Wenn Sie diese Fragen sorgfältig beantworten und mehrere Wochen oder ein paar Monate Buch führen, sollte Ihnen das eine grobe Vorstellung davon vermitteln, welche Kategorie von Inkontinenz auf Sie zutrifft. Oder gibt es bei Ihnen Anzeichen für mehrere Kategorien? Dann werden mehrere Behandlungsmethoden notwendig sein, aber viele Frauen werden feststellen, daß sie hauptsächlich zu der einen oder anderen Kategorie gehören, die eindeutig nach spezifischen medizinischen oder chirurgischen Behandlungen verlangt. Wenn Sie diese Informationen gesammelt haben, sollten Sie sie dem Arzt für seine Diagnose zur Verfügung stellen.

Um die Überaktivität der Blasenmuskulatur zu dämpfen, werden spezielle Medikamente eingesetzt. Andere Mittel können dagegen den Muskeltonus am Blasenhals verbessern. Die meisten Medikamente zur Behandlung von Inkontinenz aber bringen unerwünschte Nebenwirkungen mit sich, wie trockenen Mund oder Reizbarkeit, und sie sollten Ihnen nicht ohne die Berücksichtigung Ihres gesamten Gesundheitszustandes und Ihrer anderen Medikamente verschrieben werden.

Überlauf-Inkontinenz

Eine «überfließende Blase» kann mit bestimmten Medikamenten behandelt werden, kombiniert mit genauen festgelegten, regelmäßigen Gängen zur Toilette. Diese Behandlung hilft, die normalen Signale wiederherzustellen und ein Überfließen der Blase und Infektionen zu verhüten. Bei Urinretention kann ein selbsteingeführtes, steriles Katheter oder sterile intermittierende Katheterisierung erforderlich sein. Dauer-Katheter sind sehr umstritten, und viele Ärzte lehnen ihre Verwendung wegen des hohen Infektionsrisikos bei Inkontinenz ab, obwohl sie eine verbesserte Kontrolle bieten. In bestimmten Situationen können sie vorübergehend notwendig sein.

22 Die Entfernung von Gebärmutter und Eierstöcken*

Unsere Geschlechtsorgane haben vielerlei Funktionen. Wir fangen heute erst an zu erkennen, auf welch vielfältige Weise diese Organe unser Wohlbefinden und unsere Sexualität beeinflussen. Deshalb sollte die Unversehrtheit unseres Körpers niemals angetastet werden, wenn es nicht absolut notwendig ist. Und doch sind die Gebärmutter und die Eierstöcke seit über einem Jahrhundert Opfer medizinischer Routine. Erst seit wenigen Jahren wird auch von Ärzten kritisiert, in welchem Ausmaß unnötige Gebärmutter- und Eierstockentfernungen durchgeführt werden, doch die Zahlen sind immer noch zu hoch. Jede Frau, die eine dieser Operationen in Erwägung zieht, muß sich *aller* möglichen Konsequenzen bewußt sein. Hysterektomie (die Entfernung des Uterus) und Oophorektomie oder Ovariektomie (Entfernung der Eierstöcke) können ohne Frage lebensrettend sein, aber bevor eine Frau ihre Einwilligung zu einem dieser Eingriffe gibt, muß sie sicher sein, daß die Operation auch wirklich notwendig ist.

Unnötige Operationen und mögliche Folgen

Hysterektomie und Oophorektomie werden als Therapien immer ihren Stellenwert behalten, vor allem als Behandlung nach einer bestätigten Krebsdiagnose. Wenn Frauen älter werden, nimmt das Risiko zu, an Krebs der Eierstöcke und der Gebärmutter zu erkranken, deshalb sind regelmäßige gynäkologische Früherkennungsuntersuchungen mit einem Zellabstrich vom Muttermund notwendig. Damit können Unterleibskrankheiten rechtzeitig festgestellt und behandelt werden. Eine mögliche Therapie ist die Gebärmutterentfernung. Aber längst nicht alle Eingriffe werden nach einer sogenannten «harten Indikation», also einer medizinisch unumgänglichen Not-

---

* Von Dorothy Krasnoff Reider, besonderer Dank an Genevieve Carminati

wendigkeit wie zum Beispiel einer Krebserkrankung, durchgeführt. Nach den Ergebnissen einer Untersuchung verteilen sich die Indikationen für Hysterektomien (und in etwa einem Viertel der Fälle wurden gleichzeitig die Eierstöcke entfernt) auf folgende Indikationen: Myome (49 Prozent), Endometriose (2 Prozent), Gebärmuttervorfall (17 Prozent), starke Menstruationsstörungen (10 Prozent), Krebserkrankungen (9 Prozent) und «sonstige Indikationen» (13 Prozent).[1] Was sich hinter dieser letzten, relativ hohen Zahl verbirgt, kann man nur vermuten. Möglicherweise umfaßt sie viele der seit 1972 üblichen «prophylaktischen» Hysterektomien. Außerdem sind manche Mediziner der Ansicht, daß in stark religiös/katholisch gebundenen Regionen Gebärmutterentfernungen auch unausgesprochen familienplanerische Funktionen haben.[2]

In Nordamerika und Europa hat dieser sehr großzügige Umgang mit den Indikationen für Hysterektomien und der Vorbeuge-Gedanke vor allem in den siebziger und frühen achtziger Jahren zu enormen Steigerungen der Hysterektomie-Zahlen geführt. Und das, obwohl die Häufigkeit der Grundkrankheiten, die eine Hysterektomie wirklich notwendig machen, immer relativ gleich geblieben ist. So stieg in Holland die Zahl der Hysterektomien zwischen 1971 und 1979 von 254 auf 381 pro 100000 Frauen an.[3] Aber es gibt auch bemerkenswerte Unterschiede: Während in den USA für Frauen die Wahrscheinlichkeit, daß ihnen irgendwann in ihrem Leben die Gebärmutter herausoperiert wird, bei etwa 50 Prozent[4] und in den alten Bundesländern bei etwa 30 Prozent[5] liegt, müssen in Schweden nur rund 10 Prozent der Frauen damit rechnen.

Insgesamt werden in den knapp 1300 westdeutschen gynäkologischen Fachabteilungen und Kliniken pro Jahr etwa 146000 Hysterektomien durchgeführt. Damit ist dieser Eingriff einer der häufigsten gynäkologischen Operationen. Wie die holländischen und deutschen Zahlen (siehe auch Seite 560) zeigen, wird ein großer Prozentsatz von Hysterektomien an Frauen ausgeführt, die sich bereits kurz vor dem Wech-

1 Infratest Gesundheitsforschung: Art und Häufigkeit von Hysterektomien in der Bundesrepublik Deutschland, November 1990, S. 6
2 A. Pfleiderer: Hysterectomy in Germany, Referat vor der amerikanischen Frauenärztevereinigung ACOG, Boston, 2.5.88
3 Kuhl und Taubert, a.a.O., S. 85
4 Winnifred B. Cutler und Margaret Minker: Die fragwürdige Operation, Zürich 1990, S. 17
5 Irene Stratenwerth und Karin Richter: Die amputierte Frau, Sendereihe Nahaufnahme, N3, 16.1.1991

sel befinden. Und das, obwohl sich einige der Probleme, die zur Operation führen (zum Beispiel Myome), mit dem Wechsel oft von selbst lösen. Die Gründe für die große Zahl von Hysterektomien sind vielfältig und vielschichtig. Sie haben zum Beispiel etwas mit dem Frauenbild und dem Verständnis vieler Gynäkologen vom weiblichen Körper zu tun. So wurde die Gebärmutter von einzelnen Gynäkologen als «nutzlos blutender Fruchthalter» angesehen, sobald eine Frau keine Kinder mehr bekommen wollte oder konnte. Außerdem hingen viele Ärzte der Vorstellung an, Hysterektomien könnten möglichen Krebserkrankungen sinnvoll vorbeugen. Eine gründliche Abwägung der Vor- und Nachteile dieses Vorsorge-Modells fand jedoch zunächst kaum statt. Erst 1987 machte ein angesehener deutscher Gynäkologe in einem Buch über das Klimakterium wenigstens mit einem Hinweis darauf aufmerksam, daß Operationen schon in sich eine Gesundheitsgefährdung sind: Das Risiko tödlicher Operationskomplikationen liegt für vaginale Hysterektomien bei etwa 0,5 Prozent, für Hysterektomien per Bauchschnitt bei 1 Prozent.[6] Die Wahrscheinlichkeit, eine Krebserkrankung der Gebärmutterschleimhaut zu bekommen (was nicht automatisch bedeutet, daran zu sterben!) beträgt etwa 1,5 Prozent. Es wird also mit jeder «prophylaktischen» Operation ohne andere «harte» Gründe ein ganz konkretes Risiko für die einzelne Frau eingegangen, um das für sie nur theoretische Risiko einer Krebserkrankung, die sie vielleicht nie bekommt, auszuschließen.

Ein weiterer Grund für die große Operationsfreudigkeit liegt sicher auch in den Voraussetzungen begründet, die ein Arzt erfüllen muß, um Facharzt für Gynäkologie zu werden: Er muß während seiner Ausbildung 40 Hysterektomien selbständig durchgeführt haben. (Bis zum 1. 10. 1990 waren es nur 30!).[7] Daß dadurch ein gewisser Druck entsteht, Indikationen nicht immer nur nach den «harten» Kriterien zu stellen, liegt auf der Hand.

Wie überall spielt aber auch Geld eine wichtige Rolle. In den letzten Jahren hat sich trotz sinkender Bevölkerungszahlen die Anzahl der niedergelassenen Frauenärzte in den westlichen Bundesländern verdreifacht. 1990 waren es nach Angaben des Berufsverbandes der Frauenärzte mehr als 5700. Viele von ihnen haben sogenannte Belegbetten in Kliniken und gynäkologischen Fachabteilungen. Insgesamt

6 Kuhl und Taubert, a. a. O., S. 85
7 Stratenwerth und Richter, a. a. O.

sind es rund 17000 Betten, die nach Möglichkeit nicht leerstehen, sondern Geld bringen sollen. Zum Beispiel 1500 bis 2500 Mark für eine
unkomplizierte Hysterektomie einschließlich aller Nebenkosten bei
einer privat Versicherten und knapp 1000 Mark bei einer Kassenpa-
tientin (Stand 1990). Interessant wäre in diesem Zusammenhang eine
Gegenüberstellung der Hysterektomiezahlen bei privat und gesetzlich Versicherten. Exakte Daten darüber gibt es aber leider nicht.

Der Druck der Spezialisten

Frauen über vierzig oder fünfzig, die Unterleibsprobleme haben, werden vielfach unter Druck gesetzt, sich die Eierstöcke oder die Gebärmutter entfernen zu lassen. Insgesamt werden bei 22 Prozent aller
Operationen außer der Gebärmutter auch die Eierstöcke mit herausgenommen.[8] Sie werden dazu von medizinischen Autoritäten aufgefordert, die oftmals glauben, ältere Frauen hätten dabei nur wenig
zu verlieren. Denn ihrer Ansicht nach haben Gebärmutter und
Eierstöcke zu diesem Zeitpunkt ihre Funktion überlebt und sind nur
noch Organe, in denen sich Krebs ausbreiten kann. Außerdem glauben sie, zu Unrecht, es ließe sich ohne Probleme und Risiken alles das
durch künstliche Hormone ausgleichen, was durch die Operation ver-
lorengeht. Alternativen für eine Entfernung der Gebärmutter werden
normalerweise nur vorgeschlagen, wenn die Frau noch Kinder
möchte oder wenn sie unter vierzig ist.[9]
In den vergangenen Jahrzehnten wurden in den meisten Büchern und
Artikeln, selbst in denen, die von Frauen verfaßt wurden, die Vorteile
von Hysterektomien hervorgehoben und nur selten die Nachteile erwähnt. Die Schuld für etwaige negative Resultate wurde den Frauen
selbst zugeschoben. Diese Bücher sind zwar überholt, aber ihr fal-
scher Inhalt geistert noch immer durch die Köpfe von Frauen. Zum
Beispiel:

«Der Uterus hat nicht im entferntesten etwas mit der Libido oder der
sexuellen Genußfähigkeit zu tun. Er ist einfach ein Organ zum Kinderkriegen».[10]

8 Infratest-Studie, a. a. O.
9 National Center for Health Statistics: Surgical Operation in Short Stay Hospitals, in: Vital and Health Statistics, 1983.
10 Harry Huneycutt, Judith L. Davis: All About Hysterectomy, New York 1977,
S. 257

Die meisten älteren Bücher ignorieren die Erfahrungen von Frauen, denen die Gebärmutter entfernt wurde oder diskreditieren sie als «Altweibergeschwätz»:

«Kein Spezialist ist dogmatischer als die Frau, die eine Hysterektomie hatte und plötzlich bei Bridgeabenden oder in Kaffeepausen im Mittelpunkt der Aufmerksamkeit steht, und sich diese Aufmerksamkeit mit voller Absicht weiter sichert, indem sie all die schrecklichen ‹Veränderungen› in ihrem Leben herbetet, die sie der Hysterektomie zuschreibt.»[11]

Manche Psychoanalytiker nehmen an, die Probleme von Frauen nach einer Hysterektomie würden von emotionalen Problemen verursacht werden und nicht von der Operation. Frauen wurde immer wieder gesagt, die Entfernung von Gebärmutter und Eierstöcken würde die Lebensqualität verbessern, solange wir die «richtige Einstellung» dazu haben. Eine zu starke Verbundenheit mit der Gebärmutter gilt als «infantil», als Zeichen, daß eine Frau ihre Sexualität übermäßig mit ihrer Gebärfähigkeit gleichsetzt. Manche Gynäkologen und Psychiater glauben das noch immer. Die vielen inzwischen vorliegenden Forschungsarbeiten, in denen die Probleme dargestellt werden, finden nicht überall die genügende Beachtung.[12] Aus diesem Grund haben sich auch bereits Selbsthilfegruppen gebildet.

Viele Frauen lernen in ihrer Kindheit und Jugend nicht, ihren Körper und ihre Körperfunktionen, wie Menstruation und Sexualität, zu lieben und zu schätzen. Manche sehen die Menstruation sogar eher als Fluch denn als eine der genialen Einrichtungen der Natur an. Viele von uns wuchsen auf in einer Zeit, in der Krebs in den Mittelpunkt des öffentlichen Bewußtseins rückte und im wesentlichen operativ zu behandeln war. Die Angst vor Krebs macht uns anfällig für das «ritterliche» Verhalten der Mediziner. Nur zu bereitwillig nehmen wir ihre «Hilfe» an. Zu diesem Problem kommt noch hinzu, daß die meisten von uns dazu erzogen wurden, Empfehlungen von Ärzten unkritisch zu befolgen.

Außerdem verändern sich unsere Körper, wenn wir auf den Wechsel zugehen. Die immer unregelmäßigeren Zyklen und Blutungen vor der Menopause können nervenaufreibend sein, wenn wir nicht wis-

11 Ebd., S. XI
12 Marianne Springer-Kremser: Psychosexualität und Gynäkologie, Wien 1983, S. 88–92

sen, daß dies natürliche Übergangserscheinungen sind. Frauen, die nicht wissen, daß starke Blutungen und Schleimhautklümpchen in der Menstruationsflüssigkeit während dieser Lebensphase durchaus normal sind, reagieren vielleicht mit Angst und suchen nach einer schnellen Lösung. Die Angst vor einer ungewollten Schwangerschaft in fortgeschrittenem Alter und die größeren Risiken bei Verhütungsmitteln für ältere Frauen läßt ihnen die Vorstellung, den Uterus herauszunehmen, wünschenswert erscheinen. Außerdem vermittelt uns die immense Zahl von Frauen, die sich einer Hysterektomie unterzogen haben, ein falsches Gefühl von Zutrauen zu diesem Eingriff. Ist es ein Wunder, daß so viele Frauen einwilligen und manche sogar darum bitten, die Gebärmutter entfernt zu bekommen?

Mögliche Spätschäden

Jede Frau ist einzigartig, und es ist unmöglich vorauszusehen, welche individuellen Auswirkungen eine Hysterektomie haben wird. Weder Alter, Ehestatus, Arbeitsstelle, sexuelle Vorliebe, die Schwere von Symptomen vor der Operation, noch die Zahl ihrer Kinder läßt Schlüsse zu, wie sich eine Frau nach der Entfernung ihrer Gebärmutter fühlen wird. Viele Frauen berichten von einer Vielzahl negativer körperlicher und emotionaler Auswirkungen nach einer Hysterektomie, von denen viele dauerhaft und irreversibel sind.

Sowohl die Eierstöcke als auch der Uterus erfüllen wichtige Funktionen im Körper, noch lange, nachdem die gebärfähigen Jahre vorüber sind. Eine deshalb auch nicht überraschende Studie, die die Eierstockfunktion bei 2132 Frauen nach einer Hysterektomie untersuchte, zeigte, daß bei vielen Frauen die Eierstöcke noch fünfundzwanzig Jahre nach der Operation weiterarbeiteten.[13] Tatsächlich kann es zu Hitzewallungen kommen, auch wenn einer Frau die Eierstöcke Jahre nach dem Wechsel entfernt wurden.[14]

Gesunde Eierstöcke sollten nicht entfernt werden. Die Entfernung der Eierstöcke bei einer Frau vor dem Wechsel erzeugt sofort eine «chirurgische Menopause», die oft sehr viel schwerer verläuft als ein normaler Wechsel. Heute empfehlen viele Ärzte Frauen vor der Me-

13 Brooks Ranney, S. Abu-Ghazaleh: The Future Function and Fortune of Ovarian Tissue Which is Retained In Vivo During Hysterectomy, in: American Journal of Obstetrics and Gynecology, Bd. 128 Nr. 6, 15. Juli 1977, S. 626–634
14 Sherwin A. Kaufman: The Ageless Woman, New York 1967, S. 127

nopause, bei denen der Wechsel durch einen chirurgischen Eingriff herbeigeführt wurde, eine Hormontherapie (Östrogen kombiniert mit Gestagen). Wenn der Uterus entfernt wurde, wird auch das wichtigste Risiko, das mit Östrogen in Verbindung gebracht wird – Krebs der Gebärmutterschleimhaut (Endometrium-Carcinom) – beseitigt. Wenn die Gebärmutter nicht entfernt wird, läßt sich das Risiko, an Krebs des Endometriums zu erkranken, gering halten, wenn zusätzlich Gestagen verabreicht wird. Die langfristigen Auswirkungen von Gestagen nach dem Wechsel sind allerdings noch nicht bekannt, und es besteht der Verdacht, daß dieses Hormon in Kombination mit anderen Risikofaktoren (z. B. Rauchen) unter anderem zu einer größeren Anfälligkeit für Herzinfarkt oder Schlaganfall führt. Hochdosierte, langfristige, reine Östrogentherapien können möglicherweise das Risiko für Brustkrebs[15], Gallenleiden, Venenentzündungen und Thrombose erhöhen. Eine relativ kleine Prozentzahl von Frauen ist allergisch gegen Hormone. Manche Frauen, die Endometriose oder Brustkrebs hatten, dürfen sich keiner Hormontherapie unterziehen. Andererseits kann es, wenn man nach einer *verfrühten* Menopause (ob durch einen chirurgischen Eingriff oder natürlich) keine Hormone nimmt, zu vorzeitiger Osteoporose kommen, Knochen- und Gelenkschmerzen, Trockenheit oder Schrumpfung der Vagina und Arteriosklerose.

Der Zusammenhang von Hormonen und Osteoporose wird im Kapitel über Osteoporose erörtert (s. S. 459). Jede Frau sollte die hier genannten Risiken kennen und außerdem wissen, daß mit einer Hormontherapie (entweder reines Östrogen oder die Kombination von Östrogen und Gestagen) die Androgene, die funktionierende Eierstöcke normalerweise produzieren, *nicht* ersetzt werden. Androgene spielen eine Rolle im Zusammenhang mit der Libido (sexuelles Verlangen). Es wurde zwar Testosteron (ein Hormon aus der Gruppe der Androgene) eingesetzt, um die Libido zu steigern. Aber Testosteron führt zu «Vermännlichung», wie Gesichtsbehaarung, Akne und tiefer Stimme.

Selbst wenn die Eierstöcke nicht herausgenommen werden, kann eine Hysterektomie einen signifikanten Abfall im Hormonspiegel herbeiführen. Wenn man die Gebärmutter amputiert, wird ein genau aufeinander abgestimmtes System unterbrochen, zu dem sowohl die Eierstöcke, die Eileiter, der Muttermund, die Vagina und die Klitoris

15 Taubert und Kuhl, a. a. O., Seite 232

gehören, als auch die Blutgefäße und Nerven, die sie versorgen. Wichtige Blutgefäße, Nerven und Bindegewebe werden durchschnitten und hinterlassen offene Wunden, die heilen und vernarben müssen. Außerdem ist vielfach die Blutzufuhr zu den Eierstöcken verringert, so daß sie schlechter versorgt werden.

Mehr als hundert Frauen, die Kontakt zu einer Selbsthilfegruppe in New York hatten, berichteten, daß es bei ihnen nach einer Hysterektomie zu Erschöpfung in unterschiedlichem Ausmaß, Konzentrationsstörungen und einem Verlust sexueller Empfindungen kam. *Keine dieser Frauen war von ihren Ärzten vor irgendwelchen möglichen Nachwirkungen gewarnt worden.* Außerdem berichteten sie von Brustschmerzen, Brustschwellungen, Brustzysten, dem Gefühl, daß sich Milch bildet, und fettiger Haut. Diejenigen, bei denen die Eierstöcke entfernt wurden, klagten über schwere Hitzewallungen, Knochen- und Gelenkschmerzen und trockene Haut. Viele Frauen erkannten nicht, daß ihre Probleme mit ihrer Operation in Zusammenhang stehen könnten, bis sie mit anderen Frauen sprachen, die nach dem gleichen Eingriff ähnliche Symptome hatten.

Es gibt aber auch noch andere Folgen einer Hysterektomie unterschiedlicher Ausprägung, je nachdem, ob die Eierstöcke mitentfernt wurden oder nicht: Depressionen, Verlust sexueller Empfindungen in den Brüsten und anderen Teilen des Körpers, geringeres sexuelles Interesse, schwächere Orgasmen, Schlaflosigkeit, Trockenheit und Schrumpfung der Vagina, Verlust des Muskeltonus, Haarausfall, vorzeitiges Ergrauen, Gewichtszunahme (trotz Diät und Bewegung), unangenehmer Vaginalgeruch, Völlegefühl, wiederholte Hefepilzinfektionen der Vagina, Urinverlust beim Husten oder Niesen, weil der Uterus die Blase nicht mehr hält, trockenes Augensyndrom, geringe Widerstandskräfte gegen Erkältungen und weniger intensive Emotionen. Außerdem bekommen viele Frauen einen Bauch.

Eine Entfernung der Gebärmutter bedeutet den Verlust der uterinen Kontraktionen beim Orgasmus, was für viele Frauen die sexuelle Lust verringert. Viele Frauen berichten auch, daß sie Penetrationen nicht mehr als lustvoll empfinden, weniger sexuelle Phantasien haben, längere Zeit brauchen, bis sie erregt sind, keine Lust mehr haben, sich überhaupt nach einem Sexualpartner umzusehen, nicht mehr masturbieren mögen und manchmal sogar einen Widerwillen spüren, berührt zu werden.

Die Entfernung meiner Gebärmutter wirkte sich in einer Weise aus, auf die ich vollständig unvorbereitet war. Bei Bruststimulation, Geschlechtsverkehr und Orgasmus hatte ich entschieden weniger Empfindungen, es fehlten die Gefühle, die ich nur als uterin bezeichnen kann. Mein größtes Bedürfnis zu dieser Zeit war einfach, mit einer anderen Frau zu sprechen, die wußte, wovon ich redete. Ich begegnete einer ganzen Reihe von Reaktionen, die mir keineswegs weiterhalfen. Am wenigsten einfühlsam war eine Sextherapeutin. *Eine 41jährige Frau*

Einer Untersuchung zufolge wirkt sich eine Entfernung der Gebärmutter bei 33 Prozent bis 46 Prozent aller Frauen in unterschiedlichem Ausmaß negativ auf die Libido und die körperlichen sexuellen Reaktionen aus.[16] Östrogentherapien ändern daran nichts.[17]

Das schlimmste seit der Entfernung meiner Gebärmutter ist der Mangel an Lust. Keine köstlichen Sehnsüchte und wunderbar strahlenden Gefühle erregter Erwartung mehr. Ich hatte immer das Gefühl, daß meine sexuelle Lust und mein Genuß ein besonderes Geschenk waren, meine eigene private Freude, die mir nie genommen werden könnte, selbst wenn ich materielle Dinge im Leben verlieren würde. Wenn mich etwas erregte, ob es eine Liebesszene in einem Film war, eine Berührung oder ein Gedanke, kribbelte mein Körper, und ich spürte, wie das Blut meinen ganzen Leib zum Erglühen brachte. Selbst wenn nicht gleich ein Geschlechtsverkehr darauf folgte, konnte ich schwelgen in der Vorstellung, wie ich es tun würde, wo und wann.

Jetzt ist in mir nur noch Leere. Ich habe das Gefühl, als könnte ich es hundert Jahre ohne Sex aushalten und empfinde ein ungeheures Nichts. Für mich ist es gleichbedeutend mit Tod. Ich war so überwältigt von diesem Verlust, daß ich mich bei jedem darüber ausweinte. *Eine 50jährige Frau*

Bei anderen Frauen kommt es nach dem Verlust des Muttermundes nicht mehr zum Orgasmus, weil sie die Stimulierung des Muttermun-

---

16 L. Zussman, Shirley Zussman, R. Sunley, Edith Bjorson: Sexual Responses After Hysterectomy/Oophorectomy: Recent Studies and Reconsiderations of Psychogenesis, in: American Journal of Obstetrics and Gynecology, Bd. 140 Nr. 7, 1. August 1981, S. 725–729
17 Wulf H. Utian: Effect of Hysterectomy, Oophorectomy and Estrogen Therapy on Libido, in: International Journal of Gynaecology and Obstetrics, Bd. 13 Nr. 3, 1975, S. 97–100

des brauchten. Manche Frauen berichten auch vom Verlust der Empfindungen in den Brustwarzen und der Klitoris, das kann Folge von verletzten Nerven und Bändern sein und einer mangelnden Blutzufuhr im kleinen Becken und gestörter Hormonproduktion in den Eierstöcken. Veränderungen in der vaginalen Beschaffenheit, Verlust von Zervikalschleim, der durch den Eisprung und die hormonellen Veränderungen ausfließt, tragen außerdem zu den verringerten sexuellen Gefühlen nach der Entfernung von Gebärmutter (und Eierstöcken) bei.

Häufig sind auch Depressionen eine Nachwirkung der Hysterektomie. Eine Ärztin, die selbst eine Hysterektomie hatte, beschrieb diesen Zustand als das Gefühl von «chronischer Trauer». Eine Untersuchung ergab, daß 70 Prozent aller Frauen nach einer Hysterektomie an Depressionen leiden, also doppelt so viele wie normalerweise nach einer anderen Operation.[18] Depressionen treten normalerweise innerhalb von drei bis sechs Monaten nach der Operation auf und können sehr ernst sein. Die Gründe einer Depression nach einer Hysterektomie wurden bisher noch nicht gründlich genug erforscht. Eine medizinische Theorie besagt, daß mit der Entfernung des Uterus der Östrogenspiegel im Blut gesenkt wird, weil sich die Blutzufuhr zu den Eierstöcken verändert. Ein niedriger Östrogenspiegel im Blut wird wiederum mit einem geringeren *Tryptophan-Spiegel* in Verbindung gebracht, einer Aminosäure, die Depressionen verhüten kann.[19] Mögliche psychische Gründe für Depressionen nach einer Entfernung der Gebärmutter liegen eventuell in der Enttäuschung darüber, sexuelle Empfindungen verloren zu haben, oder in der Erkenntnis, daß die Operation möglicherweise unnötig war.

Die Entfernung der Gebärmutter führt manchmal auch zu einer überraschend starken Trauer über den Verlust der Fruchtbarkeit.

Nach meiner Hysterektomie trauerte ich über das Ende meiner Gebärfähigkeit, obwohl ich bereits fünfundfünfzig Jahre alt war. Bevor ich das Krankenhaus verließ, kreisten meine Gedanken nur noch um Babies. Ich sah einen Fernsehfilm über Adoption und phantasierte, ein Kind zu adoptieren oder Pflegemutter zu werden.

18 J. Anath: Hysterectomy and Depression, in: Obstetrics and Gynecology, Bd. 52 Nr. 6, Dezember 1978, S. 729
19 D. H. Richards: A Post-Hysterectomy Syndrome, in: Lancet, 26. Oktober 1974, S. 983–985

Die Frau, die mit mir wegen der gleichen Operation im Zimmer lag, sagte, sie könne keine neugeborenen Kinder mehr sehen, denn sie empfand eine tiefe Trauer darüber, nie Kinder gehabt zu haben. Sie war überrascht über dieses Gefühl, denn sie meinte, sich vor langer Zeit entschieden zu haben, Frauen zu lieben und keine Kinder zu bekommen. Nun mußte sie sich noch einmal zu dieser Entscheidung bekennen.[20]

Eine 57jährige Frau

Andere Frauen bedauern außerdem noch andere Veränderungen in ihrem Körper:

Ich vermisse meine Perioden sehr. Ich glaube, es ist barbarisch, einer Frau vor ihrer Zeit die Perioden herauszuschneiden. Zwei Monate nach meiner Hysterektomie bildete sich eine wunde Stelle in meiner inneren Narbe, die verätzt werden mußte. Nach diesem Eingriff hatte ich ein paar Tage Schmierblutungen. Ich versuchte, so zu tun, als sei das Blut auf meiner Binde Menstruationsblut. Aber ich wußte, daß das nicht so war, und war sehr traurig.

Eine 50jährige Frau

Allerdings reagiert nicht jede Frau negativ auf die Entfernung der Gebärmutter. Manche Frauen sind sehr zufrieden mit dem Ergebnis:

Von dem Augenblick an, als ich nach der Operation aufwachte, war ich sehr optimistisch. Ich erholte mich schnell und reibungslos. Etwa nach drei Monaten bekam ich Hitzewallungen. (Meine Eierstöcke waren auf meinen Wunsch hin ebenfalls entfernt worden.) Ich begann mit einer Östrogenbehandlung, und später wurde Gestagen hinzugefügt. Seit meiner Genesung habe ich nicht einen einzigen schlechten Tag gehabt. Es ist eine Freude, nicht mehr regelmäßig oder unregelmäßig zu bluten und an jedem Tag des Monats Sex haben zu können. Das Gefühl von Sicherheit und die Annehmlichkeit, keine Periode mehr zu haben, ist großartig. Wenn ich gewußt hätte, daß es nach der Operation so leicht sein würde, hätte ich sie mit neununddreißig machen lassen, als bei mir die schweren Blutungen einsetzten. Mein jüngstes Kind war damals sieben, und ich wußte, daß ich keine weiteren Kinder mehr haben wollte.

Eine 53jährige Frau

20 Aus einem unveröffentlichten Manuskript von Carolyn Ruth Swift

Wichtig ist, daß Frauen über alle möglichen Reaktionen und Konsequenzen einer Hysterektomie aufgeklärt werden müssen, bevor die Operation ausgeführt wird.

Als der Arzt mir wegen einer Zyste eine Hysterektomie empfahl, befragte ich mindestens zehn Frauen, die sich dieser Operation unterzogen hatten. Jede erzählte mir bereitwillig von dem Krankenhaus, in dem sie gewesen war, von ihrem Arzt und welche Narkose sie bekommen hatte. Nicht eine dieser Frauen erzählte mir, wie sie sich hinterher wirklich gefühlt hatte oder erwähnte die Nachwirkungen auch nur mit einem Wort. Manche ermutigten mich, den Eingriff machen zu lassen. Aus all dem schloß ich, naiv wie ich war, eine Hysterektomie sei schließlich doch nicht so schlimm.
Als mich der Schock der plötzlichen, unwillkommenen Veränderungen nach der Operation mit voller Wucht traf, war ich wütend und verletzt, weil diese Frauen mir nichts erzählt hatten. Ich fühlte mich betrogen. Warum hatte mich niemand gewarnt? Konnte es sein, daß sie alle so zufrieden waren mit der Operation? Konnte es sein, daß es ihnen zu peinlich war, über Veränderungen ihrer sexuellen Empfindungen zu sprechen? Wenn ich mehr darüber gewußt hätte, wie es wirklich ist, hätte ich mich stärker bemüht, die Operation zu vermeiden!

Eine 49jährige Frau

Wann ist eine Hysterektomie notwendig?

Es gibt Fälle, wo die Entfernung der Gebärmutter lebensrettend ist, aber jeder Fall muß individuell geprüft werden. Folgende Erkrankungen machen eine Operation erforderlich:
1. Invasiver Krebs der Gebärmutter, des Muttermundes, der Eierstöcke oder der Eileiter. In diesem Fall sollte die Operation geplant werden, nachdem ein Gynäkologe und ein Onkologe (Krebsspezialist) konsultiert wurden, um alle Behandlungsmöglichkeiten zu prüfen.
2. Anämie durch schwere, unkontrollierbare Blutungen, die nicht auf medizinische Behandlungen angesprochen haben – wie zum Beispiel eine Kürettage (Ausschabung) der Gebärmutter, Hormontherapie, Laserchirurgie oder nichtmedizinische Behandlungen.
3. Gutartige Muskelwucherungen (Myome), die den Darm in seinen

Funktionen behindern (was selten vorkommt) oder zu groß sind, um durch eine Myomektomie aus der Gebärmutterwand entfernt zu werden. (Es bilden sich in diesem Fall Narben, die zu Blutungsstörungen führen.) Häufiges Urinieren durch den Druck eines kleinen Myoms auf das Blasendach ist normalerweise kein ausreichender Grund für eine Hysterektomie.

4. Fortgeschrittene Unterleibsentzündung, bei der die Infektion sich in die Bauchhöhle und auf das Bauchfell (die Membran, die die Wände des Unterleibs auskleidet) ausbreitet. Manchmal kann eine solche Entzündung erfolgreich mit einem massiven Einsatz von Antibiotika (intravenös verabreicht) zusammen mit vollständiger Bettruhe bekämpft werden.

5. Schwerer Gebärmuttervorfall, bei dem der Uterus vollständig durch die Vagina austritt.

6. Bestimmte andere Notfallsituationen (zum Beispiel schwere, unstillbare Blutungen nach einer Geburt) und sehr seltene Fälle von Tuberkulose des Uterus.

Gebärmutterbeschwerden und nicht-operative Behandlungsmethoden

Die folgenden Erkrankungen werden mit dem Einsetzen des Wechsels meist von selbst heilen. Sie erfordern selten eine Hysterektomie und nie eine Oophorektomie:

Myome

Myome sind der häufigste Grund für Gebärmutterentfernungen bei Frauen zwischen fünfunddreißig und fünfzig. Myome sind Knoten aus Muskelgewebe im oder am Uterus. Denken Sie nicht automatisch an Krebs, wenn Sie das Wort «Tumor» hören. 99,7 Prozent aller Myome sind gutartig.[21] Fast 40 Prozent aller weißen Frauen über fünfunddreißig haben Myome, und bei schwarzen Frauen kommen sie sogar noch häufiger vor. Das Wachstum von Myomen wird von Östrogenen angeregt, deshalb sollten Sie, wenn Sie wissen, daß Sie Myome haben, die Pille und eine Östrogentherapie vermeiden. Myome können in den

21 Sandra Beaman Jordan: The Facts About Fibroid Tumors, in: McCall's, Juli 1985, S. 62

Die inneren Geschlechtsorgane

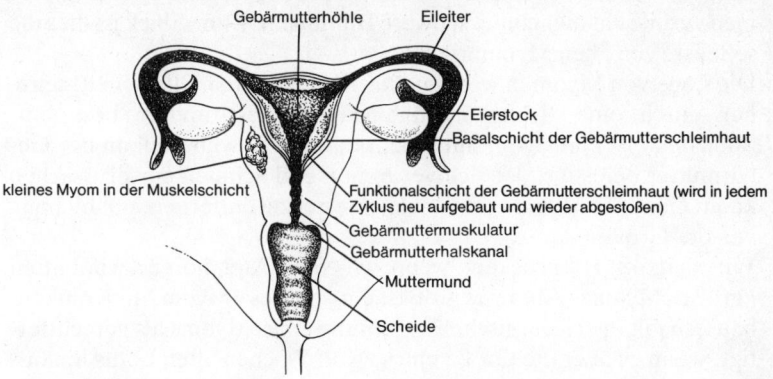

gebärfähigen Jahren einer Frau viele Male, nachdem sie über einen langen Zeitraum hin ihre Größe nicht verändert haben, schnell wachsen, dann wieder unverändert bleiben und plötzlich schrumpfen. Häufig sind sie während einer Schwangerschaft und vor dem Wechsel besonders groß. Normalerweise gehen sie nach der Menopause langsam wieder zurück, wenn die Östrogenproduktion geringer wird. Eine Gebärmutter kann eine überraschend große Zahl von Myomen beträchtlicher Größe beherbergen, ohne irgendwelche Symptome erkennen zu lassen. Das Vorhandensein großer Myome und sogar Gefühle von Schwere und leichtem Druck sind nicht unbedingt ein Grund für die Entfernung der Gebärmutter.

Die drei häufigsten Typen von Myomen werden nach ihrer Lage im Uterus benannt, es sind:

Subseröse Myome – sie liegen außerhalb der Gebärmutter. Sie stören die uterine Funktion im allgemeinen nicht, selbst wenn sie sehr groß sind (obwohl sehr große Myome langfristig doch andere Organe behindern können).

Intramurale Myome – sie liegen innerhalb der Muskelwand des Uterus. Sie können Schmerzen verursachen und bei der Menstruation zu schweren Blutungen führen.

Submucöse Myome – sie liegen direkt unter der Gebärmutterschleimhaut und stehen in die Gebärmutterhöhle vor. Dieser Typ von Myomen verursacht manchmal schwere Blutungen. Zum Glück ist dies die seltenste von allen Myomarten.

Die Lage von Myomen wird im allgemeinen durch Ultraschall, seltener durch eine Röntgenaufnahme der Gebärmutter bestimmt. Manchmal ist ein Myom mit einem dünnen Gewebestiel an der Gebärmutter befestigt, der sich verdrehen und Schmerzen verursachen kann. Gestielte Myome sind am leichtesten zu entfernen, unabhängig von der Größe.

Wir sind oft erschrocken, wenn wir vom Arzt hören, wir hätten «große» Myome. Aber wie groß ist ein «großes» Myom? In Krankenhäusern gilt die chirurgische Entfernung eines Myoms als gerechtfertigt, wenn es über die Größe eines zwölf Wochen alten Fötus hinauswächst, oder größer ist als zehn bis zwölf Zentimeter (die Größe einer Grapefruit) und sich vom Unterleib her leicht ertasten läßt. Manche Gynäkologen betrachten einen Uterus als massiv vergrößert, wenn er die Größe eines vierzehn bis achtzehn Wochen alten Fötus hat. Leider führen viele Ärzte schon bei viel kleineren Myomen eine Hysterektomie aus. Manchmal wird die Wucherung nicht weiter gemessen und nur das Urteil eines Arztes nach einer Tast-Untersuchung der Entscheidung für eine Operation zugrunde gelegt. Ein geringes Wachstum kann ein Myom bei einer Tastuntersuchung bereits enorm erscheinen lassen, und der Gynäkologe drängt eine Frau dann vielleicht zur Entfernung ihrer Gebärmutter mit der Begründung, die Myome würden die Gebärmutter überwuchern. Im Operationssaal stellt sich dann oft heraus, daß diese «enormen» Tumore viel kleiner sind als ursprünglich angenommen. Deshalb ist eine Ultraschall-Kontrolle immer empfehlenswert.

Manche Frauen sind sehr besorgt, weil sie glauben, das rapide Wachstum eines Myoms könne ein Zeichen dafür sein, daß es bösartig ist, obwohl das außerordentlich selten vorkommt. Woher soll aber eine Frau wissen, was unter «raschem Wachstum» zu verstehen ist? Um einen Vergleich zu haben, können alle drei Monate Ultraschalluntersuchungen durchgeführt werden. Ein Myom, das in drei Monaten um ein Drittel wächst, kann als «rasch wachsend» gelten. Trotzdem: die meisten Myome, die schnell wachsen, sind gutartig.

Myome sollten entfernt werden, wenn sie extreme Blutungen oder Schmerzen verursachen, wenn sie nicht mehr ausreichend mit Blut versorgt werden und degenerieren oder wenn sie sich entzünden. Die angezeigte Operation in solchen Fällen ist jedoch normalerweise eine Myomektomie, *nicht* eine Hysterektomie.

Wenn Sie sich den Wechseljahren nähern und störende Myome haben, können Sie, bevor Sie sich zu einer Operation entschließen, auch abwarten bis zum Wechsel, denn die Myome bilden sich normalerweise zurück. Wichtig ist in dieser Situation, Geduld zu haben, denn die Schrumpfung von Myomen kann sehr lange dauern, mehrere Monate oder sogar Jahre nach der letzten Menstruation.

Selbsthilfe bei Myomen:
1. Nehmen Sie kein Östrogen.
2. Nehmen Sie keine Steroid-Hormone wie zum Beispiel Cortison, es sei denn gegen eine lebensbedrohliche Krankheit (Steroide stimulieren die Nebennieren, die dann verstärkt Östrogen produzieren und zu einem Wachstum der Myome führen können).
3. Versuchen Sie, viel Sport zu treiben, um Ihr Körperfett niedrig zu halten. Östrogen wird in den Fettzellen des Körpers produziert.
4. Reduzieren Sie drastisch den Fettanteil Ihrer Nahrung. Reduzieren oder vermeiden Sie Zucker. Essen Sie mehr Gemüse und Vollkorn. Trinken Sie möglichst keinen Alkohol.
5. Versuchen Sie, Streß zu bewältigen oder zu verringern. Viele Frauen erinnern sich, daß sich die Myome bei ihnen in einer besonders anstrengenden Zeit vergrößerten. Als Reaktion auf Streß können die Nebennieren angeregt werden, Hormone zu bilden.
6. Probieren Sie alternative Heilmethoden aus. Manche Frauen berichten, daß es ihnen nach Akupunktur und nach der Visualisierung einer gesunden Gebärmutter besser ging.

Myomektomie

Die chirurgische Entfernung von Myomen ohne die Amputation der Gebärmutter wurde in der Vergangenheit selten ausgeführt und wenn, dann nur bei jüngeren Frauen, die sich Kinder wünschen. Mit der neuen Erkenntnis, wie wichtig es ist, die Organe zu erhalten, führen jedoch immer mehr geschickte Ärzte auch an älteren Frauen, die keine Kinder mehr bekommen wollen, aber ihre Gebärmutter behalten möchten, Myomektomien aus.

Bei einer Myomektomie macht der Arzt einen Schnitt in den Unterleib und untersucht die Gebärmutter. Myome an der Außenseite des Uterus lassen sich direkt entfernen. Befinden sich die Myome in der Gebärmutter, macht der Arzt zunächst einen Schnitt in die Gebärmutter und entfernt die Myome. Der Arzt wird dann den Uterus versorgen und schließen. Uterines Gewebe heilt leicht.

> Ich hatte gerade meine zweite Myomektomie in sechzehn Jahren, wegen einer Menge Wucherungen. Vor der Operation hatte ich Perioden, die zwei Wochen lang dauerten. Ich sah aus, als sei ich im fünften oder sechsten Monat schwanger, und mußte häufig zur Toilette, weil die Myome gegen die Blase drückten, und Sex war mir unangenehm, wegen des Myoms im Muttermund.
>
> *Eine 41jährige Frau*

Eine Myomektomie auszuführen ist zwar nicht unbedingt schwieriger als eine Hysterektomie, aber bei diesem Eingriff ist ein Chirurg erforderlich, der sich mit dieser speziellen Technik auskennt. Solche Chirurgen sind meist eher in Universitätskliniken oder reinen Frauenkliniken zu finden als in anderen Krankenhäusern.

Bei einer Myomektomie muß sich der Chirurg bemühen, auch noch die kleinste Wucherung zu entfernen, denn bei 10 bis 25 Prozent aller Fälle kommt es zu erneutem Wachstum. Bei einer älteren Frau ist es weniger wahrscheinlich als bei einer jüngeren Frau, daß die Myome erneut wachsen und eine Größe erreichen, die einen zweiten Eingriff erforderlich macht. Es wurden schon fünfzehn, dreißig und sogar noch mehr Myome erfolgreich entfernt, ohne den Uterus zu schädigen.

Heute gibt es die Möglichkeit, eine Myomektomie mit Laserstrahlen durchzuführen, was weniger Blutungen verursacht und eine viel kürzere Erholungszeit erfordert als eine konventionelle Operation.[22] Mit Hilfe der Laserchirurgie durch ein Hysteroskop (ein Instrument, das dem Arzt erlaubt, in die Höhlung des Uterus zu sehen) lassen sich auch submucöse Myome zerstören.[23]

Leider raten Gynäkologen, die mit der Durchführung von Myomektomien nicht vertraut oder nicht besonders erfahren sind, einer Frau von diesem Eingriff manchmal ab und behaupten, der Eingriff sei gefährlich. Es würde eine zweite Operation erforderlich werden, und in ihrem Alter sei es dumm, sich nicht statt dessen gleich die ganze Gebärmutter entfernen zu lassen.

---

22 Peggy Eastman: Hysterectomy – No Longer the Only Way, in: Self, September 1984, S. 183–185
23 Robert S. Neuwirth: Hysteroscopic Management of Symptomatic Submucous Fibroids, in: Obstetrics and Gynecology, Bd. 62 Nr. 4, Oktober 1983, S. 509–511

Meine Perioden dauerten immer länger, bis zu über zwei Wochen, und wurden begleitet von Krämpfen, extremer Schwäche und manchmal auch Fieber. Während des restlichen Monats litt ich die meiste Zeit über an PMS (Prämenstruelles Syndrom) und Rückenschmerzen. Ein Arzt sagte, meine Gebärmutter müsse entfernt werden. Er meinte, mein Uterus sei wegen der Myome so groß, als sei ich im vierten oder fünften Monat. Er erwähnte eine Myomektomie, sagte aber, diese Operation sei sehr viel gefährlicher als eine Hysterektomie, und ich sollte sie vergessen, es sei denn, ich hätte einen dringenden Kinderwunsch. Ich hatte nicht vor, ein Kind zu bekommen. Er bezeichnete den Uterus als «Babytragesack», der ansonsten überflüssig wäre. Ein zweiter Arzt bestätigte seine Meinung. Ein dritter Arzt, der gründlicher war, machte ein Sonogramm, das zeigte, daß meine vergrößerte Gebärmutter auf meine Nieren und das Rektum drückte. Er war zwar nicht der Ansicht, eine Hysterektomie sei besser als eine Myomektomie, aber auch er meinte, ausschlaggebend für meine Entscheidung solle sein, ob ich ein Kind wollte.

Durch eine diagnostische Ausschabung wurden meine Perioden kürzer, die anderen Probleme aber blieben. Ich wollte mehr wissen. In einer Gruppe von Frauen, die sich einer Hysterektomie unterzogen hatten, erfuhr ich, welche Nebenwirkungen eine Hysterektomie haben kann, davon hatte mir keiner dieser Ärzte etwas gesagt. Ich verabredete schließlich eine Myomektomie mit dem dritten Arzt, der Erfahrung mit dieser Methode hatte. Ich mußte allerdings so tun, als sei der Grund für meine Entscheidung mein Wunsch, ein Kind zu haben. Sechs Myome wurden entfernt. Eins war so groß wie eine kleine Grapefruit, und drei andere hatten die Größe von Tennisbällen.

Jetzt, ein Jahr später, dauert meine Periode zweieinhalb Tage, und ich habe nur wenig Schmerzen. Ich spüre nur noch zwei oder drei Tage vor der Periode PMS. Für mich war die Myomektomie die beste Entscheidung.   *Eine 40jährige Frau*

Weder mit Gestagenen (Progesteronderivate) noch mit Testosteron-Abkömmlingen (Nortestosteronderivate) wie dem Hormon-Präparat Danazol lassen sich Myome zuverlässig zum Schrumpfen veranlassen. Darüber hinaus können diese Substanzen, vor allem aber die Nortestosteronderivate, erhebliche Nebenwirkungen haben.[24] Da das

24 Kühl und Taubert, a. a. O., S. 224

Wachstum von Myomen von Östrogen angeregt wird (Myome treten nie vor der Pubertät und bei Frauen, die kein Östrogen nehmen, nur selten nach der Menopause auf), wird gegenwärtig klinisch erprobt, ob sie auf Wirkstoffe wie Buserelin reagieren. Es unterdrückt die Östrogenproduktion. Wirkstoffe wie Buserelin und andere, die als LH-RH-Agonisten* bezeichnet werden, stellen eine Art Pseudowechsel her, lassen die Myome schrumpfen und verursachen außerdem Hitzewallungen und vaginale Trockenheit. LH-RH-Agonisten können außerdem die Blutfettwerte ungünstig beeinflussen und das Herz-Kreislauf-Risiko vergrößern, bei langfristiger Einnahme vor dem Wechsel können sie zu Osteoporose führen. Die Myome beginnen zwar wieder zu wachsen, wenn die Medikamente abgesetzt werden, aber mit dieser Behandlung kann man Zeit gewinnen, bis der Wechsel einsetzt, oder man kann Myome zum Schrumpfen bringen, bevor eine chirurgische Myomektomie ausgeführt wird.[25]

Schmerzen während der Menstruation und/oder des Eisprungs

Lassen Sie sich nicht die Gebärmutter herausnehmen, nur weil Sie während oder zwischen den Perioden Schmerzen im Unterleib haben. Schmerzen können viele Ursachen haben. Eine gründliche Diagnose sollte gestellt werden, um herauszufinden, ob die Schmerzen aus dem Verdauungssystem stammen, dem Harntrakt, den Knochen oder Gelenken. Gehen Sie nicht automatisch davon aus, daß die Schmerzen gynäkologische Ursachen haben.

* LH-RH-Agonisten sind Substanzen, die einem natürlichen Hormon in seiner Wirkung ähneln: dem Freisetzungs-Hormon (Releasing Hormon) für das Luteinisierende Hormon. LH-RH wird in einem Teil des Zwischenhirns gebildet, der Hypothalamus heißt. Er ist sehr wesentlich an der Steuerung der Fortpflanzungsvorgänge bei Frauen und Männern beteiligt und kontrolliert die entsprechenden Hormonregulationen und -ausschüttungen. Bei Frauen u. a. das Östrogen, bei Männern das Testosteron. LH-RH Agonisten werden schon seit Jahren zur Behandlung von Prostatakrebs eingesetzt, um die Testosteronbildung und damit auch das Tumorwachstum zu hemmen.

25 Charles Coddington u. a.: Long-Acting Gonadotropin Hormone-Releasing Hormone Analog Used to Treat Uteri, in: Fertility and Sterility, Bd. 45 Nr. 5, Mai 1986, S. 624–629; sowie Rodolphe Maheux, André Lemay: Uterine Leiomyoma Treatment with LHRH Agonist, in: Progress in Clinical and Biological Research, Bd. 225, 1986, S. 297–311

Visualisierung, Entspannungstraining und Hypnose können oft gegen Schmerzen helfen. Schmerzen werden auch manchmal vom Prämenstruellen Syndrom ausgelöst, das bei Frauen, die auf den Wechsel zugehen, manchmal länger dauert und schwerer wird,[26] und verschwinden nach der Menopause (s. Kapitel Menopause S. 239).

Wenn Selbsthilfemethoden nicht wirken, sind vielleicht bestimmte Medikamente notwendig. Eine Gruppe von nichtsteroidalen Medikamenten gegen Arthritis (zum Beispiel der Wirkstoff Ibuprofen, siehe hierzu auch Seite 450) können Menstruationskrämpfe und Schmerzen, die durch Myome ausgelöst wurden, lindern. Diese Medikamente enthalten Prostaglandinhemmer, die oft auch übermäßigen Menstruationsfluß eindämmen können.[27] Allerdings können diese schmerzlindernden Medikamente von Frau zu Frau verschieden starke Nebenwirkungen haben. Sie können beispielsweise den Blutdruck erhöhen, bei Asthmatikern Asthmaanfälle auslösen, zu Wasseransammlungen führen und Depressionen verursachen. Um Magenproblemen vorzubeugen, sollten sie immer mit Milch eingenommen werden.

Wenn Sie Schmerzen haben, weil sich Ihre Gebärmutter geneigt hat und das Myom gegen das Rektum drückt, versuchen Sie mehrmals am Tag die Knie-zur-Brust-Position einzunehmen. Diese Position hilft, den Uterus aufzurichten, und vermindert so den Druck auf das Rektum.

Schwere oder andauernde Blutungen (Menorrhagie)

Frauen sind zwar an regelmäßige Menstruationsblutungen gewöhnt, aber Blutungen, die unerwartet oder unregelmäßig einsetzen, können Angst verursachen. Wir müssen wissen, daß unregelmäßige oder schwere Menstruationen bei Frauen, die sich dem Wechsel nähern, sehr häufig vorkommen (s. Tabelle S. 248). Sprechen Sie dennoch mit Ihrem Arzt darüber, wenn Sie langdauernde, starke Blutungen haben. Außerdem sollte bei einer Frau, die den Wechsel bereits einige Zeit hinter sich hat, jede Blutung untersucht werden.

Nur wegen starker Blutungen sollte eine Hysterektomie nicht ausgeführt werden, wenigstens so lange nicht, bis die Gründe für die Blutung festgestellt wurden und alle anderen Bemühungen, sie zu stop-

26 Niels Laursen: PMS: Premenstrual Syndrome and You, New York, 1984, S. 88
27 Laursen und Stukane, a. a. O., S. 61

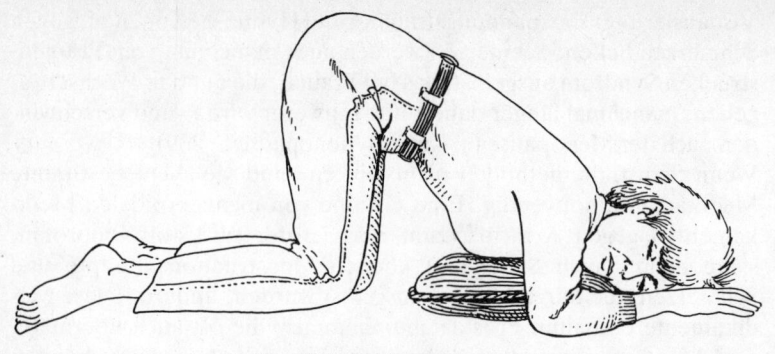

In dieser Knie-Brust-Lage
sind Regelschmerzen besser auszuhalten.

pen, versagt haben. Viele Gebärmütter werden wegen starker Blutungen entfernt, ohne daß vorher eine Hysteroskopie, eine Absaugkürettage oder eine Biopsie der Gebärmutterschleimhaut durchgeführt worden wäre. In einem Brief an eine medizinische Fachzeitschrift schrieb ein entrüsteter Arzt: «Im allgemeinen wird Menorrhagie offenbar diagnostiziert aufgrund dessen, wie eine Frau die Stärke ihrer Menstruationsblutungen beschreibt, und nur selten von den verfügbaren Methoden bestätigt. Ich kenne kein anderes wichtiges Organ, das entfernt wird, ohne daß nicht zuerst das Ausmaß der Fehlfunktion genau bestimmt wird.» [28]

Vergewissern Sie sich, daß Sie den Blutverlust durch die Menstruation nicht überschätzen. Sinnvoll ist es, eine Tabelle anzulegen, bei der Sie die Zahl der Tage vom Beginn einer Periode bis zum Beginn der nächsten Periode festhalten, die Zahl der Tage, die die Blutung andauert, außerdem, wie viele Binden oder Tampons Sie verwendeten, ob es (rote oder braune) Klumpen gab sowie alle anderen Einzelheiten, die relevant erscheinen. Sie können möglicherweise ein be-

28 M. Greenberg: Hysterectomy, Hormones And Behavior: Letter to the Editor, in: Lancet Bd. 1 Nr. 8217, 21. Februar 1981, S. 449

stimmtes Muster bei den Blutungen feststellen, das Sie mit Ihrem Arzt besprechen sollten.

Schwerer Blutverlust kann zu Anämie führen, die wiederum Grund für Erschöpfung, Blässe und Herzklopfen sein kann. Bei einer Frau, die schwere Blutungen hat, sollte immer eine Blutuntersuchung durchgeführt werden, um festzustellen, ob eine Anämie vorliegt. Normale Hämoglobinwerte liegen zwischen zwölf bis sechzehn Gramm pro 100 ml, normale Hämatokrit-Werte (der Anteil von roten Blutkörperchen in der Gesamtmenge von Blut) reichen von 33 Prozent bis 46 Prozent. Eine leichte Anämie läßt sich oft bessern durch mehr eisenhaltige Nahrungsmittel, Eisenpräparate aus dem Reformhaus oder vom Arzt verordnete Eisentabletten (nach dem Essen nehmen). Wenn bei der gleichen Mahlzeit Nahrungsmittel gegessen werden, die viel Vitamin C enthalten, läßt sich damit die Aufnahme von Eisen im Darm verbessern.

Schon vor einigen Jahren war mein Uterus so groß wie in der achten bis zehnten Schwangerschaftswoche. Meine Perioden waren sehr stark, setzten unvermittelt ein und hörten ebenso plötzlich wieder auf. Einmal hatte ich solche Angst, daß ich ein Taxi nahm, um in eine Klinik zu fahren, aber als ich ankam, hatte die Blutung aufgehört, und mir wurde gesagt, ich sei anämisch. Vor zwei Jahren fing ich an, Eisentabletten zu nehmen. Meine roten Blutkörperchen (Hämatokrit) gingen von neunundzwanzig Prozent im Februar auf fünfunddreißig im Juni und achtunddreißig Prozent im Oktober herauf. Ich belastete damit meinen Körper nur leicht, und die Medikamente sind nicht teuer. In den ersten zwei Monaten nahmen meine Blutungen noch beträchtlich zu. Aber vor zwei Monaten sagte der Arzt, mein Uterus sei so groß wie in der zwanzigsten Schwangerschaftswoche, und er ist offenbar entsetzt, daß ich ihn noch immer nicht habe entfernen lassen. Ich bin wirklich in der Klemme, denn bis zum Wechsel dauert es vielleicht noch sechs Jahre.

Eine 42jährige Frau

Wenn keine krankhafte Veränderung festgestellt wird, können Sie bei schweren Blutungen die folgenden Selbsthilfemethoden und alternativen Heilmethoden ausprobieren:

1. Versuchen Sie, die Ruhe zu bewahren. Angst kann die Gebärmutterkontraktionen und den Blutfluß verstärken, denn sie erhöht den Blutdruck und läßt das Herz schneller schlagen.

2. Versuchen Sie, wenn es zu starken Blutungen kommt, sich hinzulegen, die Beine erhöht. Blutungen lassen sich aufhalten oder lindern, indem Sie eine oder zwei Stunden lang immer wieder einen Eisbeutel auf den Unterleib legen (jeweils abwechselnd fünfzehn Minuten mit, fünfzehn Minuten ohne Eisbeutel).
   Versuchen Sie es außerdem mit einem kalten Umschlag auf dem unteren Rücken, dazu können Sie ein feuchtes Handtuch ins Eisfach legen.
3. Vermeiden Sie heiße Umschläge, heiße Duschen oder Bäder an Tagen, wo der Blutfluß stark ist. Hitze verstärkt die Blutung.
4. Vermeiden Sie Aspirin-Produkte. Sie verstärken die Blutung. Auch Knoblauch und Minze wirken ähnlich.
5. Versuchen Sie Vitamin C mit Flavonoid zu nehmen. In Mengen von weniger als ein oder zwei Gramm am Tag helfen sie, die Wände der Blutgefäße zu stärken und können Blutungen reduzieren. Wenn man mehr als diese Menge einnimmt, kann Vitamin C die Blutungen dagegen noch verstärken.
6. Kalzium, Vitamin D und Magnesium unterstützen die Blutgerinnung und die Kontraktion der Blutgefäße.
7. Auch Akupunktur und andere alternative Heilmethoden haben manchen Frauen geholfen.

Wenn Selbsthilfemethoden nichts nützen, verschreiben manche Ärzte Gestagene. Nehmen Sie nur die kleinste wirksame Dosis und nur so kurz wie möglich. Ihr Arzt muß vielleicht experimentieren, um die richtige Dosierung und das richtige Medikament für Sie zu finden. Manche Ärzte empfehlen älteren Frauen, die schwere oder langanhaltende Menstruationsblutungen haben, auch eine Spirale, die Gestagen enthält.[29] Eine Spirale kann jedoch zu Unterleibsentzündungen führen, die einer der wichtigsten Gründe für Hysterektomien sind, außerdem werden Spiralen nicht empfohlen für Frauen, die kurz vor dem Wechsel stehen.
Bei der Ausschabung der Gebärmutter handelt es sich eigentlich um eine Diagnosemethode, bei der aber auch zugleich Polypen entfernt werden können (etwa erdbeergroße, gutartige Wucherungen) und Hyperplasien (starke Wucherungen des normalen uterinen Schleim-

29 Jonathan Parmer: Long-Term Suppression of Hypermenorrhea by Progestrone Intrauterine Contraception, in: American Journal ob Obstetrics and Gynecology, Bd. 149 Nr. 5, 1. Juli 1984, S. 578–579

hautgewebes), die Blutungen verursachen können. Für eine Routinediagnose ist eine Absaug-Kürettage in der Arztpraxis sicherer als eine Ausschabung, denn dabei besteht weder das Risiko, die empfindliche Schleimhaut des Uterus zu schädigen, noch das Risiko einer Anästhesie.

Als Weiterentwicklung der erfolgreichen Verwendung in der Augenchirurgie wird die Laserchirurgie heute auch bei Erkrankungen der Gebärmutter eingesetzt, besonders bei der Behandlung starker Blutungen. Der Arzt braucht eine besondere Ausbildung, um den flexiblen Glasstab zu handhaben, von dessen Spitze Laserstrahlen ausgesendet werden, um die uterine Schleimhaut zu verätzen. Das Narbengewebe, das sich nach diesem Eingriff bildet, wird nicht bluten. Es gibt zwei verschiedene Laser-Systeme: den CO_2-Laser, mit dem man vor allem schneiden kann, und den Neodyn-YAG-Laser, der besser dazu geeignet ist, Blutungen zu stillen und kleine Flächen zu veröden. Drei Wochen vor einem solchen Eingriff wird der hormonelle Wirkstoff Danazol gegeben, damit die Gebärmutterschleimhaut dünner wird. Dieser Eingriff wird nicht empfohlen für Frauen, bei denen Krebssymptome vorliegen, oder bei aktiver Unterleibsentzündung. *Dieser Eingriff führt zur Sterilisation*, weil die verödete Gebärmutterschleimhaut nicht mehr aufnahmefähig für eine befruchtete Eizelle ist. Die anderen Funktionen des Uterus bleiben jedoch erhalten. Zu den Risiken dieses Eingriffs gehören die mit jeder Voll-Narkose verbundenen Gefahren sowie eine Durchstoßung der Gebärmutter. Die Infektionsgefahr ist jedoch wegen der erzeugten Hitze minimal. Außerdem wird ja kein Bauch-Schnitt gemacht, durch den Keime eindringen könnten. Der Eingriff läßt sich meist ambulant ausführen, manchmal ist ein zweitägiger Krankenhausaufenthalt notwendig. Im allgemeinen kann man die normalen Aktivitäten sofort wieder aufnehmen. Diese Methode wurde aber noch nicht lange genug erprobt, um die Langzeitwirkungen abschließend bewerten zu können.[30]

30 Maryann Napoli: Medical Breakthrough: Laser Hysterectomy, in: Ms., März 1986, S. 30; sowie Jane Brody: Laser Lessens the Trauma of Surgery in the Uterus, in: The New York Times, 13. April 1987

Gebärmuttervorfall

Etwa 17 Prozent aller Hysterektomien werden wegen eines Gebärmuttervorfalls vorgenommen.[31] Ein Gebärmuttervorfall ist im allgemeinen Resultat einer Überdehnung der Bänder, die den Uterus halten und/oder die Schwäche des Musuculus pubococygens, der den Beckenboden stützt. Es gibt drei Stadien des Gebärmuttervorfalls:

Erster Grad: Der Uterus ist in die Vagina herabgesunken, tritt jedoch noch nicht durch die Öffnung der Vagina.

Zweiter Grad: Der Muttermund wird ganz oder teilweise außerhalb der vaginalen Öffnung sichtbar.

Dritter Grad (auch vollständiger Gebärmuttervorfall genannt): Der gesamte Uterus tritt heraus bis zu einem Punkt, wo er vollständig außerhalb der Vagina sichtbar wird. Dieser Typ ist bei Frauen über siebzig am häufigsten.

Um einen Gebärmuttervorfall zu verhüten und die Beckenmuskeln zu stärken, egal wie leicht oder schwer der Vorfall ist, sollten Sie regelmäßig die Kegelübung machen (s. S. 164). Symptome treten im allgemeinen bei einem Vorfall ersten Grades noch nicht auf, außer daß gelegentlich das unangenehme Gefühl auftreten kann, als würde sich etwas aus Ihnen «herauspressen». *Wenn Sie nicht genau sagen können, ob Sie einen Gebärmuttervorfall haben oder nicht, ist eine Operation unnötig.*

Manche Frauen können eine Operation vermeiden, indem sie ein Pessar verwenden, einen festen Gummiring, der den Uterus stützt und in der richtigen Lage halten soll. Pessare gibt es in verschiedenen Größen. Sie müssen von einem Arzt angepaßt und eingelegt werden. Außerdem sollten sie etwa alle 5 bis 6 Wochen herausgenommen und gereinigt werden. Für Frauen, bei denen eine Operation mit unvertretbaren Narkoserisiken verbunden wäre, ist ein Pessar vielleicht die beste Entscheidung.

Eine weniger schwerwiegende Operation, mit der sich ein Gebärmuttervorfall korrigieren läßt, ist eine sogenannte Uterus- oder Scheidenplastik. Bei dieser Unterleibsoperation wird der Uterus in die richtige Lage angehoben, indem man die Bänder verkürzt, die ihn halten. Außerdem wird meist die Scheide mit einer Art «Abnäher» verengt und verkürzt. Damit können zwar die Inkontinenzprobleme beseitigt

31 Infratest-Studie November 1990

sein, aber es können neue Schwierigkeiten entstehen: Schmerzen beim Verkehr. Wenn Sie also ein sexuell sehr aktives Leben führen, sprechen Sie vor dem Eingriff mit dem Arzt, damit er nicht sicherheitshalber zuviel des Guten tut und die Scheide zu sehr verengt. Leider ziehen es jedoch manche Chirurgen vor, die Gebärmutter ganz zu entfernen, anstatt diese Korrektur auszuführen, weil sie der Ansicht sind, der Verlust der Gebärmutter bei einer Frau, die über ein bestimmtes Alter hinaus ist, würde keinen Schaden anrichten.

Endometriose

Endometriose ist eine Krankheit, bei der sich Gewebe der Uterusschleimhaut (Endometrium) außerhalb der Gebärmutter im Bauchraum oder an anderen Stellen des Körpers befindet. Dieses versprengte Gewebe wächst in jedem Zyklus mit, blutet bei jeder Menstruation ab und bildet Zysten. Die wichtigsten Symptome von Endometriose sind Schmerzen bei der Menstruation und beim Geschlechtsverkehr sowie starke Regelblutungen. Die Symptome werden oft schlimmer, wenn sich die Endometriose weiter ausbreitet und weiter wächst. Endometriose ist häufig ein Grund für Unfruchtbarkeit.

Ärzte diagnostizieren eine Endometriose manchmal, wenn sie bei einer manuellen Beckenuntersuchung weiche, knötchenartige Wucherungen in der Nähe des Uterus tasten können. Die sicherste Diagnose läßt sich aber mit einer Laparoskopie stellen. Dabei handelt es sich um eine Untersuchung der Beckenorgane mit einem vorn beleuchteten, periskopartigen Instrument, das durch einen etwa zwei Zentimeter langen Schnitt im Nabel eingeführt wird.

Endometriose wird oft mit Verhütungspillen oder anderen Hormonen behandelt, die den natürlichen, zyklischen Aufbau der Gebärmutterschleimhaut verringern oder ganz unterdrücken. Dadurch lassen sich die Wucherungen völlig austrocknen, und in etwa 50 Prozent aller Fälle hat diese Behandlung Erfolg. Allerdings kommt es vielfach nur vorübergehend zu einer Besserung, denn das Gewebe kann erneut wachsen. Die verwendeten Hormonpräparate haben zudem bestimmte unangenehme und/oder gefährliche Nebenwirkungen. Die Pille ist bei Frauen über fünfunddreißig mit Risiken verbunden (s. S. 208). Der Wirkstoff Danazol, ein Derivat des männlichen Hormons Testosteron, ist medizinischen Erfahrungsberichten zufolge bei der Behandlung von Endometriose sehr wirksam, aber auch Danazol ist nicht ohne potentiell gefährliche Nebenwirkungen, wie zum Beispiel Depressionen und Leberschäden. Außerdem führt Danazol oft zu «Vermännlichung». Die Wirkungen sind: Gesichtsbehaarung, Gewichtszunahme, Verlust der Libido und tiefer werdende Stimme. Danazol sollte nur unter sorgfältiger medizinischer Aufsicht genommen werden. Alternativ oder auch zusätzlich können Sie sich einer herkömmlichen Operation unterziehen, bei der ein Bauch-Schnitt gemacht wird und die endometrischen Wucherungen entfernt werden, entweder mit Laserstrahlen oder mit elektrischer Verödung. Eine Entfernung der Gebärmutter ist bei Endometriose im allgemeinen nicht nötig. Das gilt insbesondere für Frauen kurz vor dem Wechsel. Denn die Symptome verschwinden vielfach nach dem Wechsel, weil nur noch wenig Östrogen gebildet wird und die Zyklen ruhen. Da Endometriose ebenso wie Myome östrogenabhängig sind, können Sie die gleichen Selbsthilfetips befolgen wie gegen Myome (s. S. 545).

Adenomyose

Bei der Adenomyose nistet sich Gebärmutterschleimhaut-Gewebe, das die Gebärmutterhöhle auskleidet (und jeden Monat bei der Menstruation abgeschilfert wird) in der Muskelwand des Uterus (Myometrium) ein. Früher wurde diese Erkrankung als «interne Endometriose» bezeichnet, denn bei beiden Krankheiten wurde Gewebe der Gebärmutterschleimhaut an ungewöhnlichen Stellen gefunden. Adenomyose kommt normalerweise bei Frauen über vierzig oder fünfzig vor, die Kinder geboren haben, Endometriose eher bei jüngeren Frauen, die noch keine Kinder geboren haben. Eine Theorie lautet, daß das Gewebe abgekapselt wird, wenn der Uterus nach einer Schwangerschaft auf die normale Größe schrumpft. Ein bestimmter, minimaler Grad von Adenomyose ist so häufig, daß er bei bis zu 60 Prozent aller Frauen gefunden wird, deren Gebärmutter aus anderen Gründen entfernt und untersucht wurde. Bei einer Adenomyose stellt der untersuchende Arzt wahrscheinlich fest, daß der Uterus sich fest und irgendwie vergrößert anfühlt. Das sagt aber noch nichts über mögliche Beschwerden aus. Denn nur 20 Prozent der betroffenen Frauen haben deswegen starke, besonders lange oder schmerzhafte Menstruationen. Eine Ausschabung hilft bei Adenomyose nicht, denn das Gewebe befindet sich in der Tiefe der Gebärmutterwand und kann mit der Küvette oder dem Absaugrohr gar nicht erreicht werden. Da das Gewebe mit der zunehmenden Östrogenproduktion in jedem Zyklus wächst, aber in der uterinen Wand festsitzt, werden die Beschwerden durch die Verwendung von Östrogen nur noch schlimmer. Beachten Sie die Warnung vor der Einnahme von Danazol (s. o.), und versuchen Sie es mit Selbsthilfemethoden gegen schwere Blutungen, Schmerzen und Myomen. Wenn mit dem Wechsel die Östrogenproduktion zurückgeht, bildet sich die Adenomyose meist zurück oder wird zumindest nicht schlimmer.[32]

Präkanzeröse Beschwerden

Viele Frauen unterziehen sich wegen angeblich «präkanzerösen» Befunden einer Hysterektomie. Wenn ein Arzt Ihnen mitteilt, eine Stelle des Gewebes sei «präkanzerös», fragen Sie nach, was das bedeutet, denn es ist nicht klar, ob damit gesagt werden soll, daß das Gewebe mit großer Wahrscheinlichkeit Krebs entwickeln wird oder ob es bedeutet, daß es sich wieder in den normalen Zustand zurückentwickeln kann, daß es bösartig wird oder in diesem Zustand bleiben wird. In manchen Fällen verschwinden Veränderungen, die als präkanzerös bezeichnet wurden, spontan ohne Behandlung, oder sie lassen sich mit Medikamenten, Selbsthilfetechniken oder einer weniger schwerwiegenden Operation behandeln. Wenn Ihr Arzt sagt, er habe bei Ihnen einen «präkanzerösen» Befund festgestellt und Sie zu einer Hysterektomie drängt, bitten Sie um eine Kopie Ihres Krankenberichts, und legen Sie sie einem anderen Gynäkologen vor, um eine zweite Meinung zu hören.
Lassen Sie auf jeden Fall einige Wochen nach dem ersten Abstrich einen zweiten oder sogar einen dritten Abstrich machen, bevor Sie Ihre Einwilligung zu einer Operation oder einer anderen Behandlung geben, mit der verdächtige Zellen zerstört werden sollen. Wenn das Resultat der Abstriche weitere Untersuchungen rechtfertigt, sollte der Arzt die Zervix mit einem Kolposkop untersuchen. Kleine Bereiche des Muttermundes können zu Untersuchungszwecken mit einer Biopsie abgetragen werden. Dabei wird mit einem Instrument, das einem Locher ähnelt, ein kleiner Zellpfropf entfernt. Verdächtige Muttermundzellen haben sich manchmal wieder normalisiert, wenn eine Frau ihre männlichen Sexualpartner dazu gebracht hatte, Kondome zu verwenden, um einen Kontakt der Zervix mit Sperma zu

32 Lynda Madras, Jane Patteron mit Peter Schick: Womancare: A Gynecological Guide to Your Body, New York 1981, S. 386–389

vermeiden. Kleine Ansammlungen bösartiger Zellen können durch eine Kauterisierung zerstört werden (Verschorfen durch Hitze, Elektrizität oder Chemikalien), durch eine Kryotherapie (Vereisen der Zellen mit Stickstoff) oder eine Laserchirurgie. Auch eine Kegelbiopsie oder Konisation (die kegelförmige Entfernung von Muttermund- und Zervixkanalgewebe aus der Öffnung zum Uterus) wird vielleicht empfohlen. Mit diesen Eingriffen lassen sich kleine Mengen von Gewebe entfernen, die Ausbreitung eines Zervikalkrebses eindämmen und eine Hysterektomie verhindern.

Auch in den Zellen der Gebärmutterschleimhaut (Endometrium) kann es zu Veränderungen kommen, allerdings sind sie meist nicht so

Verschiedene Arten von Unterleibsoperationen

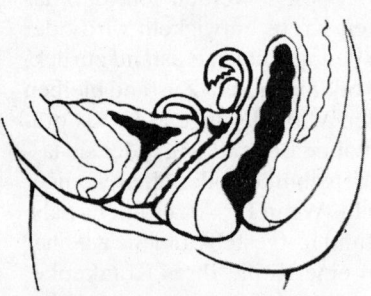

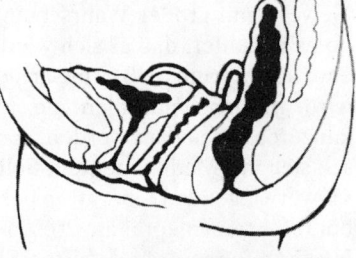

Bei der sogenannten supracervicalen Hysterektomie wird nur der Gebärmutterkörper entfernt. Muttermund, Eierstöcke und Eileiter bleiben erhalten.

Von einer vollständigen Hysterektomie sprechen Ärzte, wenn sie Gebärmutter und Muttermund entfernen, Eierstöcke und Eileiter jedoch an ihrem Platz lassen.

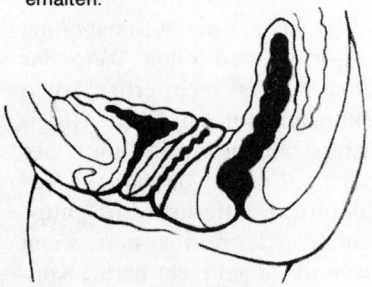

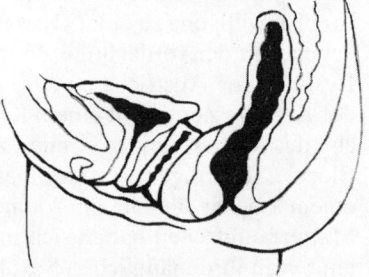

Als Totaloperation gilt die Entfernung von Eileitern, Eierstöcken und Gebärmutter einschließlich Muttermund.

Diese Form des Eingriffs geht am weitesten. Es werden nicht nur alle inneren Geschlechtsorgane, sondern auch noch der obere Abschnitt der Scheide entfernt.

ernst, als daß sie eine Hysterektomie rechtfertigen würden. Eine dieser Veränderungen ist die Hyperplasie, bei der es zum Beispiel durch langfristige Einnahme von Östrogenen ohne Gestagenzusatz zu einer Wucherung normaler Zellen kommt. Aber eine Hyperplasie ist kein Krebs. Aus ihr entsteht nur in seltenen Fällen Krebs, und sie läßt sich mit Medikamenten und einer Ausschabung behandeln.[33] Eine Hysterektomie oder auch nur eine Ausschabung ist nicht notwendig, um Krebs an der Gebärmutter oder den Eierstöcken zu diagnostizieren. Mit einer Biopsie der Gebärmutterschleimhaut, die in der Arztpraxis durchgeführt werden kann, läßt sich Krebs an der Gebärmutter mit beträchtlicher Genauigkeit feststellen. Eine Laparoskopie (auf Seite 555 in diesem Kapitel beschrieben) läßt einen genauen Blick auf die Ovarien zu, und dabei können sogar Gewebsproben zur Untersuchung entnommen werden. Dieser Eingriff erfordert jedoch eine Vollnarkose.

Die Operation

Die großen Unterleibsoperationen gliedern sich nach Art und Umfang in drei Typen:
1. Die große, *vollständige* (totale) *Hysterektomie*, die manchmal auch als einfache Hysterektomie bezeichnet wird. Dabei werden Gebärmutter und Muttermund entfernt, nicht aber die Eierstöcke und Eileiter. In den Eierstöcken werden danach auch weiter Hormone gebildet, aber vielfach nicht mehr in der optimalen Menge, um einen regelmäßigen hormonellen Zyklus und Eisprung aufrechtzuerhalten. Manchmal sind die Eierstöcke nach der Operation auch unwiderruflich «schockiert» und nehmen ihre Funktion nicht wieder auf.[34]
2. *Vollständige Hysterektomie mit bilateraler Salpingo-Oophorektomie* – Entfernung des Uterus und der Zervix wie auch beider Eileiter und Eierstöcke. Die Hormonproduktion von Östrogen und Progesteron hört abrupt auf und klingt nicht langsam aus, wie in einer natürlichen Menopause.
3. *Kleine, nicht-vollständige (subtotale) Hysterektomie* – Nur der Körper der Gebärmutter wird entfernt. Der Muttermund bleibt im

33 Budoff, a. a. O.
34 Ranney und Abu-Ghazaleh, a. a. O.

Körper, mitsamt dem anschließenden Gebärmutterhals. Auch die Eileiter und Eierstöcke werden nicht entfernt.

Eine subtotale Hysterektomie wird vielfach von Gynäkologen mit dem Hinweis abgelehnt, daß an dem verbleibenden Muttermund und im Zervix-Rest Krebs entstehen könnte.[35] Das ist jedoch wiederum ein theroetisches Risiko, für das ganz konkrete Nachteile in Kauf genommen werden: Die Zervix produziert, insbesondere bei Frauen, deren Eierstöcke noch zyklisch arbeiten, einen wesentlichen Teil des Scheidensekrets. Außerdem liegen im Muttermund eine Reihe von sensiblen Nervenendigungen, die auch durch die Operation nicht durchtrennt werden. Beides spielt für den Spaß am Sex eine wichtige Rolle. Denn viele Frauen brauchen für einen befriedigenden Orgasmus die direkte Stimulation des Muttermundes. Und viele Frauen haben auch ganz einfach Schmerzen beim Verkehr, wenn Muttermund und Zervix mit entfernt wurden, während das nach einer subtotalen Operation seltener vorkommt.

Ob und inwieweit die Tätigkeit der Eierstöcke auch vom Vorhandensein des Muttermundes und der Zervix abhängt, ist noch ungesichert, aber keinesfalls unmöglich.

Wenn man die Zervix und den Muttermund beläßt, löst man zudem nicht vollständig die Gewebeverbindung zwischen Blase und Uterus. Ein Blasenvorfall ins Scheidengewölbe, der manchmal nach einer Totaloperation vorkommt, läßt sich damit vermeiden.[36] Wenn die Zervix nicht herausgenommen wird, achten Sie darauf, weiterhin regelmäßig zweimal im Jahr einen Abstrich machen zu lassen.

Medizinische Aufklärung vor der Operation

Nach den Bestimmungen des deutschen Strafrechts (Paragraph 226a) muß jeder Mensch vor einer Operation gründlich über die Art und den Umfang des Eingriffs, über Risiken und mögliche Langzeitfolgen aufgeklärt werden. Außerdem muß man schriftlich sein Einverständnis zu der Operation erklären. Fehlt eine solche Aufklärung und Unterschrift, ist jede Operation eine Körperverletzung im Sinne des Strafgesetzes. Nur wenn ein akuter «übergesetzlicher Notstand» ge-

---

35 Richard Mattingly, John D. Thompson: Te Linde's Operative Gynecology, Philadelphia 1985
36 Nils Newton, Enid Baron: Reactions to Hysterectomy, Primary Care, Bd. 3, Dezember 1976, S. 793

geben ist und das Leben eines Menschen nicht anders gerettet werden kann, darf ein Arzt auch ohne Aufklärung und Einwilligung operieren. Rein theoretisch ist die gründlichere Aufklärung, um die sich Ärzte heute bemühen, sinnvoll. Aber wenn zwischen dem Eingriff und dem aufklärenden Gespräch zu wenig Zeit liegt, wenn die betreffende Frau zu aufgeregt ist, um wirklich zuzuhören oder wenn die Aufklärung menschlich wenig einfühlsam vonstatten geht, können mögliche Ängste vor Risiken nicht mehr besprochen, abgewogen und verarbeitet werden. Um sich juristisch abzusichern, legen heute viele Ärzte ihren Patientinnen vor der Operation eine schriftliche Aufklärung vor, die unterschrieben werden soll. Lassen Sie sich Zeit für dieses Schriftstück, nehmen Sie es gegebenenfalls mit nach Haus und fragen Sie, wenn Sie etwas darin nicht verstehen. Das gilt übrigens auch für die Gründe, warum eine Operation nötig ist. Auch darüber kann und sollte bei der Aufklärung vor dem Eingriff noch einmal gesprochen werden. Denn je einsehbarer die Gründe für Sie sind und je sicherer Sie sich sind, daß Sie die Operation selbst wollen oder brauchen, um so geringer ist die Wahrscheinlichkeit, daß Sie hinterher schwere seelische Probleme damit haben.

Ebenso wie jeder andere Eingriff birgt auch die Hysterektomie bestimmte Risiken. Die Wahrscheinlichkeit von Komplikationen während oder nach der Operation nimmt außerdem mit dem Alter deutlich zu. Schon aus diesem Grund suchen verantwortungsvolle Gynäkologen immer nach nicht-chirurgischen Alternativen oder möglichst wenig eingreifenden Techniken, wenn ältere Frauen mit Unterleibsproblemen zu ihnen kommen.

Schaut man sich die holländischen Zahlen zur Hysterektomie an, scheint höheres Lebensalter trotzdem für viele gynäkologische Chirurgen kein Hinderungsgrund zu sein. Bei unseren Nachbarn ist der Anteil der 40- bis 50jährigen Frauen im Vergleich zum Durchschnitt aller Altersgruppen fast um das Vierfache höher.[37] In den westlichen Bundesländern ist die Altersverteilung nach den Daten der Infratest-Untersuchung ähnlich: 15 Prozent der Operierten sind zwischen 25 und 40 Jahren, 41 Prozent sind zwischen 40 und 49 Jahren, 27 Prozent sind zwischen 50 und 59 Jahren und 17 Prozent sind älter als 60.[38] Wie groß das Risiko dieser Operation ist, zeigen die Zahlen für die westlichen Bundesländer. Je nach Operationstechnik liegt die Zahl der

37 Kuhl und Taubert, a. a. O., S. 85
38 Stratenwerth und Richter, a. a. O.

tödlichen Komplikationen zwischen 0,5 und 1 Prozent.[39] Legt man die auf Seite 531 angeführten Schätzzahlen von rund 146 000 Hysterektomien pro Jahr zugrunde, sind bei uns jährlich 700 bis 1500 Todesfälle im Zusammenhang mit dieser Operation festzustellen. Genaue Übersichts-Daten gibt es hierzu leider nicht. Nach amerikanischen Untersuchungen sind die meisten Todesfälle eher eine Folge der Narkose. Mit schweren Operationskomplikationen müssen bei Hysterektomien per Bauchschnitt etwa 7 bis 9 Prozent der Operierten rechnen. Bei vaginalen Gebärmutterentfernungen liegt die Rate schwerer Zwischenfälle bei rund 4 Prozent.[40] Insgesamt kommt es etwa bei der Hälfte aller Patientinnen zu Komplikationen wie: Unverträglichkeit der Narkose, schwere Blutungen (jede 10. Frau), Entzündungen des Unterleibs und der Harnwege, Verklebungen im Unterleib, Verletzungen an der Blase, am Darm und am Rektum und postoperative Embolien.

Die Operation erfordert normalerweise einen Krankenhausaufenthalt von sechs bis zehn Tagen und vier bis sechs Wochen Rekonvaleszenz zu Hause. Wie nach jedem chirurgischen Eingriff, bei dem eine Vollnarkose erforderlich ist und die Bauchhöhle geöffnet wird, sollten anstrengende Aktivitäten für mehrere Monate eingeschränkt werden. Manche Frauen leiden noch sechs Monate bis ein Jahr nach der Operation unter anhaltender Erschöpfung und mangelnder Energie.

Die Operation kann von der Vagina aus durchgeführt werden (ohne sichtbare Narben zu hinterlassen), oder durch einen Schnitt im Unterleib. Nach einer vaginalen Hysterektomie kommt es häufiger zu Fieber, Blasen- und anderen Entzündungen und Problemen im Harntrakt. Außerdem ist bei ihnen auch die Gefahr einer Nachblutung größer.[41] Insgesamt ist das Risiko tödlicher Komplikationen jedoch geringer als bei einer Operation per Bauchschnitt. Da Hysterektomien durch die Vagina viel Geschicklichkeit erfordern, ist es wichtig, einen Chirurgen zu finden, der Erfahrung mit dieser Methode hat. Nach einer vaginalen Hysterektomie brauchen Frauen im allgemeinen eine kürzere Erholungszeit, und die inneren Wunden heilen schneller. Doch manche Urologen und Gynäkologen, die sich auf die Behandlung von Inkontinenz spezialisiert haben, befürchten bei der vaginalen Methode zu viele Risiken, das urogenitale System zu schädigen. Deshalb bevorzugen sie die abdominale Methode (s. Kapitel «Inkontinenz», S. 498).

39 Kuhl und Taubert, a. a. O., S. 85
40 Kuhl und Taubert, a. a. O., S. 85
41 Cutler u. a., a. a. O., 154–176

Sollen die Eierstöcke bei Frauen über vierzig herausgenommen werden?

Die Bedrohung, die Ovarialkrebs darstellt, rechtfertigt noch nicht eine routinemäßige Entfernung gesunder Eierstöcke. Eierstockkrebs ist zwar eine sehr ernste Krankheit, aber relativ selten, und kommt bei weniger als 1 Prozent aller Frauen vor.[42] Das Risiko wächst zwar in den Jahren nach dem Wechsel, das Durchschnittsalter für die Diagnose von Eierstockrebs jedoch beträgt einundsechzig Jahre, und das rechtfertigt nicht, gesunde Eierstöcke bei Frauen zwischen vierzig und sechzig zu entfernen. Nach amerikanischen Erhebungen beträgt die Wahrscheinlichkeit, daß eine Frau vor ihrem vierundsiebzigsten Lebensjahr Eierstockkrebs bekommt, 1,3 Prozent.[43] Einer anderen Quelle zufolge wurde geschätzt, daß 7500 gesunde Eierstöcke entfernt werden müßten, um einen einzigen Krebstod zu vermeiden.[44]

Das Risiko von Eierstockkrebs bei Frauen, denen die Gebärmutter entfernt wurde, die Eierstöcke jedoch nicht, ist nicht höher als bei Frauen, die keine Hysterektomie hatten. Da das Gewebe der Eierstöcke auch an anderen Stellen in der Bauchhöhle vorkommen kann, ist die Entfernung der Eierstöcke noch keine absolute Garantie, daß es nicht zu Eierstockkrebs kommen kann.[45]

Die Entfernung der Eierstöcke bei einer Frau mit östrogenabhängigem Brustkrebs ist heute überflüssig, denn auch mit Hormonbehandlungen läßt sich die Produktion des wachstumsfördernden Östrogens hemmen.

Bei einer Hysterektomie sollte gründlich untersucht werden, ob die Eierstöcke gesund sind, damit man eventuell erkranktes Gewebe in einem Operationsgang entfernt und der Frau einen zweiten Eingriff erspart. Eine Frau sollte jedoch *vor* der Operation ausführlich die Bedingungen mit ihrem Arzt erörtern, unter denen sie einer Entfernung ihrer Eierstöcke zustimmt. Meist sagen Gynäkologen: «Wenn die Eierstöcke nicht gesund sind, nehme ich sie heraus», ohne genauer zu erläutern, was sie mit «nicht gesund» meinen. Eine Zyste zum Beispiel

42 Kuhl und Taubert, a. a. O., S. 84
43 J. L. Young Jr. u. a.: Surveillance, Epidemiology and End Results: Incidence and Mortality Data 1973–1977, National Cancer Institute Monograph 1981, S. 57
44 Lauersen und Stukane, a. a. O.
45 Joanne Tobachman u. a.: Intra-Abdominal Carcinomatosis After Prophylactic Oophorectomy in Ovarian-Cancer-Prone Families, in: Lancet Bd. 3, 9. Oktober 1982, S. 795

kann aus einem Eierstock herausgeschnitten werden, ohne daß der gesamte Eierstock entfernt werden muß. Spezialisten sind sich, was Zysten angeht, nicht einig. Die meisten Eierstockzysten bei menstruierenden Frauen sind harmlos und verschwinden nach mehreren Zyklen von selbst. Es gibt bisher keinen Beweis dafür, ob das Vorkommen einer Zyste in jedem Alter ein erhöhtes Risiko für Eierstockkrebs darstellt.

Wenn die Ovarien bei einer Hysterektomie nicht mitentfernt werden, sind regelmäßige Untersuchungen der Eierstöcke ratsam. Die Eierstöcke sind zudem leichter zu untersuchen, wenn der Uterus aus dem Weg ist,[46] und Fragen hinsichtlich ihrer Größe oder Beschaffenheit lassen sich mit Ultraschall oder einer Laparoskopie beantworten.

Was Sie vor der Entscheidung beachten sollten

Eine Frau, der geraten wurde, sich einer Hysterektomie zu unterziehen, ist körperlich und emotional wohl kaum in ihrer besten Verfassung. Sie fühlt sich wahrscheinlich krank und schwach und kann so sehr unter Streß stehen, daß es ihr schwerfällt, bestimmt aufzutreten, aktiv zu werden und sich zu informieren. Der Druck, es «hinter sich» zu bringen, ist oft sehr stark. Aber es ist wichtig, kritisch zu bleiben, denn die größte Sicherheit, die richtige Entscheidung zu treffen, haben Sie, wenn Sie gründlich über Ihre Krankheit Bescheid wissen. Außerdem ist die Situation, aus der heraus Sie sich für oder gegen eine Operation entscheiden müssen, fast nie so akut, daß unmittelbarer Zeitdruck besteht. Darum:

- Gehen Sie nicht allein zum Arzt. Nehmen Sie eine Person mit, die Ihnen helfen wird, Fragen zu stellen, die Antworten zu prüfen, und die Sie unterstützt, so daß Sie sich nicht eingeschüchtert und gedrängt fühlen, eine schnelle Entscheidung zu treffen.
- Wenn eine Operation empfohlen wird, holen Sie andere Meinungen ein. In unserem medizinischen System, das derart auf Gebärmutterentfernungen eingerichtet ist, ist eine zweite Meinung vielleicht nicht genug. Die Krankenkassen zahlen im allgemeinen die Konsultation eines zweiten oder sogar dritten Arztes. Sie sollten es also nicht als unabänderlich hinnehmen, wenn auch der zweite Arzt Ihnen eine Hysterektomie empfiehlt!
- Sprechen Sie mit anderen Frauen. Versuchen Sie, eine Gruppe

46 Budoff, a. a. O., S. 178–199

von Frauen mit Hysterektomien in Ihrer Umgebung zu finden. Die Frauen dort können Ihnen die Entscheidung zwar nicht abnehmen, aber sie können Ihnen Informationen geben, die Sie anderswo nicht erhalten, und möglicherweise sogar eine Liste mit empfehlenswerten Ärzten. Das aufrichtige, ehrliche Urteil anderer Frauen ist eine der besten Entscheidungshilfen.

- Willigen Sie nicht ein, die Gebärmutter allein zur Sterilisation entfernen zu lassen (s. Kapitel «Verhütung», S. 207).
- Lassen Sie keine Hysterektomie vornehmen, weil das früher die übliche medizinische Praxis war.
- Suchen Sie nach den neuesten Informationen. Achten Sie auf die Copyright-Daten: Bücher, die vor acht oder zehn Jahren geschrieben wurden, haben vielleicht nicht mehr die neueste Information über Alternativen und Nachwirkungen einer Hysterektomie zu bieten. Frauen-Gesundheitszentren, die Pro Familia und große allgemeine oder Klinik-Bibliotheken können Ihnen helfen, Informationen zu finden, die auf dem neuesten Stand sind. Die medizinische Sprache in Fachbüchern und -Zeitschriften ist vielleicht zuerst schwierig zu verstehen, aber es lohnt, sich diese Sprache zu erobern. Prüfen Sie die Quellen für Informationen, die Sie lesen. Zum Beispiel kann eine Broschüre, die von einem Pharmakonzern herausgegeben wurde, unterschwellig deshalb zu Operationen raten, weil im Zusammenhang mit einer Operation die von dieser Firma hergestellten Medikamente genommen werden sollen.
- Gehen Sie zuerst zu einem Internisten, zu Ihrem Hausarzt oder einem Arzt für Allgemeinmedizin. Dort werden Sie eher als ganze Person betrachtet, anstatt nur als Trägerin von bestimmten Organen. Dieser erste Arzt kann nicht-operative Behandlungen empfehlen und Sie, wenn notwendig, an einen Gynäkologen oder Endokrinologen (einen Spezialisten für Drüsen und Hormone) überweisen. VORSICHT: Viele Ärzte lernten in ihrer Ausbildung, Hysterektomien als Routineoperation zu betrachten.
- Versuchen Sie, einen Arzt zu finden, von dem Sie wissen, daß er gynäkologische Probleme nach Möglichkeit konservativ behandelt, also ohne Hysterektomie.
- Versuchen Sie, Ihren Optimismus zu bewahren, auch wenn es schwerfällt. Ärzte begründen ihre Vorschläge oft mit düsteren, pessimistischen Prognosen. Manche Mediziner legen so viel Betonung auf das Negative, um ihre Patientinnen zu einer Hysterektomie zu drängen.
- Versuchen Sie, Streß mit allen verfügbaren Mitteln zu reduzieren. Stress verschlimmert sämtliche gynäkologischen Probleme.

- Lehnen Sie eine vorgeschlagene Behandlung nicht automatisch ab, weil Sie nicht regelmäßig Medikamente nehmen wollen. Manche Medikamente sind viel weniger riskant als eine Hysterektomie, bei der Sie eine Narkose bekommen, prophylaktisch Antibiotika nehmen und sich möglicherweise für lange Zeit einer Hormontherapie unterziehen müssen, nicht zu reden von den potentiellen, irreversiblen Nachwirkungen der Operation.
- Seien Sie sich bewußt, daß Sie jederzeit das Recht haben, eine Behandlung abzulehnen oder sich von einer Behandlung oder einer Operation zurückzuziehen, selbst wenn Sie bereits im Krankenhaus sind und eine Einwilligung unterschrieben haben.

Nach der Operation

- Auf jeden Fall müssen Sie genau wissen, was während des Eingriffs entfernt wurde. Manche Frauen wissen nicht, daß ihnen ein Eierstock oder beide Eierstöcke herausgenommen wurden.
- Wenn Sie sexuell aktiv sein wollen, bemühen Sie sich besonders, die erotische Stimmung zu fördern. Das kann zwar schwierig sein, wenn Ihr sexuelles Verlangen nur gering ist, aber allein der Gedanke an Sex oder der Sexualakt selbst regt die Hormonproduktion in den Ovarien und/oder Nebennieren an und trägt zu Gesundheit und Wohlergehen bei.
- Achten Sie besonders auf Ihre Ernährung. Vermeiden Sie Koffein, Zucker, Salz, Alkohol und rotes Fleisch. Hysterektomien bringen oft die Hormone aus dem Gleichgewicht, was zu niedrigem Blutzucker führen kann (Hypoglykämie). Versuchen Sie, alle zwei bis drei Stunden kleine Mahlzeiten mit viel Protein und komplexen Kohlehydraten zu sich zu nehmen (s. Kapitel «Ernährung», S. 127). Vitaminzusätze, besonders B-Komplex und Vitamin E, können helfen, Mangelerscheinungen auszugleichen, die durch den Hormonverlust hervorgerufen werden.
- Treiben Sie Sport. Mit körperlicher Bewegung lassen sich Depressionen verringern, außerdem stärkt sie die Knochen und kann Osteoporose verhüten. Manche Frauen finden, daß ihnen nach einer Hysterektomie besonders Yoga, Schwimmen, Tanzen und Gehen guttun. Regelmäßige Bewegung kräftigt Muskeln und Sehnen, was sowohl zur Verhütung von Blasenproblemen als auch von Osteoporose wichtig ist.
- Wenn Sie sich vor dem Wechsel einer Oophorektomie unterziehen, können Sie sich entscheiden, eine Östrogen-Gestagen-Therapie nur bis zu der Zeit fortzusetzen, in der der Wechsel zu erwarten ist,

und dann allmählich auszuschleichen, um eine natürliche Menopause zu imitieren. Falls Sie Veränderungen bemerken, wie sie der Wechsel mit sich bringt, oder falls Sie den Wechsel bereits hinter sich haben, nehmen Sie, wenn Ihr Körper die Hormonproduktion bereits gedrosselt hat, vielleicht lieber gar keine Hormone.

Juristische Hilfe bei einer Klage gegen eine unnötige Hysterektomie
Wenn der Eingriff aufgrund einer «harten» Indikation vorgenommen wird, also zum Beispiel, um die weitere Ausbreitung einer Krebserkrankung zu verhindern, wird man kaum von einer unnötigen Hysterektomie sprechen können. Wurde dagegen eine sehr «weiche» Indikation gestellt oder gab es bei näherer Betrachtung genaugenommen überhaupt keinen dringenden medizinischen Grund für die Operation, können Sie im nachhinein versuchen, juristisch gegen den behandelnden Arzt vorgehen. Eine Klage hat allerdings nur dann Aussicht auf Erfolg, wenn Sie vor der Operation nachweislich keine Klarheit darüber hatten, daß der Eingriff unnötig war. Oder wenn Sie nicht genügend über mögliche und sinnvolle Alternativen zu einer Operation aufgeklärt worden sind. Das zu beweisen, kann schwierig werden. Deshalb ist es in so einem Fall sicher sinnvoll, einen Anwalt zu nehmen. Er kann in Ihrem Auftrag die Herausgabe aller Krankenakten von der Klinik und vom betreuenden Arzt fordern, wenn Sie die entsprechenden Personen von ihrer ärztlichen Schweigepflicht entbinden. Dieses wichtige Material darf Ihnen nicht vorenthalten werden. Sie oder Ihr Anwalt haben ein Recht darauf, diese Unterlagen einzusehen. Außerdem können Sie ein medizinisches Gutachten anfertigen lassen, damit von dritter Seite geklärt wird, ob bei Ihnen eine Hysterektomie nötig war oder nicht. Falls Sie sich die anwaltliche Hilfe finanziell nicht erlauben können, sollten Sie versuchen, die entsprechenden staatlichen Rechtshilfen in Anspruch zu nehmen. Siehe hierzu auch Seite 344.
Die Vorstellung, eine «gute Patientin» sein zu müssen, weil das in früheren Jahren zum weiblichen Idealbild einfach dazugehörte, läßt uns tapfer alles hinnehmen angesichts der medizinischen Misere und des Personalnotstandes. Manchmal wirkt es sich zu unserem eigenen Schaden aus, eine «gute Patientin» zu sein, und das macht gerade ältere Frauen zu einer leichten Beute für medizinischen Mißbrauch. Wenn wir mehr über Unterleibskrebs wissen, können wir mit mehr Mut Behandlungen hinterfragen oder ablehnen, die unserer Gesundheit schaden können als Preis dafür, daß sie uns vor einer Krankheit schützen wollen, die wir mit großer Wahrscheinlichkeit gar nicht bekommen werden.

23 Herz- und Kreislauferkrankungen*

Herzkrankheiten sind die häufigste Todesursache in den westlichen Industriestaaten. Erkrankungen von Herz und Gefäßen können auch alle anderen Bereiche des Körpers schädigen. Manche Frauen haben selbst einen Schlaganfall oder Herzinfarkt hinter sich. Und viele von uns fürchten sich davor, im nächsten Augenblick vielleicht an der Schwelle des Todes zu stehen, auch wenn es ihnen im Augenblick gutgeht.

Eine gesunde Lebensführung ist zwar noch keine Garantie für ein gesundes Herz und einen gesunden Kreislauf. Aber wir wissen, daß hoher Blutdruck, Rauchen, Nahrungsmittel, die viel gesättigte Fettsäuren und Cholesterin enthalten, sowie Bewegungsmangel die Gefahr erhöhen, eine solche Krankheit zu entwickeln. Wir können jedoch die Wahrscheinlichkeit einer ernsten Erkrankung und eines vorzeitigen Todes verringern, wenn wir gesünder leben, regelmäßig unseren Blutdruck überprüfen und uns mit den frühen Warnzeichen eines Herzinfarkts und Schlaganfalls vertraut machen.

Herzkrankheiten *sind* auch Frauenkrankheiten
In der Vergangenheit wurden Herzkrankheiten als Männersache betrachtet. Deshalb sind Frauen bis vor wenigen Jahren bei den meisten medizinischen Studien nicht berücksichtigt worden. Die Informationen, die wir über Herzkrankheiten haben, beruhen weitgehend auf Untersuchungen an Männern, und oft wird davon ausgegangen, daß sie die Norm darstellen. Tatsächlich sind Herzkrankheiten heute die führende Todesursache bei Frauen über sechzig Jahren, und bei Frauen ist die Wahrscheinlichkeit viel größer als bei Männern, daß sie an einem Herzinfarkt tatsächlich sterben. Frauen bekommen auch häufiger Schlaganfälle als Männer. Wir können es uns nicht mehr leisten, das zu ignorieren, und müssen deshalb fordern, daß mehr Untersuchungen an Frauen durchgeführt werden.

Weil Herzkrankheiten oft als Männerkrankheit betrachtet werden,

* Von Ellen Dorsch

568

widmen viele Ärzte den Symptomen bei Frauen weniger Aufmerksamkeit als bei Männern. Auch legen sie nicht so viel Nachdruck auf Vorbeugemaßnahmen, wie zum Beispiel die Senkung des Cholesterinspiegels. Frauen leiden oft unnötig an Beschwerden, weil sie oder ihre Ärzte die ersten Symptome ignorieren oder herunterspielen.

Es war etwa zwei Uhr morgens, und ich lag im Bett. Ich fühlte Schmerzen in meiner Brust, die ich zuerst für Magenschmerzen hielt. Dann gingen sie aber in meine Arme über und stiegen hoch zum Hals und in den Kopf. Das tat wirklich weh. Ich stand auf, und es schien besser zu werden, deshalb erzählte ich meiner Tochter nichts davon. In der nächsten Nacht fing es wieder an. Ich wußte, daß da ein Problem war, aber es ging wieder fort, als ich aufstand. Am nächsten Morgen erzählte ich es meiner Tochter, weigerte mich aber, zum Arzt zu gehen. Ich wollte daran glauben, daß nichts passiert war, obgleich ich es eigentlich besser wußte. Ich bin eigensinnig, und wir stritten uns ein paar Tage. Dann ging ich zum Arzt, und er legte mich für vierzehn Tage ins Krankenhaus.

Eine 72jährige Frau

Was versteht man unter Herz- und Kreislauferkrankungen?

Das Herz ist ein vierkammeriges Muskelorgan und besteht aus einer linken und einer rechten Herzhälfte mit je zwei Kammern. In die rechte Seite pumpen die Venen das Blut, das wenig Sauerstoff und viel Kohlendioxid enthält. Sie gibt es an die Lungen weiter, wo dem Blut Sauerstoff zugefügt und Kohlendioxid ausgeschieden wird. Das sauerstoffreiche Blut aus den Lungen gelangt dann in die linke Seite des Herzens, von wo aus es wiederum durch die Arterien in alle Teile des Körpers gepumpt wird. Diesen Blutfluß regulieren in jeder Herzkammer die Herzklappen, die wie Ventile arbeiten. Das zirkulierende Blut liefert Nährstoffe und Sauerstoff an alle Organe und Gewebe des Körpers. Es sammelt Abfallprodukte in den Zellen und trägt sie in die Leber, die Nieren oder die Lunge, wo sie ausgeschieden werden können. Die Kontraktionen des Herzens werden von einem Bündel Nerven kontrolliert, die als natürlicher Herzschrittmacher fungieren.

Hoher Blutdruck (Hypertonie)

Hoher Blutdruck erhöht das Risiko für Schlaganfall, Herzinfarkt und andere Kreislaufkrankheiten. Bei den meisten Menschen mit hohem Blutdruck zeigen sich über eine lange Zeit keine Beschwerden oder Symptome. Manche spüren jedoch Kopfschmerzen, Schwindel, Klingeln in den Ohren, bekommen Nasenbluten oder werden ohnmächtig.

Der Blutdruck ist die Kraft, mit der das Blut gegen die Wände der Arterien und Venen gepreßt wird. Erzeugt wird dieser Druck im Zusammenspiel des Herzens, das Blut in alle Teile des Körpers pumpt, und der Muskelspannung der Gefäßwände. Der Blutdruck wird mit zwei Werten gemessen, zum Beispiel 120/70 – «hundertzwanzig zu siebzig».

- Der *systolische Druck*, der erste Wert, gibt den Blutdruck in den Arterien an, während das Herz Blut pumpt.
- Der *diastolische Druck* oder zweite Werte, gibt den Druck in den Arterien an, wenn das Herz sich vor dem nächsten Schlag mit Blut füllt.

Nach einer Definition der Weltgesundheitsorganisation (WHO) gilt der Blutdruck als normal, wenn die Werte unter 140 (systolisch) und 90 (diastolisch) liegen. Mediziner sprechen in diesem Fall von einer Normotonie. Als Grenzwert-Hypertonie gelten Meßwerte zwischen systolisch 140 und 160 und diastolisch 90 und 95.[1] Alle Werte darüber gelten als Hochdruck (manifeste Hypertonie). Die Angabe mm/Hg bezieht sich auf die Millimetereinteilung der Quecksilbersäule am Blutdruckmeßgerät.

Der Blutdruck wird mit einer schmerzlosen und einfachen Untersuchung gemessen. Die Methode läßt sich leicht lernen. Da viele Frauen in einer Arztpraxis unter Streß stehen und dadurch höhere Werte haben, ist es wahrscheinlich besser, wenn sie ihren Blutdruck zu Hause oder am Arbeitsplatz messen. Eine Familie oder eine Gruppe kann sich die Kosten für ein Meßgerät teilen. Kreislaufkranke können das Gerät auf Rezept bekommen. Wenn Sie recht dick sind, sollten Sie darauf achten, daß die aufblasbare Manschette, die Sie dazu brauchen, groß genug ist und um Ihren Arm paßt, denn eine zu enge Manschette kann zu falschen Werten führen.

1 Franz H. Messerli (Hg.): Cardiovascular Diseases in the Elderly, Boston 1984, S. 65

Die Diagnose «hoher Blutdruck» sollte jedoch nicht allein auf einer Blutdruckmessung beruhen, denn der Blutdruck verändert sich im Laufe eines Tages, durch Bewegung und Belastungen, wozu auch der Streß gehört. Wenigstens drei Messungen, die einige Tage oder Wochen auseinander liegen und nach mindestens fünf Minuten körperlicher Ruhe sowohl im Sitzen als auch im Stehen durchgeführt wurden, sollten erhöhte Werte gezeigt haben, bevor die Diagnose «hoher Blutdruck» gestellt werden kann.

Der Blutdruck neigt dazu, mit dem Alter und besonders nach dem Wechsel anzusteigen. Nach amerikanischen Untersuchungen haben etwa 50 Prozent aller Menschen über fünfundsechzig einen zu hohen Blutdruck.[2]

Bei mir wurde ein gefährlich hoher Blutdruck festgestellt. Seit über dreißig Jahren habe ich versucht, mit diesem Problem zu leben: kein Salz, kein Fett, Gewichtskontrolle usw. Es ist sehr schwierig, aber wenn man ein einigermaßen normales Leben führen will, muß man alles tun, was möglich ist. Nachdem ich alle erdenklichen Tests und Behandlungen über mich hatte ergehen lassen, habe ich herausgefunden, daß es für mich die beste Medizin ist, mich nicht aus der Fassung bringen zu lassen. Das klappt natürlich nicht immer. Meine Ärztin hat die verschiedensten Medikamente an mir ausprobiert, und wenn es etwas Neues gibt, schlägt sie es mir vor, erklärt mir die Nebenwirkungen und überläßt dann mir die Entscheidung.

Eine 61jährige Fraun

Was läßt sich dagegen tun?

Wenn Sie eine milde Form von zu hohem Blutdruck haben, können Sie Ihren Blutdruck vielleicht ohne Medikamente senken oder mit weniger Medikamenten auskommen, wenn Sie die folgenden Ratschläge befolgen:

- Ernähren Sie sich gesund, um ein angemessenes Gewicht zu behalten.
- Treiben Sie Sport. Wenn Sie nicht daran gewöhnt sind, fangen Sie an, indem Sie jeden Tag einen Spaziergang machen. Wenn Sie nicht gehen können, beachten Sie die Vorschläge im Kapitel «Einge-

2 Ebd., S. 77

schränkte Bewegung» Ausreichende Bewegung hilft auch, das Gewicht unter Kontrolle zu halten (s. Kapitel «Gewichtige Fragen»).

- Reduzieren Sie die Salzaufnahme.
- Vermeiden Sie Streß, und lernen Sie Entspannungsübungen (dazu mehr im ersten Kapitel).

Medikamente

Wenn Sie so hohen Blutdruck haben, daß er als gefährlich eingestuft wird, oder wenn Ihnen die oben genannten Vorschläge nicht helfen, den Blutdruck zu senken, brauchen Sie möglicherweise Medikamente. Allerdings wird eine gesunde Lebensweise zu Ihrem allgemeinen Wohlbefinden beitragen und sollte fortgesetzt werden, auch wenn Sie Medikamente nehmen.

Wenn Medikamente notwendig sind, wird im allgemeinen zuerst ein Diuretikum ausprobiert (was dem Körper Wasser entzieht). Mögliche Nebenwirkungen sind unter anderem ein Mangel an Kalium und eine Erhöhung der Harnsäure und des Blutzuckers, was zu Erschöpfung, Muskelschwäche, Wadenkrämpfen und anderen Problemen führen kann. Nehmen Sie keine freiverkäuflichen Diuretika, ohne einen Arzt zu befragen. Wer Diuretika nimmt, sollte sorgfältig ärztlich betreut werden, um Zeichen für Dehydrierung und Probleme mit dem Wasserlassen rechtzeitig zu erkennen. Wenn Sie ein Diuretikum nehmen, das Kaliummangel herbeiführen kann, sollten Sie pro Tag vier Einheiten kaliumreicher Nahrungsmittel zu sich nehmen (Ananas, Aprikosen, Avokados, Bananen, gekochte getrocknete Bohnen, Brokkoli, Datteln, Erdnüsse, Feigen, Grapefruits, Kartoffeln, Kohl, Kürbis, Melasse, Orangen, Pflaumen, Zucht-Pilze*, Rettiche, Rharbarber, Rosinen, Tomaten, Vollkornprodukte, Wassermelone, Weizenkeime). Falls Sie nicht genug von diesen Nahrungsmitteln essen können, müssen Sie vielleicht zusätzlich Kalium verschrieben bekommen.

Wenn eine Therapie mit Diuretika allein nicht wirkt, bekommen Sie wahrscheinlich zusätzliche Medikamente. *Betarezeptorenblocker* mit Wirkstoffen wie beispielsweise Propranolol, Metoprolol, Nadolol und Atenolol entlasten das Herz. Bei älteren Menschen oder Men-

---

* Bei Waldpilzen sind hohe Strahlen- und Schadstoffbelastungen nicht auszuschließen.

schen mit Asthma oder Herzfehlern gelten Betablocker nicht als geeignete Behandlung. Bei anderen können Betablocker in niedrigen Dosierungen neben erhöhtem Blutdruck auch Herzschmerzen (Angina pektoris) und unregelmäßige Herzschläge (Rhythmusstörungen) bessern.

Manche Frauen berichten über Nebenwirkungen von Betablockern wie Übelkeit, Harnverhaltung oder übermäßigen Harndrang, kalten Füßen, Schlaflosigkeit, Müdigkeit, Depressionen oder keuchendem Asthma. Selten können diese Medikamente zu einem Nachlassen des sexuellen Verlangens führen. Bei einer zu hohen Dosierung kann es zu Schwindel und Ohnmachten kommen. Wenn Sie Insulin gegen Diabetes nehmen, sollten Sie jede mögliche Reaktion sorgfältig mit Ihrem Arzt besprechen. Setzen Sie Betarezeptorenblocker nach Möglichkeit nicht abrupt ab, diese Medikamente müssen allmählich ausgeschlichen werden.

Vasodilatoren, gefäßerweiternde Mittel, werden ebenfalls gegen hohen Blutdruck verschrieben. Diese Medikamente entspannen die Wände der Blutgefäße und lassen mehr Blut hindurchfließen. Manche Frauen, die gefäßerweiternde Mittel einnehmen, klagen über Kopfschmerzen, Schwellungen um die Augen, Herzflattern, Kurzatmigkeit, Schwindel oder Schmerzen in den Gelenken. Wenn diese Symtome nach den ersten Wochen der Einnahme andauern, sprechen Sie mit Ihrem Arzt darüber, ob Sie besser andere Medikamente einnehmen sollten.

Eine Verbindung kleiner Dosierungen verschiedener Medikamente gegen hohen Blutdruck hat sich bei älteren Menschen oft als wirksamer erwiesen als eine einzige Form der Medikation. Versuchen Sie, den Blutdruck allmählich über einen längeren Zeitraum von Wochen oder Monaten zu senken, anstatt plötzlich, das bringt meist bessere Resultate und hat weniger Nebenwirkungen.

Wenn die beschriebenen Mittel nicht ausreichend helfen, setzen Ärzte auch die sogenannten ACE-Hemmer ein. Diese Medikamente können jedoch Nebenwirkungen haben (Kreislaufschock, Störungen der Blutbildung, Luftnot, Leber- und Nierenfunktionsstörungen). Nutzen und Risiken müssen also sorgfältig gegeneinander abgewogen werden.

Allgemeine Empfehlungen für medikamentöse Behandlungen

- Ihr Apotheker kann Ihnen Auskunft über Neben- und Wechselwirkungen geben. Fragen Sie auch, welche Nahrungsmittel oder Getränke Sie meiden müssen und wann die beste Tageszeit ist, um die Medikamente einzunehmen.
- Nehmen Sie Medikamente nicht durcheinander ein. Teilen Sie Ihrem Arzt und Apotheker mit, welche anderen (verschriebene oder freiverkäufliche) Medikamente Sie nehmen (auch Vitaminzusätze oder Verhütungspillen), und wie Sie in der Vergangenheit auf Medikamente reagiert haben.
- Halten Sie Ihr Einnahmeschema ein. Ihr Blutdruck wird nur solange gesenkt, solange die Medikamente wirken, deshalb müssen Sie für eine ständige Zufuhr im Körper sorgen. Manche Menschen müssen bis an ihr Lebensende Medikamente nehmen, andere können die Medikamente möglicherweise absetzen, wenn Veränderungen ihrer Lebensweise den Blutdruck über einen signifikanten Zeitraum ausreichend gesenkt haben.
- Setzen Sie Medikamente nicht ab, weil Ihr Blutdruck normal ist oder weil Sie sich gut fühlen. Denken Sie daran, Sie müssen Ihren Blutdruck auch künftig normal *halten*.
- Trinken Sie wenig oder gar keinen Alkohol.
- Messen Sie regelmäßig Ihren Blutdruck. Schreiben Sie sich die Werte auf. Sie können nur herausfinden, ob sich Ihr Blutdruck senkt, wenn Sie ihn messen. Sie dürfen nicht nach Ihrem Gefühl urteilen.

Arteriosklerose

Arteriosklerose wird oft als «Verhärtung der Arterien» beschrieben. Diese Veränderung der Gefäße liegt vielen Herzkrankheiten zugrunde. Bei der Arteriosklerose werden die Wände der Arterien mit der Zeit dicker, weil sich eine Verbindung aus Fett (Cholesterin) und Kalzium ablagert, die Plaque genannt wird. Sie kann die Arterien, die in alle Teile des Körpers führen, verengen oder blockieren, einschließlich Herz und Gehirn. Diese Ablagerungen bilden sich leicht an Stellen, wo es durch hohen Blutdruck zu Schäden gekommen ist. Sie können, wenn es zu einer partiellen Verengung kommt, intensive Schmerzen im Herzen (Angina pectoris), bei einer vollständigen

Blockierung der Herzarterie einen Herzinfarkt und bei der Blockierung einer Hirnarterie einen Schlaganfall auslösen.

Angina pectoris kann immer dann auftreten, wenn zuwenig Sauerstoff das Herz erreicht. Körperliche Anstrengung, extrem niedrige Temperaturen, Reaktionen auf Streß oder starke Gefühle können Angina-pectoris-Anfälle auslösen. Manche Menschen bekommen immer wieder starke Schmerzen, leben aber noch lange Jahre damit relativ ungehindert weiter.

Cholesterin ist eines von mehreren Fetten (Lipiden) im Blut. Lipide müssen zusammen mit Eiweißkörpern (Proteinen) Lipoproteine bilden, um Fett ins Blut zu transportieren. Lipoprotein von hoher Dichte (HDL) enthält den höchsten Anteil von Protein, ist wichtig für den Transport von Fett aus den Körperzellen und verhütet die Ablagerung von Cholesterin und anderen Fetten an den Arterienwänden. Frauen haben tendentiell mehr HDL im Blut als Männer. Auch Sportler haben höhere HDL-Werte, besonders Langstreckenläufer. Bei Rauchern sind die HDL-Werte oft niedrig.

Lipoprotein mit geringer Dichte (LDL) enthält von allen Lipoproteinen den größten Anteil an Cholesterin. LDL ist einer der Faktoren, die bei der Ablagerung von fetthaltigen Stoffen an den Arterienwänden eine Rolle spielen und in einem signifikanten Zusammenhang mit dem Risiko von Herzinfarkten und Schlaganfällen stehen.

Eine Senkung des LDL im Blut verringert die Wahrscheinlichkeit von Herzinfarkt und Herztod. Obwohl Frauen bei den meisten Untersuchungen in der Vergangenheit nicht berücksichtigt wurden, zeigt eine jüngere Studie, daß Frauen mehr von einer cholesterinsenkenden Diät profitieren als Männer.[3]

Schon seit Jahren diskutieren Ärzte und Wissenschaftler, wie hoch der Cholesterinwert eines gesunden Menschen sein «darf» und ab wann sich sein Risiko für Herz- und Kreislaufkrankheiten (insbesondere für den Infarkt) erhöht. Manche Ärzte halten bereits einen Cholesterin-Blutwert von nur wenig über 200 mg/dl für behandlungsbedürftig. Andere zücken erst ab 250 mg/dl den Rezeptblock.[4] Und wieder andere machen sicherheitshalber zwei Tests, weil die Laborergebnisse nicht immer genau stimmen und Abweichungen

3 Study Says a Low Cholesterol Diet Does Little to Increase Longevity, in: The Boston Globe, 1. April 1987, S. 11. Dieser Artikel bezieht sich allerdings auf Untersuchungsergebnisse bei Männern, bei denen ein geringes Risiko besteht, an Herzkrankheiten zu erkranken, nicht auf Frauen
4 Mythos Cholesterin. In: Der Spiegel, 45/1990

von bis zu 30 mg/dl keine große Seltenheit sind. In jedem Fall sollten gesundheitlicher Nutzen und Nebenwirkungsrisiko gemeinsam mit dem Arzt gegeneinander abgewogen werden, bevor wir cholesterinsenkende Mittel nehmen.

Vermeidung von Herz- und Kreislauferkranken

Wir können selbst eine Menge tun, um die Risiken für einen Herzinfarkt oder einen Schlaganfall zu reduzieren. Wenn wir die Rolle von hohem Blutdruck und anderen Risikofaktoren kennen, können wir gezielte Lebensveränderungen vornehmen, um unsere Gesundheit zu verbessern.

Rauchen und Herzerkrankungen

Rauchen erhöht nachweislich das Risiko von Herzkrankheiten.[5] Statistiken zeigen, daß Raucher, die das Rauchen aufgeben, nach etwa zehn Jahren lediglich das gleiche Risiko haben, am Herzen zu erkranken wie Nichtraucher.[6] Einige Studien lassen darauf schließen, daß der Einfluß des Zigarettenrauchens auf die Entstehung von Herzkrankheiten nach dem fünfunddreißigsten Lebensjahr abnimmt.[7] Die anderen schädlichen Auswirkungen des Rauchens bleiben jedoch auch dann noch die gleichen.
Rauchen beeinflußt die Durchblutung auf vielerlei Weise.
Es schädigt die Auskleidung der Arterien und begünstigt so den Aufbau von Plaque. Nikotin aus Zigaretten regt die Herztätigkeit übermäßig an. Rauchen führt dazu, daß der Sauerstoff im Blut von Kohlenmonoxyd verdrängt wird, was das Herz dazu veranlaßt, stärker zu arbeiten, um das Kohlenmonoxyd auszuscheiden und Sauerstoff aufzunehmen. Und schließlich schädigt Rauchen die Atmungsorgane.

5 Walter C. Willett: Cigarette Smoking and Nonfatal Myocardial Infarction in Women, in: American Journal of Epidemiology, Bd. 113 Nr. 5, Mai 1981, S. 575–582
6 R. Paffenburger: Physical Activity and Fatal Attack, in: E. Amsterdam (Hg.): Exercise in Cardiovacular Health and Disease, New York 1977
7 Francis D. Dunn: Coronary Heart Disease and Acute Myocardial Infarction, in: Messerli, a. a. O., S. 156

Bewegung und Gewicht

Regelmäßige aerobische Übungen helfen, das Gewicht zu regulieren, heben den HDL-Spiegel im Blut an und verbessern die Fitness von Herz und Gefäßen insgesamt, weil sie zu einer besseren Durchblutung des ganzen Körpers führen. Bewegung ist besonders wichtig für all jene, deren Körper sehr viel Cholesterin produziert. Wenn Sie an einer Erkrankung von Herz und Kreislauf leiden, lassen Sie sich ärztlich untersuchen, bevor Sie mit dem körperlichen Training anfangen. Denn Sie sollten sichergehen, daß Sie genau wissen, welches Maß an Bewegung gut für Sie ist (s. Vorsichtsmaßnahmen im Kapitel «Bewegung»).

Statistiken zeigen, daß bei sehr übergewichtigen Menschen ein größeres Risiko im Hinblick auf einen hohen Blutdruck besteht. Einige Untersuchungen haben ergeben, daß mehr körperliche Bewegung für die Gewichtsreduktion und die Regulierung des Blutdrucks ebenso wirksam sein kann wie Diäten oder drucksenkende Medikamente. Andere sind der Ansicht, daß regelmäßige Bewegung sogar noch wichtiger ist als Gewichtsreduktion.[8]

Wenn wir älter werden, behalten wir meist die Eßgewohnheiten von früher bei, obwohl wir uns meist weniger bewegen. Das führt zu einer Zunahme von Fettzellen im Körper. Bei Frauen, die am Bauch und um die Taille herum Fett ansetzen (männliche Fettverteilung), besteht ein höheres Risiko, einen Herzinfarkt, einen Schlaganfall, hohen Blutdruck oder Diabetes zu bekommen, als bei Frauen, bei denen sich das Fett an den Hüften und den unteren Extremitäten sammelt (weibliche Fettverteilung).[9]

Ernährung

Die Ernährung beeinflußt den HDL- und LDL-Spiegel im Blut und damit die Wahrscheinlichkeit, eine Herzkrankheit zu bekommen. Wir können das Risiko vermindern, indem wir 1. gesättigte Fettsäuren durch ungesättigte Fettsäuren ersetzen, 2. weniger cholesterinrei-

---

8 Ulf Smith: Bericht vorgelegt bei dem American Heart Association Seminar, Monterey CA, 1985, zitiert in: Richard A. Knox: The Boston Globe, 18. Januar 1985, S. 8
9 Per Bjorntorp: Regional Patterns of Fat Distribution: Health Implications, in: Health Implications of Obesity, National Institutes of Health Consensus Development Conference, 11.–13. Februar 1985, S. 35

che Nahrung zu uns nehmen, 3. «leere Kalorien» mit nur geringem Nährwert vermeiden, und 4. uns mehr bewegen, um den Anteil des Fettes im Körper zu verringern.

Salz trägt dazu bei, Flüssigkeit im Körper zu speichern und belastet damit auch das Herz. Es verringert außerdem die Wirkungen von Diuretika, die oft gegen hohen Blutdruck verschrieben werden. Nehmen Sie deshalb den Salzstreuer vom Tisch, und vermeiden Sie Nahrungsmittel aus Dosen, aber auch Salzgebäck, Backsoda, Ketchup, Würzmittel und Wurst so weit wie möglich, denn der Salzgehalt ist bei allen sehr hoch.

Essen Sie Geflügel und Fisch statt Fleisch. Begrenzen Sie den Fleischverzehr auf mageren Aufschnitt, und schneiden Sie alles sichtbare Fett ab. Ersetzen Sie beim Kochen Butter durch Pflanzenöl. Trinken Sie keinen Kaffee.[10] Essen Sie nicht mehr als drei Eigelb in der Woche. Essen Sie mehr Knoblauch, Zwiebeln, Vollkornprodukte, Obst und Gemüse. Greifen Sie zu fettarmer Milch und Käse mit reduziertem Fettgehalt, aber achten Sie darauf, Kalzium (das in Milchprodukten enthalten ist) nicht aus Ihrer Nahrung zu verbannen, denn Kalzium ist entscheidend bei der Verhütung sowohl von hohem Blutdruck wie von Osteoporose.

Es gab in den letzten Jahren immer wieder Berichte, denen zufolge das Risiko von Arteriosklerose geringer wird, wenn man zwei bis dreimal in der Woche Fisch ißt. Fischmahlzeiten reduzieren nicht nur die Anzahl von Mahlzeiten mit cholesterinreichem roten Fleisch, sondern Fischöl enthält die vielfach ungesättigte Fettsäure Omega-3, die sich möglicherweise günstig auf das Cholesterin im Blut auswirkt.[11]

Streßfaktoren

Die Reaktion auf Streß ist zwar von Mensch zu Mensch verschieden, die meisten Ärzte sind jedoch einstimmig der Ansicht, daß sich eine Reduktion von emotionalen Belastungen vorteilhaft auf die allge-

10 Dag S. Thelle u. a.: The Troms Heart Study: Does Coffee Raise Serum Cholesterol?, in: The New England Journal of Medicine, Bd. 308 Nr. 24, 16. Juni 1983, S. 1454–1457
11 Daan Kromhout u. a.: The Inverse Relation Between Fish Consumption and 20-Year Mortality from Coronary Heart Disease; sowie Beverly E. Phillipson u. a.: Reduction of Plasma Lipids, Liproteins and Apoproteins by Dietary Fish Oils in Patients with Hypertriglyceridemia, in: The New England Journal of Medicine, Bd. 312, Nr. 19, 9. Mai 1985, S. 1205–1209 und S. 1210–1216

meine Gesundheit und besonders auf Herzkrankheiten, auswirkt. Die vielbeachtete amerikanische Framingham-Studie, ein langfristiges Forschungsprojekt zu den verschiedenen Aspekten von Herzkrankheiten, zeigte, daß berufstätige Frauen seltener Herzanfälle haben als Frauen, die zu Hause bleiben. Allerdings gab es eine Ausnahme von dieser Regel: Frauen, die Kinder haben, in anstrengenden Büroberufen arbeiten und wenig Unterstützung bei ihren Vorgesetzten und Ehemännern finden, sind die häufigsten Opfer von Herzkrankheiten.[12]

Manche Arbeitgeber bieten ihren Angestellten Seminare zur Streßreduktion an, um Ausfälle bei der Arbeit zu reduzieren und durch Streß erzeugte Probleme zu vermindern. Erwachsenenbildungsstätten, Volkshochschulen, Psychologen und Kliniken bieten Seminare zur Streßbekämpfung an. Hilfreich können auch Meditation, Yoga, Tiefenentspannung und Atemtherapie sein. Außerdem kann man mit Methoden wie Biofeedback* inneren Druck spüren und abbauen lernen. Die meisten älter werdenden Menschen müssen lernen, Ruhe und Aktivität besser auszubalancieren. Ruhen Sie sich nachmittags aus, wenn Sie müde sind und es in Ihren Tagesablauf einplanen können.

Vererbung

Manche Ärzte sind der Ansicht, daß ein Zusammenhang besteht zwischen der Krankengeschichte der Familie und der Wahrscheinlichkeit, an Herz und Kreislauf zu erkranken. Andere meinen, diese Verbindung sei eher bestimmten Verhaltensgewohnheiten in der Familie

---

* Biofeedback (biologische Rückkoppelung) ist eine Methode, bei der normalerweise nicht spürbare Körperfunktionen wie der Blutdruck gemessen und durch optische oder akustische Signale wahrnehmbar gemacht werden. Auf diese Weise kann man einem Menschen zum Beispiel eine unmittelbare Rückmeldung davon geben, wie sich seine Entspannungsübungen auf seinen Blutdruck auswirken. Biofeedback-Geräte gibt es in manchen Kliniken und Arztpraxen. Außerdem sind kleine Geräte für den Hausgebrauch im Handel. Allerdings sollten Sie damit nicht ohne erfahrene Helfer anfangen. Erst wenn Sie Ihre Reaktionen auf Biofeedback gut einschätzen können, ist es sinnvoll diese Methode allein anzuwenden. Sie hat sich bei Bluthochdruck, Herzrhythmusstörungen, zur Herzinfarkt-Vorbeugung, bei chronischen Schmerzen und bei Asthma bewährt und hilft den Betroffenen, Medikamente einzusparen oder langfristig abzusetzen.

12 Suzanne Haynes, Manning Feinleib: Women, Work and Coronary Heart Disease: Prospective Finding from the Framingham Heart Study, in: American Journal of Public Health, Bd. 70 Nr. 2, Februar 1980, S. 113–141

zuzuschreiben als der Vererbung. Wir geben nicht nur unsere Erbfaktoren an unsere Kinder weiter, sondern auch unsere Eß-, Trink-, Rauch- und Bewegungsgewohnheiten, die möglicherweise größere Auswirkungen haben als Erbfaktoren. Wenn jedoch mehrere Mitglieder in Ihrer Familie in jungen Jahren einen Herzinfarkt oder Schlaganfall erlitten haben, sollten Sie den Vorbeugemaßnahmen besondere Aufmerksamkeit widmen.

Alter und Geschlecht

Herzkrankheiten haben zwar keine ursächliche Beziehung zum Alter, treten in den letzten Jahren jedoch mit zunehmender Häufigkeit bei Menschen über sechzig auf [13], bei Frauen im Durchschnitt zehn Jahre später als bei Männern. Bis fünfundvierzig ist bei Männern die Zahl der Todesfälle durch Herzinfarkte und Schlaganfälle höher als bei Frauen. Danach holen die Frauen auf.

Hormone und Herzerkrankungen

Welche Beziehung zwischen Hormonen und Herzkrankheiten besteht, ist noch nicht vollständig bekannt. Die langdauernde Einnahme hochdosierter oraler Kontrazeptiva verdoppelt das Risiko für Herzinfarkt und Schlaganfall. [14] Außerdem hat Rauchen zusätzlich zu der Einnahme von Hormonen schädliche Auswirkungen. Frauen, die die Pille nehmen und rauchen, sind zehnmal mehr gefährdet, an Herz und Blutgefäßen zu erkranken, als Nichtraucherinnen, die die Pille nehmen. [15]

Bei den starken Raucherinnen (fünfundzwanzig oder mehr Zigaretten am Tag) im Alter zwischen vierzig und neunundvierzig Jahren, die zur Zeit der Untersuchung die Pille nahmen, war das Risiko von Herzkrankheiten neununddreißigmal so hoch wie bei Frauen, die weder rauchten noch die Pille nahmen. [16]

Weil Herzkrankheiten bei Frauen gerade in dem Alter häufiger vor-

13 Mythos Cholesterin: Der Spiegel, 45/1990, S. 264
14 Nancy R. Cook u. a.: Regression Analysis of Changes in Blood Pressure with Oral Contraceptive Use, in: American Journal of Epidemiology, Bd. 121 Nr. 4, April 1985, S. 530–540
15 Boston Women's Health Book Collective: «Unser Körper – unser Leben», erweiterte Neuausgabe, Reinbek 1988
16 Charles H. Hennekens u. a.: Oral Contraceptive Use, Cigarette Smoking and

kommen, in dem auch die Menopause einsetzt, wurde angenommen, daß das Hormon Östrogen einen gewissen Schutz bietet. Durch den Wechsel, besonders wenn er von einer chirurgischen Entfernung der Eierstöcke vorzeitig herbeigeführt wird, wird der Östrogengehalt im Blut gesenkt, und damit sind wir offenbar weniger vor Herzkrankheiten geschützt. Die Einnahme von Östrogen scheint bei Frauen die Werte von LDL-Cholesterin im Blut zu senken und die HDL-Cholesterinwerte zu erhöhen, beides sollte vor Erkrankungen von Herz und Kreislauf schützen. Allerdings sind die Untersuchungsergebnisse bei Frauen nicht eindeutig, sie zeigen keinen signifikanten Zusammenhang, weder positiv noch negativ. Die Einnahme von Östrogen bei Männern erhöht das Risiko, Herzkrankheiten zu bekommen sogar noch.[17] Das Hormon Progesteron und seine Verwandten, die synthetischen Gestagene, können die LDL-Cholesterinwerte erhöhen und die HDL-Cholesterinwerte senken und wurden mit einem erhöhten Risiko für Herzinfarkte und Schlaganfälle in Verbindung gebracht.[18]

Eine Untersuchung, bei der das Zigarettenrauchen mitberücksichtigt wurde, stützt zwar die Hypothese, eine Östrogentherapie nach dem Wechsel könne das Risiko von Herz- und Blutgefäßerkrankungen herabsetzen[19], eine andere Studie, die gleichzeitig veröffentlicht wurde, konnte jedoch keine Vorteile durch die Einnahme von Östrogen feststellen. Sie kam zu dem Ergebnis, daß bei nichtrauchenden Frauen, die Östrogen einnahmen, eine erhöhte Neigung zu Schlaganfällen besteht und bei Frauen, die zusätzlich noch rauchen mehr Herzinfarkte vorkommen.[20]

Myocardial Infarction, in: British Journal of Family Planning, Bd. 5, 1979, S. 66–67

17 Patricia A. Kaufert, Sonja M. McKinlay: Estrogen-Replacement Therapy: The Production of Medical Knowledge and the Emergence of Policy, in: Ellen Lewin, Viriginia Oleson (Hg.): Women, Health and Healing: Toward a New Perspective, New York 1985, S. 116

18 Erkki Hirvonen u. a.: Effects of Different Progestogens on Lipoproteins During Postmenopausal Replacement Therapy, in: The New England Journal of Medicine, Bd. 304 Nr. 10, 5. März 1981, S. 560–563

19 Meir J. Stampfer u. a.: A Prospective Study of Postmenopausal Estrogen Therapy and Coronary Heart Disease, The Nurses' Health Study, in: The New England Journal of Medicine, Bd. 313 Nr. 17, 24. Oktober 1985, S. 1044–1049

20 Peter W. F. Wilson u. a.: Postmenopausal Estrogen Use, Cigarette Smoking and Cardiovascular Morbidity in Women over 50. The Framingham Study, in: The New England Journal of Medicine Bd. 313 Nr. 17, 24. Oktober 1985, S. 1038–1043

Die Wirkung von Hormonen (sowohl von Östrogen als auch Gestagen auf Erkrankungen von Herz und Blutgefäßen nach dem Wechsel muß noch weiter erforscht werden. Zum gegenwärtigen Zeitpunkt (Stand 1990) scheint das Risiko eher klein zu sein. Lediglich langdauernde, hochdosierte Behandlungen können möglicherweise Gefäßleiden fördern.

Herzerkrankungen – Diagnose und Behandlung

Wenn die Durchblutung im Herzen gestört ist, weil einzelne Arterien sich verengt haben oder ein Blutgerinnsel sie abrupt blockiert, stirbt ein Teil des Herzmuskels durch den Mangel an Sauerstoff und Nährstoffen ab. Das wird als Herzinfarkt bezeichnet.

- Unangenehme Gefühle von Druck, Völle, Enge oder starke Schmerzen in der Mitte der Brust, die mindestens zwei Minuten andauern. Die Schmerzen können nachlassen und wiederkehren. Im Gegensatz zu den Schmerzen bei Angina pectoris geht der Schmerz bei einem Herzinfarkt nicht vorbei, wenn der körperliche oder emotionale Streß aufhört.
- Schmerzen, die sich in Arme, Schultern, Hals, Kiefer oder Magen ausbreiten.
- Unruhe, Schwindel, Ohnmacht, Schwitzen, Übelkeit oder Kurzatmigkeit, starke Angst und Panik.

Es müssen nicht alle diese Symptome zugleich auftreten. Wenn Sie jedoch eines dieser Symptome bemerken, versuchen Sie, ruhig zu bleiben. Geraten Sie nicht in Panik, aber warten Sie auch nicht einfach ab. Versuchen Sie, sofort Hilfe zu holen. Je rascher Sie mit einer Behandlung anfangen, desto größer sind Ihre Überlebens- und Heilungschancen. Rufen Sie den Notdienst an oder die Ambulanz in einem nahe gelegenen Krankenhaus. Dort wird ein Arzt Ihnen als Sofortmaßnahme ein schnell wirkendes Schmerzmittel geben. Wenn die Diagnose, unter anderem durch ein Elektrokardiogramm (EKG), gesichert ist, wird Ihre Krankengeschichte aufgenommen. Es folgt eine vollständige Untersuchung und Blutentnahmen für Labortests.

Es gibt viele Tests, um festzustellen, ob jemand an einer Herzkrankheit leidet oder einen Herzinfarkt hatte. Nicht in allen Fällen sind alle

Tests notwendig – manche sind potentiell riskant und sollten nur in Notfällen durchgeführt werden. Fragen Sie Ihren Arzt, warum ein bestimmter Test angeordnet wird, was damit herausgefunden werden kann und worin die möglichen Risiken bestehen.

Bei einem Verdacht auf eine Herzkrankheit wird normalerweise zuerst ein Elektrokardiogramm (EKG) angefertigt. Damit lassen sich unnormale Herzrhythmen feststellen. Ein EKG kann in einer Praxis oder im Krankenhaus geschrieben werden.

Mit Belastungstests sollen in erster Linie die Art und Ursache für Schmerzen in der Brust festgestellt werden. Sie sind nützlich für die Früherkennung. Der Belastungstest kann durch Übungen, die in mehreren Stufen durchgeführt werden, feststellen, ob die Durchblutung der Blutgefäße ausreicht, die Sauerstoffzufuhr in den Herzmuskel zu verstärken. Leider kommt es bei Frauen oft zu falschen Resultaten. Belastungstest zeigen Schäden, wenn gar keine vorhanden sind (ein falsches positives Resultat). Manche Ärzte machen deshalb während eines Belastungstests eine Thallium-Untersuchung (radionukleare Abbildung).

Bei der radionuklearen Abbildung wird eine kleine Menge der kurzlebigen radioaktiven Substanz Thallium 201 in die Armvene gespritzt. Das Thallium schwimmt mit dem Blutstrom und konzentriert sich im Herzen. Es sendet Gammastrahlen aus, die von einem Computer in ein Bild übersetzt werden. Der Arzt kann anhand der Aufnahme feststellen, ob irgendwelche Bereiche des Herzmuskels durch einen Herzinfarkt geschädigt wurden oder ob irgendein Teil des Herzens nicht genügend mit Blut und Sauerstoff versorgt wird, was die Ursache für Angina pectoris ist.

Bei einer Echokardiographie wird die Herzstruktur und -funktion mit Schallwellen untersucht. Diese Methode greift nicht in den Organismus ein, verursacht keine Schmerzen oder unangenehmen Empfindungen und birgt keine Komplikationsrisiken. Mit ihr läßt sich u. a. eine Erkrankung der Herzklappen feststellen, ein Problem, das bei älteren Menschen häufig übersehen wird.

Ein Langzeit-Elektrokardiogramm ist ein EKG, das über vierundzwanzig Stunden durchgeführt wird. Sie tragen dafür ein kleines EKG-Gerät am Körper. Dadurch erhält der Arzt ein genaueres Bild von der Tätigkeit Ihres Herzens unter normalen Alltagsbedingungen und über einen längeren Zeitraum als es in der ärztlichen Praxis möglich ist.

Eine Koronarangiographie, auch Herzkatheter genannt, ist ein Eingriff, bei dem eine lange dünne Röhre, ein Katheter, in eine Arterie eingeführt und ein Röntgen-Kontrastmittel in die Blutbahn gespritzt wird. Mit Hilfe des Kontrastmittels ist eine sehr präzise Röntgenuntersuchung des Herzens und seiner Gefäße möglich. Verschlüsse und Verengungen von Herzgefäßen können genau lokalisiert werden. Wenn sich Ihre Herzkrankheit mit Medikamenten unter Kontrolle halten läßt, wenn Sie an einer bestimmten Form von Herzleistungsschwäche leiden (linksventrikuläre Funktionsstörung), oder wenn Sie als Risiko-Kandidat für eine Bypass-Operation gelten, sollte genau überlegt werden, ob eine Koronarangiographie wirklich nötig ist.

Herzinfarkt

Die meisten Menschen mit einem Herzinfarkt werden in die Herzabteilung oder die Intensivstation eines Krankenhauses eingeliefert. Hier wird ihr Herz untersucht, und im Notfall stehen lebensrettende Einrichtungen zur Verfügung. Bei manchen Menschen jedoch erzeugt die Atmosphäre in einer Intensivstation selbst große innere Spannung, und das kann den Heilungsprozeß verzögern. Andere fühlen sich gerade hier sehr sicher.

Das Behandlungschema ist meist folgendes:
- Einführen eines dünnen Katheters in eine Hauptvene, um jederzeit einen Zugang zum Gefäßsystem der Erkrankten zu haben.
- Weitere Gabe von Schmerzmitteln und gegebenenfalls auch beruhigenden Medikamenten.
- Sauerstoffzufuhr durch eine feine Nasensonde.
- Injektionen von gerinnungshemmenden Mitteln (Heparin), wenn keine Kontraindikationen bestehen.
- Injektion von Nitrat-Medikamenten, die Schmerzen lindern, den Sauerstoffverbrauch des Herzmuskels reduzieren und die Durchblutung verbessern. Diese Medikamente werden jedoch nicht gegeben, wenn der Blutdruck nach dem Infarkt sehr niedrig ist.

Nach einem Herzinfarkt kann die blockierte Arterie, möglicherweise wieder durchgängig werden, damit der Abschnitt des Herzens genug Sauerstoff bekommt, der von diesem Gefäß versorgt wurde. Zur sogenannten Rekanalisation von blockierten Arterien wurden sehr effektive Behandlungsmethoden entwickelt, etwa, intravenös ein gerinnsellösendes Medikament zu spitzen. Wenn es spätestens drei bis sechs Stunden nach einem Herzinfarkt gespritzt wird, kann es ein

Blutgerinnsel in sehr kurzer Zeit auflösen. Diese Behandlung ist nicht sinnvoll bei Patienten über 75, bei Blutgerinnungsstörungen oder Menschen, die vor wenigen Tagen eine Operation hatten. Als gerinnungslösende Mittel werden Substanzen wie Streptokinase verwendet. Die Erfolgsrate liegt bei 50 bis 60 Prozent. Zwei weitere Medikamente für die Lysetherapie (von lysis = Auflösung) sind Urokinase und Plasminogenaktivator vom Gewebetyp (rTPA). Hierbei liegt die Chance für eine Rekanalisation zwischen 60 und 70 Prozent. Je schneller Sie nach einem Infarkt behandelt werden, desto eher wird die Behandlung Erfolg haben.

Eine andere Methode der Rekanalisation ist die Ballon-Dilatation. Bei dieser Behandlung wird ein kleiner Ballon in die blockierte Stelle eingeführt und aufgeblasen, um eine partiell blockierte Arterie (sog. Stenose = Enge) wieder zu erweitern.

Bypass-Operationen des Herzen werden manchmal durchgeführt, wenn eine Arterie verengt ist und sich nicht mit Medikamenten oder einer Ballon-Dilatation öffnen läßt. Der Chirurg nimmt eine Vene, normalerweise aus dem Bein oder eine Arterie aus der Brust und baut eine «Umleitung» oder einen Bypass um die verengte Arterie herum. Bei einer Bypass-Operation wird die Brust geöffnet und eine Herz-Lungen-Maschine hält den Blutkreislauf aufrecht, während die neuen Segmete am Herzen befestigt werden.

Ich hatte schon seit langem Herzprobleme. Sie können sich vorstellen, wie es ist, wenn man irgendwo hingeht und niemals weiß, was passieren wird. Ich war immerfort müde und deprimiert, so daß ich meinen Ruhestand gar nicht genießen konnte. Nach dem zweiten Herzinfarkt wurde mir eine Bypass-Operation empfohlen, aber ich war damals noch nicht bereit dazu. Sie versuchten es mit sämtlichen Medikamenten, aber nichts half. Nach meinem dritten Herzinfarkt fand ich, daß es reichte, und beschloß, die Operation machen zu lassen.

Mir ging es danach sehr gut, und ich bekam physikalische Therapie. Jetzt tue ich, was ich kann, um mich fit zu halten. Ich habe mir ein Standfahrrad gekauft und fahre fünfmal in der Woche eine halbe Stunde. Mehrmals in der Woche gehe ich eine halbe Stunde spazieren, außerdem esse ich weniger Fleisch und Aufschnitt. Ich habe schon seit zwei Jahren keinen Schinken mehr gegessen. Ich esse viel Gemüse. Mein Cholesterinspiegel war jahrelang hoch, aber jetzt ist er besser. Mein Blutdruck ist in Ordnung.

> Ich werde schnell müde und habe meine Grenzen, aber ich kann so
> viel mehr tun als früher.
>
> *Eine 69jährige Frau*

Bei manchen Frauen kommt es nach einer Bypass-Operation zu einer entscheidenden Besserung ihrer Beschwerden, und sie können wieder ein körperlich aktives Leben führen. Bei den Patienten, die eine Verengung im Hauptstamm der linken Kranzarterie hatten, verbessert eine Operation die Überlebenschancen.

Mehrere Untersuchungen haben gezeigt, daß ein konservativerer Ansatz den meisten Menschen ebenso helfen kann wie eine Bypass-Operation.[21] In diesen Forschungsarbeiten wird die Ansicht vertreten, daß sich eine Bypass-Operation durch bestimmte Medikamente, körperliche Übungen, Diät, Rauchentwöhnung, Streßreduktion und Entspannung vermeiden ließe. Diese einschneidenden Lebensveränderungen müssen aber auch vorgenommen werden, wenn operiert wird, sonst kann ein Gerinnsel auch den Bypass verschließen.

Viele Frauen machen sich Sorgen wegen der Narben nach der Operation; Sie sollten sich danach erkundigen.

> Meine Narbe fängt oberhalb des Knöchels an und reicht fast bis
> zum Hals. Ich gehe gern schwimmen, aber die Narbe wird dann
> blau. In diesem Sommer bin ich nicht schwimmen gegangen und
> habe keine Shorts getragen. Die Brustnarbe macht mir nicht so viel
> aus. Sie wurde von innen genäht, und man sieht sie nicht so wie die
> Narbe an meinem Bein. Die Männer in der Rehabilitation gaben
> alle an mit ihren Narben: wer hat die längste Narbe, welche sieht
> am schlimmsten aus usw. Die Frauen sind da ganz anders. Manche
> tragen nur noch hochgeschlossene Blusen oder Rollkragen, weil sie
> nicht wollen, daß man ihre Narbe sieht.
>
> *Eine 68jährige Frau*

Andere chirurgische Eingriffe

Die moderne Herzchirurgie kann Leben verlängern und die Lebensqualität verbessern. Leider kann sie aber auch falsche Hoffnungen

---

21 Marcia Millman: The Unkindest Cut: Life in the Backrooms of Medicine, New York 1978; sowie Office of Technology Assessment, U. S. Congress: Assessing the Efficacy and Safety of Medical Technologies, GPO Stock Nr. 052-003-00593-0, 1978; sowie Kenneth M. Kent: Coronary Angioplasty: A Decade of Experience, in: The New England Journal of Medicine Bd. 316, Nr. 18, 30. April 1987, S. 1148–1150

erwecken und zu unnötigen Operationen führen, mit teilweise hohen Risiken und erheblichen Kosten für die Solidargemeinschaft der Versicherten und die Gesellschaft.

Herzschrittmacher

Ein Bündel von Nerven in der oberen rechten Herzkammer – unser natürlicher Herzschrittmacher – übermittelt elektrische Impulse, die den Herzschlag auslösen. Wenn diese Impulse langsamer oder unregelmäßig werden oder blockiert sind, merkt man das vielleicht überhaupt nicht oder aber empfindet Schwindel, eine kurze Ohnmacht, Probleme beim Atmen und Verlangsamung des Pulsschlags, der sich auch bei Anstrengung nicht erhöht.

In vielen Fällen ist keine Behandlung notwendig. In manchen Fällen wird für eine gewisse Zeit ein batteriebetriebener, künstlicher Herzschrittmacher äußerlich verwendet, oder es wird auf Dauer ein Herzschrittmacher unter die Haut in die Brustwand eingesetzt. Der künstliche Herzschrittmacher kontrolliert den Herzschlag, indem er in einem bestimmten Rhythmus elektrische Impulse aussendet, um die Kontraktionen des Herzens zu aktivieren. Bei der Implantierung eines Herzschrittmachers bestehen die gleichen Risiken wie bei jedem anderen kleinen operativen Eingriff. Seit 1976 wurden neue Herzschrittmacher entwickelt, die sicherer und wirksamer sein sollen.

So nützlich und notwendig Herzschrittmacher in manchen Fällen sein können, Schätzungen zufolge sind sie bei bis zu 75 Prozent aller Fälle unnötig. Außerdem ist die Kontroverse, ob unnötige oder nicht mehr notwendige Herzschrittmacher entfernt werden sollten, noch nicht entschieden.[22]

Die Batterien eines künstlichen Herzschrittmachers halten im Durchschnitt etwa 8–10 Jahre. Lassen Sie die Batterie Ihres Herzschrittmachers einmal pro Jahr beim Kardiologen überprüfen.

22 Correspondence: Complications of Permanent Cardiac Pacemakers, in: The New England Journal of Medicine, Bd. 313 Nr. 17, 24. Oktober 1985, S. 1085–1088

Künstliche Herzklappen

Manche Operationen, wie das Einsetzen künstlicher Herzklappen, kann sowohl die Lebenserwartung als auch die Lebensqualität verbessern.

In den vergangenen zwei Jahren hatte ich immer weniger Kraft, und ich wurde immer schneller müde. Ich konnte nichts mehr tun, was körperlich anstrengend war, zum Beispiel gärtnern, und das habe ich immer so gern getan. Außerdem fühlte ich mich seelisch wie unter einer Wolke, weil ich das Gefühl hatte, daß mein Leben langsam ausläuft. Ich hatte keine Schmerzen, aber ich spürte Verkrampfungen und ein Herzklopfen und Flattern in der Brust, das, wie ich glaubte, nicht mehr weggehen würde. Ich schob alles darauf, daß ich älter wurde, aber als ich Kopfschmerzen bekam, was ich früher nie hatte, und nicht mehr weit gehen konnte, wußte ich, daß irgend etwas nicht stimmte.

Ich ging zum Arzt, und er machte sämtliche Tests und sagte, ich brauche eine neue Herzklappe, und zwar innerhalb eines Monats. Ich habe erst ein bißchen darüber gelesen und ging dann ins Krankenhaus. Fünf Tage davon war ich auf der Intensivstation. Als ich wieder zu Hause war, fiel es mir eine Weile schwer, Treppen zu steigen, und dann gab es ein paar Tage, wo ich nicht weit gehen konnte. Aber nach und nach kehrte ich zur Arbeit zurück. Nach ungefähr sechs Monaten ging es mir allmählich wirklich großartig.

Eine 54jährige Frau

Schlaganfall – Diagnose und Behandlung

Ein Schlaganfall tritt auf, wenn die Blutgefäße, die das Gehirn mit Sauerstoff versorgen, blockiert sind. Eine der häufigsten Formen von Schlaganfällen, zerebrale Thrombose, tritt auf, wenn sich ein Blutgerinnsel in einer von Arteriosklerose geschädigten Arterie bildet. Bei einer zerebralen Embolie bleibt ein wanderndes Gerinnsel in einer der Arterien stecken, und versperrt die Blutzufuhr zu dem entsprechenden Hirnteil. Bei einer zerebralen Hämmorhagie überschwemmt eine geplatzte Arterie das Gewebe im Gehirn mit Blut, verursacht Blutverlust im Gehirn und Druck auf das Hirngewebe. Diese Blutung kann durch eine Kopfverletzung oder ein geplatztes Aneurysma –

eine blutgefüllte Gefäßtasche – verursacht werden, die sich an einer schwachen Stelle der Arterienwand aufbläht.

Langanhaltender hoher Blutdruck ist die häufigste Ursache für Schlaganfälle. Bei Fraucn mit Diabetes, besonders wenn sie gleichzeitig an hohem Blutdruck leiden, besteht ein erhöhtes Risiko für Schlaganfälle. Sie sollten besonders dafür sorgen, ihren Blutdruck normal zu halten.

Die folgenden Symptome können Warnzeichen sein, daß Sie kurz vor einem Schlaganfall stehen oder bereits kleine Schläge hatten. Selbst wenn die Symptome nur vorübergehend sind, sollten Sie sie nicht ignorieren.

- Zeitweilige Schwäche oder Taubheit im Gesicht, Arm oder Bein auf einer Körperseite.
- Schwere, hartnäckige Kopfschmerzen.
- Vorübergehende starke Sprachstörungen oder Schwierigkeiten zu sprechen oder zuzuhören.
- Vorübergehender Verlust der Sehfähigkeit oder verschwommene Sicht.
- Schwindel und Unsicherheit auf den Beinen.
- Gedächtnisverlust.

Ich bekam Angst, denn ich erkannte, daß es in den vergangenen drei Tagen bestimmte Zeiten gab, die ich nicht rekonstruieren konnte. Ich habe normalerweise ein hervorragendes Gedächtnis. Manchmal rufen mich Leute an, um mich nach Details bei einer Versammlung zu fragen, die vor sieben Jahren stattfand. Und jetzt konnte ich mich plötzlich nicht mehr an die Verabredungen der letzten Woche erinnern, an Telefongespräche oder Briefe, und ich kam in einem Zustand der Panik bei meinem Arzt an.

Eine gründliche Untersuchung brachte Symptome zutage, die ich nicht einmal bemerkt hatte – eine allgemeine Schwäche meiner linken Seite, die Unfähigkeit, die Faust zu ballen, ein kleines Problem mit meiner Sprechfähigkeit und blaue Flecken auf dem linken Bein, was darauf hinwies, daß ich irgendwo angestoßen war. Mein Blutdruck war sehr hoch. Der Doktor schickte mich noch am gleichen Tag zu einem Neurologen. Nach mehreren Tests wurde die endgültige Diagnose gestellt – ich hatte mehrere Schlaganfälle gehabt.

Eine 60jährige Frau

Kleine Schlaganfälle gehen einem größeren Schlaganfall manchmal Tage, Wochen oder Monate voraus. Im allgemeinen sind das Warnsignale für einen größeren Schlaganfall. Wenn Sie eins der oben aufgeführten Symptome an sich bemerken, *gehen Sie sofort zum Arzt!*

Die Therapie von Schlaganfällen fängt mit der Behandlung derjenigen Gesundheitsstörungen an, die gleichzeitig die Risikofaktoren für Schlaganfälle darstellen: hoher Blutdruck, Herzkrankheiten, kleine Schläge und Durchblutungsstörungen, eingedicktes Blut und Diabetes. Kleine Schläge werden mit Aspirin oder anderen gerinnungshemmenden Medikamenten behandelt, um das Risiko erneuter Gefäßverschlüsse zu verringern.

> Es war nicht leicht, nach dem Schlaganfall. Es erwies sich als schwierig, den hohen Blutdruck unter Kontrolle zu bekommen. Es fiel mir schwer, meine Kinder und Freunde Dinge für mich tun zu lassen. Vor allem aber mußte ich mit meinen eigenen Gefühlen fertig werden. Ich *fühlte* mich älter. Ich war demprimiert und hatte Angst. Würde ich noch einen weiteren Schlaganfall bekommen, der mich zum Krüppel machte? Und wie stark müßte ich mein Leben verändern?
> Ich arbeitete weiter, und jetzt, nach drei Jahren, bin ich bereit, sogar einen neuen Job anzufangen. Ich vergesse nichts mehr, was wichtig ist. Ich gehe viel und benutze ein Standfahrrad und habe Fett und Zucker in meiner Nahrung reduziert, deshalb fühle ich mich großartig und bin dünner. Mein Blutdruck war gestern 130 zu 70. Die Medikamente wurden im Lauf der Zeit eingeschränkt. Aber die Einnahme von Medikamenten ist für mich jetzt so normal wie Zähneputzen. *Eine 60jährige Frau*

Heilung und Rehabilitation

Nach einem Herzinfarkt, Schlaganfall oder einer Operation ziehen viele Menschen Bilanz.

> Ich feiere jetzt zwei Geburtstage – den Tag, an dem ich geboren wurde, und den Tag, an dem ich operiert wurde!
> *Eine 69jährige Frau nach einer Bypass-Operation*

Nach der Operation reiste ich nach Europa. Ich fühlte mich körperlich gut und fing an, über berufliche Alternativen nachzudenken. Menschen zu sehen, die sich anders anziehen und anders denken, hatten einen großen Einfluß auf mich. Es ergaben sich neue Möglichkeiten. Ich fühlte eine körperliche und emotionale Verbindung zwischen meinem Herzen und den Erfahrungen, die ich machte, was ich vorher nicht vollständig begriffen hatte.

Als ich nach Hause kam, fing ich mit einer Therapie an. Meine Therapeutin sagte: «Sie haben jetzt ein neues Leben, und Sie wollen herausfinden, was Sie damit machen wollen.» Eins meiner Ziele ist, mehr Beziehungen zu anderen Menschen zu haben und mich politisch zu engagieren. Ich würde auch gerne meine Stelle wechseln, um mehr mit anderen Menschen zusammenzukommen. Ich erkenne, daß es mir besser gehen würde, wenn ich mehr Freunde hätte und mehr mit anderen Frauen gemeinsam tun würde. *Eine 54jährige Frau*

Früher bekamen Patienten nach einem Herzinfarkt drei Wochen Bettruhe verschrieben. Heute weiß man, daß das schädlich sein kann. Rehabilitationsprogramme helfen Menschen nach einem Herzinfarkt oder einer Herzoperation, wieder gesund zu werden. Viele Rehabilitationsprogramme fangen bereits in der Intensivstation an, wo Sie mit Fußkreisen und leichten Bewegungsübungen beginnen können. Ihr Herz wird dabei genau überprüft. Wenn Sie das Krankenhaus verlassen, werden Sie gehen und treppensteigen können.

Zur zweiten Phase der Rehabilitation gehört im allgemeinen der Aufenthalt in einer Reha-Klinik. Hier werden ärztlich betreute Körperübungen, psychologische Beratung, weiterführende medikamentöse Therapie, Diskussionsgruppen und Aufklärung angeboten. Außerdem haben Sie dort die Möglichkeit, Ihre physischen Fähigkeiten zu verbessern und über Ihre Sorgen mit Menschen zu sprechen, die ein ähnliches Trauma erlebt haben. In einer guten Rehabilitation werden Sie lernen, wie Sie Ihre Ernährung umstellen können, außerdem bestimmte Körperübungen, die Sie zu Hause weiter machen können. Und Sie sollten über Nutzen und Risiken jedes Medikaments, das Sie bekommen, vollständig informiert werden.

Nach meinem Herzinfarkt war meine Stimmung sehr gedrückt. In der Rehabilitation war ich mit Menschen zusammen, die das, was ich durchmachte, bereits hinter sich hatten. Ich fühlte mich sehr ermutigt. *Eine 72jährige Frau*

Die meisten Rehabilitationseinrichtungen bieten auch eine Psychotherapie an, außerdem eine arbeitsmedizinische Therapie für die Patienten, die nicht in ihre früheren Berufe zurückkehren können.

In der dritten Phase des Rehabilitationsprogramms wird das Körperübungsprogramm unter ärztlicher Aufsicht weitergeführt. Manche Frauen machen die Übungen lieber zu Hause und gehen allein spazieren. Andere schließen sich einer der vielen Herzgruppen an. Kontaktadressen bekommen Sie über die verschiedenen Regionalvertretungen der Deutschen Arbeitsgemeinschaft für kardiologische Prävention und Rehabilitation e. V., Herbert-Hellmann-Allee 11, 7812 Bad Korzingen, Tel. 07633/14067. Weitere Informationen zum Thema Herzinfarkt enthält die Broschüre «Hand aufs Herz», kostenlos erhältlich bei der Bundeszentrale für gesundheitliche Aufklärung, Postfach 910152, 5000 Köln 91.

Physikalische Therapie, Sprechtherapie und Beschäftigungstherapie helfen Menschen, die einen Schlaganfall hatten, so weit wie möglich alle Fähigkeiten wiederzuerlangen. Ein Schlaganfall kann die Sprechfähigkeit beeinflussen, das Verhalten, Gedankenmuster, das Gedächtnis, das Gehör und führt manchmal zu Lähmungen.

In der Vergangenheit wurde in der Rehabilitation mehr Wert auf den Ausgleich für die behinderten Körperteile gelegt, deshalb war das Schlaganfallopfer stärker auf die gesunde Seite des Körpers angewiesen. Heute wird bei der Rehabilitation mehr darauf hingearbeitet, die Kontrolle über die betroffene Körperhälfte wiederzuerlangen.

Familienangehörige und Freunde sollten in die Rehabilitation nach einem Schlaganfall einbezogen werden. Sie müssen nicht nur auf dem Laufenden gehalten werden über die Aussichten der Betroffenen,

---

Wie steht es mit Sex?

Ein verbreiteter Mythos über Herzkrankheiten besagt, daß der Sexualakt Herzinfarkte herbeiführen kann oder sogar den Tod. Das ist nicht richtig. Ein Herzinfarkt, eine Herzoperation oder ein Schlaganfall bedeuten nicht das Ende eines befriedigenden Sexuallebens. Die meisten Frauen finden, daß die Liebe für sie, wenn sie erst wiederhergestellt sind, ebenso lustvoll ist wie zuvor.
(S. Kapitel «Sexualität», S. 173.)

Sie hörte, wie der Arzt, als er ihr Krankenzimmer verließ, sagte: «Nach so etwas gibt es keine Besserung.» Sie konnte alles sehen: die Wörter explodierten in ihrem Kopf, aber keins entwich durch einen Laut. Sie konnte nicht glauben, was der Arzt gesagt hatte. Würde sie in Zukunft hilflos sein? Sie war Fotografin, würde sie nie wieder ein Bild machen können?

«Das stimmt überhaupt nicht.» Die Stimme einer Schwester erreichte sie. Sie lehnte sich über das Bett, ihr Gesicht war sehr zornig. «Er hätte das nicht sagen dürfen!», flüsterte die Schwester wütend. Eine Wiederherstellung war möglich. Sie hatte es oft erlebt bei Menschen, die ihre ganze Willenskraft aufboten. Ein ungeheures Gefühl von Zuversicht stieg in ihr auf. Natürlich, sie wußte, daß die Schwester recht hatte. Erleichterung durchflutete sie, und sie wurde besessen von einem einzigen Gedanken: gesund zu werden. Die Schwester blieb etwa eine Stunde bei ihr, sprach mit ihr, ermutigte sie.

In dieser Nacht schlief sie tief, traumlos. Am nächsten Morgen sah sie auf ihre Hand auf dem weißen Laken. Zwei Finger ihrer rechten Hand zuckten. Sie zwang sie, es noch einmal zu tun. Langsam hob sich ihr Zeigefinger, dann der Mittelfinger. Diese kleine Bewegung entwickelte sich sehr langsam, nach und nach.

Am dritten Tag kam ihre Sprache wieder. Am zehnten Tag konnte sie ihre rechte Hand bis zur Brust hochheben. Am nächsten Tag hob sie beide Hände, ein paar Zentimeter unter das Herz. Ein tiefer Seufzer durchfuhr sie. Alles würde gut, es war nur eine Frage von Zeit und Bemühen. Sie wollte ihrer Familie, der Schwester, jedem erzählen, was es ihr bedeutete, daß sie ihre Hand heben konnte, mit einer Gebärde, die gerade ausreichte, um ihre Kamera zu halten. So wußte sie, daß sie nicht am Ende war. Sie würde wieder arbeiten können.[23]

Eine 70jährige Frau

sondern können den Heilungsprozeß unterstützen, indem sie sie ermutigen, so weit wie möglich ihre Unabhängigkeit wiederzuerlangen.

Ein schwerer Schlaganfall machte mich abhängig und erschütterte meine körperliche und emotionale Stabilität. Es war schwierig, mit dem Leben fertig zu werden. Schwimmen lernen war eine der wirk-

23 Aus Charlotte Painter, Pamela Valois: Gifts of Age: Portraits and Essays of 32 Remarkable Women, San Francisco 1985, S. 126–129.

samsten Techniken, damit umzugehen. Zwei Schwimmstunden in der Woche (jeweils 45 Minuten) geben mir mehr Stärke und Ausdauer. Die fortwährende verbale Ermutigung eines Therapeuten und der Gruppenmitglieder in der Rehabilitation, selbst bei winzigen Fortschritten, bauten mich ungeheuer auf und hoben meine Stimmung. Wir gaben uns ein Motto: «Mach weiter, egal wie!» Ich fand heraus, daß mir die Arbeit in der Gruppe guttat und auch meine Familie bei der Bewältigung des Gedankens unterstützte, daß ich für lange Zeit behindert sein würde.

Eine 38jährige Frau

24 Krebs*

Vor neunundvierzig Jahren, als ich wegen Eierstockkrebs zum erstenmal operiert und bestrahlt wurde, hatten die Leute so viel Angst vor Krebs, daß sie sich nicht trauten, das Wort auch nur auszusprechen. Sie logen mich an, aber ich wußte, daß sie logen, als sie mir Bestrahlungen verschrieben. Ich hatte genug gelesen, um zu wissen, daß ich Krebs hatte. Heute ist es besser, die Menschen sind offener, reden mehr. Jetzt besuche ich andere Krebspatienten, und meist wissen sie Bescheid. Sie können heute besser darüber sprechen. *Eine 75jährige Frau*

Die Diagnose «Krebs» ist kein Todesurteil. Viele Menschen leben lange mit dieser Krankheit und sterben schließlich in hohem Alter an anderen Ursachen. Die meisten von uns kennen wenigstens eine Person, die noch viele gute Jahre hatte, nachdem Krebs diagnostiziert worden war.

Die gleiche Frau fährt fort:
Vor acht Jahren, mit siebenundsechzig, bekam ich Darmkrebs und hatte eine Kolostomie. Ich ging hinterher wieder arbeiten, und trage vor meinem künstlichen Darmausgang ständig einen Beutel. Ich tue alles, was ich vorher auch tat. Ich habe eine Beziehung zu einem Mann, und ihm macht es nichts aus. Ich gehe viel spazieren. Ich möchte in Form bleiben. Zu den Ärzten sage ich: «Mir geht es gut, ich bekomme nur ab und zu Krebs.»

Die meisten von uns werden nie Krebs bekommen, drei von zehn aber werden an Krebs erkranken. Deshalb müssen wir mehr darüber wissen, in unserem eigenen Interesse und um den Menschen helfen zu können, die uns nahestehen. Wir alle kennen Geschichten von einem schmerzhaften, langdauernden Tod und quälenden Behandlungen, die schlimmer klingen als die Krankheit selbst. Viele machen sich auch Sorgen, daß sie eine Brust oder die Haare verlieren und an weib-

* Von Sharon Bray und Diana Laskin Siegal. «Brustkrebs» von Jane Hyman. «Darmkrebs» von Edith Lenneberg, besonderer Dank an Norma Meras Swenson und Jane Jewell

licher Attraktivität einbüßen. Krebs ist immer noch eine der gefürchtetsten Krankheiten, obwohl das Risiko, daß eine Frau an einer Herz- oder Kreislauferkrankung stirbt, viel größer ist.

Was ist Krebs?

Wir haben nur einen Namen dafür, aber Krebs tritt in vielerlei Formen auf, die nur sehr oberflächlich Ähnlichkeit miteinander haben. Ein karzinomatöses Hautstückchen, das von einer Stirn entfernt wird, hat zunächst nur wenig Ähnlichkeit mit Brustkrebs oder Leukämie, bis wir verstehen, wie die Krebszellen sich entwickeln, wachsen und sich in einem lebenden Organismus ausbreiten.

Die meisten Körperzellen bilden sich selbst fortwährend neu und wachsen, um geschädigte Organe oder Gewebe zu reparieren oder zu ersetzen. Aber manchmal verändern sich die Zellen, so daß sie ihre Fähigkeit verlieren, richtig zu arbeiten, und sie beginnen einen unnatürlichen Prozeß unkontrollierten Wachstums. Krebsbefallende Lungenzellen zum Beispiel verlieren die Fähigkeit normaler Lungenzellen, Sauerstoff in die Blutzellen einzuschleusen. Wissenschaftler sind der Ansicht, daß diese Veränderungen einsetzen, wenn man mit karzinogenen (krebserregenden) Substanzen in Berührung gekommen ist. Der Prozeß, wie sich normale Zellen zu Krebszellen entwickeln, ist zwar noch nicht vollständig bekannt, aber es deutet alles darauf hin, daß sich die abnormale Veränderung in Schritten vollzieht. Manche Karzinogene lösen die Veränderungen aus, andere fördern nur einen Prozeß, der bereits angefangen hat, einige tun beides. Wieder andere arbeiten in einem zerstörerischen Team zusammen; zum Beispiel fördert Alkohol Mund- und Kehlkopfkrebs, der durch Tabak verursacht wurde.[1]

Manche Menschen haben außerdem eine Disposition, an Krebs zu erkranken. Dabei spielen angeborene genetische Faktoren eine Rolle. Viele Spezialisten nehmen heute an, daß wahrscheinlich jeder irgendwann einmal Krebszellen bildet, aber oft kann unser Immunsystem sie unschädlich machen, bevor sie sich so weit entwickeln können, daß sie Probleme verursachen. Nahezu alle Experten sind sich einig, daß 85 bis 95 Prozent aller Krebsarten durch Umweltbelastun-

1 National Cancer Institute: Cancer Prevention, National Institutes of Health Publication Nr. 84–2671, Februar 1984

gen mitbedingt sind, das heißt von Substanzen gefördert oder ausgelöst werden, die sich in Luft, Wasser oder Nahrung befinden, am Arbeitsplatz oder zu Hause. Tabak, Kosmetika aber auch medizinische Behandlungen können Krebs auslösen oder fördern.

Im frühesten Stadium ist ein Krebs auf eine Stelle im Körper, zum Beispiel ein Organ oder vielleicht auch nur eine Zelle begrenzt. Die Zahl von Krebszellen kann schnell oder sehr langsam zunehmen. (Manchmal wird Krebs erst zwanzig Jahre, nachdem sich die erste Zelle verändert hat, entdeckt.) Ein Krebs kann die Funktion des betroffenen Organs vollständig zerstören, ohne je auf andere Teile des Körpers überzugreifen – oder im Körper «streuen» und Tochtergeschwülste (Metastasen) bilden.

Wenn die Anhäufung von Krebszellen in einem Organ (ein «primärer» Krebs) ein anderes Organ berührt, beginnt er oft auch in diesem Organ zu wachsen. Dieses regionale Wachstum sollte nicht mit einem neuen Krebs verwechselt werden (der als zweiter «primärer» bezeichnet wird), der an einer anderen Stelle wächst.

Krebszellen können aber auch durch das Blut oder Lymphsystem von der ursprünglichen Stelle in andere Teile des Körpers transportiert werden und anfangen, normale Zellen an anderen Organen zu ersetzen. Dann ist der Krebs «metastasierend» geworden. Dazu kommt es möglicherweise niemals oder erst Jahre, nachdem der Krebs zum erstenmal entdeckt wurde. Aber es kann auch gleichzeitig zu einem systemischen Wachstum kommen, während sich bösartige Zellen an der primären Stelle bilden. Viele Krebsarten wachsen langsam, rufen keine Symptome hervor und werden erst viele Jahre, nachdem die Krebszelle sich entwickelt hat, entdeckt.

Um die verschiedenen Stadien von Krebs zu beschreiben, werden sie mit verschiedenen Zahlen- oder Buchstabenfolgen bezeichnet, von einem lokalen Tumor bis zu Metastasen, je nachdem, wo sich die Krebszellen verbreitet haben. Wenn Sie die medizinische Forschung und die Erfahrungen anderer Menschen mit den verschiedenen Behandlungsweisen bewerten wollen, müssen Sie immer den Typ und das Stadium des Krebses in Erwägung ziehen.

Risiko und Vorbeugung

Die Auflistung der Risikofaktoren für Krebs beruhen auf Statistiken und wissenschaftlichen Studien. Manche Krebsrisiken, wie etwa der Kontakt mit Asbest, konnten in Laboruntersuchungen nachgewiesen werden, wo Wissenschaftler an Zellenkulturen in Reagenzgläsern (in vitro) oder an Tieren (in vivo) den krebsverursachenden Prozeß beobachten konnten.

Wenn Sie einige der Risikofaktoren kennen, können Sie sich darauf einstellen und bestimmte Angewohnheiten verändern, um das Risiko zu reduzieren. Die Risiken, auf die Sie keinen Einfluß mehr haben – zum Beispiel Dinge, die schon Jahre her sind –, sollten Sie zu besonderer Vorsicht veranlassen. Sie sollten auf die Symptome achten und sich regelmäßig sorgfältig untersuchen lassen. Die Krebsfrüherkennung ist zwar keine Garantie für eine Heilung, in vielen Fällen aber kann sie zu einer erfolgreichen Behandlung führen.

Vielleicht handelt es sich bei manchen Risikofaktoren um Dinge, die Sie nicht aufgeben wollen. Wenn Sie achtzig Jahre alt sind und gepökelten Schinken lieben, hat es wohl keinen Einfluß auf die Wahrscheinlichkeit, an Krebs zu erkranken, wenn Sie darauf verzichten (allerdings kann es andere gute Gründe geben, das darin enthaltende Fett und Salz zu meiden). Andererseits haben wissenschaftliche Untersuchungen festgestellt, daß es das Krebsrisiko möglicherweise verringern kann, wenn man aufhört zu rauchen, selbst bei Menschen, die fünfzig Jahre lang geraucht haben.[2] *Rauchen ist die Nummer eins all der Krebsursachen, die Sie beeinflussen können.*

Wer bereits einmal Krebs hatte, ist einem höheren Risiko ausgesetzt, erneut Krebs zu bekommen. Wenn man die Risikofaktoren reduziert und insbesondere das Rauchen aufgibt, kann man damit weitere Krebserkrankungen verhüten. Regelmäßige Untersuchungen beim Arzt können helfen, erneute Krebserkrankungen früh zu erkennen.

Manchmal müssen wir im Interesse unserer Gesundheit wichtige Entscheidungen treffen, obwohl wir das zukünftige Risiko kennen. Zum Beispiel muß bei einer Organtransplantation das Immunsystem ausgeschaltet werden, damit das gespendete Organ nicht abgewiesen

---

2 Robert L. Rogers u. a.: Abstention from Smoking Improves Cerebral Perfusion Among Eldery Smokers, in: Journal of the American Medical Association, Bd. 253 Nr. 20, 24. – 31. Mai 1985, S. 2970–2974

wird. Bei Menschen, die eine Herz- oder Nierentransplantation hatten, besteht ein erhöhtes Risiko, Jahre nach der Transplantation Krebs zu bekommen.

Wie können Sie die Krebsrisiken verringern?[3]

(In der folgenden Liste sind die Faktoren, die neben anderen Krebsarten besonders das statistische Risiko verringern, Brustkrebs zu bekommen, mit einem * gekennzeichnet.)

1. Rauchen Sie nicht, möglichst auch nicht passiv. Rauchen verstärkt deutlich die Wirkung anderer Karzinogene wie Alkohol, Asbest und industrieller Schadstoffe. Verwenden Sie auch keine anderen Tabakprodukte wie Schnupf- oder Kautabak, denn die verursachen ebenfalls Krebs.

2. Informieren Sie sich über die Risiken an Ihrem Arbeitsplatz, und befolgen Sie die Sicherheitsvorschriften. Tragen Sie Schutzkleidung, und machen Sie Gebrauch von Sicherheitsausrüstungen. Wenn Ihr Arbeitgeber nicht für sorgfältige Sicherheitsvorschriften sorgt, bitten Sie das Gewerbeaufsichtsamt um Hilfe.

3. Vermeiden Sie unnötige Röntgenbestrahlungen. Zögern Sie nicht, Ihren Arzt zu fragen, ob eine Röntgenuntersuchung wirklich notwendig ist, aber lehnen Sie eine Röntgenuntersuchung zur Diagnose nicht ab, weil Sie Angst vor Krebs haben. Wenn eine Röntgenuntersuchung erforderlich ist, achten Sie darauf, daß andere Teile des Körpers, insbesondere der Rumpf, gut geschützt werden.

4. Nehmen Sie kein Östrogen, außer bei schweren Symptomen, die auf andere Behandlungen nicht angesprochen haben. Wenn Sie Östrogen nehmen, fragen Sie, ob es sich mit Gestagen kombinieren läßt, wodurch sich das Risiko von Krebs der Gebärmutterschleimhaut senken läßt. (Gestagen reduziert jedoch nicht die anderen mit Östrogen verbundenen Risiken, wie Gallenerkrankungen [s. Kapitel «Osteoporose», S. 459]).

5. Ernähren Sie sich ausgewogen, und nehmen Sie viele verschiedene Nahrungsmittel zu sich (s. Kapitel «Ernährung», S. 127). Essen Sie täglich Vollkornprodukte, Gemüse und Früchte, die viele Ballaststoffe und Kleie enthalten – und ohne Pestizide angebaut wurden (wenn erhältlich und erschwinglich).

3 Aus: Boston Women's Health Book Collective: «Unser Körper – unser Leben», erweiterte Neuausgabe, Reinbek 1988

Essen Sie Nahrungsmittel, die viel Beta-Karotin und Vitamin A enthalten: Karotten, Kürbis, Süßkartoffeln, Spinat, Aprikosen, Brokkoli. Essen Sie Gemüse aus der Familie der Kreuzblütler wie Brokkoli, Blumenkohl, Kohl, Rosenkohl, Kohlrabi. Vitamin-A-Tabletten sind *kein* Ersatz für Beta-Karotin, und hohe Vitamin-A-Dosierungen können giftig sein. (Siehe hierzu auch Seite 143)

Essen Sie Nahrungsmittel, die viel Vitamin C enthalten: Zitrusfrüchte, Paprika, Blattgemüse, Brokkoli, Blumenkohl, Tomaten, frische Kartoffeln, Beeren, Melonen, Bohnensprossen. Wenn Sie die ganze Frucht essen, erhalten Sie mehr Nährstoffe, als wenn Sie nur den Saft trinken.

Essen Sie Nahrungsmittel, die viel Selen enthalten: Bierhefe, Knoblauch, Zwiebeln, Spargel, Thunfisch*, Krabben, Zuchtpilze, Vollkorn, brauner Reis, Eier, Leber*. Nieren enthalten Selen, außerdem aber viele gesättigte Fettsäuren. Selen kann in hohen Dosierungen giftig sein, deshalb ist es besser, wenn Sie es in Nahrungsmitteln zu sich nehmen und nicht in Tablettenform.

6. Reduzieren Sie das Fett in Ihrer Nahrung (s. Kapitel «Ernährung»). Essen Sie mehr Fisch.

7. Essen Sie so wenig wie möglich gesalzene oder in Salzlake eingelegte Nahrungsmittel, und vermeiden Sie chemische Zusätze, einschließlich Lebensmittelfarbe.

8. Verzichten Sie auf Alkohol, oder schränken Sie Ihren Alkoholkonsum ein.

9. Wenn Sie beträchtliches Übergewicht haben, versuchen Sie abzunehmen, indem Sie mehr Sport treiben und so wenig Fett und Zukker wie möglich essen. Es gibt Hinweise darauf, daß für Menschen, deren Gewicht über 40 Prozent des empfohlenen «Normalgewichts» liegt, ein erhöhtes Risiko besteht, an Krebs zu erkranken.

10. Sorgen Sie für häufigen und regelmäßigen Stuhlgang durch Sport, Wassertrinken und die Aufnahme von Ballaststoffen.

11. Vermeiden Sie Sonnenbrand und übertriebenes Sonnenbaden, besonders wenn Sie eine helle Haut haben. Aber halten Sie sich trotzdem viel im Freien auf. Sie brauchen Licht, um genug Vitamin D bilden zu können. Wenn Sie im Norden leben und die Winter sehr lichtarm sind, brauchen Sie in der dunklen Jahreszeit mehr Nahrungsmittel mit viel Vitamin D.

---

* Wegen der meist hohen Schwermetallbelastungen sollten Sie Thunfisch und Leber aber nicht öfter als einmal im Monat essen

● 12. Vermeiden Sie Haarfärbemittel, die auf Petroleumbasis hergestellt werden.

Die meisten der oben genannten Empfehlungen sind grundlegende Vorbeugemaßnahmen gegen Krebs, die außerdem für einen guten allgemeinen Gesundheitszustand sorgen. Wenn Sie so viele davon befolgen, wie Ihre Willenskraft, Ihr Interesse und Ihre Lebensweise es zulassen, können Sie Ihren Körper stärken, um Krebs zu verhüten, oder ihm helfen, Krebs zu bekämpfen. Das Rauchen aufzugeben, sich besser zu ernähren oder andere Lebensveränderungen bieten zwar noch keine Garantie dafür, daß Sie nie Krebs bekommen werden, aber es beeinflußt Ihre statistischen Chancen und sollte Ihre allgemeine Gesundheit fördern. Manchmal widersprechen die Ratschläge sich gegenseitig. So warnen Krebsspezialisten vor Alkohol, Herzspezialisten hingegen empfehlen vielleicht, ein paar Einheiten Alkohol am Tag seien gut für Sie. Dicke Frauen haben ein größeres Risiko, an Krebs zu erkranken, dafür ist bei ihnen die Gefahr geringer, Osteoporose zu bekommen. Da unser Wissen über diese Krankheit heute noch so unvollständig ist, wird es das beste sein, wenn Sie darauf achten, in Ihrer Lebensweise Maß zu halten und Ihren Körper sowie Ihre Empfindlichkeiten besser kennenzulernen.

Risikofaktoren in Beruf und Umwelt

Es kann ganz schön besorgniserregend sein, wenn man die Krebsstatistiken liest und feststellt, daß in der Gegend, in der man lebt, bestimmte Krebsarten häufiger vorkommen als im Durchschnitt. Die Tatsache, daß die erhobenen Krebszahlen sich bei den meisten Orten von Jahr zu Jahr beträchtlich unterscheiden, läßt allerdings darauf schließen, daß höhere Krebsraten möglicherweise nur zufällige Varianten sind. Kontaminiertes Trinkwasser, giftige Müllhalden, nukleare Verstrahlung und andere Umweltfaktoren jedoch können zu statistisch höheren Krebsraten führen. Die Risiken sind auch groß, wenn man in Gebäuden lebt oder arbeitet, in denen es keinen ausreichenden Luftaustausch gibt. Als einzelne können Sie am besten etwas bewirken, wenn Sie sich mit anderen zusammenschließen zu gemeinsamen Aktionen, um auf einige dieser Probleme aufmerksam zu machen, dafür zu kämpfen, daß etwas verändert und bestimmte Risiken ausgeräumt werden.
Ursache für statistisch höhere Krebsraten können auch natürliche

Faktoren sein. Wenn Sie zum Beispiel eine helle Haut haben, ist das Risiko für Sie, durch Sonnenbestrahlung Hautkrebs zu bekommen um so größer, je näher Sie am Äquator leben. Außerdem steigt die Hautkrebsgefahr in dem Maß, wie wir die schützende Ozonhülle der Erde durch Umweltschadstoffe zerstören.

Zwischen bestimmten Risikofaktoren im Beruf und bestimmten Krankheiten lassen sich eindeutige Zusammenhänge herstellen. Viele der üblichen Haushaltsprodukte enthalten karzinogene Stoffe, und manche Studien zeigen, daß bei Hausfrauen das Risiko, an Krebs zu erkranken, höher ist als beim Durchschnitt der Bevölkerung. Künstlerinnen, Handwerkerinnen, Laborantinnen und Angehörige medizinischer Berufe sollten sich über die richtige Handhabung der Materialien informieren, mit denen sie umgehen. Zunehmend gibt es Anzeichen dafür, daß Chemikalien, die in der Mikrochip-Industrie verwendet werden, das Immunsystem schädigen können.[4] Und Zellgifte, die in der Krebstherapie eingesetzt werden, stehen im Verdacht, Schwestern und Ärzte einem erhöhten Tumor-Risiko auszusetzen. Erforschen Sie die Risiken jedes chemischen Stoffes oder aller Geräte, die an Ihrem Arbeitsplatz verwendet werden.

Risikofaktoren, auf die Sie keinen Einfluß haben

Alter. Je länger Sie leben, desto größer ist die Wahrscheinlichkeit, daß bei Ihnen eine Form von Krebs entdeckt wird. Die Hälfte aller Krebserkrankungen wird bei Menschen über fünfundsechzig Jahren festgestellt. Die Häufigkeit von Krebserkrankungen beginnt nach amerikanischen Untersuchungen bei Frauen etwa im Alter von fünfunddreißig Jahren zuzunehmen (bei Männern ein wenig später). Bei Frauen zwischen fünfunddreißig und vierundfünfzig Jahren ist Krebs die führende Todesursache, bei Frauen im Alter zwischen fünfundfünfzig und vierundsiebzig die zweithäufigste, und im Alter von fünfundsiebzig Jahren und älter steht Krebs auf der Liste der Todesursachen auf Platz drei.[5]

Geschlecht und Rasse. Es sterben mehr Männer als Frauen, und mehr schwarze als weiße Menschen an Krebs. Faktoren wie Rauchen, Ge-

4 Amanda Spake: A New American Nightmare, in: Ms., März 1986, S. 35–42ff
5 William Mann: Reproductive Cancer, in: Women and Health, Bd. 10 Nr. 2/3, Sommer/Herbst 1985, S. 63

sundheitsfürsorge, Ernährungsverhalten, der Umgang mit gefährdenden Stoffen am Arbeitsplatz und psychosozialer Streß sind wahrscheinlich für einige der Unterschiede in diesen Krebs-Statistiken verantwortlich.

Vererbung. Manche Krebsarten kommen bei Menschen häufiger vor, deren Eltern oder nahe Verwandten ebenfalls darunter litten. Auf jeden Fall sollten Sie Ihren Arzt darüber informieren, wenn in Ihrer Familie jemand Krebs hatte oder an Krebs gestorben ist. Manche Krebsarten können früh entdeckt und geheilt werden, wenn die Familienmitglieder wachsam sind für die Disposition in der Familie oder besondere Umweltrisiken.

Wir dürfen nicht dem Opfer die Schuld geben!
Es gibt viele Vorurteile gegenüber Menschen mit Krebs, die wir noch überwinden müssen. Manche Menschen glauben immer noch, Krebs sei ansteckend, trotz aller Untersuchungen, die das Gegenteil beweisen. Andere glauben, alle Krebse seien unvermeidbar tödlich. Diese Vorurteile können zur Isolation im Privatleben und unterschwelligen Diskriminierung bei der Arbeit führen.
Menschen, die an Krebs erkranken, empfinden oft Scham oder haben Schuldgefühle. Viele fragen sich, womit sie es verdient haben, so bestraft zu werden. Manchmal geben sie sich selbst die Schuld, oder andere Menschen schieben ihnen die Verantwortung zu, weil sie sich Risikofaktoren aussetzen, die sie für diese Krankheit prädisponiert haben. Viele Menschen versuchen immer noch zu verheimlichen, daß sie Krebs haben – selbst vor nahen Angehörigen und Freunden. Aber die Vorurteile können nicht überwunden werden, solange wir nicht alle so viel wie möglich über Krebs wissen und viel mehr miteinander über unsere Erfahrungen mit Krebs sprechen. Wir sollten es nicht hinnehmen, alleingelassen zu werden, wenn wir Unterstützung brauchen.

> Gleich nach der Operation kamen eine Menge Freunde vorbei, um mich aufzuheitern. Aber ich mußte zuerst sie beruhigen. Sie wußten nicht, was sie sagen sollten. Der Krebs war wie eine Wand zwischen uns. Deshalb holte ich tief Luft und fing an, darüber zu sprechen. Dann war alles in Ordnung.
>
> *Eine 40jährige Frau mit Brustkrebs*

Vieles, was über Krebs geschrieben wurde, führt darauf hinaus, daß dem Kranken selbst die Schuld an seiner Krankheit zugeschrieben wird. Menschen mit Krebs werden oft mit bestimmten Persönlichkeitsmerkmalen in Verbindung gebracht, so wie im vergangenen Jahrhundert Menschen mit Tuberkulose ein bestimmter Charakter zugeschrieben wurde.[6] Sogar Ärzte neigen dazu, die Verantwortung für Therapie-Fortschritte den Betroffenen selbst zuzuschieben. Und sie beschuldigen diejenigen, denen es nicht bessergeht, sich nicht genug bemüht zu haben. Außerdem legen manche Ärzte viel Wert darauf, daß Patienten gefaßt bleiben und Haltung bewahren auch in der schweren Lage, in der sie sich befinden.[7]

Die Auffassung, es sei vor allem der psychische Zustand, der Einfluß auf den Verlauf einer Krebserkrankung habe, birgt zwei Gefahren in sich:

1. Die Betroffenen werden an Schuldgefühlen leiden und dem Gefühl, versagt zu haben, wenn der Krebs trotz ihrer Bemühungen in ein zerstörerisches Stadium vorrückt.
2. Sie geben vielleicht medizinische Therapien auf, die ihnen helfen könnten.

Es ist äußerst wichtig, die bestmögliche Behandlung zu bekommen. Wenn Sie mit anderen sprechen, die Erfahrungen mit Krebs haben, werden Sie schnell feststellen, daß sie fast alle Perioden von Wut, Angst, Verletztsein, Depression, Hoffnungslosigkeit und Passivität durchmachen. Der Erfolg oder Mißerfolg einer Therapie ist nicht davon abhängig, wie stark sie daran glauben oder ob sie die «richtige» Einstellung haben oder eine glückliche Person sind. Eine Studie konnte keine Beziehung feststellen zwischen «psychosozialen» Faktoren wie dem Ehestand, anderen Beziehungen, der Zufriedenheit mit der Arbeit oder dem Leben allgemein und den Aussichten darauf, wie Menschen mit fortgeschrittenem Krebs auf eine Behandlung ansprechen oder wie lange sie lebten.[8] Menschen, deren Lebensmut unerschöpflich ist, die stets Haltung bewahren, nie ihren Glauben verlieren, deren Leidensfähigkeit unendlich ist und die auch in schweren Zeiten heiter bleiben, sind äußerst selten. Andererseits dürfen wir nicht jedes Gefühl dafür aufgeben, daß wir einen gewissen Einfluß haben. Wir müssen viele Entscheidungen über Veränderungen in un-

6 Susan Sontag: Krankheit als Metapher, Frankfurt 1981
7 Marcia Angell: Disease as a Reflection of the Psyche? in: The New England Journal of Medicine, Bd. 312 Nr. 24, 13. Juni 1985, S. 1570–1572
8 Barrie R. Cassileth u. a.: Psychosocial Correlates of Survival in Advanced Malignant Disease, in: The New England Journal of Medicine, Bd. 312 Nr. 24, 13. Juni 1985, S. 1551–1555

serem Leben und über Behandlungen treffen. Manchmal nimmt die an Krebs (oder einer anderen chronischen Krankheit) erkrankte Person das Leben mehr in die Hand und hat mehr Kraft als je zuvor, manchmal übernimmt auch eine Person, die eine enge Beziehung zu ihm oder ihr haben, die Initiative. Von Bedeutung für den Verlauf scheint nach Langzeitforschungen des amerikanischen Arztes Prof. David Spiegel jedoch die psychologische Betreuung und menschliche Unterstützung von Krebskranken nach einer Operation und/oder Bestrahlung, bzw. Chemo-Therapie zu sein.[9]

Krebsforschung

Die finanziellen Mittel für die Krebsforschung kommen weitgehend aus privaten Organisationen, von Einzelpersonen oder vom Staat. Einzelne Mediziner, aber auch die medizinischen Wissenschaftler als Gruppe fordern mehr Mittel, als ihnen jedes Jahr bewilligt werden. Die Entscheidungen, die getroffen werden, können das Projekt eines Forschers beschleunigen, dafür aber andere zwingen, ihre Forschungen zu verzögern oder aufzugeben. Bei der Entscheidung, wer wieviel Geld für welchen Forschungsauftrag bekommt, spielen viele Faktoren eine Rolle: Schätzungen, wie vielen Menschen damit geholfen werden kann, wie nahe der Forschende einem wissenschaftlichen Durchbruch ist oder ob er fähig ist, seine Entdeckung für die Praxis nutzbar zu machen, was andere Spezialisten von einem bestimmten Projekt halten, welche Erfolge ein Antragsteller vorzuweisen hat, der Ruf der Forschungsinstitution (Universität, Klinik usw.) und eine Reihe von noch subjektiveren Kriterien. Auch politische Erwägungen haben oft ebenso Einfluß auf die Bewilligung von Mitteln für die Krebsforschung wie für andere Forschungen.

Auch die besonderen Interessen politisch einflußreicher Gruppen wirken sich auf die Bewilligung von Mitteln für die Krebsforschung aus. Gewerkschaften zum Beispiel fordern Ergebnisse, wenn sich herausstellt, daß ihre Mitglieder an berufsbedingten Krebsarten erkranken. Die Anti-Raucher-Kampagne hat die Forschung angespornt, Verbindungen zwischen Rauchen und bestimmten Krebsarten zu untersuchen. Gleichzeitig haben die Geschäftswelt und die Industrie

9 Diese Ergebnisse wurden auf dem Internationalen Krebskongreß in Hamburg 1990 vorgetragen.

ihre ökonomische und politische Macht eingesetzt, um Gesetze gegen Substanzen und Praktiken zu blockieren, die Krebs verursachen können, oder die Mittel für relevante Forschungen zu beschneiden.

Schädliche Behandlungen

Zu häufig werden Medikamente oder andere Methoden zur Behandlung medizinischer Beschwerden verschrieben, ohne daß sie genügend wissenschaftlich erforscht sind, und zu häufig erweisen sie sich als wirkungslos oder sogar schädlich. Beispiele aus der Vergangenheit sind unter anderem: Röntgenuntersuchungen schwangerer Frauen (erhöhtes Leukämie-Risiko für das Kind), Röntgenbestrahlungen des Halses und Thorax-Durchleuchtungen in der Kindheit (Anwachsen von Schilddrüsen- und Brustkrebs im Erwachsenenalter), die Einnahme von Diäthylstilböstrol (DES) während der Schwangerschaft (seltene Form von Krebs bei den weiblichen Nachkommen und ein erhöhtes Langzeit-Risiko der Mutter, an Brustkrebs zu erkranken).
Informieren Sie Ihren Arzt, wenn Sie als Kind Röntgenbestrahlungen des Oberkörpers ausgesetzt waren, um die Möglichkeiten zu verbessern, daß jeder mögliche Krebs früh erkannt und behandelt werden kann.
DES (Diäthylstilböstrol ist ein synthetisches Hormon mit östrogener Wirkung) wurde im Jahr 1942 in Amerika von der obersten Arzneimittel-Kontrollbehörde, der Food and Drug Administration (FDA) zugelassen, um den Milchfluß bei Müttern aufzuhalten, Symptome während des Wechsels und vaginale Entzündungen (Vaginitis) zu behandeln, obwohl Untersuchungen bereits in den dreißiger Jahren gezeigt hatten, daß Östrogen bei Labortieren Krebs erzeugte. 1947 empfahl die FDA sogar noch erhöhte DES-Dosierungen während der Schwangerschaft, obwohl keine Untersuchungen durchgeführt wurden, die die möglichen Wirkungen auf das ungeborene Kind oder die Mutter zum Gegenstand hatten. Ärzte verschrieben DES häufig, wenn eine Frau vorher eine Fehlgeburt gehabt hatte, wenn sie an Diabetes oder hohem Blutdruck litt oder wenn es während der Schwangerschaft zu leichten Blutungen kam. Manche Mediziner und Pharmahersteller empfahlen DES als routinemäßige Vorbeugemaßnahme gegen eine Fehlgeburt, sogar noch bevor es Anzeichen dafür gab.
Obwohl Untersuchungen bereits 1953 eindeutig gezeigt hatten, daß DES bei der Verhütung von Fehlgeburten unwirksam war, warnte die FDA erst 1971, als der ursächliche Zusammenhang mit Krebserkrankungen festgestellt worden war, vor einer Einnahme während der

Schwangerschaft. DES ist in der Bundesrepublik nie verordnet worden, um Fehlgeburten vorzubeugen. Es wurde schon vor Jahren aus dem Handel gezogen. Die DES-Katastrophe blieb deswegen weitgehend auf Amerika begrenzt.[10]

Diagnose – Leben mit Krebs

Warum ist Früherkennung so wichtig? Bei manchen Krebsarten ist durch eine Früherkennung eine Heilung möglich, oft eine beträchtliche Besserung und ein Aufschub von Jahren – oder sogar Jahrzehnten –, in denen Sie ohne Symptome leben können. Viele Krebsarten lassen sich leichter behandeln und unter Kontrolle halten, wenn sie rechtzeitig entdeckt werden. Bestimmte Hautkrebse, Muttermund- und Darmkarzinome kommen sehr häufig vor und lassen sich früh erkennen und heilen.

- Bestimmte Hautkarzinome (Basalzell- und Stachelzellkarzinom) sind sichtbar, wachsen sehr langsam, und die Heilungsrate nach einer Entfernung beträgt nahezu 100 Prozent.
- Muttermundkrebs wächst unbemerkt und kann nach einer Früherkennung aufgehalten werden, bevor er aus der Zervix auf andere Körperbereiche übergreift. Mit einem halbjährlichen Abstrich läßt sich ein Muttermundkrebs im Frühstadium erkennen. Besprechen Sie mit Ihrem Arzt, in welchem Zeitraum Sie sich am besten untersuchen lassen sollten. Heterosexuelle Frauen, die sexuell aktiv sind und deren Partner keine Kondome benutzen, sollten sich regelmäßig untersuchen lassen. Allerdings bedeutet ein abnormales Ergebnis bei einem Abstrich nicht in jedem Fall, daß sich ein Muttermundkrebs bildet, und es ist entscheidend, die Veränderungen in den Muttermundzellen (Dysplasie) aufzuhalten, bevor Sie sich einer Operation unterziehen (vgl. Kapitel «Hysterektomie und Eierstockentfernung», S. 530).

Auch andere, weniger häufige Krebsarten können wirksam behandelt werden, wenn sie früh entdeckt werden. Nicht in allen Fällen kann eine Früherkennung das Leben wirklich verlängern. Dennoch werden damit die Statistiken zu den Überlebensraten aufgebessert. Denn die

10 Hans-Dieter Taubert und Herbert Kuhl: Kontrazeption mit Hormonen, Frankfurt 1981, S. 204

Betroffenen haben zwar keine besseren Chancen als die meisten anderen, die an der gleichen Krankheit leiden, aber sie werden früher in den Statistiken geführt. Die verbesserten Überlebensstatistiken bei Lungenkrebs und Brustkrebs zum Beispiel verdanken wir offenbar direkt den frühen Diagnosen und einer viel besseren Buchführung und nicht einer Verbesserung der tatsächlichen Überlebensrate. Viele Krebsarten lassen sich erst erkennen, wenn sie Symptome hervorrufen.

Manche Frauen würden lieber überhaupt nicht wissen, daß sie Krebs haben, besonders wenn die Symptome sie nicht hindern werden, bis kurz vor ihrem Tod normal weiterzuleben.

Als meine Mutter mit Anfang Vierzig Krebs bekam, hatte sie bereits zwei enge Freundinnen an Krebs verloren, die etwa zehn Jahre älter waren als sie. Sie hatte schreckliche Angst vor dieser Krankheit und vor dem Tod überhaupt. Deshalb wollten wir nicht, daß ihr jemand etwas sagte, als bei ihr Lungenkrebs diagnostiziert wurde. Aber ein Strahlentherapeut sagte es ihr natürlich. Sie starb etwa zwei Monate später, und es war schrecklich für uns alle in der Familie und für sie selbst, daß sie so jung sterben mußte.

Eine 40jährige Frau

Andere unternehmen sofort etwas:
Mein zweiter Mann hatte Krebs, aber ich erinnere mich an so viele gute Zeiten in unserer viel zu kurzen Ehe, in denen seine Behandlung sein Befinden gebessert hatte. Als sich bei einer Mammographie verdächtige Schatten in meiner Brust zeigten, war ich deshalb sehr motiviert, etwas dagegen zu unternehmen. Ja, ich hatte Angst, aber ich wußte, daß mir geholfen würde. Mein Internist drängte mich, ein paar Monate abzuwarten, bevor ich eine chirurgische Biopsie machen ließ, und es stellte sich heraus, daß das zweite Mammogramm keine Auffälligkeiten mehr zeigte.

Eine 60jährige Frau

Wenn Sie eins der folgenden Warnsignale an sich bemerken, sollten Sie es Ihrem Arzt mitteilen:[11]
- Veränderungen in der Funktion von Darm oder Blase
- eine wunde Stelle, die nicht heilt
- ungewöhnliche Blutungen oder Ausfluß

11 Herausgegeben von der Amerikanischen Krebsgesellschaft

- Dickerwerden eines Knotens in der Brust oder anderswo
- Magenbeschwerden oder Schwierigkeiten beim Schlucken
- sichtbare Veränderungen einer Warze oder eines Muttermals
- quälender Husten oder Heiserkeit
- Gewichtsabnahme, ohne daß Sie Diät halten oder anders essen als sonst
- langanhaltendes leichtes Fieber, ohne daß es dafür eine Erklärung (z. B. Rheuma oder eine Infektion) gibt

Keins dieser Symptome muß unbedingt Zeichen für irgendeine schwerwiegende Erkrankung sein, und alle können außer Krebs auch andere Ursachen haben. Aber Sie sollten wenigstens mit einem vertrauenswürdigen Arzt darüber sprechen.

In Fällen, wo es mehrere Möglichkeiten gibt, wollen Sie vermutlich mitentscheiden, welche Methoden bei der Diagnose angewendet werden. Vor allem bei Brustkrebs, worüber viel geschrieben wurde, können Sie selbst entscheiden (s. S. 631 bis 636). Bitten Sie Ihren Arzt, Ihnen die Methoden, die er anwendet, genau zu erklären und fragen Sie, ob es auch andere Möglichkeiten gibt und warum er in Ihrem besonderen Fall nicht zu den Alternativen rät.

Röntgenuntersuchungen, einschließlich Mammographien, können Hinweise auf eine Krebserkrankung geben, bieten aber keine Grundlage für eine endgültige Diagnose. Häufig werden Gewebeproben von einem verdächtigen Bezirk entnommen (dieser Eingriff wird als «Biopsie» oder «Probe-Excision» bezeichnet), um eine genauere Diagnose stellen zu können. Nadelbiopsien lassen sich bei Brust, Lungen- oder Pankreastumoren durchführen. Mit Hilfe einer dünnen, korkenzieherförmigen Nadel wird Gewebe aus einem festen Knoten entnommen. Mit einer Ausschabung oder diagnostischen Saug-Kürettage werden aus der Innenseite der Gebärmutter Zellen entnommen, die auf Krebs des Endometriums untersucht werden können. Solche Biopsien können auch endoskopisch vorgenommen werden. Die dabei verwendeten Endoskope bestehen entweder aus einer starren Röhre oder einem biegsamen (flexiblen), schlauchartigen Gerät, durch das der Arzt mittels eines optischen Systems in das betroffene Organ hineinsehen kann. Sehr kleine Zangen, Schlingen oder Greifer ermöglichen die Gewebsprobenentnahme oder sogar komplette Entfernung verdächtiger Knoten z. B. von Polypen aus dem Dickdarm oder Magen.

Unabhängig von der eingesetzten Technik ist es von Größe, Lage und

Anzahl der Knoten abhängig, ob nur ein kleines Gewebsstück oder der ganze verdächtige Bezirk entfernt (biopsiert bzw. exstirpiert) wird. Auf jeden Fall wird das entfernte Stück zur Untersuchung in hauchdünne, durchsichtige Scheiben geschnitten, auf Glasscheibchen präpariert und dann vom Pathologen unter dem Mikroskop untersucht. Es gibt verschiedene Schnitt-Techniken, die je nach Bedarf sehr schnell (d. h. noch während der laufenden Operation) oder langsamer, aber noch genauer ausgewertet werden können.

Manchmal wird die Entscheidung für einen zusätzlichen Eingriff auf der Basis eines Schnellschnitts noch während der Operation getroffen, um eine weitere Operation und Narkose zu vermeiden. In anderen Fällen gibt es gute Gründe, die Ergebnisse der etwas längerdauernden Gewebeuntersuchung abzuwarten, bevor über die weitere Behandlung entschieden wird; dann ist ein Schnellschnitt nicht notwendig.[12]

Die Gewebeschnitte, die für die Untersuchungen präpariert werden, gehören zu Ihren medizinischen Unterlagen. Sie sollten ebenso wie Röntgenbilder für Sie verfügbar sein, wenn Sie die Meinung eines anderen Arztes, eines Pathologen oder Radiologen einholen wollen.

Bei manchen Frauen kommt es während des diagnostischen Eingriffs zu Komplikationen, deshalb müssen Sie darauf achten, daß Ihr Chirurg genug Erfahrung hat, um mit Ihrem besonderen Fall umzugehen. Suchen Sie sich nach Möglichkeit einen Arzt, der immer nur die kleinstnötigen Eingriffe macht und nicht in jedem Fall zu Radikal-Lösungen neigt.

«Wie lange habe ich zu leben?», diese Frage wird sehr häufig gestellt. Wir haben berechtigte Angst vor dem Krebstod. Denn die Statistiken der letzten Jahre zeigen bei vielen Krebsarten wenig Verbesserung der Überlebenschancen. Jedesmal, wenn ein lieber Mensch an Krebs stirbt, hilft es mir nicht zu wissen, daß er oder sie nicht unbedingt die gleiche Krebsart wie ich hatte, der Krebs nicht im gleichen Stadium war, an der gleichen Stelle usw. Ich habe trotzdem Angst. Ich frage mich, ob ich heute nachmittag dran bin oder morgen. Ich weiß, es ist nicht vernünftig, aber ich empfinde so.

Eine 57jährige Krebskranke

---

12 Office of Cancer Communications, National Cancer Institute: The Breast Cancer Digest, U. S. Department of Health and Human Services, Public Health Service, NIH Publication Nr. 84–1691, 2. Aufl. April 1984

Wie viele Geschichten haben Sie gehört von Menschen, die angeblich nur noch zwei Jahre zu leben hatten... oder ein Jahr... oder sechs Monate..., und es ist schon fünf Jahre her? Voll Bewunderung erzählen wir uns gegenseitig von Menschen, die inzwischen fünfundsiebzig und immer noch fit sind. Solche Geschichten sind meist wahr, und sie sind einer der Gründe, weshalb Ärzte zögern, nach einer Krebsdiagnose bestimmte Voraussagen über die Überlebenschancen zu machen, selbst in sehr fortgeschrittenen Fällen. Vielleicht wollen Sie wissen, wie lange Sie aktiv bleiben können oder ob Sie genug Zeit haben werden, um bestimmte Dinge zu Ende zu bringen, Beziehungen zu ordnen oder ein Buch zu Ende zu schreiben. Aber was werden Sie tun, wenn Sie sich dieser Zeitgrenze nähern?

Bei der Bestimmung von Grenzwerten für die Lebenserwartung bei Krebs beziehen sich Ärzte vor allem auf zwei Quellen: Statistiken und ihre eigenen Erfahrungen mit dieser besonderen Krankheit. Denken Sie daran, daß die Hälfte aller Menschen länger lebt, als der oft zitierte Mittelwert zur Überlebensdauer bei einer bestimmten Krebsart festlegt. Diejenigen, die länger leben, können entweder nur ein bißchen oder sehr viel länger leben – vielleicht sogar noch Jahrzehnte.[13]

Oft verwenden Ärzte das Wort «Heilung», wenn wir richtigerweise von einer fünf- oder zehnjährigen Überlebensrate sprechen sollten. Statistiken, die etwas darüber aussagen, in wieviel Fällen es zu einer Besserung kam (einem zeitweisen Wachstum und der damit verbundenen Linderung der Symptome oder einem Schrumpfen des Krebses) oder zu einer Heilung (Verschwinden aller erkennbaren Zeichen von Krebs), sollten nie als alleiniger Maßstab für die individuellen Aussichten gelten. Hoffnung ist von entscheidender Bedeutung, und viele von uns finden, daß es das Leben mit Krebs leichter macht, wenn sie Bescheid wissen.

> Ich bin sehr optimistisch, was die Heilung angeht – falsches Wort – wie wäre es mit Besserung? Meine Blutplättchen sind gut und zahlreich, die Blutuntersuchungen hervorragend und der Blutdruck niedrig. Ich fühle mich besser als je zuvor.
>
> *Eine 70jährige Frau mit Brustkrebs*

13 Stephen Jay Gould: The Median Isn't The Message, in: Discover Bd. 6 Nr. 6, Juni 1985, S. 40–42

Ob Sie nun selbst den Verdacht haben, an Krebs zu leiden, oder die Diagnose bereits bestätigt wurde; Sie sollten sich überlegen, ob Sie bei den diagnostischen Tests, Untersuchungen oder Behandlungen jemanden bei sich haben wollen, besonders wenn Entscheidungen zu treffen sind. Sie werden möglicherweise die moralische Unterstützung brauchen von jemandem, der Sie liebt, und nach bestimmten Eingriffen brauchen Sie möglicherweise Hilfe, um nach Hause zu kommen. Es ist nützlich, jemanden bei sich zu haben, der Fragen stellt und bei Antworten genau zuhört oder sogar Notizen macht und mit dem Sie hinterher alles besprechen können. Sie können Ihren Partner mitnehmen, Ihre Schwester, eine Freundin oder jemanden aus einer Selbsthilfegruppe.

> Immer wird man gefragt, ob man irgendwelche Fragen hat, und vor allem, wenn es der erste Arztbesuch ist, weiß man einfach nicht, was man fragen soll.
> *Eine 57jährige Frau*

> Ich hatte mich genügend mit dem Thema Frauen und Gesundheit beschäftigt, um zu wissen, daß es gut wäre, jemanden bei mir zu haben, als ich zum Arzt ging, um das Resultat der Mammographie zu erfahren. Ich nahm die Frau mit, die bei mir saubermacht, und es stellte sich heraus, daß das genau richtig war.
> *Eine 60jährige Frau*

Es hat viele Jahre gedauert, die Barrieren niederzureißen, die Krebskranke davon abhielten, miteinander zu sprechen. Die Ängste, das Schweigen und die Uninformiertheit über Krebs machen es besonders notwendig, daß wir Hilfe bekommen, wenn wir die Diagnose erfahren. Und wir brauchen Unterstützung, um mit der Herausforderung fertig zu werden, mit Krebs leben zu lernen. Die Menschen, die uns besonders nahestehen, haben oft ebenso Unterstützung und Information nötig wie wir selbst, und sie können ebenfalls davon profitieren, mit anderen Betroffenen zusammenzukommen. Gruppen von Krebskranken gibt es heute in den meisten größeren Orten. Wenn in Ihrer Nähe keine Gruppe existiert, können Sie eine ins Leben rufen.

Behandlungen

Jede Frau, bei der Krebs entweder im eigenen Körper festgestellt wird oder bei einem Menschen, den sie liebt, muß abgewogene Entscheidungen treffen können. Wegen der widersprüchlichen Empfehlungen nicht nur in den Medien, sondern auch in der medizinischen Fachwelt, ist das nicht einfach. Sammeln Sie alle Informationen, Ratschläge und Hilfsangebote, die Sie für nützlich halten – die Entscheidung, welche Behandlung Sie akzeptieren oder ablehnen, werden Sie aber letztlich selbst treffen müssen.

Im Augenblick bin ich ihre Lieblingspatientin, obwohl sie mich recht vorsichtig behandeln, nachdem ich mich geweigert hatte, mit einer Chemotherapie anzufangen, solange mein Schnitt noch nicht verheilt ist. Es warf den jungen Onkologen* fast vom Hocker, als ich fest blieb, besonders nachdem er gesagt hatte, er würde mit meiner Ärztin darüber sprechen. Ich erwiderte darauf: «Sie können mit ihr sprechen bis zum Sankt Nimmerleinstag – das ist keine medizinische Entscheidung, es ist meine höchst eigene Entscheidung, denn dies ist mein höchst eigener Körper.» Die Ärztin, eine großartige Frau, stimmte mir zu.

Eine 70jährige Frau

In der Vergangenheit bestimmten vor allem Chirurgen die Behandlung von Krebs. Heute aber sind die Therapiemethoden komplizierter, und es ist wichtiger, daß der Behandlungsplan für Sie in einem Team erarbeitet wird, wobei zu dem Team ein Chirurg oder ein chirurgischer Onkologe gehören sollte, ein Strahlentherapeut und internistische Onkologen. Bitten Sie darum, wenn Sie die erste Diagnose erfahren haben und bevor Sie Ihre Einwilligung zu irgendeiner Behandlung geben, von einem Team untersucht zu werden. Eine solche Team-Untersuchung sollte auch bei allen größeren Entscheidungen in der Zukunft, wie bei einem Rückfall, an erster Stelle stehen.

Ich las alles, was ich über Krebs finden konnte; deshalb hätte ich meinem Arzt ohne weiteres sagen können «Sie sind nicht auf dem neuesten Stand». Ich lese immer noch viel darüber. Ich wäre sehr enttäuscht, wenn ich herausfinden würde, daß die Behandlungen, die ich bekam, nicht die bestmöglichen sind.
Eine 57jährige, der 1977 eine Brust abgenommen wurde (Mastektomie) und die jetzt wegen Metastasen im Knochen behandelt wird.

* Onkologen sind spezialisiert auf die Diagnose und Behandlung von Krebs

Die Behandlungsformen bei Krebs reichen von hoch-technologischen Bestrahlungen und Chemotherapien bis zu Naturheilmitteln. Für jede Krankheit gilt, daß alle Behandlungen in gewissem Ausmaß experimentell sind, weil niemand mit Sicherheit sagen kann, wie *Sie* auf eine Behandlung oder eine Kombination von Methoden ansprechen.

Die drei gebräuchlichsten Therapieformen bei Krebs sind Operation, Bestrahlung und Chemotherapie (einschließlich Hormontherapie und Immuntherapie). Diese Behandlungen können die Krankheit entweder heilen, sie verlangsammen oder die Symptome lindern und das Leben für Sie leichter machen.

Operation

Dabei werden Krebstumore entfernt, Gewebe oder Bereiche, wo Krebszellen in das normale Gewebe eingedrungen sind, oder es kann ein blockiertes Organ freigelegt oder schmerzhafter Druck auf andere Körperteile gelindert werden. Sie sollten herauszufinden versuchen, wie erfahren Ihr Chirurg und sein Team gerade bei der Art von Operation sind, der Sie sich unterziehen sollen.

Nachdem der Tumor aus meinem Hals entfernt worden war, stellte ich fest, daß der Chirurg diesen Eingriff vorher höchst selten durchgeführt hatte. Wenn ich das gewußt hätte, hätte ich es gemacht wie eine Freundin, die in das Klinikzentrum einer anderen Stadt ging, wo man große Erfahrungen mit derartigen Operationen hat.

Eine 60jährige Frau

Fragen Sie, welche Vorteile die Operation in Ihrem Fall hat. Holen Sie eine zweite oder dritte Meinung ein, besonders, wenn ein Arzt vorschlägt, einen gesunden Teil des Körpers zu entfernen, um zu verhindern, daß er Krebs bekommt. Brüste, Eierstöcke und Gebärmutter wurden nur allzuoft entfernt, weil sie irgendwann einmal Krebs bekommen könnten; in der medizinischen Literatur sind keine Fälle bekannt, wo Männern «prophylaktisch» etwas entfernt wurde, zum Beispiel die Prostata.

Ihr Arzt wird Sie vielleicht drängen, sofort zu entscheiden, ob Sie mit einer Operation einverstanden sind, und Ihnen sagen, ein Aufschub würde nur dazu führen, daß sich die Krankheit weiter ausbreitet. Aber Sie haben immer genug Zeit, zusätzlich andere Ärzte nach ihrer

Ansicht zu fragen, es sei denn, daß ein Notfall vorliegt, zum Beispiel ein Darmverschluß. Ein Krebs verursacht nur selten plötzlich lebensbedrohliche Symptome, aber selbst in diesem Fall können Sie im Krankenhaus eine zweite Meinung erfragen.

Strahlentherapie

Dabei werden Röntgenstrahlen oder radioaktive Substanzen eingesetzt, um Krebszellen zu zerstören, anstatt sie herauszuschneiden. Manchmal ersetzt eine Strahlentherapie eine Operation, oft wird sie auch vor einer Operation verwendet, um eine Zellhäufung zum Schrumpfen zu bringen, oder nach einer Operation, um im Körper verbliebene Krebsreste zu zerstören.

Bestrahlungen werden außerdem eingesetzt zur Linderung von Beschwerden, zum Beispiel gegen Knochenschmerzen.

Bestrahlungen können Übelkeit verursachen, Durchfall, Erschöpfung und Verbrennungen, je nachdem, welcher Körperteil behandelt wird. Aber eine Strahlentherapie kann bei bestimmten Krebsarten auch ein aktives, sinnerfülltes Leben verlängern, besonders bei der Hodgkinschen Krankheit und manchen Stadien und Formen von Krebs am Muttermund, an der Lunge, der Nase und am Kehlkopf.

> Ich hatte kaum Nebenwirkungen. Ich bekam allerdings nach der zweiten oder dritten Woche einen Ausschlag, der sehr stark juckte. Ich konnte nichts drauftun, denn Creme verändert die Strahlendurchlässigkeit. Und ich bekam auf der gesamten Brust einen Ausschlag, also hatte ich einen Sonnenbrand auf dem Rücken und meinem Oberkörper. Der Ausschlag ging relativ bald zurück.
>
> *Eine Frau von Mitte 50*

Im allgemeinen gilt: Je mehr bestrahlt wird (ob in größeren Dosierungen/Strahleneinheiten oder über einen größeren Bereich des Körpers), desto mehr Komplikationen können auftreten. Viele Schwierigkeiten machen sich jahrelang nicht bemerkbar, und sie lassen sich verringern, wenn die Behandlung in mehrere Schritte aufgeteilt wird.[14] Möglicherweise sind Sie eher bereit, die schädlichen Auswir-

---

14 Martin B. Levene: Radiation Therapy, in: Blake Cady (Hg.): Cancer: A Manual for Practitioners, Boston: American Cancer Society, Massachusetts Division, 6. Aufl. 1982, S. 49–51

kungen hinzunehmen, wenn die Bestrahlung die Möglichkeit einer Heilung bietet, als wenn sie nur der Linderung von Beschwerden dient.

Strahlentherapien verursachen oft Nährstoffmangelerscheinungen. Sie können sich darauf vorbereiten, indem Sie proteinhaltige Nahrungsmittel zu sich nehmen, mit einer ausgewogenen Menge von Vitaminen und Mineralien, bevor Sie mit der Strahlentherapie anfangen. Und Sie können versuchen, ein bißchen zuzunehmen für den Fall, daß es zu Übelkeit kommt und Sie nicht essen können.

Sowohl die Strahlentherapie als auch die Chemotherapie haben das Ziel, Krebszellen zu zerstören. Dabei sollten so wenig gesunde Zellen in der Nähe des Tumors oder anderswo im Körper zerstört werden wie möglich. Die Techniken, Krebszellen anfälliger für eine Behandlung zu machen als normale Zellen oder die Wiederherstellung geschädigter gesunder Zellen zu beschleunigen, werden immer weiter verfeinert. Manchmal wird zusätzlich zu einer Chemotherapie oder Strahlentherapie mit Hitze vorbehandelt, besonders bei Tumoren nahe der Körperoberfläche. Implantierte Hitzequellen können an tieferliegenden Tumoren arbeiten. Eine Reihe von Medikamenten werden zur Zeit getestet, die entweder die Krebszellen schwächen oder normale Zellen stärken und gegen Strahlungen schützen sollen. Auch Techniken, bei denen das Knochenmark geschützt und wiederhergestellt werden kann, werden derzeit erprobt.

Krebszellen enthalten im allgemeinen weniger Sauerstoff als gesunde Zellen, was dazu führt, daß sie die Wirkung der Bestrahlung blockieren können. Deshalb suchen medizinische Wissenschaftler nach Möglichkeiten, Krebszellen Sauerstoff zuzuführen, bevor sie sie bestrahlen.[15]

Darüber hinaus gibt es inzwischen Möglichkeiten, radioaktives Material direkt an den Tumor heranzubringen und nicht nur von außen zu bestrahlen. Das schont umliegendes, gesundes Gewebe.

In großen Universitätskrankenhäusern ist die Wahrscheinlichkeit am größten, daß Ausrüstung und Technologie auf dem neuesten Stand sind und das Personal gut ausgebildet ist. Sie sollten sich aber immer erkundigen, wie alt die Bestrahlungsgeräte sind, wann sie zuletzt gewartet und vom TÜV oder vom Hersteller überprüft wurden und ob

---

15 Overcoming Tumor Resistance in Therapy. Dr. Coleman Cites Efforts to Enchance Response to Cancer Treatment, in: Focus, Harvard Medical Area News Office, 19. Oktober 1985

und wie oft die Strahlentherapeuten sich fortbilden. Wenn die Ausrüstung mehr als zehn Jahre alt ist oder Sie Zweifel an der Qualifikation des Personals haben, setzen Sie sich mit der Krebs-Hilfe in Verbindung, um Namen und Telefonnummer des nächstgelegenen Tumor-Zentrums zu erfahren.

Chemotherapie

Bei der Chemotherapie wird Krebs mit Medikamenten behandelt – es ist die einzige Methode, die Krebszellen in allen Bereichen des Körpers erreichen kann. Sie wird auch als «systemische Therapie» bezeichnet. Die Chemotherapie ist die grundlegende Behandlung bei Krebsarten wie Leukämie (Reifungsstörung der weißen Blutkörperchen) und wird zusätzlich zu einer Entfernung des primären Tumors und einer Strahlentherapie eingesetzt, um Krebszellen zu zerstören oder am weiteren Wachstum zu hindern, die sich mit den anderen Methoden nicht erreichen lassen. Manchmal hat eine Chemotherapie noch andere Wirkungen, denn alles, was stark genug ist, Krebszellen abzutöten, kann auch gesunde Zellen schädigen. Mögliche vorübergehende schädliche Wirkungen von Chemotherapie sind Haarausfall, Übelkeit, Durchfall und das Aussetzen der Menstruation. Mögliche Langzeitwirkungen und schwere Nebenwirkungen sind unter anderem das permanente Aussetzen der Periode bei über 40jährigen Frauen vor dem Wechsel, Nierenschäden, Herzkrankheiten, ein geschwächtes Immunsystem und fatalerweise auch wieder Leukämie. Aber es werden viele Medikamente und viele Kombinationen von Medikamenten eingesetzt. Nicht jeder reagiert auf die Mittel mit Übelkeit, und vielen Menschen konnte mit einer Chemotherapie geholfen werden.

Ich hatte zwei Chemotherapien und mache zur Zeit die dritte (Injektionen einer Medikamentenkombination). Ich habe *keine* Nebenwirkungen! Absolut keine.

Eine 70jährige Frau

Als mein Haar wieder wuchs, war es vollkommen grau und weich wie Babyhaar. Und lockig! Vorher hatte ich langes, dunkles Haar.

Eine 68jährige Frau

Als eine Frau in meiner Krebs-Selbsthilfe-Gruppe sagte, sie würde mit einer Chemotherapie anfangen, erzählte ich ihr, ich hätte genau das gleiche gemacht. Überhaupt keine Probleme. Aber es stellte sich heraus, daß ihr hundeübel wurde. Jetzt können wir beide darüber lachen, denn wir wissen beide, wie unterschiedlich jede einzelne reagiert.

Eine 57jährige Frau

Ihr Arzt sollte ausreichend Erfahrung haben mit den chemischen Substanzen, die er für Ihre Behandlung vorschlägt. Er sollte genau beschreiben können, wie sie wirken, welche Neben- und Wechselwirkungen möglich sind und in welchem Ausmaß die Behandlung bei Ihrer Krebsart und Ihrem Tumor-Stadium helfen kann. Wenn Ihr Arzt Ihnen die Therapie nicht mit einfachen Worten erklären kann, sprechen Sie mit einem anderen Arzt. Fragen Sie ihn und vielleicht auch einen dritten Arzt nach seiner Ansicht. Sie müssen sich bewußt sein, daß manche Therapien, wenn sie nicht richtig ausgeführt werden, Ihr Leben auch *verkürzen* können.

Hormontherapie

Eine Hormontherapie wirkt im allgemeinen langsamer, ist dafür aber auch weniger schädlich als die meisten Chemotherapien. Hormone sind Substanzen, die in einer Drüse oder einem Organ des Körpers gebildet und über das Blut transportiert werden, um andere Teile oder Funktionen des Körpers zu stimulieren. Eine Hormontherapie verändert die hormonelle Umgebung, in der ein Krebs wächst, indem die Quelle der Hormone (chirurgisch oder medikamentös) entfernt wird, andere wachstumshemmende Hormone verabreicht werden oder Substanzen eingesetzt werden, die die Wirkung von Hormonen blockieren (Antihormone), wie Tamoxifen. Hormontherapien werden zum Beispiel eingesetzt bei Brustkrebs, Gebärmutterkrebs, Krebs an den Eierstöcken, Schilddrüsenkrebs, Leukämie (Krebs der weißen Blutkörperchen) und Lymphomen (Krebs im Lymphsystem). Corticosteroide (Hormone aus der Nebenniere, z. B. Cortison) werden verwendet, um die Wirkung der Zytostatika zu unterstützen oder um Übelkeit und Erbrechen unter Kontrolle zu halten, das von manchen Chemotherapien verursacht wird, und für die Behandlung von Tumoren im zentralen Nervensystem.

Immuntherapie

Dabei handelt es sich um den zunehmend erfolgreichen Versuch, die Immunabwehr des Körpers dazu anzuregen, Krebszellen zu erkennen und anzugreifen. Viele Substanzen werden schon seit einigen Jahren auf ihre Wirksamkeit hin erforscht. Dazu gehören Substanzen wie die Interferone und die Interleukine, die unter dem Begriff Zytokine zusammengefaßt werden. Diese Substanzen haben sich inzwischen neben den schon beschriebenen Behandlungswegen zum vierten Bein der Krebstherapie entwickelt.[16]

Experimentelle Therapien

Ständig werden neue Medikamente oder Medikamentenkombinationen untersucht. Sie können an einem Forschungsprojekt teilnehmen, bei dem Krebsmittel experimentell erprobt werden. Aber bevor Sie Ihre Einwilligung zu einem solchen Experiment geben, sollten Sie über alle möglichen Risiken ebenso genau Bescheid wissen wie über die Vorteile, und die beteiligten Ärzte und Wissenschaftler sollten für Sie und Ihre Fragen viel Zeit haben. Sie sollten Ihnen erklären, warum Sie für diesen Test in Frage kommen, wer den Test finanziert, mit welchen Ergebnissen sie rechnen, welche Risiken bekannt sind und welche Vorteile das Projekt für Sie und andere haben kann. Sie sollten Ihnen erklären, wie sich die experimentelle Behandlung von dem üblichen Behandlungsplan für Ihre Krankheit unterscheidet. Außerdem sollten Sie Ihnen sagen, was jeder Arzt Ihnen bei jeder Behandlungsempfehlung mitteilen muß: Wie sie wirkt, welche Neben- und Wechselwirkungen zu erwarten sind, welche Aussichten auf eine Linderung der Symptome bestehen, auf Besserung oder Heilung.

Alternative Heilmethoden und Naturheilmittel

Die gleichen Maßnahmen, die Sie ergreifen können, um Ihr Krebsrisiko zu verringern, können dem Körper auch helfen, den bereits existierenden Krebs zu bekämpfen. Über die meisten alternativen Heilmethoden gibt es wenig oder keine statistischen Daten, wie gut sie wie vielen Menschen geholfen haben, die die gleiche Art von Krebs hat-

16 Klaus Höffken u. a.: Modulation physiologischer Regulationsmechanismen, Deutsches Ärzteblatt, 1. 11. 90, S. C-2006–2010

ten wie Sie. Sie werden Ihr Urteil danach fällen müssen, welche Art von Krebs Sie haben, welche Erfahrungen andere mit dieser Methode gemacht haben, was Sie über die Ärzte/Heilpraktiker wissen, die sie anbieten, und mit welchem Gefühl Sie etwas ausprobieren, das außerhalb der gegenwärtigen schulmedizinischen Praxis liegt.

Einige alternative Heilmethoden können mit konventionellen Behandlungen kombiniert werden. Aber viele, die eine alternative Heilbehandlung proklamieren, behaupten, daß ihre Methode nicht wirkt, wenn sie zusammen mit einer Strahlen- oder Chemotherapie angewendet wird, und zwar wegen der Schäden, die diese Therapien dem Körper zugefügt haben können. In diesem Fall müssen Sie sich vielleicht entscheiden zwischen einer herkömmlichen Behandlung, die nur leidliche Erfolge aufweisen kann und einer Behandlung, die von Ihrem Arzt ernsthaft in Frage gestellt oder völlig abgelehnt wird. Allerdings bieten manche Krankenhäuser inzwischen alternative Behandlungen neben Strahlen- und Chemotherapie an.

Viele alternative Ansätze wurden ursprünglich von Medizinern entwickelt, aber entweder ignoriert oder von der Ärzteschaft nicht anerkannt. Diese Alternativen erscheinen von ihrem Ansatz her oft logisch, und viele Menschen sprechen ihnen das Verdienst zu, Krebs geheilt oder unter Kontrolle gebracht zu haben. Die vorbeugende Krebsdiät etwa basiert auf den gleichen Prinzipien wie manche der alternativen Krebstherapien.

Einige alternative Therapien erregten in den letzten Jahren so viel öffentliche Aufmerksamkeit, daß die Nachfrage die Mediziner dazu zwang, die Sicherheit und Wirksamkeit dieser Therapien zu bewerten. Ein solcher Fall war Laetrile (Vitamin B 17). Laetrile wurde schließlich getestet und als wirkungslos eingestuft, nachdem Tausende von Menschen mit Krebs, der sich möglicherweise hätte unter Kontrolle bringen lassen, ihre Energie und beträchtliche Geldsummen für Reisen in andere Länder verschwendet haben, wo dieses unerprobte Medikament erhältlich war. Und noch immer glauben viele Menschen an dieses unwirksame Mittel.

Etwas günstiger sieht es bei Naturheilmitteln aus Mistel und Echinacea aus. Diese Pflanzenextrakte sind in den letzten Jahren gründlich getestet worden. Von der Mistel weiß man inzwischen, daß sie das Tumorwachstum hemmen, Schmerzen lindern und die körpereigene Abwehr gegen Krebs mobilisieren kann. Mistel scheint außerdem die Verträglichkeit von Strahlen- und Chemotherapie zu verbessern. Abwehrstärkend wirkt auch Echinacea. Der Pflanzenextrakt aus dem

Sonnenhut kann begleitend zu anderen Therapien gegeben und in der Nachbehandlung zur Unterstützung der Heilungsvorgänge eingesetzt werden.

Wir wissen noch immer nicht, wie wir die Selbstheilungskräfte des Körpers und unsere Fähigkeiten, die Heilung im Körper zu beeinflussen, gezielt und zuverlässig mobilisieren können. Ein Schritt in diese Richtung ist die Simonton-Technik, bei der man sich vorstellt («visualisiert»), wie die Selbstheilungskräfte des Körpers und die gewählte Heilmethode den Krebs bekämpfen. Die Visualisierungstechnik wird sowohl eingesetzt, um Krebssymptome zu behandeln, als auch, um die Wirksamkeit einer Behandlung zu steigern. Sie hat bei vielen Menschen nachweislich zu Besserung geführt. Gebet, Meditation und religiöse Rituale sind zusätzlich zu anderen Behandlungen offenbar besonders wirksam, manchmal wird ihnen eine Heilwirkung zugeschrieben und manchmal auch lediglich eine Bereicherung des Lebens.

Sich jedoch allein auf «Geistheiler» zu verlassen, kann die Chancen einer möglicherweise erfolgreichen medizinischen Behandlung einfach deshalb reduzieren, weil damit zu spät begonnen wird.

Wissenschaftliche Durchbrüche?

In den Medien wird immer wieder von neuen Wundern der Wissenschaft berichtet, die Krebs heilen können. Die traurige Wirklichkeit für die meisten Krebskranken aber ist, daß diese Entdeckungen sich meist noch im Laborstadium befinden, wenn über sie berichtet wird, und daß sie meist an Tieren ausprobiert werden. Selbst Behandlungen, die mit Erfolg an Menschen getestet wurden, brauchen in den meisten Fällen noch Jahre der Erprobung, bis sie außerhalb von Universitätskliniken und Forschungszentren angewendet werden können.

Wenn Sie lesen oder hören, daß es ein neues Mittel gibt und glauben, es könne Ihnen oder jemand anderem helfen, können Sie Ihren Arzt, Ihr Krankenhaus oder das nächste Universitätskrankenhaus anrufen, die Krebs-Hilfe oder sogar die Klinik bzw. das Forschungszentrum, das in dem Bericht erwähnt wurde. Sie können auch an die zuständigen Politiker schreiben und sie dazu drängen, dieses Projekt zu unterstützen, wenn Sie der Ansicht sind, daß die Sache lohnt.

Heute, am Ende unseres Jahrhunderts, entwickeln einige unserer angesehensten Krebsspezialisten überraschende Einsichten. Da sich wahrscheinlich auch in naher Zukunft die meisten Krebsarten nicht heilen lassen, sollten wir Geld und Energie lieber für die Erforschung von Krebs-Vorbeugemaßnahmen ausgeben als für die Behandlungen.[17] Wenn wir uns bei unseren Bemühungen mehr auf die Qualität als auf die reine Dauer des Lebens konzentrieren, können wir außerdem jenen Menschen besser helfen, die bereits Krebs haben.

Lungenkrebs

Es gibt unterschiedliche Formen von Lungenkrebs, die von verschiedenen Umweltfaktoren oder Karzinogenen ausgelöst werden. Die häufigste Form ist das Bronchialkarzinom, das überwiegend vom Rauchen verursacht wird. Es ist auch möglich, Lungenkrebs zu bekommen, wenn Sie weder aktiv noch passiv geraucht haben. Die Wahrscheinlichkeit aber, ein Bronchialkarzinom zu entwickeln, steht in einem direkten Zusammenhang damit, wie viel und wie lange Sie geraucht haben. Mit dem Rauchen aufzuhören, lohnt sich – nach fünfzehn Jahren sind Ihre Chancen, Lungenkrebs zu bekommen, nur noch doppelt so hoch wie bei einem Nichtraucher.[18] Passives Rauchen (Einatmen des Rauches aus den Zigaretten anderer Leute) stellt allerdings auch weiterhin ein Risiko dar.

Lungenkrebs ist das beste Beispiel dafür, warum die Vorbeugung gegenüber der Heilung von übergeordneter Bedeutung sein sollte. Denn diese Krankheit ist vielfach erst zu erkennen, wenn sie bereits ein fortgeschrittenes Stadium erreicht hat. Ein hartnäckiger Husten ist normalerweise das einzige Warnzeichen. Lungenkrebs wird meist behandelt mit einer Kombination aus Operation, Bestrahlung und Chemotherapie.

Ich fühlte mich lange Zeit nicht wohl, aber bei der Krebsvorsorge vor einem Jahr zeigte sich nichts. Vor sechs Monaten wog ich nur noch hundert Pfund und mochte nicht mehr essen. Es war ein harter Schlag, als ich hörte, ich hätte Lungenkrebs. Ich hatte geraucht, seit ich angefangen hatte zu studieren, denn jeder rauchte. Ist Ihnen je aufgefallen, wie oft in den alten Filmen geraucht wird? Katharine Hepburn rauchte, alle Stars, die ich bewunderte, rauchten

17 John C. Bailar III, Elaine Smith: Progress Against Cancer, in: The New England Journal of Medicine, Bd. 314 Nr. 19, 8. Mai 1986, S. 1226–1232
18 Das Krebsbuch der American Cancer Society. Reinbek bei Hamburg 1990, Seite 62 ff

im Film. Nach der Diagnose hörte ich einfach auf, obwohl ich immer noch den Drang habe zu rauchen. Ich habe mir von aller Welt Vorträge anhören müssen. Alle drei Wochen bekomme ich eine Chemotherapie. Mein Haar ist ausgefallen, aber es geht mir besser. Mein Appetit ist wiedergekehrt, und ich wiege nun 115 Pfund. Mir geht es recht gut, aber ich wünschte, es müßte keiner das durchmachen, was ich durchmache. Innerhalb eines Monats sind zwei Freundinnen an Lungenkrebs gestorben, und jetzt hat auch mein Zahnarzt Lungenkrebs. Mein Glauben und meine Freunde helfen mir.

Eine 75jährige Frau

Wenn Lungenkrebs diagnostiziert wird, kann es sich auch um eine Metastase eines Tumors an einer anderen Stelle im Körper handeln, selbst wenn dieser offenbar schon vor Jahren geheilt wurde.

Eierstockkrebs

Eierstockkrebs ist relativ selten. Die statistische Wahrscheinlichkeit liegt in der Altersgruppe über 40 bei etwa 1–10 Erkrankungen pro 1000 Frauen.[19] Weil diese Krankheit vielfach erst zu erkennen ist, wenn sie ein beträchtlich fortgeschrittenes Stadium erreicht hat, ist Eierstockkrebs oft tödlich; nach amerikanischen Zahlen beträgt die Fünfjahres-Überlebensrate für alle Stadien zusammen 41 bis 43 Prozent.[20] Mit Diagnosetechniken wie Ultraschall und Endoskopie kann Eierstockkrebs heute früher erkannt werden, aber es bleibt abzuwarten, ob eine frühzeitigere Behandlung tatsächlich die Überlebenschancen verbessert. Frühe Warnzeichen sind im allgemeinen anhaltende Darmbeschwerden, Blutungen und oft auch Schulterschmerzen, wenn der Turmor Nerven irritiert, die vom Unterleib bis in den Oberkörper hinauf verlaufen. Die Eierstöcke fühlen sich bei der ärztlichen Tastuntersuchung geschwollen an.

Obwohl die Risiken eindeutig jeden Vorteil überwiegen, glauben viele Ärzte, die bloße Möglichkeit, an Eierstockkrebs zu erkranken, würde die Entfernung gesunder Ovarien während einer anderen Unterleibsoperation rechtfertigen. Aber Eierstockkrebs kann sich bei manchen Frauen auch in der Bauchhöhle entwickeln, nachdem die

19 Kuhl und Taubert, a. a. O., S. 84
20 Das Krebsbuch der American Cancer Society, a. a. O., Seite 612

Eierstöcke entfernt wurden. (S. Kapitel «Hysterektomie und Eierstockentfernung», S. 530.)

Die Ursachen für diese Krebsart wurde bisher zwar noch nicht vollständig erforscht, einige Faktoren schälen sich jedoch inzwischen heraus. Je weniger Kinder Sie haben, desto größer ist Ihr Risiko, Eierstockkrebs zu entwickeln. Bei Frauen, die bereits Brustkrebs, Dünndarm- oder Rektumkrebs haben, besteht offenbar ein leicht erhöhtes Risiko, ebenso bei Frauen, die beruflich mit der Herstellung elektrischer Teile, von Gummiwaren oder Textilien beschäftigt sind. Bei Verwendung von Talkumpuder, insbesondere im Genitalbereich (gepuderte Diaphragmen!), verdreifacht sich das Risiko. Maisstärke ist ein ungefährlicher Ersatz für Badepuder, die Talkum enthalten.

Medizinische Untersuchungen lassen darauf schließen, daß manche der vorbeugenden Ernährungsumstellungen, die Brustkrebs reduzieren könnten, auch dazu beitragen können, Eierstockkrebs zu verhüten, besonders die Einschränkung von Fett.*Damit ließe sich erklären, warum Frauen, die dick sind und während des Wechsels Östrogen genommen haben, einem erhöhten Risiko ausgesetzt sind. Entscheidender Faktor ist hier die Östrogen-Überproduktion. Auch scheint eine gewisse erbliche Disposition zu bestehen. Eierstockkrebs wird normalerweise mit einer Operation, Bestrahlung und Chemotherapie behandelt, wobei Operationen und Chemotherapien gegenwärtig die besten Resultate zeigen.

Darmkrebs

Darmkrebs ist nach Angaben des Statistischen Bundesamtes der zweithäufigste Krebs bei Frauen. Nimmt man den Durchschnitt aller Formen von Darmkrebs, können etwa 50 Prozent aller Menschen mit dieser Krankheit geheilt werden, normalerweise durch eine Operation. Viele Spezialisten sagen, die Überlebensrate ließe sich noch verbessern, wenn der Krebs früher erkannt würde. Früherkennung verbessert in diesem Fall nicht nur die Wahrscheinlichkeit zu überleben, sondern ermöglicht es oft auch, ein größeres Stück des Darms zu retten, weil der Krebs sich noch nicht sehr weit ausgebreitet hat.

---

* Multikulturelle Studien aus den späten 70er Jahren haben gezeigt, daß in Japan, wo traditionell wenig Fett gegessen wird, die Eierstock-Krebserkrankungen am seltensten sind. Quelle: Günther Kern u. a.: Gynäkologie, Stuttgart 1985, S. 478

Frauen sollten auf Darmkrebs hin untersucht werden, besonders wenn sie aus irgendeinem Grund als besonders gefährdet gelten, an dieser Krebsart zu erkranken. Darmkrebs wächst langsam; es kann Monate oder Jahre dauern, bevor er sich bemerkbar macht. Blutungen oder Veränderungen im Stuhlgang wie Verstopfung, häufigere Darmentleerung oder Durchfall können die ersten Anzeichen sein.

Sie sollten so bald wie möglich zum Arzt gehen, wenn Sie eins der oben beschriebenen Symptome feststellen oder Schmerzen im Unterleib haben, die nicht vorübergehen. Auch Menschen mit Hämorrhoiden sollten bei Blutungen mit ihrem Arzt sprechen. Bei der Untersuchung wird eine vollständige Anamnese aufgenommen, außerdem werden Sie gefragt, ob es Fälle von Darmkrebs in Ihrer Familie gibt. Dann folgen eine vollständige körperliche Untersuchung einschließlich einer Austastung des Rektums (Mastdarms) mit dem Finger, Ultraschall des Bauches und Labortests. Dabei wird unter anderem geprüft, ob verstecktes Blut im Stuhl zu finden ist. Außerdem muß der Dickdarm mit einem besonderen Endoskop (Koloskop) gespiegelt werden und kann eine Röntgenuntersuchung des Darmes erforderlich sein. Dazu wird ein Kontrastmittel als Einlauf vom After her in den Darm eingefüllt. Zu einigen dieser Untersuchungen wird Ihr Hausarzt Sie eventuell an Spezialisten überweisen.

Da wir bisher nur wenig über die Verhütung von Darmkrebs wissen (eine vollwertige, ausgewogene, ballaststoffreiche, fettarme Ernährung ist die einzige Empfehlung, die derzeit gegeben werden kann)[21], muß man die Möglichkeiten der Früherkennung nutzen.

Wer lebt mit einem erhöhten Risiko?

1. Alle Menschen, wenn sie älter werden. Bis zum Alter von vierzig Jahren ist das Risiko sehr gering, außer in bestimmten Fällen (s. Punkt 3 und 4). Ab vierzig verdoppelt sich das Risiko alle zehn Jahre. Deshalb ist das Darmkrebs-Risiko bei einer 75jährigen achtmal so groß wie bei einer 45jährigen. Aus diesem Grund wird empfohlen, daß sich alle Menschen, *selbst wenn sie sich vollständig gesund fühlen*, ab vierzig oder fünfzig Jahren routinemäßig bestimmten Untersuchungen unterziehen: Untersuchung des Rek-

---

21 Peter Greenwald, Elaine Lanza: Dietary Fiber and Colon Cancer, in Contemporary Nutrition, Bd. XI, Nr. 1, 1986

tums mit einem behandschuhten Finger, Testung auf Blut im Stuhl, Darmspiegelung mit einem Instrument, das als Rektoskop bezeichnet wird, oder einem flexiblen Koloskop (für die Untersuchung eines längeren Stück Darms). Flexible Instrumente verursachen weniger Unannehmlichkeiten als die älteren starren Instrumente. Diese Tests können vom Hausarzt durchgeführt werden, der Sie an eine Klinik überweisen wird, wenn eins der Resultate auf Krebs oder andere Probleme schließen läßt.

2. Menschen, die bereits Darmkrebs hatten oder in deren Familie Fälle von Darmkrebs, Brustkrebs oder Krebs des Endometriums (Gebärmutterschleimhaut) aufgetreten sind. Da diese Menschen häufiger Darmkrebs haben als andere – manchmal auch bereits in jüngeren Jahren –, sollten Ärzte sorgfältig die Krankengeschichte der Familie berücksichtigen und schon relativ früh (ab 10) regelmäßige Stuhluntersuchungen durchführen. Erst vor wenigen Jahren haben Wissenschaftler festgestellt, daß die Neigung zu dieser Krankheit familienhäufig ist. Sorgen Sie dafür, daß Ihr Arzt die Krankengeschichte Ihrer Familie kennt.

3. Menschen mit Darmkrankheiten, die zwar (noch) nicht bösartig sind, aber zu Krebs führen können.

a) Darmentzündungen (Colitis ulcerosa oder Crohnsche Krankheit – manchmal auch als regionale Ileitis oder Enteritis bezeichnet). Wenn eine dieser Krankheiten acht oder zehn Jahre lang besteht, ist die Wahrscheinlichkeit, Darmkrebs zu bekommen, deutlich erhöht.

b) Familiale Polyposis. Dabei ist der Darm von Polypen besiedelt, und Vorsorgeuntersuchungen für Darmkrebs sollten schon viel früher einsetzen, sogar schon in der Adoleszenz. Diese Krankheit ist erblich und führt in 50 Prozent aller Fälle zu Krebs.

c) Einfache Polypen, besonders des Zelltypus, der als «adenomatös» bezeichnet wird, werden ebenfalls in Verbindung mit Darmkrebs gebracht. Sie sollten endoskopisch entfernt werden (kein sehr großer Eingriff). Eventuell werden Ihnen danach regelmäßige Untersuchungen empfohlen, unabhängig vom Typ der Polypen.

Leben mit einem künstlichen Darmausgang

Wenn ein Teil des Darms entfernt werden muß, werden die beiden Enden zusammengenäht, um einen Durchgang für die Nahrung aufrechtzuerhalten. Wenn das nicht durchführbar ist, wird eine Öffnung (ein «Stoma») in die Bauchdecke gemacht, durch die die unverdauten Nahrungsreste in einen Beutel entleert werden. Die Operation wird «Kolostomie» genannt, wenn ein Stoma in den Dickdarm (Colon), und «Ileostomie», wenn es in einen bestimmten Teil des Dünndarms (Ileum) gelegt wird. Menschen mit einer Kolostomie können durchaus einen Rhythmus entwickeln, den Darm zu einer bestimmten Zeit zu entleeren. Ob das gelingt, hängt davon ab, wo die Kolostomie angelegt wurde, welchen Stuhlgangsrhythmus sie früher hatten, ob andere medizinische Beschwerden vorliegen, ob Medikamente oder andere Krebsbehandlungen eingesetzt werden. Manche Menschen mit einer Kolostomie spülen das Stoma mit Wasser, um die Verdauung zu einer bestimmten Tageszeit anzuregen, andere tragen lieber den ganzen Tag über einen Beutel. Diejenigen, die ein Ileostoma haben, müssen den Beutel ständig tragen.

Viele Leute haben Angst, daß die Diagnose «Darmkrebs» automatisch zu einer Kolostomie führt. Das war nie so und ist heute noch weniger der Fall, weil es neue chirurgische Techniken gibt, die auch Teile des Mastdarms wieder verbinden, nachdem das krebsbefallene Stück entfernt wurde. Außerdem ist es heute bedeutend einfacher, mit einem künstlichen Darmausgang zu leben als früher. Frauen, die darauf angewiesen sind, können ein vollständig normales Leben führen, einschließlich sexueller Beziehungen.

Ich hatte immer eine Vorliebe für Kleider und Mode. Mein Leben lang hatte ich den Ehrgeiz, Mannequin zu werden. Vor zwei Jahren besuchte ich eine Mannequinschule – ich und meine Kolostomie neben all den 20jährigen. Vor kurzem führte ich in einem Restaurant Kleider vor. Ich zog ein Kleid an, das ich auf der rechten Seite unterhalb der Taille mit einer Schärpe band, und schlüpfte in die Toilette, um es im Spiegel zu überprüfen. Eine Frau machte einer anderen gegenüber eine Bemerkung über mein Kleid, es sei etwas, das sie ebenfalls tragen könne, weil es eine Schärpe hatte, um ihre rechte Seite zu verdecken. Dann sagte sie zu mir: «Ich trage einen Beutel, wissen Sie.» Ich erwiderte darauf: «Ach, wirklich? Ich auch.» Ich sagte ihr, wenn sie noch ein bißchen länger bleiben würde, könne sie mein nächstes Modell sehen – einen sehr knappen Badeanzug. Das einzige, was ich nicht tragen kann, ist ein Bikini. Sie hatte die Operation erst vor drei Monaten und trug ein Zeltkleid, deshalb dachte ich, es könne sehr hilfreich für sie sein, mich in einem Badeanzug zu sehen. Diese Begegnung war wirklich wichtig für mich, und ich bin sicher, für sie ebenfalls.

Eine 50jährige Frau

Um die Unterstützung von Menschen zu finden, die diese Erfahrung bereits gemacht haben, erkundigen Sie sich bei der Nationalen Kontakt- und Informationsstelle für Selbsthilfegruppen, Albrecht-Achilles-Str. 65, 1000 Berlin 31, Tel.: 0 30/8 91 40 19.

Ich besuche seit neun Jahren Leute im Krankenhaus, die wegen Darmkrebs operiert werden, denn ich finde, daß es in ihrer Situation sehr wichtig ist, mit Leuten zu sprechen, die den gleichen Weg gegangen sind.

Eine 50jährige Frau

Brustkrebs

Brustkrebs ist für Frauen wahrscheinlich der vertrauteste Krebs, der ihnen zugleich am meisten angst macht. Je älter wir werden, desto häufiger hören wir von Freundinnen und Verwandten, die diese Krankheit bekommen, und desto mehr steigt die Wahrscheinlichkeit, daß auch wir daran erkranken.

Die Statistiken geben Anlaß zur Besorgnis. Brustkrebs ist die häufigste Ursache für Krebstode bei Frauen. Insgesamt sterben jedes Jahr in den westlichen Bundesländern über 14 000 Frauen an Brustkrebs.[22] Die Häufigkeit von Brustkrebs nimmt nach amerikanischen Untersuchungen, deren Ergebnisse sich auch auf Mitteleuropa übertragen lassen, bei Frauen zwischen dreißig und fünfzig Jahren rapide zu und steigt bei Frauen über fünfzig weiter an, wenn auch langsamer.[23] Ungefähr 80 Prozent aller Brustkrebserkrankungen treten bei Frauen nach dem Wechsel auf.[24]

22 Statistisches Jahrbuch 1990
23 John L. Young Jr., Constance L. Percy, Ardyce J. Cesire (Hg.): Surveillance, Epidemiology and End Results: Incidence and Mortality Data, 1973–1977, U.S. Department of Health and Human Services, Juni 1981, S. 2081–2330
24 Health Facts, April 1985, Center for Medical Consumers, Inc., 237 Thompson Street New York NY 10012

Diese Statistiken verstellen jedoch den Blick auf Tatsachen, die durchaus zuversichtlich stimmen können. Bei dem, was wir als «Brustkrebs» bezeichnen, handelt es sich tatsächlich um viele verschiedene Krankheiten. Einige sind aggressiv und führen schnell zum Tod, andere entwickeln sich so langsam, daß sie mit großer Wahrscheinlichkeit nicht tödlich sind, und wieder andere liegen zwischen diesen beiden Extremen. Die Geschwindigkeit, mit der Brusttumore wachsen, ist sehr unterschiedlich, ebenso unterschiedlich wie die Fähigkeit unseres Immunsystems, Brustkrebs zu bekämpfen. Viele Frauen mit Brustkrebs sterben zwar innerhalb von ein paar Jahren nach der Diagnose, andere aber leben dreißig oder vierzig Jahre weiter, bevor sie in hohem Alter entweder an Brustkrebs oder an anderen Ursachen sterben.[25] *Sechzig Prozent aller Frauen mit Brustkrebs leben so lange wie ihre Altersgenossinnen ohne diese Krankheit.*[26]

Dennoch nehmen einige Wissenschaftler an, daß manche oder alle Brustkarzinome sich schnell ausbreiten, weil einige Krebszellen in die Lymphknoten oder den Blutkreislauf gelangen. Aber auch wenn Brustkrebs sich ausbreitet, ist er nicht unbedingt tödlich. Denn wichtig sind folgende Faktoren: Wie schnell oder wie langsam wächst der Krebs? Kann das Immunsystem ihn unter Kontrolle halten?

Die Selbstuntersuchung der Brust

Die meisten Knoten in der Brust sind gutartig (nichtkanzerös), andererseits aber ist ein Knoten das häufigste erste Anzeichen für einen Brustkrebs. Es kommt weit häufiger vor, daß sich ein Knoten tasten läßt, als daß Schmerzen oder Absonderungen aus den Brustwarzen spürbar werden. Im Unterschied zu karzinomatösen Knoten in anderen Bereichen des Körpers ist schon ein relativ kleiner Knoten in der Brust meist deutlich zu fühlen. Aus diesem Grund ermutigen uns Ärzte normalerweise, unsere Brust regelmäßig auf Knoten zu untersuchen, um einen etwaigen Krebs «früh» zu erkennen. Aber ist die Brustselbstuntersuchung tatsächlich sinnvoll?

Wissenschaftler wissen heute, daß Brustkrebs oft erst nach Jahren durch einen Knoten in der Brust festgestellt werden kann. In den mei-

25 I. Craig Henderson: Breast Cancer Management: Progress and Prospects, Wayne NJ, Lederle Laboratories, 1982, S. 5
26 M. S. Fox: On the Diagnosis and Treatment of Breast Cancer, in: Journal of the American Medical Association, Bd. 241, 1979, S. 489–494

sten Fällen war er wenigstens drei oder fünf Jahre im Körper, bis der Knoten eine ausreichende Größe hatte, um getastet werden zu können. Wahrscheinlicher ist sogar eine Latenz-Zeit von fünfzehn Jahren, je nachdem, wie schnell der Tumor wächst.[27] Wenn er überhaupt streut, hat er sich möglicherweise längst ausgebreitet, bevor wir fühlen können, daß er da ist.

Aber sogar wenn Brustkrebs sich bereits ausgebreitet hat, gibt es Argumente, die für eine Früherkennung sprechen:

1. Wenn der Knoten so früh wie möglich entfernt wird, ist das Immunsystem weniger belastet, weil es sich nun ganz auf die Krebszellen konzentrieren kann, die sich ausgebreitet haben.
2. Je länger ein karzinomatöser Knoten im Körper bleibt, desto mehr Zeit hat er, zusätzliche Krebszellen auszustreuen.

Viele Frauen finden dennoch inzwischen, daß zuviel Wert auf die Selbstuntersuchung der Brüste gelegt wird. Sie haben das Gefühl, sie würden nach der Entdeckung bösartiger Knoten dafür verantwortlich gemacht, sie nicht «früh genug» ertastet zu haben. Sie fühlten sich in ihrer Einstellung von der amerikanischen Gesundheitsbehörde bestätigt, die die bisherigen Ergebnisse für unzureichend hält, um die Brustselbstuntersuchung als sicheren Früherkennungstest einzustufen.[28] Es ist unwahrscheinlich, aber immer noch nicht definitiv erforscht, ob die monatliche Selbstuntersuchung der Brust das Leben einer Frau verlängern kann. Statistiken zeigen, daß die meisten Frauen ihre Brust nicht regelmäßig untersuchen, teilweise aus Angst, einen Knoten zu finden. Anderen Frauen gefällt die Vorstellung, sich mit ihrem Körper vertraut zu machen, indem sie normale, zyklische Veränderungen in der Brust aufschreiben. Sie sehen gelegentliche Brustselbstuntersuchungen als eine Möglichkeit an, mit sich selbst liebevoll umzugehen und untersuchen ihre Brust dann, wenn sie das Gefühl haben, daß die Zeit dafür richtig ist.

27 P. M. Gullino: Natural History of Breast Cancer, in: Cancer, Bd. 39, 1977, S. 2697–2703
28 Michael S. O'Malley, Suzanne W. Fletcher: Screening for Breast Cancer with Breast Self-Examination, in: Journal of the American Medical Association, Bd. 257, Nr. 16, 24. April 1987, S. 2197–2203

Mammographie

Eine Mammographie, ein Röntgenbild der Brust, ist heute die verbreitetste Methode, mit der gesunde Frauen regelmäßig auf Brustveränderungen hin untersucht werden können. Der Zweck ist, einen verdächtigen Knoten in der Brust zu erkennen, damit er entfernt und unter einem Mikroskop untersucht werden kann. Mit einer Mammographie allein kann Krebs nicht diagnostiziert werden.

Theoretisch treffen die Argumente zugunsten der Brustselbstuntersuchung auch für die Mammographie zu, wobei hier zusätzlich der Vorteil besteht, daß eine Mammographie einen kleinen kanzerösen Knoten schon Jahre, bevor er ertastet werden kann, entdeckt. Großangelegte Studien in Schweden und den Vereinigten Staaten zeigen, daß Frauen über fünfzig von regelmäßigen Mammographie-Untersuchungen profitieren; die Zahl der Todesfälle durch Brustkrebs verringert sich um 30 Prozent.[29] Die gleichen Vorteile ließen sich bei jüngeren Frauen noch nicht nachweisen. Manche Wissenschaftler sind der Ansicht, daß Mammographien bei Frauen in den Vierzigern mit ebenso günstiger Wirkung eingesetzt werden könnten. Allerdings gibt es bisher keine verläßlichen Statistiken, die den Nutzen oder die Wertlosigkeit dieser Praxis beweisen würden. Bislang widersprechen diese Studien den Empfehlungen der American Cancer Society, daß Frauen über vierzig alle ein bis zwei Jahre zur Mammographie gehen sollten.

Die Mammographie hat ihre Gefahren. Röntgenstrahlen können Krebs verursachen. Strahlungen sind kumulativ, viele kleine Dosierungen über einen gewissen Zeitraum sind ebenso schädlich wie eine große Dosis. Niemand weiß, wie hoch eine Strahlendosis sein muß, um Brustkrebs zu verursachen; wahrscheinlich wäre das auch von Frau zu Frau verschieden. Schätzungen zufolge kommen auf eine Million Bestrahlungen mit einem rad (radiation absorbed dose) einer Brust pro Untersuchung sechs Krebserkrankungen, die sich nach zehn Jahren zeigen. Einer anderen Schätzung zufolge werden in den USA pro Jahr etwa 788 Brustkrebserkrankungen duch Röntgenstrahlen verursacht. Allerdings sind bei dieser Zahl alle Untersuchungen

29 S. Shapiro u. a.: Periodic Breast Cancer Screening in Reducing Mortality from Breast Cancer, in: Journal of the American Medical Association, Bd. 215, Nr. 11, 15. März 1971, S. 1777–1785; sowie L. Tabar u. a.: Reduction in Mortality from Breast Cancer After Mass Screening with Mammography, in: Lancet, 13. April 1985, S. 829–832

eingeschlossen, bei denen die Brust Röntgenstrahlen ausgesetzt wurde, wie Röntgenuntersuchungen von Brustkorb und Rücken, Computertomographien ebenso wie Mammographien.[30] Doch die Brust scheint mit zunehmendem Alter immer weniger anfällig zu werden, die Brust einer heranwachsenden Frau ist mit großer Wahrscheinlichkeit am gefährdetsten. Da es mindestens zehn bis zwanzig Jahre dauert, bis strahleninduzierter Krebs auftritt, ist das Risiko um so geringer, je älter Sie sind.

Lassen Sie sich von Ihrem Frauenarzt zu einem Radiologen überweisen, der ein sehr strahlungsarmes Gerät benutzt. Außerdem scheint kein großer Unterschied zu bestehen, ob man nun alle zwei oder drei Jahre zur Mammographie geht und dabei nur eine einzige Röntgenaufnahme von jeder Brust machen läßt oder ob die Brust jährlich geröntgt wird und zwei Aufnahmen gemacht werden.[31] Die Praxis in den westlichen Bundesländern sieht vor, wenigstens zwei Ansichten von jeder Brust in verschiedenen Ebenen aufzunehmen, und manche Radiologen sind der Meinung, daß damit eine größere Genauigkeit gewährleistet sei. Mit einer Mammographie läßt sich ein bösartiger Knoten jedoch nicht von einem gutartigen Knoten unterscheiden. Da manche Brustknoten bei Frauen normal sind, rufen viele Mammographien, die als «verdächtig» interpretiert werden, unnötige Sorgen hervor und sind Ursache für zahllose unnötige Brustbiopsien.

Eine besonders negative Begleiterscheinung von Mammographieuntersuchungen ist wohl die Gefahr einer Überbehandlung. Eine Mammographie kann Knoten feststellen, die so klein sind, daß es schwierig ist, sie unter einem Mikroskop korrekt zu diagnostizieren. Manche dieser Knoten sind bösartig, werden aber vielleicht nie streuen, sie werden als Karzinome *in situ* bezeichnet. Bei einem solchen Krebs wird manchmal eine falsche Diagnose gestellt, und die Frauen werden behandelt, als hätten sie Brustkrebs, der sich rasch ausbreitet. Später gehen diese Frauen als «geheilt» in die Statistik ein und verzerren so das Bild.

Mit Mammographien lassen sich außerdem Stellen erkennen, die als «Microcalcificationen» bezeichnet werden, winzigen Kalziumablage-

---

30 I. Craig Henderson: Breast Cancer, in: John A. Spitell Jr. (Hg.): Clinical Medicine, Philadelphia 1986, S. 4; sowie John S. Evans, John E. Wennberg, Barbara J. McNeil: The Influence of Diagnostic Radiography on the Incidence of Breast Cancer and Leukemia, in: The New England Journal of Medicine, Bd. 315, Nr. 13, 25. September 1986, S. 810–815
31 Tabar u. a., a. a. O.

rungen, die auf der Mammographie wie Körner oder Sand aussehen. Es stimmt zwar, daß Kalziumablagerungen oft in Krebszellen vorkommen und besonders beachtet werden sollten, aber es stimmt auch, daß 75 Prozent aller «Microcalcificationen» nichts mit Krebs zu tun haben.[32]

Die Mammographie ist heute die einzige Methode, die Brust abzubilden, die den Frauen wirklich nützen kann. Andere Abbildungsmethoden wie Thermographie, Diaphanoskopie und Ultraschall sind bisher noch nicht verläßlich genug. Aber es sind weitere Forschungen erforderlich, um wirksame Untersuchungsmethoden zu finden, bei denen keine Strahlen eingesetzt werden müssen.

Brustkrebsgefährdet?

Wenn Sie bereits Brustkrebs hatten, lohnt es sich, unabhängig von Ihrem Alter, regelmäßig zur Mammographie zu gehen. Denn bösartige Knoten kommen oft wieder. Außerdem überwiegen die Vorteile einer Mammographie möglicherweise die Nachteile, wenn Sie über fünfzig sind und bei Ihnen ein erhöhtes Risiko besteht, an Brustkrebs zu erkranken. Wenn Sie unter fünfzig und brustkrebsgefährdet sind, sollten Sie einmal im Jahr oder alle zwei Jahre zur Mammographie gehen, sofern es Sie beruhigt.

Wenn Sie einen Knoten finden

Wenn Sie einen Knoten in der Brust finden, denken Sie daran, daß 80 bis 90 Prozent aller Knoten gutartig sind. Brustknoten kommen sehr häufig vor und sind normal, und die meisten Veränderungen, die Knoten oder Schmerzen in der Brust verursachen, haben nichts mit Krebs zu tun. Möglicherweise haben die meisten älteren Frauen im Lauf der Jahre einen oder mehrere Knoten in den Brüsten festgestellt, und eine allgemeine «Knotigkeit» (Fibrozysten)[33] der Brüste ist bei der Hälfte aller Frauen der Normalzustand. Solche Knoten in den Brüsten sind nichts Krankhaftes und erhöhen keinesfalls das Risiko, an Brustkrebs zu erkranken. Da die meisten gutartigen Knoten je-

32 Differentiating Benign Breast Conditions, Breast Cancer, in: Ob. Gyn. News, Bd. 20, Nr. 20, 15.-31. Oktober 1985, S. 41
33 Susan Love u. a.: Fibrocystic ‹Disease› of the Breast – A Non-Disease, in: The New England Journal of Medicine, Bd. 307, Nr. 16, 14. Oktober 1982, S. 1010–1014

doch in Verbindung stehen mit den hormonellen Veränderungen im Laufe des Zyklus, sollte ein neuer Knoten nach dem Wechsel und dem Aussetzen der Menstruation untersucht werden. Es gibt keine sichere Methode, gutartige Brustknoten wieder aufzulösen, aber manche Frauen haben gute Erfahrungen mit einer Ernährungsumstellung gemacht (weniger Fett, Salz, Koffein, Schokolade, statt dessen ein Zusatz von Vitamin E und Nachtkerzenöl, erhältlich in Apotheken, Reformhäusern und Gesundheitsläden). Auch das Rauchen einzuschränken kann von Vorteil sein.

Es schadet nicht, wenn Sie den Knoten ein paar Wochen selbst unter Beobachtung halten. Wenn sich der Knoten mit dem Zyklus verändert, ist das ein Zeichen dafür, daß es sich um eine harmlose Zyste handelt, die mit Flüssigkeit gefüllt ist. Wenn Sie den Wechsel bereits hinter sich haben, untersuchen Sie den Knoten jeden Monat am gleichen Tag, denn bei fast allen Frauen kommt es, auch wenn die Periode aufgehört hat, weiterhin zu zyklischen Veränderungen in der Brust.

Wenn der Knoten sich nicht verändert und/oder Ihnen Sorgen macht, lassen Sie Ihre Brust von einem erfahrenen Arzt untersuchen. Viele Frauen stellten fest, daß ihr Hausarzt oder Gynäkologe nicht weiß, wie die Brust richtig zu untersuchen ist und sich auch nicht mit der Unterscheidung von gutartigen und bösartigen Knoten auskennt. Der Arzt sollte die Brust gründlich abtasten, wobei Sie sitzen und auch liegen sollten, und fühlen, ob es Schwellungen unter den Achseln oder im Unterleib gibt. Er sollte die Lungen abhören und ein Blutbild machen. Diese Untersuchungen sind eine Vorsichtsmaßnahme, um festzustellen, ob sich möglicherweise Krebs im Körper befindet. Wenn der Knoten groß, per Ultraschall als Zyste erkannt ist, kann der Arzt diese Untersuchungen auslassen und sofort eine Nadelaspiration durchführen.

Auf keinen Fall müssen Sie sich jetzt für eine Operation entscheiden oder in diesem Stadium bereits Ihre Einwilligung dazu geben.

Diagnosemethoden

Wenn Sie und Ihr Arzt der Ansicht sind, der Knoten sei harmlos, können Sie sich entscheiden, auf weitere Eingriffe zu verzichten. Aber selbst wenn ein Knoten sich harmlos anfühlt, sollten Sie überlegen, ob Sie eine Biopsie durchführen lassen wollen. Das ist vielleicht dann sinnvoll, wenn Sie als besonders brustkrebsgefährdet gelten oder wenn andere Symptome auf eine mögliche Krebserkrankung hinweisen, wie harte geschwollene Drüsen in der Achselhöhle, Hautausschlag auf der Brust, Absonderungen aus den Brustwarzen oder Dellen bzw. Falten um die Brustwarze. Es gibt zwei grundlegende diagnostische Methoden, um festzustellen, ob ein Knoten bösartig ist, beide können ambulant in der Arztpraxis oder in der Klinik durchgeführt werden.

1. *Nadel-Aspiration.* Ihr Arzt führt eine Nadel in den Knoten ein. Handelt es sich um eine Zyste, wird die Flüssigkeit herausgezogen und der Knoten fällt in sich zusammen. Wenn der Knoten sich als fest erweist oder zu klein ist, um die Nadel richtig einführen zu können, ist der nächste Schritt eine chirurgische Biopsie.

2. *Chirurgische Biopsie.* Dabei wird der Knoten entfernt, um ihn unter dem Mikroskop untersuchen zu können. Dieser Eingriff läßt sich normalerweise mit örtlicher Betäubung ausführen – es sei denn, Sie bevorzugen eine Vollnarkose, trotz der Risiken und der notwendigen längeren Erholungszeit. Stimmen Sie keiner Biopsie unter Vollnarkose zu, nur damit der Arzt sofort die gesamte Brust entfernen kann, sollte sich der Knoten als karzinomatös erweisen. Dieser «Ein-Schritt-Eingriff» ist unnötig.

Am besten ist es, einen festen Knoten im Ganzen zu entfernen, denn manche Knoten bestehen sowohl aus gutartigen als auch aus bösartigen Zellen. Der herausgeschnittene Knoten sollte durch eine histologische Gewebeuntersuchung analysiert werden, was ein paar Tage dauert. Aber diese Methode ist verläßlicher als der schnellere Gefrierschnitt. Lassen Sie keine weiteren Untersuchungen an sich durchführen, bevor nicht das Ergebnis feststeht und der Knoten als karzinomatös diagnostiziert wurde.

Achten Sie darauf, daß Ihr Arzt, sollte sich der Knoten als bösartig erweisen, einen sofortigen Östrogen-Rezeptor-Test plant. Damit läßt sich herausfinden, ob die Tumorzellen ein bestimmtes Protein enthalten, das als «Östrogenrezeptor» bezeichnet wird. Dieser Test ist entscheidend für die Planung der weiteren Behandlung und muß bei der Diagnose von Krebs ohne Verzug durchgeführt werden.

Nadelbiopsien mit einer dünnen Nadel werden seltener durchgeführt und ergeben bei einem festen Knoten (solider Tumor) kein verläßliches Resultat. Auch wenn die Nadelbiopsie nur gutartige Zellen zeigt, können in dem übrigen Knoten bösartige Zellen vorhanden sein. Aber wenn der Knoten so groß ist, daß eine Entfernung die Brust sehr entstellen würde, kann eine Nadelbiopsie Ihnen bei der Entscheidung für oder gegen eine Operation helfen.

Manchmal wird eine Draht-Biopsie angewandt, wenn ein Mammogramm verdächtige Stellen zeigt, wie zum Beispiel Microcalcificationen, die sich nicht tasten lassen, nach Ansicht Ihres Arztes aber entfernt werden sollten. Während der Röntgenschirm ein Bild Ihrer Brust zeigt, führt der Radiologe unter örtlicher Betäubung einen feinen Draht in die Brust ein und lenkt den Draht zu der fraglichen Stelle. Der Chirurg folgt dann mit seinen Instrumenten dem Draht und entfernt das Gewebe am Ende. Weitere Untersuchungen werden durchgeführt, um zu bestätigen, daß die richtige Stelle entfernt wurde.

Eine Mammographie ist für die Diagnose eines Knotens, der sich tasten läßt, nicht unbedingt nötig. Jedoch empfehlen einige Ärzte, vor einer Biopsie eine Mammographie anzufertigen, um festzustellen, ob noch weitere verdächtige Zellansammlungen in derselben oder der anderen Brust vorkommen.

Wenn der Knoten bösartig ist

Wenn sich Ihr Knoten als bösartig erweist, besteht kein Zwang, übereilt etwas zu unternehmen. Nehmen Sie sich Zeit, um die starken Gefühle, die sich einstellen werden, zu verkraften und herauszufinden, welche Behandlung, wenn überhaupt, in Ihrem besonderen Fall die beste sein könnte. Sie können sich ruhig bis zu sechs Wochen Zeit lassen, bevor Sie irgendeine Entscheidung treffen.

Welche Behandlung ist die richtige?

Da die Behandlung von Brustkrebs unter Medizinern so umstritten ist und neue Forschungen die Behandlungsmöglichkeiten fortwährend erweitern, ist es besonders wichtig, eine zweite oder sogar eine dritte Meinung einzuholen. Auf jeden Fall sollten Sie versuchen herauszufinden, welche Forschungen auf diesem Gebiet gegenwärtig durchgeführt werden, in welche Richtung sie gehen und zu welchen Ergebnissen sie gekommen sind, besonders wenn es sich um größere «klinische Stichprobenuntersuchungen» handelt.

Sie und Ihr Arzt müssen so viel wie möglich über Ihren Krebs in Erfahrung bringen, um sich dann auf fundierter Grundlage entscheiden zu können. Der erste Schritt ist der Östrogen-Rezeptor-Test. Die Zellen Ihres Tumors können Östrogen- und/oder Progesteron-Rezeptoren enthalten (er wird dann als Östrogen/Progesteron positiver Krebs oder ER+ und PgR+ bezeichnet). Das deutet auf einen hormon-empfindlichen Krebs. Diese Karzinome wachsen oft langsam und kommen bei Frauen vor der Menopause am häufigsten vor. Wenn sich keine Rezeptoren feststellen lassen, wird das als Östrogen/Progesteron negativer Krebs bezeichnet (ER− und PgR−). Östrogen/Progesteron negative Krebse neigen dazu, aggressiver zu sein.

Als zweiten Schritt wird Ihnen der Arzt wahrscheinlich vorschlagen, probeweise ein paar Lymphknoten aus der Achsel zu entfernen. Wenn Krebszellen in den Knoten gefunden werden («positive Knoten»), ist das ein Zeichen, daß sich auch an anderen Stellen des Körpers Krebszellen befinden können und daß Ihr Immunsystem, in dem die Lymphdrüsen eine aktive Rolle spielen, sich nicht erfolgreich gegen die sich ausbreitende Krankheit wehren kann. Umgekehrt werden Lymphknoten, in denen keine Krebszellen festgestellt werden, als «negative Knoten» bezeichnet und lassen darauf schließen, daß Ihr Immunsystem bei der Bekämpfung dieser Krankheit anderswo in Ihrem Körper höchstwahrscheinlich erfolgreich ist.[34] Die Entnahme von Lymphknoten dient nur der Diagnose; sie hilft zu entscheiden, welche Behandlung die beste ist und bedeutet nicht, daß damit Krebs aus dem Körper entfernt wurde. Die Entfernung von mehr als etwa zehn Knoten kann später zu Problemen in den Armen führen, weil der Abfluß von Lymphe aus dem Arm gestört ist.

Ihr Arzt sollte außerdem eine Unterleibsuntersuchung vornehmen und das Blut, möglicherweise auch die Knochen untersuchen lassen. Außerdem sollte Ihr Brustkorb geröntgt und eine Ultraschallaufnahme gemacht werden. Wenn sich dabei zeigt, daß der Krebs bereits woanders, etwa in Knochen oder Leber, ein erkennbares Stadium erreicht hat, können die bisher möglichen Behandlungsmethoden nur unangenehme oder schmerzhafte Symptome erleichtern. Sie werden das Leben wahrscheinlich nicht verlängern können, höchstens um ein paar Monate, und dieser kleine Vorteil muß sorgfältig gegen die negativen Nebenwirkungen dieser Behandlungen abgewogen werden.

Mögliche Behandlungen
1. Lokale Therapien
Der Zweck von lokalen Therapien besteht darin, Krebszellen in dem Knoten und im umgebenden Gewebe zu entfernen (Operation) und/oder zu zerstören (Bestrahlung).

34 Loren J. Humphrey u. a.: Immunologic Responsiveness of the Breast Cancer Patient, in: Cancer Bd. 46, 1980, S. 893–989

Chirurgische Entfernung des Tumors. Bei der chirurgischen Entfernung des Knotens wird umliegendes Gewebe in unterschiedlichem Umfang mitentfernt. Wenn schon bei der Biopsie der gesamte Knoten und ein Teil des umgebenden Gewebes entfernt wurde, ist diese Operation möglicherweise nicht notwendig.

Eine wissenschaftliche Untersuchung zeigte, daß Frauen, bei denen Tumore in der Größenordnung bis zu 4 Zentimetern entfernt wurden, im Durchschnitt nach dieser Operation ebenso lange leben wie Frauen, die außerdem mit Bestrahlungen behandelt wurden oder denen die gesamte Brust entfernt worden war.[35] Diese amerikanische Arbeit bestätigt frühere kanadische und europäische Ergebnisse, bei denen die Untersuchungen über einen Zeitraum bis zu fünfundzwanzig Jahren durchgeführt wurden. Dabei wurden Frauen untersucht, die rezeptor-positive und -negative Knoten hatten, bei denen es aber keinen Hinweis auf eine weitere Streuung gab. Die Ergebnisse lassen sich jedoch möglicherweise auch übertragen auf Frauen mit erkennbaren, weit entfernten sekundären Krebsherden. Es kommt darauf an, was im Rest des Körpers geschieht.

Mögliche negative Auswirkungen bei der chirurgischen Entfernung des Tumors sind Narben und Entstellung der Brust.

Chirurgische Entfernung des Tumors mit anschließender Bestrahlung. Nachdem der Knoten und das umgebende Gewebe entfernt wurden, wird der Bereich um den Tumor herum mit Röntgenstrahlen und manchmal auch mit radioaktiven Materialien, die für eine gewisse Zeit implantiert werden (radiologische Implantate), behandelt. Die Bestrahlung kann verhindern, daß ein bösartiger Knoten in der gleichen Brust wieder anfängt zu wachsen, hat aber keine systemische Wirkung auf den ganzen Körper und kann das Leben nicht verlängern. Obwohl Bestrahlungen schädliche Nebenwirkungen haben, entscheiden sich manche Frauen dafür, um das Risiko einer erneuten Tumorbildung und Operation zu verringern. Allerdings wird das Ihrer eigenen Entscheidung überlassen. Wenn der Tumor operativ entfernt wurde, müssen Sie nicht unbedingt Ihre Einwilligung zu Bestrahlungen geben.

35 Bernard Fisher u. a.: Five-Year Results of a Randomized Clinical Trial Comparing Total Mastectomy and Segmental Mastectomy With oder Without Radiation in the Treatment of Breast Cancer, in: The New England Journal of Medicine, Bd. 312, Nr. 11, 14. März 1985, S. 665–673

Mögliche Nebenwirkungen von Bestrahlungen sind Erschöpfung, trockene, rote, juckende Haut, extreme Sonnenempfindlichkeit, Muskelschmerzen und gelegentlich angebrochene Rippen oder vorübergehende Lungenbeschwerden, die einer Bronchitis ähneln.

2. Systemische Therapien

Chemotherapie. Medikamente in Form von Tabletten oder Injektionen sollen Krebszellen abtöten oder am weiteren Wachstum hindern, die sich in entfernten Bereichen des Körpers eingenistet haben oder im Organismus zirkulieren. Zwei große amerikanische Studien zeigten, daß 14 bis 24 Prozent aller Frauen vor dem Wechsel mit karzinomatösen Tumoren nach einer Chemotherapie länger leben.[36] Frauen dieser Kategorie, die einen bis drei bösartige Lymphknoten hatten oder deren Tumore nur mangelhaft ausgebildete Zellen (Zellen in einem unenwickelten, embryonalen Zustand) enthielten, läßt sich mit einer Chemotherapie offenbar besser helfen als Frauen, die vier oder mehr bösartige Lymphknoten haben oder deren Tumore voll ausgebildete Zellen enthalten.[37]

Eine Kombination von krebshemmenden Medikamenten kann vielfach besser wirken als ein Medikament allein, und eine Einnahme über sechs Monate wirkt offenbar ebensogut wie eine über längere Zeit. Aber die optimale Dosierung, Zeit, Medikamentenkombination und Dauer der Behandlung werden noch immer diskutiert und müssen auch individuell abgestimmt sein.

Die Ärzte tendieren vielfach zu einer übermäßigen Verwendung von Medikamenten bei Brustkrebs. Sie geben Frauen diese Medikamente routinemäßig oft auch dann, wenn kein Zeichen für Krebs in den Lymphknoten vorliegt und unabhängig davon, ob sie den Wechsel bereits hinter sich haben oder nicht. Dieser Trend ist gefährlich, denn die verwendeten Medikamente können emotional und körperlich einen hohen Preis fordern. Weitere Forschungen sind notwendig, um

36 Gianni Bonadonna: Results of the Milan Adjuvant Chemotherapy Trials, in: Adjuvant Chemotherapy for Breast Cancer, in: National Institutes of Health Consensus Development Conference, 1985, S. 31–34; sowie I. Craig Henderson: Adjuvant Systemic: Therapy of Early Breast Cancer, in: J. R. Harris u. a.: Breast Diseases, Philadelphia 1987, S. 324–353

37 Edwin R. Fisher: Pathologic Features as Prognostic Variables, in: Adjuvant Chemotherapie for Breast Cancer, National Institutes of Health Consensus Development Conference 1985, S. 26–27; sowie I. Craig Henderson: Adjuvant Chemotherapy of Breast Cancer, in: Journal of Clinical Oncology, Bd. 3, Nr. 2, Februar 1985, S. 140–143

genau festzustellen, welche Frauen mit der größten Wahrscheinlichkeit von einer Chemotherapie profitieren.

Hormontherapie. Knapp die Hälfte aller Brusttumore sind hormonsensibel.[38] Das bedeutet: Ihr Wachstum wird davon beeinflußt, ob und in welchen Mengen die weiblichen Geschlechtshormone im Blut zirkulieren. Aus diesem Grund wird bei den diagnostischen Voruntersuchungen ein Hormontest gemacht, wie auf Seite 635 beschrieben. Daraus leitet sich die mögliche Hormontherapie ab. Hormone, die in Tablettenform oder als Injektionen verabreicht werden, sollen zum Beispiel Östrogen im Körper unterdrücken oder eliminieren und so die Verbreitung von Krebszellen unterbinden. Die antiöstrogenen Hormone, die am häufigsten eingesetzt werden, sind Tamoxifen und Testosteron.

Die bisherigen Erfahrungen lassen darauf schließen, daß Tamoxifen bei manchen Frauen nach dem Wechsel lebensverlängernd wirken kann, besonders bei Frauen mit Tumoren, die als östrogen-positiv diagnostiziert wurden und bei denen auch in den Lymphknoten Krebszellen gefunden wurden.[39] Eine länger dauernde Einnahme (mindestens zwei Jahre) scheint in diesen Fällen wirksamer zu sein. Die Medikamente haben auf Frauen nach dem Wechsel offenbar nur wenig massiv negative Nebenwirkungen, außer Hitzewallungen und Trockenheit der Vagina. Unter Testosteron kommt es allerdings zu Vermännlichungserscheinungen.

Insgesamt können etwa zwei Drittel aller Frauen mit einem östrogen-positiven Knoten von einer Therapie profitieren,[40] bei der entweder Hormone gegeben oder in ihrer Wirkung unterdrückt werden. Was im einzelnen sinnvoll ist, richtet sich danach, ob sich die betroffene Frau vor oder nach ihrem Wechsel befindet und wie der Tumor auf Hormone reagiert.

Da es eine ganze Palette von hormonellen Behandlungsmöglichkeiten für Brustkrebs gibt, ist es für die betroffenen Frauen außerordentlich wichtig, alle Medikamente und Methoden zu kennen und gemeinsam mit ihrem Arzt zu entscheiden, was in ihrem Fall das Richtige ist. Denn eine einzige, optimale Therapie gibt es nicht. Andererseits liegt

38 Arthur J. Holleb (Hg.); Das Krebsbuch, Reinbeck 1990, S. 382
39 Consensus Report: Adjuvant Chemotherapy for Breast Cancer, National Institutes of Health Consensus Development Conference, September 1985, in: Clinical Insights, Meniscus Ltd., Health Care Communications, Philadelphia
40 Holleb, a. a. O., S. 383

in dem großen therapeutischen Angebot auch die Chance, etwas individuell sehr Wirkungsvolles zu finden.

3. Überholte und selten notwendige Behandlungen
Operationen, um die Östrogenproduktion zu hemmen. Zu diesen Techniken gehören die Adrenalektomie (die Entfernung der Nebennieren) und Hypophysektomie (Entfernung der Hirnanhangdrüse). Die Medikamente, die bei einer «Hormontherapie» gegeben werden, wirken im allgemeinen genauso und haben weniger schädliche Nebenwirkungen. Auch gibt es immer noch offene Fragen hinsichtlich der therapeutischen Bedeutung von Ovarektomien (Entfernung der Eierstöcke) im Zusammenhang mit Brustkrebs.

Mastektomie. Unter Mastektomie versteht man die chirurgische Entfernung der gesamten Brust. Dieser Eingriff, der lange als einzige Therapie von Brustkrebs galt, ist nicht wirksamer, als wenn nur der Tumor entfernt wird. Eine Mastektomie kommt nur in Frage wenn:
a) die Brust klein und der Knoten so groß ist, daß die Entfernung des Tumors entstellender wäre als die Entfernung der gesamten Brust, oder
b) die Krebszellen nicht einen Knoten gebildet haben, sondern sich in kleinen Trauben in der gesamten Brust verteilen. In diesem Fall wollen die meisten Frauen und Ärzte die gesamte Brust entfernen, obwohl es selbst dann keinen Beweis dafür gibt, daß eine Mastektomie das Leben verlängern kann.
Eine *radikale Mastektomie* (Entfernung der Brust, des darunterliegenden Brustmuskels und der Lymphknoten) ist selten notwendig.

Wenn eine Brust entfernt wurde

Die Mastektomie war über hundert Jahre lang die Standardbehandlung bei Brustkrebs. Zwischen 1970 und 1985 wurde über eineinhalb Millionen amerikanischen Frauen die Brust entfernt, bei manchen wurde eine «radikale Mastektomie» durchgeführt.[41] Da sie der Ansicht waren, der Zeitfaktor würde eine wichtige Rolle spielen, führten Ärzte diese Operation oft aus, solange die Patientin nach einer Biopsie noch in Vollnarkose lag. Wenn die Frau aus der Narkose

41 Zahlen vom National Center for Health Statistics, USA

aufwachte, mußte sie nicht nur mit der Diagnose Krebs fertig werden, sondern auch damit, daß sie eine oder beide Brüste verloren hatte.

Die meisten Frauen, die nur noch eine Brust haben, tragen Prothesen, eine Einlage aus Gummischaum oder Silikon. Manche ließen die amputierte Brust chirurgisch wieder herstellen.

Frauen, denen eine oder beide Brüste abgenommen wurde, müssen mit dem emotionalen Trauma fertig werden, einen Teil ihres Körpers verloren zu haben, der stark mit Sexualität und dem Gefühl von Weiblichkeit verbunden ist.

Es war ein sehr langer Prozeß, bis ich den Verlust meiner Brust verwunden hatte. Die Mastektomie erschien mir lange Zeit als etwas völlig Unwirkliches. Ich sah in den Spiegel und glaubte es nicht! Ich glaube, es bedarf einer Menge Mut, um sich von einem Körperteil zu trennen, egal wie alt man ist. Aber ich war noch sehr jung, und es schien besonders traurig, meine Brüste zu verlieren, bevor ich mit ihnen gelebt habe und sie als etwas Lustvolles erfahren konnte. Ich hatte nicht erlebt, wie sie sich füllen, wie ich mit ihnen nähren kann, ich hatte nicht beobachten können, wie sie älter werden. Erst lange nach meiner Operation konnte ich mich wirklich von meinen Brüsten verabschieden.

Eine 39jährige Frau

Manche Frauen leiden nach einer radikalen Mastektomie ständig an Beschwerden. Wenn die Lymphknoten entfernt und Lymph- und Blutgefäße bei der Operation durchtrennt wurden, kann die Lymphflüssigkeit in den Armen nicht mehr richtig abfließen. Sie sammelt und staut sich, verursacht Schwellungen im Arm und Schmerzen. Bei Frauen, die eine weniger radikale Mastektomie hatten oder denen nur ein Lymphknoten zur Untersuchung entnommen wurde, kann es zu ähnlichen Beschwerden kommen, aber sie sind meist weniger massiv. Diese Beschwerden werden als *Lymphödem* bezeichnet. Es gibt keine Heilung dafür, aber es gibt immer Möglichkeiten, besser mit ihnen leben zu lernen. Das Tragen eines elastischen, individuell angepaßten Ärmels und Behandlungen mit einem aufblasbaren Ärmel (Pneumo-massage) können die Beschwerden erleichtern. Manche Frauen empfinden bestimmte Übungen, die sie unter Anweisung eines physikalischen Therapeuten ausführen, als lindernd für die unangenehmen Gefühle des Lymphstaus, für Steifheit und Taubheit in Schulter und Arm. Die wirkungsvollste Hilfe bringt jedoch die manu elle Lymphdrainage, eine Art behutsame Massage. Damit werden der betroffene Arm entstaut und verbliebene Lymphbahnen aktiviert. Krankenkassen übernehmen die Kosten für Lymphdrainage bei staatlich anerkannten Masseuren, Krankengymnasten, Physiotherapeuten oder Kosmetikerinnen mit Zusatzausbildung und Zulassung als Heilpraktikerinnen. Fragen Sie bei Ihrem Arzt nach dieser Möglichkeit. Sie wird nicht immer automatisch angeboten.

25 Diabetes*

Diabetes stellt heute eins der größten Gesundheitsrisiken dar. Statistiken zeigen, daß Zuckerkrankheit eine der häufigsten Todesursachen in unserem Land ist, denn sie ist nicht mehr eine Gefahr an sich, sondern auch der Auslöser für viele Herz-, Kreislauf- und Nierenerkrankungen. Nach den Zahlen des Statistischen Bundesamtes starben 1987 über 7500 Frauen an Diabetes, bei den Männern waren es nur rund 3800. Wie viele der herz- und kreislaufbedingten 193 247 Todesfälle bei Frauen in diesem Zeitraum letztlich auf diabetische Schädigungen zurückzuführen sind, ist leider nicht erhoben worden.[1] In den vergangenen Jahren wurden jedoch Vorbeugemaßnahmen und Behandlungsmethoden entwickelt, mit deren Hilfe sich Diabetes in einigen Fällen verhüten läßt und die den bereits an Diabetes erkrankten Menschen ermöglichen, ein relativ gesundes Leben zu führen. Dabei handelt es sich zum Teil um dieselben Maßnahmen, die uns alle im Alter aktiv und gesund erhalten.

Für Frauen über vierzig ist Diabetes ein besonderer Anlaß zur Besorgnis; und sie erkranken auch häufiger als Männer.[2] Die Krankheit stellt nicht nur eine Gefahr für die Gesundheit dar, sondern ist auch deshalb bedrohlich, weil es bei Menschen mit Diabetes oft zu Erkrankungen kommt, die zu schweren Behinderungen führen können oder sogar zum Tod.[3] Weil diese Krankheit mit unseren Ernährungsgewohnheiten zu tun hat, leiden Diabetiker oft außer an Angst vor den Auswirkungen der Krankheit auch noch an Schuldgefühlen, weil sie sich falsch ernährt haben.

* Von Dorothea F. Sims
1 Statistisches Jahrbuch 1990
2 P. H. Bennett: The Epidemiology of Diabetes Mellitus, in: Diabetes Mellitus, Bd. 5; H. Rifkin und P. Raskin (Hg.): A Diabetes Association Publication, Bowie MD, 1981, S. 87
3 National Diabetes Data Group: Diabetes in America 1985, NIH Publication 85–1468, National Institutes of Health, Rockville Pike, Bethesda MD, Kapitel 1, S. 1–4

> Lange Zeit fühlte ich mich wirklich schuldig, weil ich Diabetes habe, denn die Ärzte sagten, das, was ich esse, würde die Schwierigkeiten verursachen, und es würde mir besser gehen, wenn ich mehr auf mich achten würde. Ich glaube, eine Menge Diabetiker wagen nicht, ihren Diabetes zuzugeben, weil sie Schuldgefühle haben.
>
> *Eine 53jährige Frau*

Was ist Diabetes?

Bei Diabetes (mellitus) produziert die Bauspeicheldrüse (Pankreas) nicht genug oder kein wirkungsvolles Insulin. Die Bauspeicheldrüse ist Teil des Systems von miteinander kommunizierenden Verdauungs-Organen und Stoffwechselregulatoren und führt Regie über die Verwendung und Speicherung der aus der Nahrung bezogenen Energie. Dieses System ist ein beeindruckendes Netzwerk von biochemischen Signalen, das das Energiegleichgewicht des Körpers aufrechterhält, wenn wir uns ausruhen oder rennen, frieren oder schwitzen, ob wir alt sind oder jung, gesund oder krank. Wenn wir darauf achten, daß dieses Fließgleichgewicht (die «Homöostase») nicht gestört wird, können wir mit unserem Körper zusammenarbeiten, anstatt ihn als Feind zu betrachten, selbst wenn wir nicht gesund sind.

Insulin ist eines der entscheidenden Verbindungsglieder in diesem Kommunikationssystem. Der Körper bildet normalerweise ständig eine geringe Menge Insulin. Wenn wir essen und verdauen, wird mehr davon zur Verfügung gestellt. Insulin erleichtert den Transport von Brennstoffen aus den aufgenommenen Nahrungsmitteln in unsere Körperzellen, damit diese Brennstoffe als Energie genutzt werden können und Gewebe wachsen oder heilen kann. Die wichtigsten dieser Brennstoffe sind Glukose aus den Kohlehydraten, Aminosäuren aus den Proteinen und Fettsäuren aus dem Fett in unserer Nahrung. Wenn es zu einem Insulinmangel kommt, steigt der Blutzuckerspiegel, weil die Glukose nicht in die Zellen eindringen kann, und es mangelt uns an Energie. Bestimmte Eiweiße verbinden sich dann mit der überhöhten Glukosemenge im Blut, die Blutfette steigen an, und die Blutgefäßwände werden geschädigt. Diese Kettenreaktion verursacht weitere Schäden in fast allen Geweben des Körpers und im Nervensystem.

Insulin hat aber noch eine andere wichtige Aufgabe. Wenn wir mehr essen, als wir unmittelbar verbrauchen können, fördert Insulin die

Speicherung dieser überschüssigen Kalorien für zukünftigen Gebrauch. Die zusätzlichen Kalorien werden in der Leber und in den
Muskeln als Glykogen gespeichert und in den Fettzellen als Fett.
Diese Eigentümlichkeit half prähistorischen Menschen in Zeiten zu
überleben, in denen es keine Nahrung gab. Heute ist dieser Mechanismus in unserer westlichen Zivilisation, wo die meisten Menschen jeden Tag essen können, nicht mehr sinnvoll. Aber wir können dieses
uralte Erbe, das uns früher das Überleben sicherte, nicht einfach ablegen.

Zwei Typen von Diabetes
Wir kennen wenigstens zwei Typen von Diabetes, möglicherweise
gibt es sogar noch mehr. Die beiden wichtigsten Typen unterscheiden
sich hinsichtlich der Ursache, der Erblichkeit und Behandlung. Sie
werden als Typ I (insulin-abhängiger) und Typ II (nicht-insulin-abhän-
giger) Diabetes bezeichnet. Typ I tritt im allgemeinen bei jungen
Menschen auf und wurde früher als «Jugend-Diabetes» bezeichnet.
Menschen mit Diabetes vom Typ I sind normalerweise schlank, ganz
egal, in welchem Alter sie Diabetes entwickeln. Typ II tritt normalerweise nach dem vierzigsten Lebensjahr auf und wurde früher als «Er-
wachsenen- oder Altersdiabetes» bezeichnet. Achtzig bis neunzig
Prozent aller Menschen mit Diabetes vom Typ II sind übergewichtig.[4]
Heute ist erwiesen, daß jeder dieser beiden Typen in jedem Alter auftreten kann.
Diabeteserkrankungen, vor allem Diabetes vom Typ II, sind in den
Industriestaaten im Ansteigen begriffen, denn das natürliche Gleichgewicht zwischen körperlicher Arbeit und Nahrungsaufnahme ist in
diesen Gesellschaften gestört.[5] Viele von uns sind aufs Essen fixiert
und sitzen dazu fast den ganzen Tag.
Etwa zwei bis drei Prozent der Bundesbürger sind wegen Diabetes in
Behandlung. Wie groß die Zahl der Menschen ist, die an Zuckerkrankheit leiden, ohne es zu wissen, ist unbekannt. Die Dunkelziffer
dürfte jedoch beträchtlich sein. Nach amerikanischen Schätzungen

4 Gotthard Schettler und Heiner Greten (Hrsg.): Innere Medizin, Stuttgart 1990,
   Band II, S. 441
5 E. A. H. Sims: Effects of Overnutrition and Underexertion on the Development
   of Diabetes and Hypertension: A Growing Epidemic?, in: Malnutrition: Determinants and Consequences, New York 1984, S. 151–163; sowie E. S. Horton:
   Role of Environmental Factors in the Development of Non-Insulin Dependent
   Diabetes Mellitus, in: American Journal of Medicine, Bd. 75, 1983, S. 32–40

kommt auf je eine festgestellte Zuckerkrankheit eine noch unerkannte.[6] Die meisten Diabetiker haben Diabetes vom Typ II. Im Gegensatz zu den Diabetikern vom Typ I bilden sie noch immer körpereigenes Insulin, deshalb kommt es bei ihnen nicht immer sofort zu dramatischen Symptomen. Die Warnzeichen für *beide* Typen von Diabetes sind unter anderem: Erschöpfung, Durst, häufiges Wasserlassen, ungewöhnlich langsames Heilen von Wunden und Blutergüssen, vaginale Infektionen und Jucken in der Vagina, stetige Gewichtszunahme oder ein plötzlicher Gewichtsverlust, Zahnerkrankungen und Schwierigkeiten mit den Augen. Bei Typ II setzen diese Symptome allmählich ein und werden leicht als Zeichen dafür mißverstanden, daß man «einfach älter» wird. Manche Menschen haben jahrelang Diabetes vom Typ II, ohne daß die Erkrankung diagnostiziert wird.

Beim Typ I Diabetes sind über 95 Prozent der sogenannten Inselzellen zerstört, und es wird daher fast kein Insulin mehr hergestellt. Beim Typ II ist die Produktion normal oder sogar erhöht, aber die Insulinrezeptoren, die Stellen, an denen das Insulin seine Wirkung im Körper entfaltet, nehmen das Insulin nicht an. Durch beide Mechanismen kann die Höhe des Blutzuckerspiegels nicht mehr in den normalen Grenzen reguliert werden. Der Blutzuckerwert im Blut liegt unter normalen Umständen zwischen 55 und 105 mg pro 100 ml Vollblut.

Hier hört die Ähnlichkeit zwischen den beiden Typen von Diabetes jedoch auch schon auf. Beim Diabetes vom Typ I sind die Zellen in der Bauchspeicheldrüse, die Insulin produzieren, geschädigt. Die Bauchspeicheldrüse kann kein Insulin mehr bilden und damit keine Energie mehr in die Zellen bringen. Der Körper würde schnell «verhungern». Die betroffene Person wird wegen dieses «absoluten» Insulinmangels rasch und lebensbedrohlich krank. Diese Form der Diabetes läßt sich leicht erkennen, denn wenn Insulin verabreicht wird, erholen sich die Kranken sehr schnell. Unter anderem wegen dieser Dramatik wird über Diabetes vom Typ I in der Öffentlichkeit am häufigsten gesprochen, aber nur 10–20 Prozent aller Menschen mit Diabetes in unserem Land sind an Typ I erkrankt.

Das Risiko für ältere Frauen, an Diabetes vom Typ II zu erkranken, ist also viel größer. Wichtig ist, daran zu denken, daß Menschen mit Diabetes vom Typ II immer noch große Mengen körpereigenes Insulin produzieren. Ihr Körper ist allerdings unempfindlich gegen das

---

6 National Diabetes Data Group, a. a. O., Kapitel 1, S. 1 und Schettler und Greten, a. a. O., Band II, S. 441

Insulin, deshalb können sie letztlich doch nicht genug Insulin bilden, um diese Unempfindlichkeit auszugleichen. Man spricht deshalb auch von einem «relativen» Insulinmangel. Es ist zwar noch nicht vollständig bekannt, wie es dazu kommt, aber es ist eindeutig, daß neben genetischen und umweltbedingten Faktoren Übergewicht und Inaktivität eine Menge mit der Insulin-Unempfindlichkeit zu tun haben.[7]

Diabetes vom Typ II wird häufiger vererbt als Diabetes vom Typ I. Deshalb sollten Sie die Krankengeschichte Ihrer eigenen Familie kennen. Menschen mit Übergewicht haben oft Schuldgefühle, weil sie zu Unrecht lange Zeit mehr oder weniger direkt für ihre Krankheit verantwortlich gemacht wurden. Heute wissen wir, daß es bei einigen Menschen genetische Merkmale gibt, die sie dazu neigen läßt, überschüssige Kalorien als Fett zu speichern. Diese genetische Ausstattung bestimmt möglicherweise, wie Insulin das gesamte Gleichgewicht in den Körperzellen beeinflußt.

Wir bekommen Diabetes, weil es erblich ist und nicht, weil wir «gesündigt» haben. Ich brauchte sehr lange, bis ich begriff, daß ich selbst in Ordnung bin. Tatsächlich verstand ich es erst, als ich wegen einer Augenoperation ins Krankenhaus kam und dort mit einem Arzt über die Ursachen meiner Blindheit sprach. Ich sagte bei dieser Gelegenheit, ich wünschte, ich hätte einige Dinge anders gemacht. Er sagte: «Das hört sich so an, als hätten Sie eine Menge Schuldgefühle.» Ich sagte, daß ich tatsächlich Schuldgefühle hatte, weil ich nicht auf mich geachtet hatte, vor allem im Hinblick auf die Ernährung. Und er sagte: «Wenn Sie wirklich glauben, daß Diabetes nur von der Ernährung abhängig ist, dann müßte praktisch jeder Diabetes haben. Schauen Sie sich doch an, was die Menschen essen – es ist alles voller Zucker.» Und erst in diesem Augenblick dämmerte es mir, daß es, natürlich, noch andere Gründe gab. Ich hatte zu diesem Zeitpunkt bestimmt schon eine ganze Weile keinen Zucker mehr gegessen.

Eine 54jährige, die mit 50 erblindet war

Menschen, die die Neigung zu Diabetes bei Übergewicht haben, sind in unserer überfütterten Gesellschaft stark benachteiligt, besonders,

7 M. Rosenthal u. a.: Demonstration of a Relationship Between Level of Physical Training and Insulin-Stimulated Glucose Utilization in Normal Humans, in: Diabetes, Bd. 32, 1983, S. 408–411 und Schettler und Greten, a. a. O., Band II, S. 441

wenn sie in einer Familie aufwuchsen, wo sie ermuntert wurden, viel zu essen. Essen ist für viele Ersatz und Trost, wenn sie Angst haben, wenn sie einsam oder wütend sind, und da kann es sehr schwierig sein, die Eßgewohnheiten zu verändern. Aber wenn man versteht, wie die Bedingungen unserer Umwelt und Kultur mit der ererbten Neigung zusammenwirken, kann das ein schlechtes Gewissen erleichtern und dazu führen, sich dem Diabetes gegenüber weniger hilflos zu fühlen. Wir dürfen nicht für genetische Fehlfunktionen verantwortlich gemacht werden, aber ebensowenig ist es notwendig, sich ihnen ausgeliefert zu fühlen. Wir sollten vor denjenigen, die darum kämpfen, ihre Eßgewohnheiten zu verändern, ebensoviel Hochachtung empfinden und ihnen die gleiche Unterstützung gewähren wie denjenigen, die jeden Tag Insulin spritzen müssen.

Diabetes vom Typ II ist keine «milde» Form von Diabetes. Weil Menschen mit Diabetes vom Typ II im allgemeinen kein Insulin nehmen müssen, wurde diese Fehleinschätzung oft vorgenommen. Diabetes vom Typ II kann ebenso wie Diabetes vom Typ I langfristig zu krankhaften Veränderungen der arteriellen Blutgefäße und Kapilaren, zu massiven Sehstörungen oder Blindheit und zu Nierenversagen führen.[8]

Als mein Arzt feststellte, daß ich Diabetes habe, sagte er: «Aber es ist nur die milde Form.» Deshalb nahm ich an, es sei nicht notwendig aufzupassen und aß unbesorgt Süßigkeiten. Dann dachte ich an meinen Bruder, der vollkommen erblindet und vor kurzem an Nieren- und Leberversagen gestorben war. Sein Urin hatte nie erhöhte Zuckerausscheidungen enthalten. Das erste Symptom, das sich bei ihm zeigte, war, daß er eines Morgens aufwachte und blind war. Der Augenarzt sagte, er müsse seit mindestens fünfzehn Jahren Diabetes haben, um eine solch schwere Blutung im Auge zu bekommen. Ich hoffe, diese Art von Unfällen lassen sich heute mit den neuen Erkenntnissen über Diabetes vom Typ II häufiger verhüten.

Eine 68jährige Frau, von deren neun Geschwistern vier weitere Diabetes haben.

Aber es gibt auch eine erfreulichere Seite. Wenn Menschen mit Diabetes vom Typ II abnehmen und sich mehr körperlich bewegen, um

8 Schettler und Greten, a. a. O., Band II, S. 447 und 450

ein normales Gewicht zu halten, spielt sich die Insulinproduktion und -empfindlichkeit oft wieder auf ein gesundes Maß ein. In diesem Fall können sie die Unannehmlichkeiten und möglichen Reaktionen auf Insulin oder blutzuckersenkende Tabletten vermeiden.

Manche Menschen können mit alleiniger Diät und sportlicher bzw. körperlicher Aktivität die erhöhten Blutzuckerspiegel nicht im erforderlichen Maße bessern. Dann wird man sogenannte orale Antidiabetika (Wirkstoffe zur Blutzuckersenkung in Tablettenform) einsetzen müssen. Diese Medikamente fördern nicht nur die körpereigene Insulinproduktion, sondern erhöhen auch die Empfänglichkeit des Organismus für sein eigenes Insulin. Wenn dieses nämlich nicht geschieht und gleich von vornherein Insulin gespritzt wird, insbesondere gar ohne gleichzeitige Diät und andere Allgemeinmaßnahmen, dann besteht die Gefahr, daß ein Teufelskreis in Gang gesetzt wird. Denn Insulin macht hungrig. Die Patientin ißt mehr statt weniger. Das Gewicht steigt. Die Zuckerkrankheit verschlechtert sich. Man braucht mehr Insulin und so weiter. Erst wenn trotz der oben aufgeführten Schritte die Zuckereinstellung zu wünschen übrigläßt, müssen Insulinspritzen verordnet werden. Eine Einnahme von Insulin in Tablettenform ist nicht bzw. noch nicht möglich, da dieses Hormon ein Eiweiß ist und im Magen verdaut würde. Allerdings kann eine zusätzliche Gabe von oralen Antidiabetika eine Insulinbehandlung manchmal vereinfachen (z. B. nur eine Spritze statt zweier Injektionen pro Tag). Das jeweils geeignete beste Verfahren werden Sie durch entsprechende Kontrollen mit Ihrem Arzt erarbeiten.

> Vor kurzem nahm ich 10 Pfund ab. Um genug Bewegung zu bekommen, benutze ich nie Fahrstühle, sondern gehe manchmal bis zu fünf Stockwerke hoch. Ich arbeite als Freiwillige in einer Schule für geistig Behinderte. Ich muß dort Rollstühle schieben. Eine Zeitlang nahm ich Tabletten gegen Diabetes, aber es brachte meinen Blutzucker durcheinander, er war plötzlich sehr niedrig, deshalb hörte ich damit auf. Mir geht es jetzt recht gut.

Frühe Warnzeichen

Wenn es in Ihrer Familie eine starke Neigung zu Fettleibigkeit gibt, wenn Sie ein Kind mit ungewöhnlich hohem Geburtsgewicht zur Welt gebracht oder während der Schwangerschaft einen vorübergehenden

Diabetes bekommen haben, besteht in Ihrer Familie vermutlich eine Neigung zu Diabetes vom Typ II. Doch Sie können sich und Ihre Kinder davor bewahren, indem Sie Ihre Lebensweise und damit auch die Ihrer Familie verändern.

Schwangerschafts-Diabetes ist eine «vorübergehende» Form von Diabetes, die manchmal nur während der Schwangerschaft auftritt. Selbst wenn Sie nicht vorhaben, noch Kinder zu bekommen oder über den Wechsel hinaus sind, können Sie Ihre Töchter, Enkeltöchter und andere junge Frauen vor den Gefahren warnen, während einer Schwangerschaft zuckerkrank zu werden. 65 Prozent aller Frauen, die während einer Schwangerschaft vorübergehend Diabetes und außerdem Übergewicht hatten, entwickeln schließlich einen manifesten Diabetes.[9] Wenn Sie schon in jungen Jahren Ihr Gewicht niedrig halten und körperlich aktiver werden, können Sie Ihr Diabetes-Risiko erheblich herabsetzen.

Ich gehöre zu den Frauen, die Schwangerschafts-Diabetes bekamen. Mein Blutzucker stieg während der Schwangerschaft an und war danach wieder in Ordnung. Mir wurde gesagt, ich hätte vielleicht eine Neigung zu Diabetes. «Passen Sie auf, dann brauchen Sie sich keine Sorgen darüber zu machen.» Ich hatte absolut keine Ahnung, was geschehen könnte, denn es hat mir niemand gesagt, was tatsächlich auf mich zukommen würde, wenn ich Diabetes bekäme. Ich ging zwar zu wenigstens zwei Ärzten, aber sie klärten mich nicht weiter auf. Deshalb schwankte mein Gewicht aus den verschiedensten Gründen jahrelang. Bis vor etwa acht oder zehn Jahren aß ich zuviel Zucker und achtete nicht besonders auf meine Ernährung. Tatsächlich fing ich erst an, ein bißchen mehr über Ernährung nachzudenken, als ich Vegetarierin wurde.

Eine 54jährige Frau, die mit 50 erblindet war

Meine Enkelin hat gerade ein neun Pfund schweres Kind zur Welt gebracht, und sie hatte während der Schwangerschaft etwas Zucker. Sie nimmt weiter zu. Ich mache mir Sorgen, denn ich weiß nicht, ob ihr Arzt das wirklich ernst nimmt. Er sagt, eine Menge Frauen hätten Zucker, wenn sie ein Kind bekommen, das würde

---

9 J. B. O'Sullivan: Body Weight an Subsequent Diabetes Mellitus, in: Journal of the American Medical Association, Bd. 248, 1982, S. 979; sowie J. B. O'Sullivan: Gestational Diabetes: Factors Influencing the Rates of Subsequent Diabetes, in: Sutherland, Stowers (Hg.): Carbohydrate Metabolism in Pregnancy and the Newborn, New York 1979, S. 425-535

später wieder verschwinden. Mein Vater hatte Diabetes, und ich habe ebenfalls Zucker. Ich werde meinen Diabetes-Spezialisten bitten, sie zu untersuchen. *Eine 68jährige Frau*

Komplikationen bei Diabetes
Besonders gefährlich ist, daß es bei Menschen mit unerkanntem oder unzureichend behandeltem Diabetes häufiger zu Komplikationen kommt als bei jenen, die ihren Blutzucker unter Kontrolle halten. Am häufigsten treten Herzkrankheiten, Schlaganfälle, Nierenversagen, Einschränkungen der Sehfähigkeit, sexuelle Probleme und Amputationen von Beinen und Füßen auf. Alle diese Probleme werden von Durchblutungsstörungen in den großen und kleinen Blutgefäßen verursacht. Zum Beispiel ist Diabetes die Ursache für 50 Prozent aller 80000 Bein- und Fußamputationen, die pro Jahr in den USA durchgeführt werden.[10]

Ich habe mir nicht viele Sorgen gemacht, als mir mit achtzig gesagt wurde, ich hätte Diabetes. Mein Mann war krank, und ich mußte meine Aufmerksamkeit auf ihn konzentrieren. Ich machte keine Diät und trieb überhaupt keinen Sport. Nachdem mein Mann gestorben war, überfiel mich der Diabetes. Zu diesem Zeitpunkt ging ich ins Krankenhaus, und mir wurde gesagt, daß mein Bein nicht mehr durchblutet würde, deshalb wurde mir ein Bein abgenommen. *Eine 84jährige Frau*

Besonders Frauen mit Diabetes und hohem Blutdruck sollten auf einen normalen Blutdruck (s. S. 570) und Blutzucker achten. Wenn der Blutzuckerspiegel normal ist, verbessert sich die Gesundheit auch in allen anderen Bereichen. Wenn der Blutzucker hoch ist, ist auch der Zucker im Urin hoch. Zuckerhaltiger Urin wird im Bereich der Vagina zu einer perfekten Umgebung für Infektionen, was zur Schädigung des Gewebes führt. Die daraus entstehenden Beschwerden können Frauen mit Diabetes daran hindern, sexuelle Befriedigung zu erleben. Es läßt sich heute jedoch belegen, daß Sie diese Komplikationen minimieren, verzögern oder gar verhindern können, wenn Sie sich sehr bemühen, den Glukosegehalt im Blut so normal zu halten wie möglich.
Auch die Augen können durch Diabetes geschädigt werden. Etwa 60 bis 90 Prozent aller Diabetiker entwickeln nach mehr als 15 Jahren

10 American Diabetes Association, 1985 Diabetes Facts

Krankheitsdauer solche Spätkomplikationen.[11] Manche Ärzte, die Diabetiker behandeln, überweisen ihre Patienten nicht zu einer jährlichen Augenuntersuchung. Viele führen nicht einmal selbst eine einfache Augenuntersuchung durch. Alle Diabetiker sollten sich einmal im Jahr von einem Augenarzt untersuchen lassen.

Sie können selbst etwas für sich tun

Diabetes ist ein vorzügliches Beispiel für die positiven Auswirkungen von Selbsthilfemethoden. Da es sich bei dieser Krankheit um eine Störung der Verwertung von Nahrungs-Brennstoffen im Körper handelt, müssen wir immer auf ein ausgewogenes Verhältnis von Energieaufnahme (Essen) und Abgabe von Energie (Arbeit und körperliche Bewegung) achten. Vor einigen Jahren kam es zu einer regelrechten Revolution in der Behandlung von Diabetes, es wurden neue Instrumente für die Selbsthilfe entwickelt und neue Techniken für die Behandlung von Komplikationen.

Eins dieser Instrumente ist ein kleines Testgerät, mit dem jederzeit, tags und nachts, das Blut selbst untersucht werden kann, um herauszufinden, wie gut ein Behandlungsplan funktioniert. Dabei wird mit einer kleinen automatischen, federbetriebenen Fingerlanzette ein Tropfen Blut entnommen und der Blutzuckerwert mit Hilfe eines Teststreifens ermittelt. Der Stich in den Finger seitlich der Fingerkuppe ist mit dieser Ausrüstung praktisch schmerzlos. Diese Blutzucker-Selbstuntersuchung erlaubt Ihnen zu erkennen, wie Ihr Körper auf eine Umstellung Ihrer Ernährungs- und Bewegungsgewohnheiten reagiert. Und Sie können Ihre Insulin-Mengen besser auf den jeweiligen Bedarf einstellen. Mit der Blutzucker-Selbstuntersuchung können Sie Ihren Zuckerspiegel jederzeit bestimmen und so die Verantwortung selbst übernehmen. Sie können diese Ergebnisse Ihrem Arzt mitteilen, der Ihre Diabetes-Kontrolle beaufsichtigt und Ihnen bei den Fortschritten helfen wird und auf Ihre besonderen Bedürfnisse eingehen kann.

Was muß eine Diabetikerin außerdem noch beachten, und was kann sie unmittelbar selbst tun? Das hängt ganz von dem Diabetes-Typ ab. Diabetiker vom Typ I müssen sich zwei- bis viermal am Tag selbst Insulin spritzen, und sie müssen lernen, ihre Nahrungszusammenset-

11 Schettler und Greten, a. a. O., Band II, S. 448

zung auf ihren Energieverbrauch und ihre Insulindosierung abzustimmen. Es gibt viele Möglichkeiten, um damit selbstverständlich und routiniert umgehen zu lernen. So gibt es zum Beispiel Insulinpumpen, die außerhalb des Körpers getragen und programmiert werden können, um dem Körper automatisch Insulin zuzuführen. Die größte Gefahr für Menschen, die Insulin brauchen, ist die permanente Bedrohung durch einen unvorhersehbaren Abfall des Blutzuckers (Hypoglycämie), der als «Insulin-Reaktion» bezeichnet wird. *Diabetiker sollten deshalb immer einen Gesundheitspaß bei sich tragen*, falls sie ohnmächtig werden und Hilfe brauchen. Viele Zuckerkranke stecken sich außerdem immer ein Stück Traubenzucker in die Tasche, falls sie Anzeichen einer Unterzuckerung spüren (Schwitzen, Zittern, Schwindel). Wenn es gelingt, mit körperlicher Betätigung, Gewichtsabnahme und geregelter Diät den Blutzuckerwert in einen tolerablen Bereich zu bringen (bis höchstens 170 mg pro 100 ml Blut 1½ Stunden nach einer Mahlzeit), dann brauchen Sie keine Tabletten oder Insulin. Sollten Sie andererseits nach Jahren der Einnahme oraler Wirkstoffe gegen Diabetes nicht mehr genügend eigenes Insulin produzieren können, so muß auf eine Insulininjektionsbehandlung übergegangen werden. In Zeiten von körperlichem oder emotionalem Streß, zum Beispiel vor, während oder nach einer Operation oder während einer persönlichen Krise, kann es durchaus sein, daß Sie vorübergehend Insulin brauchen.

Aber es lohnt sich, seine Lebensweise umzustellen und Probleme anzugehen, denn Diabetiker, die routiniert mit Selbsthilfemethoden umgehen, fühlen sich die meiste Zeit über wohl und führen ein produktives Leben von normaler Dauer.

Eine Diabetikergruppe kann Trost spenden, Mut machen und außerdem praktische Hilfe bieten. Regionale Adressen bekommen Sie über den Deutschen Diabetiker-Bund e. V., Bahnhofstr. 74/76, 4650 Gelsenkirchen, Tel.: 0209/15088–89.

Körpertraining

Wir alle wissen, daß wir unser Leben lang körperlich aktiv bleiben sollten (s. Kapitel «Bewegung 149»). Bei Diabetikern kommt noch hinzu, daß für sie ein hohes Risiko besteht, an Osteoporose zu erkranken. Sie müssen deshalb Sport treiben, um das Kalzium in der Nahrung richtig zu verwerten, damit die Knochen gestärkt werden (s. Kapitel «Osteoporose»). Und das Körpertraining hat zusätzlich noch den Vorteil, daß die Körperzellen auf das Insulin wieder besser ansprechen.[12]

Sportliche Betätigung ist für Diabetiker beider Krankheitstypen notwendig. Und dennoch gibt es wichtige Unterschiede. Der Diabetiker von Typ I muß lernen, wie weit er die Insulin-Dosis reduzieren und die Nahrungsaufnahme erhöhen muß, damit der Blutzuckerspiegel bei körperlicher Betätigung nicht zu stark abfällt und er ohne Hypoglycämie-Gefahr Sport treiben kann. Der Diabetiker vom Typ II verbrennt beim Sport nicht nur die überschüssigen Kalorien, sondern kann dadurch auch die ererbte Resistenz gegen Insulin überwinden. Tatsächlich gibt es viele Menschen mit Diabetes vom Typ II, die ihren Blutzucker durch regelmäßiges Körpertraining normalisieren konnten, selbst wenn sie nicht das gesamte Gewicht verloren, das sie im Lauf der Jahre angesammelt hatten.

> Wenn ich zwei Wochen vergesse, meine Übungen zu machen, werde ich deprimiert und müde. Wenn ich sie mache, fühle ich mich gut, weil mein Blutzuckerspiegel normal ist. Deshalb lohnt es sich, dabeizubleiben, obwohl es mir schwerfiel zu akzeptieren, daß ich nie wieder richtig schlank sein werde. *Eine 52jährige Frau*

Außerdem finden diejenigen, die anfangen, ein körperlich aktiveres Leben zu führen, daß es bleibende psychische Vorteile hat, auch wenn es ihnen zuerst nicht leichtfiel, sich daran zu gewöhnen. Die antidepressive Wirkung von Jogging ist inzwischen wissenschaftlich nachgewiesen.

> Für mich hat das regelmäßige Laufen in dieser Hinsicht eine Menge verändert. Das heißt nicht, daß ich nicht auf meine Ernährung achten müßte. Es bedeutet, daß ich nicht jede Kalorie zählen muß. Ich nehme nicht mehr nach einem bescheidenen Mahl sofort drei Pfund zu. Mein Gewicht ist auf einem einigermaßen vernünftigen Stand und verändert sich nicht mehr fortwährend um fünf bis zehn Pfund, wie in der Zeit, als ich abwechselnd Freßanfälle und Hungerphasen hatte. Der alte Mythos, Sport mache hungrig, wird schnell widerlegt. Während ich laufe und unmittelbar danach, ist Essen das letzte, an was ich denken würde, denn mein Blut wird vom Verdauungssystem in die Muskeln gelenkt. Eine sehr wichtige

---

12 C. Bogardus u. a.: Effects of Physical Training and Diet Therapy on Carbohydrate Metabolism in Patients with Glucose Intolerance and Non-Insulin-Dependent Diabetes Mellitus, in: Diabetes, Bd. 33, 1984, S. 311–318

Begleiterscheinung ist die Auswirkung auf meine psychische Be-findlichkeit. Manchmal bin ich am Anfang ängstlich, deprimiert, erschöpft und/oder wütend, aber wenn ich dann loslaufe, ver-schwindet das alles. *Eine Frau von Mitte 40*

Ernährung

Allgemein wird gesagt, die Einschränkungen in der Ernährung seien das mühseligste am Diabetes. Seit einigen Jahren jedoch vertreten Diätberater einen flexibleren Standpunkt, was die Ernährung von Diabetikern betrifft.[13] Die meisten Ernährungsspezialisten akzeptie-ren, daß soziale, kulturelle und emotionale Eßgewohnheiten berück-sichtigt werden müssen und Menschen beim Essen nicht unbedingt nur die Nährstoffe im Sinn haben. Sie können Ihre Ernährung so ge-stalten, daß sie Ihren Vorlieben ebenso entspricht wie Ihrem Kalo-rienbedarf, Voraussetzung aber ist, daß Sie über die Bausteine der Nahrung Bescheid wissen. Ihre Ernährung wird sich immer wieder verändern, je nach Alter und Ihrer sportlichen Aktivität, Ihrem allge-meinen Gesundheitszustand und dem Typ von Diabetes, an dem Sie leiden. Aus diesem Grund können die Ratschläge eines Ernährungs-oder Diätberaters von großem Wert sein.

Die meisten Menschen, die ihren Blutzucker sorgfältig überwachen und bereit und fähig sind, kräftig Sport zu treiben, können fast alles essen oder wenigstens ein wenig von allem. Manche Diabetiker aber müssen die Auswahl ihrer Nahrungsmittel sehr begrenzen und haben vielleicht das Gefühl, es würde ihnen etwas genommen.

Ich war sehr überrascht, als sich vor sechs Jahren herausstellte, daß ich Diabetes vom Typ II hatte. Ich bin überempfindlich mit dem Essen, und wenn ich nur im geringsten gegen meine Diät verstoße, bedeutet das eine Gewichtszunahme und erhöhten Blutzucker. Es macht mich ganz krank. Offenbar ist alles, was Essen attraktiv macht, genau das, was ich nicht darf. Wenn ich das Fett vom Kotelett abgeschnitten, es in Stücke zerteilt und abgewogen habe – wer will es dann noch essen, so ohne Beilagen nackt auf dem Teller? Manchmal finde ich, Leute mit Diabetes vom Typ I haben es besser. Sie müssen essen, um das Insulin im Gleichgewicht zu halten. *Eine 52jährige Frau*

13 F. Q. Nuthall: Diet and the Diabetic Patient, in: Diabetes Care, Bd. 6, 1983, S. 197–207

Nicht rauchen!

Neben der Veränderung von Ernährungs- und Bewegungsgewohnheiten müssen Sie einen weiteren entscheidenden Vorsatz fassen, nämlich nicht zu rauchen. Denn das Nikotin führt dazu, daß sich die kleineren Blutgefäße verengen, und erhöht so das Risiko von hohem Blutdruck. Kombiniert mit dem Risiko der Schädigung von Blutgefäßen durch hohen Blutzucker und erhöhte Blutfette bei Diabetes, kommt das einer Einladung für Herzinfarkte, Schlaganfälle und andere Gefäßkrankheiten gleich.[14] Auch wenn es schwierig sein kann, mit dem Rauchen aufzuhören, Menschen mit Diabetes entscheiden sich damit für ein längeres, gesünderes Leben.

Diabetiker oder Angehörige von Diabetikern sollten die Möglichkeiten des Gesundheitssystems so gut nutzen wie möglich. Versuchen Sie, einen Arzt zu finden, der auf dem neuesten Stand der Diabetes-Forschung ist und ein Interesse daran hat, mit Ihnen als Individuum und nicht als «Fall» zusammenzuarbeiten und Sie in allen Gesundheitsfragen zu beraten. Auch Krankenschwestern haben Erfahrung mit Diabetes und können Ihnen helfen, mit dieser Krankheit zu leben. Da Diabetes den gesamten Organismus betreffen kann, brauchen Sie vielleicht außerdem Unterstützung und Rat von Spezialisten wie einem Diätberater oder einer Fußpflegerin bei diabetischen Spätfolgen an den Füßen, vielleicht auch von einem Augenarzt.

Da Diabetes Ursache für die verschiedensten Krankheiten sein und Heilungsprozesse verzögern kann, sollten Diabetiker darauf bestehen, daß die verschiedenen Fach-Ärzte bei der Planung ihrer Behandlung zusammenarbeiten. Informieren Sie jeden Arzt darüber, daß Sie Diabetes haben, und achten Sie darauf, daß er Kontakt mit dem Arzt aufnimmt, der Ihren Diabetes überwacht.

14 U.S. Office of the Assistant Secretary for Health and Surgeon General: The Health Consequences of Smoking for Women, Rockville MD, U.S. Department of Health and Human Services, Public Health Service 1983, U.S. Government Printing Offic, Nr. 410–889/1284

Diabetes und Streß

Die Reaktion des menschlichen Körpers auf Streß ist seit prähistorischen Zeiten in uns verankert, als die Bedrohungen für Körper und Gesundheit einen schnellen Energieschub verlangten, um zu fliehen oder zu kämpfen. Biochemische und hormonelle Signale mobilisieren dabei Brennstoffe, die in der Leber und in den Muskeln gespeichert werden und erhöhen den Herzschlag und die Atemfrequenz, damit die Energie schnell im Körper zirkulieren kann. Diese plötzliche Ausschüttung von Glukose hatte ihren Sinn, als es darum ging, vor einem Löwen wegzulaufen oder mit einem Bären zu kämpfen. Für einen Menschen, der in einem Verkehrsstau feststeckt oder sich über seinen Boß aufregt, ist diese Reaktion aber weder nützlich noch gesund. Wenn der Blutzucker ansteigt, ohne daß wir die Möglichkeit haben, den Anstieg durch körperliche Aktivität auszugleichen, ist das vor allem nicht gut für jemanden, der an Diabetes leidet. Um zu lernen, wie wir Streß vermeiden oder minimieren können, wenn wir Belastungen ausgesetzt sind, brauchen wir die Unterstützung von Menschen, die gelernt haben, erfolgreich damit fertig zu werden.

Aber auch Diabetes selbst kann Streß verursachen, für die Betroffenen selbst wie für Angehörige und Freunde. Ein Gleichgewicht zwischen Nahrung, Bewegung und Insulin zu erreichen und aufrechtzuerhalten, erfordert Zeit, Geld und Planung, schränkt die Mobilität, die Entscheidungsfreiheit und die Spontaneität ein. Diabetes ist eine Herausforderung, bei der sich unsere angeborene Anpassungsfähigkeit und unsere lebenslange Erfahrung beweisen und bewähren müssen. Andere Menschen verstehen vielleicht nicht, weshalb wir zu einem bestimmten Zeitpunkt essen oder warum wir bestimmte Nahrungsmittel meiden müssen. Es ist wichtig, sie wissen zu lassen, was wir brauchen und warum. Wir müssen unsere eigenen Bedürfnisse respektieren und lernen, auf sie einzugehen, selbst wenn sie sich von den Bedürfnissen anderer Menschen, die uns nahestehen, unterscheiden.

26 Erkrankungen der Gallenblase*

Viele Frauen in den mittleren Jahren leiden unter Gallensteinen. Bei Frauen kommen Erkrankungen der Gallenblase dreimal so häufig vor wie bei Männern. Insgesamt haben etwa 20 bis 40 Prozent aller Menschen an ihrem Lebensende Gallensteine.[1] Gallensteine wurden von einigen Spezialisten als eine Erkrankung bezeichnet, die bevorzugt Frauen betrifft, die «vierzig, fett, faul und gefräßig» sind.[2] In dieser diffamierenden Etikettierung drücken sich die Vorurteile gegen ältere Frauen im allgemeinen und dicke Frauen im besonderen aus. Wegen dieser Vorurteile müssen wir darauf achten, daß jede Therapie sorgfältig bedacht wurde und wirklich helfen kann und nicht nur aufgrund von Stereotypen empfohlen wurde. Außerdem ist es wichtig, dieses Vorurteil zu erkennen, wenn es sich zeigt, damit wir uns nach einer aufgeklärteren Gesundheitsberatung umsehen können.

Symptome

Die Gallenblase ist ein kleiner Sack, der auf der rechten Bauchseite unterhalb der Leber liegt. Sie dient als Behälter für die Gallenflüssigkeit, die in der Leber produziert wird. Nach einer Mahlzeit zieht sich die Gallenblase zusammen, um Gallenflüssigkeit in den Zwölffingerdarm (den Anfang des Dünndarms) zu entlassen, die bei der Verdauung von Nahrung eine wichtige Rolle spielt.

Die Gallenflüssigkeit ist zusammengesetzt aus Cholesterin, Lezithin, Gallensalzen und Bilirubin (dem gelben Gallenfarbstoff). Wenn das Gleichgewicht zwischen diesen Bestandteilen gestört und zuviel Cholesterin in der Galle ist, sondert sich der Überschuß in Form eines gehärteten Materials ab, das wir «Gallensteine» nennen, oder in

---

* Von Glorianne Wittes
1 Schettler und Greten, a. a. O., Band II, S. 341 + 342
2 Zitiert aus: «The Gold Bladder (Gallbladder)»; Kapitel 1, in: Siegfried Krat, Robert Boltax: Is Surgery Necessary?, New York 1981

Form von sehr feinen Kristallen, die als «Grieß» oder «Sand» bezeichnet werden. Ein Typ von Gallensteinen enthält vor allem Cholesterin, ein anderer enthält überwiegend Bilirubin (sie werden dann oft als «Pigmentsteine» bezeichnet). Manche Gallensteine sind beiden Typen zuzuordnen.

Häufig vorkommende Anzeichen für Verdauungsstörungen (Dyspepsie) wie Aufstoßen, Blähungen und Sodbrennen sind zwar nur selten Symptome für Gallenerkrankungen. Dennoch sollten derartige Symptome frühzeitig untersucht werden, insbesondere wenn sie begleitet werden von Übelkeit, akuten Schmerzen, Fieber, Schüttelfrost, Erbrechen oder Gelbsucht, die häufigsten Symptome für Gallensteine oder eine Gallenblasenentzündung.

Wenn sich ein Gallenstein gebildet hat, verursacht er, solange er in der Gallenblase bleibt, normalerweise keine oder nur leichte Schmerzen, eventuell auch Aufstoßen, Blähungen oder Übelkeit. Schmerzen werden vermutlich nur verursacht, wenn die Steine sich an der Schleimhaut in der Gallenblase reiben, was zu Entzündungen und Reizungen führt. Wenn sich der Stein jedoch im Gallengang oder dem Ausführungsgang der Bauspeicheldrüse festsetzt, werden Sie schwere Schmerzen im Oberbauch bekommen (oft stärker auf der rechten Seite), die sich durch den Rücken ziehen bis unter das rechte Schulterblatt. Diese Schmerzen, die als Gallenkolik bekannt sind, setzen plötzlich ein, häufig nach einer Mahlzeit, und bleiben normalerweise mehrere Stunden akut.

Wenn ein Stein sich in einem bestimmten Gallengangsabschnitt einnistet, dem Ductus cysticus, kommt es außerdem zu Entzündungen der Gallenblase (Cholesystitis), die mit Fieber, Übelkeit und Erbrechen verbunden sein können. Wenn der Gallenstein sich dagegen in dem Ductus choledochus festsetzt, können sich Gelbsucht und eine Leberentzündung entwickeln. In beiden Fällen kann der Gallenstein den Abfluß von Gallenflüssigkeit aus der Gallenblase in den Dünndarm behindern. Wenn ein Stein den Gang der Bauspeicheldrüse versperrt, kann das schwere Entzündungen verursachen, die die Bauchspeicheldrüse sehr schädigen können. Diese Komplikation wird als «Pankreatitis» bezeichnet und kann unter Umständen tödlich sein.

Wenn der Gallenstein in den Zwölffingerdarm gelangt, wird er durch den Darm ausgeschieden und verursacht meist keine weiteren Probleme. Wenn eine Gallenkolik spontan aufhört, ist ein Gallenstein, der vorübergehend in einem Gang-Abschnitt festsaß, möglicherweise in den Zwölffingerdarm oder zurück in die Gallenblase gerutscht.

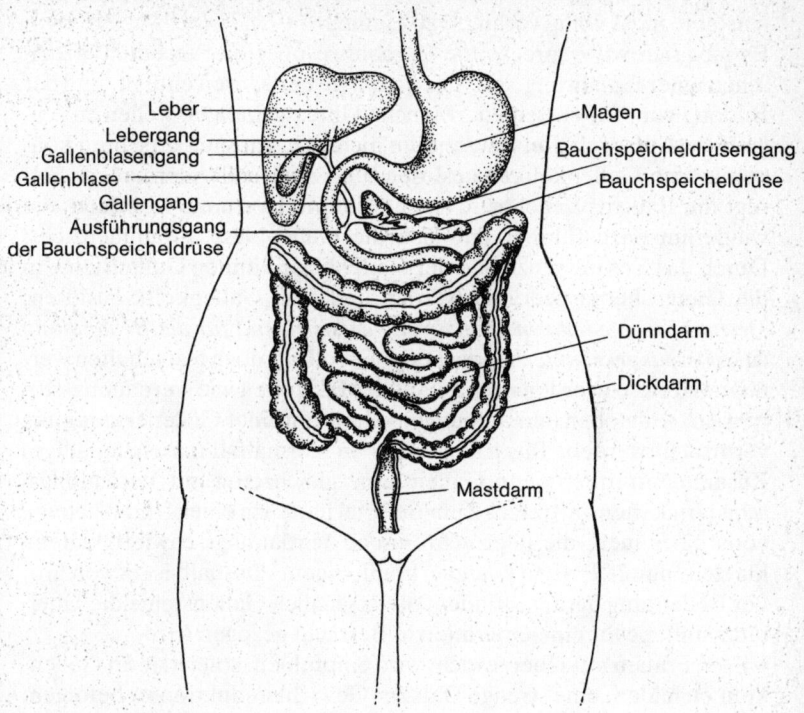

Leber

Lebergang

Gallenblasengang

Gallenblase

Gallengang

Ausführungsgang
der Bauchspeicheldrüse

Magen

Bauchspeicheldrüsengang

Bauchspeicheldrüse

Dünndarm

Dickdarm

Mastdarm

Ursachen für Gallenerkrankungen

Ernährung

Ursache für Gallensteine ist oft zuviel Cholesterin in der Galle, aber es besteht keine direkte Beziehung zwischen der Menge des Cholesterins in der Ernährung oder im Blut und dem Cholesteringehalt der Galle. Wir beziehen Cholesterin nicht nur aus der Nahrung, Cholesterin wird auch im Körper hergestellt. Manche Untersuchungen behaupten, eine Ernährung, die viel Cholesterin enthält, sei nicht eindeutig mit der Bildung von Gallensteinen in Verbindung zu bringen, aber es wurde ein Zusammenhang festgestellt zwischen Gallensteinen und einer kalorienreichen Ernährung und vielen Süßigkeiten. Die Nahrung enthält oft deshalb viele Kalorien, weil sie sehr fettreich ist, und bestimmte Fette enthalten wiederum hohe Mengen an Cholesterin. Dennoch scheint die Einschränkung von Cholesterin (obwohl das für die Verhütung von Blutgefäßerkrankungen empfohlen wird) Gallensteine nicht völlig verhüten zu können.[3]

Es gibt sich widersprechende Ergebnisse über die Verbindung zwischen einer Ernährung, die viele *gesättigte* Fettsäuren enthält, und der Bildung von Gallensteinen.[4] Manche Untersuchungen stellen eine signifikante Korrelation fest, andere nicht. Gesättigte Fettsäuren können jedoch Gallenkoliken auslösen, und zwar folgendermaßen: Fett regt die Bauchspeicheldrüse an, bestimmte Hormone zu bilden, die wiederum dazu führen, daß sich die Gallenblase zusammenzieht. Durch das Zusammenziehen der Gallenblase können Gallensteine in die Gänge herausgedrängt werden und eine Gallenkolik auslösen. *Deshalb ist eine fettarme Ernährung entscheidend für die Behandlung einer bereits erkrankten Gallenblase.* Es sollte jedoch festgehalten werden, daß Beschwerden nach zu fetten Mahlzeiten wie Verdauungsstörungen, Aufstoßen und Blähungen selten von einer Gallenerkrankung verursacht werden. Tatsächlich ist es im Normalfall nur ein zufälliges Zusammentreffen, wenn Gallensteine gleichzeitig mit Verdauungsschwierigkeiten auftreten. Zum Beispiel hatten in einer Untersuchung von 142 Frauen, die über «chronische Verdauungsschwierigkeiten» klagten, nur 24 Frauen Gallenerkrankungen.[5] Deshalb ist es von großer Bedeutung herauszufinden, ob tatsächlich Gallensteine die Übeltäter sind, bevor eine Operation in Betracht gezogen wird.

Vielen Frauen mit Übergewicht wird empfohlen, sofern sie an Gallenkoliken leiden, eine strenge Diät zur Gewichtsreduktion zu befolgen, um weitere Anfälle zu vermeiden. Die Menge von Cholesterin in der Galle ist bei dicken Menschen größer als bei dünnen Menschen. Der Cholesteringehalt in der Galle kann sich bei einem Gewichtsverlust jedoch vorübergehend noch weiter erhöhen, um sich dann, wenn ein geringeres Gewicht beibehalten wird, bei einer normalen Höhe einzupendeln. Deshalb wird die Gefahr, daß sich Gallensteine bilden, größer, wenn man immer wieder zu- und abnimmt.[6]

3 The Gallbladder and Gallstones, Teil 1, Harvard Medical School Health Letter, Bd. II, Nr. 9, Juli 1977
4 L. J. Bennion, S. M. Grundy: Risk Factors for the Development of Cholelithiasis in Man, Part 2, in: The New England Journal of Medicine, Bd. 299, 1978, S. 1221–1227; R. K. R. Scragg, L. J. McMichael, P. A. Baghurst: Diet, Alcohol and Relative Weight in Gall Stone Disease: A Case Control Study, in: British Medical Journal, Bd. 288, 1984, S. 1112–1119
5 The Gallbladder and Gallstones, Teil 1, a. a. O.
6 L. J. Bennion, S. M. Grundy: Effects of Obesity and Calory Intake on Biliary

Außerdem ist es wahrscheinlich, daß der hohe Fett- und Zuckergehalt einer kalorienreichen Ernährung und nicht das Übergewicht selbst bei dicken Frauen Gallenkoliken auslösen kann.[7] Auch schlanke Menschen oder Menschen mit Normalgewicht, die gern Fett essen, sind anfällig für Gallenkoliken. Es ist grausam und sehr bedauerlich, daß in unserer «schlanken Gesellschaft» einer dicken Frau mit Gallenleiden das Gefühl vermittelt wird, sie selbst sei ihr schlimmster Feind, denn ihr Gewicht sei für ihr Problem verantwortlich.

Untersuchungen zu den Wirkungen von Weizenfaserstoffen auf den Cholesterinstoffwechsel haben widersprüchliche Resultate erbracht. Haferkleie hat, wie sich zeigte, eine gewisse Wirkung auf die Senkung von Cholesterin. Nahrungsmittel, die viel Schwefel enthalten, wie Kohl, Spargel, Rosenkohl, Sellerie, Blumenkohl, Zwiebeln und Rettiche, regen den Gallenfluß an und können deshalb zur Vorbeugung und Überprüfung von Gallenerkrankungen eingesetzt werden. Manche Spezialisten empfehlen, zusätzlich zu einer fettarmen Ernährung Lezithinzusätze zu nehmen, Taurine und Methionine (Aminosäuren), Kupfer, Vitamin B 12, Folsäure, Vitamin C und Magnesium, um die Galle dünnflüssiger zu machen.

Einige holistische Ernährungsspezialisten nehmen an, Gallenerkrankungen könnten mit Nahrungsmittelallergien im Zusammenhang stehen, insbesondere einer Allergie gegen Eier. Manche vertreten die Auffassung, die Gallenblase könne dazu angeregt werden, «Grieß» auszuschwemmen und die Galle zu reinigen, obwohl das bei großen Steinen nicht wirksam ist. Andere sagen, sie würden die Verantwortung für eine solche Behandlung nicht übernehmen wegen der Gefahr, daß ein Stück eines Gallensteins sich in einem Gang festsetzt und eine sofortige Operation notwendig macht.

Leider kann eine bessere Ernährung, obwohl sie der Gesundheit in vieler Hinsicht förderlich ist, vorhandene Gallensteine offenbar nicht auflösen. Wenn Sie Ihre Ernährung umstellen, wird deshalb das Risiko, daß ein Gallenstein einen Gang blockiert und ernste Komplikationen auslöst, nicht geringer. Die Vermeidung von fetten Nahrungsmitteln aber hilft, den Gallenfluß nicht übermäßig anzuregen und so Koliken zu verhüten.

Lipid Metabolism in Man, in: Journal of Clinical Investigation, Bd. 59, 1975, S. 996–1001
7 Bennion und Grundy, a.a.O.; Scraag, McMichael und Baghurst, a.a.O.

Hormonelle Faktoren

Östrogen scheint den Fettgehalt der Galle zu erhöhen, was wiederum zur Bildung von Gallensteinen beiträgt. Eine Untersuchung aus dem Jahr 1974 zeigte, daß die Wahrscheinlichkeit, Gallensteine zu bekommen, bei Frauen, die nach dem Wechsel Östrogen nahmen, *zweieinhalbmal* so groß ist wie bei Frauen, die kein Östrogen nahmen.[8] Diese Untersuchung wurde weitgehend ignoriert, als die Kontroverse über die krebsauslösende Wirkung von Östrogen einsetzte und als Östrogen als Vorbeugung gegen Osteoporose angepriesen wurde. In den USA wurden 1979 Gallenblasenerkrankungen in die Östrogen-Risiko-Liste aufgenommen, allerdings unter dem Vorbehalt, daß noch mehr Untersuchungen über den Zusammenhang erforderlich seien. In der BRD gelten Gallenerkrankungen als relative Kontraindikation. Das heißt, bei einer solchen Krankheit sollen Östrogene nur unter strenger ärztlicher Aufsicht und auch nur dann gegeben werden, wenn es sehr wichtige Gründe dafür gibt.[9]

Bei Frauen, die die Pille nehmen, kommt es häufiger zu Gallenerkrankungen, ebenso bei schwangeren Frauen und bei Frauen, die bereits mehrere Schwangerschaften hinter sich haben.[10] Denn während einer Schwangerschaft wird mehr Östrogen gebildet. Die Pille und andere Östrogenpräparate sind deshalb für Frauen mit Gallensteinen, Gallen- oder Lebererkrankungen und für Frauen, die viel Alkohol trinken, nicht ohne weiteres zu empfehlen.

Diagnose

Bei vielen Menschen stellt sich oft durch Zufall heraus, daß sie Gallensteine haben, obwohl sich bei ihnen keine Symptome einer Gallenerkrankung zeigten. Der verbreitetste Test zur Diagnose von Gallensteinen ist gegenwärtig eine Ultraschalluntersuchung des Bauches.

8 Boston Collaborative Drug Surveillance Program: Surgically Confirmed Gallbladder Disease, Venous Thromboembolism and Breast Tumors in Relation To Postmenopausal Estrogen Therapy, in: The New England Journal of Medicine, Bd. 290, 1974, S. 15–19

9 Kuhl und Taubert, a. a. O., S. 73

10 Ann Jarnfelt Samsioe u. a.: Gallbladder Disease Related to Use of Oral Contraceptives and Nausea in Pregnancy, in: Southern Medical Journal, Bd. 78, Nr. 9, September 1985, S. 1040–1043

Ein Schallkopf, der Ultraschallwellen aussendet, wird über den Bauch geführt. Die von den Körperstrukturen zurückgeworfenen Schallwellen werden in einem anderen Teil des Gerätes aufgezeichnet und in Bilder übersetzt, die die Umrisse der Galle und eines etwaigen Gallensteins zeigen. Diese Untersuchung ist nicht mit Schmerzen verbunden. Sie werden keinen ionisierenden Strahlen oder anderen bekannten Gefahren ausgesetzt. Bis vor kurzem wurde üblicherweise ein Kontrastmittel-Cholecystogramm gemacht, das in Zweifelsfällen immer noch verwendet wird, zum Beispiel, wenn die Ultraschallaufnahme keine Steine oder strukturellen Unregelmäßigkeiten gezeigt hat. Manchmal zeigt diese Röntgentechnik fälschlicherweise eine unzureichende Gallenfunktion an, wenn die Dosierung des Kontrastmittels, das für den Test verabreicht wird, zu niedrig ist. Erst wenn der Test mit mehr Kontrastmittel wiederholt wird und sich immer noch keine deutlichen Umrisse der Galle zeigen, wird eine unzureichende Gallenfunktion angenommen.

Behandlungsmethoden

Bei etwa 70 Prozent aller Betroffenen verursachen Gallensteine überhaupt keine Beschwerden, die ernst genug wären, um die Entfernung der Gallenblase zu rechtfertigen. Autopsien haben gezeigt, daß 20 Prozent der Frauen, denen die Gallenblase nicht entfernt wurde, zur Zeit ihres Todes Gallensteine hatten.[11] Das wirft mehrere Fragen auf: Können «schweigende» Gallensteine, die keine Symptome verursachen, später Probleme schaffen? Was, wenn überhaupt, sollte dagegen unternommen werden und wann? Die Entfernung der Gallenblase (Cholecystektomie) und die Entfernung der Gebärmutter sind die Operationen, die am häufigsten unnötigerweise vorgenommen wurden. Die Entfernung der Gallenblase ist zwar in manchen Fällen notwendig, in anderen Fällen aber ist nicht so eindeutig zu entscheiden, ob und wann operiert werden soll. Wird die Entfernung der Gallenblase, ebenso wie die Entfernung der Gebärmutter oder der Eierstöcke, nur deshalb so häufig empfohlen, weil die Operation Chirurgen in der Ausbildung eine gute Lernerfahrung bietet, oder betrachten praktizierende Mediziner die Galle als lukrative Massenware? Empfehlen manche Mediziner die Operation, um Frauen zu

11 American Medical Association, Family Medical Guide, New York 1982, S. 489

beschwichtigen, die «bloß jammern, weil sie in den Wechseljahren» sind? Aber kommt es nicht auch vor, daß Ärzte, wenn eine Frau im mittleren Alter über Beschwerden klagt, immer davon ausgehen, daß das etwas mit der Menopause zu tun habe und ignorieren die Anzeichen von Gallenleiden so lange, bis die Frau mit Blaulicht ins Krankenhaus kommt?

Auf jeden Fall ist klar, daß eine sofortige Einweisung ins Krankenhaus und (normalerweise) eine sofortige Operation erforderlich sind, wenn ein Gallenstein sich in einem Gang festgesetzt hat und den Abfluß blockiert. Diese Situation kann lebensbedrohlich sein. Wenigstens sollte hier noch die ERCP (endoskopische, retrograde Cholangio-Pankreaticografie) als Methode der Diagnostik und Therapie Erwähnung finden. Dabei wird mit einem flexiblen Endoskop der Zwölffingerdarm aufgesucht und die Papille – die Stelle, an der Gallen- und Bauchspeicheldrüsengang münden – eingestellt. Ein dünner Plastikkatheter wird nun durch das Endoskop vor- und in diese Papille eingeführt. Eingespritztes Kontrastmittel macht dann die Gänge auf dem Röntgenschirm sichtbar. Mit dieser Methode kann man am genauesten Gallensteine in den erwähnten Gängen erkennen. Außerdem läßt sich durch das bereits eingeführte Endoskop ein Schneidedraht in die Papille schieben, über den mit elektrischem Strom dieselbe aufgeschnitten werden kann. Steine im Gallengang können nun mittels eines Greifers aus dem Gang gezogen werden. Durch diese und ähnliche noch verfeinerte Techniken lassen sich heute die Mehrzahl der Notfalleingriffe zur Entfernung von eingeklemmten Steinen aus den Gängen vermeiden. Aber wenn Sie einen «schweigenden» Gallenstein haben, den Sie entweder nie oder nur ganz selten bemerken, muß er nicht unbedingt mit Medikamenten behandelt oder chirurgisch entfernt werden. Viele Frauen mit einem schweigenden Gallenstein stellen sich einfach auf eine vernünftige, fettarme Ernährung um und unterziehen sich keinen weiteren Behandlungen.

Viele Chirurgen raten zu einer Entfernung der Gallenblase auch bei schweigenden Gallensteinen, weil sie in der Zukunft lebensbedrohende Komplikationen verursachen können, wenn sie sich in einem der Gänge festsetzen. Jede einzelne muß die Risiken und Schmerzen einer Operation gegen das Risiko abwägen, daß es zu dieser Notfallsituation kommen kann.

Vor eineinhalb Jahren zeigten sich bei einer Röntgenuntersuchung eine Reihe von Gallensteinen in Erbsengröße. Ein Ultraschall bestätigte, daß Gallensteine und einer Menge «Grieß» vorhanden waren, und mir wurde dringend geraten, mich sofort operieren zu lassen. Wenn ich zurückblicke, hatte ich schon seit langem Symptome, die darauf schließen ließen, daß ich keine fetten Speisen vertrage. Ich wollte mich jedoch keinem größeren Eingriff unterziehen, weil ich einen Monat später umziehen und eine neue Stelle anfangen mußte. Nach meinem Umzug fand ich eine Hausärztin, mit der ich über meine Unentschlossenheit in Sachen Operation sprach. Sie ermutigte mich, abzuwarten und erst einmal meine Ernährung umzustellen. Also wartete ich ab. Zwei Jahre später wurde mir übel, und ich bekam Fieber, fühlte mich schwach und hatte Schmerzen. Das war das Signal, daß die Zeit gekommen war. Die Operation fand vor sechs Wochen statt. Ich glaube, daß die Operation in diesem Augenblick notwendig war, aber ich bin auch froh, daß ich abgewartet habe. *Eine 40jährige Frau*

Manche Spezialisten meinen, es bestehe die Gefahr, an Krebs der Gallenblase zu erkranken, wenn ein Gallenstein nicht operativ entfernt wird; andere teilen diese Ansicht nicht.[12] In der amerikanischen Universität von Michigan wurde eine Untersuchung an 123 Fakultätsmitgliedern mit schweigenden Gallensteinen durchgeführt. Es stellte sich heraus, daß innerhalb von fünfzehn Jahren keiner an Komplikationen der Galle starb oder Krebs der Gallenblase entwickelte. Nur bei siebzehn der 123 zeigten sich Symptome einer Gallenkolik. Offensichtlich sterben also nur sehr wenige Menschen mit schweigenden Gallensteinen an Gallenerkrankungen. Auch die Entfernung der Gallenblase scheint so lange nicht notwendig zu sein, solange keine Gallenkoliken auftreten.[13] Deutsche Internisten wissen aus Erfahrung, daß bei etwa 2,5 Prozent aller Gallen-Operierten ein Gallenblasenkarzinom gefunden wird.[14]
Wer Gallensteine hat und außerdem Beschwerden oder leichte Schmerzen im Bauch, besonders nach fettem Essen, gehört in die Kategorie der Menschen mit Symptom verursachenden Gallensteinen. Ebenso wie diejenigen, die eine oder mehrere Gallenkoliken hinter sich haben, die plötzlich aufhörten (weil ein Gallenstein vorüberge-

12 P. Goulin, L. M. Preshow: Silent Gallstones, in: Medicine North America, Bd. 20, 1985, S. 2676–2680
13 W. A. Garcie, D. F. Ransonhoff: The Natural History of Silent Gallstones, in: The New England Journal of Medicine, Bd. 307, 1982, S. 798–800
14 Schettler und Greten, a. a. O., Band II, S. 346

hend in einem Gang festsaß und dann entweder in die Gallenblase zurück oder in den Zwölffingerdarm gerutscht ist), stehen sie vor der Entscheidung, ob sie sich einer Operation unterziehen sollen oder nicht.

Ich hatte zwei Koliken während der Ferien. Es war qualvoll. Ich hatte Schmerzen im Oberbauch, die sich über den ganzen Rücken zogen, und fragte mich, ob ich einen Herzinfarkt hätte. Bei der zweiten Kolik ging ich ins Krankenhaus. Sie bezeichneten meine Symptome als Gallenkolik und sagten, Grund dafür sei sogenannter Grieß in meiner Gallenblase, die ich operativ entfernen lassen sollte. Sie beschrieben, zu welchen Komplikationen es kommen könnte, wenn ich mich nicht operieren ließe, das heißt, sie sagten, der Grieß könnte aus der Gallenblase in die Gänge gelangen und eine Infektion verursachen, die eine Notoperation notwendig macht. Ich war unsicher, was ich tun sollte. Da meine Beschwerden im Augenblick nicht lebensbedrohlich waren, beschloß ich, nach Hause zurückzukehren und dort weitere Meinungen einzuholen. Der zweite Arzt war ebenfalls der Ansicht, es sei eine Operation notwendig. Der dritte Arzt hingegen sagte, Grieß in der Gallenblase würde keinen sofortigen Eingriff erfordern. Dieser Arzt wollte mich nicht operieren, weil ich sehr dick war, und empfahl mir eine fettarme Diät. Ich entschied mich, seine Ratschläge zu befolgen, und mir geht es nun schon seit fünf Jahren gut. *Eine 55jährige Frau*

Zwei Jahre lang litt ich an Blähungen, Aufstoßen und Magenschmerzen, die zwar nur leicht waren, aber störend. Bei den Tests zeigten sich keine Gallensteine, obwohl mein Internist darauf tippte. Er wollte operieren lassen; der Chirurg weigerte sich jedoch, Gallensteine herauszuoperieren, die nicht sichtbar waren. Ich beschloß, es erst einmal mit einer fettarmen Diät zu versuchen. Aber ich stellte fest, daß eine derart strenge Diät durchzuhalten enorm belastend war, und entschied mich schließlich für eine Operation. Und ich bin sehr froh, daß ich sie schließlich durchführen ließ! Bei der Operation wurden viele Steine entfernt, die die Komplikationen verursacht haben können. *Eine 49jährige Frau*

Ich konnte den Gedanken, daß ich möglicherweise noch einmal von einer derartigen Kolik heimgesucht werden könnte, nicht ertragen. Deshalb bestand ich auf einer Operation. Und trotz meines Alters überstand ich sie ohne die geringste Komplikation. Sie fanden zweiunddreißig kleine Steine in meiner Gallenblase!

Eine 82jährige Frau

Alternative holistische Behandlungen

Manche Menschen mit Gallensteinen haben die Erfahrung gemacht, daß alternative holistische Behandlungen wie Akupunktur und Visualisierungsübungen ihnen helfen können (wenn auch nicht in Notfallsituationen, wenn ein Stein sich in einem Gang festgesetzt hat).

Während einer akuten Gallenkolik massierte mir meine Freundin den Rücken, um mir bei den starken Schmerzen etwas Linderung zu verschaffen. Als sie einen bestimmten Punkt an meinem Rücken berührte, bat ich sie, stärker zu pressen, so stark, daß sie den Schmerz erreichen konnte. Als sie das tat, hörte der Schmerz plötzlich auf, er verschwand in diesen wenigen Sekunden festen Drucks voll und ganz. Daraufhin fing ich mit einer Akupukturbehandlung an. Akupunktur fühlt sich ähnlich an wie das, was ich empfand, als der Druck meine Schmerzen gelindert hatte. Der Akupunkteur sagte, Akupunktur könne die Steine wohl nicht auflösen, möglicherweise aber das Ungleichgewicht in der Galle und andere körperliche Abläufe, die zur Bildung von Gallensteinen beitragen, wieder in Ordnung bringen. Ich habe seit dieser Behandlung keine Gallenkolik mehr gehabt, und ich schreibe das, teilweise, dieser Behandlung zu; außerdem habe ich meine Ernährung umgestellt und Visualisierungsübungen gemacht.

Eine 55jährige Frau

Ich wußte, daß Visualisierungsübungen im Kampf gegen Krebs eingesetzt werden, und ich verwende diese Übungen regelmäßig selbst, um mich zu entspannen oder mir vorzustellen, wie ein geplantes Projekt aussehen wird, wenn es fertig ist. Das fällt mir leicht, und ich glaube daran. So stellte ich mir vor, meine Gallenflüssigkeit wäre mit Spießen bewaffnet, die die Gallensteine, die mich plagten, zerstören, damit sie vom Körper ohne Mühe ausgeschieden werden können. Ich machte diese Visualisierungsübungen in den sechs Wochen, in denen ich mit Akupunktur behandelt wurde, jeden Tag. Sie nahmen mir die Angst vor meiner Krankheit, denn ich hatte das Gefühl, daß ich etwas tat, das meinem Körper die Kraft gab, mich zu heilen.

Operationen

Die Entfernung der Gallenblase gilt bei Ärzten als leichter Eingriff. Dabei wird ein Schnitt unter dem rechten Rippenbogen gemacht, die Gallenblase entfernt, und der Bauchraum vorsichtshalber genau untersucht. Ihr Arzt sollte den Blinddarm nicht automatisch mitentfernen, es sei denn, Sie geben vorher Ihre Einwilligung dazu. Wenn der Verdacht besteht, daß ein Stein im Gallengang sitzt, oder wenn es zu einer Entzündung gekommen ist, wird für mehrere Tage ein kleiner Plastikschlauch, der durch den chirurgischen Schnitt aus dem Körper austritt, als Drainage liegengelassen. Wie bei jeder Bauchoperation können Sie hinterher mehrere Tage Schmerzen und Beschwerden haben.

Die meisten Menschen können zwei bis vier Wochen nach dem Eingriff zu ihren normalen Aktivitäten zurückkehren. Manche Menschen klagen über Verdauungsschwierigkeiten nach der Entfernung der Gallenblase, weil die Gallenflüssigkeit ohne die Gallenblase, die ihre Ausscheidung regelt, direkt in den Zwölffingerdarm gelangt. In seltenen Fällen kann sich ein Gallenstein auch im verbliebenen Gallengang bilden und eine weitere Operation (ERCP) notwendig machen.

Die Wahrscheinlichkeit von Komplikationen bei einer Gallenoperation hängt ab von dem Alter, dem allgemeinen Gesundheitszustand, der Geschicklichkeit des Chirurgen und davon, wie lange die Narkose aufrechterhalten werden muß. Je älter Sie sind, desto eher sind Komplikationen möglich, besonders wenn Sie zur Zeit der Operation Gelbsucht oder Entzündungen haben. Die häufigsten Operationsfolgen sind Infektionen (die sich normalerweise mit Antibiotika unter Kontrolle halten lassen), Lungenentzündungen oder andere Lungenprobleme, Thrombose und Embolien in der Lunge. Außerdem kann sich an der Stelle des Schnitts ein Bruch entwickeln.

Alternativen zur Operation

Außer der herkömmlichen Operation gibt es einige neuere Verfahren. Zum Beispiel ist es möglich, Gallensteine auch von außen mit Ultraschall-Stoßwellen zu zertrümmern. Die Steinreste müssen anschließend mit speziellen Medikamenten aufgelöst werden, damit die Gallenblase sie ausscheiden kann. Ob dieses nichtoperative Verfahren gegenüber der Operation wirklich Vorteile hat, muß noch erforscht werden. Klar ist aber schon heute, daß etwa die Hälfte aller

Gallenleidenden, die so behandelt wurden, innerhalb von fünf Jahren mit neuen Steinbildungen rechnen müssen.

Medikamente zur Auflösung von Gallensteinen

Auch mit verschiedenen Medikamenten kann versucht werden, Galensteine aufzulösen. Dazu gehören die Chenodesoxycholsäure (CDCA) und die Ursodesoxycholsäure (UDCA). Die Erfolgsquote liegt derzeit bei etwa 50 bis 70 Prozent. Allerdings ist diese Methode nur anwendbar, wenn die Gallenblase noch normal arbeitet und der Gallenblasenausgang (Zystikus) nicht verschlossen ist. Verkalkte und zu große Gallensteine (mehr als 1 cm Durchmesser) lassen sich medikamentös nicht auflösen.

Die Nebenwirkungen (Durchfall und in seltenen Fällen auch Störungen der Leberfunktion) scheinen bei CDCA stärker zu sein, als bei UDCA (werden heute meist kombiniert verabreicht).

Bisher werden Medikamente nicht als Allheilmittel für die Auflösung von Gallensteinen betrachtet, sondern als Alternative für diejenigen, die an Gallensteinen leiden, sich einer Entfernung der Gallenblase jedoch nicht unterziehen können oder wollen.[15] Wenn Sie eins dieser Medikamente nehmen, ist es unbedingt erforderlich, daß Sie in regelmäßigen Intervallen Blutuntersuchungen durchführen lassen, um etwaige Leberschäden schnell zu entdecken. Außerdem sollten Sie daran denken, daß sich Gallensteine erneut bilden können, sobald Sie aufhören, die Medikamente einzunehmen. Die Einnahme dieser Mittel über eine lange Zeit kann ein ernster Nachteil sein, denn sie sind teuer, und ihre langfristigen Wirkungen sind nicht bekannt.

15 M. C. Bateson: Dissolving Gallstones, in: British Medical Journal, Bd. 284, 1982, S. 1–2

27 Wenn die Sinne nachlassen*

Unsere Sinne – sehen, hören, riechen, schmecken und fühlen – verbinden uns mit der Außenwelt. Es gibt zwar von einem Menschen zum anderen beträchtliche Unterschiede, aber die meisten von uns müssen damit rechnen, daß die Sinneswahrnehmungen im Lauf der Jahre etwas nachlassen. Normalerweise vollziehen sich diese Veränderungen so allmählich, daß wir uns daran gewöhnen, ohne die Unterschiede in der Wahrnehmung zu bemerken.

Vielleicht macht uns zuerst jemand anderes darauf aufmerksam, daß wir offenbar nicht mehr so gut hören oder sehen wie früher. Wir können den Appetit verlieren, bevor uns klar wird, daß unser Geschmacks- oder Geruchssinn schwächer geworden ist. Wir können uns weniger auf den Tastsinn verlassen bei Aufgaben, die wir früher ausführten, ohne darüber nachzudenken, wie den Verschluß einer Kette zuzumachen, Scheine einzeln aus einer Brieftasche zu nehmen oder Seiten umzublättern.

All das kann zwar unsere Leistungsfähigkeit und Lebensfreude erheblich beeinträchtigen, alarmierender aber sind die Auswirkungen von schwächer werdenden Sinnesempfindungen, wenn sie unsere Gesundheit und Sicherheit gefährden. Veränderungen des Tastsinns können zu Verbrennungen führen, weil wir die Hand nicht rechtzeitig von einer heißen Herdplatte zurückziehen. Ältere Menschen sind insgesamt weniger empfindlich für Temperaturänderungen. Folglich können sie regelrecht auskühlen (Hypothermie), bevor sie sich dessen bewußt sind. Veränderungen im Gleichgewichtssinn vergrößern die Gefahr, zu fallen und sich zu verletzen.[1]

Manche dieser Veränderungen sind genetisch festgelegt, andere werden durch Verletzungen oder Umweltfaktoren bedingt, zum Beispiel

---

* «Sehen» von Ellen Barlow, Diana Laskin Siegal, Faire Edwards und Paula Brown Doress, besonderer Dank an Penny Gay und Jane Bailey-Blood Strete «Hören» von Ellen Barlow, Paula Brown Doress und Diana Laskin Siegal, besonderer Dank an Judith Chasin, Jessie Buck und Lois Harris

1 Jeffrey R. M. Kunz: The American Medical Association Family Medical Guide, New York 1982, S. 720–721

wenn man immer wieder oder über längere Zeit starkem Lärm ausgesetzt ist. Wieder andere sind Folgen von Krankheiten. Einige
Veränderungen sind unvermeidliche Begleiterscheinungen des Älterwerdens. Dennoch sollten wir uns nicht damit abfinden, wenn
unsere Sorgen von Medizinern einfach als Zeichen dafür abgetan
werden, daß wir alt werden – ohne eine sorgfältige Diagnose der
Ursache für Veränderungen des Sehvermögens, des Gehörs oder
anderer Sinne zu stellen. Denn es *gibt* Dinge, die wir dagegen tun
können.

Sehen

In diesem Moment stellen Ihre Augen und Ihr Gehirn zusammen die
Bilder her, die Sie gerade wahrnehmen. Das Auge hat die Fähigkeit,
sich einzustellen, um nahe und entfernte Gegenstände zu erkennen
und Schattierungen, Helligkeiten und Farben wahrzunehmen.
Die meisten Menschen haben auch im Alter gute Augen und müssen
sich keine Sorgen machen, das Augenlicht zu verlieren. Für manche
von uns allerdings kann eine verminderte Sehschärfe, ob sie nur geringfügig ist oder sehr stark, beunruhigende Veränderungen in ihrem
Leben bedeuten. Altersabhängige Verschlechterungen des Sehvermögens treten vor allem in zwei Teilen des Auges auf: in der Linse
und in der Netzhaut.
Mit dem Begriff *Presbyopie* wird eine Verlangsamung der Umstellung
des Brennpunkts von Fern- auf Nahsicht beschrieben, was teilweise
Ergebnis des Verlustes von Elastizität der Linse ist.[2] Die Fähigkeit des
Auges, sich auf nahe Entfernungen einzustellen, beginnt bereits im
Alter von zehn Jahren abzunehmen, aber das geschieht so allmählich,
daß wir es bis vierzig kaum bemerken. Den medizinischen Lehrbü-
chern zufolge fixiert sich der Verlust der Flexibilität des Brennpunkts
normalerweise im Alter zwischen fünfundfünfzig bis sechzig Jahren.
Allerdings gibt es Möglichkeiten, dagegen etwas zu tun. Mit richtiger
Korrektur (Lesebrille, Bifokalbrille, Kontaktlinsen) und/oder
Selbsthilfe-Augenübungen kann die Sehfähigkeit verbessert oder
normales Sehen wiederhergestellt werden.

2 Gay Becker u. a.: Vision Impairment in Older Persons, Policy Paper Nr. 9, 1984,
   Aging Health Policy Center, University of California, San Francisco

Ich dachte wirklich, die Größe der Buchstaben in der Zeitung wäre verändert worden. Ich beklagte mich auch, sie würden die Buchstaben im Telefonbuch immer kleiner machen, um Geld zu sparen. Ich hatte früher nie Probleme mit meinen Augen gehabt, deshalb wurde mir erst allmählich klar, daß in Wirklichkeit ich selbst mich veränderte.

Denken Sie daran, daß Sie regelmäßig Ihre Augen vom Arzt untersuchen lassen sollten: Eine vollständige Augenuntersuchung ist wichtig, um Glaukome (grüner Star) und andere ernste Augenkrankheiten zu erkennen, und bei vielen Augenuntersuchungen können auch andere, bisher undiagnostizierte systemische Erkrankungen entdeckt werden, wie Diabetes oder hoher Blutdruck. Wer über vierzig Jahre alt ist, sollte die Augen alle zwei Jahre von einem Augenarzt überprüfen lassen, und bereits ab fünfundzwanzig sollte bei jeder routinemäßigen Augenuntersuchung ein Glaukom-Test durchgeführt werden. Es dauert zwar nur ein paar Sekunden, den Augendruck zu testen, aber eine genaue Diagnose erfordert zusätzlich die Aufnahme der Krankengeschichte der Familie, die Untersuchung auf organische Augenfehler und die Betrachtung des Sehnerves mit einem Ophtalmoskop. Dabei handelt es sich um ein taschenlampenartiges Instrument, mit dem der Augenarzt den Sehnerv hinter dem Auge anschauen kann. Wenn in Ihrer Familie schon Glaukome vorgekommen sind, wenn Ihr Augeninnendruck leicht erhöht ist oder der Verdacht auf ein Glaukom besteht, sollten Sie Ihre Augen in kürzeren Zeitabständen untersuchen lassen.

Kleinere Probleme, wie übermäßiges Tränen oder aber trockene Augen, können im Alter recht störend werden. Weil das Lid den Augapfel nicht mehr so fest umschließt wie früher, kann die Abfluß-Funktion beeinträchtigt sein. Zunehmende Empfindlichkeit gegen Wind, Licht und/oder hohe oder niedrige Temperaturen können zu tränenden Augen führen. Wenn Ihre Augen leicht tränen, können Sie sich selbst helfen, indem Sie häufiger mit den Augen zwinkern und andere Übungen zur Entspannung der Augen durchführen.[3] Gegen trockene Augen können Sie künstliche Tränenflüssigkeit oder befeuchtende Tropfen verwenden. Nehmen Sie keine Augentropfen gegen gerötete Augen (die als «Vasokonstriktoren» bezeichnet werden). Sie helfen

3 Persönliche Mitteilung, R. G. Gordon, Diploma of British Orthoptists, Sehtherapeut

nicht gegen trockene Augen und können bei manchen Menschen mit der Disposition dazu sogar zu bestimmten Formen von Glaucom führen. Darüber hinaus können trockene Augen auch allergische Ursachen haben. Manche Menschen reagieren mit den Augen, wie andere mit der Haut, wenn sie ein Allergen zu sich nehmen, es berühren oder einatmen.

Was können Sie selbst für gesunde Augen tun?

Viele Frauen führen regelmäßig bestimmte Augenübungen durch, um das Sehvermögen sowie ihre seelische und körperliche Konzentrationsfähigkeit zu verbessern und sich zu entspannen. Mit dieser Selbsthilfetechnik können zwar keine ernsten Augenkrankheiten und Beschwerden, die später beschrieben werden, geheilt werden, aber sie kann die Augen zu der bestmöglichen Leistung veranlassen. Augenübungen können angestrengte Augen entspannen und die Fähigkeit der Augen, sich auf einen Punkt einzustellen (fokussieren), verbessern. Das kann sogar dahin führen, daß wir weiterhin ohne Brille lesen können.

Die Befürworter dieser Methoden sind der Meinung, daß sich damit sogar grauer Star vermeiden läßt, weil wir mit den Übungen dafür sorgen, daß der Augenmuskel und andere Teile des Auges entspannt und flexibel bleiben, wenn wir älter werden. Eine junge Linse entwickelt selten grauen Star. Sie ist beweglich und kann den Brennpunkt zwischen nahen und entfernten Objekten leicht verändern. Wenn diese Flexibilität weitgehend wiederhergestellt wird, ist es weniger wahrscheinlich, daß die Linse starr wird und sich trübt.[4] Außerdem braucht das Auge wie jeder andere Teil des Körpers Nährstoffe; entspannte, bewegliche Muskeln tragen dazu bei, daß nährstoffreiches Blut durch das Kammerwasser (Humoraguaeus) – die Flüssigkeit im Augapfel – zur Linse gelangen kann.

Um abwechselnd die Augen zu entspannen und dann wieder zu fokussieren, probieren Sie folgende Übungen aus:

- *Zwinkern:* Zwinkern Sie nach etwa jeder Zeile, die Sie lesen, und immer wenn eine Veränderung des Brennpunkts erforderlich ist, also wenn Sie vom Lesen aufstehen oder wenn Ihre Sicht vorübergehend verschwommen ist.

- *Wenn Sie lesen oder Arbeiten nahe am Auge ausführen:* Sehen Sie

4 Ebd.

auf, und konzentrieren Sie die Augen etwa fünf Sekunden auf etwas in einer größeren Entfernung, wenigstens alle fünf Minuten, damit der Augenmuskel nicht steif wird.

- *Entspannung:* Stützen Sie die Ellenbogen auf, schließen Sie die Augen, und bedecken Sie sie mit den Handflächen. Atmen Sie ruhig ein und aus, und entspannen Sie sich. Konzentrieren Sie sich auf Ihren Atem, zählen Sie vorwärts und rückwärts bis zehn, oder holen Sie sich so klar wie möglich erfreuliche Erinnerungen und/oder Phantasiebilder vor Ihr geistiges Auge. Beteiligen Sie so viele Ihrer Sinne, wie Sie können. Tun Sie das immer, wenn Sie sich müde auf den Augen fühlen, und einmal, bevor Sie schlafen gehen.[5]

Ernährung für gesunde Augen
Ein wachsendes Interesse an der Rolle der Ernährung bei der Verhütung von Augenkrankheiten hat zu interessanten Forschungen geführt. Zum Beispiel fand man heraus, daß bei Menschen, die viel Antioxidantien zu sich nehmen, das heißt, Vitamin E, Vitamin C und Beta-Karotin, grauer Star seltener vorkommt.[6]

Augenkrankheiten

Ursache für ein eingeschränktes Sehvermögen und Blindheit bei älteren Menschen sind vor allem vier Augenerkrankungen: grauer Star, Glaukom (grüner Star), Makuladegeneration und diabetische Retinopathie.[7]

Grauer Star ist nicht mit Schmerzen oder Beschwerden verbunden, vielmehr handelt es sich dabei einfach um eine Abnahme der Sehschärfe. Die Augenlinsen werden allmählich unscharf und trübe, bis nicht mehr genug Licht auf die Netzhaut dringt, um ein klares Bild zu fokussieren. Die Sicht wird wolkig oder verschwommen, und die Lichtempfindlichkeit nimmt zu, besonders gegen gleißendes Licht. Manchmal ist grauer Star auch das Ergebnis von Verletzungen, Strah-

5 Ebd.
6 Persönliche Mitteilung von Allen Taylor, Ph. D. Laboratory for Nutrition and Cataract Research at the USDA Human Nutrition Research Center on Aging, Tufts University, Boston
7 Becker, a. a. O., S. 10

lenschäden, Infektionen oder Entzündungen im Auge, aber bei weitem der häufigste Typ ist altersbedingt und tritt nach dem 60. Lebensjahr auf.

Grauer Star macht nicht in jedem Fall eine Operation notwendig. Manche Menschen können mit einem beträchtlichen Verlust ihrer Sehfähigkeit leben, andere sehen schon bei dem leichtesten Verlust ihrer Sehfähigkeit ihren Lebensunterhalt oder ihre Hobbys gefährdet. Es gibt keinen Grund zu operieren, bis es zu einem Sehverlust kommt, der Ihre Aktivitäten ernsthaft einschränkt.[8] Wie bei jeder Operation sollten Sie eine zweite Meinung einholen, bevor Sie Ihre Einwilligung zu einem Eingriff geben. Außerdem sollten Sie darauf achten, ob noch andere Augenprobleme vorliegen, die für die Behinderung der Sehfähigkeit verantwortlich sein können. Eine Staroperation sollte nicht ausgeführt werden, wenn sich damit die Sehfähigkeit nicht entscheidend verbessern läßt.[9] Und einem Bericht zufolge kann keine andere Operation in der medizinischen Praxis in so vielen Fällen so beeindruckende Erfolge vorweisen.[10] Die Sehfähigkeit wird wiederhergestellt, indem die Linse entfernt und durch eine künstliche Linse ersetzt wird. Die künstliche Linse wird entweder während der Operation gleich eingesetzt, oder die Funktion der entfernten Linse wird später durch eine Brille oder Kontaktlinsen übernommen. Kontaktlinsen oder implantierte Linsen können das volle Gesichtsfeld wiederherstellen; mit einer Brille kann es zu Verzerrungen kommen.

Grüner Star (Glaukom) ist eine der häufigsten und potentiell gefährlichsten Augenerkrankungen bei Menschen über vierzig.[11] Ein Glaukom tritt auf, wenn der Druck in der Augenflüssigkeit zu hoch ist. Das führt zu Schäden im Augeninneren und einer allmählichen Zerstörung des Sehvermögens. Es ist allerdings ein Mythos, daß ein Glaukom unvermeidlich zur Blindheit führt. Bei *früher Erkennung* und *sofortiger Behandlung* kann es normalerweise unter Kontrolle gehalten werden.

8 Cataracts, in: Health Letter, The Public Citzens Health Research Group, Bd. 3 Nr. 3, März 1987, S. 1–6
9 Ebd.
10 T. J. Liesegang: Cataracts: What They Are, What to do About Them, in: Mayo Clinic Proceedings, Bd. 59, August 1984, S. 556–622
11 Kunz, a. a. O.

Chronisches Weitwinkel-Glaukom (75 Prozent aller Glaukom-Fälle). Dabei zeigen sich nur selten frühe Anzeichen, und normalerweise treten durch den erhöhten Druck keine Schmerzen auf. Symptome können verschwommenes Sehen sein, das hin und wieder auftritt, Schwierigkeiten, sich an dunkle Räume zu gewöhnen und eingeschränkte Seitensicht. Die Untersuchung des Augendrucks sollte Bestandteil jeder routinemäßigen Augenuntersuchung sein.

Bei der Behandlung von chronischem grünen Star wird versucht, den Druck im Augapfel mit Augentropfen und oralen Medikamenten so schnell wie möglich zu senken. Diese Behandlung muß das ganze Leben lang weitergeführt werden. Regelmäßige Untersuchungen, bei denen der Augendruck überprüft wird, können normalerweise dafür sorgen, daß es zu keiner weiteren Verschlechterung des Sehvermögens kommt. Wenn die Medikamente den Augendruck nicht senken können, kann der Augenarzt eine Operation empfehlen (die normalerweise mit einem Laserstrahl ausgeführt wird), um einen künstlichen Abflußkanal zu schaffen.[12]

Ich bemerkte zum erstenmal vor sechs Jahren einen blinden Punkt. Ich dachte, es wäre ein Fleck auf meiner Brille, aber nachdem ich sie sorgfältig geputzt hatte, war er immer noch da. Ich glaube, daß Augen etwas sehr Kostbares sind und habe immer auf meine Augen achtgegeben, deshalb ging ich noch am gleichen Tag zum Augenarzt. Er untersuchte mich und überwies mich in eine spezielle Augenklinik. Sie sagten, ich hätte grünen Star in einem Auge, und verschrieben mir Medikamente. Der Druck ging dadurch aber nicht genug zurück. Die Lasertherapie war damals ganz neu, aber ich war bereit, einen Versuch zu wagen. Dann stieg zwei Jahre später der Druck im anderen Auge an, deshalb hatte ich auch in diesem Auge eine Lasertherapie. Der Druck ist jetzt fort, aber ich werde für den Rest meines Lebens Medikamente nehmen müssen. Sie sind zwar teuer, aber ich will mein Augenlicht nicht verlieren.

Eine 71jährige Frau

Bei *akutem Glaukom* (etwa 25 Prozent aller Glaukoma-Fälle) kommt es zu einer plötzlichen Blockierung in dem Netz von Gewebe zwischen der Iris und der Hornhaut, das als Abflußwinkel bezeichnet wird. Bei weitsichtigen Menschen ist der Abstand zwischen Hornhaut

12 Ebd. S. 322

und Iris schmaler als normal und der Abflußwinkel enger. Deshalb kann sich dort leichter ein Druck aufbauen.

Manchmal treten einleitende (subakute) Anfälle auf, die normalerweise der Sehfähigkeit keinen dauernden Schaden zufügen. Frühe Symptome für akute oder subakute Glaukome sind neblige Sicht, farbige Regenbogen um Lichter, plötzliche Schmerzen im Auge, Kopfschmerzen, Übelkeit und Erbrechen. Bei einem akuten Anfall kann es zu einem dauernden Verlust der Sehfähigkeit kommen, besonders wenn die Behandlung vernachlässigt wird. Frühe Behandlung ist entscheidend. Wenn diese Symptome bei Ihnen auftreten, gehen Sie *sofort* zu Ihrem Augenarzt oder in die Notfallstation eines Krankenhauses. Behandelt werden Notfälle mit Augentropfen, die den Augendruck senken sollen. Nach ein oder zwei Tagen folgt ein chirurgischer Eingriff, der als «Irisektomie» bezeichnet wird. Dabei wird ein kleines Stück der Iris entfernt, um den Druck zu verringern. Dazu wird normalerweise ein Laserstrahl verwendet.[13] Lasertherapie wird manchmal auch präventiv durchgeführt bei Menschen, die eine Disposition zu akutem Glaukom haben, weil sie einen besonders engen Augen-Abflußwinkel haben. Wenn eine präventive Lasertherapie empfohlen wird, ist jedoch immer genug Zeit, um einen zweiten Augenarzt zu konsultieren.

Erkrankungen der Netzhaut. Die Netzhaut ist die dünne Schleimhaut auf der Rückseite des Auges. Sie besteht aus Rezeptoren, die visuelle Eindrücke empfangen und an das Gehirn weitergeben. Störungen der Netzhaut sind unter anderem Maculadegeneration, diabetische Retinopathie und Netzhautablösung.

> Was mich beim Älterwerden ängstigt, ist die Möglichkeit, irgendwann behindert zu sein. Wirkliche Angst habe ich um meine Augen. Ich habe Probleme mit der Netzhaut, und die Ärzte können nichts für mich tun. Aber ich habe ein Vergrößerungsglas und habe wieder angefangen zu lesen. *Eine 88jährige Frau*

Altersabhängige Maculadegeneration. Degenerative Veränderungen der Macula, des Bereichs in der Mitte der Netzhaut, der verantwortlich ist für genaue Farbunterscheidungen und Einzelheiten, kommt bei Frauen häufiger vor als bei Männern. Sie ist der häufigste Grund

13 Ebd., S. 320–321

für den Verlust des Sehvermögens bei Erwachsenen über fünfundfünfzig Jahren. Die Seitensicht bleibt dabei normalerweise erhalten. Es wird angenommen, daß Maculadegeneration von einem Zusammenbruch der Blutzufuhr in der Netzhaut verursacht wird. Ein frühes Warnzeichen für Maculadegeneration ist eine wellenförmige Verzerrung von horizontalen oder vertikalen Linien. Untersuchen Sie sich selbst in gewissen Abständen, indem Sie ein paar Sekunden auf eine gedruckte Linie schauen, eine Tür oder eine Treppe, um festzustellen, ob es zu dieser Verzerrung kommt. Betrachten Sie dabei einen Gegenstand mit starken Kontrasten, zum Beispiel eine helle Farbe auf dunklem Hintergrund. Bei einer bestimmten Form von Maculadegeneration kann manchmal eine Lasertherapie helfen, aber sie muß sofort ausgeführt werden, nachdem die Krankheit diagnostiziert wurde. Eine Vielzahl von Sehhilfen (Vergrößerungsglas, teleskopische Brille, Lichtfilterungslinsen und elektronische Hilfsmittel) können in manchen Fällen die verminderte Sehkraft ausgleichen.

Diabetische Retinopathie trat bis vor ein paar Jahrzehnten recht selten auf. Die verbesserten Überlebenschancen für Diabetiker bringen es heute mit sich, daß viele Zuckerkranke lange genug leben, um diese Erkrankung zu entwickeln. Mit einer Früherkennung wird die Chance größer, diese Erkrankung der Blutgefäße der Netzhaut unter Kontrolle zu bringen.

> Es kam mir nie in den Sinn, daß ich je blind werden könnte. Obwohl ich wußte, daß ich Diabetes habe und daß diese Möglichkeit besteht, glaubte ich immer noch nicht, daß mir das passieren könnte.
>
> *Eine 53jährige Frau*

Viele Ärzte, die sich auf die Kontrolle von Diabetes spezialisiert haben, überweisen Menschen mit Diabetes immer noch nicht an einen Augenarzt, und viele führen nicht einmal eine grundlegende Untersuchung der Augen durch. Alle Diabetiker sollten zweimal im Jahr zu einem Augenarzt gehen.

Netzhautablösung. Häufig wird bei Augenbeschwerden über Flecken geklagt, die vor den Augen zu schwimmen scheinen. Diese sogenannten «Schwimmer» treten häufig auf und sind normalerweise unbedeutend, sie werden verursacht durch Veränderungen der glasigen Flüssigkeit im Auge. *Achtung:* Plötzliche neue oder ungewöhnliche «Schwimmer», die sich nicht bewegen, Lichtblitze oder der Verlust der Seitensicht können Zeichen für Risse in der Netzhaut oder eine Netzhautablösung sein. Sie sollten sofort von einem Augenarzt behandelt werden.

Sehstörungen

Nur sehr wenige Menschen verlieren ihr Augenlicht vollständig bis zu dem Grad, daß sie hell oder dunkel nicht mehr unterscheiden können. Die drei wichtigsten Grade von Sehverlust sind:
Eingeschränkte Sicht. Unvollständiges Sehen, das sich nicht mit konventionellen Brillen oder anderen medizinischen oder chirurgischen Mitteln verbessern läßt. Sichthilfen wie teleskopische Linsen können helfen, die verbleibende Sehfähigkeit so weit wie möglich zu nutzen, aber sie stellen nicht die Normalsicht wieder her.

Schwere Sehbehinderung: Unfähigkeit, normalen Zeitungsdruck zu lesen, selbst mit Brille.

Blindheit: Diese schwerste Form der Sehbehinderung ist definiert als starke Sehschwäche oder hochgradige Gesichtsfeldeinschränkung. Als Blinde gelten Menschen, die sich in einer ungewohnten Umgebung nur schwer allein zurechtfinden. Blinde gelten als Schwerbeschädigte und haben Anspruch auf alle staatlichen Hilfen und Sonderleistungen für Behinderte.

Hilfe

Es gibt viele Möglichkeiten, auch dann noch ein relativ unabhängiges Leben zu führen, wenn man die Sehfähigkeit ganz oder teilweise verloren hat. Das zu lernen, ist mit der Hilfe anderer leichter.
Die Fähigkeit der Augen, sich an wechselndes Licht zu gewöhnen, läßt mit dem Alter nach. Dunkle Gläser schränken die Sicht ein, gelbe Tönungen filtern gleißendes Licht, ohne die Sicht zu behindern.

Ich mußte Geduld lernen. Ich habe immer bis zur letzten Minute gewartet und nahm dann schnell das Auto, um eine Besorgung zu machen oder jemanden zu treffen. Jetzt muß ich mir für alles, was ich tue, eine Menge Zeit nehmen, denn entweder nehme ich einen Bus oder ein Taxi, oder ich muß jemanden bitten, mich abzuholen. All das erfordert Zeit und die Fähigkeit, zu warten. *Eine 53jährige Frau*

681

Tips für den Umgang
mit einem blinden Menschen

Starke Sehbehinderung und Blindheit fordern von den Betroffenen große Anpassungskräfte an die neue Lebenssituation. Dabei brauchen sie Hilfe. Viele gutmeinende Sehende fühlen sich jedoch selbst hilflos und unsicher im Umgang mit Nicht-Sehenden. Deshalb haben Blindenverbände eine Liste von Regeln für den Alltag zusammengestellt, die hier in Kurzform sinngemäß wiedergegeben werden:

- Helfen Sie nur da, wo wirklich Hilfe nötig ist, und geben Sie diese Hilfen so dezent wie möglich. Blinde sind meist viel weniger hilfsbedürftig, als Sehende annehmen.
- Machen Sie sich rechtzeitig bemerkbar, wenn Sie sich einem Sehgeschädigten nähern, und gehen Sie nicht auf leisen Sohlen um ihn herum.
- Nennen Sie Ihren Namen und erklären Sie kurz, wer Sie sind, wenn Sie einen Blinden ansprechen, der Sie nicht sofort an der Stimme erkennt. Und sagen Sie Bescheid, wenn Sie aufstehen und den Raum verlassen. Es ist peinlich für einen blinden Menschen, wenn er sich mit einer Person unterhält, die gar nicht mehr im Zimmer ist.
- Sprechen Sie mit Sehbehinderten so, wie mit allen anderen Menschen: nicht zu laut und nicht unnötig simplifizierend. Blinde sind weder schwerhörig noch geistig behindert.
- Wenn Sie einen Nicht-Sehenden führen, sollten Sie das leicht und unauffällig tun. Meist genügt es, seinen Arm zu berühren. Bei längeren Strecken ist es am besten, wenn der Blinde selbst sagt, wie er geführt werden möchte.
- Vor einer Treppe ist es sinnvoll zu sagen, ob sie hinauf- oder hinunterführt. Außerdem sollten Sie den Blinden, zum Beispiel mit einem Druck der Hand auf das Ende der Treppe aufmerksam machen. Ansonsten reicht es meist, die Hand des Sehbehinderten auf das Treppengeländer zu legen.
- Wer einem Nicht-Sehenden einen Sitzplatz anbieten möchte, legt am besten dessen Hand auf die Stuhllehne.
- Lassen Sie in Gegenwart von Blinden Türen nicht offenstehen. Sehbehinderte öffnen sich lieber selbst die Tür, weil ihnen das die Orientierung im Raum erleichtert.

Neben den staatlichen Stellen gibt es für Sehbehinderte und Blinde eine ganze Reihe von Organisationen und Selbsthilfe-Initiativen. Fragen Sie am besten bei einem der 20 Landesvereine des Deutschen Blindenverbandes. Adressen bekommen Sie in der Hauptstelle, Bismarckallee 30, 5300 Bonn 2, Tel.: 0228/354037.

Ärzte weisen Menschen, die ihr Augenlicht verlieren, oft nicht auf solche Selbsthilfeorganisationen hin. Sie konzentrieren sich mehr auf chirurgische Lösungen, die bei Augenproblemen, im Gegensatz zu anderen Beschwerden, bei älteren Menschen großen Erfolg haben. Allerdings sind Ärzte vielleicht frustriert oder haben das Gefühl, versagt zu haben, wenn eine Operation zur Rettung der Sehfähigkeit nicht erfolgreich war. Sie lassen die Patientin vielleicht auch weiterhin alle sechs Monate kommen, tun aber nur wenig, um ihr zu helfen, sich an die eingeschränkte Sehfähigkeit zu gewöhnen oder herauszufinden, wo sie neue Fähigkeiten erlernen kann und welche anderen Hilfsmittel es gibt.

Das sind zum Beispiel Hilfsmittel zur Vergrößerung, Nadeln, die sich selbst einfädeln und andere Geräte, die bei eingeschränkter Nahsicht helfen können. Manche Nähmaschinengeschäfte verkaufen Lupen, die sich an der Nähmaschine anbringen lassen. Für Menschen, die ihr Augenlicht verlieren, gibt es eine Vielzahl von Artikeln, zum Beispiel «sprechende» Uhren und andere elektronische Gegenstände.

> Unsere Blindenorganisation verkauft Hilfsmittel zum Selbstkostenpreis. Ich kaufte eine Lampe, damit mein Arbeitstisch besser beleuchtet wird. Von der Bibliothek bekam ich eine wunderbare beleuchtete Lupe ausgeliehen, mit der ich sehen kann, wenn ich mit den Händen arbeite.
>
> Eine Frau hatte so schlechte Augen, daß es aussah, als müsse sie in ein Pflegeheim. Aber dann kam ein Berater von der Blindenorganisation und brachte ihr viele Dinge bei, damit sie in ihrer eigenen Wohnung bleiben kann, zum Beispiel markierte er die Temperatur-Einstellungen an ihrem Herd mit Klebeband. Jetzt ist sie immer noch unabhängig und braucht nur ein bißchen Hilfe von ihren Freundinnen, die im gleichen Gebäude wohnen.
>
> *Eine 80jährige Frau*

Wenn Sie mehr über solche und andere Hilfen im täglichen Leben und im Haushalt wissen möchten, fragen Sie beim Blindenverband oder bei der nächstliegenden Sozialstation. Menschen, die vollkommen blind sind, aber noch einen guten Tastsinn haben, kann die Brailleschrift eine Menge bieten. Andere werden sehr geschickt darin, mit Tonbändern umzugehen.

Bücher in Großschrift sind bei den öffentlichen Bibliotheken erhältlich, Bücher, Zeitschriften auf Platten und Kassetten können über spezielle Bibliotheken bestellt werden. Die Adressen finden Sie ab Seite 762.

> Seit ich allmählich erblinde, ist mein Leben dem Lernen und Studieren gewidmet. Die besten Dissertationen, wissenschaftlichen Veröffentlichungen, alle Klassiker, die besten Gedichte – alles gibt es auf Tonkassetten, ich kann bekommen, was ich will. Es macht mir so viel Freude! Wie anders fühlt man sich, wenn man die Freude am Lernen noch in sich trägt.
>
> *Eine 85jährige Frau*

Hören

Ab sechzig wird es immer wahrscheinlicher, daß unser Hörvermögen nachläßt. Schwerhörigkeit ist die Nummer eins der chronischen Gesundheitsprobleme älterer Menschen. Nach amerikanischen Untersuchungen sind 25 Prozent aller Menschen über fünfundsechzig und 40 Prozent der über Fünfundsiebzigjährigen mehr oder weniger schwerhörig.[14] Bei Männern läßt das Gehör offenbar stärker nach als bei Frauen. In den westlichen Bundesländern leben 11 Millionen Hörgeschädigte.[15]

Schwerhörigkeit ist unsichtbar und wird deshalb von anderen oft nicht bemerkt, dabei könnten sie besser helfen, wenn sie sich des Problems bewußt wären. Weil Schwerhörigkeit langsam anfängt, nehmen wir das Nachlassen des Gehörs vielleicht selbst einige Zeit lang nicht wahr. Wir fangen allmählich an, Situationen zu vermeiden, wo wir mit Gruppen zusammenkommen und/oder mit vielen Hintergrundgeräuschen rechnen müssen. Nach außen hin scheint alles normal zu sein, und doch isolieren wir uns mehr und mehr. Selbst eine leichte bis mitt-

14 Gay Becker u. a.: Management of Hearing Impairment in Older Adults, Policy Paper Nr. 13, 1984, Aging Health Policy Center, Room N631, University of California, San Francisco
15 Kathrin Lüdtke: Besseres Hören, Hamburg 1989, S. 89

lere Schwerhörigkeit kann einsam machen. Manche Menschen machen einen Prozeß der Trauer durch, bevor sie akzeptieren können, daß sie schlecht hören.[16]

Zuerst blieb ich immer häufiger allein zu Hause, bis eine Freundin kam, um mit mir zu sprechen. Sie sagte, ich solle mir das nicht antun. Ich beschloß, mich zu überwinden und mich Gruppen anzuschließen – wie dieser Gymnastikgruppe. Ich muß annehmen lernen, daß ich weniger höre. Ich kann die Hälfte von dem, was die anderen Frauen sagen, nicht verstehen. Den Trainer kann ich verstehen, weil er eine tiefe Stimme hat. *Eine 88jährige Frau*

Ich leide an Schwerhörigkeit und kann bei großem Lärm nicht verstehen, wenn jemand spricht. Das bedeutet, daß ich mich in den Clubs mit niemandem unterhalten kann, dabei gehören diese Lokale zu den wichtigsten Treffpunkten für lesbische Frauen. Es wurde unmöglich für mich, an irgendeinem öffentlichen Ort, wo im Hintergrund Musik spielt, eine Unterhaltung zu führen. Das laute Geräusch maskiert oder verzerrt die Stimmen meiner Gesprächspartner. Ich gehe nicht mehr gern zu diesen Treffen und bin ein Stubenhocker geworden. Ich empfinde es als immer belastender, daß ich geselligen Kontakt zu anderen Frauen will und brauche und gleichzeitig bewußt die Orte vermeiden muß, wo ich am ehesten Menschen treffen kann. *Eine 50jährige Frau*

Wer nicht erlebt hat, wie es ist, wenn das Hörvermögen nachläßt, wird Schwierigkeiten haben zu begreifen, welche Isolation und Frustration es bedeutet, die wichtigste sinnliche Verbindung mit der Gesellschaft zu verlieren.

Meine beiden Hörhilfen machen eine gewisse Kommunikation möglich, wenigstens manchmal. Oft dringt aber gerade der leichte, besonders vergnügliche Teil eines Gesprächs nicht durch. Bei Witzen geht der rote Faden verloren. Das Lächeln, das ich dann hervorbringe, wenn ich überhaupt eins zustande bekomme, ist künstlich. Wenigstens ist mein Urteil über andere milder geworden, wenn ich daran denke, wie gedankenlos ich selbst oft war gegenüber Leuten mit Gehörproblemen, bevor ich selbst welche hatte.

16 Beatrice A. Wright: Physical Disabilities: A Psychological Approach, New York 1960, zitiert in: Maurice H. Miller: Restoring Hearing to the Older Patient: The Physician's Role, in: Geriatrics, Bd. 41 Nr. 12, Dezember 1986

Und ich überlege mir, wie ich auf andere Art und Weise an vergnügliche Entspannung herankommen kann. Da ich gute Augen habe, sind ausländische Filme mit deutschen Untertiteln für mich ein Geschenk des Himmels. Denn dann sind wir alle, schwerhörig oder nicht, auf die Untertitel angewiesen. In dieser Situation habe ich stärker das Gefühl dazuzugehören.

Am wichtigsten aber sind vielleicht die Gruppen, in denen wir uns gegenseitig unterstützen. In ihrer vertrauten, fürsorglichen Atmosphäre kann die Kommunikation zwischen hörenden und hörbehinderten Menschen gedeihen. Jede kann sich richtig entspannen.

Eine 82jährige Frau

Die Sensibilität anderer ist entscheidend. Schwerhörige Menschen und Angehörige oder enge Freunde von Schwerhörigen können eine Reihe von Fähigkeiten erlernen, um die Kommunikation zu verbessern. Es sollte bei allen kulturellen und politischen Veranstaltungen allgemeine Praxis werden, das Gesprochene für Hörgeschädigte in Zeichensprache zu übersetzen. Leider ist das immer noch die Ausnahme, und wir alle sollten uns dafür einsetzen.

Anatomie und Physiologie des Ohres

Das Ohr ist ein kompliziertes Gebilde, das über 350000 unterschiedliche Schallwellen aufnehmen und unterscheiden kann. Schallwellen dringen über die Ohrmuschel in den Gehörgang und werden durch Vibrationen auf das Trommelfell übertragen. Von hier aus gelangen sie in das Mittelohr und werden an sensible Knochen weitergegeben, die Mediziner wegen ihrer Form als Hammer (Malleus), Amboß (Incus) und Steigbügel (Stapes) bezeichnen. Der Steigbügel bringt dabei eine Flüssigkeit in der Schnecke des Innenohres zum Vibrieren. Feinste Haarsinneszellen übertragen die dadurch entstehenden elektrischen Impulse auf den Gehörnerv und werden auf diesen Bahnen ans Gehirn übermittelt.

Die Schnecke sieht aus wie eine spiralförmige Muschel. Auf ihrer Membran sind etwa 25000 empfindliche Haarsinneszellen angeordnet. Der Mechanismus, in dem nach Tonhöhe oder -tiefe unterschieden wird, kann bisher nur theoretisch erklärt werden, aber er scheint etwas damit zu tun zu haben, welche der Haarsinneszellen angeregt werden. Die Haarsinneszellen in der Nähe der Schneckenbasis sind für hohe Frequenzen zuständig, und die weiter entfernt liegenden sind Empfänger für niedrigere Frequenzen. Veränderungen im Innenohr, besonders der Verlust von Sinneszellen, die für das Hören von hohen Frequenzen notwendig sind, begleiten offenbar den Alterungsprozeß. Der Verlust von Haarsinneszellen ist irreversibel, und wir verlieren unser Leben lang Sinneszellen, zum Beispiel wenn wir den Startgeräuschen von Flugzeugen ausgesetzt sind, lauter Musik, Maschinenlärm oder den unendlich vielen anderen Geräuschen bei der Arbeit und in der Freizeit.

Die Hochleistungsverstärker bei Rockkonzerten und in Diskotheken, aber auch die lauten Töne aus dem Walkman führen nachweislich zu Gehörschäden und sollten für Angehörige aller Altersgruppen Grund zur Sorge sein. Ohrenärztliche Untersuchungen zeigen, daß durch solche Belastungen bereits bei Zwanzig- bis Dreißigjährigen das Gehör deutlich nachläßt und oft schon genauso schlecht ist wie das älterer Menschen. Solange junge Menschen nichts unternehmen, um ihr Gehör zu schützen, wird Schwerhörigkeit im Alter in den kommenden Jahrzehnten noch weiter zunehmen.

Schwerhörigkeit erkennen und annehmen

Wenn das Hörvermögen spürbar nachläßt und wir vieles um uns herum nicht mehr mitbekommen, reagieren wir meist mit Unglauben und Verleugnung auf die ersten Zeichen von Schwerhörigkeit. Viele Menschen müssen erst einmal mit dem Gefühl des Verlusts und den daraus folgenden Veränderungen in ihrem Selbstbild fertig werden, bevor sie etwas gegen ihr nachlassendes Hörvermögen unternehmen.

Ich kann nicht genau sagen, wann es anfing. Das erste, woran ich mich erinnern kann, waren Schwierigkeiten beim Telefonieren. Ich stellte fest, daß ich Leute bat, lauter zu sprechen: «Die Leitung ist so schlecht!» Manchmal folgte eine abrupte Stille auf meine Bitte, was zeigte, das sie nicht ganz angemessen war. Der nächste Hinweis war, daß ich zwar hören konnte, wenn jemand von einem anderen Zimmer aus zu mir sprach, aber ich konnte nicht verstehen, was er oder sie sagte, unabhängig davon, wie laut gesprochen wurde. Ein oder zwei oder drei Jahre vergingen, und diese Probleme wurden immer schlimmer, bevor ich etwas unternahm.

Eine Frau von Mitte 50

Anzeichen für Gehörprobleme, auf die Sie bei sich und anderen achten sollten:

- Fortwährende Schwierigkeiten, Telefongespräche zu verstehen oder zu hören, wenn das Telefon klingelt.
- Häufiges «Was?», oder: «Sag das bitte noch einmal!»
- Vorbeugen oder Drehen des Kopfes, um besser hören zu können.
- Den Fernseher lauter stellen zu wollen als andere.
- Klagen, andere würden «nuscheln».
- Klingeln in den Ohren oder das Gefühl, daß die Ohren verstopft sind.

Wenn Ihr Gehör langsam nachläßt, sind Sie selbst vielleicht die letzte, die es bemerkt. Normalerweise bemerken zuerst Familienangehörige oder nahe Freunde, daß etwas nicht stimmt. Ihnen fällt dann zum Beispiel auf, daß sie die Stimme heben, wenn sie mit Ihnen sprechen. Schwerhörigkeit schreitet für die Betroffene selbst fast unmerklich weiter fort. Aber selbst ein geringes Nachlassen des Gehörs ist es wert, untersucht zu werden. Es gibt Hörhilfen für alle Arten von Schwerhörigkeit und Hörspezialisten, die uns helfen, unsere Kommunikation zu verbessern.

Die Grade von Schwerhörigkeit sind:

Leichte Schwerhörigkeit: Schwierigkeiten, leises Sprechen zu verstehen.
Mittlere Schwerhörigkeit: Häufige Schwierigkeiten, normales Sprechen zu verstehen.
Schwere Schwerhörigkeit: Wenn man nur sehr lautes oder verstärktes Sprechen verstehen kann.
Taubheit: Wenn man auch lautes oder verstärktes Sprechen nicht mehr verstehen kann.

Häufig wird zu Unrecht angenommen, bei Schwerhörigkeit würde einfach die Lautstärke für die Betroffenen nicht mehr ausreichen. Das trifft zu für die sogenannte Schalleitungs-Schwerhörigkeit, nicht aber für die Schallempfindungs-Schwerhörigkeit, die durch sehr allmähliche, aber irreversible Veränderungen im Innenohr verursacht wird.

Die wichtigsten Typen von Schwerhörigkeit sind:

Schalleitungs-Schwerhörigkeit: Dazu kommt es, wenn die Strukturen des äußeren oder inneren Ohres (Gehörgang, Trommelfell oder Gehörknöchelchen) blockiert oder geschädigt sind, so daß Schallwellen nicht mehr richtig weitergeleitet werden. Mögliche Ursachen sind Ohrenschmalzpfropfen, Knochenwucherungen (Otosklerose) oder Entzündungen. Das Symptom: Ihre eigene Stimme klingt unnormal laut, andere Stimmen hingegen klingen gedämpft. Spülungen des Ohres, Medikamente oder eine Operation können helfen. Nach erfolgreicher Behandlung ist das Hören wiederhergestellt.

Ich fing mit etwa sechsunddreißig an, taub zu werden. Ich wurde von einem Hals-, Nasen- und Ohrenspezialisten untersucht und von einem Audiologen, und beide meinten, es handle sich um eine Schädigung der Gehörnerven, an der meine Mutter ebenfalls leidet. Ich konnte die Diagnose in diesem Alter nicht in Frage stellen. Ich versuchte es mit den verschiedensten Hörgeräten, die nur ein bißchen halfen. Vier oder fünf Jahre waren wirklich schwer für mich, bis mir eine andere Ärztin sagte, sie glaube nicht, daß nervlich bedingte Taubheit der Grund sei, und vorschlug, daß ich zu einem anderen Ohrenspezialisten ging. Er stellte schließlich fest, daß ich *Otosklerose* hatte – eine winzige Wucherung, die verhindert, daß der Steigbügel vibrieren kann, und so Schalleitungs-Schwerhörigkeit hervorruft. Als ich zweiundvierzig war, wurde schließlich einem Ohr ein chirurgischer Eingriff vorgenommen, der als Stapedektomie bezeichnet wird. Damals benutzten sie künstliches Material, um den Steigbügel zu ersetzen. Als sie im vergangenen Jahr mein anderes Ohr operierten, benutzten sie dafür ein bißchen von meinem eigenen Ohrläppchen. Mir war nach beiden Operationen ein bißchen schwindelig, aber das ging wieder weg. Ich kann jetzt normal hören.

Eine 58jährige Frau

Schallempfindungs-Schwerhörigkeit wird durch Schäden am Innenohr und/oder den Nervenbahnen zum Hirn verursacht. Sie können unter anderem von hohem Fieber oder schweren Infektionen, Kopfverletzungen, der Einnahme bestimmter Medikamente, Gefäßproblemen und langdauernder Lärmeinwirkung ausgelöst werden. Die Schwerhörigkeit betrifft vielfach nur einzelne Frequenzbereiche. Diese Krankheit läßt sich normalerweise medizinisch oder chirurgisch nicht behandeln. Hörgeräte können bei Menschen mit Schallempfindungs-Schwerhörigkeit das Hörvermögen verbessern, nicht aber die normale Hörfähigkeit in allen Frequenzbereichen wiederherstellen. In manchen Fällen ist es sinnvoll, Zeichensprache zu lernen und eine Rehabilitation für Hörgeschädigte zu machen.[17] Bei dieser Form der Rehabilitation wird den Betroffenen gezeigt, wie sich das verbleibende Hörvermögen so gut wie möglich ausnutzen läßt, indem man sich mit dem besseren Ohr dem Sprechenden zuwendet, Licht wirksam einsetzt und die Augen gebraucht. Für die Rehabilitation ist ein Hörgerät nicht unbedingt notwendig.

Schwerhörigkeit ist manchmal vorübergehend und kann in einigen Fällen einfach verschwinden. Hohe Aspirin-Dosierungen (20 bis 30 Tabletten am Tag), die manchmal gegen Arthritis verschrieben werden, können zu vorübergehender Schwerhörigkeit führen. Wenn Sie statt dessen ein anderes Medikament nehmen, wird das Problem oft behoben. Sprechen Sie darüber mit Ihrem Arzt.

«Altersbedingte» Schwerhörigkeit (Presbyacusis) beginnt genaugenommen schon in jungen Jahren. Ein 20jähriger hört bereits schlechter als ein 10jähriger. Wenn wir älter werden, verschwinden oder verkümmern viele der Haarsinneszellen im Innenohr. In den meisten Fällen nimmt dadurch vor allem die Wahrnehmung von Hochfrequenztönen und Sprache immer stärker ab. Das führt dazu, daß Wörter wie gemurmelte Geräusche klingen.

Ich ging zu einem Konzert für Violine und Klavier und hörte nur das Klavier!

Eine Frau von Anfang 80

Die Symptome sind unterschiedlich. Häufig haben Menschen mit Presbyacusis Probleme, Stimmen zu unterscheiden oder Wörter zu verstehen, die an sich laut gesprochen werden. Zum Beispiel ist es bei dieser Art von Schwerhörigkeit sehr schwierig, Wörter auseinanderzuhalten, die mit Konsonanten beginnen und einander sehr ähnlich sind wie zum Beispiel «fein», «sein» und «klein».

Die Anpassung der Umgebung

Wenn wir uns erst einmal an die Vorstellung gewöhnt haben, daß unser Gehör nachläßt, können wir lernen, uns selbst zu helfen, indem

17 Aging Notes: U. S. Senate Special Committee on Aging, 8. Januar 1985, S. 2

wir die Umgebung so einrichten, das wir das verbleibende Hörvermögen optimal ausnutzen können.

Die meisten von uns haben in einer idealen, ruhigen Umgebung bei einer wohlartikulierten Unterhaltung von Angesicht zu Angesicht keine Hörprobleme. Zu Hause können wir uns so setzen, daß wir andere anschauen, und wir können schallschluckende Materialien verwenden wie Teppiche und Drapierungen, um die Akustik zu verbessern. Außerdem gibt es viele geräuschverstärkende Hilfsmittel, die an das Telefon, den Fernsehapparat, das Radio, Wecker, Türklingel usw. angebracht werden können. Visuelle Signale können benutzt werden, wenn Sie sich nicht auf Ihr Gehör verlassen können. Es gibt Lichtklingeln, Lichtwecker, Telefone mit Lichtklingel und Mini-Fernschreiber oder Rauchalarmgeräte, die bei Gefahr das Schlafzimmer erleuchten. Ein besonderes Bildschirmtextsystem kann an Ihren Fernseher angeschlossen werden, damit Sie Fernsehprogramme mit Untertiteln empfangen können. Fragen Sie bei Ihrem Hörgeräteakustiker, bei der Post oder beim Schwerhörigenbund (siehe Seite 695), wo Sie solche Geräte bestellen können.

Die äußere Umgebung an das eingeschränkte Hörvermögen anzupassen ist schwieriger. Wir können jedoch darauf achten, daß dort, wo wir uns aufhalten, Beleuchtung und Akustik möglichst gut sind.

Aber ob zu Hause oder unterwegs, immer können wir die Menschen, mit denen wir sprechen, darum bitten, langsamer und deutlicher zu wiederholen, was sie sagen, und die Konsonanten zu betonen. Wir können lernen, mit ungeduldigen Menschen umzugehen, hartnäckig sein in unserer Bitte, klar und deutlich zu sprechen, und lernen, besser zuzuhören.

Ich begann allmählich zu begreifen, daß meine Hörfähigkeit geringer war als normal. Ich setzte meine Freunde und Verwandten und andere Menschen, mit denen ich zu tun habe, ruhig, aber bestimmt davon in Kenntnis, daß ich teilweise schwerhörig und darauf angewiesen bin, daß sie mich ansehen, langsamer und deutlicher und in einer niedrigeren Stimmlage sprechen.

Vorbeugung

Eine Überprüfung des Gehörs sollte Bestandteil jeder regelmäßigen Routineuntersuchung sein. Hausärzte sollten alle über Fünfzigjährigen routinemäßig auf die Wahrnehmung reiner Töne untersuchen.[18] Zu oft werden Menschen mit Ohrenkrankheiten, denen geholfen werden könnte, nicht rechtzeitig behandelt, bis sich die Beschwerden so verschlimmert haben, das nichts mehr dagegen zu machen ist. Auch wenn Ihr Gehör bereits nachläßt, ist es wichtig, die Ohren regelmäßig untersuchen zu lassen.

Wo und wie Sie Hilfe finden

Wenn Sie den Verdacht haben, daß Ihr Gehör nachläßt, lassen Sie Ihre Ohren vom Arzt untersuchen, am besten von einem Facharzt für Hals-, Nasen- und Ohrenheilkunde (HNO-Arzt). Ohrenspezialisten können die verschiedenen Typen von Hörschäden diagnostizieren und Ihnen sagen, ob sich das Problem mit einem chirurgischen Eingriff oder Medikamenten beheben oder durch die Verwendung von Hörhilfen oder Rehabilitation bessern läßt. Wie wichtig es ist, die Ursache und die Art der Schwerhörigkeit herauszufinden, damit sie angemessen behandelt wird, kann nicht genug betont werden. In manchen Fällen, besonders, wenn eine Operation empfohlen wird, wollen Sie vielleicht einen zweiten Arzt konsultieren. Wenn eine medizinische oder chirurgische Behandlung ausgeschlossen oder abgeschlossen ist, kann der Ohrenarzt in seiner Praxis von einer speziell dafür ausgebildeten Audiometristin Tests durchführen lassen und Ihnen weitere Empfehlungen geben.

Das wichtigste Instrument für die Hörprüfung ist ein Audiometer, das sorgfältig geeichte reine Töne aussendet, außerdem aufgezeichnete oder direkt gesprochene Sprache. Es mißt genau die Hörschwelle eines Patienten und zeichnet auf, welches das leiseste Geräusch ist, das man in 50 Prozent der Fälle bei einer bestimmten Geräuschkulisse hören kann. Ärzte benutzen die audiologischen Testresultate zur Diagnose bestimmter Gehörprobleme. Diese Tests sind besonders wichtig, weil sie im Lauf der Zeit wiederholt und verglichen werden können, um Veränderungen im Hörvermögen festzustellen.

18 Maurice H. Miller: Restoring Hearing to the Older Patient: The Physicians's Role, in: Geriatrics, Bd. 41 Nr. 12, Dezember 1986

Die Testergebnisse beantworten die Frage, ob in Ihrem Fall eine Hörhilfe von Vorteil wäre, und welcher Typ geeignet ist. Zum Beispiel verstärken manche Hörgeräte nur die Frequenzen, bei denen Sie eine Verstärkung brauchen. Wenn Sie früher bereits ein Hörgerät ausprobiert haben und es nicht verwenden konnten, können Sie es noch einmal versuchen, denn in den vergangenen Jahren sind Hörgeräte sehr verbessert worden, besonders hinsichtlich der Fähigkeit, Hintergrundgeräusche herauszufiltern.

Ein Hörgeräteakustiker kann Hörhilfen verkaufen oder ausleihen, manchmal hat er gleichzeitig eine medizinische und/oder audiologische Ausbildung. Er führt Hörtests durch, um unter mehreren hundert verschiedenen Modellen das individuell richtige Hörgerät anzupassen, ermutigt zukünftige Träger, es mit einem Verstärker zu versuchen, macht Abdrücke von der Ohrmuschel, berät hörgeschädigte Menschen, wie sie sich an eine Hörhilfe gewöhnen können und repariert defekte Hörgeräte. Er muß eine staatlich anerkannte Ausbildung machen und sich fortbilden. Denn wie überall in technischen Bereichen verändert sich der Wissens- und Erkenntnisstand schnell.

Hörgeräteakustiker brauchen eine schriftliche Hörgeräte-Verordnung vom HNO-Arzt. Diese Verordnung sollte nicht älter als ein halbes Jahr sein. Um das richtige Hörgerät für Sie anzufertigen, macht der Akustiker umfangreiche Tests. Nehmen Sie sich für diesen Termin mindestens drei Stunden Zeit. Außerdem mißt er Ihnen ganz individuell das Ohrpaßstück für Ihr Gerät an.

Die Gewöhnung an ein Hörgerät kann sehr entnervend sein, denn Hörgeräte verstärken in den meisten Fällen alle Geräusche – nicht nur die Geräusche, die man hören möchte. Es dauert eine gewisse Zeit und erfordert eine gewisse Praxis, bis man gelernt hat, wann und wo und wie Sie Ihr Hörgerät benutzen sollten.

> Die ersten Wochen haben mich fast davon überzeugt, daß ich nichts anderes wollte, als in meine «stille Welt» zurückzukehren und mich so gut es ging durchzuschlagen. Es war, als lebte ich in einer lauten Fabrikhalle. Ich wurde fortwährend mit Geräuschen bombardiert, und alle waren viel zu laut! Schließlich wurde eine Feineinstellung gemacht, und jetzt kann ich wieder Filme und Theateraufführungen sehen und Konzerte hören. Ich kann hören, wie meine Enkelkinder sprechen lernen und kann Unterhaltungen verstehen.

Aber es ist nicht das gleiche wie früher. Große Menschenansammlungen sind für mich einfach lautes Stimmengewirr. Autofahren mit offenem Fenster ist ermüdend, denn der Lärm von draußen stürmt auf mich ein. *Eine 58jährige Frau*

Kosten

Seit 1.1.1990 gibt es Festbeträge für Hörgeräte. Das heißt in der Praxis: die Krankenkassen schreiben vor, wieviel sie Ihnen für ein Hörgerät erstatten. Die Festbeträge sind in den einzelnen Bundesländern verschieden hoch, sollten aber überall ausreichen, um davon ein leistungsfähiges, Ihrer speziellen Hörbehinderung angepaßtes Gerät zu bezahlen. Alles, was über dem Festbetrag liegt, müssen Sie aus eigener Tasche zahlen.

Das gilt auch für Extrawünsche, die medizinisch nicht unbedingt notwendig sind, zum Beispiel für digital programmierbare Hörgeräte und Geräte mit Fernbedienung.

Rehabilitation

Die Rehabilitation bei Gehörschäden umfaßt eine weite Palette von Angeboten. Dazu gehören Umschulungs- und Arbeitsbeschaffungsprogramme, wenn Sie sich eine andere Stelle suchen, und/oder Ihren Arbeitsplatz auf Ihre Schwerhörigkeit einrichten müssen, damit Sie in Ihrem gegenwärtigen Beruf weiterarbeiten können.

Mir wurde bewußt, daß es nicht mehr so weiterging, besonders bei der Arbeit. Ich bin Krankenschwester und hatte erst ein oder zwei Jahre zuvor meine Ausbildung abgeschlossen und mein Diplom gemacht. Aber ob ich Bettwachen machte oder in der Ambulanz arbeitete: Ich mußte genau verstehen können, worüber die Patienten klagten, mußte ihre Krankengeschichte aufnehmen, auf ihre Atemgeräusche und andere Körpergeräusche achten, Herztöne abhören, die Anweisungen des Arztes verstehen – ich mußte hören! Da ich außerdem vor kurzem geschieden worden war, war ich völlig darauf angewiesen, meinen Lebensunterhalt selbst zu verdienen. Ich mußte mich sehr anstrengen, nicht in Panik zu geraten.

Ich beschloß, etwas zu tun, bevor meine Schwerhörigkeit so weit fortgeschritten war, daß noch einschneidendere Veränderungen notwendig würden.

Ich ging zum Personalarzt. Zuerst wurde eine vollständige Untersuchung meiner Ohren angeordnet und eine vollständige audiologische Bewertung. Dann wurde mit dem Verwalter des Krankenhauses gesprochen, in dem ich arbeite, und mit der Oberschwester. An die Telefone, die ich verwende, wurden Verstärker angebracht und ein elektronisches Stethoskop (extrem empfindlich für das geringste Geräusch) wurde für meinen Gebrauch angeschafft.

Eine 57jährige Frau

Zu einer Rehabilitation gehört außerdem ein Hörtraining. Fragen Sie Ihren Hörgeräte-Akustiker nach Kursus-Angeboten, oder wenden Sie sich an den Deutschen Schwerhörigenbund, Blumenstraße 39, 2000 Hamburg 60, Tel.: 040/4801558.

Wenn Hörgerät und Hörtraining nicht ausreichen, können Sie die Technik des Mundabsehens lernen. Dabei beobachten Sie die mimischen Sprechbewegungen (Mundbild) Ihrer Gesprächspartner. Auf diese Weise ergänzt das Auge die nachlassenden Kräfte der Ohren. Mundabsehen kann man zu Hause, zum Beispiel mit einer Freundin lernen. Sinnvoller ist es aber, einen Kursus zu machen, damit man sich nicht nur an das Mundbild eines einzigen Menschen gewöhnt und lernt, auch anderen die Worte von den Lippen abzulesen. Bei der Suche nach einem Kursusangebot in Ihrer Nähe kann Ihnen der Hörgeräte-Akustiker oder der Schwerhörigenbund behilflich sein.

Seminare, in denen alle Techniken der Hör-Rehabilitation zusammengefaßt und in Kursen gelehrt werden, bietet außerdem das Institut für Berufsbegleitende Aus- und Fortbildung (IBAF) in Rendsburg an. Träger ist das Diakonische Werk Schleswig-Holstein. Bislang ist dies die einzige Institution dieser Art in den westlichen Bundesländern. Die vierwöchigen Kurse sind zwar überwiegend für Berufstätige gedacht, aber auch Rentner, Studenten oder Hausfrauen können sich dafür anmelden. Das IBAF und der Schwerhörigenbund können Ihnen helfen, den für Sie zuständigen Kostenträger zu ermitteln.

«Wieso machst du einen Kurs in Lippenlesen?» fragten meine Freunde. Der Grund ist mein allmählich nachlassendes Gehör, das seit einigen Jahren immer schlechter wird. Wenn ich mich nicht in einem Raum mit einer guten Akustik aufhalte und mit Leuten zu tun habe, die deutlich sprechen, habe ich Schwierigkeiten, einem Gespräch zu folgen.

Jetzt lerne ich Lippenlesen und gleichzeitig eine Menge anderer Möglichkeiten, wie ich mit Gehörproblemen umgehen kann. Die gegenseitige Unterstützung in der Gruppe baut ungeheuer auf.

Es gibt zwar kein Wundermittel, aber Hörgeräte, Zeichensprache und Lippenlesen können helfen. Lippenlesen ist harte Arbeit. Viele Geräusche kann man nicht sehen, deshalb lernen wir, auf andere Körpersignale zu achten und verbessern unser allgemeines Sehvermögen.

Außerdem planen wir Strategien für eine bessere Verständigung von Hörgeschädigten untereinander, geben eine Broschüre heraus und inszenieren einen Sketch über einige der Probleme.

Eine 80jährige Frau

Tips für die Kommunikation mit Schwerhörigen

- Sprechen Sie eine Schwerhörige nicht von einem anderen Zimmer aus oder von hinten an.
- Reduzieren Sie Hintergrundgeräusche. Stellen Sie Radio oder Fernseher, wenn möglich, ab.
- Sorgen Sie dafür, daß Licht auf Ihr Gesicht fällt, so daß die Schwerhörige sich visuelle Signale zunutze machen kann.
- Erwecken Sie ihre Aufmerksamkeit, bevor Sie sprechen. Um ihr zu helfen, sich auf das zu konzentrieren, was Sie sagen, sprechen Sie sie zuerst mit ihrem Namen an und sagen Sie kurz, worum es sich handelt, bevor Sie anfangen, etwa so: «Margret, wir besprechen Pläne für das Picknick. Hast du vor, einen Salat mitzubringen?»
- Sprechen Sie sie direkt an, möglichst auf der gleichen Ebene.
- Nehmen Sie die Hände vom Gesicht. Vermeiden Sie, zu sprechen, während Sie essen oder rauchen.
- Schreien Sie nicht. Sprechen Sie natürlich – aber langsam und deutlich –, und bleiben Sie bei dieser Sprechweise, ohne Ihre Stimme zu senken.
- Wenn eine schwerhörige Person nicht hört oder versteht, was Sie sagen, versuchen Sie es anders auszudrücken, anstatt es zu wiederholen.
- Machen Sie sich klar, daß sie wahrscheinlich schlechter hört, wenn sie müde oder krank ist.
- Haben Sie Geduld. Schon Anzeichen von Gereiztheit oder Ungeduld können weh tun.
- Seien Sie eine aufmerksame Zuhörerin.

28 Vergeßlichkeit und Gedächtnisschwund*

Viele Menschen stellen, wenn sie älter werden, fest, daß ihr Gedächtnis nachläßt. Wir bemerken, daß wir uns nicht mehr ohne weiteres an Namen erinnern können, Besorgungen vergessen oder immer häufiger Schlüssel oder Haushaltsgegenstände verlegen. Was wir an uns beobachten, ist jedoch in den meisten Fällen nicht Zeichen für Gedächtnisschwund, sondern es handelt sich um vorübergehende Erinnerungslücken. Wir brauchen einfach länger als früher, um Namen, Adressen und Daten aus unserem Gedächtnis hochzuholen. Mit zunehmendem Alter werten wir das leicht als Zeichen dafür, daß wir alt werden, und werden nervös, sind frustriert, es ist uns peinlich, oder wir sind wütend über uns selbst. Manche glauben sogar, diese Vergeßlichkeit könne ein Zeichen für Senilität sein.

> Wenn ich mit Freundinnen in meinem Alter zusammen bin, und ich vergesse einen Namen oder irgend etwas – dann lachen wir. Das macht es leichter. Mit jüngeren Menschen ist das anders. Wenn ich zum Beispiel in einem Laden etwas bestelle – ich *weiß*, wo ich wohne, aber ich muß gelegentlich eine Minute nachdenken, bevor mir meine Adresse einfällt. Und ich habe immer das Gefühl, als würden sie mich angucken und denken: «Oh, diese senile alte Schachtel.» Ich bin nicht senil! Jetzt sage ich mir nur, eines Tages werden sie in meinem Alter sein und wissen, wie es ist.
>
> *Eine 73jährige Frau*

Das Lexikon definiert «Senilität» als: altersabhängiger Verlust der geistigen Fähigkeiten. Aber das Wort hat keine genaue Bedeutung, denn es ist zu einem Begriff geworden, der für alle Formen von Vergeßlichkeit oder geistiger Verwirrung bei älteren Menschen gebraucht wird. Bis vor kurzem nahmen Ärzte an, Senilität sei eine unvermeidliche Begleiterscheinung des Alterns. Diese Annahme hielt sie davon ab, Gedächtnisstörungen zu erkennen und zu behandeln.

---

* Von Jane Hyman, besonderer Dank an Guila Glosser

Anstelle von Senilität tritt jedoch die präsenile Demenz* vom Typ Alzheimer' Krankheit allmählich in den Vordergrund unserer Besorgnis. Medienberichte über die Alzheimer-Krankheit beschwören oft unnötige Ängste beim kleinsten Zeichen von Vergeßlichkeit herauf. Diese Betonung des Negativen, das Gleichsetzen von Älterwerden mit einem potentiellen Verlust der geistigen Fähigkeiten, kann uns das Gefühl geben, das Vergessen von Namen oder Verlegen von Gegenständen sei von größerer Bedeutung als unsere Interessen, unser Wissen und unsere Erfahrungen, die wir im Lauf der Jahre erworben haben. Außerdem verstellt es den Blick darauf, daß Forschungen gezeigt haben, daß einige intellektuelle Fähigkeiten mit dem Alter sogar noch zunehmen.[1]
Es ist wichtig, Veränderungen in der Gedächtnisleistung im richtigen Größenverhältnis zu sehen und die Unterschiede zwischen normaler Vergeßlichkeit und Gedächtnisschwund zu verstehen. Wir müssen aufhören, uns wegen unserer Vergeßlichkeit Sorgen zu machen – aber wir müssen auch wissen, wann es angebracht ist, Hilfe zu suchen.
Es gibt drei Kategorien von Vergeßlichkeit oder Gedächtnisschwund, die mit dem Alter in Verbindung gebracht werden:

1. Vergeßlichkeit, die in der Tat Bestandteil des normalen Alterungsprozesses ist. Sie wird nicht unbedingt schlimmer mit den Jahren und stört weder in irgendeiner signifikanten Weise unser Leben, noch bedroht sie unsere Gesundheit.

2. Gedächtnisschwäche in Verbindung mit Gesundheitsstörungen oder Krankheiten wie Depression oder Mangelernährung. Diese Erkrankungen und die daraus resultierende Gedächtnisschwäche sind reversibel und können und müssen diagnostiziert und behandelt werden.

3. Hirnleistungsstörungen (Demenz), die nicht normaler Bestandteil des Alterungsprozesses sind. Sie sind irreversibel, lassen sich nicht aufhalten und verhindern schließlich, daß die Betroffenen auch nur die geringste Verantwortung für irgend etwas übernehmen können. Demenz bedarf medizinischer Diagnose und besonderer Fürsorge. Die häufigste Demenz-Form ist die Alzheimer-Krankheit. Sie liegt 50 Prozent aller Demenz-Erkrankungen zugrunde.[2]

---

* von lat. dementia = Wahnsinn, medizinisch benutzt als Oberbegriff für organisch bedingte Hirnleistungsstörungen

1 K. Warner Schaie, James Geiwitz: Adult Development and Aging, Boston 1982, S. 217–239

2 Schettler und Greten, a. a. O., Band II, S. 543

Der Unterschied zwischen normaler Vergeßlichkeit und den frühen Stadien von Alzheimer-Krankheit läßt sich nicht immer eindeutig erkennen. Aber bei der Alzheimer-Krankheit läßt das Gedächtnis progressiv nach. Außerdem nehmen die intellektuellen Fähigkeiten ab, und das Verhalten im Alltag ändert sich.

Die sogenannte Vergeßlichkeit

Von unserer Geburt an verliert das Gehirn Nervenzellen, die nicht ersetzt werden und sich nicht regenerieren können. Ab fünfzig etwa können Teile des Gehirns noch weitere Veränderungen zeigen, etwa Zellknäuele (abnorme Proteinsubstanzen in Nervenzellen, auch als neurofibrilläre Knäuele bezeichnet) und senile Plaque (degenerierte Nervenzellen, die narbenartige Strukturen bilden). Diese Veränderungen können begleitet sein von einer Abnahme der Gedächtnisleistung. Bei vielen Menschen aber läßt das Gedächtnis nicht nach, sie erleben bis zum Alter von achtzig Jahren und darüber hinaus keine oder nur geringfügige Veränderung ihrer geistigen Frische.[3]
Es ist nicht bekannt, warum bei manchen Menschen das Gedächtnis nachläßt und bei anderen nicht. Aber das Gehirn unterscheidet sich, wie alle anderen Körperteile, von Mensch zu Mensch. Bestimmt werden diese Unterschiede von genetischen und psychischen Faktoren, dem erlebten und aktuellen Stress-Niveau, körperlichen Veränderungen, Ernährungsweisen und Umweltfaktoren.
Unser ganzes Leben lang, also auch später, wenn wir älter werden, können Erschöpfung, Angst, Zerstreutheit, Stress und Depressionen zu momentanen Gedächtnisaussetzern oder Perioden von Gedächtnisschwäche führen. Wenn wir älter werden, sind wir außerdem meist stärker durch Veränderungen in unserer sozialen Umgebung beeinflußbar. Der Tod von Menschen, die uns nahestanden, ein Umzug an einen fremden Ort oder wachsende soziale Isolation können emotionale Reaktionen auslösen, die Vergeßlichkeit, Verwirrung und Desorientierung nach sich ziehen. Krankheiten und körperliche Störun-

3 Einige amerikanische Untersuchungen zeigen, daß etwa 33 Prozent der zwischen Achtzig- und Fünfundachtzigjährigen keine schlechteren Ergebnisse bei neuropsychologischen Tests, einschließlich von Tests der Gedächtnisleistung, erbringen als jüngere Altersgruppen. A. L. Benton u. a.: Normative Observations on Neuropsychological Test Performances in Old Age, in: Journal of Clinical Neuropsychology, Bd. 3 Nr. 1, Mai 1981, S. 33–42

gen sind oft von Niedergeschlagenheit und Kummer begleitet, was zu stärkerer Vergeßlichkeit führt, besonders wenn die Behandlung an einem fremden oder beängstigenden Ort stattfindet, in einem Krankenhaus oder Pflegeheim. Hör- und Sehbehinderung trägt ebenfalls zu geistiger Verwirrung bei, denn dadurch wird die Möglichkeit eines Menschen eingeschränkt, sich in der Außenwelt zurechtzufinden. Der bereits beanspruchten Anpassungsfähigkeit und dem Gedächtnisvermögen werden zusätzliche Belastungen abverlangt. Augen- und Ohrenschäden können außerdem das Gefühl sozialer Isolierung verschlimmern oder sogar dazu führen, daß wir sozialen Kontakt vermeiden. Außerdem können sie Depressionen auslösen und zu einer Abnahme der geistigen Kräfte führen. Diese Ursachen von Vergeßlichkeit, Verwirrung und Desorientiertheit sind reversibel; auch kann sich die geistige Kapazität – bei der richtigen medizinischen Behandlung und manchmal mit der Hilfe von Freunden oder Familienangehörigen – nach einer gewissen Anpassungszeit wieder zum Normalmaß zurückentwickeln. Darüber hinaus können akute Krankheiten, Suchtmittel, Medikamente (meist Psychopharmaka), Herz- und Kreislaufleiden und schwere Vitamin-Mangelzustände (vor allem Vitamin D und B_{12} sowie Folsäure) Verwirrtheit und Vergeßlichkeit fördern. (Siehe Seite 35 und 140)

Erinnerungsstützen

Wir bemerken oft selbst, daß wir ohne sichtbaren Grund vergeßlich sind. Die nachlassende Gedächtniskraft kann so störend werden, daß manche Menschen an einem gewissen Punkt Strategien entwickeln, um ihrem Erinnerungsvermögen aufzuhelfen. Wir vermeiden Unterbrechungen, wenn wir uns auf eine Aufgabe konzentrieren, weil wir wissen, daß eine Ablenkung der Aufmerksamkeit sich schädlich auf unsere Arbeit auswirken kann. Wir schreiben Listen und Notizen, anstatt uns auf unser Gedächtnis zu verlassen. Und wir richten unsere Umgebung so ein, daß wir bestimmte Dinge (einschließlich unserer Listen) leichter wiederfinden können.

Morgens, wenn ich aufwache, mache ich die «Namenübung», wie ich es nenne. Ich habe viele Freunde, deren Gesichter ich vor meinem geistigen Auge Revue passieren lasse, und dann bemühe ich mich, mich an die Namen zu erinnern, die ich für den Tag brauche, bis zu zehn oder zwölf Namen auf einmal. Ich finde das sehr nützlich. Sonntags, bevor ich zur Kirche gehe, versuche ich mich an möglichst viele Namen von Gemeindemitgliedern zu erinnern, die anwesend sein werden, so daß sie frisch ganz vorn in meinem Gedächtnis sind. Ich mache diese Übung auch, bevor ich zu Versammlungen oder Verabredungen gehe. In meinem Schlafzimmer habe ich meine Schränke aufgeräumt, so daß ich alles wiederfinden kann. Ich organisiere sogar meinen Kühlschrank! *Eine 86jährige Frau*

Auch eine «Orientierungsecke» kann hilfreich sein: ein Raum oder eine Ecke mit einem Kalender und einem schwarzen Brett für schriftliche Erinnerungen, und ein fester Platz, um so wesentliche Gegenstände wie Brille, Schlüssel, Schirm und Schreibsachen aufzubewahren. Eine solche Ecke einzurichten kann viel Energie sparen, die wir sonst dafür verschwenden würden, uns aufzuregen, weil wir etwas vergessen, verloren oder verlegt haben.

Gesundheitsstörungen und Medikamente, die Vergeßlichkeit auslösen können

Eine Reihe von Erkrankungen und Medikamenten können zu einem schwächer werdenden Gedächtnis und geistiger Verwirrung führen. Diese Wirkungen sind nicht auf ältere Menschen beschränkt, aber ein älteres Gehirn ist anfälliger als ein junges. *Die meisten dieser Folgewirkungen sind reversibel und müssen erkannt und behandelt werden.* Eine korrekte Diagnose ist extrem wichtig, denn die geistigen Symptome dieser Störungen haben oft Ähnlichkeit mit denen der Alzheimer-Krankheit und können leicht fälschlich als Alzheimer-Krankheit oder als «Senilität» diagnostiziert werden und unbehandelt bleiben.

Depression. Zu den Symptomen der Depression gehören eine Verlangsamung von Bewegungen, Sprache und Denken, Veränderungen in den Schlaf- und Eßgewohnheiten, abnehmende Freude an Aktivitäten, Unterschätzung der eigenen Fähigkeiten und ein geringes Selbstwertgefühl. Depressionen sind möglicherweise die Gesundheitsstörung, die am häufigsten fälschlich als Alzheimer-Krankheit diagnostiziert wird, insbesondere, wenn ein geringes Selbstwertgefühl dazu führt, daß Tests der geistigen Fähigkeiten unzureichende Resultate ergeben. Die tiefgreifenden Veränderungen im Denken und Gedächtnis, die manchmal mit Depressionen in Zusammenhang gebracht werden, wurden als «Pseudodemenz» bezeichnet. Mit gründlichen neurologischen und neuropsychologischen Untersuchungen lassen sich Depressionen und Demenz normalerweise unterscheiden. Zwischen beiden Erkrankungen gibt es große Unterschiede, sowohl was das Einsetzen der Veränderungen betrifft, als auch das dadurch beeinflußte Verhalten. Eine Depression bricht im allgemeinen plötzlicher aus, während die Alzheimer-Krankheit eher allmählich einsetzt. Und ein depressiver Mensch wird die eigenen Schwierigkeiten wohl übertreiben, während eine demente Person möglicherweise versuchen wird, sie zu verheimlichen, zu verleugnen oder herabzuspielen oder selbst gar nichts von der Abnahme der geistigen Fähigkeiten bemerkt. In vielen Fällen von «Pseudodemenz» ist es auch früher schon zu Depressionen gekommen. Es gibt gegenwärtig eine Reihe von sehr wirksamen Behandlungen bei Depression, und eine psychiatrische Klinik oder ein Arzt mit Erfahrung in der Behandlung älterer Menschen sollte konsultiert werden, wenn der Verdacht auf Depression vorliegt.

Alkohol und Medikamente. Wenn wir älter werden, nimmt unsere Toleranz gegen Medikamente (rezeptpflichtige ebenso wie freiverkäufliche Mittel) und gegen Alkohol ab, und unsere Reaktionen auf Medikamente können sich stark von denen junger Menschen unterscheiden. Bestimmte Medikamente, aber auch Alkohol, können sich auf die Stimmung auswirken, das Erinnerungsvermögen und die Reaktionsgeschwindigkeit. Alkohol kann Depressionen noch verstärken, und Medikamente und/oder Alkohol können die Symptome der Alzheimer-Krankheit verschlimmern. Chronischer, langfristiger Alkoholmißbrauch kann zu einer ernsthaften Einbuße des Gedächtnisvermögens und anderer kognitiver Funktionen führen. Studien zeigten, daß Medikamente, die Acetylcholin, einen Botenstoff im Gehirn, verringern oder hemmen, bei älteren Menschen signifikante Gedächtnisschwäche herbeiführen können.[4] Bei solchen anticholinergischen Medikamenten handelt es sich um bestimmte rezeptpflichtige und freiverkäufliche Mittel gegen Durchfall, Übelkeit und Husten. Je älter wir werden, desto wahrscheinlicher ist es, daß wir mehrere Medikamente gleichzeitig nehmen, um medizinische Probleme und chronische Krankheiten zu behandeln. Schätzungen zei-

4 Memory Loss May Follow Use of Anticholinergics, in: Medical World News, 12. August 1985, S. 51

gen, daß in den Vereinigten Staaten die meisten Menschen über fünfundsiebzig bis zu acht verschriebene Medikamente gleichzeitig einnehmen.[5] In den westlichen Bundesländern sind es im Schnitt drei Medikamente zur Dauertherapie. Unter den meistverordneten Mitteln steht ein Tranquilizer an fünfter Stelle: mit 2,6 Millionen Verordnungen war Adumbran 1988 dabei.[6] Das Gehirn ist sehr anfällig für die Neben- und Wechselwirkungen von Medikamenten; sie können Symptome hervorrufen, die denen von Demenz sehr ähnlich sind. Medikamente sind oft notwendig und wertvoll, aber wir müssen die möglichen negativen Auswirkungen jedes Medikaments *einschließlich freiverkäuflicher Heilmittel* genau kennen und wissen, welche Auswirkungen es haben kann, wenn wir zwei oder mehr Medikamente gleichzeitig oder Medikamente in Verbindung mit Alkohol einnehmen. Es lohnt sich auf jeden Fall, die Beipackzettel zu lesen und den Apotheker nach bekannten Wechselwirkungen zu fragen. Er hat genügend Literatur, um für Sie nachzusehen.

Mangelernährung und Anämie. Bei älteren Menschen kommt es manchmal zu gesundheitlichen Störungen, die zu einer unzureichenden Ernährung und Anämie führen. Außerdem werden manche Menschen im Alter «schlechte Esser», weil sie appetitlos, körperlich behindert oder einsam sind. Auch ein knapp bemessenes Haushaltsgeld kann der Grund sein, weil es die Auswahl an frischen und gesunden Nahrungsmitteln begrenzt. Außerdem machen Schwäche und Gebrechlichkeit uns davon abhängig, daß andere Menschen für uns einkaufen gehen oder kochen. Einer dieser Faktoren allein reicht schon aus, damit es zu einer Mangelernährung kommt, oft kommen sie aber alle zusammen. Mangelernährung (besonders wenn Vitamin B_{12}, Vitamin D und Folsäure fehlen) oder Anämie (ein Mangel an roten Blutkörperchen und/oder ein niedriger Hämoglobin-Gehalt in den roten Blutzellen) kann dazu führen, daß eine Person verwirrt und desorientiert erscheint, schwere Gedächtnislücken oder sogar wahnhafte Vorstellungen hat. Diese Schäden lassen sich durch Blutuntersuchungen feststellen und können durch eine angemessene Ernährung und Nahrungsmittelzusätze korrigiert werden sowie durch die Behandlung zugrundeliegender Gesundheitsstörungen.

5 Robert N. Butler: Clinical Needs Assessment Studies Can Benefit Research on Aging, in: Hospitals, Bd. 55 Nr. 8, 16. April 1981, S. 94–98
6 Jahrbuch 90 zur Frage der Suchtgefahren, a. a. O., S. 173

Andere gesundheitliche Störungen. Es gibt auch Krankheiten und gesundheitliche Störungen, die Gedächtnisschwäche und geistige Verwirrung verursachen können. Dazu gehören Schilddrüsenkrankheiten, Diabetes, Nieren- oder Leberererkrankungen, Lungenkrankheiten, Gallensteine und Syphilis. Andere Gesundheitsstörungen wie Herz- und Lungenerkrankungen, Fieber und sogar Verstopfung können zu geistiger Verwirrung beitragen.

Neurologische Störungen. Störungen der Gehirnfunktion oder des zentralen Nervensystems können Gedächtnisschwäche herbeiführen, zum Beispiel die Parkinsonsche Krankheit, ein einfacher Schlaganfall, ein Gehirntumor, ein Trauma des Gehirns oder ein subdurales Hämatom (Blutung im Gehirn zum Beispiel nach einem Unfall oder Sturz). Oft lassen sich diese Störungen behandeln, und eine rechtzeitige Behandlung kann weitere Schäden verhüten.

Altersdemenz

Mit Altersdemenz (senile Demenz) werden eine Gruppe von Krankheiten des Gehirns bezeichnet, von denen am häufigsten Menschen über fünfundsechzig Jahren betroffen sind. Die Demenz beeinflußt alle Aspekte des Verhaltens, nicht nur das Erinnerungsvermögen, sondern auch die Urteilskraft, das Temperament und das soziale Verhalten. Altersdemenz ist eine neurologische Störung (eine Störung des Nervensystems) und keine psychische Erkrankung. Sie hat nichts mit der vorherigen Intelligenz, Ausbildung oder geistigen Gesundheit eines Menschen zu tun. Mediziner gehen davon aus, daß 65 Prozent aller Fälle von Demenz im Alter ursprünglich von zwei irreversiblen Erkrankungen verursacht werden: der Multi-Infarkt-Demenz und der Alzheimer-Krankheit.[7]

Multi-Infarkt-Demenz

Multi-Infarkt-Demenz ist eine Erkrankung des Gehirns, die von vielen kleinen Hirnschlägen ausgelöst wird. Ein Schlaganfall ist ein Gefäßverschluß oder eine Blutung im Gehirn, wodurch die Blutzufuhr unterbrochen und ein Teil des Gehirngewebes zerstört wird, weil die

7 Schettler und Greten, a. a. O., Band II, S. 543

betroffene Stelle nicht mit Sauerstoff und anderen notwendigen Nährstoffen versorgt ist. Die summierten Schädigungen von vielen kleinen Schlaganfällen beeinträchtigen verschiedene Funktionen des Gehirns, je nachdem, welcher Teil des Gehirns geschädigt ist. Die Symptome, geistige Verwirrung und Verhaltensänderungen, können identisch sein mit denen der Alzheimer-Krankheit. Aber bei einer Multi-Infarkt-Demenz kann es außerdem frühe Anzeichen von pysischen Funktionsstörungen geben, wie eine Schädigung des Sehvermögens oder Empfindungen von Muskelschwäche oder Lähmung. Diese Erkrankung kann plötzlich einsetzen oder phasenweise auftreten, wobei sich kurze Phasen der Besserung mit einer Verschlimmerung des Zustands abwechseln. (Das steht im Gegensatz zur Alzheimer-Krankheit, die zuerst kaum merklich, dann aber kontinuierlich fortschreitet.) Risikofaktoren für die Multi-Infarkt-Demenz sind Arteriosklerose, frühere Schlaganfälle, Herzinfarkte, Angina pectoris, hoher Blutdruck und Diabetes. Hoher Blutdruck und Diabetes sollten behandelt werden, um weitere kleinere Schlaganfälle zu verhüten (s. Kapitel «Herzkrankheiten», S. 568 und «Diabetes», S. 644).

Der Multi-Infarkt-Demenz läßt sich auf gleiche Art vorbeugen wie Herzkrankheiten, Schlaganfällen und Diabetes: nicht rauchen, nur in Maßen Alkohol trinken, regelmäßig Sport treiben, uns gesund ernähren und frühzeitig gegen hohen Blutdruck behandeln lassen.

Multi-Infarkt-Demenz allein macht schätzungsweise 15 bis 20 Prozent aller Fälle von Altersdemenz aus. Sie kann außerdem in Verbindung mit der Alzheimer-Krankheit auftreten.[8]

Alzheimer-Krankheit

Ich werde kämpfen. Ich schreibe alles auf, was ich tun möchte. Wenn ich es erledigt habe, streiche ich es aus. Außerdem lese ich eine Menge. Das ist der Weg, wie ich dagegen ankämpfe. Der Gedanke allein macht mich schon verrückt, so daß ich jeden Tag mit der Faust auf den Tisch schlage, weil ich nicht so sein *will*. Ich werde kämpfen wie ich kann. Ich bin eigensinnig.

Eine 72jährige Frau in einem frühen Stadium von Alzheimer

8 Die Häufigkeit von Überschneidungen von Multi-Infarkt-Demenz und Alzheimer-Krankheit ist nicht bekannt. Einer Schätzung zufolge sind es 10–15 Prozent aller Fälle von Demenz im späteren Leben, s. ebd.

Da die Alzheimer-Krankheit, allein oder in Verbindung mit Multi-Infarkt-Demenz, schätzungsweise 65 Prozent aller Fälle von Altersdemenz ausmacht, wurde die Bezeichnung «Alzheimer-Krankheit» zu dem Begriff, der am häufigsten für Demenz im Alter verwendet wird. Sie wird oft abgekürzt als SDAT (Senile Demenz des Alzheimer-Typs). 5 Prozent aller Menschen über fünfundsechzig sind davon betroffen, und die Prozentzahl steigt mit dem Alter an auf etwa 20 Prozent aller Menschen über achtzig Jahren.[9] Die Alzheimer-Krankheit tritt bei Frauen doppelt so häufig auf wie bei Männern, obwohl das möglicherweise ein Ergebnis der längeren Lebenserwartung von Frauen und nichts Geschlechtsspezifisches ist. Die Alzheimer-Krankheit rangiert an vierter oder fünfter Stelle der Todesursachen in den USA.[10] Gegenwärtig gibt es in den USA schätzungsweise 4 Millionen Menschen, die an Demenz leiden, wobei die Alzheimer-Krankheit die wichtigste Ursache ist.[11]

Bei dieser Erkrankung wird durch Abnormalitäten im chemischen Ablauf des Gehirns und Veränderungen in den Gehirnzellen verhindert, daß die Nervenzellen richtig funktionieren können. Die Zellansammlungen und senilen Plaques, die zum normalen Alterungsprozeß gehören, kommen bei der Alzheimer-Krankheit häufiger vor. Da mehr und mehr Zellen degenerieren und Teile des Hirns absterben, verschlechtert sich die Gehirnfunktion eines davon betroffenen Menschen.

Am Anfang dieser Krankheit sind relativ wenig Gehirnzellen betroffen, und möglicherweise wird das erste Symptom, eine gewisse Vergeßlichkeit, nur von der Erkrankten selbst oder, was noch häufiger vorkommt, vom Partner oder Arbeitskollegen bemerkt. Sie fängt an, einst vertraute Namen zu vergessen, sie weiß nicht mehr, wo sie Dinge hingelegt hat, hat Schwierigkeiten, Worte zu finden, zieht sich zu-

9 Diese Angaben wurden entnommen: Schettler und Greten, a. a. O., Band II, S. 543. Einige US-Wissenschaftler nehmen an, daß 20 Prozent eine sehr vorsichtige Schätzung ist und sind der Ansicht, daß die Häufigkeit bei 30 bis 40 Prozent aller über Achtzigjährigen und 50 Prozent bei denjenigen über fünfundachtzig Jahren liegt

10 U. S. Department of Health and Human Services: Alzheimer's Disease Handbook, Bd. I, San Francisco: Aging Health Policy Center, University of California, April 1984, S. 2

11 Donald B. Tower: Alzheimer's Disease – Senile Dementia and Related Disorders: Neurobiological Status, in: Robert Katzman, R. D. Terry, K. L. Bick (Hg.): Alzheimer's Disease: Senile Dementia and Related Disorders, Bd. 7, Aging, New York, 1978, S. 1

rück, verliert ihre Energie, wird leicht wütend oder vermeidet fremde Situationen. All das können Anzeichen der ersten Stadien von Alzheimer sein. Aber da ein Nachlassen des Gedächtnisses auch Bestandteil des ganz normalen Alterungsprozesses sein kann, besteht noch kein Grund zur Sorge, wenn diese Erscheinungen nicht laufend schlimmer und von anderen Symptomen begleitet werden, die kaum merklich die Fähigkeiten der Betroffenen verringern, alltägliche Aktivitäten auszuführen.

> Ich hatte zum erstenmal den Verdacht, meine Mutter könnte Alzheimer haben, als ich eine deutliche Veränderung ihrer Persönlichkeit bemerkte. Ich bekam eine Reihe von bösartigen Briefen und Anrufen von ihr. Sie rief mich dreizehnmal am Tag an, um mir die gleiche Frage zu stellen. Sie konnte sich nicht erinnern, welches Datum wir hatten, und wußte nicht mehr, ob sie ihre Medikamente genommen hatte. Sie wurde wütend, frustriert und immer vergeßlicher.
>
> *Eine 38jährige Frau*

Wenn Vergeßlichkeit ein erstes Zeichen für die Alzheimer-Krankheit *ist*, werden sich schließlich auch andere Symptome einstellen. Weitschweifigkeit und Wiederholungen in Gesprächen, Mangel an Konzentration, Schwierigkeiten, sich zurechtzufinden, und Verlust des räumlichen Orientierungsvermögens. In diesem Stadium können die meisten Menschen die Symptome nicht mehr bewußt erkennen oder werden sie abstreiten, da ihre Urteilskraft und logischen Fähigkeiten bereits eingeschränkt sind. Allerdings haben manche Menschen von Zeit zu Zeit Einsicht in ihre Unzulänglichkeiten und werden depressiv oder frustriert. Diese Depressionen, Frustrationen oder Angst können ihrerseits die Symptome verschlimmern.

Wenn die Krankheit weiter fortschreitet, kann die Betroffene die Namen und Gesichter enger Familienangehöriger vergessen, findet sich zu Hause nicht mehr zurecht oder wandert ziellos herum und verläuft sich. Sie kann nicht mehr Auto fahren, ist emotional unausgeglichen und reizbar, inkontinent und vergißt schließlich sogar, wie man spricht, ißt, sich anzieht, die Toilette benutzt. Manche Betroffenen werden erregt, aggressiv und gelegentlich gewalttätig, während andere sich immer mehr zurückziehen und immer apathischer werden. In diesem Stadium ist die Betroffene mit ihren grundlegendsten menschlichen Bedürfnissen vollständig von anderen abhängig und kann nicht mehr überleben, ohne rund um die Uhr gepflegt zu werden.

Aus unbekannten Gründen verlieren die Patienten in den fortgeschritteneren Stadien der Krankheit oft Gewicht. Die Muskelkon-
trolle nimmt ab und macht jede Form von körperlicher Bewegung
schwierig oder unmöglich. Die Betroffene ist schließlich auf einen
Rollstuhl angewiesen oder bettlägerig. Unbeweglich und inaktiv
wird sie anfälliger für alle möglichen Krankheiten. Lungenentzündung, Viruserkrankungen und Herzinfarkte sind die häufigsten sekundären Todesursachen, die primäre Ursache ist die Alzheimer-
Krankheit selbst. Die Krankheit verkürzt die Lebenserwartung, aber
viele Menschen leben noch jahrelang in den letzten Stadien von Alzheimer. Die Lebenserwartung ist verschieden; sie liegt zwischen vier
und zwanzig Jahren, nachdem die ersten Symptome festgestellt wurden. In den meisten Fällen wird die Betroffene schließlich vierundzwanzig Stunden Pflege in einem Pflegeheim brauchen, es sei denn,
die Angehörigen können sich private Pfleger rund um die Uhr leisten.

Diagnose

Da immer mehr Menschen fünfundsechzig Jahre alt und älter werden,
wird die Häufigkeit von Alzheimer noch zunehmen. Die Erforschung
dieser Krankheit ist dringender geworden, aber bisher gibt es weder
eine Heilung für die Alzheimer-Krankheit noch eine Behandlung, die
sie hemmt oder aufhalten würde. Dennoch ist eine sorgfältige Diagnose extrem wichtig, um auszuschließen, daß es sich um eine andere
Erkrankung handelt, die geistige Verwirrung verursachen kann, aber
behandelbar ist, oder um andere Formen von Geisteskrankheit wie
Multi-Infarkt-Demenz, Virusdemenz (wie die Creuztfeldt-Jakob-
Krankheit oder manchmal Aids) oder erbliche Formen von Demenz
(wie die Huntingtonsche Krankheit). Die Diagnose ist außerdem
nicht nur für die Patientin von großer Bedeutung, sondern auch für
die, die sie pflegen. Nur dann können sie die notwendige soziale,
psychologische und medizinische Unterstützung erhalten. Denn die
Diagnose Alzheimer-Krankheit erklärt manches bizarre Verhalten
der Patientin. Das macht es sowohl für die Familienangehörigen
leichter, die oft Wut gegen die Betroffene empfinden, wie für die Betroffene selbst, die sich oft wegen ihres Verhaltens angegriffen fühlt,
sich schämt und Vorwürfe macht.

Meine Mutter hat die Alzheimer-Krankheit, zuerst allerdings
wurde die Diagnose «Alters-Depression» gestellt. Wir machten

Jahre durch, in denen ihr Verhalten immer schlimmer wurde, was mich die Wände hochgehen ließ. Wenn wir nur gleich die richtige Diagnose erfahren hätten! Es hätte uns so viel emotionale Verletzungen, Belastungen und soviel Aufruhr erspart. Nun, wo ihre Krankheit diagnostiziert wurde, ist es für mich leichter, denn ich kann ihr Verhalten wenigstens erklären. Wenn man weiß, um was es sich bei der Alzheimer-Krankheit handelt, ist die Diagnose einerseits eine Erleichterung – andererseits aber auch nicht.

Eine 38jährige Frau

Sehen Sie sich für die Diagnose und für zukünftige Konsultationen nach einem Arzt um, der sich auf Hirnkrankheiten spezialisiert hat oder auf die Behandlung älterer Menschen, zum Beispiel einen Internisten mit Schwerpunkt Geriatrie. Es kann auch ein Neurologe sein oder ein geriatrischer Psychiater. Besonders wichtig aber ist eine gute Altenpflegerin für die ambulante Betreuung. Die Deutsche Alzheimer-Gesellschaft in München kann helfen, einen geeigneten Arzt zu finden (s. S. 713). Wenn Sie in Ihrer Gegend keinen Arzt finden, der sich auf Geriatrie spezialisiert hat, oder wenn Sie sich bei ihm oder ihr nicht wohl fühlen, kann die Ärztekammer Ihnen Internisten, Neurologen oder Psychiater nennen, die Erfahrung haben bei der Behandlung älterer Menschen, oder Krankenhäuser, die eine besondere Station zur Behandlung von Krankheiten des Alzheimer-Typs eingerichtet haben.

Bisher gilt als einzige eindeutige diagnostische Methode die Untersuchung des Gehirns nach dem Tod. Zu Lebzeiten ließe sich Alzheimer nur zuverlässig durch die operative Entfernung und Untersuchung von Hirngewebe diagnostizieren, aber dieser Eingriff ist zu gefährlich, um routinemäßig ausgeführt zu werden. Deshalb wird die Diagnose gestellt, indem sorgfältig alle anderen möglichen Ursachen für die geistige Verwirrtheit ausgeschlossen werden. Bei der Diagnose sollte eine vollständige Krankengeschichte aufgenommen werden, die Patientin sollte medizinisch, neurologisch und psychiatrisch untersucht werden, neuropsychologische und neurodiagnostische Tests sollten durchgeführt und die Gehirnfunktion bewertet werden, um herauszufinden, wieweit die Betroffene noch verantwortlich für sich selbst sorgen kann. Die ärztliche Untersuchung sollte Tests einschließen, mit denen Funktionsstörungen der endokrinen Drüsen, der Hormonproduktion sowie der Leber, der Nieren und des Herzens festgestellt werden können. Der Arzt sollte außerdem nach Fällen von Alzheimer und jeder anderen Form geistiger Verwirrung in der Familie fragen sowie nach dem sozialen und beruflichen Hintergrund, dem Bildungsstand und einem möglichen Kontakt mit giftigen Chemikalien. Auch ob die Betroffene in den vergangenen sechs Monaten gefallen ist oder einen Unfall hatte, ist wichtig für die Diagnose.

Mit neuropsychologischen Tests werden Funktionen untersucht wie das Erinnerungsvermögen der Betroffenen, die Fähigkeit, sich zu konzentrieren, abstrakt und logisch zu denken, Berechnungen anzustellen und Zeichnungen zu kopieren.

Bei neurodiagnostischen Tests wird die Hirnfunktion gemessen, dazu gehört die Aufzeichnung der Hirnströme (Elektroencephalogramm oder EEG) und eine Computer-Tomographie, bei der mit Röntgenstrahlen ein Bild des Hirns erstellt wird. Der Tomograph kann außerdem möglichen Hirnzellenverlust lokalisieren und einen Schlaganfall oder Gehirntumor ausschließen. Mit Kernspinresonanz-Tomographie können strukturelle Veränderungen im Gehirn bewertet werden, und Positronenemissions-Tomographie wird manchmal verwendet, um die Stoffwechselaktivität des Gehirns zu untersuchen. Diese beiden letztgenannten Untersuchungen können wertvoll sein bei einem Verdacht auf Alzheimer, bisher aber werden diese beiden neuen Methoden noch nicht für Routinediagnosen benutzt.

Ausführliche diagnostische Tests können erschöpfen und belasten. Es ist wichtig, medizinisches Personal zu finden, das sich mit dieser Krankheit auskennt und die Betroffene nicht aufregen oder ermüden wird, indem es ihr zu viele Untersuchungen auf einmal zumutet.

Was kann man tun bei Alzheimer?

Es gibt gegenwärtig keine Behandlung, mit der sich die Alzheimer-Krankheit heilen oder aufhalten ließe oder die sich vorhersagbar und zuverlässig positiv auf die Krankheit auswirken würde. Allerdings laufen gegenwärtig viele Forschungsarbeiten zum Thema Alzheimer. Die Medien sind voll mit falschen Berichten über mögliche Heilungschancen. Diese Fehlinformationen beuten unser verständliches Bedürfnis aus, von ermutigenden, hoffnungerweckenden Neuerungen zu hören. Es ist wichtig, sich verläßliche Informationen über neue Forschungsresultate zu beschaffen. Ihr Arzt, die Krankenschwester, Sozialarbeiter und die Gesellschaft für Alzheimer-Krankheit können Ihnen dabei helfen.

Einige Symptome der Alzheimer-Krankheit wie unkontrollierte Bewegungen, Schlaflosigkeit, Schlafwandeln und Halluzinationen sind für diejenigen, die die erkrankte Person pflegen, extrem schwer zu verkraften. Es werden dringend Medikamente gebraucht, mit denen diese Verhaltensstörungen unter Kontrolle gebracht werden können, ohne der erkrankten Person zu schaden. Manchmal können Beruhigungsmittel das Verhalten erträglicher machen. Aber alle Medikamente, besonders diejenigen, die die geistigen Funktionen beeinflussen, können schädliche Nebenwirkungen haben. Es ist wichtig, daß die Medikamente unter der Aufsicht eines erfahrenen Arztes verabreicht werden. Im allgemeinen ist es ratsam, mit allen Beruhigungsmitteln vorsichtig zu sein; fangen Sie mit der niedrigsten Dosierung an, und steigern Sie sie langsam. Pflegepersonen und Ärzte sollten die betroffene Person genau auf positive wie auf schädliche Wirkungen aller verschriebenen Medikamente hin beobachten, und es muß immer wieder neu entschieden werden, ob die Medikamente weiter gegeben werden oder die Dosierungen verändert werden müssen.

Die Alzheimer-Krankheit hat möglicherweise nicht eine einzige Ursache, vielmehr wirken bei der Entwicklung der Krankheit wahrscheinlich viele Faktoren zusammen. Da die Ursache oder die Ursachen nicht bekannt sind, ist auch die Prävention eine spekulative Angelegenheit. Das Altern des Gehirns selbst ist möglicherweise ein wichtiger Faktor, der durch andere Faktoren wie Rauchen, Umweltgifte, hormonelle Veränderungen, Mangelerscheinungen in der Ernährung (z. B. Vitamin C), Stress, ein schleichender Virus, Erbanlage und familiäre Disposition oder eine schlechte Funktion des Immunsystems unterstützt, beschleunigt und verstärkt wird. Forschungen, die konzentrierte Aluminiumablagerungen im Gehirn von Alzheimer-Kranken feststellten, haben Spekulationen ausgelöst, der Kontakt mit Aluminium könne zu der Alzheimer-Krankheit beitragen. Allerdings sind Erkrankungen bei Aluminiumarbeitern nicht häufiger festgestellt worden als in der übrigen Population, und der Kontakt mit Aluminium im Alltag, zum Beispiel durch Kochtöpfe, führt nicht zu einer höheren Aluminiumkonzentration im Körper.[12] Ebenso wahrscheinlich kann eine höhere Konzentration von Aluminium im Gehirn eine Folge der Krankheit sein und nicht eine Ursache.

12 Gespräch mit Dr. Lon White, Chief Epidemiology Office, National Institute on Aging; und «Smokers Risk Alzheimer's Disease, in: ASH Review, August 1986, S. 10

Eine kleine Gruppe von Menschen erkrankt an Alzheimer bereits in jüngeren Jahren – zwischen fünfunddreißig und fünfundsechzig. Bei ihnen schreitet die Krankheit rascher fort und führt zu einem frühen Tod. Bei dieser Untergruppe scheinen die Erbfaktoren eine größere Rolle zu spielen. Kinder, Brüder und Schwestern dieser Alzheimer-Kranken haben ein höheres Risiko, an Alzheimer zu erkranken als die Normalbevölkerung. Wissenschaftler haben ein defektes Gen gefunden, das eine Ursache für diese erbliche Form der Krankheit sein kann. Allerdings besteht für die Verwandten von Alzheimer-Kranken, die die Krankheit erst nach fünfundsechzig Jahren bekommen haben, offenbar kein erhöhtes Risiko.[13] Menschen mit Morbus Down (siehe Seite 226) bekommen die Alzheimer-Krankheit unausweichlich, wenn sie lange genug leben. Ein Gen, das den Amyloid-Protein-Polysaccharid-Komplex bildet, der in den Gehirnablagerungen von Alzheimer-Kranken gefunden wurde, wurde im gleichen Chromosom festgestellt, das auch bei Morbus Down eine Rolle spielt und bei der erblichen Form der Alzheimer-Krankheit. Allerdings ist bisher nicht bekannt, ob das als Beweis dafür gelten kann, daß die Krankheit mit genetischen Deformationen in Verbindung zu bringen ist.[14]

Therapien für Patienten und Pflegepersonen

Für die Pflegeperson kann eine Gruppen- oder Einzeltherapie sehr wichtig sein. Manchmal werden auch für die Kranken selbst Therapien angeboten, aber nur in den Frühstadien der Krankheit haben die Betroffenen etwas davon. Erkundigen Sie sich bei Ihrem Arzt, oder nehmen Sie Kontakt auf mit dem nächsten Krankenhaus oder der nächsten psychiatrischen Klinik, um zu erfahren, wo solche Therapien angeboten werden.

● *Erholung:* Erwachsenen-Tagesstätten bieten Alzheimer-Opfern je nach Fähigkeit ein überwachtes, strukturiertes Programm an. Die Tagesstätten bieten der kranken Person Aufmerksamkeit und sozialen Kontakt und ermöglichen der Pflegeperson, eine dringend

13 L. L. Heston, J. A. White: Dementia: A Practical Guide to Alzheimer's Disease and Related Illnesses, New York 1983, S. 57
14 Harold M. Schmeck, Jr.: A Form of Alzheimer's is Linked to Defective Gene, in: The New York Times, 20. Februar 1987, S. 1. Dieser Artikel zitiert vier neuere Forschungsberichte.

notwendige Erholungspause einzulegen, um sich auszuruhen und zu entspannen. Inzwischen bieten auch manche Pflegeheime an, sich pflegebedürftiger Menschen anzunehmen, damit sich die Pflegeperson erholen kann. Dieser «Pflegeurlaub» steht den betreuenden Personen gesetzlich zu. Sozialämter und Krankenkassen geben Auskunft. Die Pflegebedürftigen werden fürs Wochenende oder längere Erholungspausen aufgenommen. Siehe hierzu auch Seite 384.

- *Familientherapie:* Partner, Verwandte, Kinder oder enge Freunde, die an der Pflege eines Alzheimer-Kranken beteiligt sind, setzen sich mit einem Therapeuten zusammen, um Ängste und Frustrationen zu besprechen und um die unvermeidliche Krise in der Familie zu bewältigen, die entsteht, wenn bei einem Mitglied eine Hirnkrankheit festgestellt wird. Sie können Fragen stellen und Ideen und Erfahrungen austauschen, um praktische Probleme zu lösen.

- *Unterstützungsgruppen für Pflegepersonen:* Pflegepersonen treffen sich informell oder unter Anleitung regelmäßig, um über ihre Situation zu sprechen und Informationen auszutauschen. Solche Gruppen bieten der Pflegeperson oft praktische Informationen und Ideen, emotionale Unterstützung und sozialen Kontakt.

- *Unterstützungsgruppen für Alzheimer-Kranke:* Menschen in den frühen Phasen der Krankheit treffen sich ohne Familienangehörige, aber unter der Leitung eines Therapeuten, um über ihre Ängste, ihre Scham und Bedürfnisse in ihrem täglichen Leben zu sprechen. Sie sprechen offen an, was in der Zukunft geschehen wird, und tauschen Ideen aus, wie sie damit umgehen und sich gegenseitig unterstützen können.

Wenn Sie nach einer Gruppe für Betroffene oder Angehörige suchen, kann Ihnen die Nationale Kontaktstelle für Selbsthilfegruppen (NAKOS) helfen, die Freien Wohlfahrtsverbände, das Sozialamt oder die nächste Sozialstation. (Adressen siehe ab Seite 762.) Adressen von regionalen Selbsthilfegruppen und weiterführende Informationen bekommen Sie außerdem über die Deutsche Alzheimer-Gesellschaft, Mauerkircher Str. 21, 8000 München 80, Tel.: 089/986623

- *Kognitives Training:* In Gedächtnistrainingssitzungen übt eine erkrankte Person, sich mit Hilfe von Assoziationen an Informationen wie wichtige Namen und Adressen zu erinnern, und wird wiederholt auf das Datum, die Uhrzeit und den Ort hingewiesen. Obwohl derartige Methoden das Erinnerungsvermögen von Menschen mit der Alzheimer-Krankheit offenbar nicht bessern können, bietet eine solche Sitzung menschlichen Kontakt und eine unterstützende, strukturierte Umgebung. Das gilt allerdings nur für das Frühstadium der Krankheit. Für Menschen in späteren Stadien können solche Sitzungen verwirrend, frustrierend und sogar schädlich sein.

Ganz sicher war die Unterstützungsgruppe für Pflegepersonen einer der Gründe, weshalb ich nicht auch noch den Verstand verlor. Einige Gruppenmitglieder kennen sich mit sämtlichen Einrichtungen aus, die Hilfe und Unterstützung anbieten, und können ungeheuer weiterhelfen. Außerdem glaube ich, allein schon das Gefühl, daß man nicht allein ist in dieser Situation, ist sehr wichtig. Wir sind da, um einander zu helfen, mit allem, was wir wissen und um Taschentücher zu verteilen an diejenigen, die in Tränen aufgelöst sind. *Eine 57jährige Frau*

Auswirkungen der Alzheimer-Krankheit
Die Alzheimer-Krankheit und andere progressive Formen von Demenz sind wahrscheinlich mit mehr Streß und Veränderungen bei den davon betroffenen Menschen und ihrem Zuhause verbunden als jede andere Krankheit. Grund dafür sind die verheerenden Persönlichkeitsveränderungen und der Kontrollverlust.

Ich fühle mich wie ein halber Mensch. Wo ist die andere Hälfte? Ich hasse meinen Zustand wirklich, und ich habe Angst. Vielleicht eröffnet sich, wenn andere Menschen mir zuhören, eine Welt, die den meisten verschlossen ist. Niemand weiß, wie das ist. Sie verstehen einfach nicht.
Eine 72jährige Frau im Frühstadium der Krankheit

Mit der Erkrankung gehen allmählich sowohl das Langzeit- als auch das Kurzzeitgedächtnis verloren. Das bedeutet, nicht mehr zu wissen, was vor einer Stunde oder sogar vor einer Minute geschah, und unfähig zu sein, neue Informationen aufzunehmen und zu speichern. Für einen Menschen mit Alzheimer ist das Leben, als würden sie mitten in einen Film geraten, ohne eine Vorstellung davon zu haben, was vorher geschah, und ohne zu verstehen, was jetzt gerade vorgeht.[15] Die Betroffene vergißt Namen und Gesichter von Freunden und Bekannten, die sie erst vor kurzem getroffen hat, vergißt Geburten und Todesfälle, die erst kürzlich in der Familie stattfanden, vergißt, daß sie gerade gegessen hat, und fragt, wann das Abendessen endlich fertig ist.

Der Verlust des Langzeitgedächtnisses bedeutet, die Vergangenheit zu vergessen, einschließlich dessen, was wir als Kinder lernten. Dazu gehören viele Dinge, die wir als Selbstverständlichkeit betrachten – Zähneputzen, ein Bad nehmen, anziehen, ein Gespräch führen, die Toilette benutzen. Wenn die Krankheit weiter fortschreitet, weiß die Betroffene nicht mehr, wie Eßbestecke benutzt werden, wie man sich anzieht, wie sich heiß und kalt anfühlt, was Essen ist, wie man ißt und schluckt. Sie kann ihre in der Kindheit erlernten Hemmungen vergessen und in der Öffentlichkeit ihre Geschlechtsteile entblößen oder berühren. Ein Mensch mit Alzheimer verliert jedes Gefühl für Zeit und damit auch für Vergangenheit, Gegenwart und Zukunft. Sie kann nicht mehr auf das erworbene Wissen zurückgreifen, das uns hilft, das Leben zu bewältigen. Bei einer derartigen Hilflosigkeit wird eine ehemals gleichberechtigte Partnerschaft langsam zu einer Eltern-Kind-Beziehung, und eine erwachsene Tochter wird zur Mutter ihrer kranken Mutter.

Ich vermisse es, einen Partner zu haben. Jetzt ist da ein Mensch, der vollkommen von mir abhängig ist. Ich trauere darum, eine unabhängige Person verloren zu haben.

Eine 76jährige Frau

Die Reaktion der betroffenen Person selbst auf den Verlust der geistigen Fähigkeiten ist vielfältig, verändert sich, wenn die Erkrankung weiter fortschreitet, und ist von Mensch zu Mensch verschieden. In den ersten Stadien werden die Betroffenen die Veränderungen an sich selbst vermutlich bemerken und mit Angst und Depressionen reagieren. Sie können ihre Arbeitsstelle verlieren, weil sie immer weniger fähig sind, die erforderlichen Aufgaben zu bewältigen, oder weil die Persönlichkeitsveränderungen für ihre Umgebung unerträglich sind. Und sie werden sich ihrer veränderten Rolle in einer Familie bewußt, wenn ihnen mehr und mehr die Verantwortung abgenommen wird.

15 Nancy L. Mace, Peter V. Rabins: The 36-Hour Day: A Familiy Guide to Caring for Persons with Alzheimer's Disease, Related Dementing Illnesses and Memory Loss in Later Life, Baltimore, 1981, S. 24

Es ist, als wäre man ganz allein auf einem Schiff. Ich funktioniere nicht mehr wie früher und habe das Gefühl, ein Außenseiter zu sein. Ich bin so anders als die anderen und frage mich, ob sie mich wohl mögen. Ich bin so vergeßlich, daß ich im Zusammensein mit anderen Angst habe, für dumm zu gelten. Aber wenn Freunde mich einladen auszugehen, gehe ich mit. Und ich finde, daß ich viel entspannter bin, wenn ich mit ihnen zusammen bin. Sie sind sehr nett zu mir.   *Eine 72jährige Frau im Frühstadium von Alzheimer*

Im gesamten Verlauf dieser Krankheit, besonders aber in den ersten Stadien, wird die betroffene Person Veränderungen in den Reaktionen anderer auf sie bemerken und mit Angst und Scham auf ihr eigenes Verhalten reagieren. Aber normalerweise ist sie sich nicht bewußt, daß ihre geistigen Fähigkeiten abnehmen, und sie wird die Pflegeperson für alles verantwortlich machen, was sie nicht versteht. So wird sie ihr vorwerfen, Dinge zu verstecken, die sie nicht finden kann, oder ihr Verabredungen oder Namen zu verheimlichen. Sie wird vielleicht auch wütend auf die Pflegeperson, weil die sie daran hindert, Auto zu fahren, oder ihr die Verwaltung ihres Bankkontos abnimmt.

Wenn Alzheimer-Kranke nicht mehr in der Lage sind, ihre persönlichen und finanziellen Angelegenheiten vollverantwortlich zu regeln, brauchen sie dafür legitimierte gesetzliche Vertreter oder von ihnen selbst bevollmächtigte Freunde oder Verwandte. Siehe hierzu auch Seite 378.

Ich glaube, die Alzheimer-Krankheit ist für die Pflegeperson schwerer zu ertragen als für das Opfer selbst. Aber ich würde um nichts in der Welt tauschen wollen.

Eine 78jährige Pflegerin

Für jemanden zu sorgen, die an der Alzheimer-Krankheit leidet, fordert einen ungeheuren körperlichen und emotionalen Einsatz. Außer den Belastungen, die immer mit der Pflege von chronisch Kranken verbunden sind, werden unbegrenzte Geduld und Selbstbeherrschung verlangt, um die immer gleichen Gespräche oder einsichtslosen Unterhaltungen zu ertragen, oder vollkommenes Schweigen, extreme Erregung, plötzliche Ausbrüche von Aggression oder sogar Tätlichkeiten und alle anderen möglichen Persönlichkeitsveränderungen einer Alzheimer-Kranken auszuhalten. Dazu kommt noch die Wut auf die Erkrankte und das unvermeidliche Gefühl von Schuld, wenn man ungeduldig wird, wütend oder beleidigt ist und sich die eigenen Gefühle anmerken läßt.

Wenn ich ein bißchen müde bin, und mein Mann auf einem Thema beharrt – Sie haben keine Ahnung, wie lange diese Leute hartnäkkig auf einem Thema herumreiten können –, dann merke ich, wie ich in Hochspannung gerate und zornig werde. Gelegentlich, nur wenn ich wirklich wütend werde, hört er auf. Aber ich möchte nicht wütend werden. Es ist sehr schwer für mich, und ich habe das Gefühl, daß ich irgendeine Möglichkeit finden muß, damit fertig zu werden. Ich habe an Biofeedback gedacht. Damit kann man feststellen, wie angespannt man ist, und kann dann lernen, sich zu entspannen. Vielleicht kann mir das Erleichterung verschaffen.

Eine 77jährige Frau

Wir konnten Mutter buchstäblich nicht aus den Augen lassen, denn sie war damals aktiv genug, um einen leeren Topf auf den Herd zu stellen und das Gas aufzudrehen. Sie schlief nachts nicht, deshalb meinte sie um Mitternacht, es sei morgens, zog sich an, mehrere Schichten von Kleidern übereinander, und ging die Treppen hinunter und aus der Tür. Wir jagten die ganze Nacht hinter ihr her. Ich hatte nicht die Energie, mir Lösungsmöglichkeiten auszudenken, zum Beispiel eine Glocke an die Tür zu hängen, die klingeln würde, wenn sie rausging. All diese Dinge, auf die man kommt, wenn man genug Muße hat, um nachzudenken. Aber wenn man mittendrin steckt, ist man zu erschöpft und zu überwältigt.

Eine Frau von Mitte 40

Die Pflegeperson fühlt sich vielleicht im Stich gelassen, wenn sie zu Hause mehr und mehr Verantwortung übernehmen muß, zumal, wenn sie zusätzlich noch allein das Geld verdienen muß. Im Gegensatz zu Menschen mit körperlichen Krankheiten ist von einem Alzheimer-Kranken wenig oder kein Dank und keine Anerkennung zu erwarten. Die Pflegeperson kann Groll empfinden, weil ihre fortwährende Pflege nicht anerkannt wird. Dieser Groll kann noch dadurch genährt werden, daß sie das Gefühl hat, für einen fremden Menschen zu sorgen – für einen Menschen, dessen Verhalten absonderlich und peinlich geworden ist und der sie nicht mehr kennt oder liebt. Dazu kommen vielleicht noch weitere Schuldgefühle, wenn die Pflegeperson das Gefühl hat, daß auch ihre Liebe unter der Belastung abstirbt, und sie vielleicht den Tod der kranken Person herbeiwünscht.

Diejenigen, die ihre Partner pflegen, müssen den Verlust von Freundschaft und Intimität verkraften und wenden sich oft anderen zu, mit denen sie enge Freundschaften eingehen. Sie müssen sich dann entscheiden, ob diese neuen Beziehungen auch Sex mit einschließen. Daraus resultieren oft schmerzhafte Konflikte zwischen der Loyalität dem kranken Partner gegenüber und den eigenen Bedürfnissen.

Die Belastung durch die Pflege führt zu einer Vielzahl von streßabhängigen Gesundheitsstörungen. Über 50 Prozent aller Pflegepersonen zeigen Symptome von Angst und Depression, einschließlich Schlaflosigkeit, Kopfschmerzen, Reizbarkeit und erhöhtem Blutdruck.[16] Die Pflegeperson kann unter der Belastung selbst immer vergeßlicher werden und fürchten, ebenfalls an Alzheimer zu erkranken. Außerdem kann selten ein Familienleben aufrechterhalten werden, weil die gesamte Familie bei der Pflege einer an Alzheimer erkrankten Person mithelfen muß.

> Als wir meinen Vater aufnahmen, hörten die Gespräche am Abendbrottisch auf. Zu einem harmonischen Familienleben gehört, daß man sich Zeit nimmt, um sich als Familie zusammenzusetzen oder gemeinsam auszugehen, eine Mahlzeit zusammen einzunehmen und miteinander zu sprechen. Ich habe zwei heranwachsende Töchter. Die eine sagt: «Ich kann es nicht erwarten, endlich von hier fortzukommen.» Und die andere: «Zu Hause ist der schrecklichste Ort auf der Welt.» Ich fühle mich schuldig und habe auch Angst, daß sie vielleicht nicht mehr nach Hause kommen wollen, daß sie ihr Zuhause nicht in guter Erinnerung behalten und daß sie nicht mehr mit mir zusammen sein wollen.
>
> *Eine Frau von Mitte 40*

Zu der Belastung der Pflege kommt noch die Angst vor hohen Pflegekosten, wenn eine Familienangehörige nicht mehr zu Hause versorgt werden kann. Diese Ängste sind vor allem dann berechtigt, wenn die Betroffene selbst nur eine kleine Rente hat und ihre Familie die Heimunterbringung zahlen muß.

In einer so schwierigen Zeit wird die Unterstützung von Freunden und Angehörigen wichtiger als je zuvor. Bei der Alzheimer-Krank-

---

16 J. R. A. Sanford: Tolerance of Debility in Elderly Dependents by Supporters at Home: Its Significance for Hospital Practice, in: British Medical Journal, Bd. 3 Nr. 5981, 23. August 1975, S. 471–473.

heit ist eine solche Unterstützung schwer aufrechtzuerhalten, da die betroffene Person alle Charaktereigenschaften verliert, die sie für andere anziehend machten: den Sinn für Humor, Freundlichkeit, besondere Interessen und Talente. Sie verliert auch die Sprache, so daß es schwierig wird, zu kommunizieren. Die Alzheimer-Kranke wird für Freunde und Verwandte zu einer Fremden, und sie reagieren darauf oft mit Rückzug oder vermeiden, abgestoßen von dem Zustand des geliebten Menschen, den Kontakt. Besuche können schwierig werden, denn die Kranke ist oft verwirrt durch Veränderungen in der täglichen Routine und schämt sich, daß sie sich nicht mehr erinnern kann, wer die Besucher sind. Die daraus resultierende Einsamkeit des kranken Menschen kann auch zur Isolation der Pflegeperson führen.

Als Angehörige oder Freunde von Alzheimer-Kranken ist es wichtig für uns, daran zu denken, daß die betroffene Person noch immer Zuneigung braucht und wahrnimmt, auch wenn sie sich nicht erinnern kann oder die Zuneigung nicht erwidert. Oft hilft es schon, einfach ruhig ihre Hand zu halten. Wir sollten außerdem daran denken, daß sie nach wie vor das Bedürfnis nach sozialem Kontakt hat, Umgebungs-Wechsel als Anregung braucht und verständnisvolle Zuhörer. Allerdings ist unser Instinkt, uns zurückzuziehen, durchaus verständlich, denn viele von uns fürchten sich mehr davor, schwachsinnig zu werden, als vor irgendeiner anderen Krankheit, die mit dem Alter auf uns zukommen kann. Aber wenn man sich möglichst umfassend über diese Krankheit informiert, kann das helfen, die Angst zu verringern. *Besonders wichtig ist jedoch, zu wissen, daß die Vergeßlichkeit, die die meisten von uns an sich selbst feststellen, nur selten Zeichen einer Krankheit ist.* Mit einem besseren Verständnis der Krankheit können wir jenen Unterstützung geben, die Alzheimer-Kranke pflegen. Dann werden wir die Kranken und diejenigen, die sie versorgen, nicht mehr aus Angst isolieren.

Weitere Informationen enthält die Broschüre «Der chronisch verwirrte Alterspatient – Leitfaden für Betreuende», herausgegeben vom Arbeitskreis «Gesundheit im Alter», Kennedyallee 49, 6000 Frankfurt am Main 70.

Gedächtnisstützen

Einkäufe und Erledigungen
Machen Sie sich eine Liste, anstatt sich auf Ihr Gedächtnis zu verlassen. Halten Sie einen Block bereit, um immer sofort aufzuschreiben, was Sie brauchen.

Medikamente
Bewahren Sie Medikamente in einem besonderen Behälter auf, und füllen Sie ihn jeden Abend für den folgenden Tag. Wenn Sie sehen, daß der Behälter leer ist, wissen Sie, daß Sie die Medikamente genommen haben, oder

benutzen Sie bestimmte Gefäße (Tassen, Untertassen, einen leeren Eierkarton oder Dosen, die zu diesem Zweck verkauft werden), auf denen Sie jeweils einen Wochentag markieren. Das ist besonders hilfreich, wenn Sie an verschiedenen Tagen verschiedene Medikamente einnehmen müssen. (VORSICHT: Lassen Sie Medikamente nie in der Reichweite von Kindern liegen!)

Herd abdrehen, Wäsche aus der Waschmaschine nehmen, rechtzeitig aus dem Haus gehen, um eine Verabredung einzuhalten
Benutzen Sie eine Eieruhr oder eine Armbanduhr mit Wecker. Stellen Sie sie auf die richtige Zeit ein, und tragen Sie sie immer bei sich, damit Sie sie nicht überhören können.

Namen und Alter von Enkelkindern, Namen von Freunden und Bekannten
Schreiben Sie den Namen und das Geburtsdatum unter jedes Foto in einem Fotoalbum oder Rahmen. Schreiben Sie die Namen unter Bilder von Freunden. Sehen Sie von Zeit zu Zeit Ihr Adreßbuch durch, um Ihr Gedächtnis aufzufrischen oder um sich an einen Namen zu erinnern, der Ihnen nicht einfallen will.

Rechnungen
Legen Sie Rechnungen, die bezahlt werden müssen, an eine bestimmte Stelle. Markieren Sie in Ihrem Kalender das Datum, an dem die Rechnungen bezahlt sein müssen. Streichen Sie die Markierung aus, wenn Sie die Rechnung bezahlt haben.

Fragen Sie in Ihrer Bücherei nach Büchern zum Gedächtnistraining. Und denken Sie daran: Sie müssen nicht alles im Kopf behalten!

Staatliche Hilfen für Behinderte

Als Behinderung gilt nach dem Gesetz jeder Gesundheitsschaden und jede körperliche, geistige oder seelische Veränderung, die unabhängig vom Alter nicht nur vorübergehend das Ausüben eines Berufes und/oder die Teilnahme am sozialen Leben erschwert. Ob die Behinderung auf einem Unfall oder einer Krankheit beruht oder ob sie angeboren ist, spielt dabei keine Rolle.

Wenn Behinderte ihre besonderen Rechtsansprüche geltend machen wollen, müssen sie sich eingehenden Untersuchungen durch die späteren Kostenträger (z. B. die Krankenkasse oder die Rentenversicherung) unterziehen. Außerdem stellt das Versorgungsamt auf Antrag den Grad der Behinderung fest und gibt darüber einen schriftlichen Bescheid. Bei einem Behinderungsgrad von mindestens 50 Prozent (Schwerbehinderung) stellt das Amt einen Ausweis aus. Mit diesem Ausweis ist für die Behinderten der Zugang zu bestimmten Rechtsansprüchen und sogenannten «Nachteilsausgleichen» gesichert. Er enthält meist bestimmte Abkürzungen, die für besondere Rechte stehen. Zum Beispiel:

B   – ständige Begleitung ist nötig
G   – die Fähigkeit, sich im Straßenverkehr zu bewegen, ist erheblich eingeschränkt
aG   – außergewöhnlich gehbehindert
Bl   – Blind
RF   – Befreiung von Rundfunk- und Fernsehgebühren und Ermäßigung bei den Telefonkosten
1Kl. – die 1. Klasse der Bundesbahn darf mit 2. Klasse-Fahrtausweisen benutzt werden.

Neben besonderen Regelungen für die Sozial- und Krankenversicherungen und für Berufsunfähigkeits- oder Erwerbsunfähigkeitsrenten gibt es für Behinderte eine Fülle von Erleichterungen. Dazu zählen zum Beispiel Steuerfreibeträge wegen Krankheit und Kur oder anderer behinderungsbedingter außergewöhnlicher Belastungen. Sonderregelungen für Behinderte gibt es außerdem in der Kraftfahrzeugversicherung, bei den Automobilclubs, im Postversand (Blindensendungen), bei der Sparförderung, bei Kurtaxen und sogar bei der Hundesteuer. Behinderte haben außerdem Anspruch auf Rehabilitation. Wie sie im einzelnen aussieht, hängt von der Art und der Schwere der Behinderung ab. Die Kosten übernehmen die jeweils zuständigen Träger wie zum Beispiel die Krankenkassen, Rentenversicherer, Unfallversicherungen, Berufsgenossenschaften oder die Sozialhilfe. Kuren gehören unter bestimmten Bedingungen auch zur Rehabilitation, zum Beispiel, um jemanden vorübergehend ganz aus seinem bisherigen Umfeld herauszulösen, wenn anders keine wirkliche Hilfe möglich ist.

Auch medizinische oder technische Hilfsmittel sind Bestandteil der Rehabilitation. Denn ohne sie können viele Behinderte sich nicht unabhängig von fremder Hilfe im Alltag und im Berufsleben bewegen.

Darüber hinaus können Behinderte sich für ihren weiteren beruflichen Lebensweg mit Hilfe des Arbeitsamtes weiterbilden oder umschulen lassen.

Umfassende, persönliche Beratung finden Sie bei allen staatlichen Stellen, die zu sozialen Leistungen verpflichtet sind, wie die Träger der Rehabilitation, Bezirksämter und Kreisverwaltungen und die Sozialämter. Sie haben einen gesetzlichen Anspruch auf diese Beratung.

Außerdem bieten die Freien Wohlfahrtsverbände und die Behindertenorganisationen Beratung an.

Informationsmaterial und Broschüren verschicken:
Die *Bundesarbeitsgemeinschaft Hilfe für Behinderte e. V.*
Kirchfeld 149, 4000 Düsseldorf
(in dieser Organisation sind die meisten Behindertenorganisationen und -gruppen vertreten. Das Adressenmaterial kann Ihnen zugeschickt werden)
Die *Bundesarbeitsgemeinschaft für Rehabilitation*
Walter-Kolb-Straße 9−11, 6000 Frankfurt/Main 70
Das *Bundesministerium für Arbeit und Sozialordnung*
Referat Öffentlichkeitsarbeit, Postfach, 5300 Bonn

29 Sterben und Tod*

In vielen Kulturen ist es Sache der Frauen, insbesondere alter Frauen, Sterbende auf den Tod vorzubereiten und dem Tod einen Sinn zu geben. Es mag ungerecht sein, und wir mögen es gutheißen oder nicht, aber Frauen haben in den meisten Gesellschaften, einschließlich unserer eigenen, immer noch die Aufgabe, andere zu versorgen, zu nähren und über die zu wachen, die dem Tode nahe sind. Und obwohl das Sterben heute vielfach in Pflegeinstitutionen stattfindet, sind es hier auch wiederum Frauen, die damit konfrontiert sind, da sie in diesen Institutionen arbeiten.

Der letzte Mensch, den die meisten von uns auf dieser Welt sehen, ist eine Frau – die Krankenschwester (die bezeichnenderweise eine unterbezahlte und in unserer Gesellschaft sozial unterbewertete Arbeit verrichtet)... Sie sind, in gewissem Sinn, die Hebammen des Todes.[1]

Es sind also meist Frauen, die die mit dem Tod verbundenen emotionalen und praktischen Anforderungen erfüllen müssen.

> Mit fündundsiebzig habe ich schon viel hinter mir. Ich habe meinen Mann in den letzten Stadien seiner Krebserkrankung gepflegt, war Witwe geworden und mußte den Tod von zwei lieben Freundinnen erleben. Ich stand einer Freundin und ihrer Familie bei, als sie beschloß, Selbstmord zu begehen. Ich habe das Gefühl, daß all das sehr wichtig war, um mich in nahen und vertrauten Kontakt mit dem Tod zu bringen.

* Von Mary C. Howell, Mary C. Allen und Paula Brown Doress, besonderer Dank an Jane Bailey-Blood Strete
1 Tish Sommers. Death – A Feminist View, vorgelegt bei der Drake University Law School, Des Moines, Iowa, 27. März 1976.

Verlust und Trauer

Auf einer rationalen Ebene ist uns durchaus bewußt, daß die Erfahrung des Todes unvermeidlicher Bestandteil eines jeden erfüllten Lebens ist. Aber Wissenschaftler wie die Psychiaterin Elisabeth Kübler-Ross haben festgestellt, daß fast jeder, der an den eigenen Tod oder den Tod eines geliebten Menschen denkt, durch einen Prozeß des Trauerns geht, der in folgenden Stadien verläuft: erstens, die Verleugnung («Das kann nicht wahr sein!»), dann Wut («Das ist nicht gerecht!»), gefolgt vom Feilschen mit dem Tod («Wenn ich genau tue, was der Doktor sagt, kann ich dem vielleicht entgehen»), Depression («Ich kann diese Traurigkeit nicht ertragen»), bis wir schließlich im letzten Stadium den Tod annehmen. Diese verschiedenen Aspekte des Trauerprozesses werden zwar manchmal als «Stadien» bezeichnet, so als würde jedes Stadium vollständig durchlebt und abgeschlossen, bevor es von einem anderen abgelöst wird. Aber es ist wahrscheinlicher, daß diese verschiedenen Gefühle und Gedanken im Verlauf einer Reihe von Jahren kommen und gehen und sich mischen.

Der folgende Text stammt aus dem Tagebuch einer Frau, die über eine Reihe von Jahren ihre Gefühle über den Verlust ihrer Geliebten aufzeichnete:

Der Arzt rief mich, um mir zu sagen, daß Karens Operation «erfolgreich» verlaufen war – eine seltsame Formulierung, wie mir hinterher auffiel. Sie hatten einen Teil des Darms und den Tumor herausgenommen, sie würde keine Kolostomie brauchen. Aber der Tumor hat Metastasen gebildet, und sie wird sterben; sie geben ihr nicht mehr als sechs Monate bis zwei Jahre. Es besteht keine wirkliche Hoffnung. Es ist 2 Uhr 30 morgens, und ich kann nicht schlafen, ich hadere mit Gott und bin dann wieder voller Schuldgefühle. Und ich habe Angst um mich selbst. Wie soll ich leben ohne Karen?

Bilder laufen durch meinen Kopf. Ihre Hand, die meine von Asthma verkrampfte Brust wärmt. Ihr Schritt – eilig, stark, rasch die Treppen hoch. Als ich mich an das Geräusch erinnere, lächle ich, und der Schmerz läßt nach. Aber wenn ich das Tagebuch zumache, wird der Schmerz wiederkehren.

Sieht jeder Sterbende verwirrt aus? Ihr Kopf in meinem Schoß, ihr Körper bäumt sich auf vor Schmerzen. Sterben bedeutet Abhängigkeit. Schmerz, Stumpfheit. Fieber. Erschöpfung. Sterben ist erschreckend.

Tod ist endgültig, aber Sterben kann sich endlos hinziehen und alle fertigmachen. Es saugt die Kraft aus den Gesunden und macht sie krank.

Mein erster Geburtstag ohne sie. Unser Jahrestag. Ihr erster Geburtstag, den sie nicht mehr erlebt. Mein erstes Weihnachten und mein erstes Silvester ohne sie. Vor einem Jahr war es die wunderbarste Neujahrsnacht meines Lebens, und ein Jahr später ist die Frau, die sie mir schenkte, tot.

Jeder Gedenktag bringt Karen zurück zu mir und nimmt sie mir gleichzeitig wieder fort. Bald mein erster Frühling ohne sie. Mein erster Sommer. Dann wird ein Jahr vergangen sein, seit ich sie zuletzt sah. Ein Jahr seit ihrem Tod, ein Jahr seit ihrem Begräbnis. Und ich trage einen Grabstein in mir: Karen, meine Liebste.[2]

Jeder Verlust kann uns an alle anderen erlittenen Verluste erinnern – besonders an sehr frühe Verluste, die wir vielleicht noch nicht voll begriffen haben und die immer noch schmerzen.

Als mein Freund starb, war ich sechsundfünfzig Jahre alt. In den beiden folgenden Jahren lebten in gewisser Weise alle anderen wichtigen traurigen Ereignisse in meinem Leben wieder auf – daß mein Vater uns verließ, als ich klein war, der Tod meiner Mutter, das Ende anderer Liebesbeziehungen. Ich glaube, ich hatte vorher gar nicht gewußt, wie viele Gründe es für mich gab, zu trauern.

Eine 62jährige Frau

Den Tod annehmen kann man erst, wenn man die Trauer vollständig erfahren hat. Dieser Prozeß kann mehrere Monate oder sogar Jahre dauern.

Meine Tochter starb vor fast vierzig Jahren, als sie zehn Jahre alt war. Noch Jahre nach ihrem Tod konnte ich nicht glauben, daß es wirklich geschehen war – ich dachte immer noch, ich könnte sie im Haus hören. Erst jetzt allmählich kann ich annehmen, was geschah, auch wenn ich sie immer noch sehr vermisse.

Eine 78jährige Frau

Mein Mann starb vor achtzehn Jahren, und obwohl ich heute ein glückliches, erfülltes Leben führe, vermisse ich ihn immer noch. Ich muß oft daran denken, was ihm entgeht, besonders in glücklichen

2 Carolyn Ruth Swift, unveröffentlichtes Manuskript

Augenblicken, zum Beispiel bei den Schul-Abschlußfeiern der Kinder. Sie sind überschattet von dem Wunsch, er wäre bei uns, um die Freude zu teilen.

Eine 54jährige Frau

Psychologen beobachteten, daß eine Störung im Trauerprozeß ein wichtiger Grund für Unglücklichsein und Probleme im späteren Leben sein kann. Diese nicht abgeschlossene Trauerarbeit kann viele Ursachen haben. Wir sind vielleicht unmittelbar nach dem Verlust nicht fähig zu trauern, sind zu betäubt, um zu weinen oder unsere Gefühle überhaupt zum Ausdruck zu bringen. Oder wir fangen an zu trauern, kürzen den Prozeß aber ab, unter dem Druck, bei der Arbeit, gegenüber Angehörigen oder Freunden beherrscht zu erscheinen. Oder wir unterdrücken die Trauer, bis sie, vielleicht mit überraschender Intensität, bei einem späteren Verlust wieder aufbricht.

In diesen Fällen versuchen wir vielleicht, uns vor Schmerz oder Trauer zu schützen, indem wir uns sozusagen eine Maske aufsetzen oder eine Haltung einnehmen, die uns erlaubt, weiterzuleben wie normal. Manchmal drückt sich die mißachtete Trauer in einer körperlichen Krankheit aus oder in selbstzerstörerischem Verhalten wie Drogen- oder Alkoholabhängigkeit, einer Eßstörung vielleicht, oder wir verstricken uns immer wieder in unbefriedigenden Beziehungen.

Es können aber auch Aspekte des Trauerns übertrieben werden. Manche Menschen verharren in Schuldgefühlen, Selbstbezichtigungen, Wut, Angst oder Traurigkeit, bis sie vollständig unfähig sind, einen wirklichen Trauerprozeß zu durchleben. In allen diesen Fällen besteht das grundsätzliche Problem darin, daß die Leidtragende in irgendeiner Weise den Prozeß des Trauerns nicht abgeschlossen hat.

Manchmal drängen uns wohlmeinende Freunde oder Angehörige, endlich «damit fertig zu werden», wenn wir eigentlich die Dringlichkeit und Tiefe unserer Gefühle erleben müßten, und zwar so lange, wie sie da sind. Es ist außerordentlich wichtig, daß wir versuchen, mit Freunden oder Angehörigen darüber zu sprechen.

Als mein Mann im Sterben lag, halfen uns andere Menschen sehr. Sie kamen zu Besuch und kauften ein, so daß ich mehr Zeit mit ihm verbringen konnte. Sie brachten Blumen und widmeten den Kindern besondere Aufmerksamkeit. Andere hatten zuviel Angst, um uns zu besuchen, und ich verstand sie. Aber die Freunde, die viele hundert Kilometer kamen, um ihn noch zu sehen, und die Freunde, die viele hundert Kilometer reisten, um während der Beerdigung meine Hand zu halten, und die Freunde, die nachher auf dem Friedhof blieben, um nach dem Gottesdienst sein Grab zu bedekken, werde ich immer in dankbarer Erinnerung behalten.

Ich fühlte mich getröstet von den Briefen und Karten, die mir die Leute schickten. Ich las sie immer und immer wieder, viele Monate lang, gestärkt von der Fürsorge, Sympathie und Unterstützung, die aus ihnen sprach. Am besten waren die handgeschriebenen Zeilen, in denen der Schreibende etwas über die Beziehung zu meinem Mann sagte oder an gemeinsame Erlebnisse erinnerte – manchmal Dinge, die mir vollständig neu waren. Ich bekam Briefe von Menschen, die ich gar nicht kannte, und fühlte mich von ihrer Aufmerksamkeit getragen. Selbst die gedruckten Karten und einfachsten Zeilen, die zeigten, daß jemand an mich dachte, trösteten mich. Ich habe sie alle heute noch, nach neunzehn Jahren, ich bewahre sie in einer Schachtel auf, damit unsere nun erwachsenen Kinder sie später mit ihren Kindern lesen können, um zu erfahren, wie der Großvater, den sie nie kennenlernen werden, das Leben so vieler anderer Menschen berührte.

Eine 54jährige Frau

Nachdem mein Mann gestorben war, war ich noch monatelang unfähig, Kontakt mit anderen Menschen aufzunehmen. Meine beiden liebsten Freundinnen erwiesen mir einen großen Dienst, indem sie einfach bei mir saßen. Manchmal weinte ich, und manchmal war ich einfach wütend. Manchmal war ich so traurig, daß ich kaum sprechen konnte. Sie kamen über ein Jahr lang wenigstens zweimal in der Woche herüber, um mich zu besuchen. Als es mir dann besser ging, konnte ich ihnen wieder eine gute Freundin sein.

Eine 64jährige Frau

Ich lernte eine Menge über Wut, nachdem meine Muter gestorben war. Irgendwie kam, während ich trauerte, eine Menge Wut heraus, von der ich gar nicht wußte, daß sie da war. Meine Tochter schlug mir vor, mit einem Stock auf ein Kissen zu schlagen, um die Wut herauszubringen, und schließlich tat ich das, damit ich mit meinem Mann und meiner Tochter darüber sprechen konnte, warum ich so wütend auf meine arme Mutter war.

Eine 43jährige Frau

Religiöse oder/und kulturelle Konventionen, Tagebuchschreiben, mit Angehörigen oder Freunden sprechen, meditieren, Gedichte lesen, sentimentale Filme oder Theaterstücke ansehen und vertraute Lieder singen oder hören, all das kann uns helfen, unsere Trauer so tief und umfassend zu empfinden, wie es notwendig ist. Es kann auch ein großer Trost sei, sich einer Selbsthilfegruppe von Menschen anzuschließen, die trauern, zum Beispiel einer Witwengruppe. Solche Gruppen können uns helfen zu erkennen, daß das, was wir empfinden, «normal» ist und von anderen geteilt wird.

Wie können Sie Sterbenden oder jemandem, der kürzlich einen Verlust erlitten hat, beistehen?

- Schenken Sie ihnen Zeit und hören Sie ruhig zu, damit die Betroffenen ihre Gefühle äußern können. Bringen Sie Ihre eigene Traurigkeit und Ihr Bedauern zum Ausdruck. Aber meinen Sie nicht, Sie müßten jemandem, der im Sterben liegt oder gerade einen Verlust erlitten hat, sagen, der Tod sei nur «das Beste für alle Beteiligten», selbst nach einer langen Krankheit. Wir können nicht wissen, wie andere es empfinden, solange sie es uns nicht mitteilen.
- Bieten Sie Ablenkung an, Gesprächsthemen von allgemeinem Interesse, aber halten Sie es auch aus, einfach zu schweigen, und widerstehen Sie dem Bedürfnis, jede Minute mit Wörtern zu füllen. Es wird schon helfen, wenn Sie einfach da sind.
- Bieten Sie Hilfe an, und machen Sie sehr genaue Vorschläge. So können Sie zum Beispiel sagen: «Ich habe zwei Stunden frei am Samstag, möchtest du, daß ich für dich einkaufe, oder gibt es etwas anderes, womit ich helfen kann?»
- Sorgen Sie für die sterbende oder trauernde Person; erwarten Sie nicht, daß sie oder er Ihnen hilft. Bringen Sie etwas zu essen mit, wenn Sie jemanden zu Hause besuchen.
- Schicken Sie Briefe oder Karten, wenn Sie keinen Besuch machen können.

Manche brauchen auch professionelle Hilfe, um den Prozeß des Trauerns zu bewältigen, von einem Geistlichen zum Beispiel oder von einem Therapeuten, der mit Hinterbliebenen arbeitet.

Die meiste Zeit funktionierte ich außerordentlich gut (alle Welt sagte, wie gut ich mit allem fertigwürde), aber ich hatte das Gefühl, als bewegte ich mich in einem Film und wartete darauf, daß mein Mann nach Hause kam. Dreimal in den vergangenen vier Jahren kam ich an den Punkt, wo ich das Gefühl hatte, eine Therapie zu brauchen. Jedesmal habe ich mehr über mich selbst gelernt. Die Therapie hat mir geholfen zu wachsen und meinem Leben einen neuen Sinn zu geben.

Eine Frau von Mitte 50

Besonders schmerzhaft kann der Verlust eines Kindes oder Enkelkindes sein. Wenn der Tod sehr plötzlich kommt, so daß wenig oder gar keine Zeit ist, um sich darauf vorzubereiten, ist der Verlust wahrscheinlich noch schwerer zu verkraften. Wir können uns nicht damit trösten, daß der Mensch, um den wir trauern, «ein langes und erfülltes Leben hatte, und es seine Zeit war zu sterben». Selbst wenn wir ein Kind verlieren, das selbst schon im mittleren oder fortgeschrittenerem Alter ist, haben wir vielleicht das Gefühl, es sei ungerecht, sei ein Verstoß gegen die natürliche Ordnung der Dinge. Mit diesem Verlust haben wir nicht gerechnet.

Als mein Mann im Alter von neununddreißig Jahren starb, rief seine Mutter aus, dieser Tod sei gegen die Natur. Sie sagte: «Ich sollte zuerst sterben!»

Es ist nicht gut, so lange zu leben, daß man mit ansehen muß, wie die eigenen Kinder sterben.

Eine 95jährige Frau bei der Beerdigung ihres 75jährigen Sohnes

Wenn der Tod erwartet wird, haben nicht nur der sterbende Mensch selbst, sondern auch diejenigen, die ihn vermutlich überleben werden, Zeit, um Vorbereitungen zu treffen, Beziehungen und Geschäfte in Ordnung zu bringen, Erinnerungen noch einmal durchzugehen und sich zu verabschieden.

Mein Vater starb an einem Herzinfarkt und meine Mutter an Krebs. Der Tod meines Vaters war überraschend und ein Schock, der Tod meiner Mutter war eine lange Prüfung. Ich weiß, daß Leute manchmal meinen, ein plötzlicher und schneller Tod sei leichter, aber für mich war es wichtig, mit meiner Mutter zu sprechen oder sogar einfach nur bei ihr zu sitzen und ihre Hand zu halten. Und obwohl die letzten Wochen und Monate sehr schwer waren, bin ich für sie dankbar. Beim Tod meines Vaters gab es keine Zeit, sich zu verabschieden.

Eine 49jährige Frau

Wenn wir den Schock eines plötzlichen, unerwarteten Todes erfahren, trösten wir uns oft mit dem Wissen, daß die geliebte Person nicht leiden mußte. Es kann zwar für die Überlebenden leichter sein, Zeit zu haben, sich auf den Tod eines anderen vorzubereiten, aber selbst würden die meisten lieber schnell und schmerzlos sterben.

Wenn der Tod eine lange, chronische Krankheit abschließt, kann es länger dauern, bis wir uns über unsere Gefühle klar sind. Wir haben vielleicht schon Jahre zuvor über den Verlust der unversehrten gesunden Person getrauert, die wir gekannt haben.

Meine Schwester entwickelte die ersten Symptome von Alzheimer, als sie zweiundsechzig Jahre alt war. Ich mußte sie in ein Pflegeheim bringen, wo ich sie zweimal in der Woche besuchte. Neun weitere Jahre, bis zu ihrem Tod, ließ ich nie eine Woche aus. Die letzten sieben Jahre erkannte sie mich nicht mehr und sprach überhaupt nicht mehr. Sie war meine einzige Schwester, und es war schrecklich traurig für mich.

Eine 62jährige Frau

Wir empfinden anfangs vielleicht ein Gefühl der Erleichterung für uns selbst oder die Person, die nach langem Leiden gestorben ist. Aber später können intensive, neue Gefühle von Verlust spürbar werden.

Obwohl ich dachte, ich hätte mich seelisch auf das Unabänderliche eingestellt, mußte ich feststellen, daß ich entsetzlich schockiert war, sogar überrascht, als meine Mutter schließlich starb. Ich verstehe jetzt, daß es nach dem Tod von Nahestehenden oft zu einem Schock kommt, selbst wenn mit dem Tod zu rechnen war.[3]

Der eigene Tod

Eine der wichtigen Aufgben in der zweiten Lebenshälfte ist, zu einem persönlichen Verständnis, vielleicht sogar zu einer Annahme des Todes zu kommen. Manche von uns haben auch weiterhin ambivalente Gefühle und Angst davor, den Tod anzuerkennen.

3 Mickey Spencer: Plan Ahead, in: Broomstick, Bd. 7 Nr. 6, November/Dezember 1985, S. 40–42

Ein paar meiner Freundinnen sind jung gestorben. Wir haben uns so lange gekannt. Drei waren so alt wie ich. Eine starb vor kurzem, wir waren zusammen zur Schule gegangen. Jetzt ist meine Schwägerin gestorben, und sie war erst dreiundsechzig. Das hat mich in letzter Zeit sehr beschäftigt, und ich kam zu der Erkenntnis, daß die Menschen bereits in meinem Alter anfangen zu gehen. Ich habe früher nie an diese Dinge gedacht. Wenn eine Tante oder ein Onkel stirbt, ist das etwas anderes, aber jetzt sind es die Vettern und Cousinen. Eine Cousine, die so alt war wie ich, starb in diesem Sommer. Ich muß immer häufiger denken: «Jetzt sind wir dran.» Und: «In welcher Reihenfolge werden wir gehen?»

Eine 67jährige Frau

Intellektuell bin ich in dieser Hinsicht sehr souverän, aber mit dem Bauch kann ich mir einfach nicht vorstellen, daß ich eines Tages nicht mehr da sein werde.

Eine 74jährige Frau

Vielleicht kann niemand wirklich völlig «bereit» sein für den Tod, in dem Sinn, daß man weiß, was auf einen zukommt und es vollständig akzeptiert. Dennoch gibt es viele Möglichkeiten, wie wir uns auf den Tod vorbereiten können.[4]

Ich nehme das Geheimnis und die Schönheit im Leben stärker wahr, seit ich den Tod als etwas akzeptiert habe, was mir persönlich begegnen wird. Ich kann mich nicht erinnern, wann genau mir das bewußt wurde. Vorher war der Tod für mich weit weg, und jetzt weiß ich, daß er eines Tages für mich Wirklichkeit sein wird. Schließlich werde ich sterben. In gewisser Weise hat mich das befreit und lebendiger gemacht.

Eine 78jährige Frau

Manche Frauen fühlen sich getröstet durch religiöse, spirituelle oder humanistische Vorstellungen von Leben und Tod.

Ich glaube, daß ich nicht einfach ein Körper bin, der verschwinden wird, sondern eine Seele, die ewig ist. Ich glaube, daß der Tod nur ein Übergang aus diesem endlichen, unwirklichen Leben in ein wunderbares, unendliches, neues, wirkliches Leben ist. Ich hoffe deshalb,

4 J. W. Worden, William Proctor: Personal Death Awareness, Englewood Cliff NJ, 1976.

daß es nur Freude und keine Trauer gibt, wenn ich entlassen werde.
Ich versuche, nicht zu «diesseitig» zu sein, indem ich meine Bindung
an materielle Dinge und Personen löse, bevor ich hinübergehe.

Eine 92jährige Frau

In letzter Zeit wurde ich mehrere Male mit dem Thema «Tod» konfrontiert, und mir wurde bewußt, daß ich Beziehungen ganz anders
wahrnehme. Der Tod ist nicht einfach das Ende meines Lebens,
denn mein Einfluß wird weiterwirken, bis die letzte Person, die
mich gekannt hat, gestorben ist.

Eine Frau von Mitte 50

Eines Tages wird dieses Fleisch...
eins sein mit einem Baum,
wird den harzigen Saft schmecken, der seine Adern würzt,
mit Stürmen ringen, mit silbrigem Regen tanzen;
und als singender Turm in den Himmel ragen.

Mein fließendes Blut wird Teil
eines weiten, von Bergen umstandenen Sees,
wird auf seiner Flut mit Seerosen spielen,
wird Vögel spiegeln und träumende Wolken,
und den Abendstern in seinem Spiegel fassen.

So viel Freude habe ich empfunden,
sitzend am Lagerfeuer, und so starken Halt,
so viel tiefe Bewunderung über das, was wächst,
ein solches Entzücken über die bunte Fülle der Wiesen,
Daß ich mit Freuden zu Feuer werde und Blumen und Gras.

Angst? Angst vor einem solchen Glück,
vor solcher Schönheit?
Angst, mit denen eins zu sein, die ich so liebte,
verwoben in die allumfassende Schönheit dieser Welt?
Vielleicht – wer weiß? – wird eines Tages mein Herz
Für eine verrückte Stunde flammender Ekstase
zu einem Sonnenuntergang!*

* Florence Luscomb, Frauenrechtlerin, Organisatorin der Arbeiterbewegung
Kämpferin für Menschenrechte und Frieden. Sie starb im Jahr 1985 im Alter von
achtundneunzig Jahren.

Jeden Augenblick so umfassend wie möglich zu erleben, ist vielleicht die wichtigste Möglichkeit, die Angst vor dem Tod zu verlieren.

Ich sehe nicht voll Entsetzen in die Zukunft. Sie ist notwendigerweise kürzer als meine Vergangenheit, aber sie muß deshalb nicht weniger reich sein. Ich bin entspannter. Ich versuche nicht mehr, alles zu tun. Das bedeutet, ich kann mir Zeit nehmen für Muße, für Meditation, um dann wieder aktiv zu werden. Ich versuche, ein bewegtes, lebendiges Gleichgewicht zwischen beiden herzustellen.

Eine 78jährige Frau

Der Tod, das lerne ich durch meine eigene Erfahrung, muß nicht angst machen. Schließlich werden wir alle als sterbliche Wesen geboren, denn wir werden alle sterben, wenn die Zeit gekommen ist. Tod ist ein Teil des Lebens. Ich habe mein Leben ausgeschöpft und es sehr genossen, das macht es leichter, sich zurückzuziehen, als wenn man das Gefühl hat, daß man eine Menge verpaßt hat.[5]

Auch indem wir anderen beistehen, können wir lernen, mit unserem eigenen Tod fertig zu werden. Wir können uns gegenseitig Kraft geben und ein Netzwerk von Stärke und Kameradschaft aufbauen, das uns hilft, schwere Zeiten zu überstehen.

Am Tag vor ihrem achtundfünfzigsten Geburtstag starb meine Freundin Maggy an Krebs. Maggy war eine feministische Künstlerin. Ihr Humor, ihre Zeichnungen und Gemälde und ihre Musik haben viele Menschen mit Freude erfüllt. Die letzten Monate ihres Lebens und ihr Tod können ein Vorbild für alle unabhängigen Frauen sein.
Seit Monaten versammelte Maggy eine Gruppe von Freundinnen um sich, die ihr zu Hause und im Krankenhaus beistanden. Aber darüber hinaus trafen wir uns untereinander regelmäßig, oft wöchentlich, um unsere Trauer und unsere Wut über den bevorstehenden Verlust der Freundin zu teilen und Möglichkeiten zu finden, die Verantwortung und Fürsorge für sie zu koordinieren und uns gegenseitig zu unterstützen. Wir wurden zu einer Familie, für Maggy und füreinander.

5 Tish Sommers, 70, in einem Brief an Mitglieder der Older Women's League über ihren bevorstehenden Tod. Tish gründete diese Organisation, nachdem bei ihr Krebs festgestellt worden war. Heute hat die Older Women's League 23 000 Mitglieder.

Eine von Maggys Hinterlassenschaften an uns ist unser Stolz darauf, daß wir ihr Trost und Liebe geben konnten. Aber Maggy schenkte uns außerdem die Erfahrung und das Wissen, daß keiner allein sein muß, sondern wir einander unterstützen können, wenn wir durch die Tiefen von Krankheit, Erschöpfung, Furcht und Verlust gehen.[6]

Wenn man die Verantwortung gemeinsam trägt wie diese Frauengruppe, kann man die Schuldgefühle vermeiden, die manche Frauen empfinden, die meinen, sie hätten noch mehr tun müssen. Als Teil einer Gruppe kann jede Frau sich in dem Ausmaß, in dem es ihr möglich ist, engagieren.

In den vergangenen vier Jahren überwand ich allmählich meine Verzweiflung und gelangte zu der Überzeugung, daß das Leben gut sei und daß es immer noch einen Grund und eine Notwendigkeit gebe, warum ich auf dieser Welt bin. Mein Einsatz bei der Ausbildung von freiwilligen Helfern im Krankenhaus ist nach wie vor die beste Therapie für mich. Mit dem Tod meines Mannes wurden Dinge, über die ich nur in Büchern gelesen oder von anderen gehört hatte, sehr real und persönlich für mich. Meine eigene Trauerarbeit leistete ich weitgehend in den Kursen für freiwillige Helfer, wo mir die Gelegenheit geboten wurde, über meine Erfahrungen, mein Leben und meine Einsamkeit zu sprechen. *Eine Frau von Mitte 50*

Die meisten meiner Freunde sind gegangen. Man muß sich selbst immer wieder sagen, das ist der Lauf der Dinge. Aber es ist nicht einfach. Es hilft, wenn man für die Freunde, solange sie leben, alles tut, was man kann. Ich führe eine Menge Telefongespräche. Ich habe einen Freund, den ich jeden Tag anrufe. Er war lange im Krankenhaus. Ich habe einen anderen Freund, der in einer anderen Stadt lebt und recht krank ist, und ich rufe ihn wenigstens einmal in der Woche an. Früher hat mir der Tod angst gemacht. Wenn ich vor vier oder fünf Jahren an den Tod dachte, verdrängte ich den Gedanken. Aber jetzt, glaube ich, habe ich meine Zeit gehabt, und ich weiß, daß ich gehen muß. *Eine Frau von Mitte 80*

Eine andere Möglichkeit, sich auf das Sterben vorzubereiten, besteht darin, unerledigte Aufgaben im Leben abzuschließen. Die meisten von uns haben ungelöste Probleme in Beziehungen, von denen man-

6 Swift, a. a. O.

che vielleicht sehr weit zurückreichen, die wir entweder ausräumen oder zu denen wir vielleicht nur eine letzte Bemerkung machen wollen. Wir können die Menschen ausfindig machen, mit denen wir schwelende Konflikte haben, und dafür sorgen, daß manche alten Wunden endlich heilen können, oder erkennen, daß manche nie heilen werden.

Vor ihrem Tod bat meine Schwester um den Besuch ihrer fünf Geschwister. Wir sprachen darüber, wie nahe wir einander gestanden und wie sehr wir einander vertraut hatten, aber wir sprachen auch über einige unserer alten Kämpfe und unseren gegenseitigen Groll. Ich weiß, daß die Stunde, die wir gemeinsam verbrachten und in der wir unsere gemeinsamen Erinnerungen durchgingen, für mich von großer Bedeutung war. Es war eine Möglichkeit, sich zu verabschieden. Und ich glaube, es war auch für sie wichtig und beruhigend.

Eine 57jährige Frau

Die Medikalisierung des Todes
Es ist schwieriger und komplizierter geworden, den Tod zu verstehen, denn er ist in unserer Kultur zu einer medizinischen Angelegenheit geworden. Die meisten Menschen verbringen die letzten Lebensstadien in Krankenhäusern und Pflegeheimen und sind damit «aus den Augen, aus dem Sinn». Die Art der Fürsorge für die Kranken und Sterbenden in diesen Pflegeeinrichtungen macht es uns schwierig, Tod als natürliches Ende eines Lebens zu erleben und zu verstehen.

Ich kann mich noch an den Tag erinnern, an dem mein Großvater bei einem Traktorunfall auf dem Bauernhof starb. Die Männer brachten ihn vom Feld nach Hause, und meine Großmutter, meine Mutter und meine Tante badeten ihn und zogen ihn an. Es war ein Liebesdienst und ein Ritual, und ich war ungeheuer beeindruckt. Mein eigener Vater wurde direkt aus dem Krankenhausbett, in dem er gestorben war, in ein Beerdigungsunternehmen überführt, und ich weiß, meine Mutter hatte nicht das Gefühl, an seinem Sterben Anteil genommen zu haben. Ich versuche diesen Unterschied zu verstehen und zu erkennen, was ich mir selbst in dieser Hinsicht wünsche.

Eine 67jährige Frau

In manchen Kulturen wird der Tod am Ende des Lebens als natürlicher Übergang verstanden. Bei manchen Indianerstämmen zum Beispiel wird jedes Leben als ein Weg betrachtet, der zu einem Ende kommt. Ihre Medizinmänner und Heiler verstehen sich als «Wächter des Weges». Sie wachen über die Gesundheit, solange die Reise dauert – aber nicht als Menschen, die verhindern wollen, daß die Reise zu Ende geht.

In unserer gegenwärtigen Kultur setzen wir viel Energie und Hoffnung in die Wissenschaft und wollen glauben, daß wir durch sie alles in unserem Leben selbst bestimmen können. Wir hoffen, daß wir mit Hilfe der Wissenschaft unser Leben verlängern und den Tod verhüten können. Diese Einstellung macht es schwer, den Tod als natürliches, erwartetes Ende des Lebens zu betrachten, und noch schwerer, die Unvermeidbarkeit des Todes anzunehmen.

Ärzte setzen oft alle erdenklichen Mittel ein, um ein Leben zu verlängern, ohne Rücksicht auf die Lebensqualität. Das löst bei einem sterbenden Menschen, ebenso wie bei seinen Angehörigen und Freunden Gefühle von Furcht und Hilflosigkeit aus.

> Als mein Mann einen Herzinfarkt hatte, dachte ich, ich müsse ihn sofort ins Krankenhaus bringen. Die Ambulanz kam sofort, aber bis sie ihn wiederbelebten, war das Gehirn schon schwer geschädigt. Er kam nie wieder zu Bewußtsein. Auf der Intensivstation arbeiteten sie alle sehr hart daran, sein Leben zu retten, und er lebte noch zwei Wochen weiter, aber für mich war er nicht wirklich am Leben – er war nur noch ein Körper, angeschlossen an eine Menge Schläuche und Geräte. Ich wünschte jetzt, ich hätte ihn, als er umfiel, einfach in meinen Armen gehalten und über den Kopf gestreichelt. Auf diese Weise hätte ich ihm Auf Wiedersehen sagen können.
>
> *Eine 65jährige Frau*

Manche Mediziner beginnen zu erkennen, daß sie vielfach mit ihren Behandlungen dazu beitragen, die letzten Tage eines Menschen vielleicht noch schmerzhafter und qualvoller zu machen, als notwendig wäre. Natürlich gibt es akute Notfallsituationen, in denen man nicht sicher sein kann, ob sich ein Leben retten läßt, und es ist in einem solchen Fall sehr schwer, die richtige Entscheidung zu treffen. Manche Behandlungsmethoden, die eigentlich helfen sollen, eine Chemotherapie oder Bestrahlungstherapie zum Beispiel, können das Leiden eines sterbenden Menschen jedoch noch verstärken und verlängern.

Viele von uns fühlen sich in einem Krankenhaus dennoch besser aufgehoben, wenn sie sehr krank sind. Oder sie haben das Gefühl, alle medizinischen Möglichkeiten ausschöpfen zu wollen oder zu sollen, in der Hoffnung auf Heilung.

Meine Tochter starb im Alter von zweiundvierzig Jahren an Brustkrebs. Wir dachten, daß sie zu Hause sterben wollte, und waren bereit, sie zu Hause zu pflegen. Aber am Ende drängten sie die Ärzte, eine weitere Serie von Chemotherapien zu versuchen, und sie ging wieder ins Krankenhaus. Sie kam nie wieder zurück. In den letzten Wochen ging es ihr so schlecht, und sie hatte solche Schmerzen, daß sie nicht einmal ihre Kinder sehen wollte.

Eine 68jährige Frau

Beschwerden wie Schmerzen, Kurzatmigkeit, Schwäche, Übelkeit und Erbrechen gehen dem Tod oft voraus. Die letzten Lebenstage können erleichtert werden, wenn der behandelnde Arzt stärker die Linderung von Beschwerden in den Vordergrund rückt als eine Heilung (s. auch S. 743). Gelegentlich werden auch Behandlungen wie Radiotherapie oder sogar Chirurgie eingesetzt, um Schmerzen und Beschwerden zu erleichtern, meist aber gibt man Schmerzmittel in hohen Dosierungen.

Wir hatten das Glück, eine Ärztin zu finden, die bereit war, ins Haus zu kommen und meiner Großmutter Medikamente gegen die Schmerzen zu verschreiben und gegen ihre Übelkeit. Wir hörten über Nachbarn von dieser Ärztin, denn sie hatte einem Nachbarn in unserer Straße den gleichen Dienst erwiesen, und diese schwere Situation leichter gemacht.

Eine 36jährige Frau

Die Kontrolle über den eigenen Tod
Viele von uns würden lieber nicht an Geräte und Schläuche angeschlossen und komplizierten technologischen Prozeduren unterworfen werden, die das Leben um ein paar zusätzliche Tage, Wochen oder Monate verlängern sollen, auf Kosten der Lebensqualität. Viele Menschen werden jedoch genau unter den Umständen sterben, die sie beklagen und kritisieren. Wie kommt es dazu?
Wir vergessen leicht, daß wir fast alle schon mal als Patienten von einer Behandlung auf eine andere umgestellt wurden, ohne große Erklärungen dafür, was nach Ansicht der Ärzte an der alten Therapie nicht richtig war, wie die neue Behandlung wirken soll und was als nächstes zu erwarten ist. Man behandelte uns, als hätten wir in dem Augenblick, in dem wir uns in Behandlung begaben, das Recht oder den Wunsch, Entscheidungen zu treffen, abgegeben. Der Arzt stellt oft keine Alternative vor, zwischen denen wir entscheiden könnten,

kennt sie vielleicht selbst nicht oder ignoriert sein Wissen. Entsprechend werden die alternativen Behandlungen wie Akupunktur und naturheilkundliche Mittel nur selten oder gar nicht erörtert. Dieser Mangel an Information über Alternativen macht es schwierig für den Patienten, eine informierte Entscheidung zu treffen. Statt dessen hat er manchmal das Gefühl, in etwas hineingeraten zu sein, aus dem er nicht mehr herauskommt.

In diesem Zusammenhang sollten Sie folgendes bedenken:

- Ärzte können für den einzelnen Patienten nicht sicher voraussagen, ob es zu einer Besserung kommen oder ob eine Krankheit zum Tod oder einer dauernden Behinderung führen wird; sie können nur grobe Schätzungen abgeben, aufgrund von Erfahrungswerten oder Statistiken. Ihre Aussagen stützen sich auf Wahrscheinlichkeitsrechnungen für bestimmte Gruppen.[7]

- Viele Menschen, für die medizinische Experten mit fester Bestimmtheit den Tod prognostizierten, haben sich wieder erholt. Das geschieht immer wieder, und sollte uns daran erinnern, daß Krankheit an sich von der Wissenschaft noch nicht vollständig erforscht und verstanden wurde.

Jedes Individuum hat das Recht zu sagen, wie er oder sie die letzten Lebenstage verbringen will. Wenn Sie nicht im Krankenhaus bleiben oder sich einer medizinischen Behandlung aussetzen möchten, dann müssen Sie das Recht haben, daß Ihr Wunsch respektiert wird.

> Vor zehn Jahren, als ich fünfundvierzig Jahre alt war, wurde mir gesagt, ich hätte Brustkrebs. Im folgenden Jahr hatte ich Chemotherapie und Bestrahlungen – mir war ständig übel, und ich war das ganze Jahr über sehr niedergeschlagen. Jetzt habe ich das Gefühl, wenn der Krebs zurückkommt, möchte ich einfach damit leben, außer daß ich Schmerzmittel nehmen würde, wenn ich sie brauche. Ich habe das Gefühl, daß ich, ob ich weiterlebe oder sterbe, jeden Tag, den ich erlebe, voll und ganz genießen möchte.

Selbst wenn wir versuchen, die Kontrolle zu behalten, kann eine Krankheit überwältigend sein und unsere Energiereserven vollständig erschöpfen, besonders wenn wir uns nicht auf die Unterstützung anderer verlassen können. Und auch wenn wir den Ehrgeiz haben, dem eigenen Tod oder dem Tod eines geliebten Menschen gelassen zu

---

7 S. Stephen Jay Gould: The Median Isn't the Message, in: Discover Bd. 6 Nr. 6, Juni 1985, S. 40–42.

begegnen, umgeben von vertrauten Gesichtern, müssen wir erkennen, daß Menschen nie in der Lage waren, über den Tod zu bestimmen oder ihn vorherzusagen.

Ich hatte das Gefühl, in einem Alptraum zu leben. Ich hatte meinem Mann versprochen, ich würde ihn nie ins Krankenhaus zurückschicken, aber ich war vierundzwanzig Stunden am Tag auf den Beinen, um ihn zu pflegen, und konnte einfach nicht mehr. Er willigte ein zurückzugehen, weil ich ihm versprach, daß ich dort bei ihm bleiben würde. Die letzten zehn Tage sprach er nicht mehr, aber es schien ihm gutzugehen. Sie gaben ihm Morphium. Der Arzt weckte mich um drei Uhr morgens; mein Mann war gestorben, während ich schlief. Es verstörte mich, daß ich geschlafen hatte, als er starb, weil ich versprochen hatte, ich würde bei ihm sein. Ich weiß nicht, ob er noch irgend etwas gesagt hätte, wenn ich wach gewesen wäre. Ganz egal, wie sehr man sich bemüht, es kommt nicht immer so, wie man möchte. *Eine Frau von Mitte 60*

Das Patienten-Testament

Wenn Sie beschließen, daß Sie zu Hause sterben möchten oder daß Sie in bestimmten Situationen lieber auf eine Behandlung verzichten möchten oder nur palliativ behandelt werden wollen, also nur, um die Beschwerden zu lindern, haben Sie das Recht, diese Entscheidung zu treffen und eine weitergehende Behandlung abzulehnen. Es ist gut, wenn Sie Ihre Wünsche schriftlich niederlegen für den Fall, daß Sie nicht fähig sind, an der Entscheidung selbst aktiv teilzuhaben. Dazu müssen Sie sich mit der Möglichkeit Ihres Todes auseinandersetzen. Manchen von uns fällt das sehr schwer. Trotzdem ist es wichtig, eine schriftliche Erklärung Ihrer Wünsche zu hinterlassen. Der Druck auf kranke und sterbende Menschen, «Patienten» zu werden und zu bleiben, das heißt, sich in Abhängigkeit zu begeben, ist oft groß. Da kann es besser sein, wenn Ihre Familie und Ihre Freunde etwas Schriftliches in der Hand haben, was Ihren Wünschen mehr Nachdruck verleiht.

Meine Mutter war siebenundneunzig Jahre alt und lebte in einem Pflegeheim. Zu dieser Zeit hörte sie schwer und war blind, deshalb kommunizierten wir durch Berührung. Sie hatte mir oft gesagt, daß sie in dem Pflegeheim sterben wollte, nicht in einem fremden Krankenhaus. Aber sie wurde krank und kam ins Krankenhaus, wo sie drei Wochen lang im Koma lag. Dann sollte sie künstlich ernährt werden. Ich drohte mit einer Klage, wenn sie nicht zurück ins Pflegeheim kommen würde. Der Arzt und ich standen an ihrem Bett und stritten. Er sagte: «Sie ermorden Ihre Mutter!» Ich sagte: «Nein, ich will, daß ihre Entscheidung geachtet wird.» Meine Mutter öffnete ihre Augen, sah mich an und sagte «Danke». Noch am gleichen Abend kam sie zurück ins Pflegeheim. Am nächsten Tag war sie auf, lief im ganzen Heim herum und sprach mit allen. Sie starb drei Jahre später.

Eine 65jährige Frau

Meine Mutter sagte immer, sie wolle nicht in einem Krankenhaus sterben und wollte keine lange, komplizierte Behandlung am Ende ihres Lebens. Aber als sie immer schwächer wurde, sie hatte ein krankes Herz, wurde sie mit einem Medikament nach dem anderen behandelt. Als sie Lungenentzündung bekam, wurde sie wieder behandelt und ins Krankenhaus gebracht, weil sie unter Atemnot litt. Ich sagte zu meinem Vater: «Natürlich hat sie Schwierigkeiten zu atmen. Sie ist alt, und sie ist schwach, und sie liegt im Sterben.» Aber er hatte zuviel Angst, um sie zu Hause zu behalten. Wenn sie ihre Wünsche aufgeschrieben hätte, hätten wir tun können, worum sie gebeten hatte. Sie war sehr schwach, aber ich hatte das Gefühl, sie betrogen zu haben, als ich sie zum Sterben ins Krankenhaus bringen ließ.

Eine 56jährige Frau

Solche schriftlichen Erklärungen werden «Patienten-Testamente» genannt. Sie sind eine Verständigungshilfe und gegenseitige Absicherung in einer juristisch, menschlich und ethisch ebenso komplexen wie schwierigen Grenzsituation. Der Hintergrund: einerseits darf kein zurechnungsfähiger, erwachsener Mensch (mit Ausnahme von Entmündigten) gegen seinen erklärten und ausdrücklichen Willen medizinisch behandelt oder am Verlassen einer Klinik gehindert werden. Das eine wäre Körperverletzung, das andere Freiheitsberaubung. Andererseits sind alle Menschen, insbesondere aber Ärzte und Schwestern oder Pfleger, dazu verpflichtet, anderen zu helfen, wenn diese sich in einer Notsituation befinden, aus der sie sich nicht selbst befreien können. Schwere Krankheit und bevorstehender Tod sind solche Notsituationen. Entziehen sich die Helfer dieser Pflicht, machen sie sich der unterlassenen Hilfeleistung schuldig. Ohne ein handschriftliches Patienten-Testament werden sie, schon zur eigenen Absicherung, sicher im Zweifelsfall lebensverlängernde Maßnahmen ergreifen. Das gilt vor allem bei akuten Erkrankungen wie zum Beispiel einem Herzinfarkt oder plötzlichen Verschlechterungen schon bestehender Leiden, die sich mit einiger Wahrscheinlichkeit ärztlich beherrschen lassen werden.

Auch das Personal von Pflegeheimen wird in kritischen Situationen und wenn kein Arzt zur Stelle ist, eine Klinikeinweisung veranlassen, wenn es einem der Bewohner akut schlechter geht. Denn das Pflegepersonal und erst recht angelerntes Personal kann und darf in so einem Fall nicht allein entscheiden. Ist jedoch ein Arzt oder eine Ärztin anwesend und hat der pflegebedürftige Mensch ein Patienten-Testament hinterlegt, sind die Helfer unter normalen Bedingungen zumindest insoweit von ihrer Pflicht entbunden, daß sie keine Verlegung in eine Klinik anordnen müssen. Ihre Pflicht, der Sterbenden Beistand zu leisten und ihre Leiden so gut es geht zu lindern, besteht natürlich weiter.

Wer lieber zu Hause sterben möchte, kann das ebenfalls in einem Patienten-Testament festlegen. Allerdings ist das nur möglich, wenn auch die Angehörigen damit einverstanden sind. Denn sie müssen die Todkranke in ihren letzten Tagen und Stunden rund um die Uhr pflegen und begleiten. Und sie müssen diese Aufgabe auch wirklich auf sich nehmen wollen.

Unter diesen Bedingungen sind viele Kliniken heute bereit, sterbende Menschen nach Hause zu entlassen und auf lebensverlängernde Maßnahmen zu verzichten. Meist wird dann vorher zwischen den Krankenhaus-Sozialarbeitern, der Sozialstation, dem Hausarzt und der Familie besprochen, wie sich dieser letzte Weg gemeinsam gehen läßt.

Zu Hause sterben

In früheren Zeiten konnte fast jeder damit rechnen, zu Hause – sogar im eigenen Bett – zu sterben. Heute sterben über 90 Prozent aller Menschen hierzulande in Krankenhäusern oder Pflegeheimen. In jüngster Zeit allerdings bestehen immer mehr Menschen darauf, daß ihnen erlaubt wird, nach Hause zurückzukehren.

Ich will nicht, daß mir irgend jemand sagt, was ich zu tun habe. Ich habe all diese Jahre gelebt, mit meinen acht Kindern, und Entscheidungen getroffen, richtige und falsche. Ich will jetzt für mich selbst

741

entscheiden. Ich brauche keine Therapien, Medikamente oder Krankenhäuser, ich habe sie nie gebraucht, und ich will nicht jetzt damit anfangen. Ich will mit Würde sterben. Es geht mir gut zu Hause, ich bin in meiner vertrauten Umgebung und habe meine Familie um mich. Sie sorgen für mich. Sie respektieren meine Wünsche. Ich kann in meinem eigenen Haus empfangen, wen ich will. Ich kann essen, was ich essen will. Ich kenne meinen eigenen Körper und was er braucht oder womit er fertig werden kann. Ich bin ein häuslicher Mensch, meine Privatsphäre ist mir heilig. Im Krankenhaus gibt es keine Privatsphäre. Ich will meine Kinder um mich haben. Ich brauche ihre Berührung, ihre Liebe.

Eine 76jährige Frau

Mutter mußte immer Gastgeberin sein, und war noch, als sie starb, Herrin in ihrem eigenen Haus. Sie dirigierte und leitete ihre Kinder bei ihrer Pflege an. Wenn wir eine Tasse an ihren Mund hielten, drängte sie: «Iß mit mir.» Als sie mehr Pflege brauchte, stellten wir Pfleger an. Als ich meiner Mutter einen neuen Pfleger vorstellte, war sie bereits in dem Stadium, wo sie sich von der Welt zurückzog. Aber sie richtete sich auf aus ihrer Embryohaltung unter der Decke, um diese neue Person zu begutachten, und sagte mit ihrer schwachen, rauhen Stimme: «Willkommen in meinem Haus». Das waren ihre letzten Worte.

Die 57jährige Tochter der oben zitierten Frau

Im vergangenen Jahr wurde meine Mutter ernsthaft krank. Wir suchten konventionelle Mediziner auf und zusätzlich eine ganze Reihe von Heilpraktikern. Monate nach einer Fehldiagnose stellte sie selbst die Diagnose, daß sie sterben würde. Wir brachten sie in ein Krankenhaus, und endlich wurde bestätigt, daß sie Lungenkrebs hatte. Mein Bruder, meine Schwester und ich standen ungläubig an ihrer Seite. Sie war eine Pionierin gewesen, hatte uns allein aufgezogen und war immer unser Quell von Kraft und Inspiration gewesen. Wir weinten alle zusammen an diesem Tag. Dann sprach sie mit mir, und wir beschlossen, sie zu Hause zu pflegen.

Eines Nachts, um Mitternacht, bekam ich einen Anruf von meinem Bruder: «...Mutter sagt, sie wird heute sterben, und ihr sollt alle kommen.» So versammelten wir uns alle um sie. Mein Bruder bat, daß ich das «Abschiedslied» singen sollte, daß ich einen Monat zuvor geschrieben hatte.

Ich spielte Gitarre und sang ihr vor, und mitten im Lied konnte ich hören, wie ihr Atem sich entspannte. Da wußte ich, sie würde sterben. Wir sahen, wie eine Träne über ihre Wange rollte, und dann holte sie zum letztenmal Atem.[8]

Die Hospiz-Bewegung

Als gesellschaftlicher Gegenimpuls zum institutionellen Sterben haben sich in den USA und in England vor rund zwanzig Jahren sogenannte Hospiz-Bewegungen entwickelt. Ihr Ziel war und ist es, Sterbende und ihre Familien zu begleiten, praktische und menschliche Hilfen zu geben, damit die Kranken in Ruhe zu Hause sterben können.

Seit Ende der achtziger Jahre gibt es in den westlichen Bundesländern ähnliche Initiativen, die sich inzwischen zu einem Dachverband zusammengeschlossen haben. Überwiegend handelt es sich bei den Mitgliedern um Ärzte, Schwestern, Psychologen, Geistliche und engagierte Laienhelfer/innen. Sie stellen sich Sterbenden als interdisziplinäre Gruppen rund um die Uhr zur Verfügung, arbeiten ambulant im engen Verbund mit Kliniken, Hausärzten und Sozialdiensten zusammen. Stationäre Hospizpflege wird nur den Menschen angeboten, deren Familie zu einer so belastenden Hilfe nicht in der Lage ist, denen zu Hause nicht ausreichend geholfen werden kann (zum Beispiel in akuten, aber noch nicht zum Tode führenden Krisen) oder wenn ein sterbenskranker Mensch keine Angehörigen und auch keine «Freundes-Familie» hat, die ihn/sie zu Hause pflegen könnte. Die Hospizgruppen verstehen sich darüber hinaus als Unterstützungsgruppen für die mitbetroffenen Angehörigen auch nach dem Todesfall. Hospizgruppen kümmern sich außerdem engagiert darum, daß Sterbende möglichst wenig Schmerzen haben. Während die nebenwirkungsarme Morphin-Behandlung in den angelsächsischen Ländern bereits seit Jahren bei Schwerkranken und Sterbenden eingesetzt wird, ist sie hierzulande vielfach noch unbekannt. Manche Kranke kommt letztlich nur in die Klinik, weil zu Hause niemand in der Lage ist, ihre Schmerzen ausreichend zu lindern. Aber auch in den Kliniken steht es nach Angaben der Deutschen Hospizhilfe damit nicht zum Besten. Das muß nicht sein. Jeder Hausarzt kann sich über die ambulante Morphin-Therapie informieren und sie gegebenenfalls anwenden.

8 Roxann Cummings Potter: To Life – to Death, in: California Association of Midwives Newsletter, Frühjahr 1984, S. 7.

Mehr darüber steht in der Broschüre «Schmerz-Therapie bei sterbenden Menschen», erhältlich über die Arbeitsgruppe «Zu Hause sterben», Evangelische Fachhochschule Hannover, Blumhardtstraße 2,
3000 Hannover 61, Tel.: 0511/5301124 oder 0511/664726. Adressen
von Hospizgruppen bekommen Sie bei der Deutschen Hospizhilfe
e. V., Reit 25, 2110 Buchholz, Tel.: 04181/38855. Wer selbst in einer
Hospizgruppe mitarbeiten oder selbst eine Gruppe gründen will,
kann sich in den Seminaren des Hospiz-Bildungswerkes e. V., Im
Rheinblick 16, 6530 Bingen/Rhein, Tel.: 06721/10328 auf diese
Aufgabe vorbereiten.

Die Wahl des Zeitpunkts

Vor zwei Jahren sagte meine Mutter, die damals dreiundachtzig
Jahre alt war, sie hätte vor, ihr Leben zu beenden, indem sie eine
Überdosis ihrer Medikamente nahm. Mit ihrer Gesundheit ging es
rapide bergab, und sie stand kurz davor, blind zu werden. Sie wollte
nicht schwach und abhängig werden. Sie war immer eine starke und
aktive Frau gewesen. Sie teilte mir ihre Absichten in einem Brief mit
– ich war ihre einzige nahestehende Angehörige –, außerdem zwei
Freundinnen und ihrem Arzt. Wir sagten ihr alle, sie würde nicht
genug Tabletten zusammenbekommen. Und ich glaube, wir bemüh-
ten uns alle wirklich sehr, ihr zu helfen, neue Gründe zu finden, am
Leben zu bleiben und glücklich zu sein. Aber schließlich erkannte
ich, daß sie wirklich entschlossen war, ihr Vorhaben zu verwirklichen, und schließlich, als sie genug Tabletten zusammen hatte,
nahm sie eine Überdosis. Ich saß in den letzten sechsunddreißig
Stunden bei ihr, als sie langsam hinüberglitt. Ich kann Ihnen nicht
sagen, wie viele ihrer Freunde und Bekannten mir sagten, welche
Haltung meine Mutter besaß, im Leben wie im Tod. Für meine
Mutter war es, bei ihrer Persönlichkeit, eine Sache der Selbstachtung, ihr Leben bis zum Ende selbst in der Hand zu behalten.

Eine 41jährige Frau

Es gibt einen großen Unterschied zwischen einem todkranken Menschen, der Schmerzen hat und sagt: «Ich habe ein erfülltes, langes
Leben gehabt und glaube, es ist nun Zeit für mich zu sterben», und
einem Menschen, der das Leben durch den Nebel von Depressionen
sieht und sagt: «Ich will nicht mehr weiterleben.» Bei einem depressi-

ven Menschen ist ein Selbstmordversuch oft ein Hilfeschrei, um Möglichkeiten zu finden, die Freude am Leben wiederzufinden. Sie können für Depressive Hilfe finden bei niedergelassenen Psychiatern und Psychotherapeuten.

Es ist sehr schwer zu erkennen, was man tun soll, wenn ein geliebter Mensch sein Leben beenden will. Eingehende Gespräche können helfen, vorübergehende Gefühle von Entmutigung zu unterscheiden von der Überzeugung, daß ein Leben voller Schmerzen und einer Verschlechterung des Zustands unerträglich wäre.

Die Gesetze sind verschieden, aber nahezu überall riskiert eine Person, die einem sterbenden Familienangehörigen hilft, Selbstmord zu begehen, deswegen vor Gericht gestellt zu werden. Manche Sterbenden beschlossen deshalb, selbst eine tödliche Substanz zu sich zu nehmen, um die Menschen, die ihnen nahestanden, zu schützen. Aber sie mußten dabei auf die liebende Unterstützung, Gespräche und Hilfe bei der Vorbereitung verzichten, die den Übergang für alle erleichtert hätten.

Der Anspruch auf das Recht, selbst das Ende unseres Lebens zu bestimmen, mindert keinesfalls die Ernsthaftigkeit dieser endgültigen Entscheidung noch den Schmerz und die Trauer derjenigen, die zurückgelassen werden.

Praktische Fragen

Viele Menschen möchten, bevor sie sterben, festlegen, daß sie lebensnotwendig gebrauchte Organe für Nieren- oder Hornhauttransplantationen spenden wollen. Außerdem können wir planen, welche Art von Begräbnis oder Totenfeier wir möchten.

Immer mehr Menschen wollen bei allem, was mit dem Tod zu tun hat, nur ihren unmittelbaren Freundeskreis oder ihre Angehörigen beteiligen. Die Vorbereitung des Körpers für das Begräbnis, das Begräbnis selbst oder eine Verbrennung, ein Gottesdienst oder eine Totenfeier: all das kann in groben Umrissen vorher aufgeschrieben werden, um den Wünschen der verstorbenen Person und den Hinterbliebenen gerecht zu werden.

Der Mensch, mit dem ich über die Miete für den Raum sprach, wo die Totenfeier für meine Mutter abgehalten werden sollte, sagte scharf zu mir, ich hätte kein Recht, eine Totenfeier zu planen, so-

745

lange meine Mutter noch am Leben sei. Aber ich bin sehr dankbar, daß wir sie zu diesem Zeitpunkt planten, denn nach ihrem Tod war ich in keiner Weise in der Lage, einen vernünftigen Gedanken zu fassen. Daß wir den Ablauf der Gedenkfeier vorher geplant hatten, half mir, die Realität zu begreifen, daß meine Mutter tot war. Als ich dann darüber nachdachte und aufschrieb, was ich bei der Feier sagen würde, wurde mir die Liebe, die uns verbunden hatte, bewußt. Die Teilnahme an der Totenfeier gab mir eine Art von Frieden, und ich konnte ihren Tod in einer Weise annehmen, wie ich es nicht zu hoffen gewagt hatte.[9]

Wenn Sie wegen der Beerdigung einen bestimmten Wunsch haben, ist es für Ihre Familie viel leichter, Ihre Wünsche zu erfüllen, wenn Sie sie aufschreiben. Sie sorgen so außerdem dafür, daß Ihre Lieben keine unnötigen Schuldgefühle oder Zweifel haben, weil sie sicher sein können, Ihre Wünsche zu kennen.

Denken Sie daran, daß Beerdigungsunternehmen Unternehmen sind – profitable Geschäfte. Es gibt aber auch hier einige Vorschriften, die eingehalten werden müssen. Sie können Sie kennenlernen, indem Sie sich bei den örtlichen Friedhofsverwaltungen erkundigen.

Wer sich bemüht, den großen Übergang am Ende des Lebens besser zu verstehen, findet viele Gelegenheiten, darüber nachzudenken. Wenn wir Menschen beobachten, denen wir nahestehen und die auf den Tod zugehen, wenn wir uns der Symptome bewußt werden, die Signal für eine lebensbedrohliche Krankheit sein können, wenn wir unsere Angelegenheiten in Ordnung bringen, eine schriftliche Willenserklärung verfassen, als Freiwillige in einem Hospiz arbeiten oder Mitglied einer Unterstützungsgruppe für Sterbende, Freunde oder Verwandte von Sterbenden sind, werden wir leichter Frieden mit dem Tod machen können und zu einem persönlichen Verständnis vom Tod kommen.

9 Spencer, a. a. O.

30 Veränderungen[*]

Wie möchte ich sein, wenn ich alt bin? Sich diese Frage zu stellen, ist sehr wichtig. Zu häufig haben ältere Frauen das Gefühl, es sei für sie schon zu spät, Zukunftspläne zu machen, sich selbst zu verändern und Einfluß auf ihre Umwelt zu nehmen. Aber es ist keineswegs zu spät. Manchmal geben uns Ereignisse, gegen die wir wenig tun können – zum Beispiel Trennung oder Tod des Partners –, eine vollständig neue Sicht der Prioritäten unseres Lebens. Bei manchen Frauen wird der Lebensstil eingschränkt von einer schweren Erkrankung, und das kann ebenfalls dazu führen, daß man neu überdenken muß, was wirklich wichtig ist im Leben und uns vorwärtsbringt. Sogar der Schatten des Todes kann ein Stimulans sein, unser Leben neu zu ordnen.

Alt zu werden, ist nicht einfach, besonders wenn man arm ist und allein, wie die Mehrzahl der älteren Frauen. Es bedarf großer innerer Stärke, um mit zunehmenden Gebrechlichkeiten oder chronischen Schmerzen fertig zu werden, und die Einbuße von Entscheidungsmöglichkeiten durch beschränkte finanzielle Mittel zu ertragen. Auch auf das Alt- und Gebrechlichwerden müssen wir uns vorbereiten, lange, bevor es soweit ist. Wollen Sie sich in Ihr Schneckenhaus zurückziehen oder aktiv an vielem teilnehmen, damit die zweite Hälfte Ihres Lebens ebenso reich wird wie die erste? Und welchen Einfluß wollen Sie auf die Menschen in Ihrer Umgebung und die Welt im ganzen nehmen?

Sie können sich entscheiden, sich zu engagieren, wie viele von uns. Es kann mit siebzig ebenso befriedigend sein, in unserer Gesellschaft dafür zu kämpfen, sich der Bedürfnisse von Schwachen und Geschädigten anzunehmen – einschließlich unserer selbst – wie mit dreißig. Wer einen Beitrag zu einer bedeutenden Aufgabe leistet, die über uns selbst hinausgeht, wird bald empfinden, daß wir immer noch wichtig sind. Und das kann einen starken Einfluß auf unser Persönlichkeitswachstum haben.

---

[*] Von Tish Sommers, besonderer Dank an Laurie Shields und Fran Leonard

Bei sich selbst anfangen

Das Bild von der älteren Frau verändert sich. Was wir heute tun, wird auf die Zukunft unserer Töchter großen Einfluß haben, denn wir können Vorbilder sein und Veränderungen in der Öffentlichkeit in Gang bringen. Gegenwärtig ist es ein sehr steiniger Weg, alt zu werden, besonders für Frauen. Aber wir Alten und demnächst Alten können etwas dagegen tun. Wir können neue Wege entwickeln, uns gegenseitig in unserer unmittelbaren Umgebung zu helfen, und wir können zusammenarbeiten, um uns dafür einzusetzen, daß in der Politik die Bedürfnisse alter Menschen nicht übergangen werden. Voraussetzung dafür sind die erforderlichen Mittel, die uns ein unabhängiges Leben erlauben. Deshalb müssen wir hart um unsere Anrechte kämpfen und um den Bestand der sozialen Einrichtungen, die uns ein würdevolles Leben ermöglichen. Das Eintreten für unsere Rechte und die finanzielle Absicherung unseres Alters und die Arbeit an neuen Formen des Miteinanders und der gegenseitigen Hilfe gehen Hand in Hand. Und in diesem Prozeß verändern wir uns selbst. Wir leisten unseren Beitrag bis zum Ende unseres Lebens, wir kümmern uns um andere und bleiben schöpferische Mitglieder der Gesellschaft. Und indem wir uns selbst verändern, ändern wir auch etwas in der Welt um uns herum.

Die Diskriminierung des Alters ist beinahe kennzeichnend für unsere Gesellschaft, ebenso wie die Diskriminierung von Frauen und Angehörigen anderer Rassen. Denken Sie nur daran, wie oft das bewußt oder auch unbewußt passiert: «Sie sind zweiundsechzig Jahre alt? Das sieht man Ihnen aber ganz und gar nicht an. Sie sollten es niemandem sagen, denn Sie könnten leicht für fünfundvierzig durchgehen.» Oder: «Dieses Kleid macht mich alt». Oder «All diese alten Menschen auf einem Haufen. Ich finde das deprimierend.»

Wenn man das eigene Alter in aller Offenheit angibt, kann das ein Akt der Verteidigung sein und ein Schlag gegen die Diskriminierung alter Menschen. Gloria Steinem* erwiderte einem Journalisten, der sagte, sie sähe nicht aus wie vierzig: «So sehen Vierzigjährige aus. Woher sollten Sie das auch wissen? Wir haben unser Alter so lange verheimlicht.»

Als die Gründerin der Grauen Panther, Maggie Kuhn, dem amerikanischen Präsidenten (Gerald Ford) als «junge Dame» vorgestellt

---

* Begründerin und Chefredakteurin der feministischen Zeitschrift «Ms.»

wurde, stand sie auf und sagte: «Herr Präsident, ich bin keine junge Dame. Ich habe sehr lange gelebt. Ich bin eine alte Dame.»

Unser Alter ist Teil unserer Identität. Unser Alter zu verleugnen, heißt, nicht nur nach außen hin, sondern vor uns selbst zu dokumentieren: «Ich bin nicht annehmbar.» Die Verleugnung des Alters zerstört nach und nach unser Selbstwertgefühl.

Die «Older Women's League» in Amerika hat ihren Namen bewußt gewählt – trotz des oft vertretenen Einwandes, «reif» sei ein passenderer Begriff als «alt». Sie nannte sich «Liga *älterer* Frauen», damit Frauen einen bewußten Standpunkt in der Altersfrage einnehmen können und sich nicht mehr länger verstecken.

Um die Altersdiskriminierung um uns herum (und in uns selbst!) abzubauen, sollten wir lernen, uns selbst und andere alte Frauen zu mögen. Wir müssen die Stärke und die Schönheit unserer eigenen Altersgruppe entdecken. Wir waren in unserer Abhängigkeit von Männern lange getrennt voneinander, und viele Frauen haben wegen der Vorurteile gegen alte Menschen die Gesellschaft älterer Frauen gemieden. Umfragen zeigen, daß ältere Menschen die gleiche negative Meinung über ihre Altersgenossen haben wie der Bevölkerungsdurchschnitt. Und doch werden wir in unseren späteren Lebensjahren wahrscheinlich weitgehend auf ältere Frauen wie uns selbst angewiesen sein, denn die Wahrscheinlichkeit ist groß, daß wir unsere männlichen Partner verlieren. Und wenn wir uns selbst und die Bedingungen für ältere Menschen insgesamt verändern, werden wir einander finden. In diesem Prozeß werden wir unsere potentielle Macht erkennen.

Aber unabhängig von Ihrem Alter und Ihrer körperlichen Gesundheit, es ist von entscheidender Bedeutung, ein *Zugehörigkeitsgefühl* zu haben – als Teil einer Familie, entweder einer biologischen, einer Wahlfamilie oder beidem – oder als Teil einer Gemeinschaft älterer Frauen, nicht isoliert oder entfremdet von anderen Menschen zu leben. Dieses Zugehörigkeitsgefühl und ein Gefühl für die Kontinuität der Generationen sind die Voraussetzung, damit das Alter ebenso erfüllt und produktiv ist wie jeder andere Lebensabschnitt.

Organisationen wie die «Older Women's League» und die Grauen Panther, Frauengruppen aller Art und lokale Frauenprojekte bieten die Gelegenheit, Freundschaften zu entwickeln und Kontakte zu knüpfen. Wir brauchen einander, besonders wenn wir alt werden. Außerdem brauchen wir das Gefühl, nützlich und produktiv zu sein und uns selbst einbringen zu können. Es ist nicht genug, Teil einer größeren Gruppe zu sein, wenn wir nicht das Gefühl haben können, unseren Beitrag für diese Gruppe und für die Gesellschaft insgesamt zu leisten. Da ältere Menschen, wenn sie nicht aufpassen, aufs Abstellgleis geschoben werden, bedeutet das, Initiative zu ergreifen. Beschließen Sie frühzeitig, daß Sie ein aktives Mitglied der Gesellschaft bleiben wollen. Erforschen Sie dann die vielen Wege, die Ihnen offenstehen und zwischen denen Sie wählen können, ganz nach Ihren eigenen Talenten, Ihren Wünschen und den Gelegenheiten, die sich Ihnen bieten. Bezahlte oder unbezahlte Arbeit, individuelle oder Gruppenarbeit, jedes Projekt, an dem Sie ein starkes Interesse haben, sei es ein Garten oder die Regierungspolitik, kann lohnend sein. Jetzt haben Sie doch Zeit, um in Ausschüsse oder Kommissionen einzutreten, die weitgehend über öffentliche Maßnahmen mitentscheiden.

Ich arbeite seit drei Jahren als Freiwillige in einer Organisation, die für arme und obdachlose Frauen Unterkünfte organisiert. Wir bieten auch Mahlzeiten an, Betten, Kleidung und – das ist das Wichtigste – Respekt, Fürsorge und Zuneigung. Ich fing damit nach dem Tod meiner Großmutter an. Sie hatte sich um mich gekümmert, als meine Mutter arbeiten ging. Wir standen uns immer sehr nahe. Meine freiwillige Arbeit ist eine Möglichkeit für mich, weiterhin regelmäßig anderen Frauen unmittelbar zu helfen.

Eine Frau von Mitte 50

Hoffnung ist das Wichtigste, um ein sinnerfülltes Alter zu erleben. Ist das Glas halbvoll oder halbleer? Im Alter scheint es nur noch ein Viertel voll zu sein, doch – wie kostbar können auch wenige verbleibende Tropfen sein! Für Hoffnung ist es nie zu spät. Sie ist die treibende Kraft, die unser Leben in Gang hält. Wir müssen sie pflegen, sie horten und lebendig erhalten, gerade wenn sie am zerbrechlichsten erscheint. Die zweite Hälfte des Lebens unterscheidet sich von der ersten Hälfte. Wir erleben Verluste: körperliche Gebrechen können die Lebensmöglichkeiten einschränken, und das Gespenst des Todes ist gegenwärtig. Aber selbst wenn alles verloren zu sein scheint, können wir neue Anreize finden, damit jeder Tag zählt.
Viel zu viele Frauen *ertragen* ihr Alter, anstatt es zu *genießen*. Wenn wir uns sinnvoll auf das Alter vorbereiten, solange wir noch Zeit und Kraft dazu haben, kann das einige der Probleme abmildern, die sich Frauen, wenn sie älter werden, in den Weg stellen. Viele von uns sind mit der Frauenbewegung in Berührung gekommen – positiv, sofern

wir neue Lösungen und größere Unabhängigkeit suchten, oder nega-
tiv, weil die traditionelle Rolle der Hausfrau, der viele von uns viele
Jahre unseres Lebens gewidmet haben, ihren Status verloren hat.
Viele Frauen fühlen sich zwischen diesen Polen gefangen.
Wir sind alle beeinflußt von Vorbildern, positiven wie negativen.
Manche Frauen hatten Mütter und Großmütter, die starke und mu-
tige Frauen waren, andere nicht. Starke Vorbilder verringern die
Angst vor dem Älterwerden, deshalb sollten wir, wenn wir in unserer
eigenen Familie solche Vorbilder nicht finden, woanders danach su-
chen. Starke Vorbilder helfen außerdem, das allgemeine negative
Bild von alten Frauen in der Öffentlichkeit zu verändern.
In der heutigen Gesellschaft gibt es reichlich Vorbilder. Sehen Sie sich
um, wählen Sie sich eine oder mehrere Frauen als Vorbild, um aus
ihrem Beispiel Kraft zu schöpfen. Beschließen Sie dann, selbst zu
einem Vorbild zu werden. Die Veränderungen, die wir bei uns selbst
vornehmen, ziehen Kreise und haben Einfluß auf das Leben anderer
Menschen.

Sich für andere einsetzen

In welcher Situation wir uns auch befinden, wenn wir alt werden, es gibt
fast immer Möglichkeiten, weiterhin aktiv an der Veränderung der
Gesellschaft mitzuwirken. Wir verändern schon viel, wenn wir uns
selbst verändern. Und manches von dem, was wir für uns selbst tun
können, manches, was wir als einzelne erreichen, hilft auch anderen.
Anderes läßt sich am besten zusammen mit anderen Frauen erreichen.
Und manche Veränderungen erfordern erhebliche Hartnäckigkeit und
organisatorische Bemühungen. Jede Form von Engagement ist wichtig
und trägt ihr Teil dazu bei. Gesellschaftliche Veränderungen kommen
nicht über Nacht, aber im Lauf der Zeit bewegt sich der Eisberg. Das
Bewußtsein für die Lage der älteren Frauen ist heute viel ausgeprägter
als noch vor zehn Jahren.
Nachfolgend ein Beispiel für einen persönlichen Einsatz und gleichzeitig die erste Form von gesellschaftlichem Engagement: Eine Frau
wird an ihrem Arbeitsplatz wegen ihres Alters diskriminiert. Sie wird
bei Beförderungen immer wieder übergangen, arbeitet in einem Hin-
terzimmer und bemerkt, daß das in dieser Firma die übliche Praxis ist.
Alle neu angestellten Mitarbeiter sind jung. Schließlich läßt der Geschäftsführer durchdringen, daß die Firma ein «junges Image» will

und von den Angestellten erwartet, das zu berücksichtigen. Damit hat sie den Beweis für die absichtliche Diskriminierung!

> Ich beschwerte mich bei der Gleichstellungs-Stelle und im Frauenreferat meiner Gewerkschaft. Und dann ging ich vor das Arbeitsgericht. Es war ein langer, harter Kampf, und mein Arbeitgeber tat alles, um mich rauszuekeln. Mein Arbeitsplatz war ziemlich unerträglich, und es wurde von mir erwartet, schwere Kartons zu schleppen. Aber ich wußte, er konnte mich nicht feuern, ohne selbst eine Menge Ärger zu bekommen, deshalb hielt ich durch. Nach drei langen Jahren gewann ich schließlich den Prozeß. Ich wurde befördert und erhielt eine stattliche Nachzahlung. Es hat sich wirklich gelohnt!

Diese Frau, die für ihre eigenen Rechte kämpfte, leistete einen Beitrag für uns alle.

Miteinander lernen und arbeiten ist ebenfalls eine Form von Engagement, um Veränderungen in Gang zu bringen. Ältere Frauen können die Initiative ergreifen, um die Barrieren zwischen den Generationen abzubauen und unter Frauen gegenseitiges Verständnis und Unterstützung zu fördern. Ein auch für uns nachahmenswertes Beispiel gab vor einigen Jahren die «Older Women's League» in Seattle. Sie veranstaltete einen Workshop, um Frauen aller Altersgruppen zu helfen, bessere Beziehungen zueinander zu entwickeln. Außerdem sollten die Frauen dazu ermutigt werden, tiefgreifender und ehrlicher zu diskutieren, wie sie sich in ihrem Alter fühlen, welche Gefühle sie dem Alter gegenüber haben und was die Frauen verschiedener Generationen miteinander verbindet. Als Thema dieses Workshops wählten sie: «Wie möchte ich sein, wenn ich alt bin?» Um sicherzugehen, daß junge, mittelalterliche und alte Frauen etwa gleichmäßig vertreten waren, wurden die Teilnehmerinnen gebeten, eine Frau einer anderen Generation mitzubringen.

> Ich brachte meine Großmutter mit, die neunundsiebzig Jahre alt ist. Wir haben auch vorher miteinander gesprochen, aber nie so wie in der kleinen Gruppe, in der wir darüber diskutierten, wie wir uns in unserem jetzigen Alter fühlen. Sie sagte, sie habe Angst vor dem Tod, aber noch mehr Angst, eine Last für mich zu sein. Es fiel ihr leichter, darüber zu reden, weil sie hörte, daß andere Frauen auch über ihre Ängste sprachen. Offenbar konnten wir einander alle etwas geben, und am Ende des Tages fühlten wir uns einander sehr verbunden.

Wichtig ist auch jede Form von politischem Engagement. Frauen in den mittleren Jahren und ältere Frauen können Brücken bauen zwischen dem dynamischen Einsatz der Frauenbewegung und der wohlorganisierten Interessengruppe der «Senioren». Herkömmlicherweise werden Frauen ab 60 oder 65 als Angehörige einer neuen gesellschaftlichen Kategorie betrachtet. Wir gelten nicht mehr als «Frauen», sondern als «Senioren», ohne Unterschied zwischen den Geschlechtern. Die meisten politischen Entscheidungen werden ohne Rücksicht auf irgendwelche signifikanten Unterschiede zwischen älterwerdenden Männern und Frauen getroffen, und viele Frauenorganisationen sind bis vor kurzem dem Thema «Alter» aus dem Weg gegangen. Inzwischen wurde jedoch auf beiden Seiten ein gewisses Bewußtsein geweckt, aber nur die aktiven älteren Frauen, die über ihre eigenen besonderen Belange sprechen, können ihre Sache auch zu Gehör bringen.

> Ich gehöre einer Seniorengruppe an – die anderen Mitglieder sind Männer, überwiegend Gewerkschafter. Es sind alles richtige Sexisten. Aber sie arbeiten an Problemen wie soziale Sicherheit und Krankenversorgung, und es ist wichtig, daß sie erkennen, wie Frauen von der «Kostendämpfung» im Gesundheitswesen in doppelter Weise getroffen werden. Ich spreche von ihren Frauen und von ihren Schwestern und Müttern. Allmählich geht ihnen ein Licht auf. Jetzt wollen sie, daß ich als Sprecherin unserer Organisation auftrete.

> Die Frauengruppe, der ich angehöre, besteht weitgehend aus jüngeren Frauen. Sie machen sich alle viele Gedanken über das Recht auf Abtreibung und andere Themen, die ihr Leben unmittelbar berühren. Ich bin daran ebenso interessiert wie sie, aber ich hatte entsetzliche Schwierigkeiten, sie außerdem für Themen wie die Rentenreform zu interessieren. Zuerst konnten sie nicht so weit im voraus denken, aber ich sagte immer wieder, daß wir für *alle* Frauen kämpfen wollen und daß schließlich sie es sein werden, die von einer Veränderung der Gesetze profitieren werden. Das leuchtete ihnen ein, und nun stehen sie wirklich dahinter.

Eine Brücke zwischen Frauen- und Seniorenorganisationen zu schlagen, birgt ein enormes Potential in sich, daß es zu positiven Veränderungen in der Gesellschaft kommt. Wenn Frauenorganisationen erkennen, in welchem Ausmaß das Alter eine Frauenfrage ist, und wenn Organisationen für Senioren zu der gleichen Erkenntnis kommen, werden wir große Fortschritte machen, um neue Lösungen zu finden für die Probleme, die darin bestehen, in einer auf Jugend fixierten Gesellschaft alt zu werden.

Gemeinsam mit anderen

Frauengruppen zu bestimmten Problemen sind wichtig. Viele derartige Gruppen sind bereits in den vorangegangenen Kapiteln beschrieben worden. Witwenschaft, schwere Krankheit oder andere Situationen, die unser Leben total verändern, sind Zeiten, in denen wir Hilfe brauchen. Gruppen für Witwen, für Pflegepersonen, für Krebskranke oder für Alzheimer-Kranke sind notwendig, und sie sind aus dem Gedanken der gegenseitigen Hilfe entstanden. Die meisten dieser Gruppen sind Frauengruppen. Frauen, die selber nicht in einer Krise stecken, aber Interesse haben an der Beziehung zu anderen Frauen, können einen Anfang damit machen, in Gruppen für ältere Frauen ein Bewußtsein dafür zu wecken, daß ihre Probleme auch etwas mit der Gesellschaft zu tun haben. Diese Gruppen können unabhängig sein oder in Verbindung mit bereits bestehenden Organisationen gebildet werden.

Wenn Frauen erkennen, daß ihre Schwierigkeiten nicht nur individuell sind, können sie überlegen, was sich tun läßt, um die gesellschaftlichen Ursachen in Angriff zu nehmen. Indem sie gemeinsam mit anderen Frauen aktiv werden, verändern sie nicht nur ihr eigenes Leben, sondern arbeiten auch für eine Veränderung der sozialen Institutionen und Gesetze.

Der Arzt hatte schlechte Nachrichten für mich – der Krebs war wiedergekommen, unheilbar, aber vielleicht ließ er sich unter Kontrolle halten. Es waren so viele Entscheidungen zu treffen, und es traf mich völlig unvorbereitet. Aber ich hatte eine Freundin, die ebenfalls Krebs hatte und auf die man sich wirklich verlassen kann. Ich rief sie an, und sie war außerordentlich hilfsbereit. Wir hatten mehrere Gespräche und waren beide der Ansicht: wir brauchen die Unterstützung von anderen. Zum erstenmal trafen wir uns zu viert bei einem Picknick. Wir legten die «Regeln» fest: Es sollte eine reine Frauengruppe sein, wir würden füreinander da sein, aber auch verstehen, wenn wir manchmal nicht dazu in der Lage sind, wir würden uns mindestens einmal im Monat treffen, um uns gegenseitig zu berichten, wie es uns ging, Ideen und Informationen austauschen und offen über alles sprechen, was uns bedrückte. Diese Gruppe besteht nun seit fünf Jahren. Wir haben einige Mitglieder verloren, was wir sehr betrauern, aber die Gruppe trug dazu bei, daß ihre letzten Tage weniger schmerzhaft waren. Unsere Mitglieder, es sind nun zwölf, wurden Ansprechpartner für andere Menschen, sind im Fernsehen aufgetreten, haben als Krebspatienten bei Kongressen gesprochen und verbreiten Hoffnung, wo immer wir hinkommen. Viele Krebskranke oder ihre Angehörigen rufen uns an und bitten um Rat und Unterstützung. Wir schickten sogar eine Delegation ins Krankenhaus, um Vorschläge zu machen, wie anders man mit Krebspatienten umgehen könnte, und sie wurden gut aufgenommen. Alle, die zu der Gruppe gehören, sind darüber sehr froh und einander sehr dankbar.

Jede Gruppe kann zum Anwalt für bestimmte Fragen werden. Die Mitglieder der oben genannten Krebsgruppe haben sich anfangs nur füreinander eingesetzt, aber je mehr Wissen sie erwarben, desto klarer erkannten sie, daß die medizinische Betreuung Krebskranker viel zu wünschen übrigläßt. An diesem Punkt gingen manche Mitglieder über die individuelle Hilfe hinaus und setzten sich für Veränderungen im Gesundheitssystem ein. Manche brauchten all ihre Kraft, um mit der Krankheit fertig zu werden. Andere hatten das Gefühl, daß der Kampf um eine allgemeine Verbesserung der Bedingungen für sie ein starker Anreiz ist, weiterzuleben.
Eine andere Gruppe, die beide Funktionen – gegenseitige Hilfe und gesellschaftliches Engagement – erfüllt, ist die Gruppe für ehemalige Hausfrauen. Ihre Mitglieder wollen Frauen den Einstieg in den Arbeitsmarkt erleichtern, wobei es im wesentlichen darauf ankommt, das nötige Zutrauen in die eigenen Fähigkeiten zu entwickeln. Darüber hinaus aber arbeiten die Mitglieder auch an umfassenderen Fragen und setzen sich für soziale und politische Veränderungen ein, angefangen bei Programmen zur Unterstützung ehemaliger Hausfrauen. Dabei ist die Zusammenarbeit mit Frauen wichtig, denen der Einstieg in den Arbeitsmarkt bereits gelungen ist. All diese Frauen haben Schritte nach außen unternommen, haben von der persönlichen Krise aus zu gesellschaftlichem Engagement gefunden.
Wenn Sie bestimmte Schwierigkeiten haben, ist es sehr wahrscheinlich, daß andere Frauen das gleiche Problem haben, aber zuerst müs-

sen Sie diese Frauen finden. Vielleicht teilen einige Ihrer Freundinnen Ihr Anliegen und wären interessiert an einer Gruppe. Sie können durch Schwarze Bretter, Zeitungen und Organisationen andere Frauen zur Mitarbeit einladen. Vielleicht ist ein Frauenzentrum bereit, Ihnen zu helfen, ein Treffen zu organisieren, damit Frauen, die sich in der gleichen Situation befinden, miteinander Kontakt aufnehmen können. Ein gemeinsames Problem zu erkennen und darüber zu sprechen, ist der erste, wichtigste Schritt. Dann kann ein Plan entworfen werden, wie man gemeinsam an einer Lösung arbeiten kann. Wenn die Gruppe einen Lösungsvorschlag ausgearbeitet hat, hinter dem sie steht, ist sie vielleicht auch bereit, ihr Problem öffentlich zu machen.

Die Medien bieten die beste Gelegenheit dazu. Schon eine kleine Initiative kann oft zu einem Interview im Radio oder Fernsehen führen oder einem Zeitungsbericht, und dadurch erhalten andere die Gelegenheit, Kontakt mit Ihnen aufzunehmen.

Wenn Ihre Gruppe beschließt, einen Gesetzesvorschlag vorzulegen, müssen Sie auf die richtige Zeitwahl achten. Wenn die Haushaltsmittel knapp und die Gesetzgeber geizig sind, wird ein Vorschlag, der viel Geld kostet, wahrscheinlich nicht durchgehen. Andererseits ist es im Interesse der Abgeordneten oder Parteien, bei Frauen Wählerstimmen zu gewinnen. Bei der Einführung des Erziehungsurlaubs und der Anrechnung von Erziehungszeiten auf die Rente haben solche Motive gewiß eine wichtige Rolle gespielt.

Ein neues Gesetz oder eine Reform durchzusetzen kann sehr schwierig sein. Es ist gut, sich Zeit zu nehmen, um das Problem so zu definieren und zu formulieren, daß es die Unterstützung einer breiten Öffentlichkeit findet.

Die späteren Jahre können tatsächlich eine Zeit sein, in der wir Einfluß auf die Welt nehmen, anstatt uns irgendwo aufs Abstellgleis schieben zu lassen. Eine Bewegung oder eine Organisation aufzubauen, die an einer besseren Zukunft für uns alle arbeitet, kann auch für uns Ältere sehr befriedigend sein.

Der Aufbau einer Organisation

Es gibt vieles, was wir als einzelne tun können, sowohl als Vorbilder wie auch als Fürsprecher für eine bestimmte Sache. Wir können gemeinsam in kleinen Gruppen arbeiten und auf lokaler Ebene oder durch Gerichtsprozesse wichtige Projekte durchsetzen. Aber ohne Zweifel werden wir uns von der Machtstruktur und den Gesetzen blockiert fühlen. Wie können ältere Frauen dennoch zu einer wichtigen Stimme werden, um in politischen Entscheidungen ihre Interessen geltend zu machen? Zu diesem Zweck brauchen wir Organisationen, deren Mitgliederzahl groß genug ist, um Gesetzgeber zu beeinflussen und die uns die Möglichkeit bieten, unsere Stimme wirksam einzusetzen. Im Anhang ab Seite 762 werden die Adressen solcher Organisationen genannt, die sich für Frauen, für ältere Menschen und insbesondere für alte Frauen einsetzen.

Sehr wichtig ist es, gute Beziehungen zwischen verschiedenen Organisationen herzustellen, so daß sie sich, wenn nötig, zusammenschließen können, um in einer wichtigen Frage gemeinsam vorzugehen. In dem zunehmend konservativen politischen Klima des vergangenen Jahrzehnts kam es recht oft zu solchen Zusammenschlüssen. Der starke Wunsch nach Frieden und sozialer Gerechtigkeit, die wachsenden Militärausgaben und die Haushaltseinsparungen bei sozialen und medizinischen Leistungen – all dies bot Anlaß für kollektive Aktionen.

Wenn ältere Frauen ihre eigene Organisation haben, hat das unmittelbare Vorteile, denn es ermöglicht ihnen, in Bündnissen mit anderen Organisationen als Gleichgestellte aufzutreten. Eine Gruppe mit einer großen Mitgliederschaft wird eher Aufmerksamkeit erregen als eine kleine Gruppe, die zwar für eine gute Sache kämpft, aber keine Anhänger hat.

Jede Frau muß für sich herausfinden, wo sie sich einsetzen will. Manche Frauen haben vielleicht besondere Talente oder können viele Erfahrungen einbringen, andere können gut organisieren. Manchmal fühlt sich eine ältere Frau in einer Frauengruppe mit überwiegend jungen Mitgliedern fehl am Platz. Und es gibt Frauen, die besser mit Gleichaltrigen zusammenarbeiten, während andere die Gesellschaft einer gemischten Altersgruppe bevorzugen. Wenn man versucht, mit Frauen Kontakt aufzunehmen, die älter sind als man selbst, oder Frauen, deren Hintergrund und Erfahrungen sich von den eigenen unterscheiden, ist es wichtig, jede so zu akzeptieren, wie sie ist. Vermeiden Sie es zum Beispiel, die Rolle der Hausfrau herabzusetzen, wenn das wirkliche Problem doch darin besteht, daß Hausfrauen gesellschaftlich nicht anerkannt werden, ihre Renten unzureichend sind und ihnen andere Einkünfte fehlen. Anstatt die traditionelle Lebensweise von Frauen zu diskreditieren, ist es besser, diese Lebensweise mit neuen Inhalten zu erfüllen. Wir fangen auf dem Weg der Befreiung alle irgendwo an; das wichtigste ist die Richtung, die dieser Weg nimmt. Wir sind stolz auf unser Alter und unsere Erfahrung und treten ein für unser Recht, für uns selbst zu sprechen, auch im Hinblick auf das, was wir brauchen, damit wir ein aktives, würdiges und engagiertes Leben führen können: anständige Gesundheitsfürsorge und Wohnverhältnisse, ein Einkommen, das ausreicht, um den Ruhestand zu genießen, anstatt ihn einfach zu ertragen, und die Anerkennung, daß wir wichtige Mitglieder der Gesellschaft sind und ihr viel zu geben haben.

Das Alter kann eine Zeit sein, in der wir nach einem Leben voller Erfahrungen uns und anderen diese Erfahrungen zunutze machen. Maggie Kuhn, die Gründerin der amerikanischen Grauen Panther, nach denen sich auch die deutschen Gruppen benannt haben, ist ein wunderbares Beispiel einer Frau, die durch gesellschaftliche und politische Arbeit einen großen Beitrag für eine bessere Zukunft geleistet hat. Nachdem sie in den Ruhestand gegangen war, rief Maggie die Grauen Panther ins Leben, indem sie alt und jung aufforderte, sich zusammenzuschließen, um für eine bessere Welt zu kämpfen. Diese kleine alte Frau mit weißem Haar und arthritischen Fingern machte mit großer Festigkeit ihre Stimme für Recht und Gerechtigkeit geltend. Sie selbst ist der Inbegriff der «Stammesältesten», wie sie alte Menschen nennt. Gesellschaftliches Engagement und politische Arbeit kann ein hervorragender Weg sein, ein Leben bis zum Ende mit Sinn zu erfüllen. In Maggies Worten:

> In diesem Zeitalter von Selbstbestimmung und Befreiung kämpfen viele Gruppen für Freiheit. All diese Kämpfe sind verbunden in dem weltweiten Kampf für eine neue Menschlichkeit. Zusammen haben sie das Potential, eine neue Gesellschaft zu schaffen, die auf sozialer Gerechtigkeit und auf Mitgefühl und Selbstbestimmung beruht. Alte Menschen haben ein wichtiges Interesse an dieser neuen Gesellschaft – und sie werden dazu beitragen, sie zu schaffen und zu erweitern.

Und ich, Tish Sommers, siebzig Jahre alt, pflichte ihr mit meinem ganzen Herzen bei. In diesem Sommer habe ich vor, wie in den vergangenen Jahren eine Wildwasserfahrt zu unternehmen. Für mich sind Flüsse ein Symbol für das Leben aktiver Menschen. Im letzten Jahr schoß unser kleines Floß in einen brodelnden Kessel, in dessen Mitte ein großer Felsbrocken aufragte. Würden wir an ihm zerschellen oder vorbeikommen? Wir kamen noch einmal davon, ein anderes Floß hatte jedoch nicht so viel Glück. Wir stiegen alle aus, um das Floß und die Besatzung zu retten. Niemand wurde verletzt. Aber in jenen Tagen, als unsere einzige Sorge dem nächsten Felsen vor uns galt, stellte ich fest, wieviel Glück wir haben, unsere Kräfte und Fähigkeiten an dem reißenden Fluß der Zeit, in der wir leben, erproben zu können. Es gibt viele Felsen und eine Menge Gefahren, und es ist sehr schwierig, gegen den Strom zu rudern. Aber wir können alle den Fluß kennenlernen, die Felsen vor uns ausfindig machen, die Strudel entdecken, und wir können ein Seil auswerfen, wenn etwas schiefgeht. Wieviel besser ist es doch, aktiv teilzunehmen mit all der damit verbundenen Aufregung, als hinter dem Ofen vor sich hinzubrüten!

Nachwort[*]

Tish Sommers starb am 18. Oktober 1985, zu Hause, wie sie es sich gewünscht hatte. Ihr Tod war weder unerwartet noch traf er uns unvorbereitet – denn sie hatte fast sechs Jahre lang mit Krebs im vierten Stadium (weitgestreute Metastasen) gelebt. Auch in ihren letzten Wochen praktizierte sie das, was sie predigte – sie machte weiter. Sie traf ihre Freunde und Kollegen, verabschiedete sich von allen und gab jedem eine Aufgabe für die Older Women's League. Sie schrieb Botschaften für zwei Konferenzen, denn sie wußte, daß sie nicht mehr daran teilnehmen würde. Sie setzte sich bis zum Schluß für andere ein, und sie plante sogar ihre eigene Totenfeier!

Tish handelte immer nach der Überzeugung, daß viele persönliche Probleme sich in öffentliche Fragen verwandeln lassen. Sie sah ihre Erfahrung mit Krebs als Gelegenheit, anderen Frauen zu helfen. Weil *sie* fand, daß es half, riet sie anderen Frauen, Autorität zu hinterfragen, und den Rat eines Arztes zum Beispiel nicht einfach hinzunehmen, nur weil er von einem Arzt stammt.

Tish verfocht unermüdlich die Auffassung, daß man selbst über das eigene Leben bestimmen kann, bis zum Ende. Sie kämpfte darum, ein Gesetz durchzubringen, das ermöglicht, die Wünsche todkranker Menschen zu respektieren. Wir hatten uns beide gegenseitig bevollmächtigt, die Wünsche des anderen zu vertreten, und fühlten uns dadurch beruhigt.

Tish bedauerte, daß sie sich nicht mehr für die Hospizdienste eingesetzt hatte, bevor sie selbst sie in Anspruch nehmen mußte. Und ich mußte ihr versprechen, das Engagement für Hospize zu einem primären Ziel meiner Bemühungen in der Organisation zu machen.

In ihren letzten Botschaften machte sie klar, daß der Tod für sie zu einem erfüllten Leben gehört. Aufgrund ihres eigenen Lebens konnte sie sagen: «Ich stehe vor meinem eigenen letzten Übergang mit der sicheren Gewißheit, daß Ihr alle weiter daran arbeiten werdet, die Aufgaben zu erfüllen, die wir uns gestellt haben. Und das ist der Grund, weshalb ich so viel Freude und Liebe empfinde.»

Und nun ist es an uns, weiterzumachen. Das Wissen, daß wir ihre

[*] Von Laurie Shields

Unterstützung haben, gibt uns die Kraft dazu. «Ich vermache euch und meinen Mitkämpferinnen für ein besseres Leben meinen Glauben an die Zukunft, trotz all des Elends, das uns umgibt.» Sie wußte, dazu ist nichts weiter notwendig als Zuneigung, Verständnis, Hingabe und Vertrauen.

Wichtige Adressen

In dieser Liste sind, in der Reihenfolge der Buchkapitel, wichtige und hilfreiche Adressen zusammengestellt. Zum Teil handelt es sich um Adressen, die Sie auch in den einzelnen Abschnitten finden können und die hier der Übersichtlichkeit halber noch einmal aufgeführt sind. Teilweise sind zusätzliche, ergänzende Adressen aufgenommen.

Frauengruppen und Frauenzentren sind hier nicht aufgeführt.

Die Erfahrung der letzten Jahre hat gezeigt, daß so eine Liste schnell inaktuell wird, weil die Frauenbewegung nicht stehenbleibt, Gruppen sich auflösen und neu bilden. Für ein Buch, daß nur alle paar Jahre von Grund auf neu überarbeitet werden kann, ist das ein zu rascher Veränderungsprozeß. Deshalb hier statt einer Liste, die dann vielleicht schon bei Drucklegung nicht mehr ganz stimmt und über die Sie sich ärgern, wenn Sie eine Gruppe vergeblich suchen, nur der Hinweis auf die jährlich erscheinenden Frauenkalender, insbesondere den der feministischen Zeitschrift *Emma*. Diese Kalender enthalten die Adressen der Frauengruppen und -zentren in der Bundesrepublik, der Schweiz und in Österreich. Außerdem finden Sie dort die Anschriften der Frauenbuchläden, der Frauenkneipen und -cafés, der Lesbenprojekte und -gruppen, der Lesbenlokale, der Frauenferienhäuser, der Gruppen und Einrichtungen für Frauensport und Selbstverteidigung, der Frauen-Reise-Veranstalter, der Frauen-Mitfahr-Zentralen, der Frauenhandwerkstätten, der Gruppen zum Thema Frau und Beruf (auch Erwerbslosengruppen), der Notrufgruppen und Beratungsstellen für mißhandelte Frauen, der Frauentherapie- und Gesundheitszentren und Frauenberatungsstellen, der Anti-Diät-Gruppen, der Frauenreferate an Universitäten, der Frauenbildungswerke und Frauenforschungs-Gruppen, der Frauenarchive und Bibliotheken, der Gruppen für Frau und Medien, der Frauenverlage, der regionalen und überregionalen feministischen Frauenzeitschriften im In- und Ausland, der Kunst-, Film-, Theater-, Musik- und Tanzgruppen und sonstiger Frauenprojekte im europäischen und außereuropäischen Ausland. Diese wichtige Adressensammlung wird jedes Jahr überarbeitet und auf den neuesten Stand gebracht.

Weitere Informationen über Frauenveranstaltungen, Beratungsangebote und Projekte bekommen Sie außerdem bei den für Frauenfragen zuständigen Ressorts beim Bund und in den Ländern.

Kapitel 1

Deutsche Gesellschaft für ärztliche Hypnose und autogenes Training e. V., Kirchberg 4, 5100 Aachen, Tel.: 02408/80001

Fritz Perls Institut, Brehmstraße 9, 4000 Düsseldorf, Tel.: 0211/622255

Kapitel 2

Anonyme Alkoholiker Interessengemeinschaft e. V., Ingolstädter Straße 68a, 8000 München 45, Tel: 089/3164343

Bundesarbeitsgemeinschaft der Freundeskreise für Suchtkrankenhilfe in Deutschland e. V., Bienenweg 4, 3500 Kassel, Tel.: 0561/780413

Bundesverband der Nichtraucher-Initiativen Deutschland, Carl-von-Linde-Straße 11, 8044 Unterschleißheim, Tel.: 089/3171212

Deutsche Hauptstelle gegen die Suchtgefahren e. V., Westring 2, 4700 Hamm 1, Tel.: 02381/25855

Kapitel 3

Deutsche Gesellschaft für Mund-, Kiefer- und Gesichtschirurgie, Konstantin-Gutschow-Straße 8, 3000 Hannover 61, Tel.: 0511/532–4878

Deutsche Gesellschaft für Plastische und Wiederherstellungschirurgie e. V., Diakoniekrankenhaus, Elise-Averdieck-Straße 17, 2720 Rotenburg, Tel.: 04261/772376–77

Vereinigung der Deutschen Plastischen Chirurgen, Städtisches Krankenhaus Bogenhausen, Englschalkinger Straße 77, 8000 München 81, Tel.: 089/9270 2030

Kapitel 4 und 5

Deutsche Gesellschaft für Ernährung e. V., Feldbergstraße 28, 6000 Frankfurt/M. 1, Tel.: 069/720146

Vegetarier-Altenhilfe e. V., Reichenbacher Straße 63, 7912 Weißenhorn, Tel.: 07309/2336

Kapitel 6

Deutscher Behinderten-Sportverband e. V., Friedrich-Alfred-Straße 15, 4100 Duisburg 1, Tel.: 0203/7381–620

Deutscher Gehörlosen-Sportverband e. V., Adolfstraße 3, 4300 Essen 1, Tel.: 0201/777671

Deutscher Rollstuhl-Sportverband e. V., Friedrich-Alfred-Straße 15, 4100 Duisburg 1, Tel.: 0203/7381625

Deutscher Sportbund, Otto-Fleck-Schneise 12, 6000 Frankfurt/M. 71, Tel.: 069/67000

Deutscher Verband für Gesundheitssport und Sporttherapie e. V., Wiener Weg 1a, 5000 Köln 40, Tel.: 0221/483027–28

Kapitel 7 und 8

Pro Familia – Deutsche Gesellschaft für Sexualberatung und Familienplanung e. V., Cronstettenstraße 30, 6000 Frankfurt/M. 1, 069/550901

Kapitel 9

Arbeitskreis Kunstfehler in der Geburtshilfe e. V., Bremer Straße 19, 4600 Dortmund 1, Tel.: 0231/525872 und 574846

Bund Deutscher Hebammen e. V., Reinhold-Frank-Straße 18, 7500 Karlsruhe 1, Tel.: 0721/27476

Deutsche Gesellschaft für Geburtsvorbereitung e. V., Dellestraße 5, 4000 Düsseldorf 12, Tel.: 0211/252607

Kapitel 10

Berufsverband der Frauenärzte e. V., Pettenkoferstraße 35, 8000 München 2

Bundesverband Deutscher Ärzte für Naturheilverfahren e. V., Hainstraße 9, 8600 Bamberg, Tel.: 0951/27888

Frau und Gesundheit e. V., Helenenweg 15, 4020 Mettmann, Tel.: 02104/71611

Interessengemeinschaft Deutscher Heilpraktikerverbände e. V., Kölner Straße 369, 4000 Düsseldorf 1, Tel.: 0211/725777

Zentralverband der Ärzte für Naturheilverfahren e. V., Bismarckstraße 3, 7290 Freudenstadt, Tel.: 07441/2151

Kapitel 11

Arbeitsgemeinschaft Deutscher Frauen- und Kinderschutzhäuser, Britzinger Straße 72, 7800 Freiburg, Tel.: 0761/492872

Deutsches Müttergenesungswerk, Hauptstraße 22–24, 8504 Stein bei Nürnberg, Tel.: 0911/67017

Interessengemeinschaft der mit Ausländern verheirateten Frauen e. V., Mainzer Landstraße 147, 6000 Frankfurt/M. 1, Tel.: 069/737898

Notmütterdienst, Familien- und Altenhilfe, Sophienstraße 54, 6000 Frankfurt/M. 90, Tel.: 069/776611

Verband alleinstehender Frauen e. V., Rainweg 20, 2000 Hamburg 20, Tel.: 040/4601827

Verband Alleinstehender Mütter und Väter e. V., Von-Groote-Platz 20, 5300 Bonn 1, Tel.: 0228/352995

Kapitel 12

Deutscher Mieterbund e. V., Aachener Straße 313, 5000 Köln 41, Tel.: 0221/40083–0

Zentralverband der Deutschen Haus-, Wohnungs- und Grundeigentümer e. V., Cecilienallee 45, 4000 Düsseldorf 30, Tel.: 0211/434555–57

Das «Forum für gemeinschaftliches Wohnen im Alter», ein Zusammenschluß der gegenwärtig bestehenden Altenwohngemeinschafts-Initiativen, hat eine Liste mit den folgenden regionalen Kontaktstellen zusammengestellt:

Kapitel 13

Deutscher Gewerkschaftsbund, Frauenreferat, Hans-Böckler-Straße 39, 4000 Düsseldorf 30

Gleichstellungs-Stellen:

Bevollmächtigte der Hessischen Landesregierung für Frauenangelegenheiten, Gustav-Freytag-Straße 1, 6200 Wiesbaden 1, Tel.: 06121/322828

Bremische Zentralstelle für die Verwirklichung der Gleichberechtigung der Frau, Schmidtstraße 9, 2800 Bremen 1, Tel.: 0421/496–3133

Die Frauenbeauftragte, Am Karlsbad 8–10, 1000 Berlin 30, Tel.: 030/26042564

Deutscher Gewerkschaftsbund, Hans-Böckler-Straße 20, 4000 Düsseldorf 30, Tel.: 0211/43010

Frauenministerin des Landes Schleswig-Holstein, Beselerallee 41, 2300 Kiel 1, Tel.: 0431/596–3100

Landesbeauftragte für Frauenfragen bei der Niedersächsischen Landesregierung, Plackstraße 2, 3000 Hannover 1, Tel.: 0511/120–2178/79

Leitstelle für die Gleichstellung von Frauen und Männern, Winzererstraße 9, 8000 München 40, Tel.: 089/1261–01

Leitstelle für Frauenfragen, Rotebühlplatz 30, 7000 Stuttgart 1, Tel.: 0711/6673–7092/7304

Leitstelle für Frauenfragen des Landes Rheinland-Pfalz, Bauhofstraße 4, 6500 Mainz 1, Tel.: 06131/164602/3

Leitstelle Gleichstellung der Frau, Poststraße 11, 2000 Hamburg 36, Tel.: 040/3681–2101

Leitstelle zur Durchsetzung der Gleichberechtigung der Frauen. Am Ludwigsplatz 14, 6600 Saarbrücken 1, Tel.: 0681/5006–134

Parlamentarische Staatssekretärin für die Gleichstellung von Frau und Mann, Haroldstraße 4, 4000 Düsseldorf 1, Tel.: 0211/8371410

(Die Adressen und Telefonnummern der Gleichstellungsstellen in den neuen Bundesländern können, soweit sie schon eingerichtet sind, bei den jeweiligen Landesregierungen erfragt werden.)

Bundesarbeitsgemeinschaft «Die Öffnung der Hochschulen für ältere Erwachsene», Zentralstelle für Weiterbildung, Universität Dortmund, Emil-Figge-Straße 50, 4600 Dortmund 50, Tel.: 0231/755–2147

Deutscher Frauenring, Waldhofstraße 8b, 7800 Freiburg

Kontaktstelle für Seniorenstudium, Blitzweg 16, 3550 Marburg, Tel.: 06421/14143

Senior Experten-Service – Ehrenamtlicher Dienst der Deutschen Wirtschaft für internationale Zusammenarbeit GmbH, Adenauerallee 148, 5300 Bonn 1, Tel.: 0228/26090–0

Kapitel 14

Arbeitsgemeinschaft der Verbraucher (AgV, Dachorganisation aller Verbraucherzentralen), Heilsbachstraße 20, 5300 Bonn-Duisdorf

Bundesarbeitsgemeinschaft Schuldnerberatung, Gottschalkstraße 51, 3500 Kassel

Freie Gewerkschaft Rentner und Hinterbliebene, Roseggerstraße 3, 8900 Augsburg 21, Tel.: 08 21/81 27 82

Ökumenische Entwicklungsgenossenschaft EDCS (zur Unterstützung von Projekten für arme und benachteiligte Menschen), hat in Deutschland eine ganze Reihe von Fördervereinen (Stand 1990):

Berliner Förderkreis, Hans Zimmermann, Wollankstraße 84, 1000 Berlin 65, Tel.: 0 30/4 39 31 47

Norddeutscher Förderkreis, Roland Linck, Adolfstraße 21, 2070 Ahrensburg, Tel.: 0 41 02/5 40 19

Niedersächsischer Förderkreis, Albrecht Bungeroth, Postfach 12 22, 3170 Gifhorn, Tel.: 0 53 71/8 72 67

Westdeutscher Förderkreis, Geschäftsstelle: Auf der Brücke 48, 5270 Gummersbach 31, Tel.: 0 22 61/7 25 86

Hessisch-Pfälzischer Förderkreis, Thomas Freund, Ökumenische Werkstatt, Querallee 50, 3500 Kassel, Tel.: 05 61/77 54 95

Südwestdeutscher Förderkreis, c/o ZEB, Gerokstraße 17, 7000 Stuttgart 1, Tel.: 07 11/2 10 50 57

Bayerischer Förderkreis, Hans-Martin Schöll, Pirckheimer Straße 33, 8500 Nürnberg 10, Tel.: 09 11/3 50 02 46

GLS-Gemeinschaftsbank, Oskar-Hoffmann-Straße 25, 4630 Bochum, Tel.: 02 34/3 76 53

Öko-Bank, Brönnerstraße 9, 6000 Frankfurt/M. 1, Tel.: 0 69/2 99 87 00

Kapitel 15, 16 und 17

Bundesarbeitsgemeinschaft der Freien Wohlfahrtspflege, Franz-Lohe-Straße 17, 5300 Bonn 1, Tel.: 02 28/22 61

Bundeskongreß und Solidargemeinschaft der älteren Generation e. V., Friedrich-Ebert-Straße 3/1, 3500 Kassel 1, Tel.: 05 61/1 26 82

Bundesseniorenvertretung e. V., Wangenheimstraße 27, 1000 Berlin 33, Tel.: 0 30/8 91 35 97

Bundesverband privater Alten- und Pflegeheime e. V., Meckenheimer Allee 145, 5300 Bonn 1, Tel.: 02 28/63 16 55

Deutsche Arbeitsgemeinschaft Selbsthilfegruppen e. V., Friedrichstraße 28, 6300 Gießen, Tel.: 06 41/70 22 4 78

Deutsche Gesellschaft für Gerontologie, Brunnenstraße 23, 3520 Hofgeismar, Tel.: 05671/882–200

Deutscher Evangelischer Verband für Altenhilfe e. V., Stafflenbergstraße 76, 7000 Stuttgart 1, Tel.: 0711/2159–1

Deutsches Zentrum für Altersfragen e. V.: Manfred-von-Richthofen-Straße 2, 1000 Berlin 42, Tel.: 030/7866071

Freie Altenhilfe auf Bundesebene e. V., L 14, Nr. 11, 6800 Mannheim, Tel.: 0621/101315

Friedrich-Alexander-Universität, Institut für Psychologie II, Schwerpunkt Gerontopsychologie, Regensburger Straße 160, 8500 Nürnberg 30, Tel.: 0911/5302568

Gemeinschaft Deutsche Altenhilfe GmbH, Zeppelinstraße 2, 3000 Hannover 1, Tel.: 0511/28009–0

Gesamthochschule Kassel, Interdisziplinäre Arbeitsgruppe für angewandte Soziale Gerontologie, Mönchebergstraße 19 b, 3500 Kassel, Tel.: 0561/8042481

Interessengemeinschaft der Bewohner von Altenwohnheimen, Altenheimen und gleichartigen Einrichtungen e. V., Vorgebirgsstraße 1, 5357 Swisttal, Tel.: 02254/2812

Interessenvertretung der Senioren 83 e. V., Waldemar-Petersen-Straße 36, 3500 Kassel, Tel.: 0561/53926

Katholisches Altenwerk, Kaiserstraße 163, 5300 Bonn 1, Tel.: 0228/103–223

Kuratorium Deutsche Altershilfe – Wilhelmine-Lübcke-Stiftung e. V., An der Pauluskirche 3, 5000 Köln 1, Tel.: 0221/313071

Kuratorium Wohnen im Alter e. V., Rathausstraße 36, 8025 Unterhaching, Tel.: 089/6105–500

Max-Bürger-Institut für Altersmedizin, Dachsbergstraße 66, 6232 Bad Soden, Tel.: 06196/23466

Nationale Kontakt- und Informationsstelle zur Anregung und Unterstützung von Selbsthilfegruppen (NAKOS), Albrecht-Achilles-Straße 65, 1000 Berlin 31, Tel.: 030/8914019

Nikodemus-Werk e. V. – Bund für gemeinnützige Altenhilfe aus Anthroposophie und Christengemeinschaft, Am Einchhof 2, 7532 Niefern-Öschelbronn 2, Tel.: 07233/67586

Partei der Grauen, Postfach 250420, 5600 Wuppertal 2, Tel.: 0202/660878

Ruprecht-Karls-Universität, Institut für Gerontologie, Akademiestraße 3, 6900 Heidelberg 1, Tel.: 06221/547324–25

Senioren-Schutz-Bund «Graue Panther» e. V., Rathenaustraße 2, 5600 Wuppertal 2, Tel.: 02 02/66 55 43

Verband katholischer Heime und Einrichtungen der Altenhilfe in Deutschland e. V., Karlstraße 40, 7800 Freiburg

Kapitel 18

Bundesarbeitsgemeinschaft der Clubs Behinderter und ihrer Freunde e. V., Eupener Straße 5, 6500 Mainz 1, Tel.: 061 31/22 55 14

Bundesarbeitsgemeinschaft Hilfe für Behinderte e. V., Kirchfeldstraße 149, 4000 Düsseldorf 1, Tel.: 02 11/3 10 06–0

Bundesarbeitsgemeinschaft für Rehabilitation, Eysseneckstraße 55, 6000 Frankfurt/M. 1, Tel.: 069/15 22–0

Bundesverband Selbsthilfe Körperbehinderter e. V., Alt-Krautheimer Straße 17, 7109 Krautheim 1, Tel.: 0 62 94/6 80

Deutsche Rheuma-Liga Bundesverband e. V., Rheinallee 69, 5300 Bonn 2, Tel.: 02 28/35 54 25

Verband der Beschäftigungs- und Arbeitstherapeuten (Ergotherapeuten) e. V., Mittelweg 8, 7516 Karlsbad 2, Tel.: 0 72 48/63 28

Kapitel 19

Kuratorium Knochengesundheit, Luisenstraße 5, 6900 Heidelberg

Kapitel 20

Informationskreis Mundhygiene und Ernährungsverhalten, Bockenheimer Landstraße 104, 6000 Frankfurt/M. 1, Tel.: 069/74 92 93

Verein für Zahnhgygiene e. V., Marktplatz 5, 6100 Darmstadt, Tel.: 0 61 51/2 19 59

Kapitel 21

Hilfe für Inkontinente Personen e. V., Blanckertzstraße 12, 4000 Düsseldorf 12, Tel.: 02 11/29 71 76

Kapitel 22

Arbeitskreis Frauenselbsthilfe nach gynäkologischen Operationen, c/o Patienteninitiative e. V., Heidberg 42, 2000 Hamburg 60, Tel.: 040/2796465

Kapitel 23

Deutsche Arbeitsgemeinschaft für kardiologische Prävention und Rehabilitation e. V., Herbert-Hellmann-Allee 11, 7812 Bad Kozingen, Tel.: 07633/14067

Deutsche Herzstiftung e. V., Hans-Thoma-Straße 10, 6000 Frankfurt/M. 70, Tel.: 069/610838

Deutsche Liga zur Bekämpfung des hohen Blutdrucks e. V., Berliner Straße 46, 6900 Heidelberg 1, Tel.: 06221/411774

Kapitel 24

Deutsche Krebshilfe e. V., Thomas-Mann-Straße 40, 5300 Bonn 1, Tel.: 0228/72990–0

DPWV Krebsberatungsstelle, Auf der Körnerwiese 5, 6000 Frankfurt/M. 1, Tel.: 069/590569

Frauenselbsthilfe nach Krebs e. V., Bundeszentrale, B 6, 10/11, 9, 6800 Mannheim 1, Tel.: 0621/24434

Krebsinformationsdienst, DKFZ Tumorzentrum, Im Neuenheimer Feld 280, 6900 Heidelberg, Tel.: 06221/484–890

Kapitel 25

Deutscher Diabetiker-Bund e. V., Danziger Weg 1, 5880 Lüdenscheid, Tel.: 02351/85053

Kapitel 27

Arbeitsgemeinschaft der Blindenhörbüchereien e. V., Am Schlag 2a, 3550 Marburg, Tel.: 06421/606–0

Deutsche Gesellschaft zur Förderung der Gehörlosen und Schwerhörigen e. V., Rothschildallee 16a, 6000 Frankfurt/M. 60, Tel.: 069/459237

Deutscher Blindenverband e. V., Bismarckallee 30, 5300 Bonn 2, Tel.: 0228/353019

Deutscher Verein der Blinden und Sehbehinderten in Studium und Beruf e. V., Frauenbergstraße 8, 3550 Marburg, Tel.: 06421/481450

Kapitel 28

Deutsche Alzheimer-Gesellschaft, Mauerkircher Straße 21, 8000 München 80, Tel.: 089/986623

Deutsche Liga zur Bekämpfung frühzeitiger Alterserscheinungen e. V., Talstraße 317, 7618 Nordrach, Tel.: 07838/82244

Kapitel 29

Arbeitsgruppe «Zu Hause sterben», Evangelische Fachhochschule Hannover, Blumhardtstraße 2, 3000 Hannover 61, Tel.: 0511/5301124 und 0511/664726

Deutsche Hospizhilfe e. V., Reit 25, 2110 Buchholz, Tel.: 04181/38855

Vereinigung Omega, Postfach 1407, 3510 Hannoversch Münden, Tel.: 05541/5356

Bücher zum Weiterlesen

Kapitel 1

Achterberg, Jeanne: Gedanken heilen, Reinbek 1990
Adl-Amini, Bijan: Innere Harmonie, Reinbek 1990
Beauvoir, Simone de: Das Alter, Reinbek 1977
Desowotz, Robert S.: Das Immunsystem, Reinbek 1991
Dorcsi, Mathias: Homöopathie heute, Reinbek 1990
Feldenkrais, Moshe: Bewußtheit durch Bewegung, München 1978
Hillmann, Heinz: Gesund im Alter, Freiburg 1990
Hoffmann, Bernt: Handbuch des autogenen Trainings, München 1990
Huth, Almuth und Werner: Meditation, München 1989
Jacobsen, Edmund: Entspannung als Therapie – Progressive relaxation, München 1990
Kittler, Udo und Munzel, Friedhelm: Lesen ist wie Wasser in der Wüste, Freiburg 1990
Kleinsorge, Hellmut: Selbstentspannung, Stuttgart 1988
Krattinger, Ursa: Die perlmutterne Mönchin – Reise in die weibliche Spiritualität, Reinbek 1987
Langenbucher, Heike: Sprache des Körpers – Sprache der Seele – Wie Frauen sich wohlfühlen können, Freiburg 1991
Lidell, Lucinda u. a.: Massage, München 1990
Masunaga, Shitsuto und Ohashi, Wataru: Shiatsu – Theorie und Praxis der japanischen Heilmassage, Reinbek 1989
Miketta, Gaby: Netzwerk Mensch – Psychoneuroimmunologie: Den Verbindungen von Körper und Seele auf der Spur, Stuttgart 1991
Pelletier, Kenneth R.: Gesund leben, gesund sein, Reinbek 1987
Rywerant, Yochanan: Die Feldenkrais-Methode, München 1989
Schenk, Christoph: Streß bewältigen durch Entspannung, Niedernhausen 1988
Schwäbisch, Lutz und Siems, Martin: Selbstentfaltung durch Meditation, Reinbek 1987
Selby, John: Atmen und leben, Reinbek 1989
Selye, Hans: Streß, München 1988
Teegen, Frauke: Ganzheitliche Gesundheit, Reinbek 1987
Triebel-Thome, Anna: Feldenkrais, München 1989
Unseld-Baumann, Partnermassage, Niedernhausen 1990
White, John (Hg.): Kundalini-Energie – Die spirituelle Schlange in uns, München 1990

Kapitel 2

Bach, Helmut: Auswege – Rat und Hilfe für Angehörige und Freunde von Suchtkranken, München 1990

Ferguson, Tom: Das Gesundheitsbuch für Raucher, Reinbek 1989

Feuerlein, Wilhelm und Dittmer, Franz: Wenn Alkohol zum Problem wird, Stuttgart 1989

Friebel, Volker: Schlafprobleme aktiv angehen, Stuttgart 1990

Hales, Diane: Schlafen wie ein Murmeltier, Reinbek 1989

Halhuber, Carola: Vom Raucher zum Nichtraucher, Reinbek 1985

Höcker, Katharina: Durststrecken, Frankfurt 1991

Kasper, Heinrich: Ballaststoffreiche Ernährung bei Funktionsstörungen des Darms, Niedernhausen 1987

Krause, Gerhard und Weikert, Wolfgang: Alkoholismus, Reinbek 1987

Langbein, Kurt: Schlaflos, Köln 1986

Leibold, Gerhard: Psychopharmaka – Wege aus der Abhängigkeit: Bergisch Gladbach 1990

Lippler, Günther (Hg.): Verdauungsstörungen, München 1989

Maximilian, Alexander und Zoubek, Eugen: Schmerzfrei durch Biomedizin, München 1985

Merfert, Christa und Soltau, Roswitha (Hg.): Frauen und Sucht, Reinbek 1989

Neuendorff, Steffen-Luis und Schiel, Jürgen: Die Anonymen Alkoholiker, Weinheim 1989

Redaktion «Psychologie heute»: Die tägliche Versuchung, Weinheim 1988

Rosival, Vera: Migräne natürlich behandeln, München 1991

Schmidt, Ferdinand: Raucherentwöhnung, Reinbek 1984

Schultz, Hans Jürgen (Hg.): Schmerz, Stuttgart 1990

Schwoon, Dirk R. und Krausz, Michael: Suchtkranke – Die ungeliebten Kinder der Psychiatrie, Stuttgart 1990

Weber, Alfons: Schmerz und Schmerzkrankheiten, Stuttgart 1991

Wink, Konrad: Schlafstörungen, Stuttgart 1990

Kapitel 3

Minker, Margaret und Scholz, Renate: Schönheitsoperationen, München 1988

Munker, Rolf: Schönheitschirurgie, Stuttgart 1991

Scholz, Renate: Körper-Korrekturen, München 1990

Kapitel 4

Gilbert, Sara: Morgen werde ich schlank sein – Diät und Psyche, Hamburg 1990
Hamm, Michael: Dick durch Diät?, München 1988
Moron, Jacques: dick & dünn, Reinbek 1982
Pearson, Lillian R. und Leonhard: Psycho-Diät, Reinbek 1977
Roth, Geneen: Essen als Ersatz, Reinbek 1989

Kapitel 5

Das, Sigrid: Entgiften und entschlacken, Stuttgart 1990
Eyton, Audry: Die F-Plan-Diät/Die F-Plan-Tabellen, Reinbek 1983
Gerhard, Hermann: Saftfasten, Stuttgart 1985
Hauber, Gaby und Schwenk, Michael: Praktische Ernährungslehre für jedermann, Reinbek 1986
Heide, Manfred: Vegetarische Ernährung, Stuttgart 1989
Hopfenzitz, Petra und Lützner, Hellmut: Fasten und Meditation, München 1991
Leibold, Gerhard: Besser leben durch Fasten, Niedernhausen 1990
Leitzmann, Claus und Million, Helmut: Vollwertküche für Genießer, Niedernhausen 1989
Lützner, Hellmut und Million, Helmut: Richtig essen nach dem Fasten, München 1991
Lützner, Hellmut: Wie neugeboren durch Fasten, München 1991
Mayr, Peter: Die leicht bekömmliche biologische Küche, Heidelberg 1991
Nearing, Helen: Rezeptbuch des guten Lebens, Reinbek 1988
Ohlrogge, Annette und Beek, Martina de: Kochen ohne Fleisch, Reinbek 1984
Pauling, Linus: Das Linus Pauling Vitamin-Programm, München 1990
Rias-Bucher, Barbara: Calciummangel beheben, München 1991
Rückert, Ulrich: Vitamine und Mineralstoffe, Genf 1985
Scholz, Heinz: Mineralstoffe und Spurenelemente, Stuttgart 1990
Wilhelmi-Buchinger, Maria: Heilfasten ist nicht Hungern, Stuttgart 1990

Kapitel 6

Blödorn, Manfred und Schmidt, Paul: Trablaufen, Reinbek 1977
Deutscher Turnerbund: Turnen der Älteren, München 1989
Frankel, L. J. und Richard, B. B.: Bewegung stärkt die Lebensfreude, München 1990
Hettinger, Theodor, Fit sein – fit bleiben – Isometrisches Muskeltraining für den Alltag, Stuttgart 1989

Kirch, Karl M.: Aktiv und gesund im Alter, München 1990
Knebel, Karl-Peter: Funktionsgymnastik – Dehnen, Kräftigen, Entspannen, Reinbek 1990
Meusel, Heinz: Sport ab 40, Reinbek 1988
Möller, Griehsel: Badewannen-Gymnastik, Lünen 1989
Preibsch, Michael und Reichardt, Helmut: Schon-Gymnastik, München 1990

Kapitel 7

Barbach, Lonnie: Mehr Lust, Reinbek 1990
Belotti, Elena Gianini: Liebe zählt die Jahre nicht – Wenn Frauen jüngere Männer lieben, Reinbek 1990
Chang, Jolan: Das Tao für liebende Paare, Reinbek 1990
Daimler, Renate: Verschwiegene Lust – Frauen über 60 erzählen von Liebe und Sexualität, Köln 1991
Klein, Marty: Über Sex reden, Reinbek 1991
Schümann, Hans-Joachim von: Liebe & Sexualität in der zweiten Lebenshälfte, Basel 1990

Kapitel 8

Arbeitsgruppe NFP: Natürlich und sicher – Natürliche Familienplanung, München 1987
Blume, Angelika: Empfängnisverhütung, München 1987
Blume, Angelika: Sterilisation, Reinbek 1991
Blume, Angelika: Verhüten oder Schwangerwerden, Reinbek 1988
Guillebaud, John: Die Pille, Reinbek 1984 (aktualisierte Auflage 1992)
Liest, Anton (Hg.): Um Leben und Tod – Ethische Probleme bei Abtreibung, künstlicher Befruchtung, Euthanasie und Selbstmord, Frankfurt 1990
Paczensky, Susanne von und Sadrozinski (Hg.): § 218 – Zu Lasten der Frauen – Neue Auskünfte zu einem alten Kampf, Reinbek 1990
The Boston Women's Health Collective: Unser Körper – Unser Leben, Band 1, Reinbek 1988
Walter, Jutta und Hoffmann, Knut O. K.: Partnerschaftliche Empfängnisregelung, Stuttgart 1986

Kapitel 9

Blatt, Robin J. R.: Bekomme ich ein gesundes Kind?, Reinbek 1991
Blume, Angelika: Andere Umstände, Reinbek 1990
Bullinger, Hermann: Wenn Männer Väter werden, Reinbek 1983
Bullinger, Hermann: Wenn Paare Eltern werden, Reinbek 1986

Flanagan, Geraldine Lux: Die ersten neun Monate, Reinbek 1968
Hoffmann-Riem, Christa: Das adoptierte Kind, München 1989
Katz-Rothmann, Barbara: Schwangerschaft auf Abruf, Marburg 1989
Klein, Renate D. (Hg.): Das Geschäft mit der Hoffnung, Berlin 1989
Kitzinger, Sheila: Natürliche Geburt, München 1980
Lenk, Hans (Hg.): Humane Experimente – Genbiologie und Psychologie, München 1985
Lifton, Betty Jean: Adoption, Stuttgart 1982
Lothrop, Hanny: Das Stillbuch, München 1980
Schindle, Eva: Gläserne Gebär-Mütter – Vorgeburtliche Diagnostik, Fluch oder Segen?, Frankfurt/M. 1990
Schuller, Alexander und Heim, Nikolaus (Hg.): Der codierte Leib, Zürich 1989
Schuller, Alexander und Heim, Nikolaus (Hg.): Biomedizin, Reinbek 1990
The Boston Women's Health Collective: Unser Körper – Unser Leben, Band 2, Reinbek 1988
Wiemann, Irmela: Pflege- und Adoptivkinder, Reinbek 1991
Wilberg, Gerlinde: Zeit für uns, Frankfurt/M. 1990
Wolters, Franziska: Abenteuer Adoption, Frankfurt/M. 1989

Kapitel 10

Amendt, Gerhard: Die Macht der Frauenärzte, Frankfurt/M. 1985
Backhaus, Manfred: Naturheilmittel gegen Frauenleiden, München 1991
Cadura-Saf, Doritt: Das unsichtbare Geschlecht, Reinbek 1986
Gros, Rainer: Gynäkologie für Frauen, Stuttgart 1989
Kuhl, Herbert und Taubert, Hans-Dieter: Das Klimakterium, Stuttgart 1987
Kummer, Irene: Wendezeiten im Leben der Frau, München 1989
Martin, Emily: Die Frau im Körper, Frankfurt/M. 1989
Meinold, Marianne und Kunsemüller, Andrea: Von der Lust am Älterwerden – Frauen nach der midlife crisis, Frankfurt/M. 1989
Saure, Arto: Die Wechseljahre der Frau, Basel 1989
Schaaf, Ludwig u. a.: Sind's die Drüsen?, Stuttgart 1990
Schmid-Heinisch, Ruth: Frauenwende, München 1986
Reitz, Rosetta: Wechseljahre, Reinbek 1981
Schrage, Rainer: Therapie des klimakterischen Syndroms, Weinheim 1985

Kapitel 11

Branden, Nathaniel: Liebe für ein ganzes Leben – Psychologie der Zärtlichkeit, Reinbek 1985
Caine, Lynn: Und plötzlich stehst Du allein – Rat und Hilfe für Witwen, Hamburg 1990

Cassell, Carol: Die Sehnsucht nach dem siebten Himmel, Reinbek 1986

Fadermann, Lillian: Köstlicher als die Liebe der Männer, Zürich 1990

Frei, Agnes und Klimke, Christoph (Hg.): Lieb doch die Männer und die Frauen – Bisexualität, Reinbek 1989

Gutsche, Kerstin: Ich ahnungsloser Engel – Lesbenprotokolle, Berlin 1991

Ihara, Toni u. a.: Ehe ohne Trauschein – Ein Rechtsratgeber, Reinbek 1990

Lutzen, Karin: Was das Herz begehrt – Liebe und Freundschaft zwischen Frauen, Hamburg 1990

Mönkemeyer, Karin und Nordhoff, Inge: Ein platonisches Verhältnis, Reinbek 1990

Scheidungsratgeber von Frauen für Frauen, Reinbek 1990

Schmitz-Köster, Dorothee: Liebe auf Distanz – Getrennt zusammen leben, Reinbek 1991

Sillge, Ursula: Un-sichtbare Frauen – Lesben und ihre Emanzipation in der DDR, Berlin 1991

Tessina, Tina: In guten wie in schlechten Tagen – Anregungen für homosexuelle Paare, Reinbek 1991

Vaughan, Diane: Wenn Liebe keine Zukunft hat – Stationen und Strategien der Trennung, Reinbek 1991

Kapitel 12

Deutscher Mieterbund (Hg.): Mieter-Lexikon, Köln 1989

Dierl, Reinhard und Kinie Hoogers: Altenwohngemeinschaften, Kuratorium Deutsche Altershilfe, An der Pauluskirche 3, 5000 Köln 1, Köln 1988

Thieler, Volker und Sedlmeyer, Ulrich: Wuchermiete – Der neue Rechtsratgeber für Mieter und Vermieter, Weilheim 1990

Kapitel 13

Amann, Anton: Die vielen Gesichter des Alters, Wien 1989

Ambos, Ingrid u. a.: Berufliche Wiedereingliederung von Frauen, Stuttgart 1990

Armanski, Gerhard u. a.: «... und schon siehst du alt aus», Bielefeld 1990

Assig, Dorothea: Mut gehört dazu – Informationen für Frauen, die beruflich selbständig sind oder werden wollen, Reinbek 1987

Bischoff, Sonja: Frauen zwischen Macht und Mann – Männer in der Defensive, Führungskräfte in Zeiten des Umbruchs, Reinbek 1990

Däubler, Wolfgang: Das Arbeitsrecht, Band 1 und 2, Reinbek 1990

Däubler, Wolfgang: Ratgeber Arbeitsrecht mit den Übergangsregelungen für die neuen Bundesländer, Reinbek 1991

Dörpinghaus, Eva: Frauenberufe mit Zukunft, München 1990

Ehmer, Josef: Sozialgeschichte des Alters, Frankfurt/M. 1990

Göckenjahn, Gerd und Kondratowitz, Joachim von: Alter und Alltag, Frankfurt/M. 1988

Henning, Margaret und Jadim, Anne: Frauen und Karriere, Reinbek 1987

Kowalewsky, Wolfram: Einladung zum Älterwerden, Köln 1990

Kühlmann, Michael: Altenbildung, AG Spak Publikationen, München 1990

Lang, Erich und Arnold, Klaus: Vorbereitung auf das aktive Alter, Stuttgart 1986

Markel, Ruth: Karriere ist weiblich, Reinbek 1989

Massow, Martin: Neu anfangen – Ratgeber für ein aktives Leben nach dem Beruf, Reinbek 1989

Passens, Bernd und Schöll, Ingrid: Textverarbeitung – Praxiswissen für Arbeitnehmer am Bürocomputer, Reinbek 1985

Roggentin, Heike und Dettbarn-Roggentin, Jürgen: Wir wollen Unruhe in die Ratsparteien bringen – Seniorenbeiräte und -vertretungen in der Bundesrepublik, Verlag der Stiftung Mitarbeit, Bornheimer Straße 32, 5300 Bonn 1

Rosenmayr, Leopold: Die Kräfte des Alters, Wien 1990

Schmidthals, Oliver (Hg.): Die Grauen kommen – Chancen eines anderen Alters, Bamberg 1990

Schultz-Medow, Evelyn: Nehmen Sie kein Blatt vor den Mund! Ein Rede-Kurs für Frauen, Reinbek 1988

Selby, Philip und Griffiths, Adrian: Wegweiser zu einem lebenswerten Altern, Bern 1989

Steven, Elke: Weibliche Lebensbedingungen als Herausforderung für das Alter, Dortmund 1990

Unruh, Trude: Grau kommt, München 1990

Zimmermann, Lothar: Humane Arbeit – Leitfaden für Arbeitnehmer, Reinbek 1982

Kapitel 14

Brandes, Wolf: Der Bankleitfaden, Düsseldorf 1989

Commerzbank: Rund um die Börse (Daten zum deutschen Kapitalmarkt, jährliche Neuauflage)

Jobst, Peter: Keine Angst vor Versicherungen, Herford 1989

Jobst, Peter: Keine Angst vor Aktien, Herford 1986

Kück, Marlene (Hg.): Der unwiderstehliche Charme des Geldes – Vom Umgang mit Geld aus der Sicht von Frauen, Reinbek 1988

Looman, Volker: Richtig Rechnen bei Finanzgeschäften, Krediten, Finanzierungen, Kapitalanlagen, Frankfurt/M. 1988

Kempe, Klaus u. a.: Ratgeber Bank – 100 Tips für den kritischen Bankkunden, München 1987

Meyer, Hans Dieter: Versichern – ja, aber für weniger Geld, Reinbek 1987

Meyer, Hans Dieter: Ratgeber Lebensversicherung, München 1987

Meyer, Hans Dieter: Ratgeber Krankenversicherung, München 1987

Perina, Udo: Kursbuch Geld, Frankfurt/M. 1990

Stadler, Werner: Der aktuelle Ratgeber für die Altersversorgung, Düsseldorf 1989

Schaub, Günter u. a.: Erfolgreiche Altersvorsorge, Beck-Rechtsberater, München 1989

Vandenbourg, Claus: So versichere ich mich richtig – Notwendige und überflüssige Versicherungen, München 1988

Kapitel 15, 16 und 17

Bender, Christel: Unter einem Dach – Zusammenleben mit pflegebedürftigen Eltern, München 1990

Böhm, Erwin: Alte verstehen – Grundlagen der Praxis der Pflegediagnose, Bonn 1991

Bundessozialhilfegesetz, München 1990

Grötzinger, Marlies: Pflegebedürftig – Was tun? München 1991

Kemper, Johannes: Alternde und ihre jüngeren Helfer, München 1990

Martin, Eric und Junod, Jean-Pierre (Hg.): Lehrbuch der Geriatrie, Bern 1990

Radebold, Hartmut u. a.: Therapeutische Arbeit mit älteren Menschen, Freiburg 1989

Kapitel 18

Bachmann, Robert M.: Rheumaschmerzen natürlich behandeln, München 1989

Beitel, H.: Wirbelsäulengymnastik, München 1985

Bopp, Annette und Herbst, Vera: Beweglich bleiben – Eine Stütze für Rheumakranke, Köln 1989

Hermichen, Honke G. und Renz-Bäumer, Merrit: Das künstliche Hüftgelenk, Stuttgart 1989

Jarvis. D. C.: Rheuma ist kein Schicksal, Bern 1989

Kemperdick, Gustav K.: Rheumatische Erkrankungen lindern, Wiesbaden 1990

Kempf, Hans-Dieter: Die Rückenschule, Reinbek 1991

Kienholz, Erich: Rheuma, Stuttgart 1990

Lippler, Günther (Hg.): Psychosomatischer Ratgeber Rheuma, München 1989

Mathes, Hartwig: Rheuma, Stuttgart 1983

Matzen, Peter: Das künstliche Hüftgelenk, Steyr 1989

Miehle, Wolfgang: Gelenk- und Wirbelsäulenrheuma, Basel 1987

Oldenkott, Paultheo: Bandscheibenschäden, Stuttgart 1988

Riemkasten, Felix: Die Alexander-Methode, Heidelberg 1989
Stiftung Warentest: Rückenschmerzen – Ratgeber Gesundheit, Berlin 1990
Thomann, Klaus-Dieter: Wenn das Knie schmerzt, Stuttgart 1991

Kapitel 19

Cooper, Kenneth H.: Osteoporose, München 1990
Hörning, Martin: Osteoporose, Frankfurt/M. 1990
Notelovitz, Morris und Ware, Marsha: Aufrecht bis ins hohe Alter, München 1989

Kapitel 20

Federspiel, Krista, Zahn um Zahn, Köln 1986
Steinwandtner, Franz: Parodontose ist heilbar, Wien 1989
Wendt, Barbara: Gesund im Mund, Reinbek 1990

Kapitel 21

Füsgen, Ingo: Inkontinenz, Frankfurt/M. 1990
Gotved, Helle: Beckenboden und Sexualität, Stuttgart 1989
Gotved, Helle: Harninkontinenz ist überwindbar, Stuttgart 1989
Kilmartin, Angela: Blasenentzündung, München 1988
Reuter, Hans-Joachim: Blasenleiden bei Frauen, Stuttgart 1990
Sachsenmaier, Brigitte: Inkontinenz, Hannover 1991
Völter, Dieter und Keller; Albert J.: Nieren und Harnwege, Stuttgart 1989
Zimmermann, Ingrid: Beckenbodentraining, Hannover 1989

Kapitel 22

Cutler, Winnifred und Minker Margaret: Die fragwürdige Operation, Zürich 1990
The Boston Women's Health Collective: Unser Körper – Unser Leben, Band 2, Reinbek 1988

Kapitel 23

Dimkov, Petar: Erkrankungen des Herzens, Steyr 1989
Geesing, Hermann: Herz-fit, München 1988
Huemer-Drobil, Barbara u. a.: Leben nach dem Schlaganfall, Köln 1987
Kinadeter, Harald: Contra Herzinfarkt und Schlaganfall, München 1989
Klepzig, Helmut und Harald: Das kranke Herz, Stuttgart 1990
Liebrecht, Manfred: Herzinfarkt – was nun? Basel 1988
Mahringer, Wolfgang und Schmit, Claus-Günter: Herzschrittmacher, Stuttgart 1983
Mathes, Peter: Ratgeber Herzinfarkt, München 1991
Middeke, Martin u. a.: Bluthochdruck senken ohne Medikamente, Stuttgart 1989
Wanschura, Werner: Herzinfarkt – Was nun?, Freiburg 1990
Weiss, Hans: Mit Hochdruck leben, Köln 1990

Kapitel 24

Anders, Angelika und Altheide, Hans-Jürgen: Krebs-Entstehung und Vorbeugen, Stuttgart 1986
Anders, Angelika und Moos, Brigitte: Biologische Krebsbehandlung, Stuttgart 1987
BUND-Arbeitskreis Gesundheit (Hg.): Krebs durch Umwelteinflüsse, Königstein 1990
Freundenberg, Elke: Der Krebskranke und seine Familie, Stuttgart 1990
Gussmann, Renate und Kuno, Manfred D.: Möglichkeiten und Grenzen der ganzheitlichen Krebstherapie, 1990
Holleb, Arthur I.: Das Krebsbuch der American Cancer Society, Reinbek 1990
Löser, Angelika und Hoß, Jürgen: Krebsbehandlung mit Strahlen- und Chemotherapie, Stuttgart 1990
Murcia, Andy und Steward, Bob: Brustkrebs: In der Partnerschaft die Angst überwinden, Reinbek 1990
Matthews-Simonton, Stephanie: Heilung in der Familie, Reinbek 1986
Simonton, O. Carl, Matthews-Simonton, Stephanie und Creighton, James: Wieder gesund werden, Reinbek 1985
Wolff, Otto: Die Mistel in der Krebsbehandlung, Frankfurt/M. 1985

Kapitel 25

Jörgens, Viktor u. a.: Mit Insulin geht es mir wieder besser, Mainz 1989
Koerber, Karl von u. a.: Für Diabetiker: Vollwert-Ernährung, München 1991
Leitzmann, Claus u. a.: Vollwertküche für Diabetiker, Niedernhausen 1990
Ott, Grit: Mein süßes Leben, Mainz 1990

Toeller, Monika u. a.: Kochen & Backen für Diabetiker, Niedernhausen 1990
Wanschura, Werner: Diabetes Revolution, Freiburg 1990
Wolfshohl, Ernst-Otto: Lebensqualität trotz Diabetes, Frankfurt/M. 1990

Kapitel 26

Degner, Rotraud: Kochbuch für Leber- und Gallendiät, München 1987
Kasper, Heinrich: Diät bei Krankheiten der Gallenblase, Leber und Bauch-
speicheldrüse, Niedernhausen 1989
Liehr, Heinrich: Leber – Galle – Bauchspeicheldrüse, Stuttgart 1989

Kapitel 27

Awdry, Philip und Nicholls, C. S.: Der graue Star, Stuttgart 1989
Brückner, Roland: Probleme mit den Augen?, Stuttgart 1986
Federspiel, Krista und Herbst, Vera: Mit anderen Augen, Köln 1987
Kaden, Reinhard: Ratgeber für Augenkranke, Stuttgart 1986
Leydhecker, Wolfgang: Alles über grünen Star, Stuttgart 1989
Lüdtke, Kathrin: Besseres Hören, Hamburg 1989

Kapitel 28

Bürner, Bärbel: Meine Eltern werden alt – was tun?, München 1991
Fleischmann, Ulrich M.: Gedächtnis und Alter, Bern 1989
Fuhrmann, Alfred: Das Alzheimer-Schicksal meiner Frau: Lebend begraben
im Bett, Stuttgart 1990
Furtmayr-Schuh, Annelies: Das große Vergessen – Die Alzheimer Krankheit,
Zürich 1990
Götte, Rose und Lackmann, Edith: Alzheimer – was tun?, Weinheim 1991
Klessmann, Edda: Wenn Eltern Kinder werden und doch Eltern bleiben,
Bern 1990
Oswald, Wolf D. und Lehr, Ursula M. (Hg.): Altern, Veränderung und Be-
wältigung, Bern 1991

Kapitel 29

Blumenthal-Barby, Kay: Leben im Schatten des Todes, Wiesbaden 1991
Buckmann, Robert: Was wir für Sterbende tun können, Zürich 1990
Rest, Franco: Sterbebeistand, Sterbebegleitung, Sterbegeleit, Stuttgart 1989
Tausch, Anne-Marie: Gespräche gegen die Angst, Reinbek 1981/1987 (Tb)
Tausch, Anne-Marie und Reinhard: Sanftes Sterben, Reinbek 1985/1991
(Tb)